颈肩腰腿痛应用解剖学

（第2版）

主编　邵福元　邵华磊

河南科学技术出版社

·郑州·

图书在版编目（CIP）数据

颈肩腰腿痛应用解剖学/邵福元，邵华磊主编．—2版．—郑州：河南科学技术出版社．2020.1

ISBN 978-7-5349- 9735-8

Ⅰ.①颈… Ⅱ.①邵… ②邵… Ⅲ.①颈肩痛–人体解剖学②腰腿痛–人体解剖学 Ⅳ.①R681.5

中国版本图书馆 CIP 数据核字（2019）第 253370 号

出版发行：河南科学技术出版社
　　　　　地址：郑州市郑东新区祥盛街 27 号　　　邮编：450016
　　　　　电话：(0371) 65737028　65724948
　　　　　网址：www. hnstp. cn
策划编辑：马艳茹　李明辉
责任编辑：李明辉
责任校对：张雪雪　韩如月
封面设计：宋贺峰　李　霓
责任印制：张艳芳
印　　刷：河南瑞之光印刷股份有限公司
经　　销：全国新华书店
开　　本：787 mm×1 092 mm　1/16　　印张：56.5　　字数：1 345 千字
版　　次：2020 年 1 月第 2 版　　2020 年 1 月第 3 次印刷
定　　价：358.00 元

如发现印、装质量问题，影响阅读，请与出版社联系并调换。

本书编委会名单

主　编　邵福元　邵华磊

副主编　宋　健　王　静　楚德升　邵东浩
　　　　李伟振　李新义

编　委　王学志　崔改琴　丁原宏　常修河
　　　　杨道森　杨九星　李云峰　李继杰
　　　　刘海霞　经振兴　李献阳　李　蒙
　　　　李长河　高书彦　陈新合　赵　丞
　　　　李　新　彭全喜　朱保科　马　静
　　　　司建一　刘洪涛　刘莉娜　贾　伟
　　　　李灵惠

主　审　汤善钧

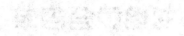

前　言

　　颈肩腰腿痛是人类常见病、多发病，严重影响着人们日常工作与生活。解剖学是该专业的基础学科，以往解剖学中有《外科解剖学》《颌面颈手术解剖学》《神经解剖学》等，还没有颈肩腰腿痛、针灸、推拿、理疗和康复等专业的临床解剖学。为满足临床、教学和科研的需要，我们参考了大量解剖学资料并结合临床，编写了这本《颈肩腰腿痛应用解剖学》，为专科医生学习、应用提供所需的解剖学基础知识。

　　全书包括头、颈、胸、腹、腰骶（尾）、脊髓及脊神经根、上肢和下肢共八章一百三十余万字，插图千余幅，图文并茂。主要内容包括各部位表面解剖、骨性结构、关节连结、软组织结构、常见颈肩腰腿痛有关疾病的解剖学基础及治疗颈肩腰腿痛常用经络穴位的解剖等。在每章、节之后着重描述了与临床密切相关的解剖特点。

　　本书参考面广，实用性强，坚持临床与基础理论相结合、局部与系统相结合的写作原则，层次清楚。书中的医学专有名词采用中英文对照，以全国自然科学名词审定委员会最新公布的《人体解剖学名词》为准。本书可作为颈肩腰腿痛专业、骨科、针灸、推拿、放射、理疗、康复等相关专业医生的参考书。

　　愿该书能成为广大同道及相关专业医务人员的良师益友。

　　由于我们水平有限，书中可能会有不足之处，敬请读者批评指正。

编　者

目　录

第一章　头部 ……………………………………………（1）
第一节　体表标志及表面解剖 …………………………（1）
　一、境界与分区 ………………………………………（1）
　二、体表标志 …………………………………………（1）
　三、体表投影 …………………………………………（5）
第二节　颅骨 ……………………………………………（6）
　一、脑颅骨 ……………………………………………（6）
　　（一）额骨 …………………………………………（6）
　　（二）顶骨 …………………………………………（8）
　　（三）枕骨 …………………………………………（10）
　　（四）蝶骨 …………………………………………（12）
　　（五）颞骨 …………………………………………（15）
　　（六）筛骨 …………………………………………（18）
　二、面颅骨 ……………………………………………（19）
　　（一）上颌骨 ………………………………………（19）
　　（二）鼻骨 …………………………………………（22）
　　（三）泪骨 …………………………………………（22）
　　（四）颧骨 …………………………………………（22）
　　（五）腭骨 …………………………………………（23）
　　（六）犁骨 …………………………………………（25）
　　（七）下鼻甲 ………………………………………（25）
　　（八）下颌骨 ………………………………………（25）
　　（九）舌骨 …………………………………………（27）
　三、颅的整体观 ………………………………………（28）
　　（一）颅顶面观 ……………………………………（28）
　　（二）颅后面观 ……………………………………（28）
　　（三）颅内面观 ……………………………………（29）
　　（四）颅底外面观 …………………………………（31）
　　（五）颅前面观 ……………………………………（32）

（六）颅侧面观 …………………………… （35）

四、新生儿颅骨的特征及生后的变化 ………… （36）

第三节　颅骨的连结 …………………………… （38）

一、颅骨的纤维连结和软骨连结 ……………… （38）

二、颅骨的滑膜关节（颞下颌关节）………… （38）

（一）颞下颌关节的结构 ……………… （38）

（二）颞下颌关节的性质及运动 ………… （43）

第四节　头部软组织 …………………………… （43）

一、颅顶部的软组织 …………………………… （43）

（一）额顶枕区 ………………………… （44）

（二）颞区 ……………………………… （48）

（三）颅顶部神经 ……………………… （51）

（四）颅顶部血管 ……………………… （53）

（五）颅顶部的淋巴引流 ……………… （58）

二、面部的软组织 ……………………………… （59）

（一）面部各层 ………………………… （59）

（二）血管 ……………………………… （69）

（三）面部的淋巴结及淋巴引流 ………… （77）

（四）面部的神经支配 ………………… （79）

第五节　颅腔内容物 …………………………… （85）

一、脑 …………………………………………… （85）

（一）脑干 ……………………………… （85）

（二）小脑 ……………………………… （102）

（三）间脑 ……………………………… （106）

（四）端脑 ……………………………… （112）

二、脑神经 ……………………………………… （120）

（一）嗅神经 …………………………… （121）

（二）视神经 …………………………… （121）

（三）动眼神经 ………………………… （121）

（四）滑车神经 ………………………… （123）

（五）三叉神经 ………………………… （123）

（六）展神经 …………………………… （124）

（七）面神经 …………………………… （124）

（八）前庭蜗神经 ……………………… （126）

（九）舌咽神经 ………………………… （126）

（十）迷走神经 ………………………… （126）

（十一）副神经 ………………………… （129）

（十二）舌下神经 ……………………… （130）

三、神经系统的传导通路 …………………… （132）
　　（一）感觉传导通路 …………………… （132）
　　（二）运动传导通路 …………………… （138）
　　（三）神经系统的化学通路 …………… （142）
四、脑的被膜、血管及脑脊液循环 …………… （144）
　　（一）脑的被膜 ………………………… （144）
　　（二）脑的血管 ………………………… （148）
　　（三）脑脊液及其循环 ………………… （153）
　　（四）脑屏障 …………………………… （154）
第六节　头部常用穴位断面解剖 ……………… （156）
一、颅顶区 ……………………………………… （156）
二、颞区 ………………………………………… （156）
三、眶区 ………………………………………… （157）
四、口鼻区 ……………………………………… （158）
五、颧颊区 ……………………………………… （160）
六、额区 ………………………………………… （164）

第二章　颈部 …………………………………… （170）
第一节　体表标志及表面解剖 ………………… （170）
一、境界与分区 ………………………………… （170）
　　（一）境界 …………………………… （170）
　　（二）分区 …………………………… （170）
二、体表标志 …………………………………… （172）
三、体表投影 …………………………………… （174）
第二节　颈椎 …………………………………… （176）
一、颈椎共同特点 ……………………………… （176）
　　（一）椎体 …………………………… （176）
　　（二）椎弓 …………………………… （178）
　　（三）棘突 …………………………… （178）
　　（四）横突 …………………………… （178）
　　（五）关节突 ………………………… （179）
　　（六）椎间孔（管） ………………… （180）
　　（七）椎孔（管） …………………… （181）
二、不同颈椎的特点 …………………………… （184）
　　（一）第1颈椎 ……………………… （184）
　　（二）第2颈椎 ……………………… （185）
　　（三）第7颈椎 ……………………… （186）
三、颈椎的畸形变异 …………………………… （186）
　　（一）寰枕融合 ……………………… （187）

（二）齿突畸形 ……………………………… （187）

（三）半椎体 ……………………………… （188）

（四）颈椎先天性融合畸形 ………………… （189）

（五）颈椎裂 ……………………………… （190）

（六）颈椎椎弓不连 ………………………… （191）

（七）颈椎滑脱 ……………………………… （191）

（八）颈肋 ………………………………… （191）

第三节　颈椎的连结 ……………………………… （192）

一、寰枕关节 ……………………………… （192）

二、寰枢关节 ……………………………… （192）

三、颈椎椎间关节 ………………………… （196）

四、钩椎关节 ……………………………… （197）

五、颈椎的韧带 …………………………… （198）

六、颈椎椎间盘 …………………………… （200）

第四节　头颈部的运动 …………………………… （204）

第五节　颈部软组织 ……………………………… （205）

一、皮肤 …………………………………… （205）

二、筋膜 …………………………………… （205）

（一）颈浅筋膜 …………………………… （205）

（二）颈深筋膜 …………………………… （206）

（三）颈后部筋膜 ………………………… （208）

（四）筋膜间隙 …………………………… （208）

三、颈部肌肉 ……………………………… （211）

（一）颈前外侧部（固有颈部）肌肉 …… （211）

（二）颈后部（项部）肌肉 ……………… （220）

四、颈部动脉 ……………………………… （224）

（一）颈总动脉及其分支 ………………… （224）

（二）锁骨下动脉 ………………………… （232）

五、颈部静脉 ……………………………… （239）

（一）颈外静脉 …………………………… （240）

（二）颈内静脉 …………………………… （240）

（三）椎静脉 ……………………………… （243）

（四）颈深静脉 …………………………… （243）

（五）甲状腺下静脉 ……………………… （243）

六、颈部淋巴系统 ………………………… （244）

（一）颈部淋巴结 ………………………… （244）

（二）颈部淋巴管 ………………………… （249）

七、颈部神经 ……………………………… （249）

（一）舌咽神经 ……………………………… （249）

（二）迷走神经 ……………………………… （252）

（三）副神经 ………………………………… （254）

（四）舌下神经 ……………………………… （254）

（五）颈神经的后支 ………………………… （255）

（六）颈神经的前支 ………………………… （256）

（七）颈部交感神经系统 …………………… （262）

第六节　颈椎病的解剖基础 ……………………… （271）

第七节　颈部常用穴位断面解剖 ………………… （273）

一、颈外侧区 ……………………………………… （273）

二、项区 …………………………………………… （275）

第三章　胸部 ………………………………………… （282）

第一节　体表标志及表面解剖 …………………… （282）

一、境界与分区 …………………………………… （282）

（一）境界 …………………………………… （282）

（二）分区 …………………………………… （282）

二、体表标志 ……………………………………… （283）

三、胸部体表定位的标志线 ……………………… （285）

第二节　骨性胸廓 ………………………………… （287）

一、胸椎 …………………………………………… （287）

（一）胸椎的一般形态 ……………………… （287）

（二）各部胸椎的形态 ……………………… （290）

（三）胸椎的畸形变异 ……………………… （291）

二、胸骨 …………………………………………… （291）

（一）胸骨的一般形态 ……………………… （291）

（二）胸骨的变异 …………………………… （293）

三、肋 ……………………………………………… （294）

（一）肋骨 …………………………………… （294）

（二）肋软骨 ………………………………… （297）

（三）肋骨的变异 …………………………… （298）

四、胸廓 …………………………………………… （299）

第三节　胸壁骨的连结 …………………………… （300）

一、肋的连结 ……………………………………… （300）

（一）肋椎关节 ……………………………… （300）

（二）肋软骨与胸骨的连结 ………………… （303）

（三）肋骨与肋软骨的连结 ………………… （305）

（四）肋软骨间关节 ………………………… （305）

（五）肋间韧带联合 ………………………… （305）

二、胸骨各部之间的连结 ·················· (306)
　　（一）胸骨柄与胸骨体的连结 ·············· (306)
　　（二）胸骨体与剑突间的连结 ·············· (306)
三、胸椎的连结 ····················· (306)
第四节　胸廓的运动 ···················· (306)
　　（一）平静呼吸 ···················· (306)
　　（二）深呼吸 ···················· (307)
第五节　胸部软组织 ···················· (307)
一、皮肤 ······················· (307)
二、筋膜 ······················· (309)
　　（一）胸前区、胸外侧区的筋膜 ·········· (309)
　　（二）胸背部的筋膜 ·················· (310)
三、胸部肌肉 ····················· (310)
　　（一）胸前区及胸外侧区肌肉 ·············· (310)
　　（二）胸背部肌肉 ·················· (315)
　　（三）膈 ······················ (318)
四、胸部动脉 ····················· (319)
　　（一）肋间前动脉 ·················· (319)
　　（二）肋间后动脉 ·················· (320)
五、胸部静脉 ····················· (321)
　　（一）胸部浅静脉 ·················· (321)
　　（二）胸部深静脉. ·················· (322)
六、胸部神经 ····················· (325)
　　（一）胸神经 ···················· (325)
　　（二）自颈丛来的分支 ················ (329)
　　（三）自臂丛来的分支 ················ (330)
　　（四）胸部的交感干 ················ (330)
七、胸部的淋巴管和淋巴结 ·············· (333)
　　（一）胸部的浅淋巴管 ················ (333)
　　（二）胸部的深淋巴管和淋巴结 ·········· (333)
第六节　胸部常用穴位断面解剖 ·············· (335)
一、胸前区 ······················ (335)
二、胸背区 ······················ (335)

第四章　腰骶（尾）部 ···················· (345)
第一节　体表标志及表面解剖 ··············· (345)
一、境界与分区 ···················· (345)
　　（一）境界 ······················ (345)
　　（二）分区 ······················ (345)

二、体表标志 …………………………………………… （345）
第二节 腰骶（尾）部骨骼 ………………………………（347）
一、腰椎 ………………………………………………… （347）
（一）腰椎的一般形态 …………………………… （347）
（二）腰椎的畸形变异 …………………………… （357）
二、骶骨 ………………………………………………… （363）
三、尾骨 ………………………………………………… （366）
第三节 腰骶（尾）部连结 ………………………………（367）
一、韧带连结 …………………………………………… （367）
二、关节连结 …………………………………………… （370）
三、椎间盘 ……………………………………………… （377）
四、腰段脊柱的运动 …………………………………… （386）
第四节 腰骶（尾）部软组织 ……………………………（387）
一、皮肤 ………………………………………………… （387）
二、浅筋膜 ……………………………………………… （387）
三、深筋膜 ……………………………………………… （387）
四、腰骶（尾）部肌肉 ………………………………… （389）
五、腰骶（尾）部血管 ………………………………… （395）
（一）肋下动脉、静脉 …………………………… （396）
（二）腰动脉、静脉 ……………………………… （396）
（三）髂腰动脉、静脉 …………………………… （399）
（四）骶正中动脉、静脉 ………………………… （399）
（五）骶外侧动脉、静脉 ………………………… （399）
六、腰骶（尾）部神经 ………………………………… （399）
（一）腰神经的后支 ……………………………… （400）
（二）腰神经的前支 ……………………………… （404）
（三）骶神经的后支 ……………………………… （407）
（四）尾神经的后支 ……………………………… （408）
（五）骶神经及尾神经的前支 …………………… （409）
（六）腰部交感神经干 …………………………… （409）
（七）盆部交感神经干 …………………………… （411）
第五节 腰骶部解剖特点及腰痛 …………………………（412）
第六节 脊柱曲度 …………………………………………（414）
一、脊柱生理曲度的形成 ……………………………… （414）
二、维持脊柱生理曲度的因素 ………………………… （415）
三、脊柱曲度的生理意义 ……………………………… （416）
四、脊柱的曲度异常及其临床重要性 ………………… （416）
（一）脊柱侧凸 …………………………………… （416）

（二）腰椎曲度与慢性腰痛 ………………（418）

第七节　腰骶（尾）部常用穴位断面解剖 …………（418）

第五章　腹前外侧壁 ………………………………（423）

第一节　体表标志及表面解剖 ………………（423）

一、境界与分区 …………………………（423）

（一）境界 ………………………………（423）

（二）分区 ………………………………（423）

二、体表标志 ……………………………（423）

三、体表投影 ……………………………（424）

第二节　腹前外侧壁的软组织 ………………（425）

一、皮肤 …………………………………（426）

二、浅筋膜 ………………………………（427）

三、深筋膜 ………………………………（427）

四、肌肉及其形成的结构 ………………（428）

（一）腹外斜肌 …………………………（428）

（二）腹内斜肌 …………………………（430）

（三）腹横肌 ……………………………（432）

（四）腹直肌 ……………………………（433）

（五）锥状肌 ……………………………（433）

（六）白线 ………………………………（433）

（七）弓状线 ……………………………（434）

（八）腹直肌鞘 …………………………（435）

（九）腹股沟管 …………………………（436）

五、腹膜外组织 …………………………（438）

六、前腹膜壁层 …………………………（438）

第三节　腹前外侧壁的血管、神经和淋巴引流 ……（439）

一、浅组 …………………………………（439）

（一）动脉 ………………………………（439）

（二）静脉 ………………………………（440）

（三）淋巴结和淋巴管 …………………（441）

（四）皮神经 ……………………………（441）

二、深组 …………………………………（441）

（一）动脉 ………………………………（441）

（二）静脉 ………………………………（442）

（三）淋巴结与淋巴管 …………………（443）

（四）深组神经 …………………………（443）

第四节　腹部常用穴位断面解剖 ……………（444）

第六章　脊髓和脊神经根 …………………………（446）

第一节　脊髓的外部形态 ……………………………（446）

第二节　脊髓内部结构的一般形式 …………………（449）

第三节　脊髓的核团与细胞柱 ………………………（451）

　　一、后角（柱） ……………………………………（451）

　　二、中间带 …………………………………………（453）

　　三、前角（柱） ……………………………………（453）

第四节　脊髓细胞构筑分层 …………………………（454）

第五节　脊髓的传导束 ………………………………（457）

　　一、上行传导束 ……………………………………（458）

　　二、下行传导束 ……………………………………（462）

　　三、固有束 …………………………………………（466）

第六节　脊髓的功能 …………………………………（467）

第七节　脊髓的被膜 …………………………………（469）

　　一、硬脊膜 …………………………………………（469）

　　二、脊髓蛛网膜 ……………………………………（471）

　　三、软脊膜 …………………………………………（471）

第八节　脊神经根 ……………………………………（472）

　　一、脊神经根的组成 ………………………………（472）

　　二、脊神经根的粗细和方向 ………………………（475）

　　三、脊神经根行程及其与邻近结构的关系 ……（476）

第九节　脊髓的血供 …………………………………（477）

　　一、脊髓的动脉 ……………………………………（477）

　　二、脊髓的静脉 ……………………………………（481）

第十节　脊髓的病变 …………………………………（482）

　　一、脊髓横断 ………………………………………（482）

　　二、脊髓半横断 ……………………………………（482）

　　三、前角综合征 ……………………………………（482）

　　四、后索综合征 ……………………………………（482）

　　五、肌萎缩性侧索硬化 ……………………………（482）

　　六、联合变性或后侧索硬化 ………………………（482）

　　七、脊髓空洞症 ……………………………………（483）

　　八、脊髓不同节段损害的特点 ……………………（483）

第七章　上肢 …………………………………………（484）

第一节　体表标志及表面解剖 ………………………（484）

　　一、境界与分区 ……………………………………（484）

　　（一）境界 …………………………………………（484）

　　（二）分区 …………………………………………（484）

　　二、体表标志 ………………………………………（484）

三、主要血管、神经干的体表投影 ………… （489）

第二节　上肢骨 …………………………………… （489）

一、上肢带骨 ………………………………… （489）

二、自由上肢骨 ……………………………… （495）

第三节　上肢骨的连结 …………………………… （508）

一、肩 ………………………………………… （508）

（一）肩关节 ……………………………… （508）

（二）胸锁关节 …………………………… （521）

（三）肩锁关节 …………………………… （523）

（四）喙锁关节 …………………………… （524）

（五）肩胛骨与胸壁间的连结 …………… （524）

二、肘关节 …………………………………… （528）

三、桡骨与尺骨的连结 ……………………… （537）

四、手关节 …………………………………… （539）

第四节　上肢的软组织 …………………………… （554）

一、上肢皮肤及浅筋膜 ……………………… （554）

二、上肢深筋膜 ……………………………… （559）

（一）肩胛筋膜 …………………………… （559）

（二）三角肌筋膜 ………………………… （559）

（三）腋筋膜 ……………………………… （559）

（四）臂筋膜 ……………………………… （559）

（五）前臂筋膜 …………………………… （561）

（六）手筋膜 ……………………………… （563）

三、上肢肌 …………………………………… （570）

（一）上肢带肌 …………………………… （570）

（二）臂肌 ………………………………… （577）

（三）前臂肌 ……………………………… （579）

（四）手肌 ………………………………… （586）

（五）上肢局部结构 ……………………… （591）

四、上肢血管 ………………………………… （593）

（一）上肢动脉 …………………………… （593）

（二）上肢静脉 …………………………… （607）

五、上肢的淋巴结和淋巴管 ………………… （615）

（一）上肢的淋巴结 ……………………… （615）

（二）上肢的淋巴管 ……………………… （618）

六、上肢神经 ………………………………… （619）

（一）臂丛在锁骨上部发出至上肢的分支

………………………………………… （619）

（二）臂丛在锁骨下部发出至上肢的分支

    ……………………………………（619）

    （三）臂丛的上肢终末支 …………………（621）

第五节　上肢经脉、经筋的有关解剖 …………（642）

一、上肢经脉、经筋的循行 …………………（642）

    （一）手太阴 ………………………………（642）

    （二）手厥阴 ………………………………（642）

    （三）手少阴 ………………………………（645）

    （四）手阳明 ………………………………（645）

    （五）手少阳 ………………………………（646）

    （六）手太阳 ………………………………（647）

二、上肢常用穴位断面解剖 …………………（648）

    （一）肩部 …………………………………（648）

    （二）腋区 …………………………………（651）

    （三）上臂部 ………………………………（651）

    （四）肘部 …………………………………（652）

    （五）前臂部 ………………………………（653）

    （六）腕部 …………………………………（654）

    （七）手部 …………………………………（655）

第八章　下肢 ……………………………………（670）

第一节　体表标志及表面解剖 …………………（670）

一、境界与分区 ………………………………（670）

    （一）境界 …………………………………（670）

    （二）分区 …………………………………（670）

二、体表标志 …………………………………（671）

    （一）骨性标志 ……………………………（671）

    （二）肌性标志 ……………………………（673）

三、体表投影 …………………………………（674）

第二节　下肢骨 …………………………………（674）

一、下肢带骨 …………………………………（674）

二、自由下肢骨 ………………………………（679）

第三节　下肢骨的连结 …………………………（699）

一、下肢带连结 ………………………………（699）

    （一）骶髂关节 ……………………………（699）

    （二）髋骨与脊柱的韧带联合 …………（701）

    （三）耻骨联合 ……………………………（702）

    （四）髋骨的固有韧带 ……………………（703）

    （五）骨盆 …………………………………（704）

二、自由下肢骨的连结 ……………………………… (707)

（一）髋关节 ……………………………………… (707)

（二）膝关节 ……………………………………… (716)

（三）胫骨与腓骨的连结 ………………………… (746)

（四）足关节 ……………………………………… (748)

（五）足弓 ………………………………………… (759)

第四节　下肢软组织 …………………………………… (761)

一、皮肤 ………………………………………………… (761)

二、下肢筋膜 …………………………………………… (763)

（一）盆筋膜、髂筋膜和臀部筋膜 ……………… (763)

（二）大腿筋膜 …………………………………… (765)

（三）小腿筋膜 …………………………………… (768)

（四）踝关节周围的深筋膜 ……………………… (770)

（五）足部深筋膜 ………………………………… (773)

三、下肢肌肉 …………………………………………… (774)

（一）髋肌 ………………………………………… (775)

（二）大腿肌 ……………………………………… (781)

（三）小腿肌 ……………………………………… (787)

（四）足肌 ………………………………………… (792)

（五）下肢的局部结构 …………………………… (795)

四、下肢血管 …………………………………………… (801)

（一）下肢动脉 …………………………………… (801)

（二）下肢静脉 …………………………………… (813)

五、下肢的淋巴结和淋巴管 …………………………… (818)

（一）下肢的淋巴结 ……………………………… (819)

（二）下肢的淋巴管 ……………………………… (820)

六、下肢神经 …………………………………………… (821)

（一）腰丛 ………………………………………… (821)

（二）骶丛 ………………………………………… (827)

第五节　下肢经脉、经筋的有关解剖 ………………… (845)

一、下肢经脉、经筋的循行 …………………………… (845)

（一）足太阴 ……………………………………… (850)

（二）足厥阴 ……………………………………… (851)

（三）足少阴 ……………………………………… (852)

（四）足阳明 ……………………………………… (854)

（五）足少阳 ……………………………………… (856)

（六）足太阳 ……………………………………… (857)

二、下肢常用穴位断面解剖 …………………………… (860)

（一）臀区 ……………………………………（860）

（二）腹股沟区 …………………………………（862）

（三）股区 ……………………………………（862）

（四）膝、腘区 …………………………………（866）

（五）小腿区 ……………………………………（867）

（六）踝区 ……………………………………（871）

（七）足区 ……………………………………（875）

参考文献 ………………………………………………（880）

第一章 头 部

头部由颅（skull）与面（face）两部分组成。颅部由浅入深，包括颅外软组织、颅盖骨、颅腔及其内容物。颅腔内主要有脑膜、脑、脑血管及脑神经等。这些组织容纳在颅前窝、颅中窝和颅后窝内。面部以面颅骨为支架，容有眼、耳、鼻、舌等特殊感觉器官，还有表情肌附着。头部血供丰富，有 2 组 6 条动脉供血，即颈内、外动脉和椎动脉。颅内、外静脉通过静脉管、颅骨板障静脉相交通。

第一节 体表标志及表面解剖

一、境界与分区

1. 头颈分界　头部以下颌骨下缘、下颌角、乳突尖端、上项线和枕外隆凸的连线与颈部为界。

2. 颅与面分界　头部又以眶上缘、颧弓上缘、外耳门上缘和乳突的连线为界，分为上方的颅部和前下方的面部。

3. 颅部分区　按颅顶骨所在区域及临床应用可分为额区（frontal region）、顶区（parietal region）、颞区（temporal region）、枕区（occipital region）、乳突区（mastoid region）等。

4. 面部分区　根据解剖学特点与临床应用的需要，可将面部分为鼻区（nasal region）、眶区（orbital region）、眶下区（infraorbital region）、颧区（zygomatic region）、唇区（labial region）、颏区（mental region）、颊区（buccal region）、腮腺咬肌区（parotideomasseteric region）、耳区（auricular region）和面侧深区等（图 1-1）。

二、体表标志

体表标志见图 1-2、图 1-3。

1. 眉弓（superciliary arch）　位于眶上缘上方，额结节下方的弓状隆起，男性隆起较显著。眉弓恰对大脑额叶的下缘，其内侧端的深面有额窦。眉弓稍外侧的凹陷为太阳穴。

2. 眶上切迹（孔）（supraorbital notch）　位于眶上缘的内、中 1/3 相交处，为攒竹穴所在，有眶上血管和神经穿行，如用力压迫此部位，可有明显的痛觉。此处可进行

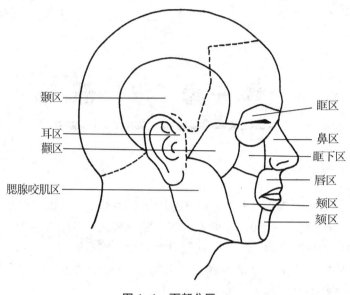

图 1-1　面部分区

颞区

耳区

颧区

腮腺咬肌区

眶区

鼻区

眶下区

唇区

颊区

颏区

眶上神经阻滞。

3. 眶下孔（infraorbital foramen）　位于眶下缘中点的下方，为四白穴所在处，有眶下血管和神经穿行，此处可进行眶下神经阻滞。

4. 颏孔（mental foramen）　多在下颌第 2 前磨牙牙根的下方，下颌体上、下缘连线的中点，距正中线约 2.5cm 处。此孔呈卵圆形，多开向后下方，为承浆穴所在，有颏血管和神经通过，是颏神经麻醉的穿刺部位。

5. 翼点（pterion）　又称翼区，位于颧弓中点上方约 4cm 处，由蝶骨大翼、额骨、顶骨和颞骨鳞部连结而成，多数呈 "H" 形。翼点是颅骨的薄弱部分，其内面有脑膜中动脉前支通过，此处受暴力打击时易发生骨折，并常伴有该动脉的撕裂出血，形成硬膜外血肿。

6. 颧弓（zygomatic arch）　由颞骨的颧突与颧骨的颞突共同构成。颧弓上缘相当于大脑半球颞叶前端的下缘。颧弓下缘与下颌骨下颌切迹之间的中点，为咬肌神经封闭及上、下神经阻滞麻醉的进针点。颧弓上缘有颞筋膜附着，下缘有咬肌附着。

7. 耳屏（tragus）　位于耳甲腔前方的扁平突起。在耳屏前方约 1cm 处可触及颞浅动脉的搏动。在它的前方可以检查颞下颌关节的活动情况。

8. 髁突（condylar process）　位于颧弓下方，耳屏的前方，在张、闭口运动时，可触及髁突前、后滑动，若髁突滑动受限，将导致张口困难。

9. 下颌角（angle of mandible）　位于下颌体下缘与下颌支后缘的相交处。下颌角位置突出，骨质较薄弱，为下颌骨骨折的好发部位。其上有咬肌附着。

10. 乳突（mastoid process）　位于耳垂的后方，其根部的前内方有茎乳孔，面神经由此孔出颅。在乳突后部颅的内面为乙状窦沟，容纳乙状窦。乳突的后下缘由浅至深为胸锁乳突肌、头夹肌、头最长肌止点，更深处为二腹肌后腹起点。

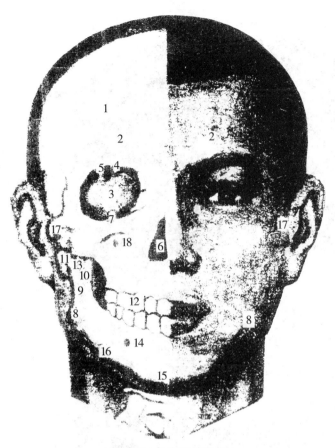

图1-2 头部的骨性标志

1. 额骨 2. 眉弓 3. 眼眶 4. 眶上切迹 5. 眶上缘
6. 梨状孔 7. 眶下缘 8. 下颌角 9. 下颌支 10. 冠突
11. 关节突 12. 牙齿 13. 下颌切迹 14. 颏孔 15. 颏
隆凸 16. 下颌骨下缘 17. 颧弓 18. 眶下孔

11. 冠矢点（bregema）
又称额顶点，是冠状缝与矢状缝的相交点，即新生儿的前囟（anterior fontanelle）。

12. 人字点（lambda）
又称为枕点，位于枕外隆凸上方，为矢状缝的后端与人字缝的相交点，即新生儿的后囟（posterior fontanelle），呈三角形，后囟较前囟为小，出生后不久即闭合。患佝偻病和脑积水时，前、后囟均闭合较晚。

13. 枕外隆凸（external occipital protuberance） 是位于枕骨外面正中的最突出的隆起，与枕骨内面的窦汇相对应。枕外隆凸的下方有枕骨导血管，颅内压增高时此导血管常扩张，若施行颅后窝开颅术沿枕外隆凸做正中切口时，注意勿伤及导血管和窦汇，以免导致大出血。枕外隆凸上有帽状腱膜、项韧带及斜方肌附着。

14. 上项线（superior nuchal line） 从枕外隆凸向外至乳突左右对称的隆起骨嵴，内侧端有斜方肌附着，外侧端上缘有枕肌附着，其下缘有胸锁乳突肌、头夹肌及头最长肌附着。其内面恰平横窦。

15. 最上项线（highest nuchal line） 上项线上方的弓状线，为帽状腱膜及枕肌的附着部。

16. 下项线（inferior nuchal line） 上项线下方的弓状线，头后大直肌止于下项线的外侧部，头后小直肌止于下项线的内侧部。

17. 项平面（nuchal plane） 上项线与下项线之间的部分，其内侧部有头半棘肌附着，外侧部有头上斜肌附着。

18. 枕外嵴（external occipital crest） 为枕外隆凸后下方至枕骨大孔后缘正中的骨嵴，有项韧带附着。

19. 顶结节（parietal tuber） 在耳郭尖上方约5cm处顶骨外面的隆突部，为头部手法治疗的定位标志。其深部约2cm处恰对大脑外侧沟后支的末端。

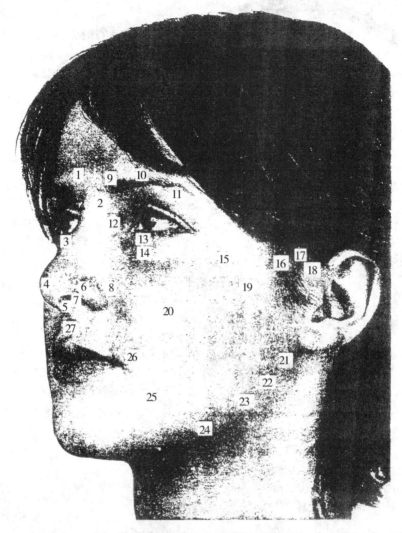

图 1-3 面部前面及左侧面部的体表标志

1. 眉间 2. 鼻根 3. 鼻背 4. 鼻尖 5. 鼻中隔 6. 鼻翼 7. 外鼻孔 8. 鼻翼沟
9. 额切迹及滑车上神经、血管 10. 眶上切迹（孔）、眶上神经、血管 11. 眶上缘侧部
12. 泪囊前方的睑内侧韧带 13. 眶下缘 14. 眶下孔、眶下神经、血管 15. 颧弓
16. 下颌头 17. 耳颞神经及颞浅血管 18. 耳屏（前上方） 19. 腮腺导管 20. 腮腺导
管在咬肌的前缘折向内 21. 下颌角 22. 下颌支下缘 23. 咬肌的前缘及面动脉、面静脉
24. 下颌体下缘 25. 颏孔、神经、血管 26. 口角 27. 人中

20. 额结节（frontal tuber） 为额骨外面最突出部，深面恰对大脑额中回。表面有额肌覆盖。

21. 外耳道上三角 又称 Macewen 三角，是外耳道口后上方的一个小凹陷，其上界为乳突上嵴，前界为外耳门的后上缘，后界是外耳门后缘的切线。此三角相当于鼓窦的外侧壁。

22. 鼻唇沟（nasolabial sulcus） 为鼻翼外侧至口角外侧的凹陷部分。面神经麻痹时此沟常变浅或消失。

23. 人中 因人中穴而取名，是上唇至鼻中隔正中的浅沟，其间有人中穴，为临床急救时常用穴位。

24. 咬肌（masseter） 当牙咬紧时，在下颌角的前上方和颧弓下方可摸到坚硬的条状隆起，隆起的高点为颊车穴所在处。其前下方可以触摸到面动脉的搏动。

25. 颞肌（temporalis） 当牙咬紧时，于颧弓上方的颞窝内可摸到坚硬的隆起。

三、体表投影

1. 面神经的投影 主干出茎乳孔，经乳突的前内方，耳垂的下方，向前进入腮腺。

2. 腮腺管的投影（图1-4） 自鼻翼与口角间的中点至耳屏间切迹连线的中1/3段。

3. 面动脉的投影（图1-4） 自下颌骨下缘和咬肌前缘的交点，经口角外侧约1cm至内眦的连线上。

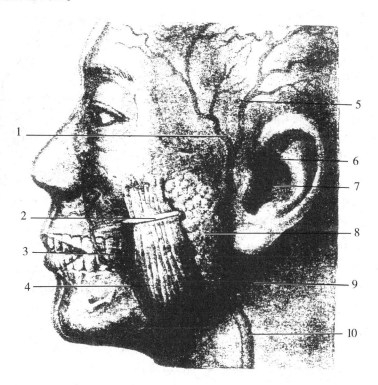

图1-4 面动脉、颞浅动脉、腮腺和腮腺导管的投影

1. 颞浅动脉的额支 2. 腮腺导管 3. 口角 4. 面动脉 5. 颞浅动脉的顶支
6. 颞浅动脉 7. 耳屏 8. 腮腺 9. 咬肌 10. 颈外动脉

第二节 颅 骨

颅骨（skull bone）由 23 块骨构成（中耳的 3 对听小骨未计入），除下颌骨和舌骨外，彼此借骨缝或软骨牢固结合。有保护脑及感觉器官的作用，也参与构成消化道及呼吸道的起始部。可分为脑颅骨及面颅骨。

一、脑颅骨

脑颅骨共 8 块，其中有额骨、枕骨、蝶骨、筛骨各 1 块，顶骨和颞骨各 2 块，共同构成颅腔。前方的额骨，后方的枕骨和二者之间的顶骨构成颅腔的颅盖；位于中央的蝶骨及后方的枕骨、两侧的颞骨、前方的额骨和筛骨构成颅底。

（一）额骨

额骨（frontal bone）位于脑颅的前方，分为额鳞、眶部及鼻部。额骨内有额窦。

1. 额鳞（frontal squama） 构成额骨的大部分，有内、外两面及顶缘。

（1）外面（external surface）（图 1-5）：中部偏下方，左、右各有一隆起，称为额结节（frontal tuber），两侧多不对称。额结节下方，左、右各有一弓状隆起，称为眉弓。眉弓与额结节之间，以浅沟相隔。两侧眉弓的内侧端之间，称为眉间。眉弓的下侧，有一弓状锐缘，称为眶上缘（supraorbital margin），构成眶的上界。此缘的内中 1/3 交界处可见一切迹或一孔，称为眶上切迹或眶上孔（supraorbital foramen）。切迹的内侧有时也有一切迹或孔，

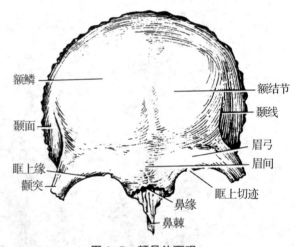

图 1-5 额骨外面观

称为额切迹（frontal notch）或额孔（frontal foramen），二者均有神经及血管通过。眶上缘的外端，移行于三角形的突起，称为颧突（zygomatic process），与颧骨相接。自颧突发出一向后的弓状线，称为颞线（temporal line），此线分为上、下两支，分别移行于顶骨的上、下颞线。颞线分额鳞外面为内、外二部，前者称为额面（frontal surface）；后者称为颞面（temporal surface），构成颞窝底部的一部分。

（2）内面（internal surface）（图 1-6）：表面凹凸不平，与脑的表面相适应。凹陷的部分称为脑回压迹（digitate impressions），隆起的部分称为大脑轭（cerebral juga）。另外，还可见到树枝状的细沟，称为动脉沟（arterial grooves），有脑膜动脉的分支通过。内面的中部，有一浅沟，称为上矢状窦沟（sulcus for superior sagittal sinus）。此沟移行于顶骨的同名沟，沟的两缘相合而成一嵴，称为额嵴（frontal crest），为大脑镰前部的附着部。额嵴的下端终于一小孔，称为盲孔（foramen cecum），通常闭锁不通，有

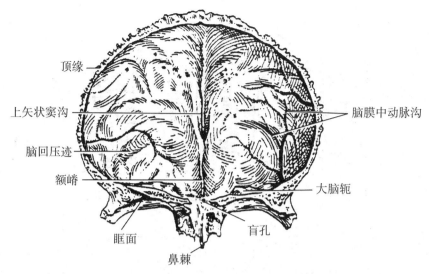

图中标注：顶缘、上矢状窦沟、脑回压迹、额嵴、眶面、鼻棘、脑膜中动脉沟、大脑轭、盲孔

图 1-6　额骨内面观

时则有小静脉经此到上矢状窦沟。上矢状窦沟的两侧，有许多小窝，称为颗粒小凹（granular foveolae），为蛛网膜粒的压迹。

（3）顶缘（parietal margin）：中间大部分与顶骨相接，两侧与蝶骨大翼相接。

2. 眶部（orbital part）　构成眶上壁的主要部分。左、右眶部，以深切迹即筛切迹（ethmoidal notch）相隔，有筛骨嵌入其中。筛切迹外侧缘的下面，有许多小窝，称为筛小凹（ethmoidal foveolae），构成筛窦的上壁。小凹之间，前、后各有一横沟，与筛骨迷路相合而成眶颅管（orbitocranial canal）及眶筛管（orbitoethmoidal canal），分别开口于眶的内侧壁，有血管及神经通过。眶部可分为大脑面和眶面。大脑面（cerebral surface）向颅腔，可见大脑轭及脑回压迹。眶面（orbital surface）的前方以眶上缘为界，前外侧部接颧骨，此处有一浅窝，称为泪腺窝（fossa for lacrimal gland），内有泪腺；前内侧部有一小凹，称为滑车凹（trochlear fovea），此凹有时呈小棘状，称为滑车棘（trochlear spine），棘上有一纤维软骨滑车附着，通过上斜肌肌腱。眶面的后缘与蝶骨小翼相接，形成蝶眶缝（sphenorbital suture）。眶面的后外侧接蝶骨大翼。

3. 鼻部（nasal part）（图 1-7）　自额鳞的中部向下突出，介于左、右眶部之间。前面分别与鼻骨、上颌骨及泪骨相接。中部有一突起，称为鼻棘（nasal spine），前接鼻骨；后方与筛骨正中板相连，构成鼻中隔的一部分。鼻棘两侧，形成鼻腔上壁的一部分。

4. 额窦（frontal sinus）（图 1-8）　位于额骨眉弓后方的内、外两层骨板之间，以及筛窦的前上方。

额窦的后壁薄而无板障，与大脑额叶之间仅以薄骨板相隔，同时窦底骨壁也较薄，并与眶、鼻腔及前筛窦相邻。当患额窦炎而积脓时，如处理不当，脓液向后上方蔓延可侵及脑膜和额叶，向下经骨质最薄的眶内上角入眶，形成严重的并发症；炎症也可波及上颌窦和前筛窦。

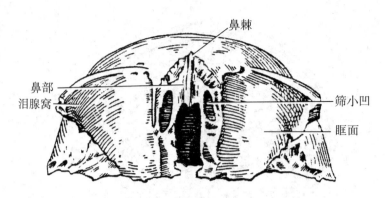

图 1-7 额骨眶部的下面观

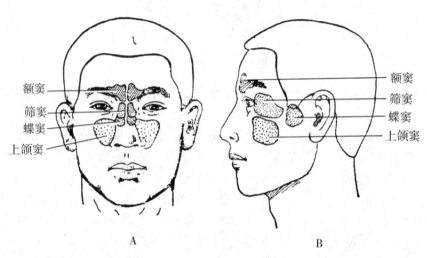

图 1-8 鼻旁窦表面投影图

A. 前面观 B. 侧面观

（二）顶骨

顶骨（parietal bone）介于额骨和枕骨之间，构成颅腔顶部及两侧壁，分为二面、四缘及四角。

1. 二面

（1）外面（external surface）（图 1-9）：凸隆而光滑。中部的稍下方，有自前向后经过的 2 条弓状线。上方的称为上颞线（superior temporal line），为颞筋膜的附着部；下方的较显著，称为下颞线（inferior temporal line），有颞肌附着。外面有一隆起，称为顶结节。靠近上缘处，有 1～4 个小孔，称为顶孔（parietal foramen）。此孔与上矢状窦沟相通，有枕动脉的脑膜支及注入上矢状窦的小静脉通过。

（2）内面（internal surface）（图 1-10）：可见大脑轭、脑回压迹及脑膜中动脉沟。内面靠近矢状缘处，有纵行的半个浅沟，与对侧相合，构成上矢状窦沟。此沟的两旁有许多颗粒小凹，老年人的更为明显。上矢状窦沟的两缘，为大脑镰的附着部。内面的后下角有浅而宽的短沟，称为横窦沟（transverse sulcus），为枕骨同名沟的延续。

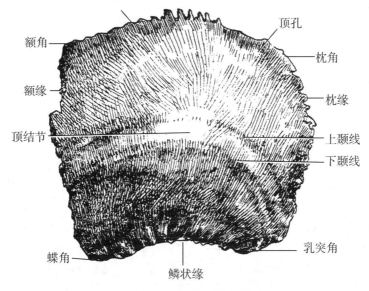

图 1-9　左顶骨外面观

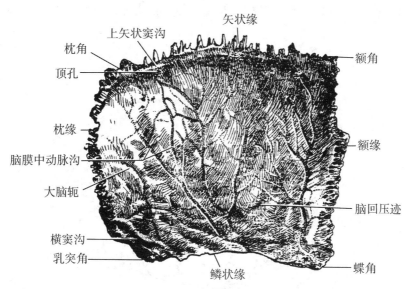

图 1-10　左顶骨内面观

2. 四缘

（1）矢状缘（sagittal border）：与对侧同名缘相连，形成矢状缝（sagittal suture）。

（2）鳞缘（squamosal border）：前部被蝶骨大翼掩盖，形成蝶顶缝（sphenoparietal suture）；中部与颞骨鳞部相接而成鳞顶缝（squamosoparietal suture）；后部接颞骨乳突部构成顶乳突缝（parietomastoid suture）。

（3）额缘（frontal border）：与额鳞相接而成冠状缝（coronal suture）。

（4）枕缘（occipital border）：接枕骨构成人字缝（lambdoid suture）。

3. 四角　额角（frontal angle）位于矢状缘与额缘汇合处。蝶角（sphenoidal angle）位于顶骨的前下部，与蝶骨大翼相接。枕角（occipital angle）位于矢状缘与枕缘汇合处。乳突角（mastoid angle）为顶骨的后下角，与颞骨的乳突部相接。

（三）枕骨

枕骨（occipital bone）位于脑颅的后下部，呈勺状，前下方有一卵圆形的枕骨大孔（foramen magnum）。枕骨大孔为颅腔与椎管的通路。借此孔将枕骨分为枕鳞、侧部和基底部。

1. 枕鳞（occipital squama）　位于枕骨大孔的后方。分为内、外两面及边缘。

（1）外面（图1-11）：中部有一隆起，称为枕外隆凸。自枕外隆凸发出一嵴，达枕骨大孔后缘，称枕外嵴。二者均为项韧带的附着部，经枕外隆凸、矢状缝表面、眉间中点至鼻中沟取一连线，即为头部督脉所经路线，是按摩和针灸治疗头痛、头晕、高血压、昏迷等症状常用取穴部位。如果检查时触摸不清，让被检查者头部前屈，则项韧带紧张突起，沿韧带向上即可触及枕外隆凸。枕外隆凸两侧有两对弓状线。上一对称最上项线，为帽状腱膜及枕肌的附着部。下一对较明显，称上项线，内侧端有斜方肌附着，外侧端下缘有胸锁乳突肌、头夹肌、头最长肌附着，上缘有枕肌附着。上项线分枕鳞为上、下两平面，上为枕平面（occipital plane），下为项平面。项平面上有头半棘肌附着，于项平面下界有一对自枕外嵴中点斜向外下方的弓状线，称为下项线，为头后大、小直肌的附着部。

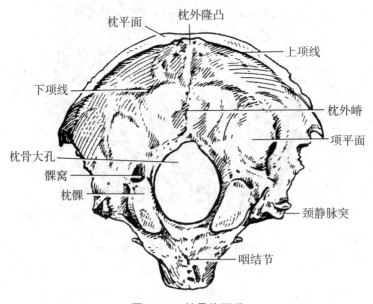

图1-11　枕骨外面观

（2）内面（图1-12）：由十字隆起（cruciform eminence）分为4个凹面。上2个呈三角形，称为大脑窝（cerebral fossa）；下2个近似四边形，称为小脑窝（cerebellar fossa）。十字隆起由上、下脚及左、右横脚组成。上脚及两横脚都呈宽沟状，前者称为上矢状窦沟，与顶骨的同名沟相连，沟的两缘有大脑镰附着；后者称为横窦沟，两缘为小脑幕的附着部，右侧横窦沟一般比左侧宽广，并与上矢状窦沟相连。下脚呈嵴状，称为枕内嵴（internal occipital crest），有小脑镰附着，其末端分叉，移行于枕骨大孔的后缘。四脚的汇合处，骨面微凸，称为枕内隆凸（internal occipital protuberance）。

（3）边缘：可分为后上部和前下部，前者称为人字缘（lambdoid border），与顶骨的枕缘相接而成人字缝；前下部称为乳突缘（mastoid border），接颞骨的乳突部，形成枕乳突缝（occipitomastoid suture）。

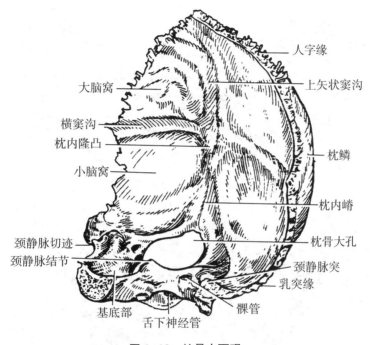

图1-12　枕骨内面观

2. 侧部（lateral part）　位于枕骨大孔两侧。下面各有一卵圆形的隆起，称为枕髁（occipital condyle），表面凸隆有向外下方的关节面，与寰椎上关节凹相关节。关节面内侧有粗糙的凹面或小结节，为翼状韧带的附着部。枕髁的前上方，为舌下神经管（hypoglossal canal），有同名神经及脑膜后动脉的分支通过。管的上方，侧部的内面，有一隆起，称为颈静脉结节（jugular tubercle）。其后方常见一斜行浅沟，有舌咽神经、迷走神经及副神经经过。结节的后下方有一窝，称为髁窝（condylar fossa）。窝底有小管，称为髁管（condylar canal），有髁导静脉通过。髁窝的前外侧，有一突起，称为颈静脉突（jugular process）。颈静脉突上面有一浅沟，与颞骨相应的浅沟相合，形成乙状窦沟（sigmoid sulcus），其内侧有髁管的内口。颈静脉突的外侧面及下面均粗糙，前者为头侧直肌的附着部；后者与颞骨相接。颈静脉突的前缘为宽而深的切迹，称为颈静脉切迹（jugular notch），构成颈静脉孔的后界，常被颈静脉突分隔成两部。

3. 基底部（basilar part）　位于枕骨大孔的前上方。幼年时借软骨与蝶骨体结合，成年后软骨骨化，两者便相互结合。上面平滑而微凹，称为斜坡（clivus），容纳延髓及脑桥的下部。下面中部有小结节，称为咽结节（pharyngeal tubercle），为咽缝的附着部。

基底部的外侧缘上面有浅沟，与颞骨岩部相应的沟相合，构成岩下窦沟（sulcus for inferior petrolsal sinus）；下面与颞骨岩部相接，形成岩枕裂。基底部的后缘凹陷，构成枕骨大孔的前缘。

(四) 蝶骨

蝶骨（sphenoid bone）位于颅底中部，枕骨的前方，形似蝴蝶，由蝶骨体、大翼、小翼及翼突构成（图 1-13~图 1-15），蝶骨体内有蝶窦。

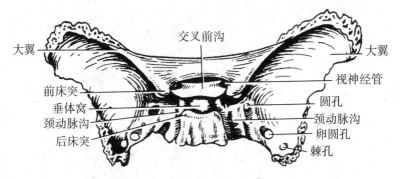

图 1-13　蝶骨上面观

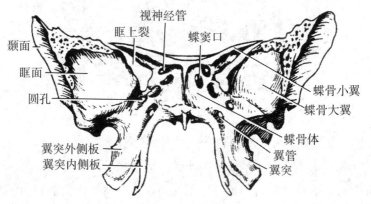

图 1-14　蝶骨前面观

1. 体（body）　位居正中部。体内有腔，称为蝶窦（sphenoidal sinus）。体可分为上、下、前、后及外侧面。

（1）上面：呈马鞍状，称为蝶鞍（sella turcica）。其中部凹陷，称为垂体窝（hypophysial fossa），窝内容纳垂体，窝底有血管孔。窝后方的方形骨板，称为鞍背（dorsum sellae），其外上端呈结节状，称为后床突（posterior clinoid process），有小脑幕附着于此。此突的下侧有一切迹，由硬脑膜围成一孔，有展神经通过。鞍背的外下侧与颞骨岩部的尖端相接。垂体窝的前方，有一圆形的隆起，称为鞍结节（tuberculum sellae），其后外侧有时各有一小结节，称中床突（middle clinoid process）。鞍结节的前方，有一横沟，称为交叉前沟（sulcus prechiasmaticus）。交叉前沟的两端与视神经管（optic canal）相通，有视神经及眼动脉通过。交叉前沟前方，有一平面，称为蝶轭（jugum sphenoidale），与交叉前沟之间以蝶棱为界。

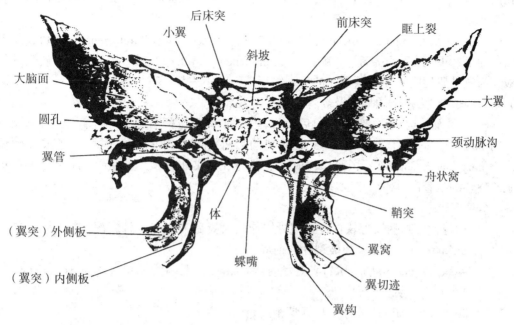

图 1-15　蝶骨后面观

（2）下面：其中部有一锐嵴，称为蝶嘴（sphenoidal rostrum），嵌入犁骨翼的前部。蝶嘴两侧，有自翼突内侧板突向内侧的薄骨板，称为鞘突（vaginal process），与犁骨翼和腭骨蝶突相接。鞘突与体之间有一条细沟，与犁骨翼相合而成犁鞘管（vomerovaginal canal），其外侧有一沟，由腭骨蝶突封闭而成管，称为腭鞘管（palatovaginal canal），有上颌动脉及翼腭神经节的分支通过。

（3）前面：其中部也有三角形的锐嵴，称为蝶嵴（sphenoidal crest），其前缘与筛骨垂直板相接，构成骨性鼻中隔的一部分。该嵴的两侧各有一孔，称为蝶窦口（aperture of sphenoidal sinus），与蝶窦相通。前面的上部及外侧部与筛骨迷路相接；下部及内侧部，构成鼻腔上壁的后部。

（4）后面：与枕骨基底部相接，成年后两者相结合。

（5）外侧面：后部与大翼及翼突内侧板相接；前部游离，构成眶上裂的内侧界及眶内侧壁的后部。外侧面与大翼相接处的上面，有一沟，称为颈动脉沟（carotid sulcus），有颈内动脉通过。沟的后端较深，其外缘形成一薄骨片，自体与大翼之间突向后方，称为蝶小舌（sphenoidal lingula），覆盖翼管的后口。

2. 大翼（greater wing）　嵌入颞骨岩部与鳞部之间，可分为大脑面、颞面和眶面及五缘。

（1）大脑面（cerebral surface）：构成颅中窝的底部，与大脑颞叶的前部相接，可见大脑轭、脑回压迹、动脉沟。前内侧有圆孔（foramen rotundum），通过上颌神经。圆孔的后外侧有卵圆孔（foramen ovale），通过下颌神经及血管，其后缘为腭帆张肌的附着部。卵圆孔的后外侧有棘孔（foramen spinosum），通过棘孔神经及脑膜中动脉；卵圆孔的前侧，有时可见 1~2 个小孔，称为蝶导血管孔（sphenoidal emissary foramen），有血管通过。

（2）颞面（temporal surface）：由一条横嵴，即颞下嵴（infratemporal crest），将颞面分为上、下两部，下部称为颞下面（infratemporal surface）。颞下面移行于翼突外侧板，为翼外肌的附着部。颞下面的后端终于向下的小突起，称为蝶棘（spine of sphenoid bone），其末端为蝶下颌韧带及翼棘韧带的附着部。

（3）眶面：构成眶外侧壁的后部。眶面的上缘与额骨眶部相接，形成蝶额缝（sphenofrontal suture）；下缘构成眶下裂的后外侧界；外侧缘接颧骨，形成蝶颧缝（sphenozygomatic suture）；内侧缘构成眶上裂的下界或外侧界，可见一小突起，为眼球肌总腱环的附着部。

（4）五缘：

1）后缘：容纳咽鼓管软骨，自蝶骨体伸向大翼后端，与颞骨岩部相接，形成蝶岩裂（sphenopetrosal fissure）及破裂孔的前界。

2）鳞缘（squamosal margin）：与颞骨鳞部相接，上端为顶角（angulus parietalis），与顶骨的前下角相接。

3）额缘（frontal margin）：与额骨相接。

4）颧缘（zygomatic margin）：分隔眶面与颞面，与颧骨相接。

5）内侧缘：位于眶面与大脑面的汇合处，构成眶上裂的下界，中部有小结节，为眼球外直肌的附着部。

3. 小翼（lesser wing）　为蝶骨体向外伸的薄骨板。内侧分别以上、下两根连于蝶骨体。两根之间有视神经管通向眶，有视神经和眼动脉通过。小翼可分为上、下两面和前、后两缘。上面构成颅前窝的后部，与大脑额叶的一部分相接。下面构成眶上壁的后部及眶上裂的上界。前缘与额骨眶部相接。后缘突入大脑外侧沟，其内侧端呈结节状，称为前床突（anterior clinoid process），为小脑幕前端的附着部。

4. 翼突（pterygoid process）　自大翼与体的连结处下垂，由内、外两板构成。两板的前上部相互结合，下部则以翼切迹（pterygoid notch）相隔，有腭骨锥突嵌入其中。两板的后部彼此分离，其间有楔形深窝，称翼窝（pterygoid fossa）。窝的上方，又有卵圆形浅窝，称为舟状窝（scaphoid fossa），有腭帆张肌附着。翼突根部的前面，有翼管开口。

（1）翼突外侧板（lateral pterygoid plate）：外侧面构成颞下窝内侧壁的一部分，为翼外肌的附着部。内侧面向后内方，形成翼突窝的外侧壁，有翼内肌附着。前缘的上部构成翼突上颌裂的后界；上部与腭骨相接。后缘游离。此板为上颌神经和下颌神经阻滞麻醉时定位的骨性标志。

（2）翼突内侧板（medial pterygoid plate）：根部有贯穿骨质呈前后方向小管，称为翼管（pterygoid canal），有同名神经及血管通过。内侧板的一端向外下方，终于一钩状突起，为翼钩（pterygoid hamulus）。其外侧面，为翼钩沟（sulcus of pterygoid hamulus），有腭帆张肌肌腱经过。内侧板的外侧面构成翼突窝的内侧壁；内侧面形成鼻后孔的外侧界。内侧板的前缘与腭骨垂直部相接。后缘的上部有一结节，称为翼突结节（pterygoid tubercle），其外侧有翼管的后口。结节的下侧有角状突起，具有支持咽鼓管软骨的作用。

5. 蝶窦（sphenoidal sinus）（图 1-8）　为蝶骨体内不规则的空腔，以薄骨板即蝶窦中隔（septum of sphenoidal sinus）分隔成左、右两部。蝶窦的上方与垂体、视交叉、脑桥等相邻，外侧壁与海绵窦、颈内动脉及Ⅱ~Ⅵ对脑神经相接，因此蝶窦炎时，可侵犯上述结构而产生严重的并发症。

（五）颞骨

颞骨（temporal bone）成对，介于蝶骨、顶骨及枕骨之间，构成颅底及颅腔的侧壁，内藏位觉器及听器。其可分为鳞部、鼓部、乳突部及岩部（图 1-16~图 1-18）。

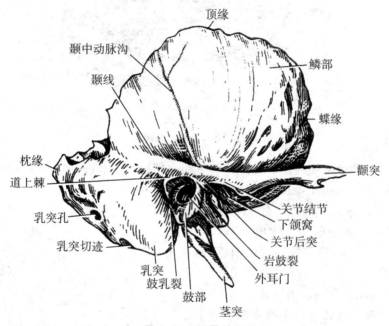

图 1-16　颞骨外面观

1. 鳞部（squamous part）　为鱼鳞状的薄骨板，位于外耳门前上方，可分为内、外两面及两缘。

（1）外面或颞面：于外耳门的上方，有近似垂直的浅沟，称为颞中动脉沟（sulcus for middle temporal artery），有同名动脉通过。此沟下端的前下侧有突起，称为颧突（zygomatic process），与颧骨的颞突相接形成颧弓。颧突根部，可分为前、中、后 3 脚。前脚呈结节状，称为关节结节（articular tubercle）。关节结节后侧有深窝，称为下颌窝（mandibular fossa），由颞骨鳞部与岩部构成。中脚为圆锥形的突起，称为关节后突。后脚位于中脚的后上侧，其上缘向后移行于弓状线，称为颞线（temporal line）。此线经外耳门上方向后上方而行，为颞肌的附着部。颞线的下方与外耳门的后上方有小突起，称为道上棘（suprameatal spine），为鼓窦顶、硬脑膜及颅中窝的重要标志。棘的后侧有小窝，称为乳突窝（mastoid fossa）。

（2）内面或大脑面（cerebral surface）：可见大脑轭、脑回压迹及动脉沟。

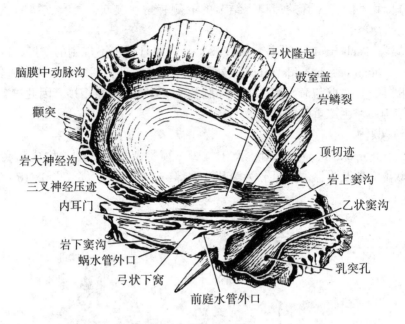

图 1-17 颞骨内面观

（3）两缘：顶缘掩盖顶骨下缘，后部与乳突部相接。蝶缘与蝶骨大翼相接，形成蝶鳞缝（sphenosquarnosal suture）。

2. 鼓部（tympanic part） 位于颞骨鳞部下方及乳突部的前方，构成外耳门（external acoustic pore）和外耳道的前壁、下壁及后壁的一部分。内侧与岩部相接，形成岩鼓裂（petrotympanic fissure）；后方接鳞部及乳突部。鼓部可分为前下面、后上面及四缘。

前下面凹陷，向前下方，中部很薄，通常可见一小孔。后上面向外耳道及鼓室，有半环形的浅沟，称鼓环沟（sulcus of tympanic anulus），为鼓膜的附着部。

外侧缘构成外耳门的前界，有外耳道软骨附着。上缘的外侧部与关节后突相接；内侧部构成岩鼓裂的后部。下缘移行于茎突鞘（sheath of styloid process），后者包绕茎突根部的外侧面。内侧缘短而不平。

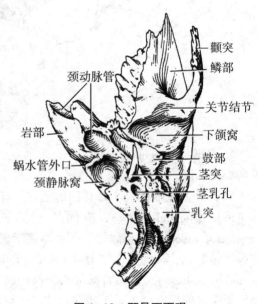

图 1-18 颞骨下面观

鼓部的后下侧有锥状突起，称为茎突（styloid process）。其根部由茎突鞘包绕，为茎突咽肌的附着部；中部及末端，有茎突舌骨肌和茎突舌肌及茎突舌骨韧带附着。茎突后侧有一圆孔，称为茎乳孔（stylomastoid foramen），为面神经管的下口，有面神经通过。

茎突的长短不同可分为短型（0.5~15mm）、中型（15~30mm）、长型（30mm以上）。如X线测量茎突，超过此限度可认为过长。起于茎突有许多肌肉及韧带，邻近又有4对脑神经，它们均可因茎突过长或茎突生长的角度异常或因茎突至舌骨的韧带发生不同程度骨化而产生相应的刺激症状，临床上称为茎突综合征。

3. 乳突部（mastoid part） 位于鳞部的后下方。上方与鳞部间以颞线为界；前方以外耳门及鼓乳裂（tympanomastoid fissure）与鼓部相隔；内侧与岩部相连。可分为内、外两面及上、后两缘。

（1）外面：可见许多小孔，近后缘处有1~3个较大的小圆孔，称为乳突孔（mastoid foramen），有枕动脉的分支及小静脉通过。此孔的位置多不恒定，多数位于枕乳缝上，有的则位于颞骨上。外面的前下部为乳突（mastoid process），其上由浅至深，有胸锁乳突肌、头夹肌及头最长肌附着。其内侧有一深沟，称为乳突切迹（mastoid notch），有二腹肌后腹附着。切迹内侧有与其并列的浅沟，称为枕动脉沟（sulcus for occipital artery），内有枕动脉经过。

（2）内面：有弯曲的深沟，称为乙状窦沟，容纳乙状窦。沟的后缘有乳突孔的内口。

（3）上缘（或顶缘）：与顶骨的乳突角相接。

（4）后缘：与枕骨相接。

乳突部的骨质中有许多小腔，称为乳突小房（mastoid cells），靠上方的最大，称为鼓窦（tympanic sinus）。鼓窦与鼓室相通，是乳突手术的重要标志。

4. 岩部（petrouspart） 位于蝶骨与枕骨之间，构成颅底的一部分。可分为基底、尖端、三面及三缘。

（1）基底（basis）：连于乳突部。

（2）尖端（或岩部尖）（apex of petrous part）：嵌入枕骨底部与蝶骨大翼后缘之间，构成破裂孔的后外侧界，有颈动脉管内口开口于此。

（3）三面：

1）岩部前面（anterior surface of petrous part）：构成颅中窝的底部，可见大脑轭及脑回压迹。近尖端处有一指状压迹，称为三叉神经压迹（trigeminal impression），容纳三叉（半月）神经节。压迹的后外侧有一弓状隆起（arcuate eminence），为前半规管耸起所致，弓状隆起与岩鳞裂之间的薄骨板，称为鼓室盖（tegmen tympani），构成鼓室的上壁。此壁有时很薄，有岩鳞裂斜过此处。当成人的岩鳞裂未愈合时，鼓室的黏膜便直接与硬脑膜相接触成为耳源性颅内并发症的一个传播途径。鼓室盖的前侧有2个小孔，内侧较大，称为岩大神经管裂孔（hiatus of canal for greater petrosal nerve），有岩大神经穿出；外侧较小为岩小神经管裂孔（hiatus of canal for lesser petrosal nerve），有同名神经穿出；自上述两孔，向前方各发出一条沟，称为岩大神经沟（sulcus for greater petrosal nerve）及岩小神经沟（sulcus for lesser petrosal nerve）。

2）岩部后面（posterior surface of petrous part）：构成颅后窝的前部。中部有一大

孔，称为内耳门（internal acoustic pore）；自此向外导入一管，称为内耳道（internal a-coustic meatus）。内耳门的后外侧有一纵裂，为前庭水管外口（external aperture of aque-duct of vestibule），有内淋巴管通过。此口与内耳门之间，有一不规则的裂隙，称为弓状下窝（subarcuate fossa），有小静脉通过。

3）岩部下面（inferior surface of petrous part）：构成颅底外面的一部分。前内侧部为腭帆提肌、鼓膜张肌及咽鼓管软骨的附着部；后外侧部有颈动脉管外口，由此通入颈动脉管（carotid canal），此管开口于岩部尖端的颈动脉管内口，有颈内动脉通过。颈动脉管外口的后侧有颈静脉窝（jugular fossa），构成颈静脉孔的前界及外侧界，窝内容纳颈静脉上球。颈静脉窝的前内侧，为舌咽神经岩神经节所在的部位，底部有小孔，称为蜗水管外口（external aperture of aqueduct of cochlea），有外淋巴管及静脉通过。蜗水管外口、颈动脉外口及颈静脉窝之间，有一小窝，称为岩小窝（petrosal fossula），底部有小孔，称鼓小管下口，有舌咽神经鼓室支及咽升动脉的鼓室支通过。鼓小管下口外侧的颈静脉窝外侧壁，有一浅沟，称为乳突小管沟（sulcus of mastoid canaliculus），此沟向后，穿入骨质而成一管，称为乳突小管（mastoid canaliculus），有迷走神经的耳支通过。

（4）三缘：岩部上缘介于前面与后面之间，呈沟状，称为岩上窦沟（sulcus for su-perior petrosal sinus），容纳岩上窦，同时也是小脑幕的附着部。

岩部前缘的外侧部与颞骨鳞部相接，形成岩鳞裂（petrosquamous fissure）；内侧部接蝶骨大翼，构成蝶岩裂，其中有通入鼓室的肌咽鼓管（musculotubal canal）的开口。肌咽鼓管由肌咽鼓管隔（septum of musculotubal canal），分为上、下2个半管，称为鼓膜张肌半管（semicanal for tensor tympani）及咽鼓管半管（semicanal for auditory tube）。

岩部后缘分隔基底与后面，内侧部为一浅沟，称为岩下窦沟。其与枕骨基底部的同名沟相合。

（六）筛骨

筛骨（ethmoid bone）位于颅底的前部及左、右两眶之间，构成眶的内侧壁、鼻中隔、鼻腔上壁及外侧壁的一部分。可分为筛板，垂直板和左、右筛骨迷路（图1-19、图1-20）。

1. 筛板（cribriform plate） 参与颅底前部的构成。在筛板正中的上方，有三角形突起，称为鸡冠（crista galli），有大脑镰附着。鸡冠的两旁有很多小孔，称为筛孔（cribriform foramen），通过嗅神经的嗅丝。鸡冠下部有2个突起，称为鸡冠翼（ala of crista galli），与额骨相接，参与盲孔的形成。鸡冠两侧各有一长裂，通过鼻睫神经的筛前神经。筛板两侧与额骨眶部相接，形成额筛缝（frontoethmoidal suture）；后缘接蝶骨体，构成蝶筛缝（sphenoethmoidal suture）。

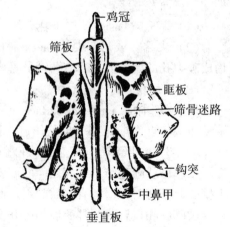

图1-19 筛骨上面观

（标注：鸡冠、筛板、眶板、筛骨迷路、钩突、中鼻甲、垂直板）

颈肩腰腿痛应用解剖学

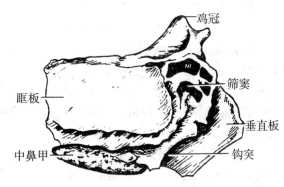

图 1-20 筛骨后面观

2. 垂直板（perpendicular plate）自筛板正中向下悬垂，构成骨性鼻中隔的上部及后部。垂直板上部有许多细沟或细管，有嗅神经通过。前缘与额骨的鼻棘及鼻骨相接，前者形成额筛缝。后缘的上部接蝶骨嵴，形成蝶筛缝；下部与犁骨相接，构成犁筛缝（vomeroeth-moidal suture）。上缘与筛板相接。下缘接鼻中隔软骨。

3. 筛骨迷路（ethmoidal labyrinth）并列于垂直板的两侧，由薄骨板围成的许多小腔构成，小腔称为筛窦（ethmoidal sinuses）。筛窦排列成前、中、后 3 群，分别称为前筛窦（anterior ethmoidal sinuses）、中筛窦（middle ethmoidal sinuses）及后筛窦（posterior ethmoidal sinuses），它们之间以薄骨片分隔。前筛窦和中筛窦开口于中鼻道。后筛窦开口于上鼻道。

筛骨迷路的外侧壁称眶板（orbital plate），参与眶内侧壁的构成。内侧壁构成鼻腔外侧壁的上半部，此壁有 2 个卷曲小骨片，称上鼻甲（superior nasal concha）和中鼻甲（middle nasal concha）。筛骨迷路骨壁很薄，与眶及视神经孔相邻，因此，严重感染时，可蔓延到眶内，形成眶内蜂窝织炎或视神经炎。

二、面颅骨

面颅骨有 15 块，成对的有上颌骨、腭骨、颧骨、鼻骨、泪骨及下鼻甲，不成对的有犁骨、下颌骨和舌骨，共同围成口腔，并与脑颅骨构成眶及鼻腔。

（一）上颌骨

上颌骨（maxilla）（图 1-21、图 1-22）成对，与下颌骨共同构成颜面的大部，并构成口腔上壁、鼻腔外侧壁及眶下壁的一部分。全骨可分成 1 个体及 4 个突起，体内有上颌窦。

1. 上颌体（body of maxilla） 近似圆锥形，底部向鼻腔，尖部向外方可分为 4 个面。体内有空腔，称为上颌窦。

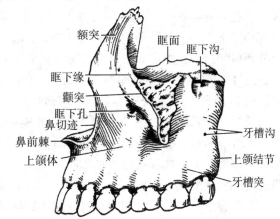

图 1-21 左上颌骨外面观

（1）前面（anterior surface）：下部有数个纵形隆起，称牙槽轭（juga alve-olaria），与尖牙及侧切牙相对应，有鼻肌附着。牙槽轭的外上侧，有一浅窝称尖牙窝（canine fossa），为同名肌的附着部。此窝骨壁较薄，上颌窦手术即由此进入，上颌牙源性感染时脓液也常穿破骨壁积于此窝中。窝的上方有一孔，称眶下孔，为眶下管的前口，有眶下神经血管通过，为施行眶下神经阻滞麻醉的部位。孔的内侧有一深切迹，称鼻切迹（nasal notch），构成犁状孔的外界及下界。切迹的内下端与对侧相合，形成小突起，称为鼻前棘（anterior nasal spine）。棘的尖端与鼻中隔软骨相接；后部接犁骨的前端；下侧有上颌间缝（inter-maxillary suture）。

（2）眶面：构成眶下壁的大部。上颌窦即由此骨板与眼眶相隔。中部有纵沟，称为眶下沟（infraorbital groove）；向前延续成一管，称为眶下管（infraorbital canal），开口于眶下孔，有同名神经及血管通过。自

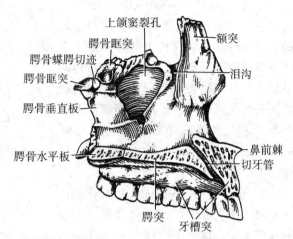

图1-22　上颌骨内侧面观

眶下管发出数个小管，沿上颌窦前壁下降达齿槽，即为牙槽管（alveolar canals），有上牙槽前动脉及眶下神经的上牙槽中、后支通过。在眶外侧壁与下壁之间有眶下裂。

（3）鼻面（nasal surface）：构成鼻腔外侧壁的一部分。后上部有一大孔，称为上颌窦裂孔（maxillary hiatus），与上颌窦相通。孔的前侧有一浅沟，称为泪沟（lacrimal sulcus）。此沟与下鼻甲的泪突及泪骨共同围成一管，称为鼻泪管（nasolacrimal duct）。泪沟前侧有一斜嵴，称为鼻甲嵴（conchal crest），与下鼻甲相接。此嵴的下侧骨面，构成下鼻道的一部分；上侧则构成中鼻道前房的一部分。上颌窦裂孔的后侧，接腭骨的垂直板。自内侧面后缘的中部，有一浅沟，称为腭大沟（greater palatine sulcus），与腭骨的同名沟相合，构成腭大管（greater palatine canal），有腭降动脉及腭大神经通过。

（4）颞下面（infratemporal surface）：构成颞下窝的前壁。中部有二三个小孔，称为牙槽孔（alveolar foramen），各导入一小管，称为牙槽管，有上牙后神经、血管通过。后面的后下部有上颌结节（maxillary tuberosity），与腭骨的锥突相接，有时也与蝶骨翼突外侧板相连，为翼内肌部分肌纤维的附着部。

2. 上颌骨的4个突　即额突、颧突、牙槽突和腭突。

（1）额突（frontal process）：外侧面移行于上颌体的前面，有眼轮匝肌、提上唇鼻翼肌及内眦韧带附着。内侧面构成鼻腔外侧壁的一部分，上部与筛骨相接并封闭前筛窦，下方有斜嵴，称为筛嵴（ethmoidal crest），嵴的后部与中鼻甲相接。内侧面的上缘与额骨鼻部相接；前缘接鼻骨；后缘呈沟状，与泪沟相移行，此缘与上颌体眶面的内侧缘前端之间，形成一切迹，称为泪切迹（lacrimal notch），构成鼻泪管上口的一部分。

上颌骨骨折累及鼻腔和眶底时，应当做仔细复位处理，以保证鼻泪管通畅。

（2）颧突（zygomatic process）：位于上颌骨体的外上部，与颧骨相连。颧突向下至第1磨牙所形成的骨嵴，称为颧牙槽嵴。

（3）牙槽突（alveolar process）：呈弓形，自上颌体向下方突出，其下缘游离，称牙槽缘（alveolar margin）。每侧牙槽缘有8个牙槽窝，有牙根嵌入。

牙槽突的内外骨板很薄，并有许多小孔通向松质骨，因此，在施行上颌牙或牙槽手

颈肩腰腿痛应用解剖学

术时，可在此处做局部浸润麻醉。

（4）腭突（palatine process）：自上颌体内面，呈水平位突向内侧，与对侧相合，构成鼻腔下壁及口腔上壁的大部。腭突下面略为凹陷，可见许多血管通过的小孔及容纳腭腺的小凹。外侧缘有一纵沟，称为腭沟（palatine sulcus），有腭大动脉及腭前神经通过。内侧缘与对侧同名缘相合，形成腭正中缝（median palatine suture）。此缝向鼻腔呈嵴状耸起，称为鼻嵴（nasal crest），与犁骨下缘相接。腭正中缝的前端有一孔，称为切牙孔（incisive foramen），与左、右切牙管（incisive canal）相通，为麻醉鼻腭神经的注射部位。切牙管与鼻腔相通，有腭大动脉的终支及鼻腭神经通过。

3. 上颌窦（maxillary sinus）　为上颌体内的锥形空腔，尖部向颧突，底部向鼻腔，平均容量为12.82mL。上颌窦有上、下、前、后及侧壁。

（1）上壁：为上颌体眶面。眶下神经和血管穿过此壁内的骨管（眶下管），出眶下孔至尖牙窝。如眶下管有先天裂隙，则眶下神经直接在上颌窦黏膜下通过。

（2）下壁：为牙槽突，各尖牙及磨牙根部位于此壁内，牙根与上颌窦之间仅隔一薄骨片，若骨片阙如时，牙根仅直接位于上颌窦黏膜下，故牙根的感染容易侵入上颌窦（图1-23）。

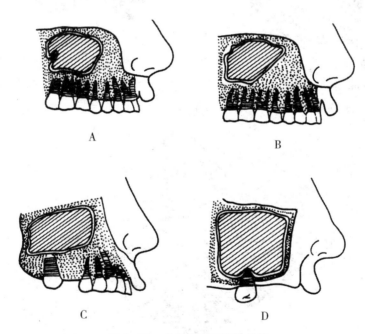

图1-23　上颌窦与牙根的关系
A. 上颌窦与牙根的正常关系　B. 第2、第3磨牙与上颌窦直接毗邻　C. 第2磨牙与
上颌窦相邻　D. 上颌窦极度发育，牙槽突薄弱，单独的牙根突入窦内

（3）前壁：为上颌体的前面。

（4）后壁：为上颌体的颞上面，与颞下窝和翼腭窝毗邻。上颌窦癌如破坏此壁，可侵犯翼肌，或使下颌运动受阻，引起张口困难。

（5）侧壁：为鼻腔的外侧壁，可见上颌窦裂孔，上颌窦的内侧壁于下鼻甲附着处的下方最薄，为上颌窦穿刺的理想部位。上颌窦与中鼻道相通。

（二）鼻骨

鼻骨（nasal bone）（图1-24）为成对的长方形骨板，位于两侧上颌骨的额突之间，构成鼻腔上壁的一部分。两侧在中线相连，并隆起成为鼻梁。

鼻骨上厚下薄，因此，骨折多发于下1/3的部分。鼻骨上部深面与筛骨相接，上部骨折时，可引起嗅觉障碍和脑膜炎。

（三）泪骨

泪骨（lacrimal bone）（图1-25）为成对的不规则长方形骨板，位于两眶内侧壁的前部。前接上颌骨，后连筛骨迷路的眶板。

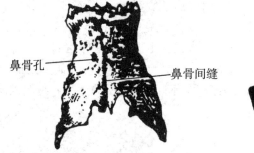

图1-24　左、右鼻骨前面观

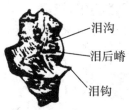

图1-25　右泪骨外面观

（四）颧骨

颧骨（zygomatic bone）（图1-26、图1-27）位于面部两侧，近似菱形，左、右对称，介于额骨与上颌骨之间。有三面、五缘及三个突起。

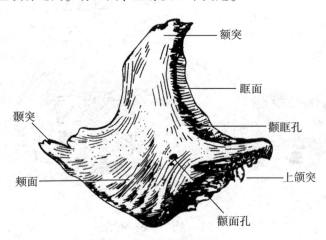

图1-26　右颧骨外面观

1. 三面

（1）外侧面（lateral surface）：中部隆起，为颧肌及部分提上唇肌的附着部。内上侧有一小孔，称为颧面孔（zygomaticofacial foramen），有颧神经的颧面支及血管通过。

（2）颞面：前部接上颌骨；后部凹陷，构成颞窝的前界及颞下窝的外侧壁；上部为部分颞肌的附着部。颞面也有一孔，称为颧颞孔（zygomaticotemporal foramen），有颧

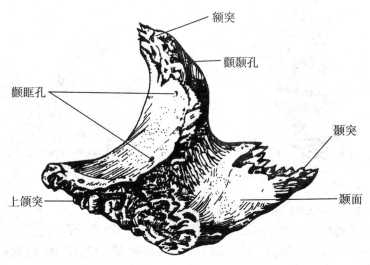

额突

颧颞孔

颧眶孔

颞突

上颌突

颞面

图 1-27　右颧骨内面观

神经颧颞支通过。

（3）眶面：构成眶下壁的前外侧部及眶的外侧壁。中部有小孔，称为颧眶孔（zy-gomaticoorbital foramen），为颧骨管（zygomatic canal）的开口。此管在骨质中分为 2 支，分别开口于颧颞孔及颧面孔。

2. 五缘　前上缘构成眶口外侧缘的下部。前下缘接上颌骨。后上缘的上段凸隆，向上移行于额蝶突的后缘；后上缘的上部有一圆形突起，称为缘结节（marginal tubercle），为筋膜的附着部。后下缘向下移行于颧弓的上缘，为颞筋膜的附着部；后下缘厚而粗糙，构成颧弓下缘的一部，有咬肌附着。后内侧缘上接蝶骨大翼，下连上颌骨眶面。

3. 三个突起

（1）颞突（temporal process）：与颞骨颧突相接，形成颧弓。

（2）上颌突（maxillary process）：与上颌骨的颧突相接，形成颧上颌缝（zygomaticomaxillary suture）。

（3）额突：上接额骨颧突，形成颧额缝（zygomaticofrontal suture）；后连于蝶骨大翼的颧骨缘。

颧骨虽较坚硬，但因其位置较突出，易遭受打击而发生骨折。颧骨骨折易形成眶周和结合膜下出血，并且常破入上颌窦，造成鼻出血。颧骨骨折常向深部移位，颧弓骨折也常向深层移位，甚至影响下颌骨冠突的运动而产生张口受限。由于颧弓上缘有颞筋膜附着，下缘有咬肌附着，所以向上或向下移位的机会并不多。颧骨骨折眶壁移位时可引起复视。

（五）腭骨

腭骨（palatine bone）（图 1-28、图 1-29）为成对的"L"形的骨板，介于上颌骨腭突与蝶骨翼突之间，构成鼻腔的外侧壁及骨腭的后部，同时参与眶下壁、翼腭窝及翼窝的形成。可分为水平板、垂直板及 3 个突起。

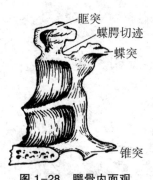
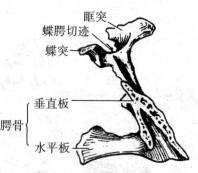

图 1-28 腭骨内面观　　　　　图 1-29 腭骨后面观

1. 水平板 (horizontal plate)　有二面及四缘。

鼻面构成鼻腔底的后部。腭面 (palatine surface) 构成骨腭的后部,近后缘处,有一横嵴,为腭帆张肌的附着部。水平板只构成硬腭的后 1/3,而硬腭的前 2/3 由上颌骨的腭突所构成。

前缘与上颌骨腭突的后缘相接。后缘构成鼻后孔 (choanae) 的下界。外侧缘移行于垂直板的下缘。内侧缘与对侧同名骨相接,形成一嵴,称为鼻嵴 (nasal crest)。鼻嵴上方与犁骨相接;向前移行于上颌骨的鼻嵴;后端突起,称为鼻后棘 (posterior nasal spine),为腭垂肌的附着部。

2. 垂直板 (perpendicular plate)　也可分为二面及四缘。鼻面向鼻腔,构成鼻腔外侧壁的一部分。在此面上有上、下 2 条纵嵴,分别称为筛嵴 (ethmoidal crest) 与鼻甲嵴,为中、下鼻甲的附着部。由此两嵴分鼻面为上、中、下 3 个浅凹,分别构成上、中、下鼻道外侧壁的一部分。上颌面 (maxillay surface) 有一纵沟,称为腭大沟。腭大沟与上颌骨的同名沟相合,构成腭大管。腭大管上通翼腭窝,下端开口于腭大孔 (greater palatine foramen),后者有腭大动脉、腭静脉及腭前神经通过。上颌面下部有一突起,称为上颌突,掩盖上颌窦裂孔的一部分,构成上颌窦的内侧壁。后缘与蝶骨翼突内侧板的前缘相接,向上移行于蝶突,向下与锥突相延续。上缘被深切迹,即蝶腭切迹 (sphenopalatine notch) 分为前部的眶突及后部的蝶突。蝶腭切迹与蝶骨体的下面相合,形成蝶腭孔 (sphenopalatine foramen)。此孔的上界为蝶骨体;下界为腭骨垂直板的上缘;前界为腭骨眶突;后界为蝶突。翼腭窝可经此孔与上鼻道的后部相通,有蝶腭动脉及翼腭神经节的分支通过。上颌面的下缘,移行于水平板的外侧缘。

3. 锥突 (pyramidal process)　嵌入蝶骨翼突的翼切迹中。后面的中部,构成翼窝的底部,为翼内肌的附着部;后面的两侧,分别与蝶骨的翼突内、外侧板的前缘相接。下面有腭大孔。孔的后侧又有小孔,称为腭小孔 (lesser palatine foramen),为腭大管的分支管——腭管 (palatine canal) 的开口,有腭中神经及腭后神经通过。

4. 眶突 (orbital process)　可分为五面。

前面移行于垂直板的上颌面,并与上颌骨相接。后面向内后上方,当眶突内含小气窦时,常开口于此面。内面与筛骨迷路相接,眶突内的小气窦,也常开口于此面。外面向翼腭窝,构成蝶腭孔的前界。上面向外上方,构成眶下壁的后部。

颈肩腰腿痛应用解剖学

眶突内常含小气窦，并与后筛窦或蝶窦相通。

5. 蝶突（sphenoidal process） 位于眶突的后下方，有三面及二缘。

上面与蝶骨体及翼突内侧板相接，并掩蔽鞘突下面的浅沟，形成腭鞘管。内下面构成鼻腔上壁及外侧壁的一部分。外侧面构成翼腭窝的内侧壁；后部接翼突内侧板。

前缘构成蝶腭孔的后界。后缘与蝶骨的鞘突相接。内侧缘接犁骨翼。

（六）犁骨

犁骨（vomer）（图1-30、图1-31）为四边形的扁平薄骨板，位于左、右鼻腔之间，构成鼻中隔的下部及后部。

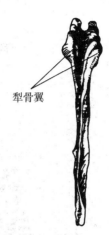

犁骨翼

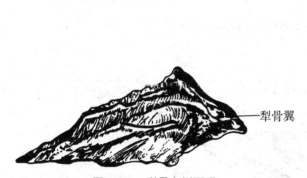

犁骨翼

图1-30 犁骨左侧面观　　　　图1-31 犁骨上缘

（七）下鼻甲

下鼻甲（inferior nasal concha）（图1-32、图1-33）为贝壳状的骨板，呈水平位附着于鼻腔的外侧壁上。为中鼻道和下鼻道的分隔板。

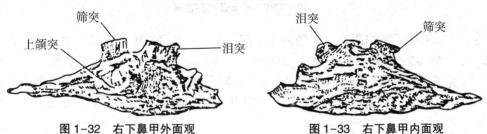

筛突　泪突　上颌突　泪突　筛突

图1-32 右下鼻甲外面观　　　　图1-33 右下鼻甲内面观

（八）下颌骨

下颌骨（mandible）（图1-34、图1-35）为面颅骨中最大者，以关节与脑颅骨相连，分为水平的下颌体和垂直的下颌支。

1. 下颌体（body of mandible） 可分为内、外二面，以及上、下两缘。

（1）外面：正中线的下部有颏隆凸（mental protuberance），隆凸底部的中央微凹，两侧高起成结节状，称颏结节（mental tubercle）。颏结节的外侧有颏孔，有同名血管及神经通过，为颏神经麻醉的部位。自颏结节向后上方，发出一条骨嵴达下颌支的前缘，称为斜线（oblique line）。

（2）内面：正中线上有上、下两对小棘，称为颏棘（mental spine），上方有颏舌肌

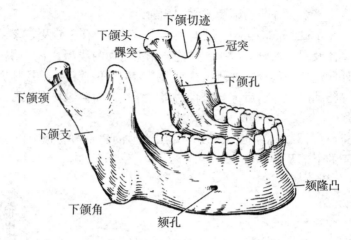

图 1-34　下颌骨外侧面观

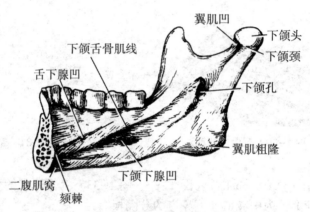

图 1-35　下颌骨内侧面观

附着，下方有颏舌骨肌附着。颏棘的外下侧，左、右各有一椭圆形的浅窝，称二腹肌窝（digastric fossa），有同名肌附着。自此窝的上方向后上外方至下颌支附近，有一条隆线，称为下颌舌骨肌线（mylohyoid line），有同名肌附着。此线前端的上方有舌下腺凹（sublingual fovea），与同名腺相接。后下侧有下颌下腺凹（submandibular fovea），与同名腺相接。

（3）上缘（牙槽缘，alveolar margin）：与上颌骨相似，每侧也有 8 个牙槽。牙槽间也以牙槽间隔相隔。牙槽缘的前面可见牙槽轭。牙槽缘的内、外骨壁均由较厚的密质构成，除切牙区外，骨壁上很少有通向松质的小孔，因此，在下颌牙或牙槽的外科手术中，用局部浸润麻醉常难以见效。

（4）下缘（下颌底，base of mandible）：向后外方移行于下颌支的下缘。

2. 下颌支（ramus of mandible）　为长方形的骨板，可分为二面、四缘及 2 个突起。

（1）二面：外侧面下部有一粗糙面，称为咬肌粗隆（masseteric tuberosity），为同名肌的附着部。内侧面中部稍偏上方有一孔，称为下颌孔（mandibular foramen），由此通入一管，称为下颌管（mandibular canal）。下颌管贯穿于下颌支及下颌体的骨质中，开口于颏孔，有下牙槽神经及下牙槽动脉通过。在骨质中，自下颌管发出许多小管，到达各牙的牙槽中，小管中有分布到牙根的神经及血管通过。下颌孔的前上侧有一隆凸，有颊神经、舌神经及牙槽神经通过，在此处可麻醉上述神经。下颌孔的前内侧，有锐薄的骨片，称为下颌小舌（mandibular lingula），为蝶下颌韧带的附着部。自下颌小舌的后缘有深沟，称为下颌舌骨沟（mylohyoid groove），有同名神经及血管通过。施行下牙槽神经麻醉时，可将药物注入沟内。下颌小舌的后下侧有翼肌粗隆（pterygoid tuberosity），为翼内肌的附着部。

（2）四缘：前缘上段向上移行于冠突的前缘，有颞肌附着；下段向下移行于斜线。后缘上段微向后方凸隆；下段向前移行于下缘。下缘向前移行于下颌底，向后与后缘相合，于汇合处所形成的钝角，称为下颌角。在下颌角外面和内面的骨面上，有不规则的粗涩面，分别为咬肌和翼内肌的附着部。上缘有前后两个突起，称为冠突与髁突。两突之间有半月形的切迹，称为下颌切迹（mandibular notch），有神经及血管通过。

（3）2个突起：

1）髁突：上端呈横椭圆形，为下颌头（head of mandible），与颞骨之下颌窝共同形成颞下颌关节。下颌头下方较细的部分，称为下颌颈（neck of mandible）。颈的前面有小凹，称为翼肌凹（pterygoid fovea），为翼外肌的附着部。

2）冠突（coronoid process）：呈扁三角形，外侧面有颞肌及咬肌附着。内侧面有自上端至第3磨牙的隆线，其下端分为两支，移行于牙槽缘。下颌骨的冠突，只有张口时下颌头移至颧弓中点下方时才能触及。

下颌颈、下颌角及颏孔等处均较薄弱，为骨折的好发部位。

（九）舌骨

舌骨（hyoid bone）（图1-36）呈"U"形，位于颈前部舌与喉之间，可分为体、大角及小角。舌骨大角和舌骨体都可在体表扪到，且有诸多的肌肉和韧带附着。

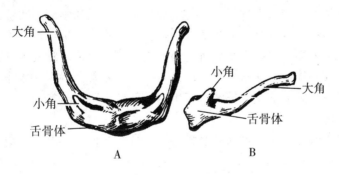

图1-36 舌骨
A. 前面观 B. 侧面观

1. 舌骨体（body of hyoid bone） 为舌骨中部的方形骨板。前面凸隆，由"十"字形的隆线分为4个浅窝，均为颈肌的附着部（图1-37）。后面光滑而凹陷，向后下方。幼年时，舌骨体的外侧端借软骨与大角相连；中年以后，软骨骨化而形成骨性结合。

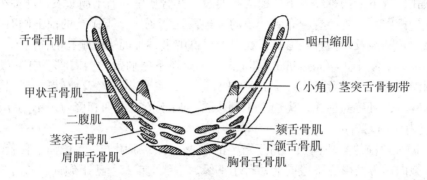

图 1-37　舌骨肌肉附着

2. 大角（greater cornu）　成对，为细长的骨板，自体的外侧端伸向后方，中部扁薄，根部肥厚，末端成结节状。

3. 小角（lesser cornu）　成对，呈锥形，自体与大角的结合处突向后外方。一般以纤维组织与舌骨体相连。

舌骨借舌骨舌肌、下颌舌骨肌、颏舌骨肌和二腹肌附着于下颌骨及舌；由茎突舌骨肌和茎突舌骨韧带附于茎突；由咽中缩肌附于咽。颈部4块吊带状肌（即舌骨下肌群）中的3块——肩胛舌骨肌、胸骨舌骨肌、甲状舌骨肌均与舌骨相连。

舌骨大角与颈动脉、颈静脉、甲状软骨上角、喉上神经内支、颈交感干、舌下神经、迷走神经、下颌下腺等结构毗邻。段坤昌等观察，舌骨大角形态异常，可出现舌骨大角综合征。他认为：舌骨大角过度向内弯曲和舌骨大角后端间距过小，当患者做吞咽动作时，舌骨上、下活动，舌骨大角末端可直接刺激咽喉部及舌根而产生咽喉部异物感；一侧舌骨大角过长的舌骨，其末端紧邻颈动脉、颈静脉、迷走神经和交感神经颈上节。当头部向舌骨大角过长一侧做大弧度旋转时，大角末端可将血管、神经推向 C_3 横突，并刺激颈丛神经根和喉上神经，可使咽部产生异物感和颈部不适感；两侧舌骨大角与舌骨体出现非对称性骨性结合或单侧大角过长时，舌骨大角与舌骨体之间的角度发生变化。由于两大角末端直接与甲状软骨上角形成关节，当某一侧夹角过大或舌骨大角过长时，舌骨大角可直接推甲状软骨上角向外，使左、右侧甲状软骨板呈非对称性生长。他认为这也是造成临床上器质性偏喉及产生咽喉部异物感原因之一。

三、颅的整体观

除下颌骨和舌骨外，颅骨借膜和软骨牢固结合成一整体，没有活动。整颅的形态特征，对临床应用极为重要。

（一）颅顶面观

颅顶面呈卵圆形，前窄后宽，光滑隆凸。顶骨中央的最隆凸处有顶结节。额骨与两侧顶骨连结处构成冠状缝，两侧顶骨连结处为矢状缝，两侧顶骨与枕骨连结处是人字缝，矢状缝后部分两侧常各有一小孔，为顶孔。

（二）颅后面观

颅后面可见人字缝和枕鳞。枕鳞中央最突出的部分为枕外隆凸，由枕外隆凸向两侧的弓形骨嵴为上项线，其下方有与上项线平行的下项线。

颈肩腰腿痛应用解剖学

（三）颅内面观

1. 颅盖内面（图1-38） 凹陷，有许多与脑沟回对应的压迹与骨嵴。两侧有树枝状动脉沟，是脑膜中动脉及其分支的压迹。正中线上有一浅沟为上矢状窦沟，沟的两侧有顶孔，并有许多颗粒小凹。

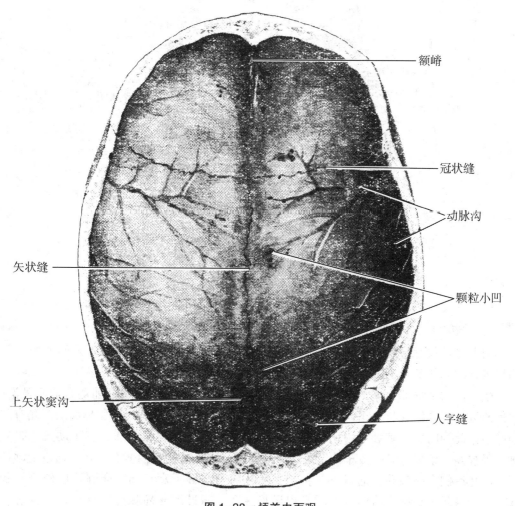

图1-38 颅盖内面观

2. 颅底内面（internal surface of base of skull）（图1-39） 由额骨、筛骨、蝶骨、颞骨及枕骨构成，凸凹不平，分别形成颅前窝、颅中窝、颅后窝，呈阶梯状。各窝内有很多孔和裂，它们大都与颅底外面相通，有神经、血管从中通过。

（1）颅前窝（anterior cranial fossa）：由额骨眶部、筛骨筛板、蝶骨小翼及蝶骨体的前部构成，与大脑额叶相接。

正中线上由前至后，有额嵴、盲孔、鸡冠等结构。中部凹陷，由筛骨筛板构成鼻腔顶，前外侧部形成额窦和眶的顶部。颅前窝骨折涉及筛板时，常伴有脑膜和鼻腔顶部黏膜撕裂，引起鼻出血和脑脊液外漏，并伤及嗅神经导致嗅觉丧失；骨折线经过额骨眶板时，可见结膜下出血，此外，额窦亦常受累。

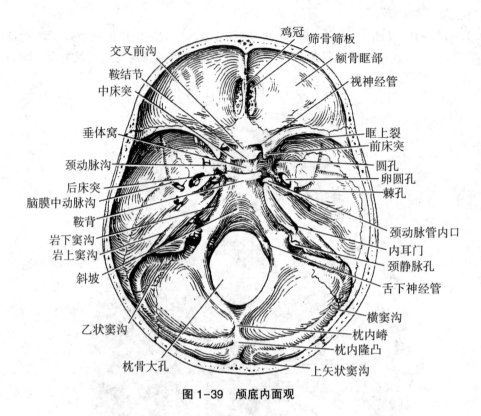

图 1-39 颅底内面观

（2）颅中窝（middle cranial fossa）：较颅前窝深。前侧与颅前窝相邻，后侧以颞骨岩部的上缘及鞍背与颅后窝为界，两侧为颞骨鳞部及蝶骨大翼。由蝶骨体的上面和侧面、蝶骨大翼的脑面、颞骨岩部的前面及颞骨鳞部构成。

颅中窝的中央部为蝶骨体，上面有垂体窝，容纳垂体。垂体窝的前侧有前交叉沟，沟的两端经视神经管与眶相通。视神经管内有视神经及眼动脉通过。垂体窝的两侧有颈动脉沟，此沟向后达破裂孔，向前外通入眶上裂。眶上裂与眶相通，有眼动脉、眼静脉、眼神经、动眼神经、滑车神经及展神经通过。眶上裂的后内侧有圆孔，通过上颌神经。圆孔后侧有卵圆孔，通过下颌神经，此孔向下与颞下窝相通。卵圆孔后外侧有棘孔，通过脑膜中动脉；前内侧有时有蝶导静脉孔，通过蝶导静脉连接海绵窦与翼静脉丛。棘孔的后内侧有破裂孔（foramen lacerum），孔续于颈动脉管内口。

在破裂孔的后外侧有三叉神经压迹、面神经管裂孔、岩小神经管内口、岩大神经沟、岩小神经沟、鼓室盖及弓状隆起。

颅中窝的孔裂较多，为颅底骨折的好发部位，多发生于蝶骨中部和颞骨岩部。蝶骨中部骨折时，常同时伤及脑膜和蝶窦黏膜而使蝶窦与蛛网膜下隙相通，血性脑脊液经鼻腔流出；如伤及颈内静脉和海绵窦，可形成动脉、静脉瘘，而引起眼静脉淤血，并伴有搏动性突眼症状；如累及穿过窦内和窦壁的神经，则出现眼球运动障碍和三叉神经刺激症状。岩部骨折侵及鼓室盖且伴有鼓膜撕裂时，血性脑脊液乃经外耳道溢出，穿经岩部内的面神经和前庭蜗神经亦可能受累。

（3）颅后窝（posterior cranial fossa）：颅后窝由蝶骨鞍背、蝶骨体后部、颞骨岩部、颞骨乳突部、枕骨底部、枕骨外侧部及枕骨鳞部构成，容纳小脑、脑桥和延髓。

窝底的中央有枕骨大孔，枕骨大孔通过脊髓延髓连结部、副神经脊髓根、椎动脉以及椎内静脉丛与硬脑膜窦之间的连结部、覆膜齿突尖韧带、齿状韧带最上齿、脊髓前和后动脉等。颅内的3层脑膜在枕骨大孔处与脊髓被膜相应的3层相互移行，但硬脊膜在枕骨大孔边缘与枕骨紧密连结，故硬脊膜外腔与硬脑膜外腔互不相通。枕骨大孔的前方为斜坡。枕骨大孔的前外侧缘有舌下神经管，通过舌下神经、咽升动脉脑膜支、脑膜静脉、延髓静脉与咽静脉丛的吻合支。

颞骨岩部后面的中部有内耳门，内有面神经、前庭蜗（位听）神经和迷路动脉、静脉通过。枕骨外侧部与颞骨岩部间有颈静脉孔，舌咽、迷走、副神经和颈内静脉在此通过。

枕内隆凸为窦汇所在处，横窦起自窦汇的两侧，在同名沟内走向颞骨岩部上缘的后端，续于乙状窦。乙状窦沿颅侧壁下行，继而转向内侧达颈静脉孔，续于颈内静脉。

颅后窝骨折时，由于出血和渗漏的脑脊液无排出通道，易被忽视，故更具危险性。当小脑或脑干受累时，可出现相应的症状，骨折后数日乳突部皮下可出现淤斑。小脑幕是一个由硬脑膜形成的宽阔的半月襞，介于大脑半球枕叶与小脑之间，并构成了颅后窝的顶。

枕骨大孔的后上方邻近小脑半球下面内侧部的小脑扁桃体，颅内压增高时，后者因受挤压而嵌入枕骨大孔时，则形成枕骨大孔疝，压迫延髓的呼吸和心血管运动中枢，危及生命。

（四）颅底外面观

颅底外面（external surface of base of skull）（图1-40）凸凹不平，神经、血管通过的孔裂甚多，有很多肌肉附着（图1-41），前界为上颌牙弓；后方至枕骨的上项线；两侧以自上颌骨牙槽突的后缘，经乳突至上项线外侧端的连线为界。由上颌骨、腭骨、颧骨、颞骨、犁骨、蝶骨及枕骨构成。可分为前、中、后三部分。

1. 前部　由上颌牙弓及骨腭两部分组成。

（1）上颌牙弓（maxillary dentoarch）：由上颌的全部牙齿排列构成。

（2）骨腭（bong palate）：位于左、右上颌骨的牙槽突之间，由上颌骨的腭突及腭骨的水平板构成，分隔口腔与鼻腔。中部有腭正中缝。此缝的前端有切牙孔通入切牙管；后端有后鼻棘。棘的前侧有腭横缝；外侧有腭大孔和小孔。

2. 中部　前界为鼻后孔，后界为枕骨大孔的前缘，两侧自蝶骨翼突外侧板后缘至蝶骨蝶棘的连线与蝶下窝为界。由枕骨基底部、蝶骨体、颞骨岩部及蝶骨大翼构成。

鼻后孔（posterior nasal apertures）左、右各一，由犁骨分隔。外侧界为蝶骨翼突内侧板；上界由蝶骨体的下面、犁骨翼及腭骨的蝶突组成；下方以腭骨水平板的后缘为界。

鼻后孔的外侧有翼腭窝。鼻后孔的后上侧有蝶骨体，体的后外侧有卵圆孔、棘孔及蝶棘。蝶骨、枕骨基底部和颞骨岩部会合处，围成不规则的破裂孔。破裂孔的后外侧为颞骨岩部，其尖端有颈动脉管的内口。岩部与蝶骨大翼之间有蝶岩裂，与枕骨基底部之

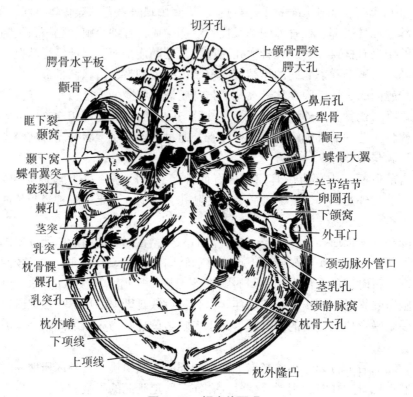

切牙孔

腭骨水平板
颧骨
眶下裂
颞窝
颞下窝
蝶骨翼突
破裂孔
棘孔
茎突
乳突
枕骨髁
髁孔
乳突孔
枕外嵴
下项线
上项线

上颌骨腭突
腭大孔
鼻后孔
犁骨
颧弓
蝶骨大翼
关节结节
卵圆孔
下颌窝
外耳门
颈动脉外管口
茎乳孔
颈静脉窝
枕骨大孔
枕外隆凸

图 1-40　颅底外面观

间有岩枕裂。岩部的中部有颈动脉管的外口，颈内动脉经此口入颅。口的后外侧有颈静脉窝。窝的内侧有颈静脉孔。颈静脉孔前部通过岩下窦及咽升动脉的脑膜后动脉；中部通过舌咽神经、迷走神经及副神经；后部通过颈静脉、枕动脉的脑膜支、迷走神经的脑膜支及淋巴管。

3. 后部　前界为枕骨大孔的前缘，向后达上项线。由枕鳞、枕骨侧部及颞骨乳突部组成。前侧的中部有枕骨大孔，孔的两侧有枕髁，与寰椎形成关节。髁的后侧有髁窝及髁管。此管的前上侧有舌下神经管。后部的两侧有乳突，其内侧有乳突切迹及枕动脉沟。沟的后侧有乳突孔，前侧有茎突及茎乳孔。枕骨大孔的后侧有枕外嵴、枕外隆凸及下项线。

（五）颅前面观

颅前面观分为额区、眶、骨性鼻腔和骨性口腔（图 1-42）。

1. 额区　为眶以上的部分，由额鳞组成。两侧可见隆起的额结节，结节下方有与眶上缘平行的弓形隆起，称眉弓，其深面有额窦。左、右眉弓间的平坦部，称眉间。

2. 眶（orbit）　容纳眼球及其附属器的锥形空腔，位于额部的下方。底部向前外方，以眶口开口于面部；尖都向后内方。由额骨、腭骨、蝶骨、筛骨、泪骨及上颌骨围成。可分为眶口、尖端、上壁、下壁、内侧壁及外侧壁。

（1）眶口（orbital aperture）：有上、下、内、外四缘。上缘或眶上缘由额骨构成，可见眶上孔（切迹）及额切迹（孔）。下缘或眶下缘，由颧骨及上颌骨相接而成。内侧

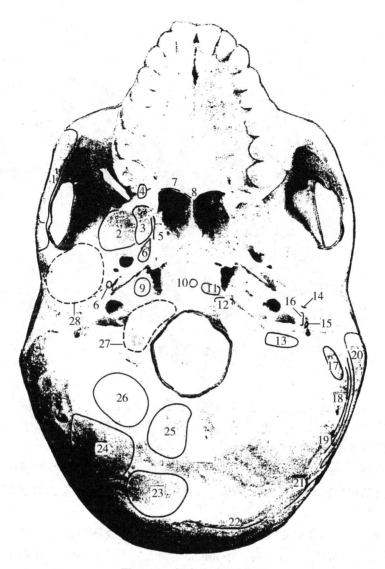

图 1-41 颅底外面肌肉附着

1. 咬肌　2. 翼外肌上头　3. 翼内肌深头　4. 翼内肌浅头　5. 咽上缩肌　6. 腭帆张肌　7. 腭咽肌　8. 腭垂肌　9. 腭帆提肌　10. 咽缝　11. 头长肌　12. 头前直肌　13. 头侧直肌　14. 茎突舌肌　15. 茎突舌骨肌　16. 茎突咽肌　17. 二腹肌后腹　18. 头最长肌　19. 头夹肌　20. 胸锁乳突肌　21. 枕额肌枕部　22. 斜方肌　23. 头半棘肌　24. 头上斜肌　25. 头后小直肌　26. 头后大直肌　27. 寰枕关节囊附着处　28. 颞下颌关节囊附着处

缘由额骨及上颌骨额突的泪前嵴构成。外侧缘由颧骨额突及额骨颧突组成。

（2）尖端：向后内方，有视神经管。此管的上缘、下缘及内侧缘，均为眼球肌总腱环的附着部。

（3）上壁（superior wall）：由额骨眶部及蝶骨小翼构成。前外侧有泪腺窝，容纳泪腺；前内侧部有滑车小凹，容纳上斜肌滑车。眶上壁骨质较薄，老年人常有部分骨质吸收，使眶骨膜直接与颅前窝的硬脑膜接触，因而通过上睑的穿刺伤或顿挫伤，容易在此

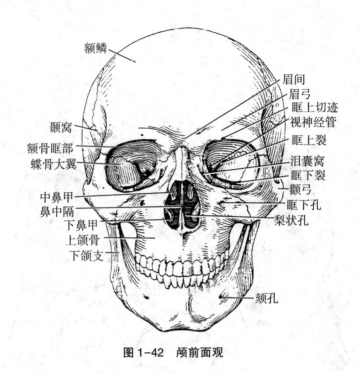

图 1-42　颅前面观

额鳞

颞窝
额骨眶部
蝶骨大翼

中鼻甲
鼻中隔
下鼻甲
上颌骨
下颌支

眉间
眉弓
眶上切迹
视神经管
眶上裂
泪囊窝
眶下裂
颧弓
眶下孔
梨状孔

颏孔

造成骨折。

（4）下壁（inferior wall）：由上颌骨眶面、颧骨眶面及腭骨眶突构成。前部与外侧壁相移行；后部以眶下裂与外侧壁相隔，有眶下沟及眶下管。此壁可见泪上颌缝、筛上颌缝、腭上颌缝及颧上颌缝。

（5）内侧壁（medial wall）：由上颌骨额突、泪骨、筛骨眶板及蝶骨体构成。前部有泪囊窝。此壁可见泪上颌缝、筛泪缝、额筛缝及蝶筛缝。于额筛缝处有眶颅管及眶筛管的开口。

（6）外侧壁（lateral wall）：由蝶骨大翼眶面、颧骨及额骨颧突构成。后部有眶上裂与上壁相隔，下侧以眶下裂（inferior orbital fissure）与下壁为界。在眶上裂下缘有一骨棘，称外直肌棘，是外直肌一部分的起点；在眶缘稍内方有眶外侧结节，是睑外侧韧带、外直肌固定韧带的附着处。此壁有颧眶孔，通过颧神经。

眶与周围结构联系的途径：经视神经管及眶上裂与颅中窝相通；经鼻泪管及眶筛管与鼻腔相通；经眶下裂达翼腭窝及颞下窝；通过眶下管、眶下孔开口于颜面；经筛前孔与颅前窝相通；经颧眶孔经颧面孔及颧颞孔，至颜面及颞窝。

3. 骨性鼻腔（bony nasal cavity）　位于两眶及左、右上颌骨之间。上方至颅底，下方达口腔顶，前方由梨状孔开口于颜面，后方以鼻后孔与咽部相通，并分别与额窦、筛窦、上颌窦及蝶窦相通。骨性鼻腔由鼻中隔骨部分为左、右两部分，每侧可分为上壁、下壁、内侧壁及外侧壁。

（1）上壁：由鼻骨、额骨鼻部、筛骨筛板、蝶骨下面、犁骨翼及腭骨蝶突构成。后上部有一隐窝，称为蝶筛隐窝（sphenoethmoidal recess），窝内有蝶窦的开口。

（2）下壁：由上颌骨腭突及腭骨水平板构成。前内侧有切牙孔。

（3）内侧壁：由筛骨垂直板、犁骨、蝶嘴、鼻骨嵴、额骨鼻棘、上颌骨及腭骨的鼻嵴相合构成。前部有一深切迹，为鼻中隔软骨部所在之处。此壁不全居正中线上，常向一侧弯曲，多出现在筛骨垂直板与犁骨相接处。

（4）外侧壁（图1-43）：由上颌骨额突、上颌体内侧面、泪骨、上鼻甲、中鼻甲、下鼻甲、腭骨垂直板及蝶骨翼突内侧板构成。此壁可见上、中、下3个鼻甲，其中下鼻甲最长，上鼻甲最短。鼻甲之间有上、中、下3个鼻道。

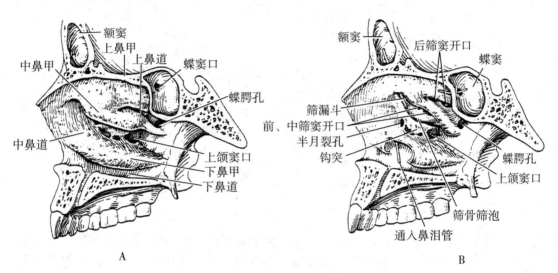

图 1-43　骨性鼻腔
A. 骨性鼻腔外侧壁　B. 骨性鼻腔外侧壁（鼻甲部分切除）

上鼻道前部有后筛窦的开口，后部有蝶腭孔与翼腭窝相通。中鼻道的上部可见筛泡，内有中筛窦。筛泡的上部或附近有中筛窦的开口，前下侧有筛骨钩突。在筛泡与钩突之间有半月裂孔；钩突的前上侧有筛漏斗，有前筛窦的开口。下鼻道有鼻泪管的下口。

3个鼻甲与鼻中隔骨部之间的腔隙，称为总鼻道。总鼻道的后侧靠近鼻后孔处，称为鼻咽道（nasopharyngeal meatus）。

鼻旁窦（paranasal sinuses）为额窦、蝶窦、上颌窦及筛窦的总称，对声音能起共鸣作用，此外还能温湿吸入的空气。

鼻腔由梨状孔开口于颜面，经鼻后孔达咽部。上鼻道分别经蝶窦口、后筛窦的开口及蝶腭孔，与蝶窦、后筛窦及翼腭窝相通。中鼻道分别经上颌窦裂孔、前和中筛窦的开口及额窦口，达上颌窦、前和中筛窦及额窦。下鼻道分别由鼻泪管下口及切牙管上口，至眶及口腔。总鼻道经筛骨筛板的筛孔及鼻骨孔，分别与颅前窝及颜面相通。

4. 骨性口腔（oral cavity）　由上颌骨、腭骨及下颌骨围成。顶即骨腭，前壁及外侧壁由上、下颌骨牙槽部及牙围成，向后通咽，底缺空，由软组织封闭。

（六）颅侧面观

颅侧面观（图1-44）由额骨、颧骨、上颌骨、下颌骨、蝶骨、顶骨、颞骨及枕骨构成。侧面中部有外耳门，后方为乳突，前方是颧弓，二者在体表可摸到。颧弓将颅侧面分为上方的颞窝和下方的颞下窝。

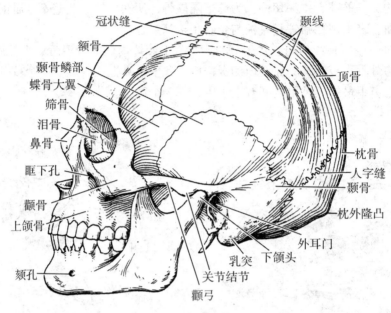

图1-44 颅侧面观

1. 颞窝（temporal fossa） 呈半圆形，为颞肌的附着部（图1-45），前界为颧骨及额骨颧突，上方及后方以颞线与颅盖为界，下方以颞下嵴与颞下窝相邻，外侧界为颧弓，由额骨、蝶骨大翼、颞骨及顶骨构成。此窝下通颞下窝，前经颧颞孔达眶。颞窝内，于额骨、蝶骨、顶骨及颞骨四骨相接处，称为翼点，此处有脑膜中动脉的前支经过。

2. 颞下窝（infratemporal fossa） 位于上颌骨的后方及颞窝的下方。上壁为蝶骨大翼的颞下面及颞骨鳞部，前壁为颧骨的下部及上颌骨的颞下面，内侧壁为蝶骨翼突外侧板，外侧壁为颧骨及颧弓。此窝向前经眶下裂与眶相通，向内经翼上颌裂至翼腭窝，向后经棘孔、卵圆孔达颅中窝，向上与颞窝相通。窝内有颞肌的下部、翼内肌、翼外肌、上颌动脉、翼肌静脉丛及下颌神经等。

3. 翼腭窝（pterygopalatine fossa） 为上颌骨体、蝶骨翼突和腭骨之间的窄间隙，深藏于颞下窝内侧，窝内有上颌神经、翼腭神经节及上颌动脉的分支经过。此窝向外通颞下窝，向前借眶下裂通眶；向内借腭骨与蝶骨围成的蝶腭孔通鼻腔；向后借圆孔通颅中窝，借翼管通颅底外面；向下移行于腭大管，继经腭大孔通口腔。上颌神经阻滞通常在翼腭窝处进针。

4. 翼上颌裂（pterygomaxillary fissure） 为上颌骨颞下面与蝶骨翼突之间的"V"形裂隙。有上颌动脉经此进入翼腭窝。

四、新生儿颅骨的特征及生后的变化

胎儿时期由于脑及感觉器官发育早，而咀嚼和呼吸器官，尤其是鼻旁窦，尚不发达，所以，脑颅比面颅大得多。新生儿面颅占全颅的1/8，而成人为1/4。额结节、顶

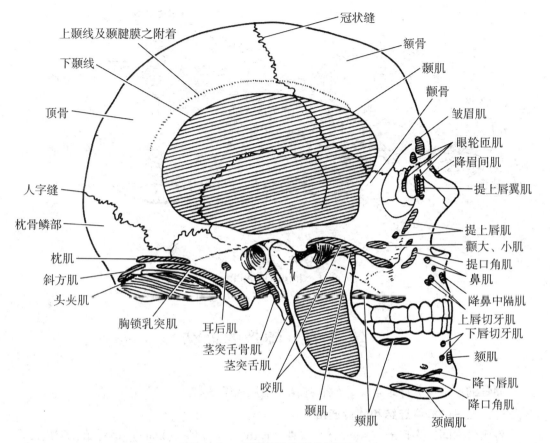

图 1-45　颅骨的肌肉附着侧面观

结节和枕鳞都是骨化中心部位，发育明显，从颅顶观察，新生儿颅呈五角形。额骨正中缝尚未愈合，额窦尚未发育，眉弓及眉间不明显。

　　颅顶各骨尚未完全发育，骨缝间充满纤维组织膜，在多骨交接处，间隙的膜较大，称颅囟（cranial fontanelles）。前囟最大，呈菱形，位于矢状缝与冠状缝相接处。后囟位于矢状缝与人字缝会合处，呈三角形。另外，还有顶骨前下角的蝶囟和顶骨后下角的乳突囟（图 1-46）。前囟在生后 1~2 岁时闭合，其余各囟都在生后半年内闭合。

　　从出生到 7 岁是颅的生长期，此期颅生长最快，因出牙和鼻旁窦相继出现，使面颅迅速扩大，从 7 岁到性成熟期是相对静止期，颅生长缓慢，但逐渐出现性别差异。性成熟期到 25 岁为成长期，性别差异更加明显，额部前凸，眉弓、乳突和鼻旁窦发育迅速，下颌角显著，骨面的肌肉和筋膜附着痕迹明显。颅底诸骨为软骨化骨，成年后蝶枕软骨结合变为骨性结合。老年则因骨质被吸收，颅骨变薄。随牙的脱落，牙槽被吸收变平，面部显得短小，局限性颅骨疏松症患者可有顽固性头痛，X 线所见颅骨出现单发的或多发的脱钙区，此种脱钙区多位于颅骨凸面，尤其在前额部、后枕部，颞骨岩部偶见。

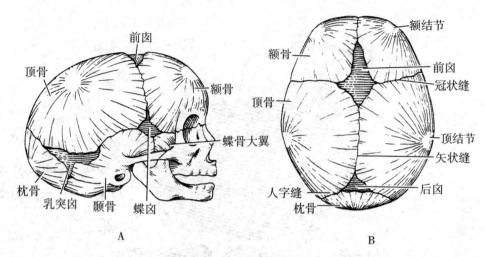

图 1-46　新生儿头骨

A. 侧面观　B. 顶面观

第三节　颅骨的连结

颅骨的连结可分纤维连结、软骨连结和滑膜关节 3 种。

一、颅骨的纤维连结和软骨连结

各颅骨之间，多借缝（suture）、软骨（cartilage）和骨（bone）相连结，彼此之间结合较为牢固。

颅盖诸骨是在膜的基础上骨化的，骨与骨之间留有薄层结缔组织膜，构成缝。有冠状缝、矢状缝、人字缝和蝶顶缝等。随着年龄的增长，有的缝可发生骨化而成为骨性结合。

颅底诸骨是在软骨基础上骨化的，骨与骨之间的连结是软骨性的，如成年前蝶骨体后面与枕骨基底部之间的蝶枕软骨结合，此外尚有蝶岩、岩枕软骨结合等。随着年龄的增长，趋于成年时都先后骨化而成为骨性结合。

二、颅骨的滑膜关节（颞下颌关节）

颞下颌关节（temporomandibular joint）由颞骨的下颌窝和关节结节与下颌骨的髁突组成。在关节面上覆盖着纤维软骨，关节外周包绕着关节囊（articular capsule）和韧带（ligaments），两骨关节面间有纤维软骨盘，将关节腔分隔成上、下两腔，上腔称为关节盘颞关节，下腔称为关节盘髁突关节。颞下颌关节的主要功能是参与咀嚼、言语、吞咽和表情活动。由于功能上的需要，关节的构造既稳固又灵活，是颌面部具有旋转运动和滑动运动的左、右联合关节（图 1-47）。

（一）颞下颌关节的结构

1. 下颌骨髁突（mandibular condylar process）　成人的髁突略呈椭圆形，儿童多呈圆形。在矢状面上髁突的弧形表面大约等于下颌头的最大直径的 2 倍。由一横嵴将髁突

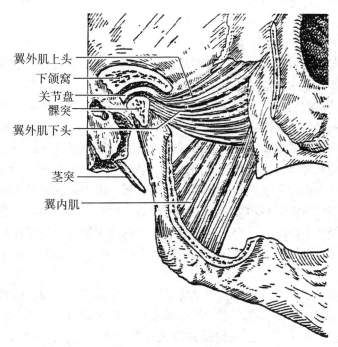

翼外肌上头
下颌窝
关节盘
髁突
翼外肌下头

茎突
翼内肌

图 1-47 颞下颌关节（冠状剖面）

的顶分为前、后 2 个斜面，前斜面较小，许多关节病最早破坏此区，儿童的前斜面不明显；后斜面在成人较大。少数髁突的顶是平坦的或被一裂沟分成 2 个平面。两侧髁突的水平轴略向后方，它们的延长线在枕骨大孔前缘相交成 145°~160° 角，这个角度使下颌关节向侧方运动时不致脱位。髁突的水平轴变化大小，取决于髁突的形态。它与冠状平面间的夹角为 0°~30°，由于髁突的内侧面超过下颌支的内侧面，故横径向内突出多，向外突出少。髁突的长度和周长因人而异，有些下颌颈前面有一中央嵴，使其一侧或两侧有不同程度凹陷，在 X 线片上可产生密度较低区，不要误认为病变。

儿童髁突表面没有骨皮质（cortical bone），骨松质（spongy bone）上面为钙化软骨。成人髁突有一薄层的骨皮质，其深面的骨松质小梁自颈部呈放射状排列，起初斜行，近皮质时呈垂直状，与所受的压力是相应的。

髁突表面覆以纤维软骨，在前斜面较厚，髁突的生长和改变与覆盖髁突的纤维软骨有密切关系。髁突在下颌窝的正常位置，依赖于正常的咬合关系和咀嚼肌群来维持，髁突移位是颞下颌关节功能紊乱综合征的常见症状之一。

开、闭口运动时，手指在耳前触到的是髁突的后外缘。髁突与外耳道软骨部之间有腮腺上突及腺内的面神经支和颞血管，髁突的内侧有颈内动脉，下颌颈的后方有耳颞神经通行。

2. 颞关节面（temporal articular surface） 颞骨上的关节面包括位于颞骨岩部下面的下颌窝和颧弓根部的关节结节。下颌窝的外形似三角形，三角底边的前方为关节结节（articular tubercle），外边为颧弓的后延续部分，内边为岩鼓裂，内、外两边交于一点上，为三角形的顶点。实际上内边的外侧 1/3 与鼓板是联合的，仅内侧 2/3 才是岩鼓裂。下颌窝从前向后可分为三部分：前部最宽，为关节窝的前壁，斜向前下，与水平面成一定角度；中部微凹，为关节窝的顶，较前部略窄；后部最狭，为关节窝的后壁，斜向后下。新生儿下颌窝平坦，儿童和青少年的关节面在矢状切面上呈"S"形。下颌窝与颅中窝之间仅有薄骨板相隔，有时在两层骨板之间有少量骨松质，也有的乳突小房扩展至下颌窝的顶部，使颞下颌关节的侧位影像不清晰。关节部位的损伤与感染向上可直接影响颅脑。下颌窝的后壁略高于关节结节，在后壁上形成嵴状隆起，可限制髁突后移防止撞击鼓板，故有关节后突的作用，又称关节后结节（posterior articular tubercle）。后壁与外耳道、中耳的关系密切，幼儿下颌窝的后壁仅隔一层软骨组织，因而中耳与颞下颌关节感染可相互蔓延。下颌骨髁突前脱位比较常见，后脱位进入外耳道则较少见，如有一个向后的暴力作用于下颌骨上，髁突并无骨折，但可后脱位进入外耳道，因在关节后嵴的下方，即关节窝的后内方，有一小区缺乏骨组织支持。另外，在颅骨的水平切面上可见到髁突外侧半的后方，也缺乏骨组织。经软组织检查，显示外耳道软骨部不完整，有8mm长无软骨组织，仅有软组织，这些都是髁突后脱位进入外耳道的解剖学因素。

关节结节横位于下颌窝的前方，略呈峰状，有一嵴及两个斜面，后斜面即是下颌窝的前壁，向前方倾斜，其倾斜度有很大的个体差异，这个倾斜度与髁突的运动、咬合关系、牙尖斜度等密切相关，一些损伤性关节疾病常破坏此区，因为它是承受压力的部位。前斜面略似一个三角形，微向前上，有髁突向前运动摩擦而产生的痕迹。

下颌窝比髁突大，这就使髁突在运动时更为灵活。下颌窝虽大，但却又不失去髁突在活动时的稳固性，这仅靠关节囊与关节盘调节。由于关节囊后部附于岩鼓裂，缩小了关节窝的前后径；其次，在下颌窝与髁突之间有关节盘，盘的上面与颞骨的下颌窝及关节结节相适应，盘的下面与髁突也完全一致，这就是使下颌关节既灵活而又稳固的主要因素。

关节面覆盖的也是纤维软骨，此层组织在关节窝较薄，关节结节下后方较厚。关节结节在人的一生中，特别是伴有关节病变时，不断发生改变，其变化与覆盖关节面的纤维软骨有关。

3. 关节盘（articular disc）　位于下颌窝与髁突之间，呈卵圆形，内外径大于前后径。关节盘是由致密结缔组织构成的，随着年龄的增加，可见少量软骨细胞和稍嗜碱基质，关节盘的各部有不同类型的滑膜覆盖，质坚韧，不仅抗压力，且有较好的抗摩擦力，更能承受和缓冲咀嚼时对关节的挤搓；还能调节关节窝、关节结节和髁突间解剖形态的不一致；改变两侧髁突的长轴为冠状轴，以利于做转动等运动。

4. 关节囊和关节腔（图1-48）　关节囊由纤维结缔组织构成，外侧被颞下颌韧带增强。上前方附着于关节前斜面的边缘，下方止于下颌颈。关节盘的四周与关节囊相连，因而把关节腔分隔成上、下两部分。关节囊的外层为纤维层，与骨膜、韧带、肌肉相连；内层为滑膜层，构成关节腔的侧壁，分泌滑液（synovial fluid），润滑和营养纤维软骨和关节盘，滑膜在关节穹隆部形成皱褶，可能是调节滑液的产生。囊内骨折可导致髁突坏死，应慎重处理。在关节后部与鼓板之间充满着脂肪结缔组织和部分腮腺，这就是髁突在生理最后位时还能后退的原因。

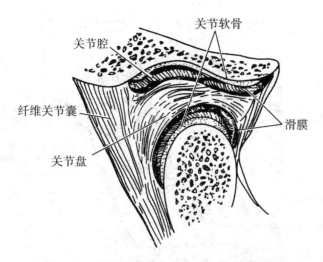

关节软骨

关节腔

纤维关节囊

滑膜

关节盘

图 1-48 下颌关节的关节盘、关节腔和关节囊

正常关节内腔镜检查，可见到滑膜呈淡红色，透视全部可见毛细血管走行。当关节腔内液压上升时，毛细血管像缩小或消失，滑膜呈贫血状；反之，减低内压，则血管扩张，滑膜充血。这种毛细血管像，一般多见于青年人。

从形态上比较，关节窝>关节盘>髁突，最明显是前后径的差别。

5. 关节韧带（articular ligaments） 在颞下颌关节的周围有许多韧带，它们是稳定和限制颞下颌关节正常运动的结构（图 1-49、图 1-50）。

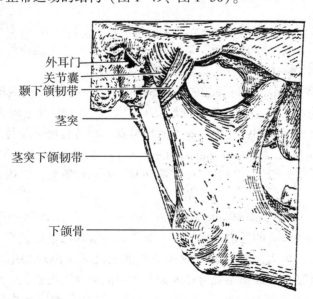

外耳门

关节囊

颞下颌韧带

茎突

茎突下颌韧带

下颌骨

图 1-49 颞下颌关节外侧面观

（1）颞下颌韧带（temporomandibular ligaments）：呈三角形，上宽下窄，位于关节的外侧，上方起自颧弓根部及关节结节的下方，止于下颌颈的外侧和后缘。其中有些纤维与关节囊结合，余下的纤维呈斜行或水平方向走行，斜行纤维在下颌各种运动中保持

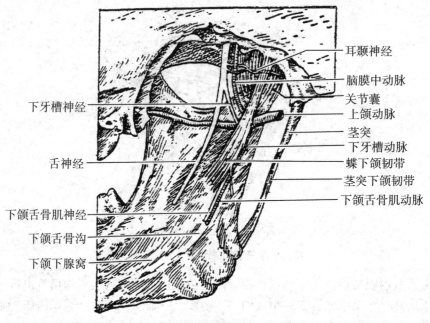

图 1-50　颞下颌关节内侧面观

（图中标注）：
耳颞神经
脑膜中动脉
关节囊
上颌动脉
茎突
下牙槽动脉
蝶下颌韧带
茎突下颌韧带
下颌舌骨肌动脉
下牙槽神经
舌神经
下颌舌骨肌神经
下颌舌骨沟
下颌下腺窝

相对紧张，使关节面接近，限制下颌过度前、后运动，并与对侧同名韧带一起限制下颌过度侧方运动；水平纤维限制下颌过度向后运动。口的张度不大时该韧带有悬吊下颌的作用。

（2）蝶下颌韧带（sphenomandibular ligament）：位于关节的内侧，起自蝶骨的蝶棘，止于下颌小舌。其外侧自上而下与翼外肌、耳颞神经、上颌血管、下牙槽神经和血管及腮腺的深叶相邻，内侧下方与翼内肌相邻。

（3）翼下颌韧带（pterygomandibular ligament）：也位于关节的内侧，起自蝶骨翼突钩，止于下颌支的前方。上述 2 条韧带均具有调节下颌的侧方运动和上、下运动的作用。当大张口时，颞下颌韧带松弛，蝶下颌韧带有代替其悬吊下颌骨的作用。

（4）茎突下颌韧带（stylomandibular ligament）：位于关节的后方，起自颞骨茎突，止于下颌角和下颌支的后缘。当下颌极度前伸时，此韧带紧张，以固定下颌角，防止其过度前移。

（5）下颌锤骨韧带（mandibulomalleolar ligament）：自锤骨颈及前突发起，穿过鳞鼓裂，止于颞下颌关节囊的后内上方、关节盘的后内缘和蝶下颌韧带。这些微细的中耳与关节之间的连结，可以解释在颞下颌关节功能紊乱时所出现的中耳不适。Loannides 曾提出，下颌锤骨韧带在颞下颌关节功能紊乱中可能引起听力丧失。

6. 颞下颌关节的血管和神经　颞下颌关节的动脉分布和走行变异较大，最主要的是来自颞浅动脉的上颌动脉的分支。此外，眶动脉、颈外动脉分支也参与其中，在关节的外面其各分支动脉互相吻合形成血管网。

有关关节各部的血液供应情况，有人曾进行了微血管造影观察，发现关节囊的纤维层血管稀疏细小，与关节囊的纤维方向走行一致。滑膜层内血管极为丰富，呈网状包绕关节腔，越接近关节盘，分支越多。关节盘中部无血管分布，由此可见，关节盘的营养完全依靠周缘血管和滑液，因此中间营养较差。髁突的髓内动脉主要来自滋养动脉，当其进入骨后，形成骨髓中心动脉，细直而长，分支较少，穿行于骨小梁之间，末端形成毛细血管网，分布于髓腔各部。动脉血由毛细血管进入静脉窦，动脉血在静脉窦内相对存留时间较长，使骨髓内静脉系统成为一个良好的储血库。因此关节囊内损伤和骨折出血较多。皮质骨是一层多孔性坚硬骨质，它的内、外动脉、静脉可以相互沟通，内、外引流。了解此点对邻近软组织感染可引起骨内病变，或髓内感染可向软组织扩散提供理论依据。附着关节周围的滑膜囊的微血管网由关节窝周围扩延到窝的中央附近，关节窝的中央缺乏血管，可能是下颌运动时受压之处。

关节的神经来自耳颞神经、咬肌神经和颞深神经，它们都是三叉神经下颌支的分支。

（二）颞下颌关节的性质及运动

颞下颌关节向来被认为是一个铰链状-滑动关节。在关节下腔的运动是铰链式，即是旋转运动，在关节上腔的运动是滑动。近来有人认为关节上腔的运动也是一种铰链式的运动。

下颌骨在下颌关节内所能形成的运动有降颌（下降）、提颌（上升）、前伸、后缩和左、右磨动。

参与颞下颌关节各种运动的主要肌肉如表1-1。

表1-1　下颌运动与肌肉的关系

运动	肌肉
降颌	颈阔肌、下颌舌骨肌、二腹肌前腹
提颌	咬肌、翼内肌、颞肌
前伸	翼外肌佐以翼内肌及咬肌之浅纤维
后缩	颞肌之后纤维、咬肌之深纤维
磨动	左、右各肌轮换松弛和收缩

咀嚼肌不仅在功能上与颞下颌关节的关系密切，在位置上也是如此，如咬肌的后缘紧邻关节的前部，并有小部分肌纤维与关节囊难以分清，颞肌跨过颧弓后紧贴关节前缘，翼外肌更为密切，附着于关节盘及下颌颈。因此，当肌肉有异常情况，如收缩过分、用力过大，甚至紧张痉挛等时均可影响关节。所以咀嚼肌功能失调和肌群负荷量加大，可作为颞下颌关节功能紊乱综合征的一种类型。

第四节　头部软组织

一、颅顶部的软组织

颅顶部的软组织覆盖于脑颅骨表面，前方与面部、后方与项部软组织相连。可分为正中的额顶枕区和两侧的颞区。额顶枕区前界为眶上缘；后界为枕外隆凸和上项线；两侧借上颞线与颞区分界。颞区位于颅顶的两侧，介于上颞线与颧弓上缘之间。两区的层次和结构不同。

（一）额顶枕区

覆盖于此区的软组织，由浅入深分为5层：皮肤、浅筋膜（皮下筋膜）、帽状腱膜（包括颅顶肌）、腱膜下疏松组织和颅骨外膜（图1-51）。其中，浅部3层连结紧密，难以将其各自分开，因此常将此3层合称"头皮"。深部2层间连结疏松，较易分离。

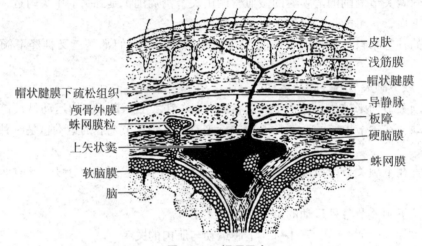

图1-51　颅顶层次

1. 皮肤（skin）　额顶枕区皮肤较全身其他部位的皮肤都厚，而且由前向后逐渐增厚。具有一般皮肤的结构（图1-51）。

（1）皮肤的结构：皮肤可分为表皮和真皮。

1）表皮（epidermis）：为皮肤的浅层，由复层扁平上皮构成。从基底到表面可以分为5层，即基底层、棘层、颗粒层、透明层和角质层。表皮内无血管。

2）真皮（corium）：位于表皮的深面，由致密结缔组织构成，可分为乳头层和网状层。乳头层在表皮基底层的深面，形成许多乳头状突起。这层内的胶原纤维束较细，弹性纤维较少，细胞成分较多。乳头内有丰富的毛细血管和神经末梢。网状层在乳头层的深面，与乳头层之间无明显界限。这层内胶原纤维束较粗，弹性纤维较多，细胞成分较少。纤维束互相交织成密网，使皮肤具有较大的韧性和弹性。网状层内含有小血管、淋巴管、毛囊、皮脂腺、汗腺及神经末梢等。

（2）皮肤的附属器（图1-52）：

1）毛发（hair）：可分为毛干（hair shaft）和毛根（hair root）两部分。毛干露于皮肤外面，由角化细胞构成，胞质内含黑色素颗粒，其含量的多少与毛发的颜色有关。毛根埋在皮肤内，并且被毛囊（hair follicle）包裹。毛囊是上皮组织和结缔组织构成的鞘状囊。毛根和毛囊的末端膨大，叫毛球（bulb of hair）。毛球的细胞分裂活跃，所以它是毛发的生长点。毛球的底部凹陷，结缔组织突入其中形成毛乳头（hair papilla），它含有毛细血管及神经末梢，能营养毛球，并有感觉功能。如果毛乳头萎缩或受到破坏，毛发即停

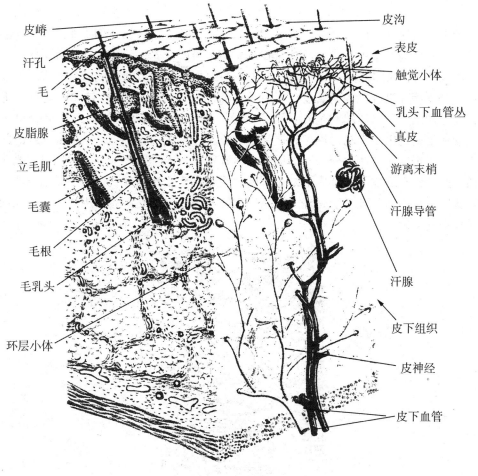

皮嵴
汗孔
毛
皮脂腺
立毛肌
毛囊
毛根
毛乳头
环层小体

皮沟
表皮
触觉小体
乳头下血管丛
真皮
游离末梢
汗腺导管
汗腺
皮下组织
皮神经
皮下血管

图 1-52 皮肤

止生长并逐渐脱落。毛囊的一侧有一束斜形的平滑肌叫立毛肌，它一端连于毛囊下部，另一端连于真皮浅层，当其收缩时，可使毛发竖立，同时压迫皮脂腺，帮助皮脂排放，故有"皮脂挤压肌"之称。

2）皮脂腺（sebaceous glands）：位于毛囊与立毛肌之间，由分泌部和导管部组成。导管部短小，由复层扁平上皮构成，开口于毛囊上部。分泌部是腺泡。腺泡的外层细胞呈立方形，核圆而色浅，细胞增殖能力强；腺泡中心是多角形细胞，细胞大而透明，胞核萎缩或消失，胞质中充满脂滴，这些细胞解体后释放出来的分泌物称皮脂。皮脂经导管部、毛囊排到皮肤表面，可以滋润皮肤，保护毛发。皮脂腺导管的堵塞，可引起分泌停滞，且易于感染，形成皮下囊肿和疖肿。

3）汗腺（sweat gland）：属管状腺，分为分泌部和导管部。分泌部位于真皮深层及皮下组织内，是盘曲成团的小管，管壁由单层柱状上皮组成，具有分泌汗液的功能。经导管部排到皮肤表面，可以排泄废物，调节体温及体液平衡。

（3）皮肤的血管、淋巴管及神经：

1）皮肤的血管：血管的层次与皮肤的分层相适应，除真皮乳头外，其他结缔组织内均无毛细血管网，但皮肤内器官（腺、毛发、神经和脂肪）的周围具有丰富的毛细血管网。它们与位于皮下组织的深血管丛交通，借此营养皮肤和调节体温。

小动脉（arteriole）（图1-53）：在皮下组织中先分成疏网，然后分支进入真皮的网状层，分支相互吻合，构成真皮动脉网（arterial rete of corium）。自此网再分出毛细血管，营养周围脂肪、汗腺和毛囊。而主要分支则达网状层及乳头层分界处，呈平面展开，形成细密的第2级动脉网，即乳头下动脉网（subpapillary arterial rete）。由此再发出许多的小细支，这些小分支又形成毛细血管网，营养其周围部分的组织。在乳头不发达的皮肤，仅在表皮下面形成毛细血管网；而在乳头发达的皮肤，则形成毛细血管袢进入乳头中，称为血管乳头。另外，乳头下动脉网还分出小支营养真皮组织及真皮内的皮脂腺和毛囊等。

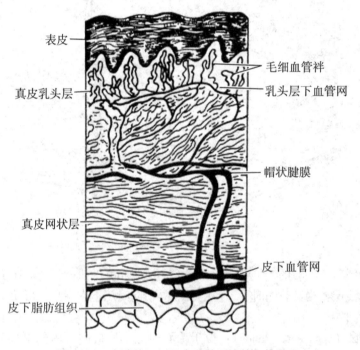

图1-53　皮肤的组织层次和其不同的血管网层

静脉（vein）：由上述的表皮下毛细血管网及毛细血管袢在乳头下汇集成平面静脉丛。它又与其下面的第2级静脉丛相交通。许多小静脉支伴随动脉从第2级静脉丛发出，并与其他静脉支在真皮深部形成第3级静脉丛。汗腺和脂肪小叶的静脉多数注入第3级静脉丛，然后再注入皮下组织的第4级静脉丛，由此便发出相当大的皮下静脉（subcutaneous vein）。

2）皮肤的淋巴管：很发达，与血管伴行。从乳头层以盲端开始，渐集中于皮下组织。在皮下组织中合成皮下淋巴管（subcutaneous lymphatic vessel），管壁有肌层，腔内有瓣膜。

3）皮肤的神经：皮肤有来自脑神经或脊神经的感觉支，在皮肤内形成多种感觉神经末梢，分别感觉和传导痛觉、热觉及触觉和压力刺激等。另有来自自主神经的纤维，分布于血管、腺体和立毛肌，支配腺体的分泌和平滑肌的功能活动。

（4）头发的更新与再生：头发不能无限制地生长，到一定程度时即脱落。头发的寿命为 2~4 年，衰老后脱落，由新毛补充替换。旧毛脱落前，首先毛乳头萎缩，细胞分裂停止，随后内根鞘停止生长，毛球细胞角化，毛乳头随之退化，血液供应停止，毛发逐渐向外脱出。与此同时，毛球基底部的上皮分裂增殖，逐渐生长成新毛。在新毛未发生前，旧毛始终仍停留在已退化的毛囊部分，直到新毛成长并逐渐向皮肤表面伸出，最后才将旧毛挤出脱落。

2. 浅筋膜（supericial fascia）　由致密的结缔组织和脂肪组织所构成。有许多纵行的结缔组织小梁，将皮肤和帽状腱膜紧密连结，将脂肪分隔成无数小格，皮下脂肪层厚为 1 ~2.5cm，内有血管和神经穿行，这些组织对疼痛表现比较敏感。所以这些组织不论是原发或继发产生无菌性炎症病灶，都有可能刺激、挤压血管和神经，引起头痛、头晕等病症，以及各种神经疼痛。浅筋膜内的血管和神经可分为前、后两组，前组有滑车上动脉、静脉，滑车上神经，眶上动脉、静脉及眶上神经。后组有枕动脉、静脉和枕大神经。这些血管多被周围结缔组织固定，损伤后不能充分收缩闭合，出血较多，常须压迫或缝合止血。皮下感染时，由于渗出物扩散受到限制，以致肿胀局限，轮廓较清楚，张力较大，可使神经末梢受压而出现早期剧痛。

3. 帽状腱膜（epicranial aponeurosis）（包括颅顶肌）（图 1-54）　帽状腱膜覆盖颅顶的中部，为一坚韧的纤维组织板，前、后分别与额肌及枕肌相连，并在正中部向后突出附着于枕外隆凸。在两侧作为耳上肌和耳前肌的起点，并变薄移行于颞浅筋膜，附着于颧弓上缘。帽状腱膜借浅筋膜与皮肤紧密相连，此 3 层可看成一层，临床上称为"头皮"。头皮因外伤撕脱时，通常此 3 层与腱膜下疏松组织分离。在种系发生史上颅顶肌（epicranius）是一层完整的肌，现仅前、后部仍保留着肌肉。前为额肌，后为枕肌。

（1）额肌：又称为枕额肌额腹，居额部皮下，左、右对称，宽阔而菲薄，无骨性附着。后方在冠状缝稍前处起自帽状腱膜，肌纤维向前下止于眉部皮肤，部分纤维与眼轮匝肌互相交错。在中线，额肌两侧纤维在鼻的上方相互连结，并发出一小束纤维至鼻背。两侧共同作用时，向前牵拉帽状腱膜，使头皮向前，并使额部皮肤产生横纹，上提眉部及眼睑，使眼睁开，所以该肌是眼轮匝肌的拮抗肌。帽状腱膜在该肌起点处分两层，包绕额肌。其深面的筋膜，止于眶上缘的上部，故筋膜深面的液体，不能蔓延至上眼睑。额肌受面神经颞支支配。

（2）枕肌：又称枕额肌枕腹，位于枕部两侧的皮下，为一长方形的扁肌，较短而窄，两侧完全分开。起自上项线的外侧半和乳突部上面，肌纤维斜向上外方，移行于帽状腱膜的后缘。收缩时向后牵拉帽状腱膜，与额肌共同作用时，使眼裂开大。枕肌受面神经的耳后支支配。

头皮损伤时，除非颅顶肌和帽状腱膜被横断，否则不易断裂开。头皮裂伤若未伤及帽状腱膜，创口裂开不明显；若横行伤及腱膜（aponeurosis），因额肌和枕肌的收缩，

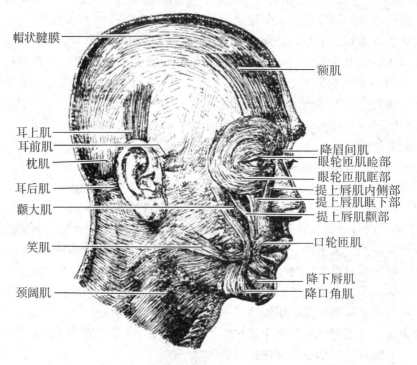

图 1-54　表情肌（一）

帽状腱膜

额肌

耳上肌
耳前肌
枕肌
耳后肌
颧大肌
笑肌
颈阔肌

降眉间肌
眼轮匝肌睑部
眼轮匝肌眶部
提上唇肌内侧部
提上唇肌眶下部
提上唇肌颧部
口轮匝肌
降下唇肌
降口角肌

则创口裂开较大，所以一个张开的头皮伤口，其深度至少已经超过帽状腱膜。缝合头皮时，应将腱膜细致缝合，以减少皮肤张力，有利于创口的愈合。

4. 腱膜下疏松组织　是帽状腱膜与颅骨外膜之间的一个潜在的疏松组织间隙，内含少量疏松结缔组织，又称腱膜下间隙。此间隙在颅顶部范围很广，向前因额肌无骨性附着可延伸至鼻根和眼睑，向后可达上项线，两侧达颧弓。因其与头皮和颅骨外膜连结疏松，故移动性较大，开颅时可经此间隙将皮瓣游离后翻起。头皮撕脱伤也多发生于此层。腱膜下间隙有出血时，易广泛蔓延，常形成较大的血肿，其淤斑出现于鼻根和上眼睑皮下。此间隙内的静脉，经导静脉与颅骨的板障静脉及颅内的硬脑膜窦相通，若发生感染，可经上述途径继发颅骨骨髓炎或向颅内扩散，因此腱膜下间隙为颅顶部的"危险区"。

5. 颅骨外膜　即颅骨骨膜，在骨缝处连结紧密，并伸入缝间成为骨缝膜，与颅内的硬脑膜外层融合，其余部分与骨面连结疏松。因此骨膜下血肿常局限于一块骨的范围。手术时除骨缝处外，其余骨面的颅骨外膜均易于剥离。成人的颅骨外膜对颅骨营养不起主要作用，剥离后不致使颅骨坏死，同时颅骨外膜缺乏生骨能力，缺损后不影响颅骨的生长。

（二）颞区

覆盖于此区的软组织，由浅入深分为 6 层：皮肤、浅筋膜、帽状腱膜的延续（表面有耳外肌）、颞筋膜、颞肌及颅骨外膜。

1. 皮肤 此区皮肤的结构同额顶枕区，但移动性较大，手术时无论选择纵行或横行切口，均易缝合，愈合后的瘢痕亦不明显。

2. 浅筋膜 此层含脂肪组织较少，上方与颅顶浅筋膜相连，下方续于面部的浅筋膜，筋膜内有血管和神经。血管和神经可分为耳前和耳后两组：耳前组有颞浅动脉、静脉和耳颞神经；耳后组有耳后动脉、静脉和枕小神经。

3. 帽状腱膜的延续（表面有耳外肌） 帽状腱膜延续至颞区后，很薄弱，与颞筋膜浅层连结，向下附着于颧弓的外面。其表面有耳外肌起始。耳外肌在人类属于退化肌，位于耳郭周围，包括3条肌肉（图1-54）：

（1）耳上肌（auricularis superior）：又称耳提肌，最大，呈三角形，肌腹阔而薄，起自帽状腱膜，抵止于耳郭软骨。作用为上提耳郭。

（2）耳前肌（auricularis anterior）：较其他肌小，常阙如，起于帽状腱膜，止于耳郭软骨的前部，作用为牵引耳郭向前。

（3）耳后肌（auricularis posterior）：位于耳后，起自乳突外面，止于耳部软骨后面，作用为牵引耳郭向后。

4. 颞筋膜（temporal fascia）（图1-55） 覆盖颞肌表面，呈坚韧的纤维板状。据调查，颞筋膜分为3层者占2/3，即浅层、中层、深层。浅层（superficial layer）沿颞上线起自骨膜，其浅面在近颧弓处与帽状腱膜结合，不易分开；其深面与颞筋膜中层粘连甚松，较易撕开。中层（middle layer）为一层半透明的薄膜，起于颞上线的下方

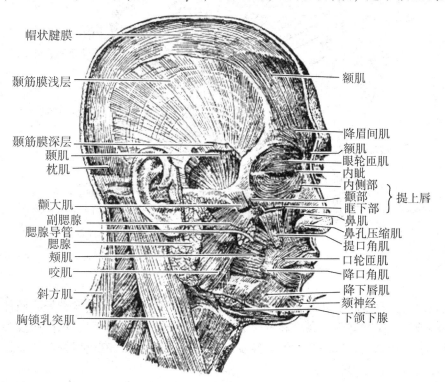

图1-55 表情肌（二）

（即颞中线），与骨膜相连，浅层及中层大多数在颧弓上方与深层相混，不易分离。深层（deep layer）起自颞下线，较上述两层发达，向下在颧弓上方，又分为深、浅两层，分别附着于颧的内、外两侧缘。上部内侧面有颞肌纤维起始。颞筋膜分为两层者在国人约占1/3，即分深、浅两层，覆盖颞肌，深层在颧弓上方不远处又分为两层，分别附着于颧弓的内、外侧缘，浅层起自颞上线，向下在颧弓处与深层相混。两层间有脂肪和血管。颞筋膜非常致密，由于检查伤口的手指摸到坚硬的筋膜边缘，故它的损伤可能被误认为颅骨的损伤。

5. 颞肌（temporalis）（图1-56）　位于颞筋膜的深面，呈扇形的扁肌。咀嚼时可以在体表观察到该肌的活动。起自颞窝的全部（上自颞下线，下至颞下嵴）及颞筋膜的深面。前部肌纤维向下，后部肌纤维向前，逐渐集中，通过颧弓的深面，移行于强大的腱，止于下颌骨冠突的尖端及内侧面。收缩时前部肌纤维上提下颌骨，后部肌纤维向后拉下颌骨，使下颌关节做前移及后退运动。后部肌纤维是翼外肌的对抗肌。颞肌受下颌神经的颞深神经支配。

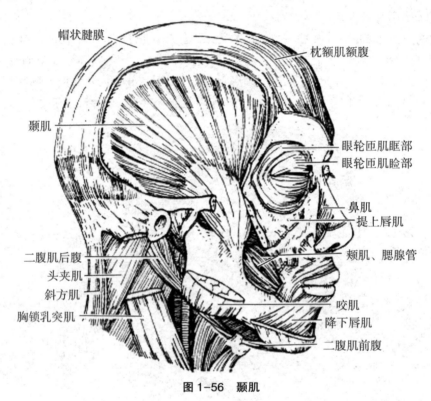

图1-56　颞肌

颞肌的浅面是皮肤、耳前肌及耳上肌、颞筋膜、颞浅血管、耳颞神经、面神经的颞支、颧颞神经、帽状腱膜、颧弓和咬肌等；深面是颞窝，有翼外肌、翼内肌浅头、小部分颊肌、上颌动脉及其颞深支、颊神经及血管等。颞肌的后缘有咬肌神经与血管；前缘与颧骨之间有脂肪分隔。

颞筋膜和颞肌坚固，手术时即使切除其深面的颞骨鳞部，还能对脑组织起到足够的保护作用。闭合性硬膜外血肿清除术及颞肌下减压术等常选择颞区作为手术入路。

6. 颅骨外膜 颅骨外膜很薄，紧贴于颞骨表面，因而此区很少发生骨膜下血肿。

骨膜与颞肌之间含有大量脂肪组织，称颞筋膜下疏松结缔组织，并经颧弓深面与颞下间隙相通，再向前则与面的颊脂体相连续。因此，颞筋膜下疏松结缔组织中有出血或炎症时，可向下蔓延至面部，形成面深部的血肿或脓肿，而面部炎症，如牙源性感染也可蔓延到颞筋膜下疏松结缔组织中。

（三）颅顶部神经

颅顶部神经共有 10 对（图 1-57），5 对在耳的前方，5 对在耳的后方。无论是耳前或耳后，都有 1 对运动神经和 4 对感觉神经。这些神经走行于皮下组织内，彼此间相吻合，使相邻的神经分布区域有重叠。因此，封闭或手术时在一处施行单纯局部麻醉通常不能获得满意效果，需要在多处注射麻醉药，麻醉药应注入皮下组织，如误入腱膜下间隙则难以奏效。

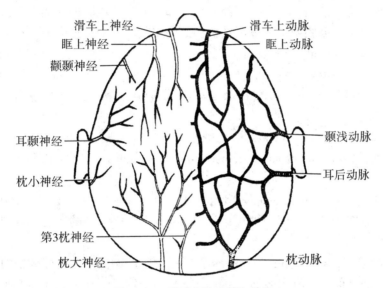

图 1-57 颅顶部的血管和神经

耳前的运动神经是面神经颞支，感觉神经是三叉神经的滑车上神经、眶上神经、颧颞神经和耳颞神经。耳后的运动神经是面神经的耳后神经，感觉神经是耳大神经、枕小神经、枕大神经和第 3 枕神经。三叉神经和颈神经分布区域的面积通常是相等的，可画一条"颅顶-耳-颏线"作为它们的分界，但两者的区域常有重叠。

1. 面神经颞支（temporal branches of facial nerve） 自面神经的颞面干发出后，经下颌骨髁突浅面或前缘，距耳屏 10~15mm，出腮腺上缘。在皮下紧贴骨膜表面。越颧弓向前上斜行至颞区，分布于额肌、皱眉肌、耳上肌、耳前肌及眼轮匝肌上部。并有吻合支与上颌神经的颧颞神经、下颌神经的耳颞神经、眼神经的眶上神经及泪腺神经相交通。

2. 滑车上神经（supratrochlear nerve） 为三叉神经的眼神经所分出的额神经的一个终支，在距正中线 2.5cm 处经眶上缘向上行，并发小支至上睑，分布于上睑内侧 1/3 的皮肤及黏膜。在眶上缘的稍上方穿眼轮匝肌及额肌，分布于近中线处的额部皮肤。

3. 眶上神经（supraorbital nerve）　　是额神经的另一个终支，经眶上切迹或眶上孔出眶，发支至上睑，而后分成外侧支和内侧支。外侧支穿帽状腱膜后部，内侧支穿额肌，两支都分布于前额和颅顶，直至人字缝处的皮肤，还发出小支至额窦及板障。其中一支于眶上缘与面神经的颞支结合。由于眶上孔（或切迹）较小，神经、血管均行于其中，因此在该处眶上神经易受卡压导致眶上神经痛。

4. 颧颞神经（zygomaticotemporal nerve）　　很细，在眶内发自上颌神经的颧支。沿眶外壁向上行，分出一支到泪腺神经的交通支；然后入颧眶孔，经颧骨管，自颧颞孔穿出，进入颞窝；沿颞肌前缘向上，穿颞筋膜的深层，在颞筋膜深、浅两层之间转向后外侧；约在颧弓上侧 2.5cm 穿出颞筋膜浅层至皮下；与面神经的颞支相结合，分布于颞区前部的皮肤。

5. 耳颞神经（auriculotemporal nerve）　　由三叉神经的下颌神经于颞下窝分出，在腮腺上端穿至面部，然后跨过颧弓根部，沿耳郭前方颞浅动脉的后侧上升，主要分布于耳郭上部、外耳道、鼓膜前部、颞区及头侧部的皮肤。耳颞神经的分支有如下几条：

（1）关节支（articular branches）：有 1~2 条细支，至下颌关节。当耳颞神经经过下颌关节囊内侧时发出。

（2）外耳道神经（nerve to external acoustic meatus）：常在腮腺内发出，在软骨与骨之间进入外耳道。

（3）腮腺支（parotid branches）：为数小支，分布于腮腺实质内。

（4）耳前神经（anterior auricular nerves）：一般为两支，分布于耳屏、耳郭上部和外侧的皮肤。

（5）颞浅支（superficial temporal branch）：为耳颞神经的终支。与颞浅动脉伴行，上升越颧弓，分布于颞区大部的皮肤，并与颧颞神经、面神经的颞支、额神经及枕神经的分支相结合。

6. 耳后神经（posterior auricular nerve）　　是面神经刚出茎乳孔即分出的小支，经腮腺与胸锁乳突肌之间，沿乳突表面上升，分支分布于枕肌、耳后肌及耳上肌的一部分。

7. 耳大神经（great auricular nerve）　　来自第 2~3 颈神经，绕胸锁乳突肌后缘向前上方，斜越胸锁乳突肌表面，向下颌角方向行进；穿颈深筋膜（固有筋膜），沿颈外静脉后侧与之平行上升，其表面被颈阔肌覆盖。当此神经在胸锁乳突肌表面到达腮腺时，分成前、中、后 3 个终末支。前部的分支，经腮腺表面，分布于覆盖腮腺及咬肌下部的皮肤；并有分支至腮腺内，与面神经的颈支结合。中部的分支，分布于耳郭后面（但后面的上部除外）。后部的分支，分布于乳突部的皮肤，并与面神经的耳后支及枕小神经的分支结合。

8. 枕小神经（lesser occipital nerve）　　纤维来自第 2~3 颈神经，或来自两者之间的神经襻。其弯曲部绕副神经下侧，沿胸锁乳突肌后缘上升，直至头部附近，穿出深筋膜，越胸锁乳突肌止点的后部，继续上升，到头的侧面，分布于耳郭后面，支配耳郭后上部、乳突部及枕部外侧区域的皮肤，并与耳大神经、枕大神经及面神经的耳后支相连接。

9. 枕大神经（greater occipital nerve）　　粗大，为第 2 颈神经后支的皮支。斜向上升，经头下斜肌和头半棘肌之间，在头半棘肌附着于枕骨处穿过该肌，再穿过斜方肌腱及颈部的颈深筋膜，在上项线下侧，分为几支感觉性终末支，与枕动脉伴行，分布于上项线以上，可达颅顶的皮肤。自枕大神经亦分出 1 个或 2 个运动性小支，至头半棘肌。有时发 1 支至耳郭后面上部的皮肤。当枕大神经绕过头下斜肌时，发支与第 1 及第 3 颈神经后支的内侧支连接。

10. 第三枕神经（third occipital nerve） 很细，是第 3 颈神经后支的皮支，穿斜方肌，分布于项上部和枕外隆凸附近的皮肤。

（四）颅顶部血管

颅顶部血管分布见图 1-57。

1. 动脉（artery） 共有 5 对，3 对在耳前，即滑车上动脉、眶上动脉和颞浅动脉；2 对在耳后，即耳后动脉和枕动脉。它们直接发自颈外动脉或间接发自颈内动脉，均从下方走向颅顶。各分支之间以及与同名动脉之间相互吻合，形成动脉网，故头皮严重出血时，结扎一支或一侧血管往往难以彻底止血。由于血供丰富，头皮伤口容易愈合，即使大面积头皮由中央向周围撕脱，只要有狭窄的蒂，其血运依然保存，缝合后亦可迅速愈合。故头部软组织损伤和整形后的再生能力和愈合能力，相当理想。另一方面，各种原因致使这些血管内腔扩张，管壁牵拉、扭转等都可产生明显头痛，其中以颞浅动脉、耳后动脉及枕动脉最为明显，是常引起血管性头痛的主要原因。

（1）滑车上动脉（supratrochlear artery）：为颈内动脉的分支眼动脉的终末支，伴滑车上神经，在眶的上内角处，共同穿过眶隔，营养额部与头皮。

（2）眶上动脉（supraorbital artery）：为眼动脉的分支，与眶上神经伴行，经眶上切迹或眶上孔上达头皮，并与颞浅动脉及滑车上动脉相吻合，营养上睑与头皮，经过中并发小支，分布于眶骨膜及额骨板障等。

（3）颞浅动脉（superficial temporal artery）（图 1-58）：粗大，是颈外动脉两大终支之一，起自下颌颈后方，在腮腺深面耳颞神经前方上行，在颧弓上方 2~3cm 处分为额支和顶支，分布于头部 57% 的面积。

1）额支（frontal branch）：分出后向前上方斜行，至眶外上角或额结节附近弯曲向上至颅顶，行程中向后上方发出 2~5 条额顶支，分布于颅顶，营养额肌、帽状腱膜和皮肤等；向前下方发出 1~4 条细小的额眶支，分布于眼眶附近，营养眼轮匝肌。并与泪腺动脉和滑车上动脉吻合。

2）顶支（parietal branch）：分出后向后上方经颞筋膜表面至颅顶，并与对侧同名动脉、耳后动脉以及枕动脉等吻合。

颞浅动脉位置恒定，管径粗大，且具有较大的扩张性，故在颈内动脉系缺血做颅内、外动脉吻合时，是理想的供血动脉。在活体上，于外耳道口前上方颧弓根部可摸到颞浅动脉搏动，当头前外侧部出血时可在此处进行压迫止血。

（4）耳后动脉（posterior auricular artery）：细小，在二腹肌后腹和茎突舌骨肌上缘处，起自颈外动脉后壁，或与枕动脉共干发出，在乳突前方上升，经腮腺深侧至耳郭软骨与乳突之间分为耳支和枕支，分布于耳郭外侧面及其后上方皮肤。

1）耳支（auricular branch）：发出后上升，经耳后肌的深侧，分布在耳郭的外侧

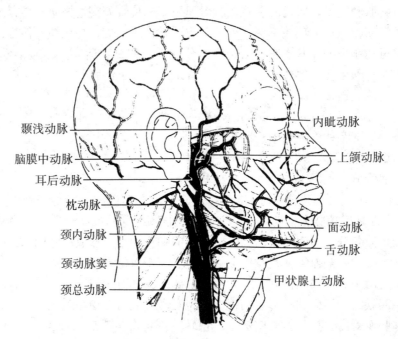

图1-58 颈外动脉及其分支

（图中标注）颞浅动脉　脑膜中动脉　耳后动脉　枕动脉　颈内动脉　颈动脉窦　颈总动脉　内眦动脉　上颌动脉　面动脉　舌动脉　甲状腺上动脉

面。

2）枕支（occipital branch）：是耳后动脉的终末支，向后上升，经胸锁乳突肌附着点的表面，分布在耳郭后上方的头皮。末梢支与枕动脉分支吻合。

（5）枕动脉（occipital artery）（图1-58）：粗大，在二腹肌后腹下缘处，起自颈外动脉后壁，初居颈动脉三角内，舌下神经自其表面越过。向后经颈内动脉、颈内静脉、舌下神经、迷走神经和副神经的表面，二腹肌后腹下缘的内侧，至颞骨的枕动脉沟处，被胸锁乳突肌、头夹肌、头最长肌及二腹肌后腹等覆盖，横过头侧直肌、头上斜肌和头半棘肌的表面，最后，在上项线处胸锁乳突肌与斜方肌附着点之间穿出筋膜至皮下，分布于枕部皮肤。枕动脉的末段与枕大神经伴行。枕动脉的体表位置在枕外隆凸下方2～3cm，距正中线3～4cm处。由于位置恒定，主干及分支的管径均较粗大，在椎-基底动脉缺血时，常选用枕动脉与小脑下后动脉进行吻合。枕动脉与对侧同名动脉、颞浅动脉及耳后动脉均有丰富吻合。其分出以下诸支：

1）胸锁乳突肌支（sternocleidomastoid branch）：有上、下两支。上支：当枕动脉跨过副神经时发出，向后下方，越过颈内静脉，伴随副神经至胸锁乳突肌的实质内。下支：起自枕动脉的始部或直接发自颈外动脉，向后，经舌下神经和颈内静脉的表面，至胸锁乳突肌，与甲状腺上动脉的胸锁乳突肌支吻合。

2）乳突支（mastoid branch）：乃一小支，有时不存在。自枕动脉发出后，经乳突孔进入颅腔，分布至硬脑膜，与脑膜中动脉吻合，并有小支至乳突小房。

3）耳支：至耳郭后面，与耳后动脉吻合。

4）肌支（muscular branches）：为数小支，至附近诸肌，如二腹肌、茎突舌骨肌夹肌及头最长肌等。

5）降支（descending branch）：当枕动脉经过头上斜肌表面时发出，向下分为浅、深两支。浅支：经夹肌的深侧，与颈横动脉浅支吻合。深支：位于头、颈半棘肌之间，与椎动脉的分支和颈深动脉吻合。

6）脑膜支（meningeal branch）：发出后，自颈静脉孔或髁管进入颅后窝，分布至硬脑膜。

7）枕支（occipital branches）：是枕动脉的终末支，营养枕肌、枕部皮肤和骨膜，与对侧同名动脉、耳后动脉和颞浅动脉吻合。自此尚可发小支经顶孔而至硬脑膜。

2. 静脉　颅顶部静脉分浅静脉和深静脉两部分。浅静脉与动脉同名，且伴行，在皮下组织内形成静脉网。深静脉包括板障静脉、硬脑膜窦、脑静脉等，此外，头部还有导静脉，它们构成颅外静脉与颅内硬脑膜静脉窦之间的交通。硬脑膜窦、脑静脉详见脑部静脉。导静脉见颅内静脉交通。

（1）浅静脉（superficial vein）（图1-59）：

1）滑车上静脉（supratorchlear veins）：在冠状缝处起始于静脉丛，此丛向后与颞浅静脉属支相连。自此丛向下汇成一支，沿额骨表面垂直下降，与对侧同名静脉并行，至眉的内侧端终于内眦静脉，经过中与滑车上神经伴行。

2）眶上静脉（supraorbital vein）：自额结节表面起始，向后可与颞浅静脉和颞中静脉相交通。接受额部和眉部的静脉血，斜向内行，与滑车上静脉的末端结合构成内眦静脉，在内眦处入面静脉。眶上静脉与眼静脉交通。额板障静脉穿出后注入眶上静脉。

3）颞浅静脉（superficial temporal veins）：收集颅顶头皮的血液。在颞筋膜的表面、颧弓的稍上方、耳郭的前方，由前支和后支组成。前支与滑车上静脉和眶上静脉相交通。后支与枕静脉、耳后静脉以及对侧同名静脉吻合，并且尚有小支与顶骨导血管相连。颞浅静脉及其属支均与同名动脉及其分支伴行，仅位于皮下，末端注入下颌后静脉，在颧弓根的上方，与颞中静脉汇合。

4）耳后静脉（posterior auricular vein）：起自顶骨后部的静脉丛。此丛经矢状缝与对侧的静脉相通；向前与颞浅静脉的后支吻合，向后与乳突导血管相连。耳后静脉与同名动脉在耳郭后方相互伴行，其与枕静脉相结合组成一干，再与下颌后静脉后支汇合而成颈外静脉。

5）枕静脉（occipital vein）：起自枕部的静脉丛，与颞浅静脉的后支相吻合。枕静脉穿过斜方肌在枕骨的附着点，至枕下三角，与颈深静脉和椎静脉相连，偶尔伴随枕动脉终于颈内静脉。一般与耳后静脉相合，注入颈外静脉。

有时可见额中线附近有2条额静脉隆起，当肌紧张或发怒时，表露得更为清晰，常称怒脉，也可隔皮看见颞浅动脉和静脉，尤其在血管硬化改变时。熟悉头部表层的血管、神经投影，对开展神经干阻滞麻醉、压迫止血、手法按摩、头部手术和三叉神经痛与颈神经痛的鉴别诊断均有帮助。

（2）深静脉：板障静脉（diploic veins）（图1-60）位于颅骨板障内。新生儿颅骨内无板障静脉，大约在2岁时，出现板障后才形成。板障内的静脉最初不直接相互联系，至5岁后才越过骨缝而广泛地吻合成静脉丛。小儿板障静脉管壁薄，仅由1层内皮

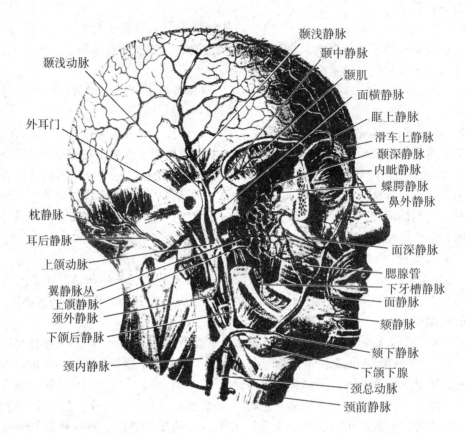

图 1-59　头面部静脉

细胞构成，具有静脉窦的特征；成人的管壁也薄，由内皮和 1 层弹性纤维构成，无肌纤维层。板障静脉管腔无瓣膜，静脉内的血液可向颅内或颅外回流，这对调节头部的血液循环起很大作用。

1）额板障静脉（frontal diploic vein）：位于额骨的前部，可通过内板与上矢状窦交通，与额窦黏膜骨膜的静脉也有细小的交通，但主要向下自额骨的眶上孔穿出，与眶上静脉相连。使颅外的眶上静脉与颅内的上矢状窦相通。

2）颞前板障静脉（anterior temporal diploic vein）：分 2 支，主要分布在额骨后部和颞骨前部，自蝶骨大翼穿出骨质，与颞深前静脉相连。颞前板障静脉与颅内的蝶顶窦相通，有时注入脑膜中动脉额支的伴行静脉。

3）颞后板障静脉（posterior temporal diploic vein）：位于顶骨内，向下至乳突部。经该处小孔或乳突孔穿出与颅外浅静脉相连，向内穿经内板与横窦相通。有时与乳突导血管相通。

4）枕板障静脉（occipital diploic vein）：是 4 个板障静脉中最大的 1 个，主要分布在枕骨内，向颅外经乳突导静脉注入枕静脉，向颅内注入横窦（transverse sinus）。

由上述可见，板障静脉既可注入颅外的头皮静脉，又可引流至颅内的静脉窦，从而

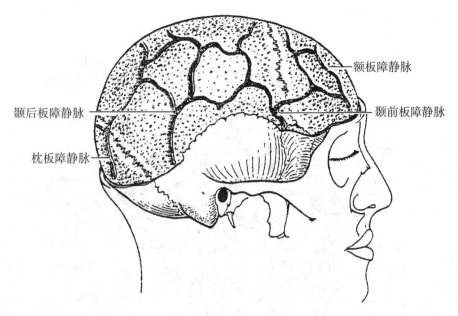

额板障静脉

颞后板障静脉

颞前板障静脉

枕板障静脉

图 1-60　板障静脉

形成二者的交通。因此，发生于额窦的骨髓炎不仅侵犯额骨，而且可通过板障静脉累及头皮和颅内静脉窦。在成人 X 线照片上见到的板障静脉压迹普遍增大，通常与年龄增大有关，并非颅内压增加的指征。板障静脉经过骨板时留有板障管，此管有时也可在 X 线照片上见到，显示为一裂纹，不要误认为骨折线；顶区板障静脉常表现为蜘蛛状，称为"顶蜘蛛"。

（3）颅内外静脉的交通（图 1-61）：除乙状窦直接流入颈内静脉外，尚有三种途径使颅内外静脉互相交通：一是颅内、外间的小静脉直接相通，二是借导血管及静脉网相连，三是靠板障静脉广泛交通。

1）颅内、外之间的小静脉互相交通，有以下几条途径：①翼静脉丛（详见面部静脉）可经面深静脉、面静脉和内眦静脉与眶内的眼下静脉相连，进而与颅内海绵窦相通。②翼静脉丛可直接与眶内的眼下静脉相连，间接通入颅内海绵窦。③额部的眶上静脉可经内眦静脉、眼静脉与颅内海绵窦相连。

2）导血管（emissarium）及静脉网（rete venosum）：导血管是硬膜窦分出的细支，穿过颅骨的直小管而形成。静脉网是由硬膜窦分出的网状细支，环绕神经干或血管出颅腔与颅外静脉相连。

顶导静脉（parietal emissary vein）：通过顶孔，使颞浅静脉与上矢状窦相交通。

乳突导静脉（mastoid emissary vein）：经乳突孔，使枕静脉与乙状窦相交通。

髁导静脉（condylar emissary vein）：有时存在，通过髁管，使枕下静脉丛与乙状窦相交通。

额导静脉（frontal emissary vein）：通过盲孔，使额窦及鼻腔的静脉与上矢状窦相交通。

岩鳞窦：位于颞骨岩部前面与颞鳞脑面之间的沟内，向后注入横窦末端，向后有时

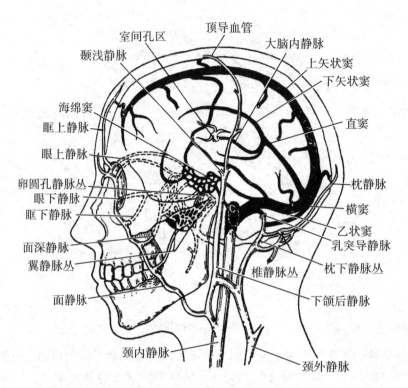

图中标注（从上、左、右依次）：

室间孔区　顶导血管　大脑内静脉
颞浅静脉　上矢状窦　下矢状窦
海绵窦　直窦
眶上静脉
眼上静脉
卵圆孔静脉丛　枕静脉
眼下静脉　横窦
眶下静脉　乙状窦
面深静脉　乳突导静脉
翼静脉丛　椎静脉丛　枕下静脉丛
面静脉　下颌后静脉
颈内静脉　颈外静脉

图 1-61　颅内、外静脉的交通

通过下颌窝与外耳道之间的小孔与颞深静脉相通。

经卵圆孔、破裂孔以及颈动脉管等处的静脉网使翼静脉丛和海绵窦相交通。

3）通过板障静脉的交通途径（已于前述）。

特别值得注意的是头颅的导血管在临床上至关重要。因为导静脉与颅内的板障静脉、硬膜窦通向颅外头皮静脉之间。在导血管中恒定且比较粗大的是成对的顶导静脉和乳突导静脉。这些导静脉和板障静脉管壁极薄，没有瓣膜，血液的流向是根据压力所决定。头皮的感染，可沿导静脉扩散到颅腔内，如果感染只局限在板障静脉，可致颅骨骨髓炎。当颅内占位性病变或脑出血而致颅内高压时，曾有人用水蛭固定于导静脉的浅出部皮肤上，吸取静脉血以减退颅内压缓解症状。

（五）颅顶部的淋巴引流

颅顶额区的淋巴管向下后方注入耳前淋巴结（preauricular lymph nodes）。顶、颞区淋巴管在耳的前、后方向下行，注入耳前淋巴结、颈前浅淋巴结（superficial anterior cervical lymph nodes）和耳后淋巴结（posterior auricular lymph nodes）或直接注入颈深上淋巴结（superior deep cervical lymph nodes）。枕区大部分淋巴管注入枕淋巴结（occipital lymph nodes）和颈深上淋巴结，但此区有1条大的淋巴管，沿胸锁乳突肌后缘注入颈深下淋巴结（inferior deep cervical lymph nodes）。由于淋巴管比较丰富，互相吻合成网，故分区的界限不是很严格。

二、面部的软组织

面部软组织覆盖于面颅骨的表面，后方与颅顶部、下方与颈部软组织相连。

（一）面部各层

1. 皮肤 面部皮肤薄而柔软，富于弹性，含有较多的毛囊、汗腺和皮脂腺，是皮脂腺囊肿和疖肿的好发部位。面部皮肤和其他部位的皮肤一样，具有不同走向的皮纹（streae of skin）。皮纹亦称 langer 纹（图1-62），即皮肤分裂线，它是由真皮内的胶原纤维按抵抗该皮肤区所受最大张力的方向平行排列而成，故为张力线（tensile lines）。

面部皮纹变化较大。6 岁以前，眼裂周围的皮纹呈环形，额部至发际呈横向，在耳前由颞区至下颌角为纵向，口部在上、下正中处皆为纵向，由此往两侧逐渐放射成环形，由鼻背往两侧为横向，其余区域如腮腺咬肌区、颏区及耳下、口角两侧的皮纹，皆

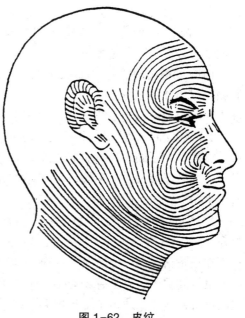

图1-62 皮纹

呈不规则走向。7 岁以后，睑裂周围的环形区扩大，致使眉间皮纹呈纵向，原不规则区逐渐缩小，直至最后消失。

面部皮肤除了张力线以外，还有自然的屈曲线，它通常表现为皱纹，面部皱纹是由于表情肌反复地和习惯性地收缩而皮肤并不相应缩短的结果。皱纹与其下面的肌肉收缩方向呈直角交叉。张力线与表情皱纹在很多区域是平行的。

皮肤切口如与张力线平行则裂开较小，如与张力线交叉则不但裂开较大，并且在愈合过程中有持久的张力。故面部手术切口方向应与皮纹一致，使愈合后形成的瘢痕较小，且易愈合。

皮肤的弹性是由真皮内的弹性纤维形成的，弹性纤维和胶原纤维共同形成纤维束，布于真皮之全层。弹性纤维使皮肤经常保持着张力，老年时弹性纤维变性，面部皮肤表现为松弛，形成过多的皱纹。

面部皮肤的血管、神经供应丰富。动脉由颈外动脉的分支供应。静脉除与动脉伴行外，有些还互相联络成网丛状，分布稠密。面部的皮神经由三叉神经供应，交感神经的颈上节供应血管运动纤维。

2. 浅筋膜 面部浅筋膜不发达，由疏松结缔组织构成，其中颊部脂肪聚成的团块，称颊脂体（buccal fat pad）。浅筋膜与皮肤间有皮下支持带及肌束相连。皮下支持带（subcutaneous relinaculum）状似丝绒，内有强韧的细丝，一端连于皮肤的真皮乳头，一端连于浅筋膜。面部浅筋膜内有表情肌、血管、神经、淋巴管、腮腺管等。由于血供丰富，故面部创口愈合快，抗感染能力亦较强，但创伤时出血较多。面静脉与颅内的海绵窦借多条途径相交通，因此面部感染有向颅内扩散的可能。面部的小动脉有丰富的血管

和运动神经分布，反应灵敏，当情绪激动或患某些疾病时，面部的色泽也随之变化。眼睑部皮下脂肪少而疏松，故而眼睑容易形成水肿，常见于一般炎症（如睑腺炎）、血液循环障碍及肾性眼睑浮肿。

3. 深筋膜　绝大部分表情肌和翼内、翼外肌表面仅有肌外膜包围，无深筋膜，只有两处比较明显，分述如下：

（1）腮腺咬肌筋膜（parotideomasseteric fascia）：覆盖咬肌表面，并构成腮腺的筋膜鞘。该膜并不十分发达，上方固定于颧弓；下方在下颌角附近，移行于颈部深筋膜；前方在咬肌前缘的稍前方，与颊咽筋膜会合；后方固定于乳突及外耳道软骨。

2）颊咽筋膜（buccopharyngeal fascia）：覆盖颊肌外面和咽的侧壁，较为薄弱。该膜在翼突钩和下颌骨的颊肌嵴之间的部分显著增厚，并构成翼突下颌缝。该缝在口腔中呈突出的肥厚束状，从下颌骨（下颌磨牙的后方）走向后上方，故可以从口腔中摸到或看到1条纵行的黏膜嵴。

4. 面部的间隙　面部的间隙是指位于骨和周围肌肉之间或肌肉和肌肉之间的一些潜在性间隙。

在正常情况下，间隙只是一潜在性裂隙，内含有脂肪或疏松结缔组织，故又称疏松结缔组织间隙。只有当感染后结缔组织被溶化，而代之以炎性产物，间隙才出现。间隙之间可直接交通，或借结缔组织和通行于间隙中的神经血管间接相连。面部间隙感染有3种扩散方式，即直接蔓延、淋巴性扩散和血源性扩散，其中直接蔓延是主要的扩散方式。感染可局限于一个间隙，也可波及相邻的几个间隙，引起多间隙感染。

（1）眶下间隙（infraorbital space）（图1-63）：此间隙在眶下区上颌骨前壁与面部表情肌之间。眶下间隙内有出眶下孔的眶下神经与血管，并有面静脉与面动脉经过，经颊脂肪垫可与翼颌间隙相交通，该间隙感染可循上述结构扩散，并可通过面静脉逆延至海绵窦，因而面静脉在口角平面以上很少有瓣膜，即使有也都是单瓣，小而薄弱，因此，难以阻挡血液逆流。

（2）颞间隙（temporal space）（图1-64）：颞间隙有颞浅与颞深之分，颞筋膜与颞肌之间是颞浅间隙，颞肌与颞鳞部骨膜之间是颞深间隙。间隙内皆充满疏松结缔组织，可借颊脂肪垫或其周围的脂肪、神经、血管与其邻近的间隙相通连。

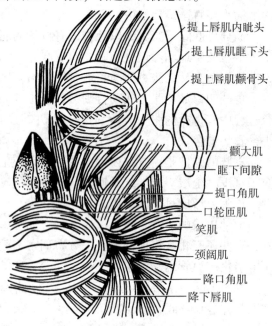

提上唇肌内眦头
提上唇肌眶下头
提上唇肌颧骨头
颧大肌
眶下间隙
提口角肌
口轮匝肌
笑肌
颈阔肌
降口角肌
降下唇肌

图1-63　眶下间隙的解剖位置

颞间隙感染后，由于颞肌坚厚，颞筋膜致密，颞深部的脓肿难以自行破溃，而积存在颞骨的表面，容易压迫骨皮质，引起骨皮质坏死，导致骨髓炎。颞骨鳞部的骨质是颅骨中最薄弱的部分，其内、外骨板之间板障甚少，因此感染可直接由此向颅内扩散，或通过脑膜血管并发颅内感染，感染也可经颞下窝与翼腭窝，循颅底的孔裂而进入颅内。

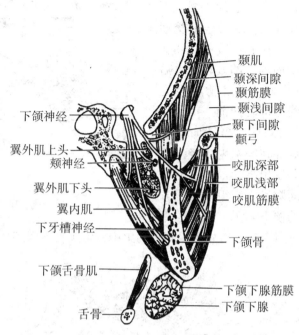

图1-64　颞间隙与颞下间隙的解剖位置（冠状面）

（3）颞下间隙（infratemporal space）（图1-64）：位于颞下窝内，上界是蝶骨大翼的颞下面，下界为翼外肌的下缘，前界为上颌骨的后外侧面，后界为茎突及附着于茎突的肌肉，内侧界为蝶骨翼突外侧板及咽侧壁，外侧界为颞肌下部和下颌支上部的内面。该间隙的下部是翼颌间隙，二者以翼外肌下缘为界。间隙内有上颌动脉及其分支、三叉神经第3支和翼静脉丛。间隙中的结缔组织随神经、血管伸至邻近间隙，因此，颞下间隙同颞间隙、咽旁间隙及颊间隙广泛交通，并借眶下裂通眶，借卵圆孔、棘孔通颅腔，借翼静脉丛连海绵窦。由于颞下间隙位于颌面部诸间隙的中央，一旦感染易累及周围各间隙，引起继发性的多间隙感染。

（4）咬肌间隙（masseter space）（图1-65）：亦称咬肌下颌间隙，位于下颌支的外侧面与咬肌之间。前界为咬肌的前缘，后界为下颌支后缘或腮腺组织，上界为颧弓下缘，下界是下颌骨下缘。由于咬肌附于下颌支外面的下部，因此，咬肌间隙仅存在于咬肌上部的深面。由于间隙外侧是坚厚的咬肌，内侧是下颌支骨壁；间隙的上、下均是致密的结缔组织及附着于颧弓和下颌骨下缘的肌肉，故间隙的炎症常局限于间隙内，不易扩散。但有时可借颊脂肪垫的突起向前波及颊间隙，向上至颞下间隙，但同翼颌间隙不直接交通，而被下颌支的冠突与髁突间的筋膜分隔。该间隙的感染常来自边缘性的下颌骨骨髓炎，感染常经蜂窝组织、淋巴管和血管进入咬肌间隙。

（5）翼颌间隙（pterygomandibular space）（图1-66）：是颌面部的一个深间隙，位于下颌支内面与翼内肌外面之间。上界为翼外肌下缘，下界为翼内肌附着处，前界是颊咽筋膜，后界是下颌支后缘和腮腺。间隙内有下牙槽神经、动脉、静脉以及舌神经等。下牙槽神经起初在翼外肌的深面，下降至翼颌间隙时，在此接受舌神经的交通支，继而向前下进入下颌孔；舌神经约在翼外肌后缘平面接受面神经的鼓索，以后经翼内肌与下颌支之间，下牙槽神经之前，至下颌舌骨肌线后部转向前，离开翼颌间隙至茎突舌肌的外侧，再转向前抵舌。上颌动脉的下颌部在间隙内多经上述两条神经的浅面，并发出下牙槽动脉与同名神经伴行。翼颌间隙借结缔组织与上方的颞下间隙、下方的颌下间隙、前方的颊间隙和后内方的咽旁间隙相连通。翼颌间隙的感染，常来自下颌磨牙的炎症。

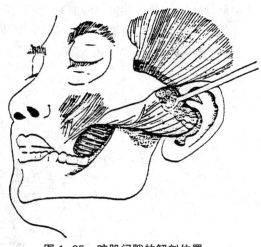

图 1-65　咬肌间隙的解剖位置

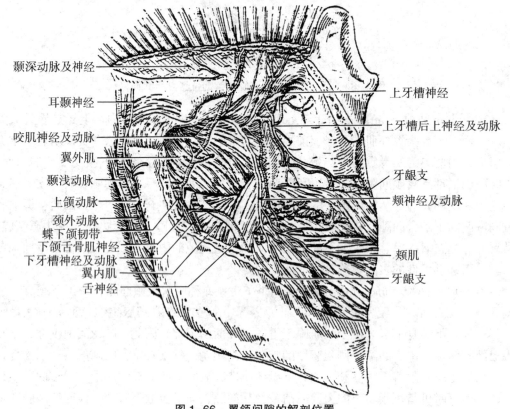

颞深动脉及神经———
耳颞神经———
咬肌神经及动脉———
翼外肌———
颞浅动脉———
上颌动脉———
颈外动脉———
蝶下颌韧带———
下颌舌骨肌神经———
下牙槽神经及动脉———
翼内肌———
舌神经———

———上牙槽神经
———上牙槽后上神经及动脉
———牙龈支
———颊神经及动脉
———颊肌
———牙龈支

图 1-66　翼颌间隙的解剖位置

（6）颊间隙（buccal space）：位于上、下颌骨之间，相当于颊肌所占据的范围。它的上界是颧弓和咬肌的起始部，下界是下颌骨下缘，后界为咬肌的前缘，前界为颧大肌和降口角肌或由颧骨下缘至鼻唇沟经口角至下颌下缘连线，外侧界是皮肤和浅筋膜。间

颈肩腰腿痛应用解剖学

隙内有颊脂肪垫、颊肌淋巴结和上颌淋巴结。

（7）腮腺间隙（parotid space）：颈深筋膜的浅层在咬肌的后缘分为深、浅两叶，包被腮腺，形成腺囊。腺囊的浅叶致密，深叶较薄，并有部分缺损，经此与咽旁间隙的前部相通。

腮腺间隙是指腮腺囊内的潜在性裂隙而言，它的上界为外耳道及颞下颌关节，下界在下颌角的稍下方，前界为咬肌和下颌支，后界为胸锁乳突肌上部的前缘，内侧界为茎突肌群及咽侧壁，外侧界是腮腺筋膜。间隙内除腮腺外，尚有腮腺内淋巴结。腮腺间隙与咽旁间隙、咬肌间隙和翼颌间隙关系密切，但与颌下间隙有茎突下颌韧带分隔。

5. 面部肌肉　包括面肌和咀嚼肌。

（1）面肌（facial muscles）（图 1-67）：又称表情肌，属于皮肌（cutaneous muscle），薄而纤细，起自面颅诸骨或筋膜，止于皮肤，收缩时牵动皮肤，可使面部呈现各种表情，并参与咀嚼、语言运动。面肌纤维走向，常与面部皮肤的皮纹相交错，当面部外伤或切断表情肌后，由于表情肌的牵引，创口裂开较大，创缘内卷，所以在缝合时，应缝合表情肌。

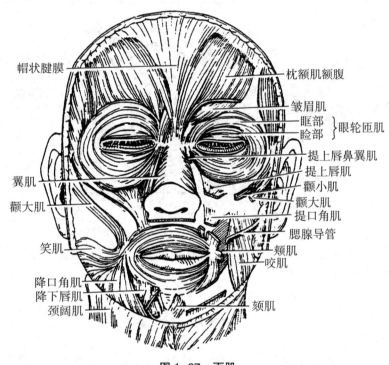

图 1-67　面肌

表情肌除了位于颅顶部的枕额肌和自颈部延至面部的颈阔肌外，其余的表情肌都分布在眼、鼻、口、耳周围，呈环状或放射状排列，收缩时可关闭或开大孔裂。表情肌由面神经支配，面神经至各肌的肌支，大都紧靠该肌的后缘，自深面进入肌肉。

面部表情肌按所在部位分为口、鼻、眶、耳与颅顶肌 5 组，颅顶肌、耳周围肌已于前述。

1）眼周围肌：包括眼轮匝肌、皱眉肌、降眉肌。

A. 眼轮匝肌（orbicularis oculi）：围绕眼裂周围的皮下，为椭圆形扁肌，深面紧贴于眶部骨膜及睑筋膜的浅面，分眶部、睑部和泪部。

眶部（orbital part）：为三部分中最大的部分，为眼轮匝肌最外围的肌束，在眼眶的前面，肌纤维起自睑内侧韧带及其周围的骨性部（上为额骨鼻部，下为上颌骨额突），肌束呈弧形，弓向外侧，在外眦处，上、下部肌纤维相互交错，于该处部分肌纤维止于皮肤，部分肌纤维移行于邻近诸肌（额肌和提上唇肌）。作用为使眶部周围皮肤产生皱纹，使眉下降，上提颊部皮肤，使睑用力闭合。

睑部（palpebral part）：位于眼睑皮下，肌束很薄，其深面穿插上睑提肌。起自睑内侧韧带及其邻近的骨面，肌纤维弓向外侧，在睑外侧韧带附近，上、下睑的肌束相互会合，止于睑外侧韧带。作用为眨眼，并能舒张额部皮肤。

泪部（lacrimal part）：位于睑部的深面，起自泪骨的泪后嵴和泪囊的深面及浅面，弓向外侧，与睑部肌纤维相互结合。作用为使眼睑紧贴于眼球上，防止外来异物侵入和藏于结膜囊内，同时使泪囊扩大，囊内产生负压，以促进泪液的流通（图 1-68）。

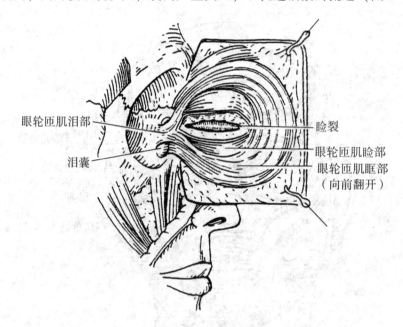

图 1-68　眼轮匝肌泪部与泪囊的关系

眼轮匝肌受面神经的颞支和颧支支配。面神经麻痹时，可致下睑外翻及溢泪。

B. 皱眉肌（corrugator supercilii）：位于眼轮匝肌眶部及额肌的深面，两侧眉弓之间，起自额骨鼻部，肌纤维斜向上外，终于眉部皮肤。此肌收缩时牵眉向内下，使鼻根部皮肤产生纵沟，出现皱眉的表情（如疼痛时的表情）。皱眉肌受面神经颞支支配。

C. 降眉肌（depressor supercilii）：为额肌的延续部分，起自鼻根部，向上终于眉间部皮肤，牵引眉间部皮肤向下，使鼻根部的皮肤产生横纹。

2）鼻周围肌：不发达，分为三块小肌。

A. 鼻肌（nasalis）：发育较好，可分为横部和翼部。

横部，又叫压鼻孔肌（compressor naris）：位于外鼻下部的两侧皮下，在提上唇肌的深面，起自上颌骨尖牙及侧切牙的牙槽，肌纤维先斜向上外方，然后绕过鼻翼逐渐增宽，弯向内方，在鼻背与对侧者借腱膜相连。此肌收缩时，使鼻孔缩小。

翼部，又称鼻孔开大肌（dilator naris）：居上肌的内侧部，较上肌弱小。肌纤维向上，较短，止于鼻翼软骨的外侧面。此肌收缩时，牵引鼻翼向下外方扇动，尚能使鼻孔扩大。

B. 降鼻中隔肌（depressor septi）：分深、浅两部，浅部起自口轮匝肌；深部起自上颌骨的中切牙的牙槽轭，止于鼻中隔软骨的下面。作用为牵引鼻中隔下降。

C. 降眉间肌（procerus）：位于鼻根处，与额肌内侧部延续，起自鼻背下部的筋膜和外侧鼻软骨的上部，向上止于眉间部皮肤。可牵拉眉间部皮肤向下，使鼻根部的皮肤产生横纹。

鼻周围肌均受面神经颊支支配。

3）口周围肌：直接与唇、颊的运动有关。由于人类语言机能极为复杂，因而口周围肌高度分化，形成相互掩盖、相互交错的复杂肌群。其中只有口轮匝肌是环行的，其他肌肉皆呈放射状排列。按其所在位置，可分为浅、中、深3层。

A. 浅层：

口轮匝肌（orbicularis oris）：或称口括约肌（sphincter of oris），位于口裂周围的口唇内，为椭圆形的环形扁肌，上至外鼻，下至颏结节的上方，肌纤维部分起自下颌骨及下颌骨的切牙窝，部分起自口角附近的黏膜及皮肤内，部分肌纤维为颊肌、提口角肌、颧大肌及降口角肌的延续。其他所有至口周围的肌肉，皆交错编织于该肌内。收缩时可使口裂紧闭，并可做努嘴、吹口哨等动作，若与颊肌共同作用，可做吸吮动作。受面神经的颊支和下颌缘支支配。一侧面神经瘫痪时，该肌张力消失，则口涎外溢，同时努嘴、吸吮、吹口哨等动作皆丧失。

提上唇肌（levator labii superioris）：位于眶下部的皮下，近似四角形的扁肌。起点分3头：①颧头：又叫颧小肌（zygomaticus minor），是提上唇肌的最外侧部，在眼轮匝肌的下方或深面，起自颧骨外侧面，颧上颌缝后方，略与颧大肌平行。②眶下头：居提上唇肌的中部，最宽，在眼轮匝肌的覆盖下，起自上颌骨的眶下缘至眶下孔之间的骨面，向下内与口轮匝肌肌束交织，止于上唇外侧的皮肤，在眶下头的深面与提口角肌之间，有眶下神经和眶下血管。③内眦头：为此肌的最内侧部，起自上颌骨额突上部，斜向外下方，分成内、外侧两片，内侧片止于鼻翼软骨与皮肤，外侧片斜行向下，与眶下头交织，止于上唇外侧半的皮肤。此肌上提上唇，牵引鼻翼向上，使鼻孔开大，同时使鼻唇沟加深。受面神经颊支与颧支支配。

颧大肌（zygomaticus major）：位置表浅，呈带状。起自颧骨颧颞缝前方，斜向下前方。行经咬肌、颊肌及面动脉、面静脉的浅面，止于口角的皮肤和颊黏膜，部分肌纤维移行于口轮匝肌。此肌牵拉口角向上外方活动，使面部表现笑容。由面神经颧支支配。

笑肌（risorius）：菲薄，呈带状或三角形。起自腮腺咬肌筋膜，在颈阔肌面部纤维的上缘，或覆盖于该部纤维的浅面，行向前下，越过咬肌与面动、静脉，止于口角的皮肤和黏膜，此肌牵拉口角向外侧，显示微笑面容。受面神经颊支支配。

降口角肌（depressor anguli oris）：位于口角下部的皮下，为三角形的扁肌。起自下颌骨体下缘的外侧面（颏结节与第1磨牙之间），肌纤维斜向上内方，经颏孔浅面，集中于口角，部分肌束止于口角的皮肤，部分肌束与口轮匝肌的上部、笑肌和提口角肌相延续。有时有的肌束可与对侧者相交。收缩时，使口角下垂，产生悲伤、不满及愤怒的表情。降口角肌由面神经下颌缘支支配。

B. 中层：

提口角肌（levator anguli oris）：位于提上唇肌及颧大肌的深面，起自眶下孔下方的尖牙窝，肌纤维斜向下外方，集中于口角，部分肌纤维终于口角皮肤，部分肌纤维与降口角肌结合，部分肌纤维至下唇，移行于口轮匝肌。此肌收缩时，上提口角。受面神经颊支支配。面动脉横过提口角肌的下部，眶下神经、血管则由提口角肌及覆盖此肌的结缔组织中穿出。

降下唇肌（depressor labii inferioris）：呈方形，其外侧部被降口角肌的前部所遮盖。起自下颌体前面颏孔至颏结节之间的斜线，肌纤维斜向内上方，与对侧同名肌会合，并与口轮匝肌相互交错止于下唇的皮肤和黏膜。此肌收缩时，使下唇下降，产生惊讶、愤怒的表情。受面神经颊支支配。

C. 深层：

切牙肌（incisive muscle）：位于口轮匝肌的深面，上、下各二，起自上、下颌骨侧切牙的牙槽轭与尖牙牙槽轭之间，肌纤维向外侧终于口角皮肤及黏膜。此肌收缩时，牵引口角向内侧。该肌有时阙如。

颏肌（mentalis）：位于降下唇肌的深面，呈锥状，起自下颌骨侧切牙及中切牙的牙槽轭部，肌纤维向内下方逐渐增宽，与对侧者靠近，终于颏部皮肤。此肌收缩时，上提颏部皮肤，使下唇前伸。受面神经的下颌缘支支配。

颊肌（buccinator）：位于颊部，被提口角肌、颧大肌、笑肌和降口角肌遮蔽，内面贴于口腔黏膜，为一长方形的扁肌，起点成弧形，起自下颌骨颊肌嵴、上颌骨的牙槽突的后外侧面及翼突下颌缝（或颊咽缝，为分隔颊肌与咽上缩肌，延伸于翼突内侧板的翼突钩至下颌骨第3磨牙后部之间的结缔组织束，其位置相当于翼内肌的前缘），起自上述各部位的肌束，向前至口角，部分终于口角的皮肤，部分移行于上、下唇，直接混入口轮匝肌。其中一部分肌纤维于口角后部上、下交叉（即下部的肌纤维至口轮匝肌的下唇部）。该肌中部，对着上颌第2磨牙附近处被腮腺管所贯穿。此肌与口轮匝肌共同作用，能做吹喇叭、吹口哨动作，故该肌又名吹奏肌。在咀嚼时，与舌共同协作，使食物在上、下列牙齿之间磨碎。当该肌瘫痪时，食物便堆积于口腔前庭内。中风患者，若见食物堆积于口腔前庭，便是颊肌瘫痪的佐证。在表情动作中可使口裂向两侧张大，例如在大哭和大笑时，将口角拉向两侧，单侧收缩，使口角拉向同侧。该肌与咬肌之间隔以筋膜（颊咽筋膜），为表情肌唯一被覆有筋膜者。受面神经颊支支配。

（2）咀嚼肌（masticatory muscles）：狭义的咀嚼肌共有4对，强而有力，作用于颞下颌关节，其排列与下颌关节的运动特点相适应。均由三叉神经运动纤维支配，按其位置分为浅、深两层。

1）浅层：

颞肌：已于前述。

咬肌（masseter）（图1-69、图1-70）：位于下颌支外侧的皮下，咀嚼时由表面可以观察到，为长方形扁肌，自颧弓至下颌支的外面，此肌被不完全地分为深、浅两层。浅层纤维借肌腱起自颧弓下缘的前2/3，肌纤维斜向下后，覆盖着深层，但在颞下颌关节前方，深层未被遮盖，可见一三角形区域。深层纤维以肌性起始于颧弓后1/3及其内侧面，深层肌纤维垂直下降。两层汇合，止于下颌支外面的咬肌粗隆。深层纤维附着于浅层附着处的上方。深、浅两层的纤维在后部被疏松结缔组织分隔，在前部二者互相重叠。其作用为上提下颌骨，同时向前牵引下颌骨。受下颌神经的咬肌神经支配。

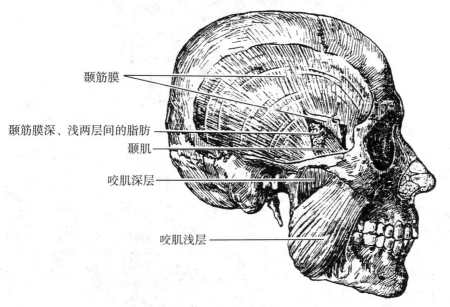

颞筋膜

颞筋膜深、浅两层间的脂肪

颞肌

咬肌深层

咬肌浅层

图1-69　咀嚼肌（一）

咬肌前面为皮肤、颈阔肌、笑肌、颧大肌和腮腺，横过咬肌表面有腮腺导管、面神经的分支和面横动脉；深面有颞肌附着部及下颌支。在咬肌与颊肌及其神经之间有脂肪块分隔，咬肌神经经下颌切迹后部达咬肌深面。后缘被腮腺覆盖，前缘遮盖颊肌。

2）深层：

翼内肌（medial pterygoid）：是咀嚼肌中最深的一块，位于下颌支的内侧，上端被翼外肌遮盖。在形态与功能上同咬肌极相似，但比咬肌力量弱。最内面的纤维起自翼突外侧板的内面，下部纤维起自腭骨锥突的外下面及上颌结节。肌纤维斜向后外下方，止于下颌骨内侧面的翼肌粗隆。在下颌角的后下缘，翼内肌与咬肌以肌腱相连。

翼内肌内部肌纤维与腱性部相互交织，肌纤维可起自一部分腱，而止于另一部分腱，使腱性纤维与肌性纤维排列成一定角度，这可增加肌肉收缩的力量。

翼内肌的外侧面是下颌支的内侧面，两者之间的上部有翼外肌、蝶下颌韧带、上颌动脉、下牙槽神经血管、舌神经及腮腺的一个突起，内侧面是腭帆张肌、分隔咽上缩肌与翼内肌的茎突咽肌和茎突舌肌（图1-71）。

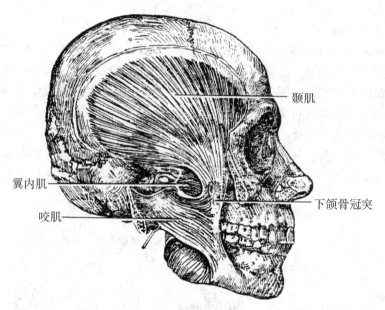

图 1-70　咀嚼肌（二）

翼内肌单侧收缩时，使下颌骨向对侧移动；两侧同时收缩时，上提下颌骨，并使其向前移动。翼内肌受下颌神经的翼内肌神经支配。

翼外肌（lateral pterygoid）：水平位于翼内肌的上方，呈三角形。起点有 2 个头，较大的下头起自翼突外侧板的外面，较小的上头起自蝶骨大翼的颞下面。上头的纤维几乎水平行向后外，下头的上部纤维也多呈水平位，下部纤维斜向上。两头在起点处被一大小不定的裂隙分隔，但在颞下颌关节的

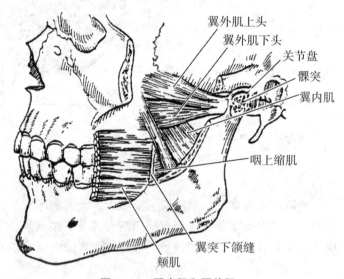

图 1-71　翼内肌和翼外肌

前面相互衔接，止于下颌骨关节突内侧翼肌凹、下颌关节囊及关节盘的前缘。

翼外肌单侧收缩时，使下颌骨向对侧移动；双侧收缩时，使下颌骨向前移动。翼外肌受下颌神经的翼外肌神经支配。

四块咀嚼肌中，特别是翼外肌，它是颞下窝的重要肌性标志，在其周围有下颌神经与上颌动脉以及它们的分支通过。从翼外肌上缘穿出的有颞深前、后血管和神经；该肌下缘为翼内肌，从两肌之间穿出而走在翼内肌浅面的从前向后有舌神经、下牙槽神经和血管；该肌浅面有上颌动脉及其分支；深面有脑膜中动脉、下颌神经干及其发出的耳颞

神经和面神经的鼓索。从翼外肌两头之间穿出的有颊神经和血管。在肌肉内和其周围有翼静脉丛。

（二）血管

1. 动脉 面部的动脉极为丰富，除眼内眦部、鼻背及颞部由颈内动脉分支供应外，面部其余部分，均直接或间接由颈外动脉分支供应，面深部由上颌动脉供应。上颌动脉、面动脉及颈内动脉的分支，在面浅部，尤其是在眼裂、口裂周围，形成广泛的吻合。

（1）面动脉（facial artery）（图 1-58）：平下颌角高度，起自颈外动脉。起始后，初在颈阔肌与咽上、中缩肌间，行向前内上方，经二腹肌后腹、茎突舌骨肌和舌下神经的深面，至颌下三角，向前下方，穿入颌下腺鞘内，出颌下腺鞘后，在咬肌附着处前缘勾绕下颌骨下缘转至面部，移行于面动脉的面段。在下颌骨下缘处，面动脉多位于面静脉的前方。面动脉与面静脉的浅面仅覆以皮肤、颈阔肌以及由后向前走行的面神经分支——下颌缘支。所以面动脉在下颌骨下缘处位置表浅，是临床触摸面动脉的搏动、压迫或结扎面动脉的适宜部位。

面动脉至面部后，渐与面静脉分开，在颈阔肌、笑肌、颧大肌的深面与颊肌、提口角肌的浅面间，迂曲行向前内上方，经口角外侧、鼻外侧，至眼内眦部，与眼动脉的分支——鼻背动脉吻合。

面动脉在面部可发出许多分支，依各分支的起始位置与走向的不同，分为前、后 2 组。

1）后组分支：起自面动脉的后壁。自下而上有至咬肌的咬肌支、至颊部的颊支及至眶下部的眶下支。此组分支可与面横动脉、上颌动脉的同名分支吻合。

2）前组分支：自面动脉前壁发出，共 4 支，自下而上为：

下唇动脉（inferior labial artery）：在近口角处发出，斜向上前，经降口角肌的深面，至口轮匝肌的实质内。经过中稍迂曲，至下唇的腺体、黏膜和下唇诸肌。与对侧同名动脉和下牙槽动脉的颏支吻合。

上唇动脉（superior labial artery）：自口角外上方处发出，较下唇动脉稍大，穿口轮匝肌，在此肌与上唇黏膜之间，与对侧的同名动脉吻合。除营养上唇外，其在面前正中线处，一般垂直向上发出一支鼻中隔支，至鼻底分成左、右两支，参加鼻中隔前下部的 kiesselbach 血管网。

鼻翼支：为面动脉发向鼻翼的分支。此支多在鼻孔平面起于面动脉干，有时也可起自上唇动脉、眶下动脉或内眦动脉。

鼻外侧动脉（lateral nasal artery）：由面动脉终末支——内眦动脉发出，至鼻翼和鼻中隔，并可与上唇动脉的鼻翼支及鼻中隔支、眼动脉的鼻背动脉及上颌动脉的眶下动脉等吻合。

内眦动脉（angular artery）：为面动脉的终支，当面动脉经过提上唇肌的眶下头深面，进入提上唇肌的内眦头时，即改名为内眦动脉。内眦动脉沿鼻沿外侧向上至眼内眦部，与眼动脉的鼻背动脉在鼻背吻合。

（2）颞浅动脉（superficial temporal artery）：是颈外动脉的终支之一。其行程已于前述，在面部分支有：

1）腮腺支（parotid branch）：有数小支，至腮腺。

2）咬肌动脉（masseteric artery）：起于面横动脉，自咬肌后缘进入该肌后，行于咬肌深、浅部纤维之间。

3）面横动脉（transverse facial artery）：在腮腺内起自颞浅动脉，向前穿经腮腺实质，横过咬肌表面，经颧弓与腮腺管之间，并有 1~2 面神经分支与其伴行，最后分为数支至腮腺、腮腺管、咬肌及附近皮肤。并与面动脉、颊动脉、咬肌动脉及眶下动脉的分支吻合。

4）颞中动脉（middle temporal artery）：在颧弓的稍上方发出，穿颞筋膜入颞肌。经颞鳞外面的颞中沟内，与上颌动脉的分支颞深动脉吻合。

5）颧眶动脉（zygomaticoorbital artery）：在颧弓平面或其稍上方发出，沿颧弓上缘，经过颞筋膜的两层之间，至眶外侧，分布于眼轮匝肌，并与眼动脉和泪腺动脉吻合。

6）耳前动脉（anterior auricular arteries）：为 2~3 个小支，在耳郭的前方，由颞浅动脉发出，分布在耳郭及外耳道，并与耳后动脉吻合。

（3）眼动脉（ophthalmic artery）（图 1-72）：眼动脉在颈内动脉刚从海绵窦穿出，并行经前床突内侧时发出，分出后与视神经共同包于视神经的硬膜鞘中，沿视神经外下方，经视神经管入眶。居外直肌与视神经之间，并在动眼神经、滑车神经、展神经、三叉神经的眼支、睫状神经节等结构的内侧斜行，此时动脉呈弓状，又经视神经与上直肌之间，继沿上直肌下缘与内直肌之间，前行于眶隔后方，分为鼻支和额支 2 个终末支。眼动脉或眼动脉的分支泪腺动脉，常有 1 支经眶上裂与脑膜中动脉相吻合，有时眼动脉亦发自脑膜中动脉。

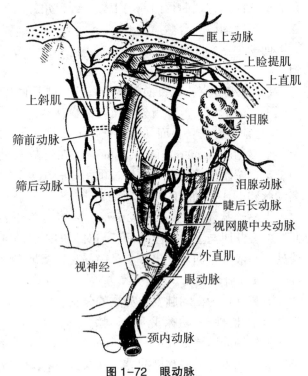

眼动脉的分支如下：①视网膜中央动脉（central artery of retina）：分布于视网膜。②泪腺动脉（lacrimal

图 1-72 眼动脉

artery）：行于上直肌与外直肌之间，伴泪腺神经分布到泪腺，其终支越过泪腺后则分成上、下睑外侧的动脉支，至上、下睑，参加睑板动脉弓。③睫后短动脉（short posterior ciliary arteries）：供应脉络膜及视网膜外层。④睫后长动脉（long posterior ciliary arteries）：供应脉络膜前部、睫状体和虹膜。⑤眼肌支（oculomuscular branches）：常有上、下两支。上支营养上直肌、上斜肌及上睑提肌；下支营养内、外、下直肌及下斜肌。由4个直肌的动脉发出睫状前动脉，供应结膜、角膜、虹膜及睫状体。⑥眶上动脉（supraorbital artery）、额动脉已于前述。⑦筛动脉（ethmoidal artery）：分筛前、筛后动脉。筛前动脉伴随鼻神经穿过眶颅管到达颅前窝，又经筛骨板的前部裂孔入前筛窦和鼻腔，筛后动脉随同名神经进入眶筛管，后分布于后鼻腔上部和筛窦的黏膜。⑧鼻背动脉（dorsal nasal artery）：为眼动脉终支之一，在眶内上角处穿眶隔，从鼻根部两侧穿出，沿鼻背下行，与内眦动脉吻合，供应鼻根部皮肤与泪囊。⑨睑内侧动脉（medial palpebral arteries）：在上斜肌的滑车下，发上、下两支至上、下睑，参加睑板动脉弓。⑩脑膜返动脉（recurrent meningeal artery）：经眶上裂外部向后，与脑膜中动脉及脑膜前动脉吻合。

（4）上颌动脉（maxillary artery）（图1-58）：也是颈外动脉的终末支之一。在下颌颈处与颞浅动脉呈直角发出，经下颌颈与蝶下颌韧带之间进入颞下窝，继续内进，经翼外肌下头的表面或其深侧，在该肌两头之间入翼腭窝。动脉全程可分为三部分（图1-73、图1-74）：

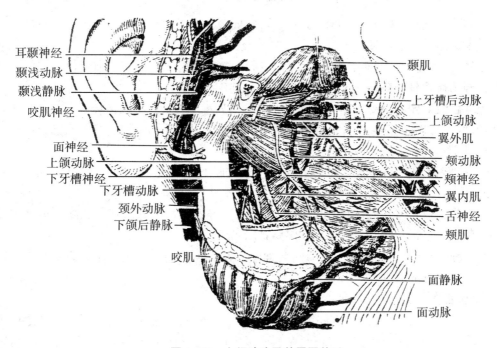

图1-73 上颌动脉及其周围关系

1）下颌部：在下颌颈与蝶下颌韧带之间，向内经耳颞神经及翼外肌的下方，横过下牙槽神经的前方。发出以下分支：

A. 耳深动脉（deep auricular artery）：常与鼓室前动脉共干，经腮腺实质上升，在下颌关节之后穿外耳道软骨部或骨部，至外耳道和鼓膜外面，并发小支至颞下颌关节。

B. 鼓室前动脉（anterior tympanic artery）：在下颌关节之后，经岩鼓裂入鼓室。在鼓膜内面与鼓室后动脉形成血管环，此外，还与翼管动脉和颈鼓支吻合。

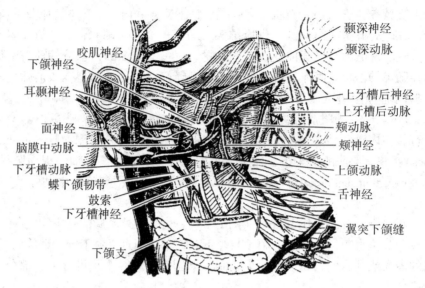

图 1-74　面侧深区的血管和神经

C. 下牙槽动脉 (inferior alveolar artery)：向前下经下颌孔入下颌管，最后自颏孔穿出形成颏动脉。经过中发出如下分支：

下颌舌骨肌支 (mylohyoid branch)：在下牙槽动脉末入下颌管以前发出，伴随同名神经，经下颌舌骨沟前进，至同名肌和二腹肌前腹。

至牙根及牙龈的小支：在下颌管中发出一系列小支，进入下颌诸牙的牙髓和牙龈。

颏动脉 (mental artery)：是下牙槽动脉的终支，出颏孔到颏部。营养颏部诸肌和下唇。与颏下动脉和下唇动脉吻合。

D. 脑膜中动脉 (middle meningeal artery) 和脑膜副支 (accessory meningeal branch)：详见脑膜血供。

2) 翼肌部：上颌动脉自第 1 段斜向前上方，经颞肌与翼外肌下头之间 (或经翼外肌的深侧)，再经翼外肌两头间移行于第 3 部。此部发出以下分支：

A. 咬肌动脉：是一小支，伴随同名神经，经下颌切迹至咬肌。在肌的实质内与面动脉和面横动脉的分支吻合。

B. 翼肌支 (pterygoid branches)：分布至翼内、外肌。

C. 颞深前动脉 (anterior deep temporal artery)：经蝶骨大翼外面与颞肌前部之间上升，至颞肌前部。可有小支穿经颧骨和蝶骨大翼的小孔与泪腺动脉吻合。

D. 颞深后动脉 (posterior deep temporal artery)：经颞鳞与颞肌后部之间，至颞肌后部。与颞中动脉分支吻合。

E. 颊动脉 (buccal artery)：伴随同名神经在下颌支与颞肌下部的深面，向前行至颞肌下部前缘穿出，至颊肌的外面营养该肌、口腔黏膜、上颌牙龈以及附近面肌等。可与面动脉分支吻合。

3) 翼腭部：从翼外肌两头间经翼突上颌裂进入翼腭窝，至翼腭神经节的前方分为数支至附近诸结构。

A. 上牙槽后动脉（posterior superior alveolar artery）：上颌动脉进入翼腭窝以前发出，沿上颌骨体后面下降，一部分分支经牙槽孔入牙槽管至磨牙、前磨牙及上颌窦的黏膜。有些分支沿骨面继续下降，分布至牙龈、牙槽骨膜、颊黏膜和颊肌等。

B. 眶下动脉（infraorbital artery）：起自上颌动脉或与上牙槽后动脉共干，向上前方行进，经眶下裂至眶腔，然后伴随眶下神经，经眶下沟、眶下管，出眶下孔至面部。其终末支至上唇、下睑、泪囊以及鼻的外侧面。与内眦动脉、上唇动脉、面横动脉以及眼动脉的鼻背动脉等吻合。眶下动脉穿经眶下管过程中，尚发出分支至牙槽。

C. 腭降动脉（descending palatine artery）：在翼腭窝中发出，伴随腭神经沿翼腭管下降，分为腭大动脉和腭小动脉。

腭大动脉（greater palatine artery）：自腭大孔穿出，沿腭沟前进至硬腭黏膜、黏液腺及牙龈。其中前部的一支至切牙管与蝶腭动脉的分支吻合。

腭小动脉（lesser palatine artery）：自腭小孔穿出至口腔，分布于软腭及扁桃体，并与腭升动脉吻合。

D. 蝶腭动脉（sphenopalatine artery）：是上颌动脉的终支，经蝶腭孔至鼻腔后部分为两支，即鼻后外侧动脉和鼻中隔后支（posterior septal branches），营养鼻腔侧壁和鼻中隔。蝶腭动脉是鼻部主要血液来源。严重鼻出血在一般非手术治疗无效时，采用结扎蝶腭动脉可获得理想效果。

E. 翼管动脉（artery of pterygoid canal）：起自上颌动脉或腭降动脉，向后经翼管至咽腔上部，并有小支至咽鼓管和鼓室。

2. 静脉（图1-75）　面部的静脉按所在位置的浅、深分为浅静脉和深静脉，它们分别与同名动脉相伴行，收集面浅部和深部的静脉血。面浅、深静脉间可借交通支相互交通，面部的静脉也可借交通支与颅内静脉交通，是颅外炎症向颅内扩散的重要途径。

（1）面浅静脉（图1-59）：

1）面静脉（facial vein）：与面动脉伴行，多以内眦静脉起自眼内眦处，循面动脉的后方下行，经颧大肌、笑肌、颈阔肌的深面与颊肌、咬肌的浅面间，在咬肌前缘下角处，绕下颌骨下缘，至颌下三角，再经颌下腺、二腹肌后腹及茎突舌骨肌的浅面，在舌骨上缘处注入面总静脉，经面总静脉，最后汇入颈内静脉。面静脉收集面动脉分布区域的静脉血。其属支有如下几支：

滑车上静脉和眶上静脉：已在颅顶区叙述。

上睑静脉（superior palpebral veins）：起始于上睑，注入内眦静脉。上睑静脉向外与颞中静脉交通。

鼻外静脉（external nasal veins）：上部的小支注入内眦静脉。起自鼻翼的小静脉，水平向外注入面静脉。

下睑静脉（inferior palpebral veins）：起自下睑，与眶下静脉交通。向内、向下汇入面静脉。

面深静脉（deep facial vein）：是翼静脉丛和面静脉的交通支。自颞下窝向前经咬肌的深侧至颧骨下方，达颧肌深侧，注入面静脉。

上唇静脉和下唇静脉（superior and inferior labial veins）：起自上唇和下唇的静脉

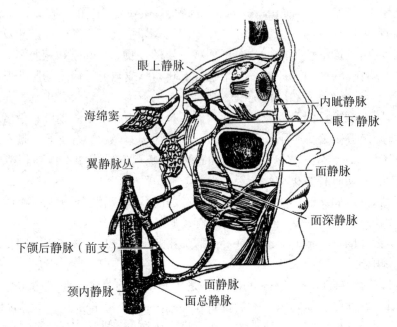

眼上静脉

海绵窦

翼静脉丛

下颌后静脉（前支）

颈内静脉

内眦静脉

眼下静脉

面静脉

面深静脉

面静脉

面总静脉

图 1-75　面静脉及其交通

丛，向外汇入面静脉。

下唇静脉与颏静脉交通；上唇静脉与眶下静脉交通。二者均可越过中线与对侧同名静脉相连。

咬肌静脉（masseteric veins）及腮前静脉（anerior parotid veins）：都是小静脉，收集颊部及腮腺和咬肌以上的部分静脉血。

颏下静脉（submental vein）：收集口腔底诸器官的血液，经下颌舌骨肌的表面，与同名动脉伴行，向后至下颌舌骨三角注入面静脉。

腭静脉（palatine vein）：与扁桃体动脉伴行，自软腭及扁桃体静脉丛收集血液，在下颌骨下方注入面静脉。

面静脉口角以上段缺少静脉瓣，因此其内的血液可与颅内海绵窦交通，其主要交通途径为：①通过内眦静脉借眶内的眼上、眼下静脉与海绵窦交通。②通过面深静脉经翼静脉丛、眼下静脉等与海绵窦交通。因此，当口角以上面部感染处理不当时，致病因子可沿上述交通途径至海绵窦，可能导致颅内的继发感染。故通常将两侧口角至鼻根间的三角区称为"危险三角"。

2）下颌后静脉（retromandibular vein）：为颞浅静脉的延续，向下经下颌支的后面、耳郭的前方，穿过腮腺实质，在此经过中位于颞浅动脉和颈外动脉的外侧，继续向下经二腹肌和茎突舌骨肌浅侧或深侧至下颌角，分为前、后两支，前支在二腹肌后腹之下与面静脉汇合组成面总静脉；后支参与颈外静脉的合成。由于下颌后静脉出腮腺下极后，有面神经的下颌缘支越过其浅面，可据此静脉作为寻找面神经的标志。下颌后静脉收集耳郭、顶部、颞部、咀嚼肌、下颌关节、下颌骨、下颌牙、鼻腔黏膜、中耳黏膜、硬脑膜以及板障等处的静脉血。其属支有如下几支：

颞浅静脉：已于前述。

面横静脉（facial transverse vein）：与同名动脉伴行，常为两支，沿咬肌表面向后注入下颌后静脉，向前经颧弓与腮腺导管之间与面静脉吻合。

颞下颌关节静脉（articular veins）：起自下颌关节周围的静脉丛，此丛接受来自鼓室黏膜的鼓室静脉（由岩鼓裂穿出）。

腮后静脉（posterior parotid vein）：自腮腺实质穿出。

耳前静脉（anterior auricular veins）：收集耳郭及外耳道前面的静脉血。

茎乳静脉（stylomastoid vein）：自面神经管经茎乳孔穿出。

上颌静脉（maxillary veins）：为下颌后静脉最大的属支，是具有瓣膜的单干或双干，起始于翼静脉丛，伴随同名动脉，向后经茎突下颌韧带与下颌颈之间注入下颌后静脉。

翼静脉丛（pterygoid venous plexus）（图 1-76）是位于颞下窝内，翼内、外肌与颞肌之间的静脉丛。翼静脉丛收纳与上颌动脉分支伴行的静脉，计有颞深静脉、蝶腭静脉、翼肌静脉、颊肌静脉、咬肌静脉、下牙槽静脉、脑膜中静脉等。

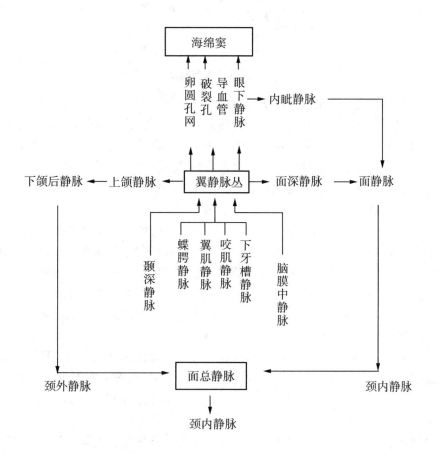

其主要输出静脉为上颌静脉。此外，还以眼下静脉（inferior ophthalmic vein）、卵圆孔静脉丛（crenoas rete of foramen ovale）及破裂孔导静脉（emissary vein of foramen

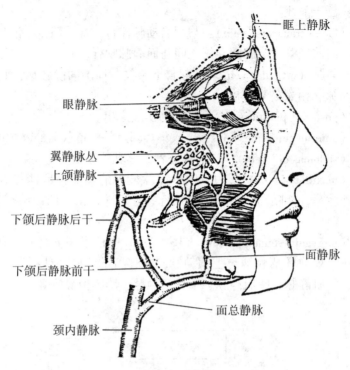

图 1-76　翼静脉丛

lacerum）连于海绵窦；并借面深静脉连于眼下静脉及面静脉。

3）面总静脉（common facial vein）：在下颌角的后方，由面静脉和下颌后静脉的前支组成。面总静脉位于颈动脉三角内，仅被颈阔肌及深筋膜遮盖，平舌骨高处注入颈内静脉，并有吻合支与颈外静脉相通。有时面总静脉主干合于颈外静脉，仅以小支与颈内静脉相连。面总静脉有时可接受甲状腺上静脉、咽静脉、舌静脉或舌下静脉的血液。

（2）面深部静脉：包括鼻腔静脉、眶内静脉等。

1）鼻腔静脉：鼻腔黏膜下的静脉与动脉伴行，构成一个丰富的血管网（丛），在鼻中隔的下部和中、下鼻甲的黏膜下更为丰富。自此网起始形成多数小静脉。有些小静脉注入蝶腭静脉，有些与面静脉相连，部分小静脉伴随筛动脉汇入眼静脉，自此向后连于海绵窦；另一些小静脉通过筛骨筛板的小孔与额叶眶面的脑静脉交通，若盲孔开放，则有鼻腔的小静脉穿过至上矢状窦。由于鼻腔静脉与颅内静脉窦和脑静脉有比较广泛的交通，因此鼻腔感染可以引起脑膜和脑的感染。

2）眶内静脉（internal orbital vein）（图 1-77）：眶的静脉由 2 个主要静脉形成，即眼上和眼下静脉，此 2 条静脉收集全部眶内组织（包括眼球）的静脉血，常于眶尖部合成一总干。眶的静脉向 3 个方向回流：①向后：眼上、下静脉注入海绵窦。②向前：经内眦静脉注入面静脉。③向下：则经眶下裂注入翼静脉丛。

眼上静脉：为眶内最大的静脉，起于眼球上方的前内侧，由眶上静脉与内眦静脉合成，与同名动脉伴行，向后越过视神经，在总腱环上方，经眶上裂内侧部进入海绵窦前部，在此静脉行走处，可显有大的静脉曲张，临床上所见的间歇性眼球突出症，有时可

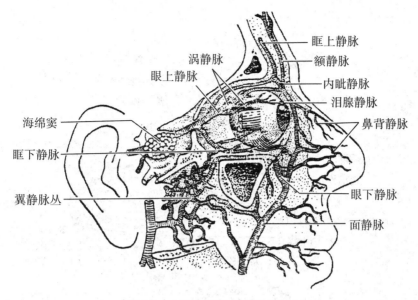

眶上静脉
涡静脉
额静脉
眼上静脉
内眦静脉
泪腺静脉
海绵窦
鼻背静脉
眶下静脉
翼静脉丛
眼下静脉
面静脉

图 1-77　眼眶的静脉及其交通

为此静脉曲张所致。眼上静脉收集睑、泪腺、大部分眼肌的静脉血及眼球的 2 个上涡静脉。

眼下静脉：起始于眶内侧壁及下壁前部的静脉丛，与眼上静脉合成总干而注入海绵窦。眼下静脉经眶下裂与翼静脉丛相交通，在眶下缘与面静脉相交通。眼下静脉收集下睑、泪囊区、下直肌与下斜肌的静脉支及 2 个下涡静脉。

眶的静脉无静脉瓣，静脉血可向任何方向回流，并且眼静脉与面静脉、海绵窦、鼻腔、翼腭窝等静脉，有丰富的血管吻合，因此切忌挤压面部化脓灶，以免感染侵入海绵窦而引起严重后果。

（三）面部的淋巴结及淋巴引流

面部的淋巴管和淋巴结较为丰富，在正常情况下，由于面部淋巴结较小，硬度与软组织相似，常不易触及，但当淋巴结受病变的累及后，才会出现肿大与疼痛。因而了解面部淋巴结的分布，收集范围及淋巴（lymph）引流方向，对面部炎症或肿瘤的诊断与治疗具有重要意义。

面部淋巴结虽较身体其他部位的淋巴结小，数目少，但仍具有沿血管排列的特点。主要有以下几组（图 1-78、图 1-79）：

1. 腮腺淋巴结（parotid lymph nodes）　为面部较大的淋巴结群，约有 20 个。根据淋巴结与腮腺的关系，又可将其分为浅、深两组。

（1）腮腺浅淋巴结（superficial parotid lymph nodes）：位于腮腺表面，包括耳前淋巴结和耳下淋巴结，收纳额区、颞区、耳郭、外耳道及上、下睑外侧部及鼻根部的淋巴。有时上唇与颧部的淋巴亦流至此组淋巴结。其输出管入腮腺深淋巴结和颈深上淋巴结。

1）耳前淋巴结数目较少，约 4 个，位于耳屏前方，腮腺咬肌筋膜浅面或在此筋膜

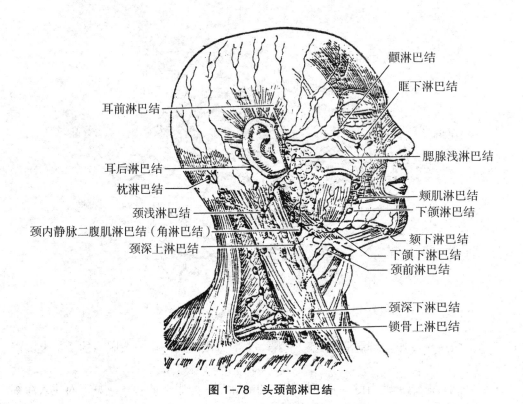

图 1-78　头颈部淋巴结

耳前淋巴结
耳后淋巴结
枕淋巴结
颈浅淋巴结
颈内静脉二腹肌淋巴结（角淋巴结）
颈深上淋巴结

颧淋巴结
眶下淋巴结
腮腺浅淋巴结
颊肌淋巴结
下颌淋巴结
颏下淋巴结
下颌下淋巴结
颈前淋巴结
颈深下淋巴结
锁骨上淋巴结

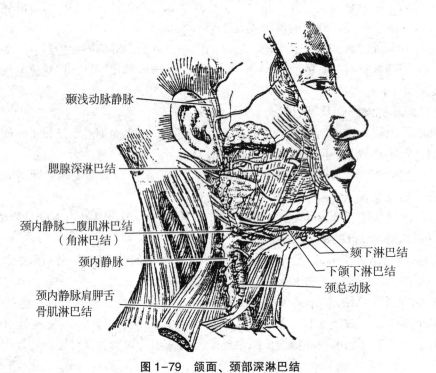

图 1-79　颌面、颈部深淋巴结

颞浅动脉静脉
腮腺深淋巴结
颈内静脉二腹肌淋巴结（角淋巴结）
颈内静脉
颈内静脉肩胛舌骨肌淋巴结

颏下淋巴结
下颌下淋巴结
颈总动脉

与腮腺组织间，沿颞浅动脉的后方或外侧，以及面横动脉排列。

2）耳下淋巴结（infraauricular lymph nodes）：位于腮腺的下端表面，胸锁乳突肌前缘及面后静脉离开腺体处，亦可沿腮腺后缘向后伸延至耳垂的后方。此淋巴结常被胸锁乳突肌前缘的筋膜所包绕。

（2）腮腺深淋巴结（deep parotid lymph nodes）：有5~10个，埋于腮腺组织内，聚集在面后静脉和面神经的周围，有时深达腮腺与咽侧壁间。腮腺深淋巴结除收集腮腺浅淋巴结的淋巴外，还收集腮腺及腮腺浅面的皮肤、眼睑外侧部、结合膜、外耳道、咽鼓管、鼓室黏膜、颊深部、软腭及鼻腔后部的淋巴。腮腺深淋巴结浅部的输出管分别沿胸锁乳突肌前、后缘下行，沿该肌前缘下行的输出管直接注入颈深上淋巴结；沿该肌后缘下行的输出管，或伴面后静脉注入颈前浅淋巴结，或伴耳大神经向下，沿胸锁乳突肌后缘，至锁骨上淋巴结。腮腺深淋巴结深部的输出管，则沿颈外静脉注入颈深上淋巴结的颈内静脉二腹肌淋巴结。

2. 面淋巴结（facial lymph nodes）　较小，且不恒定。位于面部表情肌的浅面，沿面动脉与面前静脉排列。除收集眼睑内侧、眶内侧、鼻、上唇、颊部与颧部内侧的淋巴外，还收纳口腔黏膜、牙龈及上、下颌牙齿等处的淋巴，其输出管主要至下颌下淋巴结。按面淋巴结所在的位置，可将其分为4组：

（1）眶下淋巴结（infraorbital lymph node）：位于眶下孔附近。

（2）颧淋巴结（malar lymph node）：位于眼外眦部的下方。

（3）颊肌淋巴结（buccal lymph node）：多为1~2个。位于颊肌表面，面动脉与面前静脉之间，腮腺导管开口处下10mm的蜂窝组织内。

（4）下颌淋巴管：位于咬肌之前，面动脉附近的皮下组织内。

（四）面部的神经支配

面部表情肌的活动由面神经的分支支配；面部咀嚼肌的活动主要为三叉神经的运动根支配；面部的感觉神经主要为三叉神经皮支。

1. 面神经（facial nerve）　在颅外的行程中，因穿经腮腺而分为3段。

（1）第1段：是面神经干从茎乳孔穿出至进入腮腺以前的一段，位于乳突与外耳道之间的切迹内。此段长1~1.5cm，向前经过茎突根部的浅面，此段虽被腮腺所遮盖，但尚未进入腮腺实质内自此段发出耳后支（已于额顶枕区神经叙述）、二腹肌支和茎突舌骨肌支（图1-80）。

（2）第2段：为腮腺内段。面神经主干于腮腺后内侧面进入腮腺，在腮腺内通常分为上、下两干，即颞面干和颈面干，由干再发出分支，彼此交织成丛，最后形成颞、颧、颊、下颌缘、颈5组分支。面神经位于颈外动脉和面后静脉的浅面。正常情况下，面神经外膜与腮腺组织容易分离，但在病变时二者常紧密粘连。

（3）第3段：为面神经穿出腮腺以后的部分。

面神经的5组分支，分别由腮腺浅部的上缘、前缘和下端穿出，呈扇形分布，至各相应区域，支配面肌（图1-81）。

（1）颞支（temporal branches）：已于额顶枕区叙述。

（2）颧支（zygomatic branches）：有1~4支。自颞面干发出后，出腮腺上、前缘；

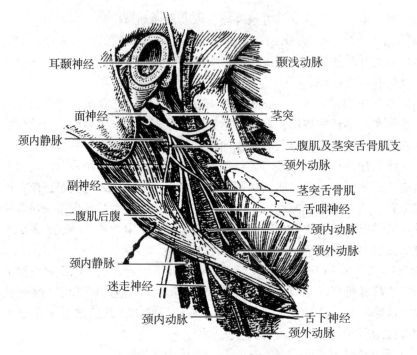

耳颞神经　　　　颞浅动脉

面神经　　　　茎突

颈内静脉　　　　二腹肌及茎突舌骨肌支
　　　　　　　颈外动脉

副神经　　　　茎突舌骨肌
　　　　　　　舌咽神经
二腹肌后腹　　　　颈内动脉
　　　　　　　颈外动脉

颈内静脉　　　　
迷走神经　　　　

颈内动脉　　　　舌下神经
　　　　　　　颈外动脉

图 1-80　面神经及其周围关系

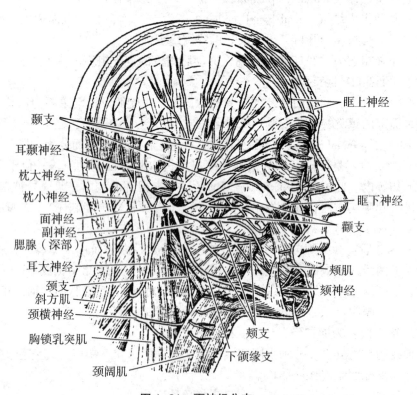

眶上神经

颞支

耳颞神经

枕大神经

枕小神经

面神经　　　　眶下神经

副神经　　　　颧支

腮腺（深部）　　　　颊肌

耳大神经　　　　颏神经

颈支

斜方肌

颈横神经

胸锁乳突肌　　　　颊支

下颌缘支

颈阔肌

图 1-81　面神经分支

上部分支较细，行向前上方，越颧骨表面到上、下睑眼轮匝肌；下部分支较粗，沿颧弓下方，向前至颧肌和提上唇肌的深面，分布至此二肌。

（3）颊支（buccal branches）：有 2~6 支，发自颞面干与颈面干，出腮腺前缘，贴咬肌筋膜，分支至颧大肌、笑肌、颊肌、提口角肌、降口角肌、提上唇肌、鼻肌、口轮匝肌、切牙肌及降下唇肌。

（4）下颌缘支（marginal mandibular branch）：有 1~3 支，自颈面干分出，穿经腮腺分布至降口角肌、降下唇肌与颏肌。下颌缘支可与下颌神经的颏神经、面神经的颊支及颈支相交通。尽管有吻合支，其损伤后仍可出现同侧下唇运动障碍。

（5）颈支（cervical branch）：是颈面干的终末支。颈支出腮腺下缘后，在颈阔肌深面、下颌角后约 10mm 处，行向前下方，至颌下三角，沿途分数条细支至颈阔肌。

面神经和其他神经一样，从其走行的附近组织中获得血液。Blunt 曾对面神经的血液供应做了详细的解剖学研究，认为茎乳动脉（耳后动脉的分支）及其分支是面神经血供的重要来源，此动脉分支向前下方，与面神经干平行走行。面神经各末梢分支，从其行经的组织中获得血液供应。在分离腮腺时，若损伤了营养面神经的血管，面神经可因局部缺血，导致神经轴索的退变，从而造成表情肌瘫痪。

2. 三叉神经（trigeminal nerve）　为混合神经，大部分为感觉纤维，小部分为运动纤维。感觉纤维的大部分起于三叉神经节的假单极神经细胞，传导颜面、眼、鼻、口腔等的外感觉；另一小部分起于三叉神经中脑核，主要传导咀嚼肌的本体感觉。运动纤维起于脑桥的三叉神经运动核。三叉神经发出眼神经、上颌神经和下颌神经三大分支（图 1-82）。

（1）眼神经（ophthalmic nerve）（图 1-82、图 1-83）：为三叉神经中最小的一支，属感觉神经，经眶上裂入眶。眼神经除分支至眶内诸器官外，并分出皮支，支配眼裂以上的额、顶部皮肤、上睑和鼻的大部皮肤（图 1-84）。眼神经有以下几个分支：

1）额神经（frontal nerve）：为眼神经中最大的终末支。经眶上裂入眶，向前行于上睑提肌及骨膜之间，分为眶上神经、额支及滑车上神经，各神经的走行及分布已于前述。

2）泪腺神经（lacrimal nerve）：为 3 个终支中最小者。与泪腺动脉伴行至泪腺。经过中接受颧神经分来的一小交通支（泪腺的分泌纤维）。泪腺神经有一小支穿泪腺及眶隔，发细支至结膜，并分布于外眦附近的皮肤。

3）鼻睫神经（nasociliary nerve）：经眶上裂的内侧部入眶内，分出：①鼻睫神经与睫状神经节交通支（communicating branch with ciliary ganglion）：至睫状神经节。②睫状长神经（long ciliary nerves）：进入眼球。③滑车下神经（infratrochlear nerve）：沿上斜肌和内直肌之间前行，然后分为上睑支至上睑，下睑支至内眦部之结膜和皮肤。④筛前神经（anterior ethmoidal nerve）：分布于鼻腔前部黏膜及鼻背下部的皮肤。至皮肤的神经支，在鼻旁经鼻骨下缘至鼻的皮肤，称为鼻背神经。

（2）上颌神经（maxillary nerve）：由感觉神经纤维组成，自三叉神经节前缘的中部发出，水平向前，经海绵窦外侧壁下部，穿圆孔入翼腭窝，继续向前外，经眶下裂入眶，延续为眶下神经，沿眶下沟、眶下管向前，出眶下孔至面部，分布至眼裂和口裂间

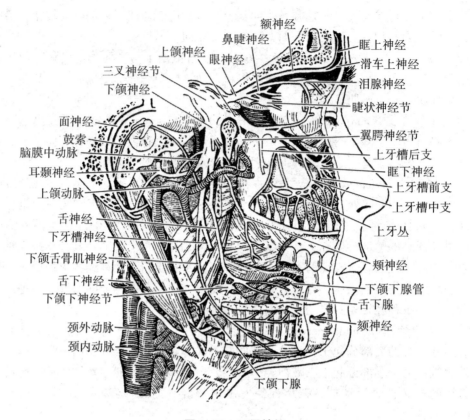

图 1-82　三叉神经

的皮肤（图 1-84）。

其主要有以下几个分支：

1）颧神经（zygomatic nerve）：经眶下裂入眶，沿眶外侧壁前行，并分为以下两支：①颧面支（zygomaticofacial branch）：穿过眼轮匝肌，分布于颊部的皮肤。②颧颞支（zygomaticotemporal branch）：分出一支到泪腺神经的交通支；在颧弓上侧穿出颞筋膜浅层，至皮下，与面神经的颞支相结合，分布于颞区前部的皮肤。

2）眶下神经（infraorbital nerve）：经眶下裂入眶，此神经与眶下动脉伴行，经眶下沟、眶下管，出眶下孔，至眼轮匝肌与提上唇肌的深面，分散成数支围绕眶下血管，穿出上二肌，分为 4 组分支：①下睑支（inferior palpebral branch）：分布于下睑的皮肤及结膜。②鼻外支（external nasal branch）：分布于鼻前庭的皮肤。③鼻内支（internal nasal branch），分布于鼻前庭的皮肤。④上唇支（superior labial branch）：分布于上唇及附近颊部的皮肤和黏膜。三叉神经痛时，在尖牙窝上部，眶下孔有压痛，进行阻滞麻醉，疼痛即可缓解，有诊断价值。

3）上牙槽神经（superior alveolar nerve）：分为上牙槽后、中、前 3 支，其中上牙槽后支，在翼腭窝内自上颌神经本干发出在上颌骨体后方穿入骨质；上牙槽中、前支分别在眶下沟及眶下管内发自眶下神经，3 支互相吻合形成上牙槽丛，分支分布于上颌牙齿及牙龈。

4）神经节支（ganglionic branch of maxillary nerve）：又称翼腭神经（pterygoplatine nerve），始于翼腭窝内，连于翼腭神经节（副交感神经节），分布于腭和鼻腔的黏膜及腭扁桃体。

（3）下颌神经（mandibular nerve）（图1-82、图1-85）：是三叉神经最大的一个分支。为混合性神经，其中大部分为感觉神经纤维，小部分为运动神经纤维。下颌神经自卵圆孔穿出颅腔，入颞下窝，下行于腭帆张肌与翼外肌间，在翼外肌的深面分前、后两干，再自干发出分支。其感觉纤维主要分布于下颌牙齿和牙龈、颊和舌前2/3的黏膜，以及耳颞部和口裂以下的面部皮肤（图1-84）。运动纤维支配咀嚼肌运动。其分支如下：

1）脑膜支（meningeal branch）：即棘孔神经，又称返回支。自下颌神经干发出，接受自耳神经节来的血管

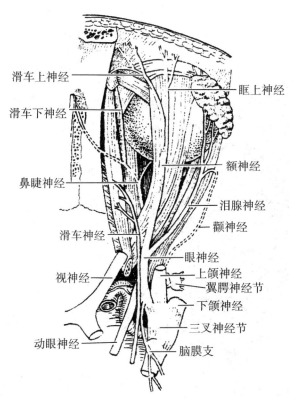

图1-83　眶内神经上面观

图中标注：滑车上神经、滑车下神经、鼻睫神经、滑车神经、视神经、动眼神经、眶上神经、额神经、泪腺神经、额神经、眼神经、上颌神经、翼腭神经节、下颌神经、三叉神经节、脑膜支

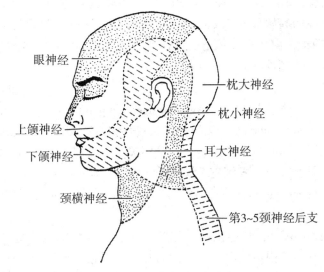

图1-84　三叉神经皮支分布区

图中标注：眼神经、上颌神经、下颌神经、颈横神经、枕大神经、枕小神经、耳大神经、第3~5颈神经后支

运动纤维后，与脑膜中动脉伴行，经棘孔穿入颅中窝，继分为前、后两支。前支与上颌神经的脑膜支有交通支相连接，它的纤维分布于硬脑膜，并止于蝶骨大翼的骨质内。后

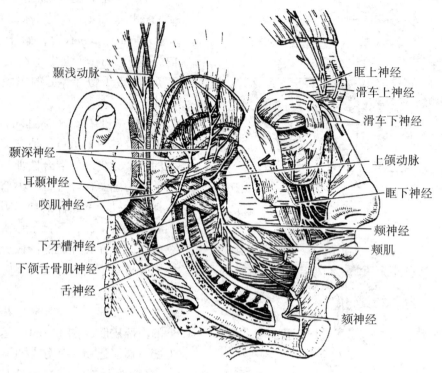

图 1-85 下颌神经

图中标注：
颞浅动脉、颞深神经、耳颞神经、咬肌神经、下牙槽神经、下颌舌骨肌神经、舌神经、眶上神经、滑车上神经、滑车下神经、上颌动脉、眶下神经、颊神经、颊肌、颏神经

支穿岩鳞裂，分布于乳突小房的黏膜。

2）翼内肌神经（medial pterygoid nerve）：几乎全为运动纤维。起于下颌神经干，支配翼内肌，此神经的起始部发出 1~2 细支，直接达鼓膜张肌及腭帆张肌。

3）下颌神经前干：由传入及传出 2 种纤维组成，运动纤维主要分布于咀嚼肌；感觉纤维几乎全部集中于颊神经。其分支如下：

颞深神经（deep temporal nerves）：一般有前、后两支，即颞深前神经（arterior deep temporal nerve）和颞深后神经（posterior deep temporal nerve），分布于颞肌的深部。

咬肌神经（masseteric nerve）：常与颞深后神经共干，两者分开后，咬肌神经向外侧行，经翼外肌上缘，与咬肌动脉伴行，在下颌关节与颞肌之间跨过下颌切迹，分布于咬肌。当它至翼外肌上缘时，发细支至颞下颌关节。

翼外肌神经（lateral pterygoid nerve）：起于下颌神经前干或与颊神经共干。于翼外肌内侧，分为数小支入翼外肌。

颊神经（buccal nerve）：穿颞肌鞘下部进入颞肌（或穿颞肌的腱部），随颞肌纤维下行，埋藏在下颌支前缘内侧的颞肌内。然后穿出颞肌鞘，出现于咬肌的前缘，分散为数细支，在颊肌的外侧面与面神经的颊支交织，并发细支分布于颊部的皮肤。另有小支穿过颊肌，分布于颊黏膜。此外，还有细支至牙龈、前磨牙及第 1 磨牙等。颊神经为感觉神经，颊肌的运动神经来自面神经。

4）下颌神经的后干：较粗，主要分为 3 条神经，其中舌神经及耳颞神经为感觉神

颈肩腰腿痛应用解剖学

经，下牙槽神经为混合神经。

舌神经（lingual nerve）：位于下牙槽神经的前内侧，经翼外肌和腭帆张肌之间，沿舌骨舌肌的浅面前下行至口底，分布于舌侧牙龈、舌下腺、下颌下腺、舌前 2/3 及口底的黏膜。

下牙槽神经（inferior alveolar nerve）：在舌神经的后方，进入下颌管分布至下颌骨及下颌各牙，终末支出颏孔后称为颏神经（mental nerve），分布于颏区皮肤。

耳颞神经：其行程及分支已于前述。

第五节　颅腔内容物

一、脑

脑（encephalon）位于颅腔内，在成人其平均重量约 1400g，一般可分六部分：端脑、间脑、小脑、中脑、脑桥和延髓（图 1-86）。依据其所处的位置，人们习惯上把中脑、脑桥和延髓三部分合称脑干。延髓向下经枕骨大孔连结脊髓。随着脑各部的发育，胚胎时期的神经管就在脑的各部内形成一个连续的脑室系统。

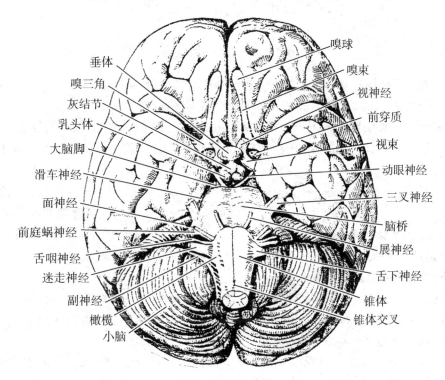

图 1-86　脑的底面

（一）脑干

脑干（brain stem）是中枢神经系统中位于脊髓和间脑之间的一个较小部分，自下而上由延髓、脑桥和中脑三部分组成。延髓和脑桥的背面与小脑相连（图1-87），它们之间的空腔为第四脑室。此室向下与延髓和脊髓的中央管相续，向上连通中脑的中脑导水管。

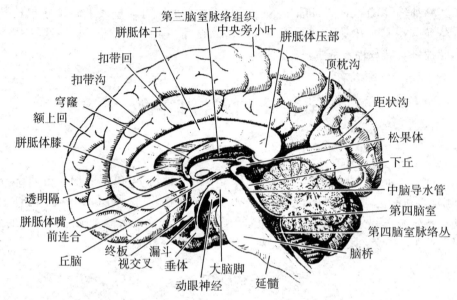

图 1-87　脑的正中矢状面

脑干的内部结构主要有 3 种类型：神经核团、长的纤维束和网状结构，后者是各类神经元与纤维交错排列而相对散在分布的一个特定区域。

1. 脑干的外形　脑干向下与脊髓相续，在形态上仍基本保持了圆柱的外形。

（1）脑干腹侧面：在腹侧，脑干中部的隆起为脑桥，脑桥以下为延髓，脑桥以上为中脑（图1-88）。

1）延髓（medulla oblongata）：下界平齐枕骨大孔，上方借一横沟——延髓脑桥沟与脑桥分界，外形如倒置的锥体，其正中浅的纵裂为前正中裂，与脊髓的同名裂相续。此裂的下段，沟形不清，有发辫样的交叉，为锥体交叉（decussation of pyramid）。前正中裂两侧的纵行隆起是锥体（pyramid），由锥体束（即皮质脊髓束）纤维所组成。锥体外侧的卵圆形隆起称为橄榄（olive）。

2）脑桥（pons）：中间隆凸称为脑桥基底部，向两侧逐渐缩小，移行为小脑中脚（脑桥臂）（middle cerebellar peduncle）进入小脑。基底部正中线上有纵行的浅沟为基底沟（basilar sulcus），容纳基底动脉。

3）中脑（midbrain）：上界为视束（属间脑），下界为脑桥上缘；两侧粗大的纵行柱状隆起是大脑脚（cerebral peduncle）。两脚之间凹陷称脚间窝（interpeduncular fossa），窝底被血管穿成许多小孔，称为后穿质（posterior perforated substance）。

脑干腹侧面有 9 对脑神经附着，其位置为：①位于中脑的仅 1 对，即动眼神经（Ⅲ），在大脑脚的内侧穿出。②位于脑桥的共 4 对，即三叉神经（Ⅴ）、展神经（Ⅵ）、

颈肩腰腿痛应用解剖学

面神经（Ⅶ）和前庭蜗神经（Ⅷ）。三叉神经在脑桥基底部与小脑中脚交界处连于脑桥。其余 3 对脑神经都在延髓脑桥沟出入脑，从内侧向外侧分别为展神经、面神经和前庭蜗神经。③位于延髓的共 4 对，在橄榄后方的沟内，从上向下依次排列的根丝为舌咽神经（Ⅸ）、迷走神经（Ⅹ）和副神经（Ⅺ）；在椎体和橄榄之间的沟内的根丝为舌下神经（Ⅻ）。

（2）脑干背侧面：脑干背侧连小脑，必须切除小脑才能见全貌。脑干背面中部为一敞开的浅窝，即第四脑室的底，因呈菱形故名菱形窝（rhomboid fossa），窝的下半属延髓，上半属脑桥（图 1-88、图 1-89）。

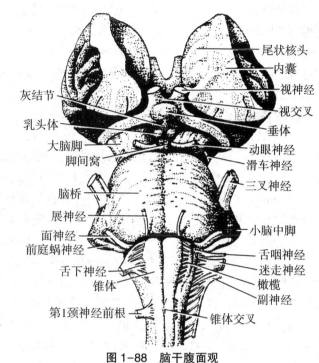

图 1-88　脑干腹面观

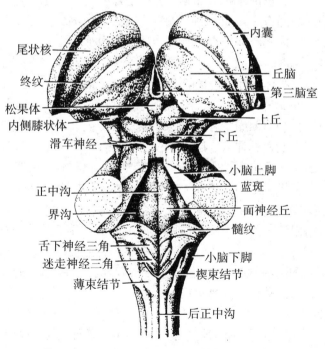

图 1-89　脑干背面观

第一章　头部

延髓背面可分上、下两部，下部形似脊髓，上部敞开形成第四脑室底的下半，故分别称为关闭部和敞开部。脊髓后索的薄束和楔束向上延至延髓下部时，分别扩展为膨大的薄束结节（gracile tubercle）和楔束结节（cuneate tubercle），其深面分别有薄束核和楔束核。楔束结节的外上方的隆起为小脑下脚（inferior cerebellar peduncle），由粗大的纤维束组成。

脑桥背面构成菱形窝的上半，其外侧界为小脑上脚（superior cerebellar peduncle）。

中脑背面有 4 个圆形突起，上 1 对为上丘（superior colliculus），是视觉反射中枢；下 1 对为下丘（inferior colliculus），是听觉传导道的重要中继站。从上、下丘的外侧，各有向前外方伸出 1 条隆起，分别称为上丘臂（brachium of superior colliculus）和下丘臂（brachium of inferior colliculus），它们分别连于外侧膝状体和内侧膝状体。在左、右下丘之间有一纵行皱襞，向下连于上髓帆，上髓帆为左、右小脑上脚间的薄层的白质层，其上有滑车神经（Ⅳ），是唯一从脑干背面发出的脑神经。

（3）菱形窝：即第四脑室底（floor of the fourth ventricle），是延髓上部和脑桥的背面。此窝的正中有纵行的正中沟（median sulcus），将窝分成左右对称的两半。此沟外侧有纵行的界沟，进一步将每一半菱形窝分成内侧区和外侧区。外侧区呈三角形，称为前庭区（vestibular area），深方为前庭神经核。前庭区的外侧角上有 1 条小隆起，为听结节（acoustic tubercle），内隐蜗神经后核。界沟与正中沟之间的内侧区称为内侧隆起（medial eminence）。脑桥背侧面与延髓背侧面之间以横行的纤维纹（髓纹）为界，其髓纹以下的延髓部可见 2 个三角：迷走神经三角（vagal triangle）位于外侧，内含迷走神经背核；舌下神经三角（hypoglossal triangle）位于背内侧，内隐舌下神经核。在迷走神经三角和菱形窝边缘之间有一窄带，称最后区（area postrema），此区富含血管和神经胶质。靠近髓纹上方，内侧隆起上有一圆形隆突，为面神经丘（facial colliculus），内含展神经核。在界沟（sulcus limitans）上端，有一颜色发蓝黑色的小区域，称为蓝斑（locus ceruleus），深方聚有含有黑色素的去甲肾上腺素能神经元。

（4）第四脑室（fourth ventricle）：第四脑室的顶朝向小脑，前部由小脑上脚及上髓帆组成，后部由下髓帆和第四脑室脉络组织形成。下髓帆（inferior medullary velum）也是一薄片白质，它与上髓帆都伸入小脑，以锐角相会合，附于下髓帆和菱形窝下角之间的部分，朝向室腔的是一层上皮性室管膜，其表层有软膜和血管被覆，它们共同形成第四脑室脉络组织。脉络组织上的一部分血管反复分支缠绕成丛，夹带着软膜和室管膜上皮突入室腔，成为第四脑室脉络丛，是生成脑脊液的地方（图 1-90）。

第四脑室借脉络组织上的 3 个孔与蛛网膜下隙相通。第四脑室正中孔（median aperture of fourth ventricle）不成对，位于菱形窝下角尖部的正上方；第四脑室外侧孔（lateral aperture of fourth ventricle）成对，开口于第四脑室的外侧尖端。在正中孔下方，张于两侧薄束结节之间的薄白质片称为闩（obex）。

2. 脑干的内部结构

（1）脑神经核：脑神经中除嗅神经和视神经外，第Ⅲ～Ⅻ对脑神经均出入脑干。因此，脑神经核就成为脑干诸神经核团中的重要部分。脑神经核可粗分为两大类：接受脑神经中感觉成分传入的核团称为脑神经感觉核，发出传出纤维经脑神经支配效应器活

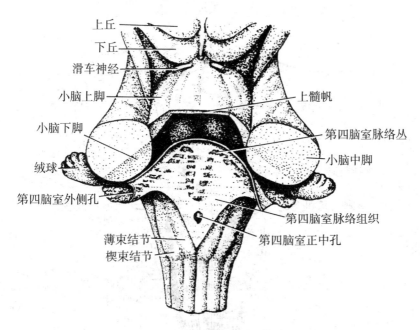

上丘
下丘
滑车神经
小脑上脚
小脑下脚
绒球
第四脑室外侧孔
薄束结节
楔束结节

上髓帆
第四脑室脉络丛
小脑中脚
第四脑室脉络组织
第四脑室正中孔

图1-90 脑干背面（示第四脑室脉络丛）

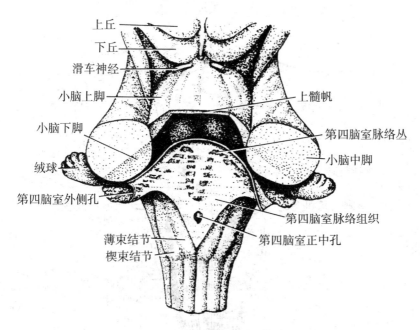

动的称脑神经运动核。

由于脑神经含有7种成分，与此相对应，脑神经感觉核和脑神经运动核可进一步区分出7种核团。这些核团在脑干中有规律地排列成纵行的机能柱（图1-91）。它们是：①躯体运动柱：相当于脊髓前角运动细胞，支配头面部发生自肌节的骨骼肌，包括舌肌和眼球外肌。②一般内脏运动柱：也称副交感核，支配头、颈、胸、腹部器官的平滑肌、心肌和腺体。③特殊内脏运动柱：支配由鳃弓衍化的骨骼肌，即咀嚼肌、表情肌和咽喉肌等。④一般内脏感觉柱：接受来自内脏、心血管的感觉纤维。⑤特殊内脏感觉柱：接受来自味觉器官的感觉纤维。⑥一般躯体感觉柱：接受来自头面部皮肤、骨骼肌、口鼻腔黏膜的躯体感觉纤维。⑦特殊躯体感觉柱：接受来自内耳听器和平衡感受器的初级感觉纤维。在这7类中，所谓的"一般"，是指脊髓和脑干中共有的核柱，它们之间实际上互为延续；"特殊"则是指仅见于脑干，与特殊感觉器和鳃弓衍化物有关的核柱，而在脊髓中是没有类似功能的核团存在的。但是，一般内脏和特殊内脏感觉柱实际上是同一核柱，即孤束核。此核的上端接受味觉纤维，其余部分接受一般内脏感觉纤维。因此，脑干内只有6个脑神经核柱。

6个脑神经核柱并非纵贯脑干的全长，它们多数是断开的，其中每个柱可以包含若干功能相同的神经核团。这些代表不同功能的柱在脑干灰质内呈有规律的排列关系。一般说来，感觉柱位于界沟的外侧，运动柱位于界沟的内侧；无论是感觉核柱还是运动核柱，凡是与内脏相关的均靠近界沟，相反，凡是与躯体相关的均离界沟较远（图1-92）。

为了能描述脑神经核及其他灰、白质在脑干内的位置，人们习惯将脑干切成若干代

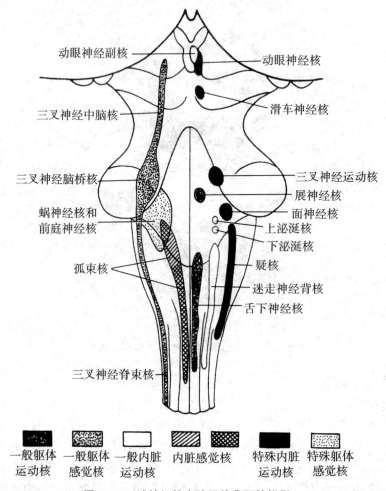

动眼神经副核

动眼神经核

三叉神经中脑核

滑车神经核

三叉神经脑桥核

三叉神经运动核

展神经核

蜗神经核和
前庭神经核

面神经核

上泌涎核

下泌涎核

孤束核

疑核

迷走神经背核

舌下神经核

三叉神经脊束核

| 一般躯体运动核 | 一般躯体感觉核 | 一般内脏运动核 | 内脏感觉核 | 特殊内脏运动核 | 特殊躯体感觉核 |

图 1-91　脑神经核在脑干的背面的投影

表性横切面。这些横切面由下向上依次为：锥体交叉、内侧丘系交叉、橄榄中部、橄榄上部、脑桥下部、脑桥中部、脑桥上部、下丘和上丘，脑神经诸核按功能柱排列后其与脑干各代表性横切面的关系如表 1-2。

1）躯体运动柱（somatic motor column）：此柱位于第四脑室底的最内侧，邻近正中线，由 4 个核团组成，它们由上而下是动眼神经核（nucleus of oculomotor nerve）（Ⅲ）、滑车神经核（nucleus of trochlear nerve）（Ⅳ）、展神经核（abducens nucleus）（Ⅵ）及舌下神经核（hypoglossal nucleus）（Ⅶ）。动眼神经核团发出纤维组成动眼神经（Ⅲ），支配大部分眼球外肌（除外直肌和上斜肌以外）和上睑提肌。滑车神经核发出纤维围绕导水管周围灰质行向背外侧，再转向背侧于前髓帆中，左、右两根完全交叉，出脑后支配上斜肌。展神经核位于脑桥中下部，发出神经根在脑桥下缘出脑，支配外直肌。舌下神经核位于延髓上部，发出纤维组成舌下神经根。在锥体与橄榄之间出脑，支配舌肌的运动。

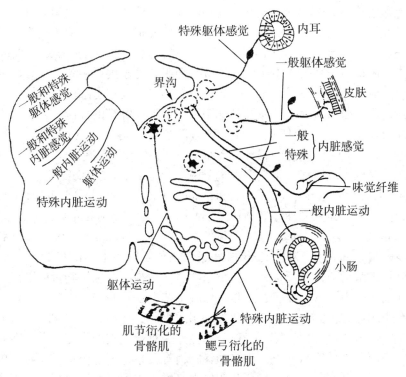

图 1-92　延髓橄榄中部横切面图示脑神经核 6 个功能柱

表 1-2　各脑神经核在脑干内的位置

脑神经功能核柱横切面		躯体运动柱	特殊内脏运动柱	一般内脏运动柱	内脏感觉柱	一般躯体感觉柱	特殊躯体感觉柱
中脑	上丘	动眼神经核（Ⅲ）		动眼神经副核（Ⅲ）	界沟	三叉神经中脑核（Ⅴ）	
	下丘	滑车神经核（Ⅳ）					
脑桥	脑桥上部	正中沟					
	脑桥中部		三叉神经运动核（Ⅴ）			三叉神经脑桥核（Ⅴ）	
	脑桥下部	展神经核（Ⅵ）	面神经核（Ⅶ）	上泌涎核（Ⅶ）			前庭神经核（Ⅷ） / 蜗神经核（Ⅷ）
延髓	橄榄上部			下泌涎核（Ⅸ）	孤束核（Ⅶ、Ⅸ、Ⅹ）	三叉神经脊束核（Ⅴ、Ⅸ、Ⅹ）	
	橄榄中部	舌下神经核（Ⅻ）	疑核（Ⅸ、Ⅹ、Ⅺ）	迷走神经背核（Ⅹ）			
	内侧丘系交叉						
	锥体交叉		副神经核（Ⅺ）				

注：表中每一脑神经核后括号内附注了其所属脑神经的序号。

组成上述诸核团的细胞均属大型运动神经元，很像脊髓的前角运动神经元。躯体运动功能柱神经元的损伤也会造成所谓的下运动神经元损伤。这主要表现在舌下神经核或神经根损伤后，患侧舌肌瘫痪（伸舌时舌尖偏向患侧）并伴有肌萎缩；展神经核或根损伤时，患侧眼球不能外展，由于失去拮抗平衡眼球处于内斜视状态；动眼神经核或根丝损伤则可造成患侧眼睑下垂、眼球偏向外下，同时可表现有瞳孔散大。

躯体运动诸核受来自大脑皮质及其他高级脑部下行纤维的控制。其中来自皮质的纤维称为皮质核束，它对诸眼肌运动核（Ⅲ、Ⅳ、Ⅵ）是双侧支配。而对舌下神经核（Ⅻ）则是单侧（对侧）支配。因此当延髓以上水平的皮质核束即上运动神经元损伤时，可表现为对侧舌肌瘫痪（伸舌时偏向健侧），但舌肌没有萎缩。

2）特殊内脏运动柱（special visceral motor column）：此柱位于躯体运动柱腹外侧，也由4个核团组成，即三叉神经运动核（motor nucleus of trigeminal nerve）（Ⅴ）、面神经核（nucleus of facial nerve）（Ⅶ）、疑核（nucleus ambiguus）（Ⅸ、Ⅹ、Ⅺ）和副神经核（accessory nucleus）（Ⅺ）。三叉神经运动核位于脑桥中部网状结构（见后）背外侧，发出纤维出脑后加入下颌神经，支配咀嚼肌。面神经核位于脑桥中下部，此核发出的纤维组成面神经根，支配面肌、二腹肌后腹、茎突舌骨肌和镫骨肌。疑核位于延髓上部的网状结构中，发出轴突出脑。此核发出的纤维加入3对脑神经，即舌咽神经（Ⅸ）、迷走神经（Ⅹ）和副神经（Ⅺ）。通过这3对神经支配软腭、咽、喉和食管上部的骨骼肌。因此，其功能与发声、语言和吞咽很有关系。副神经核位于特殊内脏运动柱的最尾端，实际上已伸入上部颈髓。此核发出纤维组成副神经脊髓根，支配胸锁乳突肌和斜方肌。

由于特殊内脏运动柱诸核团也是支配骨骼肌运动，这些核团及根丝的损伤也能引起下运动神经元疾患的症状。三叉神经运动核或根丝损伤以咀嚼肌机能受累为特点。面神经核或神经发生病损颇为常见，主要表现为伤侧面肌麻痹并伴有面肌萎缩。一侧疑核的病变则能造成患侧软腭、咽、喉肌肉的麻痹，造成吞咽和发声困难。特殊内脏运动柱也受上运动神经元主要是皮质核束的支配，但除面神经核下部（支配下部面肌）外，均为双侧支配。因此，一侧上运动神经元损伤仅能引起对侧下部面肌的瘫痪，但无明显萎缩表现。

3）一般内脏运动柱（general visceral motor column）：位于躯体运动柱的外侧，靠近界沟。此柱由4个核团组成，由上而下是动眼神经副核（accessory nucleus of oculomotor nerve）（Ⅲ）、上泌涎核（superior salivatory nucleus）（Ⅶ）、下泌涎核（inferior salivatory nucleus）（Ⅸ）和迷走神经背核（dorsal nucleus of vagus nerve）（Ⅹ）。这些核团都发出副交感节前纤维。动眼神经副核又称Edinger-Westphal核，于上丘平面在动眼神经核前部背内侧，属小型细胞。此核发出纤维行于动眼神经内，经睫状神经节换元后到达眼球的瞳孔括约肌和睫状肌，控制瞳孔缩小和晶状体的曲度。上、下泌涎核分别位于脑桥下部和延髓的橄榄上部（但是核团界限不清而较难定位）。上泌涎核发出纤维进入面神经，经副交感神经节换元后支配泪腺、舌下腺和下颌下腺的分泌。下泌涎核的纤维进入舌咽神经，换元后支配腮腺的分泌活动。迷走神经背核为迷走神经三角深面的神经核，位于延髓室底灰质内。发出的纤维经迷走神经（Ⅹ）在橄榄背侧出脑，支配颈部和胸、腹腔大部分脏器的活动。

4）内脏感觉柱（vesceral afferent column）：位于界沟外侧，内邻一般内脏运动柱。此柱由单一的位于延髓上部的孤束核（nucleus of solitary tract）构成。此核的头部接受来自味蕾的初级传入纤维，尾部则接受来自颈动脉体、咽、喉、心、肺和肠道等内脏的感觉纤维。上述纤维在进入核团以前在脑干内形成纵行的孤束（solitary tract），孤束核的细胞分布于孤束周围并接受其纤维终止。孤束核头端发出的传递味觉的纤维到达丘脑，经接替后传入大脑皮质；其他孤束核细胞发出纤维与周围的网状结构神经元相突触，并间接地与边缘系统（见后）某些部位相联系。

5）一般躯体感觉柱（general somatic afferent column）：位于其他感觉柱的腹外侧，由3个与三叉神经有关的核团构成。最头端的核团称三叉神经中脑核（mesencephalic nucleus of trigeminal nerve），主要位于中脑，与咀嚼肌的本体感觉有关。三叉神经脑桥核（pontine nucleus of trigeminal nerve）在脑桥中部，向下续为三叉神经脊束核（spinal nucleus of trigeminal nerve）。三叉神经脊束核和三叉神经脑桥核主要接受来自牙齿、面部皮肤和口、鼻腔黏膜的传入纤维。这些纤维主要经三叉神经入脑，入脑后纤维分别止于此二核团。其中止于三叉神经脊束核的纤维在脑干内下行，形成三叉神经脊束（spinal tract of trigeminal nerve），与脊髓的背外侧束相接。除来自三叉神经的纤维外，一般躯体感觉柱还接受少量来自面神经、舌咽神经和迷走神经的传入纤维。

6）特殊躯体感觉柱（special somatic afferent column）：此柱位于内脏感觉柱外侧，相当于延髓上部和脑桥下部水平、菱形窝的外侧，有2个核团参与组成，即蜗神经核和前庭神经核。其中蜗神经核分蜗腹侧核（ventral cochlear nucleus）和蜗背侧核（dorsal cochlear nucleus）分别位于小脑下脚的腹外侧和背外侧，接受来自前庭蜗神经中螺旋神经节（蜗神经节），并传导听感觉的纤维。前庭神经核（vestibular nucleus）也由若干核团所组成，接受来自前庭蜗神经中前庭神经节发来、传导平衡的纤维。

从上述各功能柱的构成情况可以看出，脑干内支配骨骼肌运动的核团所发出的纤维都通过单一的脑神经到达靶器官，如面神经核发出的纤维经面神经到达面肌等。与此相反，脑干内的感觉核都可接受来自脑神经的感觉传入纤维，如孤束核可同时接受来自面、舌咽和迷走神经的内脏感觉纤维。此外，尽管脑神经核按功能不同在脑干内有特定的排列规律，但它们发出的传出纤维或接受的传入纤维在周围部都往往存在较大范围的混杂现象。

（2）非脑神经核：除脑神经核以外，脑干的灰质中还有许多功能各异的重要核团。这些核团都有相当广泛的传入、传出纤维联系，但一般并不与脑神经直接相关。脑干内的核团中有的可以加工某种特定的感觉信息并将之输送给高级脑部，有的则可向下位脑部或脊髓中的各神经核团发送下行控制指令。同时，脑干内的这些核团又进一步接受来自各级脑部传入纤维的支配和影响。

1）延髓的非脑神经核：

薄束核（gracile nucleus）与楔束核（cuneate nucleus）（图1-93、图1-94）：此二核分别位于延髓中下部背侧的薄束结节和楔束结节的深方，接受来自薄束和楔束的中止。由此二核发出的纤维呈弓形走向中央管的腹侧，在中线上左、右交叉，称为内侧丘系交叉（decussation of medial lemniscus），交叉后的纤维在中线两侧折向上行，形成内侧丘系。此二核是向高级脑部传递躯干及四肢本体感觉和精细触觉的重要中继核团。

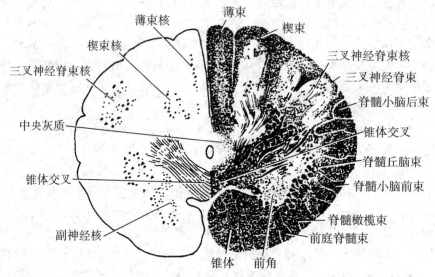

图 1-93　延髓横切面（经锥体交叉）

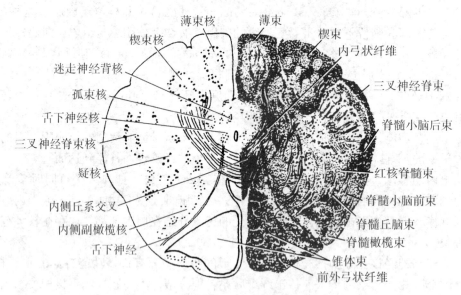

图 1-94　延髓横切面（经内侧丘系交叉）

　　下橄榄核（inferior olivary nucleus）（图 1-95、图 1-96）：位于延髓橄榄的深方，在切面上呈袋口向内的囊形灰质团块。下橄榄核接受大脑皮质、脊髓和中脑红核等处的纤维。它发出的纤维行向对侧，与脊髓小脑后束等共同组成粗大的小脑下脚，进入小脑。下橄榄核在小脑对运动的控制，特别是对运动的学习和记忆起重要的作用。

　　楔束副核：也称楔外侧核，位于楔束核的背外方，埋于楔束内。此核接受来自同侧颈髓脊神经节的中枢突，发出纤维参与组成楔小脑束，止于小脑皮质。楔束的功能是向小脑传递同侧躯干上部和上肢的本体感受器以及皮肤触压感受器发出的冲动。

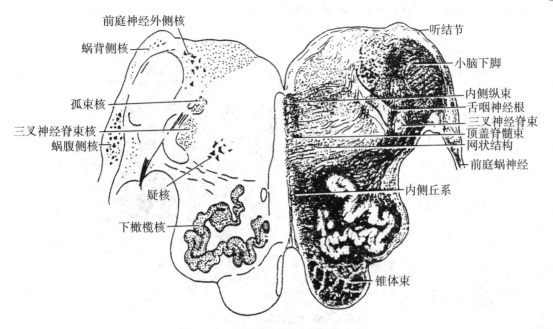

图 1-95　延髓横切面（经橄榄上部）

前庭神经外侧核
蜗背侧核
孤束核
三叉神经脊束核
蜗腹侧核
疑核
下橄榄核

听结节
小脑下脚
内侧纵束
舌咽神经根
三叉神经脊束
顶盖脊髓束
网状结构
前庭蜗神经
内侧丘系
锥体束

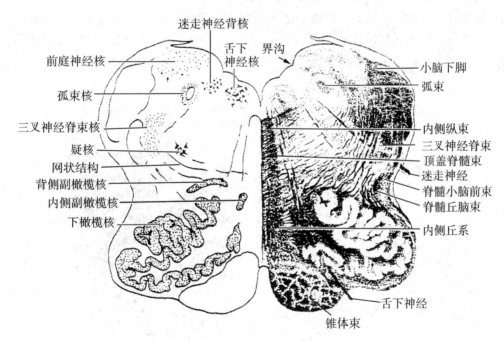

图 1-96　延髓横切面（经橄榄中部）

迷走神经背核
舌下神经核
界沟
前庭神经核
孤束核
三叉神经脊束核
疑核
网状结构
背侧副橄榄核
内侧副橄榄核
下橄榄核

小脑下脚
弧束
内侧纵束
三叉神经脊束
顶盖脊髓束
迷走神经
脊髓小脑前束
脊髓丘脑束
内侧丘系
舌下神经
锥体束

2）脑桥的非脑神经核：

上橄榄核（图 1-97）：位于脑桥中下部面神经核的腹侧，主要接受来自双侧蜗神经核的上行纤维，发出的纤维加入上行听觉通路，即外侧丘系。此核的功能是根据双耳传导音响信息的强度和时间差来进行音响来源的定位。

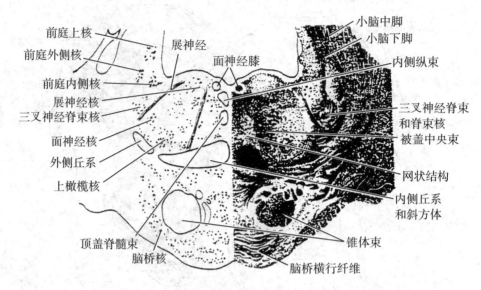

前庭上核
前庭外侧核
前庭内侧核
展神经核
三叉神经脊束核
面神经核
外侧丘系
上橄榄核
展神经
面神经膝
小脑中脚
小脑下脚
内侧纵束
三叉神经脊束
和脊束核
被盖中央束
网状结构
内侧丘系
和斜方体
锥体束
顶盖脊髓束
脑桥核
脑桥横行纤维

图 1-97　脑桥横切面（经脑桥中下部）

脑桥核（pontine nucleus）（图 1-98、图 1-99）：由若干群细胞构成，散在埋于双侧脑桥基底中。接受来自大脑皮质广泛区域的皮质脑桥纤维（corticopontine fibers），发出纤维越过中线组成脑桥小脑纤维（pontocerebellar fibers），形成粗大的小脑中脚进入小脑。因此，脑桥核是传递由大脑皮质向小脑发送信息的最重要的中继站。

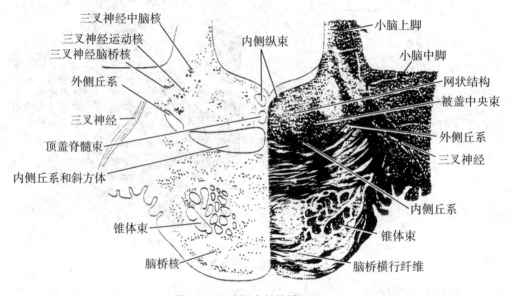

三叉神经中脑核
三叉神经运动核
三叉神经脑桥核
外侧丘系
三叉神经
顶盖脊髓束
内侧丘系和斜方体
锥体束
脑桥核
内侧纵束
小脑上脚
小脑中脚
网状结构
被盖中央束
外侧丘系
三叉神经
内侧丘系
锥体束
脑桥横行纤维

图 1-98　脑桥中部的横切面

3）中脑的非脑神经核：

下丘（图 1-99）：是听觉传导通路的重要中继站，外侧丘系纤维大部分终止于下丘

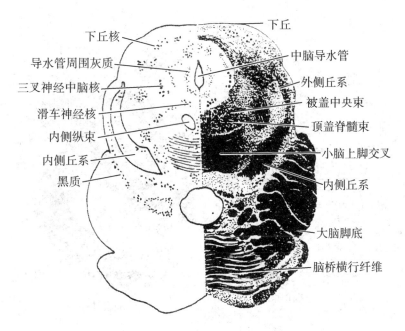

下丘核

下丘

导水管周围灰质

三叉神经中脑核

滑车神经核

内侧纵束

内侧丘系

黑质

中脑导水管

外侧丘系

被盖中央束

顶盖脊髓束

小脑上脚交叉

内侧丘系

大脑脚底

脑桥横行纤维

图 1-99　中脑横切面（经下丘）

的下丘核（nucleus of inferior colliculus）。下丘核发出纤维至内侧膝状体，自此核再发纤维至大脑皮质的听区。下丘核也是听觉的反射中枢，它发出的纤维至上丘深层，自上丘深层发出顶盖脊髓束，止于脑干和脊髓的运动核，完成由声音引起的转头和眼球运动的反射活动。

上丘（图 1-100）：在哺乳动物，上丘是视、听和躯体信息的整合中枢，在结构上灰、白质交替排列。人类的上丘仍保留着分层的形式。人的上丘主要是视觉的反射中枢，但还接受一般躯体感觉纤维，特别是痛觉纤维。上丘的传出纤维主要分布至脊髓以及脑干的一些核团。上丘的功能一方面可对视觉信息进行分析，另一方面能将传入的视觉信息同其他各种来源的信息进行整合，并引起眼、头和身体对视觉刺激作相应的运动反应。

顶盖前区（图 1-101）：为位于中脑和间脑交界水平，紧靠上丘头端的细胞群。这些细胞接受由视网膜发来的纤维，纤维止于双侧动眼神经副核，完成瞳孔对光反射。

红核（red nucleus）（图 1-100）：位于中脑上丘切面，并向上延伸至间脑尾段。红核主要接受来自小脑和大脑皮质的传入纤维。自小脑发出的纤维，沿小脑上脚上行，经上脚交叉后，部分纤维终于红核，大部分纤维继续上行至丘脑的核团，在此中继后到达大脑额叶的运动皮质，大脑皮质投向红核的纤维正是由此发出的。红核的传出纤维主要构成红核脊髓束，影响脊髓前角运动细胞的活动。从红核的纤维联系可以看出，红核的功能与躯体运动的控制密切相关。红核的损伤，在临床上可引起轻颤和一些不随意运动。

黑质（substantia nigra）（图 1-99、图 1-100）：位于整个中脑的大脑脚底和被盖之间，主要是由含有黑色素的神经元组成。黑质仅见于哺乳类动物，在人类最为发达。黑

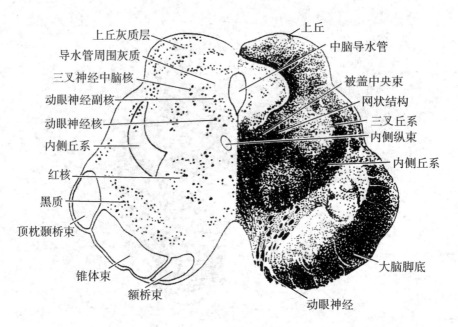

图 1-100　中脑横切面（经上丘）

图中标注：
上丘灰质层、导水管周围灰质、三叉神经中脑核、动眼神经副核、动眼神经核、内侧丘系、红核、黑质、顶枕颞桥束、锥体束、额桥束、上丘、中脑导水管、被盖中央束、网状结构、三叉丘系、内侧纵束、内侧丘系、大脑脚底、动眼神经

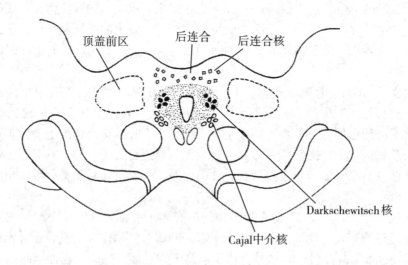

图 1-101　中脑上端与间脑之间的平面模式图

图中标注：顶盖前区、后连合、后连合核、Darkschewitsch 核、Cajal 中介核

质细胞内含有多巴胺，并以此物质作为这些细胞的神经递质。黑质是脑内合成多巴胺的主要场所。黑质和纹状体间有往返纤维联系并接受额叶的纤维，同时发出纤维至丘脑腹侧核。在某种原因造成黑质细胞变性时，黑质和新纹状体内的多巴胺水平降低，就会引起 Parkinson 病。这说明黑质也是参与运动调节的重要神经中枢。

腹侧背盖区：位于黑质和红核之间，也由富含多巴胺的神经元构成。此区神经元的纤维主要到达下丘脑、海马结构及其他边缘系统的结构，因此可将这些纤维投射称为中脑边缘多巴胺能系统，其功能与人的情绪、精神活动的调节有关。

（3）长上、下行纤维束：

1）长上行纤维束：

内侧丘系（medial lemniscus）（图1-95~图1-97）：由薄束核和楔束核发出的纤维在中央管前方左、右互相交叉，称为内侧丘系交叉。交叉后的纤维折向上行，组成内侧丘系，先走在正中线两旁，继而偏向外侧贯穿脑干到丘脑。内侧丘系传递来自对侧躯干和上、下肢的精细触觉、本体觉和震动觉。

脊髓丘脑束和脊髓丘系（图1-95、图1-97、图1-100）：脊髓丘脑束传导对侧躯干及上、下肢的痛、温、触觉。脊髓丘脑束包括脊髓丘脑前、侧两束，由脊髓向上，至延髓两束合并在一起，称为脊髓丘系（spinal lemniscus），走在内侧丘系背外侧，经过脑干各部，上行到丘脑。

外侧丘系（lateral lemniscus）：起于对侧耳蜗核和双侧上橄榄核的纤维上行组成外侧丘系，行于脑桥和中脑被盖的外侧边缘部分止于下丘，投射到间脑的内侧膝状体。传导听觉信息。

三叉丘系（trigeminal lemniscus）（图1-99、图1-100）：发自对侧的三叉神经脑桥核和脊束核，在脊髓丘脑束内侧并行到丘脑，止于丘脑的腹后核。传导来自牙齿、面部皮肤和口、鼻腔黏膜的痛、温、触觉（包括精细触觉）信息。

2）长下行纤维束：皮质脊髓束是自大脑皮质发出支配骨骼肌随意运动的下行传导束，经中脑、脑桥至延髓腹侧中线两侧聚集成为锥体。因此，皮质脊髓束也称为锥体束（pyramidal tract）（图1-94、图1-95、图1-97、图1-100）。大部分纤维经锥体交叉越过中线到对侧下行，组成皮质脊髓侧束（lateral corticospinal tract）；少部分纤维不交叉，为皮质脊髓前束（anterior corticospinal tract）。因皮质脊髓束的大部分纤维交叉到对侧，故在锥体交叉以上损伤此束，则对侧肢体将产生痉挛性瘫痪。

（4）脑干网状结构：在脑干中，除了脑神经核、境界明确的一些非脑神经核团和长的上、下行纤维束以外，还能看到有分布相当宽广，胞体和纤维交错排列成"网状"的区域，称为网状结构（reticular formation）（图1-95、图1-97、图1-100）。网状结构接受来自几乎所有感觉系统的信息，而网状结构的传出联系则直接或间接地到达中枢神经系统各个地方。网状结构的功能也是多方面的，涉及觉醒睡眠的周期，脑和脊髓的运动控制以及各种内脏活动的调节。

1）网状结构的主要核团（图1-102）：网状结构的核团主要包括：①向小脑投射的核团：包括外侧网状核、旁正中网状核和脑桥被盖网状核。②中缝核（raphe nuclei）：由不同的核团组成，能产生5-羟色胺。③中央群和外侧群核团：包括腹侧网状核、巨细胞网状核、脑桥尾侧和脑桥嘴侧网状核、小细胞网状核、楔形核、脚桥被盖网状核与臂旁核。④儿茶酚胺核团。

2）网状结构的机能组合：根据不同机能，可将网状结构分为3个系统：与觉醒和意识有关的网状上行激活系统，同运动和内脏活动相关的网状脊髓系统以及调节上行信息传递的5-羟色胺能中缝核团。

网状上行激活系统：这个系统包括向网状结构的感觉传入、自网状结构向间脑某些

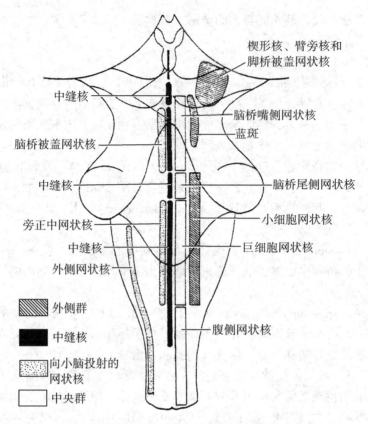

图 1-102　脑干网状结构的核团在脑干背面的投影示意

核团的上行投影以及从这些核团向大脑皮质广泛地区的投射。网状上行激活系统携带的冲动是"非特异性"的，其主要作用是保持皮质的意识水平，使皮质对各种传入信息有良好的感知能力，在维系人的觉醒和睡眠周期中起重要作用。一些麻醉药物也是通过网状上行激活系统起作用的，此系统受损则会造成不同程度的意识障碍甚至深度昏迷。

与运动和内脏活动相关的部分：网状脊髓束主要与运动控制有关。此束从延髓和脑桥部的网状神经元发出，止于脊髓灰质Ⅶ层，转而影响Ⅸ层的运动神经元。发出网状脊髓束的网状结构神经元又受到来自大脑运动皮质、小脑和基底核等与运动控制有关的高级中枢的影响。

网状结构某些部位与各自主神经传出核团存在纤维联系。生理学实验发现网状结构内有些区域与呼吸和心血管活动有关，如果损伤脑干网状结构，会导致呼吸、循环障碍，甚至危及生命。

5-羟色胺能中缝核团：中脑和脑桥部的中缝核主要接受来自边缘系统各部包括嗅觉系统和下丘脑的纤维，导水管周围灰质则与延髓部的中缝核相联系。中缝核的5-羟色胺能神经元则投射到极广泛的地区，包括端脑、间脑、脑干和脊髓。

中缝核的上行纤维加入网状上行激活系统而参与对意识的控制，中缝核的活动引起5-羟色胺在端脑的释放可导致睡眠。刺激中缝核的某些部位可产生镇痛效应，其作用机制是：中缝核神经元的下行传导纤维在脊髓内有与内啡肽神经元发生突触联系，使内啡肽神经元向痛觉传入神经上的阿片受体释放脑啡肽，从而形成突触前抑制，阻断了 P 物质递质的兴奋性传导，降低了疼痛冲动，此为疼痛中重要的下行调控机制，这对临床上治疗顽固性疼痛有实用意义，刺激导水管周围灰质亦有类似效果。

3. 脑干各代表性横切面　前面描写的脑干诸结构可以纵向组合成 4 个平行的部分，即顶部、室腔部、被盖部和基底部。了解这些有助于理解脑干各横切面的形态结构。

脑干的顶部位于室腔的后方，其在中脑部称为顶盖（tectum），由顶盖前区（位于最上端）、1 对上丘和 1 对下丘组成；脑桥的顶部为上、下髓帆；延髓上部（橄榄部）的顶即第四脑室脉络丛和脉络组织，下部（交叉部）的顶为中央管后方的后索及薄、楔束核。

脑干的室腔即中脑的中脑导水管、脑桥和延髓部的第四脑室以及延髓下部的中央管。

被盖（tegmentum）构成脑干的主体，包括脑神经及脑神经核，上行的诸丘系，网状结构和各类非脑神经核团，某些下行传导通路及中缝。

脑干基底部包括中脑部的大脑脚底，脑桥部的基底和延髓的锥体。

（1）锥体交叉阶段的横切面（图 1-93）：左、右锥体束的纤维在中央管前方交叉，组成锥体交叉，使前正中裂倾斜，前角被冲断，前角内有副神经核。后索中，薄、楔束中出现薄、楔束核。楔束外侧的三叉神经脊束中出现三叉神经脊束核。在前角的背外方有网状结构。

（2）内侧丘系交叉阶段的横切面（图 1-94）：前正中裂复位，在其两侧，锥体束聚为锥体。后索内薄、楔束核增大。此二核发出的纤维在中央管腹侧交叉，为内侧丘系交叉，交叉后的纤维在中线两旁上行，为内侧丘系。网状结构位于中央灰质的腹外侧。

（3）橄榄中部横切面（图 1-96）：前正中裂两侧为锥体，锥体外侧的橄榄深方隐有下橄榄核。中央管已敞开为第四脑室，脑室和锥体之间统称为被盖部，被盖内的室底灰质在界沟内侧属运动性，外侧属感觉性。在中线两侧为舌下神经核，此核的背外方是迷走神经背核，在背核腹外侧有孤束核。在位于室底灰质腹侧的网状结构中央可见疑核，界沟的外侧方有前庭神经核。锥体束的背方依次为内侧丘系、顶盖脊髓束和内侧纵束。脊髓小脑后束加入小脑下脚，小脑下脚的腹内侧可见三叉神经脊束及三叉神经脊束核。前庭脊髓束移至橄榄核的背方。脊髓小脑前束、红核脊髓束和脊髓丘脑束位于橄榄核的背外侧、三叉神经脊束的腹侧。

（4）橄榄上部横切面（图 1-95）：切面恰好平对第四脑室外侧隐窝阶段。蜗腹侧核在小脑下脚的腹外侧；蜗背侧核贴于小脑下脚的背外侧，外形上隆起为听结节。小脑下脚的腹侧有舌咽神经根通过，下橄榄核形体变小。其他与前述切面略同。

（5）脑桥下部横切面（通过面神经丘）（图 1-97）：脑桥基底部位于切面的腹侧，含有纵、横 2 系纤维。脑桥核散于纤维的间隙中。纵行纤维有锥体束和皮质脑桥束。切面的背侧为被盖部。被盖外侧可见小脑下脚正进入小脑，室底中线两侧的隆起为面神经丘，内有展神经核。斜方体的纤维在被盖和基底部之间横行，在上橄榄的外缘上行，成为外侧丘系。在上橄榄核的背外方有面神经核，面神经核背外方有三叉神经脊束核，核的外侧有三叉神经脊束。在三叉神经脊束与核的腹内方，有红核脊髓束、脊髓小脑前束与脊髓丘脑束，内侧纵束和顶盖脊髓束仍居中线原位。网状结构占据被盖的中央。

（6）脑桥中部横切面（通过三叉神经根）（图1-98）：脑桥基底部宽大，内容同前。在脑桥被盖部，背方的第四脑室已缩小，侧壁上自内向外可见小脑上脚、小脑下脚和小脑中脚。三叉神经根斜穿小脑中脚进入被盖，根的外侧是三叉神经脑桥核，根的内侧是三叉神经运动核。其他结构与上述切面略同，上橄榄核很小。

（7）脑桥上部横切面（通过滑车神经交叉）（图1-99）：脑桥基底部缩小，纵行纤维束聚于基底部的外缘。第四脑室缩得更小，第四脑室的顶增厚，内有滑车神经根及交叉。在被盖的外侧缘有外侧丘系，腹内侧有脊髓丘脑束和内侧丘系。网状结构仍在被盖中央，小脑上脚已向前移并有部分纤维在中线交叉。中央灰质的外缘有三叉神经中脑核，其腹内侧有蓝斑。

（8）下丘阶段的横切面（图1-99）：切面背方隆起的下丘内有下丘核，外侧丘系的纤维散入其内。中脑室腔为中脑导水管，其周围为中央灰质。切面的其余部分总称大脑脚，大脑脚的最腹侧部分为大脑脚底，自内向外有额桥束、锥体束和顶枕颞桥束在此下行。大脑脚底的背侧为黑质，内侧纵束背侧有滑车神经核。内侧纵束的腹侧有小脑上脚交叉，交叉纤维的腹侧有红核脊髓束。一些上行纤维束移向中脑被盖的外侧，内侧丘系在黑质背方，它的背外侧有脊髓丘脑束和三叉丘系，后者的背方靠近被盖外缘处有外侧丘系。网状结构占据中脑被盖的背外侧部。

（9）上丘阶段的横切面（图1-100）：切面的背侧有1对隆起的小丘。导水管周围腹侧有动眼神经核和动眼神经副核。自这些核发出动眼神经纤维走向腹侧。在中脑背盖有红核。左、右红核之间有交叉的纤维，背侧的属顶盖脊髓束交叉，腹侧属红核脊髓束交叉。红核的外侧是内侧丘系，脊髓丘脑束和三叉丘系在此移向背侧，它们的外侧有下丘臂。大脑脚底和黑质以及网状结构与下丘平面相同。

了解脑干诸代表性横切面的形态结构对某些累及脑干的神经疾患临床定位诊断有重要意义。

（二）小脑

小脑（cerebellum）位于颅后窝，居脑桥和延髓的背侧，上面借小脑幕与大脑半球枕叶隔开。

1. 小脑的外形　小脑两侧膨隆的部分为半球（hemispheres）。小脑中部比较狭窄的部分，称为小脑蚓（vermis）。小脑腹侧面中部凹陷，称小脑谷（urebellar vallecula）。谷两侧半球的突起是小脑扁桃体（tonsil of cerebellum），其靠近延髓，位于枕骨大孔附近。当某种病变（如肿瘤或出血）引起颅内压增高时，小脑扁桃体会挤压延髓造成呼吸、循环衰竭而导致严重后果。小脑表面有许多平行浅沟，沟间的突起称为叶片（folia）。在小脑上面，可见原裂（primary fissure）将小脑分成前叶（anterior lobe）和后叶（posterior lobe）。在小脑下面，后叶与绒球小结叶（flocculonodular lobe）借后外侧裂（posterolateral fissure）分界（图1-103）。前叶和后叶占据了小脑的大部分，它们合称小脑体（corpus of cerebellum），各自又可分为若干小叶（lobules）。

从纵向观察，可将小脑分为由内向外的三部分（图1-104）：正中狭窄部分即为蚓部，每侧半球又可分为较小的中间部和较大的外侧部。绒球小结叶在进化上出现最早，

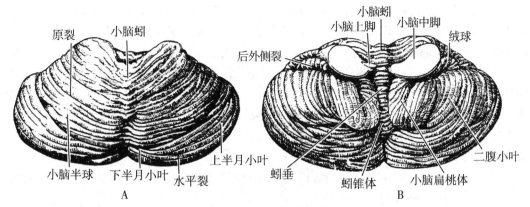

图 1-103　小脑的外形

A. 上面　B. 下面

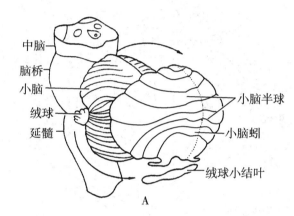

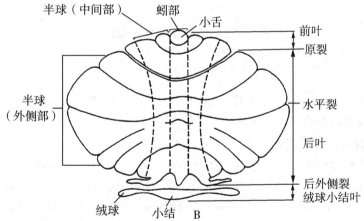

图 1-104　小脑皮质平面模式

A. 小脑皮质平面图与脑干和小脑的关系　B. 从小脑皮质平面图上显示前叶、后叶、
绒球小结叶及蚓部，半球中间部和半球外侧部

称为原小脑（archicerebellum），其纤维主要与脑干前庭核和前庭神经相联系，故又称前
庭小脑（vestibulocerebellum）；小脑体的蚓部和中间带共同组成旧小脑（paleocerebel-

lun），主要接受来自脊髓的信息，也叫脊髓小脑（spinocerebellum），小脑体的外侧部在进化中出现最晚，其出现与大脑皮质的发展有关，为新小脑（neocerebellum），又称大脑小脑（cerebrocerebellum）。

小脑有 3 对脚，借以与脑干背侧相连。①小脑下脚：主要是由脊髓和延髓进入小脑的纤维和小脑传出至延髓和脊髓的纤维组成。②小脑中脚：是由脑桥核发出的纤维组成，进入小脑。③小脑上脚：主要是由起自小脑齿状核的传出纤维组成，上行至中脑。

2. 小脑的内部结构　小脑的内部结构，由外到内依次为皮质、白质、灰质，分别称为小脑皮质、小脑白质和小脑核。

（1）小脑皮质（cerebellar cortex）：主要由神经元胞体构成，可分为颗粒层、梨状细胞层、分子层 3 层（图 1-105）。

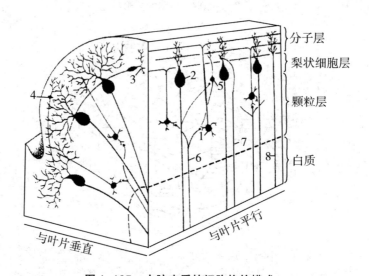

图 1-105　小脑皮质的细胞构筑模式

1. 颗粒细胞　2. Pukinje 细胞　3. 篮细胞　4. 星形细胞　5. 高尔基细胞
6. 苔藓纤维　7. 攀缘纤维　8. 平行纤维

（2）小脑白质：又称小脑髓质，由出入小脑的纤维构成，在正中矢状剖面的小脑，可见白质呈树枝状伸向各叶及叶片。

（3）小脑核：深埋于白质内，计有：①顶核（fastigial nucleus）：为成对的圆形小核，位于第四脑室顶的上方。②齿状核（dentate nucleus）：为小脑核中最大者，左右各一，位于半球的白质内，形如袋状，属新小脑。③中间核：可分为球状核（globose nucleus）和栓状核（emboliform nucleus），均细小，位于齿状核与顶核之间，属旧小脑（图 1-106）。

3. 小脑的纤维联系和功能

（1）前庭小脑（原小脑）：此部主要接受来自同侧前庭神经节和前庭神经核发来的纤维，经小脑下脚进入小脑。其传出纤维主要是回到同侧的前庭核，通过前庭脊髓束和内侧纵束影响支配躯干肌的运动神经元（图 1-107）。借此途径，前庭小脑调整由于前庭刺激引起的肌紧张变化，维持身体的平衡。

颈肩腰腿痛应用解剖学

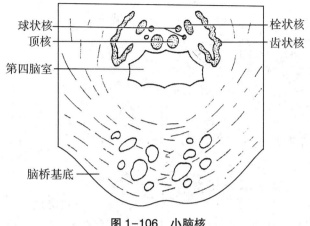

球状核
顶核
第四脑室
栓状核
齿状核
脑桥基底

图 1-106　小脑核

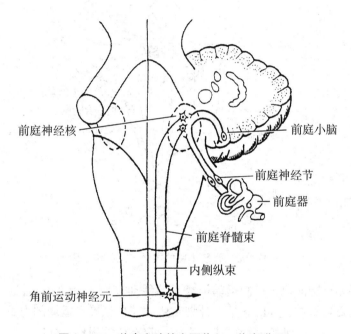

前庭神经核
前庭小脑
前庭神经节
前庭器
前庭脊髓束
内侧纵束
角前运动神经元

图 1-107　前庭小脑的主要传入、传出联系

（2）脊髓小脑（旧小脑）：这部分小脑主要接受脊髓小脑束的纤维，即将运动过程中身体内外各种变化着的信息传入小脑。脊髓小脑的传出纤维经顶核和中间核（球状核和栓状核）离开小脑。顶核和中间核发出的纤维分别投射到前庭神经核和网状结构及对侧红核和大脑皮质，通过红核脊髓束和皮质脊髓束影响同侧脊髓前角的运动神经元（图 1-108），控制运动中的肢体远端肌肉的张力和协调。

（3）大脑小脑（新小脑）：此部皮质接受来自对侧脑桥经小脑中脚发来的纤维，即接受来自对侧大脑皮质广泛区域的信息，新小脑的传出纤维经齿状核接替后，投射到对侧丘脑腹外侧核，再由此投射到大脑皮质运动区。大脑皮质运动区发出皮质脊髓束经锥

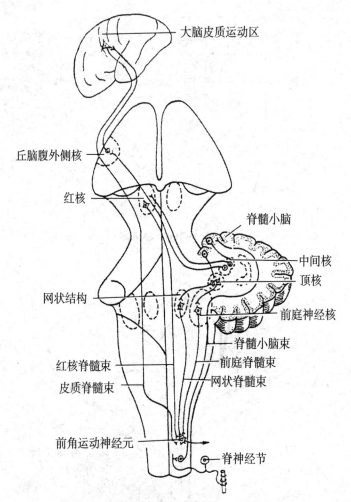

大脑皮质运动区

丘脑腹外侧核

红核

脊髓小脑

中间核

顶核

网状结构

前庭神经核

脊髓小脑束

红核脊髓束

前庭脊髓束

皮质脊髓束

网状脊髓束

前角运动神经元

脊神经节

图 1-108　脊髓小脑的主要传入、传出联系

体交叉返回同侧脊髓前角，控制运动神经元的活动（图 1-109）。通过这一环路，大脑小脑的功能主要是影响运动的起始、计划和协调，包括确定运动的力量、方向和范围。

血管病、肿瘤等各种原因均可造成小脑一定部位的损伤。前庭小脑损伤可引起原小脑症候群：患者的主要表现为平衡失调。波及小脑体的损伤不论是否涉及旧小脑一般都称为新小脑症候群：患者在患侧常表现共济失调、协调运动差，有时还表现肌张力低下等。

（三）间脑

间脑（diencephalon）位于脑干和端脑之间，结构和功能十分复杂。间脑的两侧和背面被高度发达的大脑半球所掩盖，仅腹侧部的视交叉、视束、灰结节、漏斗、垂体和乳头体外露于脑底（图 1-110、图 1-111）。间脑可分为 5 部：丘脑、上丘脑、下丘脑、后丘脑和底丘脑。间脑的内腔为位于正中矢状面的窄隙，称第三脑室（third ventricle），向下连结中脑导水管，向上经室间孔连通端脑的侧脑室。

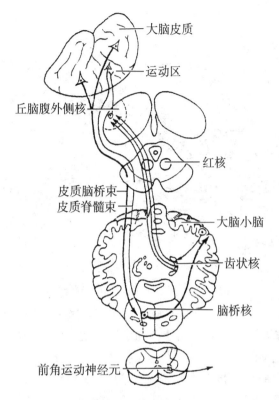

图 1-109　大脑小脑的主要传入、传出联系

右侧标注（从上到下）：大脑皮质、运动区、红核、大脑小脑、齿状核、脑桥核

左侧标注（从上到下）：丘脑腹外侧核、皮质脑桥束、皮质脊髓束、前角运动神经元

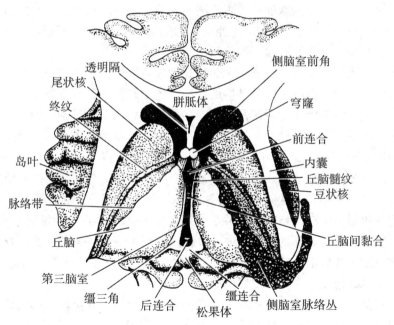

图 1-110　间脑的背面观

左侧标注（从上到下）：尾状核、终纹、岛叶、脉络带、丘脑、第三脑室、缰三角

中央标注：透明隔、胼胝体、后连合、松果体

右侧标注（从上到下）：侧脑室前角、穹窿、前连合、内囊、丘脑髓纹、豆状核、丘脑间黏合、缰连合、侧脑室脉络丛

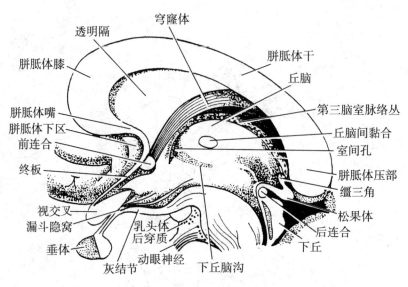

图中标注文字：
透明隔　穹窿体　胼胝体干　丘脑
胼胝体膝
胼胝体嘴　第三脑室脉络丛
胼胝体下区　丘脑间黏合
前连合　室间孔
终板　胼胝体压部
缰三角
视交叉　松果体
漏斗隐窝　乳头体　后连合
垂体　后穿质　下丘
灰结节　动眼神经　下丘脑沟

图 1-111　间脑内侧面观

1. 丘脑（thalamus）　又称背侧丘脑，位于下丘脑的背侧和上方，两者之间以第三脑室侧壁上的下丘脑沟为界。丘脑由 2 个卵圆形的灰质团块借丘脑间黏合连结而成，其前端的突出部为丘脑前结节，后端膨大称丘脑枕。

在丘脑灰质的内部有一自外上斜向内下的"丫"形纤维板——内髓板（inter-nal medullary lamina）将丘脑分为三部分：①在内髓板的前方，两分叉部之间的区域为前核。②在内髓板的内侧为内侧核。③在内髓板外侧者为外侧核。其中，外侧核分为背、腹两层：腹层由前向后分为腹前核、腹中间核和腹后核，腹后核又分为腹后内侧核和腹后外侧核（图 1-112、图 1-113）。此外，在内髓板内有板内核，在第三脑室周围灰质内有正中核，在丘脑外面尚有薄层的丘脑网状核。

上述丘脑核团，可归纳为 3 类：①非特异性投射核团：包括正中核和板内核等，在进化上较古老，接受来自脑干网状结构的纤维，传出纤维主要至皮质下结构。②联络性核团：包括内侧核、外侧核的背层及前核，接受多方面的传入纤维，与大脑皮质的联络区有往返纤维联系。③特异性中继核团：包括外侧核腹层的腹前核（ventral anterior nucleus）、腹中间核（ventral intermediate nucleus）和腹后核（ventral posterior nucleus）。其中，腹后内侧核（ventral posteromedial nucleus）接受三叉丘系和自孤束核发出的味觉纤维，腹后外侧核（ventral posterolateral nucleus）接受内侧丘系和脊髓丘系的纤维。上述传入纤维在腹后核中有严格的定位关系，即传导头部感觉的纤维投射至腹后内侧核；传导上肢、躯干和下肢感觉的纤维由内向外依次投射至腹后外侧核。腹后核发出的纤维投射至大脑皮质中央后回的感觉区。腹前核和腹中间核主要接受小脑上脚、纹状体和黑质的纤维，发出纤维投射至大脑皮质的躯体运动区。

因此，丘脑的功能一方面是皮质下感觉的最后中继站，并可能感知粗略的痛觉。在丘脑受到损伤时将导致感觉功能的障碍、痛觉过敏以及自发性疼痛等症状。另一方面，其腹中间核和腹前核作为大脑皮质与小脑、纹状体、黑质之间相互联系的枢纽，实现对

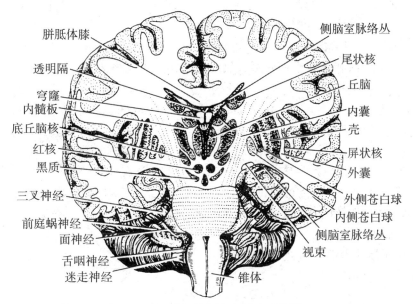

胼胝体膝
透明隔
穹窿
内髓板
底丘脑核
红核
黑质
三叉神经
前庭蜗神经
面神经
舌咽神经
迷走神经

侧脑室脉络丛
尾状核
丘脑
内囊
壳
屏状核
外囊
外侧苍白球
内侧苍白球
侧脑室脉络丛
视束
锥体

图 1-112　脑冠状切面（示底丘脑核）

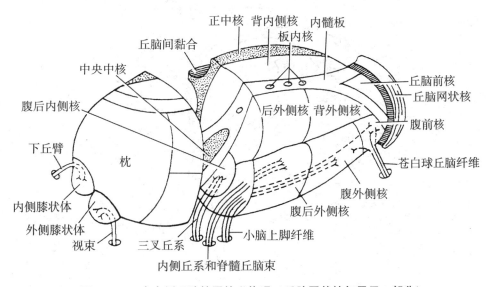

正中核　背内侧核　内髓板
丘脑间黏合　　板内核
中央中核
腹后内侧核
下丘臂
枕
内侧膝状体
外侧膝状体
视束
三叉丘系
内侧丘系和脊髓丘脑束
小脑上脚纤维
腹后外侧核
腹外侧核
苍白球丘脑纤维
腹前核
丘脑网状核
丘脑前核
后外侧核　背外侧核

图 1-113　人右侧丘脑核团的立体观（丘脑网状核仅显示一部分）

躯体运动的调节。

2. 后丘脑（metathalamus）　包括内侧膝状体（medial geniculate body）和外侧膝状体（lateral geniculate body），位于枕的下外方，内含特异性中继核。内侧膝状体接受来自下丘臂的听觉纤维，发出纤维到颞叶的听觉中枢。外侧膝状体接受视束的传入纤维，发出纤维至枕叶的视觉中枢。

3. 上丘脑（epithalamus）　包括松果体（pineal body）、缰三角（habenular trigone）和丘脑髓纹（thalamic medullary stria）。松果体为内分泌腺，产生具有抑制生殖腺功能

的激素。16 岁以后，松果体钙化，可作为 X 线诊断颅内占位病变的定位标志。缰三角内含缰核，此核为边缘系与中脑之间的中继站。

4. 底丘脑（subthalamus）　位于间脑和中脑被盖的过渡地区，内含底丘脑核及部分黑质、红核，与纹状体有密切联系，属锥体外系的重要结构。

5. 下丘脑（hypothalamus）　位于丘脑下方，上界为自室间孔延至中脑导水管的下丘脑沟，下界为灰结节（tuber cinereum）、漏斗（infundibulum）和乳头体（mamillary body），前界为终板和视交叉（optic chiasma），向后与中脑被盖相续。漏斗的中央称为正中隆起（median eminence），漏斗的下端与垂体（hypophysis）相连。

下丘脑含大量的神经元，其特点是：①某些神经元具有分泌激素的功能，直接或间接作用于靶器官。②某些神经元可通过血液循环感受温度、渗透压和各种激素水平的变化。

下丘脑内的主要核团有：①视上核（supraoptic nucleus）：在视交叉外端的背外侧。②室旁核（paraventricular nucleus）：在第三脑室上部的两侧。③漏斗核（infundibular nucleus）：位于漏斗深面。④视交叉上核：在中线两侧，视交叉上方。⑤乳头体核：在乳头体内（图 1-114）。

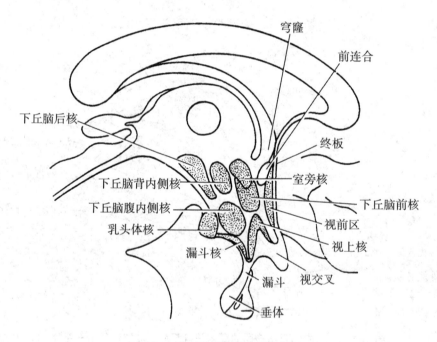

图 1-114　下丘脑的主要核团

下丘脑有广泛而复杂的纤维联系。传入纤维包括 2 类：①来自端脑的边缘系。②来自脑干和脊髓的躯体和内脏信息，主要经网状结构中继到达下丘脑。下丘脑的传出纤维除部分与传入纤维有双向联系外，主要有：①乳头丘脑束和乳头被盖束：自乳头体至丘脑前核和中脑被盖。②下丘脑-脑干、脊髓径路：如起自室旁核的纤维下达迷走神经背核和脊髓侧角；起自室周灰质的背侧纵束（dorsal longitudinal fasciculus）至中脑中央灰质和被盖。③下丘脑垂体束（hypothalamohypophyseal tract）：包括视上垂体束、室旁垂体束和结节垂体束。前两者分别起自视上核和室旁核，将后叶加压素和催产素等神经内分泌物质运输至正中隆起和垂体后叶，需要时释放入血流。结节垂体束又称结节漏斗束，起自漏斗核和下丘脑基底内侧部的一些神经细胞，终于正中隆起的毛细血管丛，将神经内分泌物质经垂体门脉运送至垂体前叶，控制垂体前叶的内分泌功能（图1-115、图1-116）。

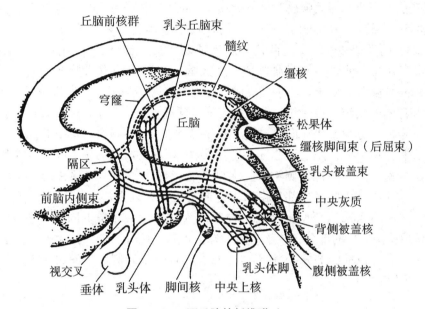

图1-115　下丘脑的纤维联系

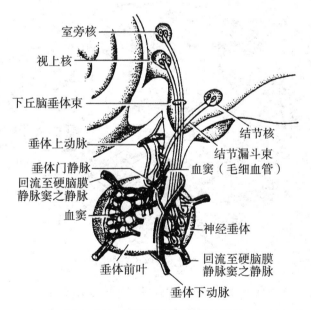

图1-116　下丘脑与垂体间的联系

丘脑将神经调节和体液调节融为一体，是调节内脏活动的皮质下中枢；也是调节内分泌的皮质下中枢。在机体内，对体温、摄食、水代谢平衡、内分泌等的调节主要依靠下丘脑，同时下丘脑也参与情绪反应活动。

(四) 端脑

端脑（telencephalon）是脑的最高级部位，由两侧大脑半球借胼胝体连结而成。每个半球表层的灰质称为大脑皮质（cerebral cortex），皮质深面的为白质，位于白质内的灰质核团称为基底核（basal nuclei）。大脑半球内的空隙，称为侧脑室。

1. 端脑的外形和分叶　在两侧大脑半球之间有大脑纵裂（cerebral longitudinal fissure）将其分开，纵裂的底为胼胝体。在大脑与小脑之间有大脑横裂（cerebral transverse fissure）隔开。由于大脑半球皮质的各部分发育不平衡，在半球表面出现许多隆起的脑回和深陷的脑沟，脑回和脑沟是对大脑半球进行分叶和定位的重要标志。每侧半球以 3 条恒定的沟分为 5 叶（图 1-117、图 1-118）：①外侧沟（lateral sulcus）：起于半球下面，行向后上方，至上外侧面。②中央沟（central sulcus）：起于半球上缘中点稍后方，斜向前下方，内达外侧沟。上端延伸至半球内侧面。③顶枕沟（parietooccipital sulcus）：位于半球内侧面后部，由前下走向后上。在外侧沟上方和中央沟以前的部分为额叶（frontal lobe）；外侧沟以下的部分为颞叶（temporal lobe）；枕叶（occipital lobe）是顶枕沟以后的部分，位于小脑上方；顶叶（parietal lobe）为外侧沟上方、中央沟后方、顶枕沟以前的部分；岛叶（insula lobe）位于外侧沟的深面，被额、顶、颞叶所掩盖（图 1-119）。

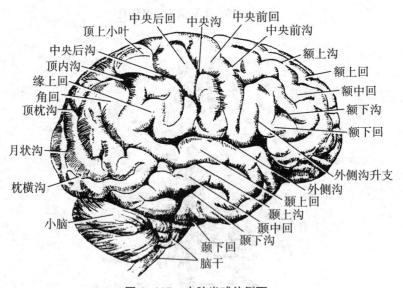

图 1-117　大脑半球外侧面

在半球的背外侧面（额叶），中央沟的前方，有与之平行的中央前沟，两沟之间的回为中央前回（precentral gyrus）。自中央前沟向前，有 2 条与半球上缘平行的沟，为额上沟和额下沟，是额上回、额中回和额下回的分界线。在中央沟的后方，有与之平行的

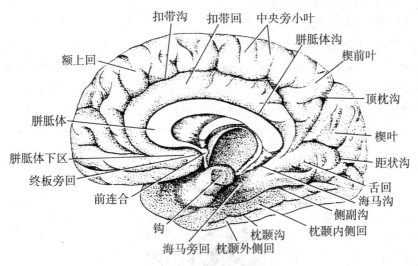

图 1-118　大脑半球内侧面观

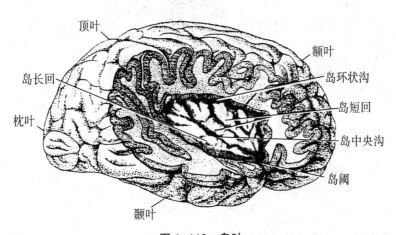

图 1-119　岛叶

中央后沟，两沟之间为中央后回（postcentral gyrus）。在中央后沟后方，有 1 条与半球上缘平行的顶内沟，顶内沟的上方为顶上小叶，下方为顶下小叶。顶下小叶又分为包绕外侧沟后端的缘上回（supramarginal gyrus）和围绕颞上沟末端的角回（angular gyrus）。在外侧沟下方，有与之平行的颞上沟和颞下沟。颞上沟的上方为颞上回，内有几条短的颞横回（transverse temporal gyri）。颞上沟和颞下沟之间为颞中回。颞下沟的下方为颞下回。

　　在半球的内侧面，自中央前、后回背外侧面延伸到内侧面的部分为中央旁小叶（paracentral lobule）。在中部有前后方向略呈弓形的胼胝体。在胼胝体后下方，有呈弓形的距状沟（calcarine sulcus）向后至枕叶后端，此沟中部与顶枕沟相连。距状沟与顶枕沟之间称楔叶，距状沟下方为舌回。在胼胝体背面有胼胝体沟，此沟绕过胼胝体后下方，向前移行于海马沟。在胼胝体沟上方，有与之平行的扣带沟，此沟末端转向背方，称边缘支。扣带沟与胼胝体沟之间为扣带回（cingulate gyrus）。

在半球底面，额叶内有纵行的嗅束，其前端膨大为嗅球，后端扩大为嗅三角。其后方被血管穿成筛状，称为前穿质。颞叶下方有与半球下缘平行的枕颞沟，在此沟内侧并与之平行的为侧副沟，其内侧为海马旁回（parahippocampal gyrus），海马旁回前端弯曲，称钩（uncus），海马旁回的内侧为海马沟，在沟的上方有呈锯齿状的窄条皮质，称齿状回（dentate gyrus）。从内面看，在齿状回的外侧，侧脑室下角底壁上有一弓形隆起，称海马（hippocampus），海马和齿状回构成海马结构（hippocampal formation）（图1-120）。

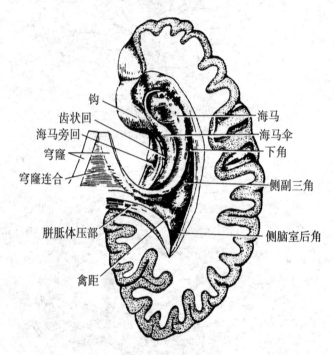

钩
齿状回
海马旁回
穹窿
穹窿连合
海马
海马伞
下角
侧副三角
胼胝体压部
侧脑室后角
禽距

图1-120　海马结构

此外，在半球的内侧面可见位于胼胝体周围和侧脑室下角底壁的一圈弧形结构：隔区（包括胼胝体下区和终板旁回）、扣带回、海马旁回、海马和齿状回等，它们共同构成边缘叶（limbic lobe）。

额叶的功能与躯体运动、发音、语言及高级思维活动有关。顶叶的功能与躯体感觉、味觉、语言等有关。枕叶与视觉信息的整合有关。颞叶与听觉、语言和记忆功能有关。岛叶与内脏感觉有关。边缘叶与情绪、行为、内脏活动等有关。

2. 基底核　是大脑半球内的灰质团块，包括纹状体、屏状核和杏仁体（图1-121）。

（1）纹状体（corpus striatum）：包括尾状核和豆状核。尾状核（caudate nucleus）呈"C"形弯曲的蝌蚪状，分头、体、尾三部分，围绕豆状核和丘脑，延伸于侧脑室前角、中央部和下角的壁旁。豆状核（lentiform nucleus）位于岛叶深部，在水平切面和额状切面上均呈尖向内侧的楔形，并被2个白质薄板分为三部分：外侧部最大，称壳（putamen）；内侧的两部合称苍白球（globus pallidus）。尾状核与豆状核外观呈条纹状，

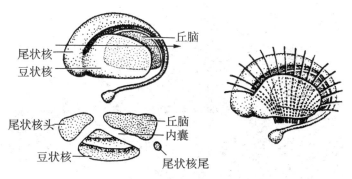

尾状核 — 丘脑
豆状核

尾状核头 — 丘脑
豆状核 — 内囊
尾状核尾

图 1-121　基底核

故称纹状体。苍白球在种系发生上出现较早，称旧纹状体。尾状核和壳核出现较晚，称新纹状体。纹状体是锥体外系的重要组成部分，比锥体系出现早。在哺乳类以下的动物，纹状体是控制运动的最高中枢。在人类由于大脑皮质的高度发展，纹状体退居从属地位，但对运动仍起重要作用，是躯体运动的调节中枢。

（2）屏状核（claustrum）：位于岛叶深面，它与豆状核之间的白质为外囊。屏状核与岛叶皮质之间的白质为最外囊。屏状核的功能和纤维联系尚不清楚。

（3）杏仁体（amygdaloid body）：呈球状，位于海马旁回沟内，与尾状核尾相续，此核属边缘系统。

3. 大脑皮质　大脑皮质（cerebral cortex）是覆盖大脑半球表面的灰质，也是中枢神经系发育最为复杂和完善的部位。据估计，人类大脑皮质约有 26 亿个神经细胞（Pakkenberg，1996），它们依照一定的规律分层排列并组成一整体。大脑皮质的神经细胞可分为传出神经元和联络神经元两类。

（1）大脑皮质分区：根据神经细胞构筑和神经纤维的配布对大脑皮质进行分区。各家分区的标准和数目不一致，较常用的是 Brodmann 的 52 区（图 1-122、图 1-123）。

（2）皮质的功能定位：大脑皮质的分区是根据功能和结构确定的。根据不同的结构功能分为不同的区，或称中枢。但这些区域只是执行某种功能的核心部分，皮质的其他区域也有类似功能，因此，皮质功能的定位概念是相对的。而且，除了一些具有特定功能的中枢外，还存在着广泛的脑区，它们不局限于某种功能，而是对各种信息进行加工整合。完成更高级的神经精神活动，称为联络区。大脑皮质主要的分区概述如下：

1）第 I 躯体运动区：位于中央前回和中央旁小叶前部（4 区、6 区）。身体各部在此区的投影特点为：①上下颠倒，但头部是正的。中央前回最上部和中央旁小叶前部与下肢的运动有关，中部与躯体和上肢的运动有关，下部与面、舌、咽、喉的运动有关。②左右交叉，即一侧运动区支配对侧肢体的活动。但一些与联合运动有关的肌则受两侧运动区的支配，如面上部肌、呼吸肌等。③身体各部分投影区的大小与各部形体大小无关，而取决于功能的重要性和复杂程度。第 I 躯体运动区接受中央后回、丘脑腹前核，腹中间核和腹后外侧核的纤维，发出纤维组成锥体束，至脑干运动核和脊髓前角（图 1-124）。

2）第 I 躯体感觉区：位于中央后回和中央旁小叶后部（3 区、1 区、2 区）。接受

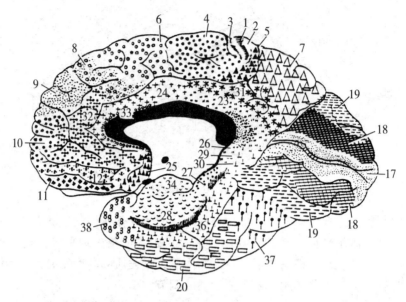

图 1-122 大脑皮质的分区内侧面观

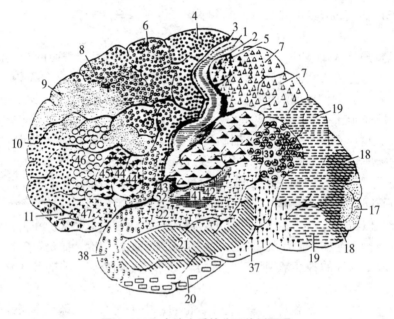

图 1-123 大脑皮质的分区外侧面观

丘脑腹后核传来的对侧半身痛、温、触、压，以及位置觉和运动觉。身体各部的投影特点与运动区相似（图 1-125）。

3）视区：位于距状沟两侧的皮质（17 区）。一侧视区接受同侧视网膜颞侧半和对侧视网膜鼻侧半的纤维经外侧膝状体中继传来的视觉信息。损伤一侧视区，可引起双眼视野同向性偏盲。

4）听区：位于颞横回上（41 区、42 区）。每侧听区接受自内侧膝状体传来的两耳

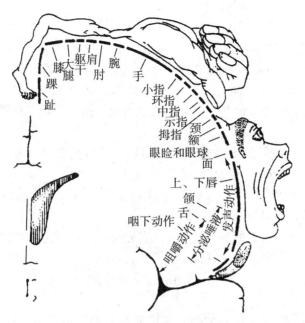

图 1-124　人体各部在第Ⅰ躯体运动区的定位

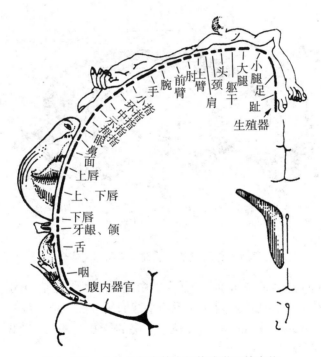

图 1-125　人体各部在第Ⅰ躯体感觉区的定位

听觉冲动。因此，一侧听觉受损，不致引起全聋。

　　5）平衡觉区：在中央后回下端头面部代表区附近。

　　6）味觉区：可能位于中央后回下方的岛盖部。

7）嗅觉区：位于海马旁回的钩附近。

8）语言区域：语言区域是人类大脑皮质所特有的。语言区域多在左侧。临床实践证明，右利者（惯用右手的人），其语言区在左侧半球；大部分左利者，其语言区也在左侧，只少数位于右侧。语言区所在的半球习惯上称优势半球。有关语言的中枢如下：

运动性语言中枢：位于额下回的后部（44区、45区），又称Broca区。当其受损后，患者将失去说话能力，但与发音有关的肌肉及结构并不瘫痪和异常。临床上称此为运动性失语症。

听觉性语言中枢：位于颞上回后部（22区）。此区受损，患者虽听觉正常，但不能理解别人或自己讲话的意思，故称感觉性失语。

书写中枢：位于额中回后部（8区）。此区受损，虽然手的运动正常，但写字绘画等精细运动发生障碍，称失写症。

视觉性语言中枢：位于角回（39区），靠近视区。此区受损时，视觉正常，但不能理解文字符号的意义，称失读，也属于感觉性失语症。

4. 大脑半球的髓质　由起联系作用的纤维束构成。可分3类：连合系、联络系和投射系。

（1）连合系：是连结左、右大脑半球皮质的纤维，包括胼胝体、前连合和穹窿连合（图1-126）。

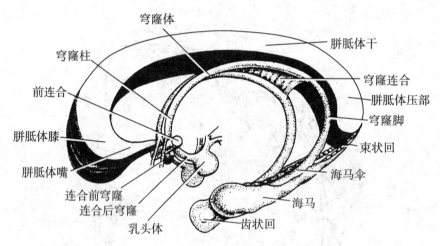

图1-126　胼胝体、前连合和穹窿连合

1）胼胝体（corpus callosum）：为强大的白质纤维板，连结两侧半球广大区域的相应部位，纤维向前、后和两侧放射，联系两半球的额、枕、顶、颞叶。

2）前连合（anterior commissure）：位于穹窿的前方，呈"X"形，连结左、右嗅球和颞叶。

3）穹窿（fornix）和穹窿连合（commissure of fornix）：穹窿是由海马至下丘脑乳头体的弓形纤维束，两侧穹窿经胼胝体的下方前行并互相靠近，部分纤维跨越到对侧形成穹窿连合（又名海马连合），为联系两侧海马的纤维。

（2）联络系：是联系同侧半球内各部分皮质的纤维，其中短纤维联系相邻脑回称弓状纤维。长纤维联系本侧半球各叶，其中主要的有：①钩束：呈钩状绕过外侧裂，连结额、颞两叶的前部。②上纵束：在豆状核与岛叶的上方，连结额、顶、枕、颞 4 个叶。③下纵束：沿侧脑室下角和后角的外侧壁行走，连结枕叶和颞叶。④扣带：位于扣带回和海马旁回的深部，连结边缘叶的各部（图 1-127）。

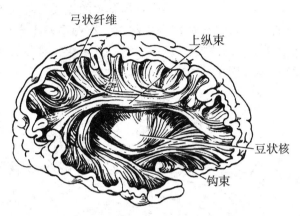

图 1-127　上纵束和钩束

（3）投射系：是联系大脑皮质与下位中枢的纤维。包括下行的运动纤维和上行的感觉纤维，这些纤维绝大部分经过内囊（图 1-128）。

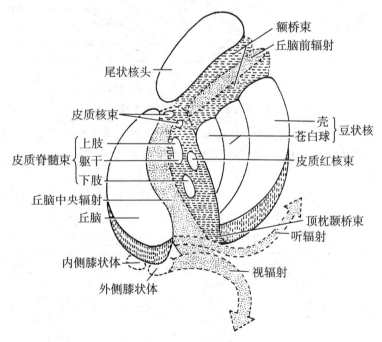

图 1-128　内囊模式

内囊（internal capsule）由宽厚的白质纤维板构成，位于尾状核、丘脑与豆状核之间。在水平切面上，内囊呈向外开放的"V"形，可分为 3 部：①内囊前肢：位于豆状核和尾状核之间，内含额桥束和丘脑前辐射。②内囊后肢：位于豆状核和丘脑之间，有皮质脊髓束、皮质红核束、丘脑中央辐射、顶枕颞桥束、视辐射和听辐射通过。③内囊膝：位于前、后肢会合处，有皮质核束通过。内囊后肢损伤时，可出现"三偏综合征"，即对侧偏身感觉丧失、对侧偏瘫和偏盲。

5. 边缘系统（limbic system）　由边缘叶和有关的皮质及皮质下结构（如杏仁体、下丘脑、上丘脑、丘脑前核和中脑被盖等）组成。在种系发生中出现较早，其神经联系十分复杂，较重要的有前脑内侧束、穹窿、乳头丘脑束、终纹（杏仁体→隔区）、丘脑髓纹（隔区→缰核）等（图 1-129）。

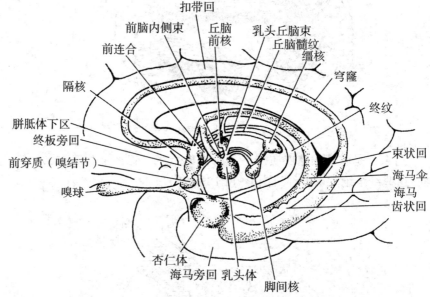

图 1-129　嗅脑和边缘系统模式

边缘系统与嗅觉和内脏活动有密切关系，并参与个体生存和种族繁衍功能（如觅食、情绪反应和生殖行为等）。近年来还发现边缘系统与记忆，特别是近期记忆有关。

二、脑神经

脑神经（cranial nerves）是与脑相连的周围神经，共 12 对（图 1-130），其排列顺序通常用罗马字码表示。现列于表 1-3。

表 1-3　各脑神经连接的脑部和进出颅腔的部位

顺序及名称	性质	连接脑的部位	进出颅腔的部位
Ⅰ 嗅神经	感觉性	端脑	筛孔
Ⅱ 视神经	感觉性	间脑	视神经管
Ⅲ 动眼神经	运动性	中脑	眶上裂
Ⅳ 滑车神经	运动性	中脑	眶上裂
Ⅴ 三叉神经	混合性	脑桥	第1支眼神经为眶上裂 第2支上颌神经为圆孔 第3支下颌神经为卵圆孔

续表

顺序及名称	性质	连接脑的部位	进出颅腔的部位
Ⅵ展神经	运动性	脑桥	眶上裂
Ⅶ面神经	感觉性	脑桥	内耳门→茎乳孔
Ⅷ前庭蜗神经	感觉性	脑桥	内耳门
Ⅸ舌咽神经	混合性	延髓	颈静脉孔
Ⅹ迷走神经	混合性	延髓	颈静脉孔
Ⅺ副神经	运动性	延髓	颈静脉孔
Ⅻ舌下神经	运动性	延髓	舌下神经管

脑神经的成分较脊神经复杂，含有 7 种纤维成分，其组成如下：

脑神经
感觉纤维
- 一般躯体感觉纤维：分布于皮肤、肌、肌腱和大部分口、鼻腔黏膜。
- 特殊躯体感觉纤维：分布于由外胚层分化形成的位听器和视器等特殊感觉器官。
- 一般内脏感觉纤维：分布于头、颈、胸、腹的脏器。
- 特殊内脏感觉纤维：分布于味蕾和嗅器。

运动纤维
- 一般躯体运动纤维：支配眼球外肌、舌肌。
- 一般内脏运动纤维：支配平滑肌、心肌和腺体。
- 特殊内脏运动纤维：支配由鳃弓衍化的横纹肌，如咀嚼肌、面肌和咽喉肌等。

脑神经与脊神经在基本方面大致相同，但也有一些具体差别，主要有：①每 1 对脊神经都是混合性的，但脑神经有感觉性、运动性和混合性 3 种。②头部分化出特殊的感觉器，随之也出现了与之相联系的Ⅰ、Ⅱ、Ⅷ 3 对脑神经。③脑神经中的内脏运动纤维属于副交感成分，且仅Ⅲ、Ⅶ、Ⅸ、Ⅹ 4 对脑神经中含有。而脊神经所含有的内脏运动纤维，主要是交感成分，且每对脊神经中都有，仅在第 2~4 骶神经中含有副交感成分。

（一）嗅神经

Ⅰ嗅神经（olfactory nerves）（图 1-131）为特殊内脏感觉纤维，由上鼻甲上部和鼻中隔上部黏膜内的嗅细胞发出的中枢突向上行，形成二十多条嗅丝（即嗅神经），穿筛孔入颅进入嗅球，传导嗅觉。

嗅神经及嗅球有时出现先天性阙如，则引起先天性嗅觉缺失。若颅前窝骨折延及筛板时，可撕脱嗅丝和脑膜；或因其他疾患，如嗅神经炎、流行性感冒等，波及嗅神经时，也可引起嗅觉消失。但一般双侧性嗅觉消失，对临床意义不大。单侧性嗅觉丧失，如果与鼻腔疾患无关者，常为颅内肿瘤诊断的一个重要指征。

（二）视神经

Ⅱ视神经（optic nerve）（图 1-132）由特殊躯体感觉纤维组成，传导视觉冲动。由视网膜节细胞的轴突在视神经盘处汇聚，再穿过巩膜而构成视神经。视神经在眶内行向后内，穿视神经管入颅中窝，连于视交叉，再经视束连于间脑。

视神经周围被 3 层延续的脑膜包绕，脑蛛网膜下隙也随之延续到视神经周围，所以颅内压增高时，常出现视神经盘水肿。

（三）动眼神经

Ⅲ动眼神经（oculomotor nerve）（图 1-133）为运动性神经，含有躯体运动和内脏

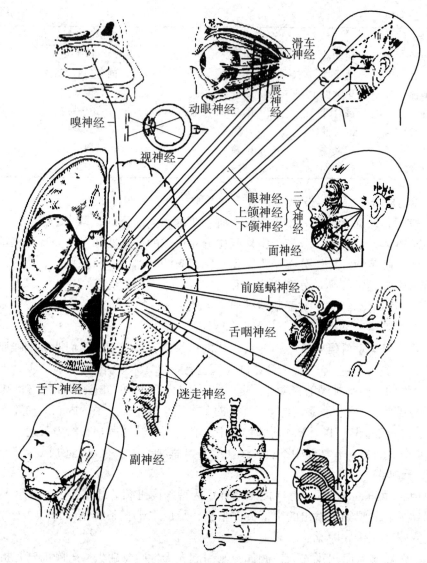

图 1-130　脑神经概观

运动两种纤维。躯体运动纤维起于中脑动眼神经核，一般内脏运动纤维起于动眼神经副核。动眼神经自脚间窝出脑，紧贴小脑幕缘及后床突侧方前行，进入海绵窦侧壁上部，再经眶上裂入眶内，分为上、下两支。上支细小，支配上直肌和上睑提肌。下支粗大，支配下直、内直和下斜肌。由下斜肌支分出 1 个小支，由内脏运动纤维（副交感）组成，叫睫状神经节短根，进入睫状神经节交换神经元后，分布于睫状肌和瞳孔括约肌，参与瞳孔对光反射和调节反射。

动眼神经损伤，可致上睑提肌、上直肌、下直肌、内直肌及下斜肌瘫痪，出现上睑下垂、瞳孔斜向外下方，以及瞳孔对光反射消失、瞳孔散大等症状。若由于颅内压增高引起小脑幕切迹疝压迫动眼神经时，可引起瞳孔散大及动眼神经麻痹的其他症状，是临床上的危重现象。

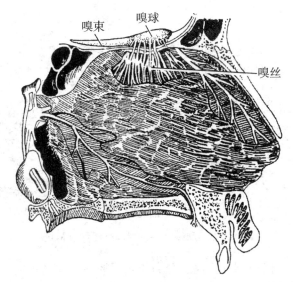

图 1-131　嗅神经

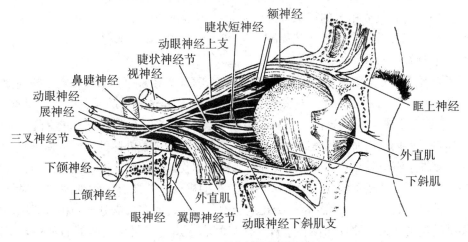

图 1-132　眶内神经外侧面观

（四）滑车神经

Ⅳ滑车神经（trochlear nerve）（图 1-133）为运动性神经。是脑神经中最细小的 1 对。起于滑车神经核，由中脑的下丘下方出脑后，绕大脑脚外侧前行，穿入海绵窦的外侧壁，经眶上裂入眶，越过上直肌和上睑提肌向前内走行，支配上斜肌。

滑车神经损伤引起上斜肌瘫痪，患者不能使眼球转向外下方，俯视时出现轻度内斜视和复视。

（五）三叉神经

Ⅴ三叉神经（trigeminal nerve）为混合性神经（mixed nerve），是脑神经中最大的 1 对，含有躯体感觉和特殊内脏运动两种纤维。特殊内脏运动纤维始于三叉神经运动核，组成三叉神经运动根，由脑桥与小脑中脚（脑桥臂）交界处出脑，位于感觉根的前内

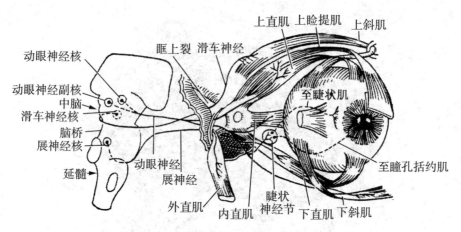

图 1-133　动眼神经、滑车神经和展神经

侧，后并入下颌神经，经卵圆孔出颅，分布于咀嚼肌等。运动根内尚含有传导咀嚼肌和眼外肌本体感觉的纤维。躯体感觉纤维的胞体位于三叉神经节（trigeminal ganglion）内。该节位于颞骨岩部尖端的三叉神经压迹处，为两层硬脑膜所包裹；由假单极神经元组成，其中枢突聚集成粗大的三叉神经感觉根，由脑桥与脑桥臂交界处入脑，止于三叉神经脑桥核和三叉神经脊束核；其周围突组成三叉神经 3 条大的分支，即眼神经、上颌神经和下颌神经（详见面部神经）。

　　三叉神经损伤分为中枢性损伤和周围性损伤。三叉神经脊束与面部感觉的解剖分布关系如"洋葱皮样"（图 1-134），该核受损伤主要发生分离性感觉障碍，即痛、温觉障碍，而触觉存在。三叉神经运动核因受皮质核束的双侧（交叉和不交叉纤维）支配，所以单侧核上损害（如内囊出血）肌瘫痪症状不明显。但在脑桥被盖外侧的病变可损伤三叉神经运动核，则发生咀嚼肌等的瘫痪。三叉神经周围性损伤后往往引起继发性神经痛，疼痛为持续性，但也可有剧烈发作，疼痛常牵涉所分布的皮区；并伴有感觉的缺失和痛觉的缺失。三叉神经痛能波及三叉神经某一分支或全部分支，此时在各支分布的相应区域内出现特殊类型的疼痛，是一种发作性、短暂放射状剧烈疼痛。可因触及面部的某一点引起发作，称为发病点或扳机点。讲话、洗脸、进食甚至凉风刺激都能诱发疼痛。

（六）展神经

　　Ⅵ展神经（abducent nerve）属躯体运动性神经，起于脑桥上部的展神经核，从延髓脑桥沟中部出脑，前行至颞骨岩部尖端入海绵窦，经眶上裂入眶，由外直肌的深面进入肌肉。展神经损伤时可引起外直肌瘫痪，产生内斜视。

（七）面神经

　　Ⅶ面神经（focial nerve）为混合性神经，含有 3 种主要纤维成分，特殊内脏运动纤维起于面神经核，主要支配面部表情肌的运动。一般内脏运动纤维起源于上泌涎核，支配泪腺、舌下腺、下颌下腺，以及鼻、腭的黏膜腺体的分泌。特殊内脏感觉纤维，即味觉纤维，其胞体位于膝神经节（geniculate ganglion），周围突分布于舌前 2/3 的味蕾，中枢突止于孤束核。此外，面神经含有少量躯体感觉纤维，传导耳部皮肤的躯体感觉和

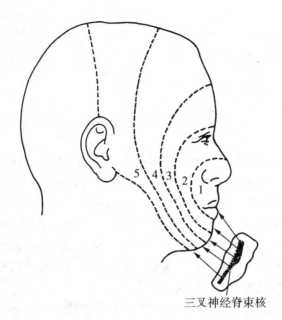

三叉神经脊束核

图 1-134 颜面感觉的三叉神经节段支配

颜面 1、2 节段相当于三叉神经脊束核的上段，3、4 节段相当于核的中段，4、5 节段相当于核的下段。
说明三叉神经脊束核损伤引起环层葱皮状的感觉消失。

表情肌的本体感觉。

面神经由较大的运动根和较小的中间神经（感觉和副交感纤维）两个根组成，自小脑中脚下缘出脑后进入内耳门，两根合成一干，穿过内耳道底进入面神经管，由茎乳孔出颅，向前穿过腮腺到达面部。在面神经管始部有膨大的膝神经节。

在面神经管内的分支有鼓索和岩大神经等。鼓索是面神经在出茎乳孔前分出，向前通过中耳到达颞下窝，行向前下并入舌神经。鼓索含有 2 种纤维：味觉纤维随舌神经分布于舌前 2/3 的味蕾司味觉；副交感纤维进入下颌神经节内交换神经元后，分布于下颌下腺和舌下腺，支配腺体分泌。岩大神经含有副交纤维，自膝神经节处分出，出岩大神经管裂孔与岩深神经合成翼管神经，进入翼腭神经节，副交感纤维在节内换神经元后，支配泪腺、腭及鼻腔黏膜的腺体分泌。

面神经穿出茎乳孔后即发出 3 个小分支，支配枕肌、耳周围肌、二腹肌后腹和茎突舌骨肌，然后进入腮腺。在腮腺内形成丛并分为 5 支，即颞支、颧支、颊支、下颌缘支、颈支，其走行及分布详见面部神经。

面神经损伤的主要临床表现是面部表情肌的运动障碍。根据病变部位和临床表现，面神经麻痹有周围性和中枢性 2 型。

周围性面神经麻痹病变位于面神经核或面神经，以一侧受损常见。主要症状有：①伤侧额纹消失，不能闭眼，鼻唇沟变平坦。②发笑时，口角偏向健侧，不能鼓腮；说话时，唾液常从口角漏出。③因眼轮匝肌瘫痪不能闭眼，故角膜反射消失。④听觉过敏。⑤舌前部味觉丧失。⑥因泌泪障碍而引起角膜干燥。⑦泌涎障碍等。若脑桥内面神经核或核下受损同时损害皮质脊髓束则出现对侧偏瘫，即所谓交叉瘫。

中枢性面神经麻痹病变发生于皮质核束的任何部位。因支配睑裂以上表情肌的那部分面神经来自面神经核的上部，面神经核上部接受两侧皮质核束的纤维，故病灶对侧睑裂以上的表情肌不出现瘫痪，睑裂以下的表情肌发生瘫痪，故额纹存在。中枢性面瘫常见于脑血管疾患。

（八）前庭蜗神经

Ⅷ前庭蜗（位听）神经（vestibulocochlear nerve）由蜗神经和前庭神经组成，属特殊躯体感觉神经。

前庭神经传导平衡觉。感觉神经元的胞体在内耳道底聚集成前庭神经节，周围突穿内耳道底，分布于内耳球囊斑、椭圆囊斑和壶腹嵴中的毛细胞，中枢突组成前庭神经。传导听觉的纤维是蜗神经节（蜗螺旋神经节）双极神经元的突起，其周围突分布于内耳的螺旋器，中枢突组成蜗神经。前庭神经和蜗神经一起经内耳门入颅腔，在脑桥与延髓之间进入脑桥，分别终于脑干的前庭核群、小脑、脑干蜗神经的前核和后核。

前庭神经核还与Ⅲ、Ⅳ、Ⅵ、Ⅸ、Ⅺ各对脑神经核及颈髓上段相联系，这些联系使得眼和颈肌在前庭反射的控制下实现联合运动。

前庭蜗神经的损伤表现为伤侧耳聋和前庭的平衡功能障碍；如果仅有部分损伤，由于前庭神经受到刺激可出现眩晕和眼球震颤，前庭受刺激时，多伴有自主神经功能障碍的症状，如呕吐等。

（九）舌咽神经

Ⅸ舌咽神经（glossopharyngeal nerve）（图1-135）为混合性神经，含4种纤维成分：①特殊内脏运动纤维：起于疑核，支配茎突咽肌。②副交感纤维：在耳神经节交换神经元后分布于腮腺，司腺体分泌。③一般内脏感觉纤维：胞体位于颈静脉孔处的下神经节（岩神经节），中枢突终于脑干孤束核，周围突分布于舌后1/3的味蕾。④特殊内脏感觉纤维：胞体也位于下神经节，中枢突终于孤束核，周围突分布于咽、舌后1/3、咽鼓管、鼓室等处的黏膜以及颈动脉窦和颈动脉小球。⑤躯体感觉纤维：胞体位于上神经节内，分布于耳后皮肤。

舌咽神经的根丝，自延髓橄榄后沟前部与迷走神经和副神经同出颈静脉孔。在孔内神经干上有膨大的上神经节（superior ganglion），出孔时又形成一稍大的下神经节（inferior ganglion）。舌咽神经出颅后先在颈内动脉、静脉间下降，然后呈弓形向前，经舌骨舌肌内侧达舌根。其分布详见颈部神经。

舌咽神经全离断可引起咽部感觉丧失，舌后1/3的味觉和普通感觉丧失，某些咽肌肌力减弱和腮腺分泌的功能丧失。一般单独舌咽神经损伤少见且不易查出，常是和迷走神经或者其他的一些核一同损伤。

舌咽神经痛与三叉神经痛颇为相似（但少见）。表现为腭扁桃体和舌根部突发性疼痛，一般向耳部放射，伴有唾液增加。多因吞咽、说话或咽喉及舌运动导致疼痛发作。

（十）迷走神经

Ⅹ迷走神经（vagus nerve）（图1-136、图1-137）为混合性神经，是行程最长、分布范围最广的脑神经，含有4种纤维成分：①副交感纤维：起于迷走神经背核，主要分布到颈、胸和腹部的多种脏器，控制平滑肌、心肌和腺体的活动。②一般内脏感觉纤

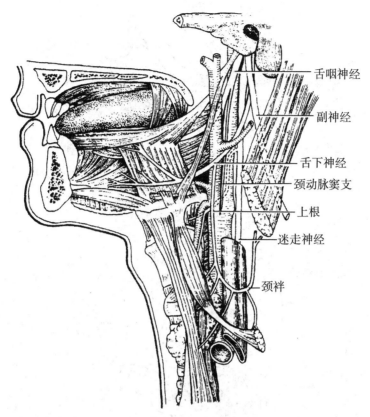

舌咽神经

副神经

舌下神经

颈动脉窦支

上根

迷走神经

颈袢

图 1-135　舌咽神经与舌下神经

维：其胞体位于下神经节（结状神经节）内，中枢突终于孤束核，周围突分布于颈、胸和腹的脏器。③一般躯体感觉纤维：其胞体位于上神经节颈静脉神经节内，其中枢突止于三叉神经脊束核，周围突主要分布于耳郭、外耳道的皮肤和硬脑膜。④特殊内脏运动纤维：起于疑核，支配咽喉肌。

迷走神经以根丝自橄榄后沟后部出脑，经颈静脉孔出颅，在此处有膨大的上、下神经节。迷走神经干在颈部位于颈动脉鞘内，走在颈内、颈总动脉与颈内静脉之间的后方下达颈根部，由此向下。左迷走神经在颈总动脉与左锁骨下动脉间，越过主动脉弓的前方，经左肺根的后方至食管前面分散成若干细支，构成左肺丛和食管前丛，在食管下端延续为迷走神经前干（anterior vagal trunk）。右迷走神经过锁骨下动脉前方，沿气管右侧下行，经右肺根后方达食管后面，分支构成右肺丛和食管后丛，向下延续为迷走神经后干（posterior vagal trunk）。迷走前后干再向下与食管一起穿膈肌的食管裂孔进入腹腔，分布于胃前后壁，其终支为腹腔支，参加腹腔丛。迷走神经在颅、颈、胸和腹部发出许多分支，其中较重要的有：

1. 颈部的分支　详见颈部神经。

2. 胸部分支

（1）喉返神经（recurrent laryngeal nerve）：右喉返神经在右迷走神经经过右锁骨下

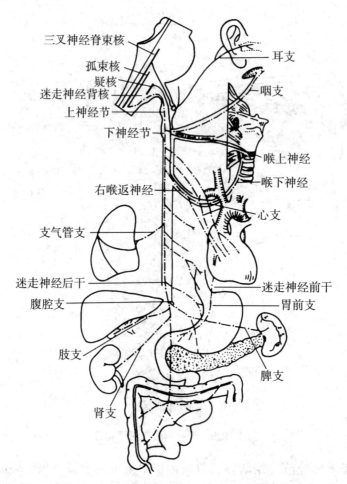

三叉神经脊束核

孤束核

疑核

迷走神经背核

上神经节

下神经节

右喉返神经

支气管支

迷走神经后干

腹腔支

肢支

肾支

耳支

咽支

喉上神经

喉下神经

心支

迷走神经前干

胃前支

脾支

图 1-136　迷走神经纤维成分及分布

动脉前方处发出，并勾绕此动脉，返回至颈部。左喉返神经在左迷走神经经过主动脉弓前方处发出，并绕主动脉弓下方，返回于颈部。在颈部，两侧的喉返神经均上行于气管与食管之间的沟内，至甲状腺侧叶深面、环甲关节后方进入喉内，称为喉下神经（inferior laryngeal nerve），分数支分布于喉。其运动纤维支配除环甲肌以外所有喉肌，感觉纤维分布至声门裂以下的喉黏膜。喉返神经在行程中发出心支、支气管支和食管支，分别参与心丛、肺丛和食管丛。

喉返神经在入喉前与甲状腺下动脉的终支相互交错，故在甲状腺手术结扎或钳夹动脉时，应避免损伤该神经，以免导致术后声音嘶哑。若两侧同时损伤，可引起呼吸困难，甚至窒息。

3. 腹部的分支

（1）胃前支（anterior gastric branches）（图 1-138）和肝支（hepatic branches）：在贲门附近发自迷走神经前干。胃前支发数小支分布于胃前壁，终支以"鸦爪"形的分支分布于幽门部前壁。肝支有 1~3 条，参加肝丛，随肝固有动脉分支分布于肝、胆囊等处。

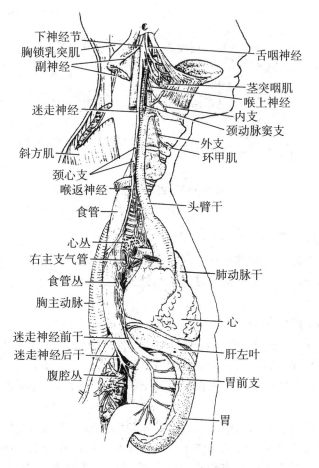

下神经节
胸锁乳突肌
副神经
迷走神经
斜方肌
颈心支
喉返神经
食管
心丛
右主支气管
食管丛
胸主动脉
迷走神经前干
迷走神经后干
腹腔丛

舌咽神经
茎突咽肌
喉上神经
内支
颈动脉窦支
外支
环甲肌
头臂干
肺动脉干
心
肝左叶
胃前支
胃

图 1-137　舌咽、迷走、副神经

（2）胃后支（posterior gastric branches）（图 1-138）：在贲门附近发自迷走后干，沿途发支至胃后壁。终支与胃前支同样以"鸦爪"形分支，分布于幽门窦及幽门管的后壁。

（3）腹腔支（celiac branches）（图 1-136）：发自迷走神经后干，向右行，与交感神经一起构成腹腔丛，伴随腹腔干、肠系膜上动脉及肾动脉等，分布于脾、小肠、盲肠、横结肠、肝、胰和肾等大部分腹腔脏器。

迷走神经主干损伤所致的内脏活动障碍主要表现为脉速、心悸、恶心、呕吐、呼吸深慢和窒息等。由于咽喉感觉障碍和肌肉瘫痪，可出现声音嘶哑、语言困难、发呛和吞咽困难等。

（十一）副神经

Ⅺ副神经（accessory nerve）（图 1-137）由颅根和脊髓根组成。由特殊内脏运动纤维构成。颅根起自疑核，自迷走神经根下方出脑后与脊髓根同行，经颈静脉孔出颅，加入迷走神经，支配咽喉肌。脊髓根起自脊髓颈部的副神经脊髓核，由脊神经前、后根之间出脊髓，在椎管内上行，经枕骨大孔入颅腔，与颅根汇合一起出颅腔。出颅腔后，又与颅根分开，绕颈内静脉行向外下，经胸锁乳突肌深面继续向外下斜行进入斜方肌深

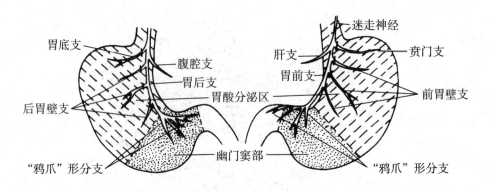

图 1-138　迷走神经胃部分支模式

（黑短线表示高选性迷走神经切断术部位）

面，分支支配此二肌。

副神经颅根损伤（单独损伤少见，常与迷走神经一起损伤），则喉及咽肌瘫痪而出现发音和吞咽障碍。脊髓根损伤时出现胸锁乳突肌和斜方肌瘫痪，即患肩下垂，面不能转向对侧。

（十二）舌下神经

XII 舌下神经（hypoglossal nerve）（图 1-135）主要由躯体运动纤维组成，由舌下神经核发出，自延髓的前外侧沟出脑，经舌下神经管出颅，下行于颈内动脉、静脉之间。弓形向前达舌骨舌肌的浅面，在舌神经和下颌下腺管的下方穿颏舌肌入舌，支配全部舌内肌和舌外肌。

舌下神经可因中枢部或周围部的损伤而引起麻痹。中枢部损伤可分为：①核上性损伤：如内囊型偏瘫患者，常因损伤了锥体束至舌下神经核的上运动神经元纤维，而发生对侧舌肌瘫痪，但没有舌肌萎缩及舌的纤维震颤。②核性损伤：当病变（如急性脊髓灰质炎、延髓空洞症等）累及舌下神经核，常发生同侧舌肌萎缩及舌纤维震颤。常伴有其他脑神经（IX、X）损伤症状及其他症状。③核下性损伤：因延髓病变，可同时损伤舌下神经根及锥体束，而发生交叉瘫，即对侧偏瘫及同侧舌肌瘫痪。

一侧舌下神经损伤，患侧舌肌瘫痪萎缩，伸舌时，舌尖偏向患侧；缩舌时，舌尖偏向健侧，但吞咽、言语可不发生障碍。如双侧舌下神经损伤时，则常有语言及吞咽障碍，并且不能伸舌。

表 1-4　脑神经简表

顺序及名称	成分	起核	终核	分布	损伤症状
I 嗅神经	特殊内脏感觉		嗅球	鼻腔嗅黏膜	嗅觉障碍
II 视神经	特殊躯体感觉		外侧膝状体	眼球视网膜	视觉障碍
III 动眼神经	躯体运动	动眼神经核		上、下、内直肌，下斜肌，上睑提肌	眼外斜视、上睑下垂
	一般内脏运动（副交感）	动眼神经副核		瞳孔括约肌、睫状肌	对光及调节反射消失

顺序及名称	成分	起核	终核	分布	损伤症状
Ⅳ滑车神经	一般躯体运动	滑车神经核		上斜肌	眼不能外下斜视
Ⅴ三叉神经	一般躯体感觉		三叉神经脊束核 三叉神经脑桥核 三叉神经中脑核	头面部皮肤、口腔、鼻腔黏膜、牙及牙龈、眼球、硬脑膜	头面部感觉障碍
	特殊内脏运动	三叉神经运动核		咀嚼肌、镫骨肌	咀嚼肌瘫痪
Ⅵ展神经	躯体运动	展神经核		外直肌	眼内斜视
Ⅶ面神经	特殊内脏运动	面神经核		面部表情肌、颈阔肌、茎突舌骨肌、二腹肌后腹	额纹消失、眼不能闭合、口角歪向健侧、鼻唇沟变浅
	一般内脏运动	上泌涎核		泪腺、下颌下腺、舌下腺及鼻腔和腭的腺体	分泌障碍
	特殊内脏感觉		孤束核	舌前2/3味蕾	舌前2/3味觉障碍
Ⅷ前庭蜗神经	特殊躯体感觉		前庭神经核群	平衡器的半规管壶腹嵴、球囊斑和椭圆囊斑	眩晕、眼球震颤等
	特殊躯体感觉		蜗神经核	耳蜗螺旋器	听力障碍
Ⅸ舌咽神经	特殊内脏运动	疑核		茎突咽肌	
	一般内脏运动（副交感）	下泌涎核		腮腺	分泌障碍
	一般内脏感觉		孤束核	咽、鼓室、咽鼓管、软腭、舌后1/3的黏膜、颈动脉窦、颈动脉小球	咽后与舌后1/3感觉障碍、咽反射消失
	特殊内脏感觉		孤束核	舌后1/3味蕾	舌后1/3味觉丧失
Ⅹ迷走神经	一般内脏运动（副交感）	迷走神经背核		胸腹腔内脏平滑肌、心肌、腺体	心动过速、内脏活动障碍
	特殊内脏运动	疑核		咽喉肌	发音困难、声音嘶哑、发呛、吞咽障碍
	一般内脏感觉		孤束核	胸腹腔脏器、咽喉黏膜	
	一般躯体感觉		三叉神经脊束核	硬脑膜、耳郭及外耳道皮肤	
Ⅺ副神经	特殊内脏运动	疑核（延髓部）		咽喉肌	
	躯体运动	副神经核（脊髓部）		胸锁乳突肌、斜方肌	一侧胸锁乳突肌瘫痪，面无力转向对侧；斜方肌瘫痪，肩下垂，抬肩无力
Ⅻ舌下神经	躯体运动	舌下神经核		舌内肌和部分舌外肌	舌肌瘫痪、萎缩，伸舌时舌尖偏向患侧

三、神经系统的传导通路

经过周围感受器、传入神经元传来的各种内、外环境刺激，在中枢神经系统内最后传至大脑皮质，产生感觉。另一方面，由大脑皮质发出传出纤维，经脑干和脊髓的运动神经元支配周围躯体和内脏效应器。因此，在神经系统内存在着两大类传导通路：感觉（上行）传导通路和运动（下行）传导通路。不经过大脑皮质的上、下行传导通路称反射通路。

（一）感觉传导通路

1. 本体感觉传导通路　本体感觉又名深感觉，是由于体内的肌肉收缩，刺激了在肌肉、肌腱和关节内的神经末梢而最后产生的感觉。

传导躯干和四肢的本体感觉通路与传导头面部者有不同的径路。另外，本体感觉通路除到大脑皮质外，还有到小脑的。前者为意识通路，后者不产生意识性感觉，而是形成反射，调节肌张力和协调运动，故称非意识性通路。

此处主要述及躯干和四肢的本体感觉传导通路（因头面部者尚不明了）。

（1）意识性本体感觉传导通路（图1-139）：由3级神经元组成。第1级神经元为脊神经节细胞，其周围突分布于肌肉、肌腱、关节等处本体觉感受器和皮肤的精细触觉感受器，中枢突经脊神经后根的内侧部进入脊髓后索，分为长的升支和短的降支。其中，来自第4胸节以下的升支行于后索的内侧部，形成薄束；来自第4胸节以上的升支行于后索的外侧部，形成楔束。两束上行，分别止于延髓的薄束核和楔束核。第2级神经元的胞体在薄、楔束核内，由此两核发出的纤维行向腹侧，构成内弓状纤维，在中央灰质腹侧中线处，与对侧的交叉，称内侧丘系交叉。交叉后

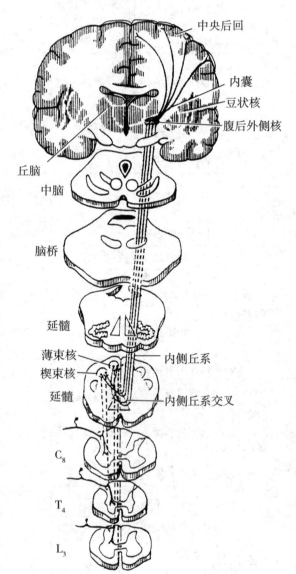

图1-139　本体感觉和精细触觉传导通路

的纤维转向上行于锥体后方（背侧）中线的两侧，即内侧丘系。来自楔束核的纤维位于背侧，来自薄束核的纤维位于腹侧。内侧丘系上升至脑桥时，其腹侧纤维即向外侧展开，成为冠状位的扁板，位于被盖的前缘。此时，来自楔束核的纤维居于内侧段；来自薄束核

的纤维居于外侧段。内侧丘系进入中脑后，被红核推向被盖的腹外侧，越向上其位置越靠近中脑侧方的表面，最后终于丘脑的腹后外侧核。第3级神经元的胞体在腹后外侧核，发出纤维经内囊后肢主要投射到中央后回上2/3的皮质和中央旁小叶后部。内侧丘系在中脑时发出侧支，终于红核、黑质、上丘等。

此条本体感觉通路，还传导精细触觉、压觉和运动感觉的神经冲动，到顶叶中央后回皮质，再通过顶叶皮质的整合，成为两点辨别觉和实体感觉。故此通路遭破坏损伤后，两点辨别觉、实体感觉、运动觉等随之消失，肌张力减退。如损伤出现在脊髓后索，则表现为：患者不能确定身体的位置和运动方向，闭目站立时身体倾斜、摇晃，并易跌倒，同时还丧失精细触觉和震颤觉。

（2）非意识性本体感觉传导通路：非意识性本体感觉传导通路实际上是反射通路的上行部分，为传入小脑的本体感觉，由两级神经元组成（图1-140）。第1级神经元与意识性者相同，胞体是脊神经节细胞，其中枢突通过脊髓后索进入灰质后角。终于C_8～L_2神经的胸核和腰骶膨大第Ⅴ～Ⅶ层外侧部。这些核内的神经细胞是第2级神经元。由胸核发出的纤维进入同侧侧索，形成脊髓小脑后束，向上经小脑下脚进入旧小脑皮质；由腰骶膨大第Ⅴ～Ⅶ层外侧部发出的纤维构成对侧和同侧的脊髓小脑前束，经小脑上脚止于旧小脑。

来自上肢和颈部的本体感觉纤维，经楔束进入延髓，在楔束副核交换神经元，之后由楔束副核发出的纤维经后外侧弓状纤维及小脑下脚进入旧小脑皮质。

2. 痛、温觉和粗触觉传导通路　又名浅感觉传导通路。此类感觉是因受外在环境的理化刺激

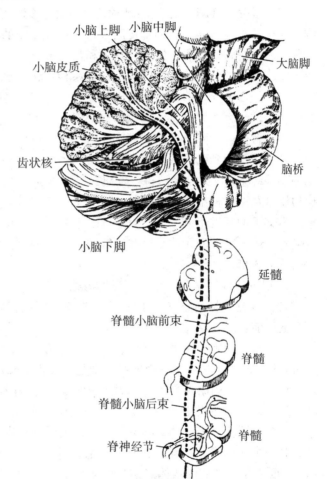

小脑上脚　小脑中脚
小脑皮质
大脑脚
齿状核
脑桥
小脑下脚
延髓
脊髓小脑前束
脊髓
脊髓小脑后束
脊髓
脊神经节

图1-140　非意识本体感觉传导道路

而产生的，其感受器绝大部分表浅，位于皮肤内，分为躯干、四肢的传导通路和头面部的传导通路两部分。

（1）躯干、四肢的痛、温觉和粗触觉传导通路：第1级神经元是脊神经节细胞，其周围突分布于躯干、四肢皮肤内的感觉器；中枢突经后根进入脊髓。其中，传导痛、

温觉的纤维（细纤维）在后根外侧部进入脊髓背外侧束，终止于第 2 级神经元；传导粗触觉的纤维（细纤维）经后根内侧部进入脊髓后索，终止于第 2 级神经元。第 2 级神经元胞体主要位于脊髓灰质第Ⅰ、Ⅳ、Ⅴ层，它们发出纤维经白质前连合上升 1~2 个节段交叉到对侧脊髓外侧索和前索内上行，组成脊髓丘脑侧束和脊髓丘脑前束（侧束的纤维传导痛、温觉，前束的纤维传导粗触觉）。在此二束中来自马尾、骶部的纤维位置浅，来自身体上部者位置深。脊髓丘脑束上行，经延髓下橄榄核的背外侧，脑桥和中脑内侧丘系的外侧，终止于丘脑的腹后外侧核，第 3 级神经元的胞体在丘脑的腹后外侧核，它们发出的纤维称丘脑中央辐射，经内囊后肢投射到中央后回的上 2/3 和中央旁小叶后部。

（2）头面部的痛、温觉和触觉传导通路：第 1 级神经元为三叉神经节细胞，其周围突经三叉神经分布于头面部皮肤及口、鼻腔黏膜的有关感受器；中枢突经三叉神经根入脑桥后，一部分纤维分为短的升支和长的降支，另一部分不分支而直接上行或下行，传导痛、温觉的纤维终止于三叉神经脊束核；传导触觉的纤维终止于三叉神经脑桥核。由三叉神经 3 个支来的下行支组成三叉神经脊束，各支的纤维在束内有一定位置。眼神经的纤维位于束的腹侧，下降达到第 2、3 颈髓节段，终于脊束核的尾侧部；下颌神经的纤维靠背侧，下降达延髓的嘴侧端，终于脊束核的嘴侧 1/3 部；上颌神经的纤维位于中间，下降达到延髓下端，终于脊束核的中部。此外，三叉神经 3 个支全有终于脊束核尾侧部的纤维。三叉神经脑桥核发出二级纤维，有的终支和侧支至三叉神经和面神经的运动核以及网状核组成各种反射弧。三叉神经脑桥核越至对侧的 2 级纤维，组成三叉前束，不交叉的纤维组成三叉后束。此二束总称为三叉丘系。三叉丘系上升终于丘脑腹后内侧核。第 3 级神经元的胞体在丘脑的腹后内侧核，发出纤维经内囊后肢投射到中央后回的下 1/3 部。

3. 视觉传导通路和瞳孔对光反射通路

（1）视觉传导通路（图 1-141）：在眼球视网膜内的视杆细胞和视锥细胞为光感受器细胞。前者感受暗光与物体的活动，后者感受强光与物体的颜色。双极细胞为第 1 级神经元，双极细胞的树突与视杆、视锥细胞相连接，其轴突与视网膜内的节细胞（ganglion cell）的树突相连接。视网膜节细胞是视觉传导通路的第 2 级神经元，其轴突向视神经盘处集合，由眼球后方穿出成为视神经。视神经经视神经管入颅腔，形成视交叉后，延为视束。在视交叉中，来自两眼视网膜鼻侧半的纤维交叉，交叉后加入对侧视束；来自视网膜颞侧半的纤维不交叉，进入同侧视束。因此，左侧视束内有来自两眼视网膜左侧半的纤维，右侧视束内含有来自两眼视网膜右侧半的纤维。视束绕大脑脚向后，主要终止于外侧膝状体。第 3 级神经元胞体在外侧膝状体内，由外侧膝状体核发出纤维组成视辐射（optic radiation），经内囊后肢投射到端脑距状沟两侧的皮质，即视觉中枢，产生视觉。

眼球固定向前平视时所能看到的空间范围称为视野。由于眼球的屈光装置对光线的折射作用，鼻侧半视野的物像投射到颞侧半视网膜，颞侧半视野的物像投射到鼻侧半视网膜，上半视野的物像投射到下半视网膜，下半视野的物像投射到上半视网膜。

当视觉传导通路在不同部位受损时，可引起不同的视野缺损：①一侧视神经损伤可

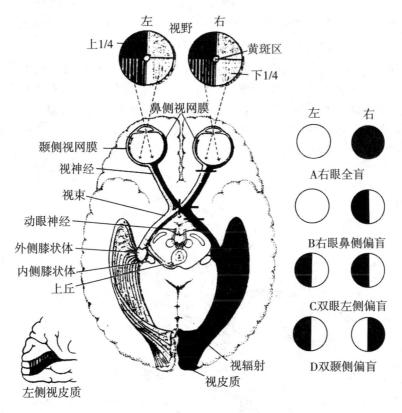

左视野 右视野
上1/4 — 黄斑区
下1/4

鼻侧视网膜
颞侧视网膜
视神经
视束
动眼神经
外侧膝状体
内侧膝状体
上丘

视辐射
视皮质

左侧视皮质

左 右

A 右眼全盲

B 右眼鼻侧偏盲

C 双眼左侧偏盲

D 双颞侧偏盲

图 1-141　视觉传导道路

致该侧视野全盲。②视交叉中交叉纤维损伤可致双眼视野颞侧半偏盲。③一侧视交叉外侧部的不交叉纤维损伤，则患侧视野的鼻侧半偏盲。④一侧视束以后的部位（视辐射、视区皮质）受损，可致双眼对侧视野同向性偏盲（即患侧视野的鼻侧半偏盲和健侧视野颞侧半偏盲）。

（2）瞳孔对光反射通路：光照一侧瞳孔，引起两眼瞳孔缩小的反应称为瞳孔对光反射。对光照一侧的反应称直接对光反射，未照射侧的反应称间接对光反射。对光反射的中枢位于顶盖前区。其反射通路如下：视网膜→视神经→视交叉→两侧视束→上丘臂→顶盖前区→两侧动眼神经副核→动眼神经→睫状神经节→节后纤维→瞳孔括约肌收缩→两侧瞳孔缩小。

了解了瞳孔对光反射的通路就很容易解释视神经损伤的表现。例如：一侧视神经受损时，传入信息中断，光照患侧瞳孔，两侧瞳孔均不缩小；但光照健侧瞳孔，则两眼对光反射均存在（此即患侧直接对光反射消失，间接对光反射存在）。又如：一侧动眼神经受损时，由于传出信息中断，无论光照哪一侧瞳孔，患侧对光反射都消失（患侧直接及间接对光反射消失），但健侧直接、间接对光反射存在。

4. 听觉传导通路　听觉传导的第 1 级神经元为蜗神经节的双极细胞，其周围突分布于内耳的螺旋器；中枢突组成蜗神经，与前庭神经一道，在延髓、脑桥交界处入脑，止于蜗腹侧核和蜗背侧核（图 1-142）。传导高音的纤维（来自螺旋器底圈）终于蜗背侧核背侧部，传导低音的纤维（来自螺旋器顶圈）终于蜗背侧核腹侧部和蜗腹侧核。第2级神经元胞体在蜗腹侧核和蜗背侧核。①由蜗腹侧核发出的纤维斜向内上方，在脑桥内经斜方体交叉至对侧内侧丘系的外侧，继而转行向上，形成外侧丘系。②从蜗背侧核发出的纤维，有的越过中线参加对侧的外侧丘系，有的参加本侧的外侧丘系，所以一侧的外侧丘系含有来自两耳的听觉纤维。外侧丘系的纤维经中脑被盖的背外侧部大多数止于下丘核。第3级神经元胞体在下丘核，其纤维经下丘臂止于内侧膝状体。第4级神经元胞体在内侧膝状体，发出纤维组成听辐射（acoustic radiation），经内囊后肢止于大脑皮质颞横回的听区。

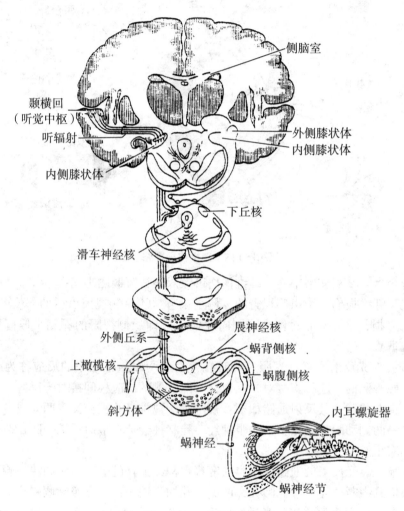

图 1-142　听觉传导通路

下丘核神经元还发出纤维参加顶盖延髓束和顶盖脊髓束，终于脑干运动核和脊髓前角运动细胞，形成反射连接。此外，大脑皮质听区还可发出下行纤维，经听觉通路上的各级神经元中继，影响内耳螺旋器的感受功能，形成听觉通路上的抑制性反馈调节。

由于外侧丘系的听觉纤维是来自两耳的，所以一侧的外侧丘系、听辐射或听觉中枢

颈肩腰腿痛应用解剖学

损伤，不致产生明显的听觉障碍。只有中耳、内耳、蜗神经或蜗神经核的病变才能导致患侧的听觉障碍。

5. 平衡觉传导通路　平衡感觉的功能为测知身体，特别是头部的位置及其活动，并通过反射连接使身体各部随头做适当的协调运动，以保持身体的平衡。传导平衡觉的第 1 级神经元是前庭神经节内的双极细胞，其周围突分布于内耳半规管的壶腹嵴、球囊斑和椭圆囊斑；中枢突组成前庭神经，与蜗神经一道入脑桥，止于前庭神经核群。由核起始为第 2 级神经元，但由前庭神经核至大脑皮质的道路尚未确定。

由前庭神经核群发出的纤维至中线两侧组成内侧纵束，其中，上升的纤维止于动眼、滑车和展神经核，完成眼肌前庭反射；下降的纤维至副神经脊髓核和上段颈髓前角细胞，完成转眼、转头的协调运动。此外，由前庭外侧核发出纤维组成前庭脊髓束，完成躯干、四肢的姿势反射。前庭神经核群还发出纤维与部分同前庭神经直接来的纤维，共同经小脑下脚进入小脑，参与平衡调节。前庭神经核还发出纤维与脑干网状结构、迷走神经背核及疑核联系，故当平衡觉传导通路或前庭器受到刺激时，可引起眩晕、呕吐、恶心等症状。

6. 内脏感觉传导通路

（1）一般内脏感觉传导通路：第 1 级神经元的胞体：在面神经者，位于膝神经节，其周围突分布于软腭及鼓室；在舌咽神经者，位于岩神经节，其周围突分布于软腭、咽、喉等部；在迷走神经者，位于结状神经节，其周围突分布于呼吸及消化管道上部等器官。上述 3 对脑神经的中枢突入延髓后，下行组成孤束，陆续终于孤束核。第 2 级神经元胞体在孤束核内，发出纤维上行，一部分终于网状结构和脑神经运动核，构成内脏及躯体反射（咳嗽、呕吐、血压、呼吸调节等）。孤束核的二级纤维随内侧丘系上升，可能在丘脑腹后内侧核或下丘脑外侧区中继，再传向大脑皮质岛叶。

（2）内脏痛觉的传导通路：一般认为有 2 条：1 条是传导快痛的，另 1 条是传导慢痛的。疼痛的第 1 级传入神经元的胞体位于脊神经节内，其周围突终于所分布区的末梢痛感受器，中枢突经后根外侧部进入脊髓后外侧束，分为升支和降支，升降支和终支最后进入后角灰质。传导快痛的 Aδ 纤维由后根进入脊髓后，在后角灰质交换神经元，第 2 级神经元发出纤维在同侧和对侧脊髓前外侧索上升，与脊髓丘脑束伴行上升到丘脑的腹后外侧核交换神经元，第 3 级神经元发出纤维经过内囊后肢，投射到大脑皮质中央后回的第 1 感觉区，引起定位特征的痛觉。来自传导慢痛的 C 纤维的冲动进入脊髓后，在脊髓灰质周围的固有束内上行，经多次换元后到达脑干网状结构和丘脑，再经丘脑的背内侧核交换神经元，而后上达大脑边缘叶皮质。大脑边缘叶皮质与内脏活动和情绪有关。

（3）嗅觉传导通路：嗅觉第 1 级传入神经元是鼻腔黏膜的嗅细胞。其周围突分布于嗅黏膜。中枢突组成嗅丝，穿经筛板进入嗅球，与帽状细胞的树突形成丝球状突触，由帽状细胞发出的 2 级纤维组成嗅束，有些纤维在嗅前核及前穿质中继，这些 2 级及 3 级纤维主要经外侧嗅纹终于梨状前区及杏仁体的内侧部，由此传达到海马旁回的钩及附近的皮质，产生嗅觉。

（二）运动传导通路

运动传导通路是指大脑皮质至躯体运动效应器的神经联系，即由大脑皮质发出纤维，向下行终止于脑、脊神经运动核，再经过脑、脊神经传递运动冲动至骨骼肌的通路。大脑皮质与脑、脊神经运动核之间的运动传导有2条，即锥体系与锥体外系。

1. 锥体系（pyramidal system） 锥体系的神经元位于大脑运动中枢的中央前回和旁中央小叶皮质，还有一些纤维广泛地起自额叶、顶叶、枕叶和颞叶的皮质，其轴突组成下行纤维束，其中，下行至脊髓的纤维束称皮质脊髓束（图1-143）；止于脑干脑神经运动核的纤维束称为皮质核束（图1-144）。

（1）皮质脊髓束（图1-143）（corticospinal tract）：由中央前回上、中部和中央旁小叶前半部等处皮质的锥体细胞轴突集中而成，下行经内囊后肢前端、大脑脚底中3/5，在脑桥被横行的桥纤维分为若干小束，进入延髓又集聚成延髓锥体，至延髓尾端大部分纤维交叉，成为皮质脊髓侧束；不交叉的纤维继续下降，组成皮质脊髓前束和皮质脊髓前外侧束。

1）皮质脊髓侧束：锥体束纤维的75%~90%在延髓下端交叉到对侧，进入脊髓外侧索的后部，组成此束。在脊髓小脑后束和外侧固有束之间下降。在脊髓腰骶部没有脊髓小脑后束处，此束则位于外侧索表层。皮质脊髓侧束深部纤维终于颈髓前角细胞（约占该束纤维的55%），浅层纤维终于腰骶髓（占25%），中层纤维终于胸髓（占20%）。所以皮质脊髓束向下逐渐变细。

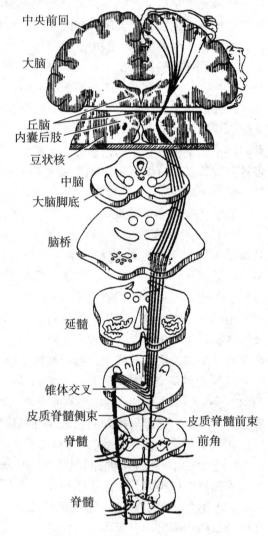

图1-143 锥体系（示皮质脊髓束）

中央前回
大脑
丘脑
内囊后肢
豆状核
中脑
大脑脚底
脑桥
延髓
锥体交叉
皮质脊髓侧束
皮质脊髓前束
脊髓
前角
脊髓

2）皮质脊髓前束：由锥体束小部不交叉纤维组成。沿脊髓前索下降，陆续终于颈部和上胸部对侧前角细胞。

3）皮质脊髓前外侧束：由锥体束不交叉的纤维组成。沿脊髓外侧索腹侧部下降，终于同侧前角细胞。

皮质脊髓侧束的纤维，进入脊髓中间带的外侧部，终于前、后角的基底部。有少量纤维越过前、后灰质连合，重返发出侧终于对侧中间带和前角的中间内侧部。皮质脊髓

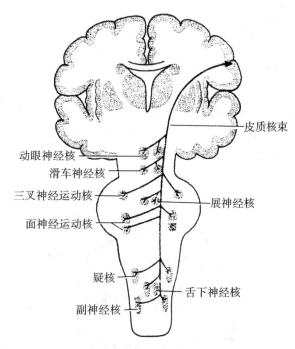

侧束的不交叉纤维，终于后角基底部、中间带和前角的中央部。皮质脊髓前束的大部分纤维经前连合，终于对侧中间带和前角的中央内侧部。皮质脊髓前外侧束者，止于同侧后角基底、中间带和前角的中央部。交叉的皮质脊髓纤维，主要终于支配上、下肢肌的运动神经元；不交叉的纤维终于支配同侧的躯干肌和肢体近端肌的运动神经元。

锥体束的功能是控制骨骼肌的随意运动。生理学证明，其作用是易化屈肌，抑制伸肌，对 α 和 γ 运动神经元都有影响。来自中央前回的粗大纤维，主要控制肢体端的精细运动。锥体束损伤时，主要是影响这些运动。锥体束的其余细纤维主管粗大运动和控制肌张力。此种纤维受损伤后，可能引起肌张力增强和深反射亢进，特

皮质核束

动眼神经核
滑车神经核
三叉神经运动核
面神经运动核
展神经核
疑核
舌下神经核
副神经核

图 1-144　皮质核束与脑神经运动核的关系

别是下肢；还可以引起深反射消失或减弱。腹壁反射属于浅反射，但可随年龄的增长而趋向消失。有人观察，约有 16% 的人没有腹壁反射，而且女性比男性多，因此，此反射消失不能作为神经损伤的指征。跖反射是刺激足跖时引起的一种反射，正常时应出现踇趾跖屈；但当锥体束受损伤时，则出现踇趾背屈。新生儿可出现此征，是因为新生儿锥体束的发育未完全成熟，从而不能认为锥体束受损。

（2）皮质核束（corticonuclear tract）（图 1-144）：主要由中央前回下部的锥体细胞的轴突集合而成，该束集聚后经内囊膝部，下行至大脑脚底中 3/5 的内侧部，此后，纤维构成小束，穿内侧丘系，大部分终于双侧脑神经运动核，但面神经核的下半部（分布到眼裂以下的面肌）和舌下神经核仅接受对侧的皮质核束支配。故一侧的皮质核束（上运动神经元）受损伤时，受两侧皮质核束支配的脑神经运动核和面神经核上半部的支配区域不受影响，而对侧面神经核下半部和舌下神经核的支配区出现病态。表现为对侧眼裂以下的面肌和对侧舌肌瘫痪，即对侧鼻唇沟消失、口角低垂、流涎、口角歪向病灶侧、进食时食物停留于病灶对侧的口前庭，且不能做吹口哨、鼓腮、露齿等动作，伸舌时舌尖偏向对侧，但舌肌不发生萎缩（图 1-145）。一侧面神经（下运动神经元）受损，可致病灶侧所有面肌瘫痪，表现为额纹消失、眼不能闭、口角下垂、鼻唇沟消失等。一侧舌下神经（下运动神经元）受损，可致病灶侧全部舌肌瘫痪，表现为伸舌时舌尖偏向病灶侧，舌肌萎缩（图 1-146）。

锥体细胞和其轴突总称为上运动神经元；分布到横纹肌的脊髓前角运动细胞，称为下运动神经元。锥体系的任何部位损伤都可引起其支配区的随意运动障碍——瘫痪，可

分2类：①上运动神经元损伤（核上瘫）：是指脊髓前角细胞和脑神经运动核以上的锥体系损伤，表现为随意运动障碍、肌张力增高，故称痉挛性瘫痪（硬瘫），这是由于上运动神经元对下运动神经元的抑制被取消的缘故（脑神经核上瘫时肌力增高不明显），但肌肉不萎缩（因未失去其直接神经支配）。此外，还有深反射亢进（因失去高级控制）、浅反射（如腹壁反射、提睾反射等）减弱或消失（因锥体束的完整性被破坏）和出现因锥体束的功能受到破坏所致的病理反射（如 Babinski 征）等。②下运动神经元损伤（核下瘫）：是指脊髓前角细胞和脑神经运动核以下的锥体系损伤，表现为因失去神经直接支配所致的肌张力降低，随意运动障碍，又称弛缓性瘫痪。由于神经营养障碍，还导致肌萎缩。因所有反射弧均中断，故浅反射和深反射都消失，也不出现病理反射。

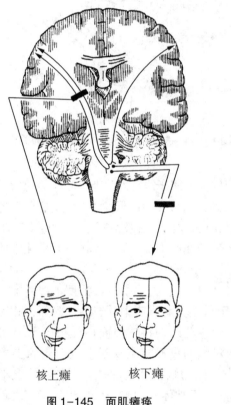

图 1-145　面肌瘫痪

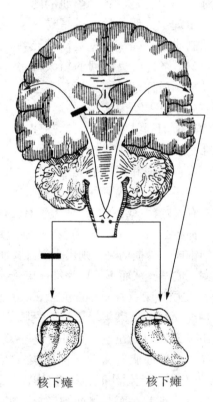

图 1-146　舌肌瘫痪

临床上只损伤锥体系者很少见，特别是中央前回和锥体束上部受损伤的更为少见。所谓痉挛性偏瘫，是由锥体系和锥体外系一同受损伤引起的。①中央前回的血管病多出现单瘫，如大脑前动脉病患者出现对侧下肢瘫；大脑中动脉病患者则出现臂部和面部瘫，但肌张力和深反射的增强不如囊性瘫显著。②内囊出血产生囊性偏瘫，对侧上、下肢出现痉挛性瘫，肌张力和腱反射增强；伸舌时，偏向对侧；对侧下部面肌瘫，对侧感觉障碍，本体感觉消失，触觉比温觉损害重，痛觉正常；由于视辐射受损伤时，病侧出现同向性偏盲。③在大脑脚底出现损伤时，病侧出现动眼神经弛缓性瘫，对侧上、下肢

颈肩腰腿痛应用解剖学

痉挛性瘫。④在脑桥基底出现损伤时，病侧出现展神经及面神经弛缓性瘫；对侧上、下肢痉挛性瘫。若损害内侧丘系，则出现对侧深感觉障碍。⑤在延髓（由于小脑后动脉栓塞）出现损伤时，可能出现病侧舌咽、迷走、副、舌下神经弛缓性瘫，病侧面部浅感觉消失（损伤三叉神经脊束）；对侧半身浅感觉消失（损害脊髓丘脑束）；对侧上、下肢运动失调（损害脊髓小脑前、后束）。若脊髓前动脉栓塞，对侧可出现痉挛性瘫和本体感觉消失，同侧舌下神经出现弛缓性瘫。⑥在脊髓出现损伤时，病侧损伤段出现弛缓性瘫，损伤段以下呈痉挛性瘫；损伤段浅感觉消失，损伤段以下本体感觉消失；损伤的对侧同节段感觉过敏，对侧损伤段以下痛、温觉消失。

2. 锥体外系（extrapyramidal system） 是指锥体系以外的下行径路，其功能是调整锥体系的活动和肌张力。锥体系和锥体外系是通过脑、神经运动核和脊髓前角细胞的α运动神经元作用于随意肌。其结构十分复杂，包括大脑皮质、纹状体、丘脑、底丘脑、红核、黑质、脑桥核、前庭核、小脑和脑干网状结构等以及它们的纤维联系。锥体外系的纤维最后经红核脊髓束、网状脊髓束等中继，下行终止于脑神经运动核和脊髓前角细胞。

在种系发生上，锥体外系是较古老的结构，从鱼类开始出现，在哺乳类以前的脊椎运动，一切运动均由锥体外系管理。以后由于大脑皮质和锥体系的高度发展，锥体外系逐渐处于从属地位。人类锥体外系的主要机能是调节肌张力、协调肌肉活动、维持体态姿势和习惯动作（例如走路时双臂自然协调地摆动）等。锥体系和锥体外系在运动功能上是互相依赖不可分割的一个整体。只有在锥体外系使肌张力保持稳定协调的前提下，锥体系才能完成一些精确的随意运动。另一方面，锥体外系的活动是在锥体系的主导下进行的。

临床上常见锥体外系病有2种基本综合征，即肌张力紊乱和运动障碍。肌张力紊乱最常见的是肌张力增强，运动障碍包括震颤、手足徐动、舞蹈病等。下面简单介绍一下锥体外系的有关通路及功能。

（1）纹状体—黑质—纹状体环路、纹状体—黑质：黑质内含有多巴胺神经元，它产生的多巴胺沿黑质纹状体纤维输送并储存于尾状核及壳内。由于黑质的变性，使新纹状体内的多巴胺减少，这是导致 Parkinson 病（震颤麻痹）的主要原因。

（2）皮质—纹状体—丘脑—皮质环路：如下所示。

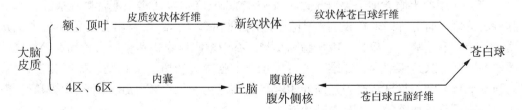

此环路对发出锥体束的皮质运动区有重要的反馈调节作用。

（3）皮质—脑桥—小脑—皮质环路：如下所示。

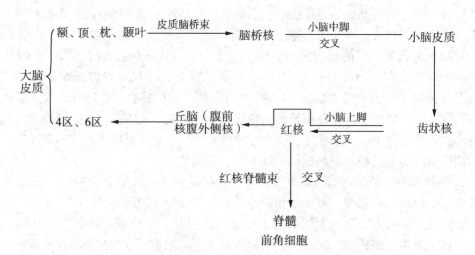

此环路将大脑与小脑往返联系起来，由于小脑还接受来自脊髓的本体感觉纤维，因而能更好地对肌肉运动进行协调共济，上述环路的任何部位损伤，都会导致共济失调。

（三）神经系统的化学通路

神经系统各种活动的本质是化学过程，作为神经传导通路的关键部位——突触，绝大多数也是化学性的。根据化学神经解剖学的观点，扼要介绍神经系统中一些重要的化学通路（chemical pathway）。

1. 胆碱能通路（cholinergic pathway）　以乙酰胆碱为神经递质。乙酰胆碱在神经元胞体内合成，经轴浆运输至末梢，储存于突触囊泡，在神经冲动作用下释放，作用于靶细胞。

神经系统内胆碱能通路分布十分广泛，主要有：①运动传导通路中的下运动神经元（脑神经运动核和脊髓前角细胞），控制随意运动。②脑干网状上行激活系统。③丘脑至大脑皮质的特异性感觉投射。④交感神经节前神经元，副交感神经节前和节后神经元，司内脏活动。

2. 胺能通路　含有胺类神经递质，包括①儿茶酚胺（去甲肾上腺素、肾上腺素和多巴胺）。②5-羟色胺。③组胺。下面着重介绍去甲肾上腺素能通路、多巴胺能通路和5-羟色胺能通路。

（1）去甲肾上腺素能通路（noradrenergic pathway）：包括①中枢背侧束通路：起自脑桥的蓝斑，向上行，末梢投射至端脑的新皮质和海马，沿途发出分支至中脑中央灰质、丘脑、下丘脑、上丘脑、后丘脑和小脑。②中枢腹侧束通路：起自延髓和脑桥腹侧部的去甲肾上腺素能细胞，纤维束上行，止于中脑中央灰质、下丘脑、隔区和杏仁体。③脑干下行纤维：起自蓝斑和延髓外侧网状结构，止于孤束核、迷走神经背核和脊髓。④交感神经节后神经元，调节内脏功能。

（2）多巴胺能通路（dopaminergic pathway）：包括①黑质纹状体系：由黑质至新纹状体。②中脑边缘系统：由脚间核附近的多巴胺能神经元发出纤维至边缘系皮质（隔区、杏仁体、扣带回等）。③结节漏斗系：由下丘脑弓状核的多巴胺能神经元发出纤维至正中隆起，调节下丘脑的神经内分泌活动（图1-147）。

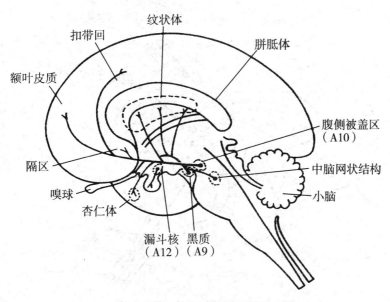

图 1-147　多巴胺能神经通路示意

（3）5-羟色胺能通路（serotonergic pathway）：脑内的 5-羟色胺能神经元主要集中于脑干的中缝核群，其纤维投射分上行和下行 2 类：上行纤维投射至脑桥的蓝斑、中脑的黑质、丘脑、下丘脑和大脑皮质；下行纤维投射至小脑和脊髓。中枢内 5-羟色胺的作用主要是抑制性的。

3. 氨基酸能通路　参与神经传导的氨基酸有兴奋性和抑制性 2 类，前者包括天冬氨酸、谷氨酸，后者包括 γ-氨基丁酸（GABA）、甘氨酸和牛磺酸。其中，以 GABA 能通路分布最广。

GABA 能通路包括：①纹状体—黑质径路：由纹状体（主要是苍白球）至黑质。②隔区—海马径路。③小脑—前庭外侧核径路。④小脑皮质—小脑核往返径路。⑤下丘脑乳头体—新皮质径路。⑥黑质—上丘径路。⑦广泛存在的局部固有径路。

4. 肽能通路　在中枢和周围神经系内广泛存在着多种肽类物质，它们执行着神经递质或调质的功能。下面列举几种较重要的肽能神经通路（peptidergic neural pathway）。

（1）P 物质（substance P）能通路（图 1-148）：包括①1 级传入径路：在脊神经节内存在 P 物质能神经元，参与伤害性刺激和痛温觉传导。②脊髓内径路，如中央管腹侧纵束。③尾状核—黑质径路。④苍白球—黑质径路。⑤缰核—脚间核径路（后屈束）。⑥中缝核—脊髓径路。⑦隔区—海马径路。⑧下丘脑—垂体径路，起于下丘脑，经正中隆起至垂体后叶和前叶。P 物质除参与传递伤害信息外，尚有广泛的功能，如调节内脏活动，影响胃肠道、心血管和内分泌功能等。

（2）生长抑素（somatostatin）能通路：包括①下丘脑—边缘系径路。②下丘脑—垂体径路，可至垂体前叶和后叶。③下丘脑—脑干—脊髓径路：自下丘脑经髓纹至缰核，再经缰核脚间束至脚间核；或经前脑内侧束和室周区至乳头体、中脑被盖，再经背侧纵束到脑干和脊髓的自主神经核团。④视觉、内脏感觉传导通路的一部分。⑤1 级传

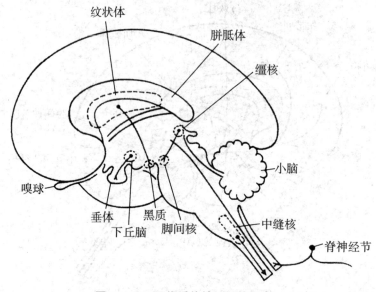

图 1-148 P 物质能神经通路示意

入径路。生长抑素能神经元具有镇静、抑制、调节内脏和内分泌活动的作用。

（3）后叶加压素（vasopressin，VP）和催产素（oxytocin，OT）能通路：VP 和 OT 由下丘脑视上核和室旁核的大细胞及视交叉上核的小细胞产生，其纤维投射范围相当广泛：①至正中隆起和垂体后叶。②至脑干和脊髓：经前脑内侧束→中脑腹侧被盖→延髓孤束核、迷走神经背核。部分纤维继续下行至脊髓。③自室旁核和视交叉上核发出的 VP 能纤维可经穹窿进入海马，或经终纹投射至杏仁体。VP 和 OT 除众所周知的抗利尿，促进子宫平滑肌收缩及排乳等作用外，还具有多方面的功能：如通过孤束核调节心血管功能，通过海马影响学习和记忆，通过视交叉上核维持昼夜节律，通过边缘系统（隔区、杏仁体）实现体温调节等。

四、脑的被膜、血管及脑脊液循环

（一）脑的被膜

脑与颅骨之间有 3 层膜，由外向内为硬脑膜、蛛网膜和软脑膜。3 层膜在枕骨大孔处与脊髓表面的 3 层被膜相延续。脑借这些被膜受到支持和保护，并通过被膜的血管得到营养。

1. 硬脑膜（cerebral dura mater）　是坚韧而致密的结缔组织膜，有光泽而少弹性，分内、外两层，外层附着于颅骨内面，与颅骨骨膜结合，也称骨膜层，但无生骨能力；内层又称脑膜层。脑膜的神经和血管即走行于内、外两层之间。硬脑膜与颅盖骨结合疏松易于分离，故颅盖骨骨折时，易形成硬脑膜外血肿。硬脑膜与颅底骨结合紧密，故颅底骨折时，易将硬脑膜连同蛛网膜撕裂，使脑脊液外漏。

（1）硬脑膜形成的隔幕：硬脑膜的内层在某些部位突出，形成了形状各异的皱襞，伸入到脑各部的间隙中，形成了许多隔幕对脑起着支持和固定的作用（图 1-149）。主要的隔幕有大脑镰、小脑幕和鞍膈等。

颈肩腰腿痛应用解剖学

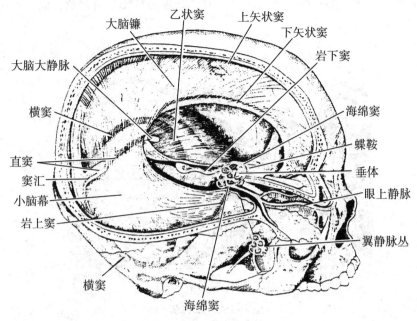

图 1-149 硬脑膜及静脉窦

1）大脑镰（cerebral falx）：呈镰刀形，伸入两侧大脑半球之间，前端附于鸡冠，后端连于小脑幕上面的正中线上，下缘游离于胼胝体上方。

2）小脑幕（tentorium of cerebellum）：形似幕帐，作为颅后窝的顶，伸入大脑与小脑之间。它附于枕骨横沟和颞骨岩部上缘，上面中线处连于大脑镰。幕的前内侧缘形成幕切迹。幕切迹与鞍背形成一环形孔，内有中脑通过。小脑幕将颅腔不完全地分隔成上、下两部。当小脑幕上发生颅脑病变引起颅内压增高时，位于小脑幕切迹上方的颞叶内侧面的脑回（海马旁回及钩）被挤入幕切迹而压迫动眼神经和大脑脚。

3）小脑镰（cerebellar falx）：位于枕骨大孔后方、自小脑幕下面正中伸入两小脑半球之间，为一短小的膜襞。

4）鞍膈（diaphragma sellae）：覆盖于蝶鞍垂体上方，构成了垂体窝的顶。中央有漏斗孔容垂体柄和血管通过。

（2）硬脑膜形成的静脉窦：硬脑膜在某些区域内、外两层分离，形成管腔，内面衬以内皮细胞，则形成特有的硬脑膜静脉窦，它们是颅内静脉回流必经管道。一方面接受脑、眶内结构、中耳和脑膜的静脉血，同时又可经导血管、板障静脉与颅骨或头皮静脉相交通。窦壁无平滑肌，内面只衬一层内皮细胞，故无收缩性，因此，静脉窦损伤时出血较多，易形成颅内血肿。

硬脑膜窦分为甲、乙两组。甲组包括上矢状窦、下矢状窦、直窦、横窦、乙状窦等。乙组有海绵窦（图 1-150）、岩上窦、岩下窦、基底静脉丛（基底窦）等。每组静脉各有汇集点和引流去向。甲组将脑的大部分静脉血和硬脑膜静脉血收集到窦汇，然后经横窦引流到颈内静脉。乙组则以海绵窦为汇集点，主要收集来自眶部的血液，并经岩窦引流到横窦和颈内静脉。事实上，各静脉窦均相互沟通，与颅外静脉亦相互联系，又兼无完整的瓣膜，故在某一静脉窦回流受阻时，其他静脉窦亦可代偿，尚不致引起血液循环障碍。

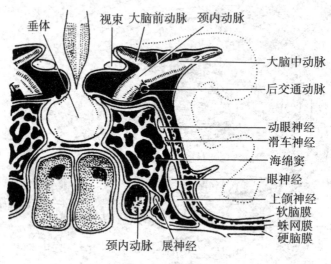

图 1-150　海绵窦

1）上矢状窦（superior sagittal sinus）：位于矢状沟内大脑镰的上缘，前方起自盲孔，向后流入窦汇（confluence of sinuses）。窦汇是上矢状窦后端的扩大，位于枕内隆凸附近，向两侧与横窦相通。

2）下矢状窦（inferior sagittal sinus）：位于大脑镰下缘，其走向与上矢状窦一致，向后开口于直窦。

3）直窦（straight sinus）：在小脑幕与大脑镰相接处，由大脑大静脉和下矢状窦汇合而成，向后通窦汇（confluence of sinuses）。

4）横窦（transverse sinus）：成对，位于小脑幕后外侧缘附着处的枕骨横窦沟内，连于窦汇与乙状窦之间。

5）乙状窦（sigmoid sinus）：成对，位于乙状窦沟处，为横窦的延续，向前内于颈静脉孔处延续为颈内静脉。

6）海绵窦（cavernous sinus）：位于蝶鞍两侧，为硬脑膜两层间的不规则腔隙，形似海绵，故名（图 1-150）。两侧海绵窦借横支相连。颈内动脉和展神经在窦内穿过。在窦的外侧壁内，自上而下有动眼神经、滑车神经、眼神经和上颌神经通过。

海绵窦前端借眼静脉与面部浅静脉交通，向下借卵圆孔与翼静脉丛相通，故面部感染可蔓延至海绵窦。蝶窦与海绵窦之间仅借薄骨板相隔，故蝶窦炎可致海绵窦炎或血栓形成。若通过海绵窦内和窦壁的神经受损，则出现神经痛、眼肌瘫痪、眼睑下垂等症状。海绵窦向后与斜坡上的基底静脉丛相通，基底静脉丛向下与椎内静脉丛相通，而椎内静脉丛又与腔静脉系交通，故腹、盆部感染可经此途径进入颅内。

7）岩上窦和岩下窦：分别位于颞骨岩部的上缘和后缘处，将海绵窦的血液分别引向横窦和颈内静脉。

硬脑膜窦内的血液流向可归纳如下：

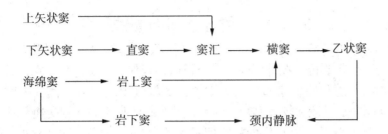

（3）硬脑膜血管：硬脑膜的血管比较丰富，行于硬脑膜内、外两层之间。

1）硬脑膜动脉：硬脑膜的动脉主要有 3 对，即脑膜前、中、后动脉。各动脉及其分支与硬脑膜结合牢固，因此硬脑膜损伤后，可同时撕裂其上的血管，造成严重出血。

脑膜前动脉：是眼动脉分出的筛前动脉的分支。分布于筛板及其前方的硬脑膜。损伤后可出现额极区的硬脑膜外血肿。

脑膜中动脉：是营养脑膜和颅骨的主要血管，它是上颌动脉的一分支，经棘孔入颅腔，分成前、后两支，向外向上并分支向前向后，分布于小脑幕以上硬脑膜的大部分。

脑膜后动脉：是颈外动脉发出的咽升动脉的分支，上升经颈静脉孔、破裂孔、舌下神经管进入颅内，分布于颅后窝处的硬脑膜。

2）硬脑膜静脉：伴随动脉后行。一般每一动脉都有一并行静脉。脑膜中动脉有 2 条并行静脉。硬脑膜静脉与静脉窦及板障静脉间有交通支。

（4）硬脑膜的神经分布：硬脑膜有丰富的神经分布，主要来自三叉神经的分支，迷走神经、舌咽神经、副神经、舌下神经和颈神经也有分支分布于硬脑膜。此外尚有自主神经分布。分布于硬脑膜的神经如下：

1）筛前神经（脑膜前神经）：是三叉神经鼻睫神经的分支，穿筛前后孔返回颅前窝，分布于颅前窝的硬脑膜。

2）小脑幕神经：也是三叉神经眼神经的分支，在三叉神经前方 10mm 处，由眼神经上缘发出，向后分布于小脑幕附着缘和小脑幕。

3）棘孔神经（脑膜中神经）：由三叉神经下颌支发出，经棘孔返回颅内，伴脑膜中动脉走行，分布于该动脉分区的硬脑膜。

4）上颌神经脑膜支：由三叉神经的分支上颌神经发出后，向后分布于颅中窝的硬脑膜。

5）迷走神经脑膜支（脑膜后神经）：由迷走神经上神经节处发出，经颈静脉孔返回颅后窝，分布于附近脑膜。

6）舌咽神经脑膜支：也是以颈静脉孔返回颅内，分布于附近脑膜。

7）颈神经脑膜支：由第 1、第 2 颈神经发出后，随舌下神经返回颅内，分布于颞枕部的硬脑膜。

8）自主神经：一般认为交感神经纤维来自颈交感神经节，随颈内动脉和椎动脉进入颅内，分布于硬脑膜的血管，可使血管收缩。

分布于硬脑膜的神经对痛感较敏感，颅底部、大脑镰、小脑幕等区域尤为明显。当这些区域的脑膜因炎症或颅内压改变、牵拉受刺激时，可引起头痛及一系列反射性伸肌紧张体征。

2. 蛛网膜（arachnoid mater） 由很薄的结缔组织构成，紧贴于硬脑膜之内面，是一层透明的膜。蛛网膜跨越脑沟，被覆于脑的表面，只有在大脑纵裂及大脑横裂间，随大脑镰及小脑幕伸入裂内。此外，随脑神经根向外延伸到一定距离。在枕骨大孔处与脊髓蛛网膜相连续。它与硬脑膜间有硬膜下隙；与软脑膜之间有蛛网膜下隙（subarachnoid space），内含脑脊液和较大血管。脑和脊髓的蛛网膜下隙互相交通。蛛网膜下隙在不同的部位腔隙大小不一，较大的称蛛网膜下池（subarachnoid cisterns）。在小脑与延髓间有小脑延髓池（cerebellomedullary cistern），临床上可在此进行蛛网膜下隙穿刺。此外，在2个大脑脚之间有脚间池（interpeduncular cistern），视交叉前方有交叉池（chiasmatic cistern），中脑周围有环池（cisterna ambiens），脑桥腹侧有桥池（pontine cistern），脑蛛网膜在硬脑膜静脉窦附近，特别是在上矢状窦两侧形成许多绒毛状突起，并突入上矢状窦内，叫蛛网膜粒（arachnoid granulations）。脑脊液主要单向通过这些颗粒进入静脉窦，从而进入血液循环。随年龄的增长，蛛网膜粒可出现钙化点，也可发生肿瘤。

3. 软脑膜（cerebral pia mater） 是紧贴于脑表面的结缔组织膜。薄而富有血管，随脑的沟裂起伏，对脑的营养起重要作用。在脑室的一定部位，软脑膜及其血管与该部位脑室壁的室管膜上皮共同构成脉络组织。在某些部位，脉络组织中的血管反复分支成丛，连同其表面的软脑膜和室管膜上皮突出脑室，形成脉络丛。脉络丛的室管膜上皮是分泌脑脊液的主要结构。

（二）脑的血管

中枢神经系统是体内代谢最旺盛的部位，因此血液供应非常丰富。脑部血管包括动脉系和静脉系两大部分。各部分都有其形态、结构的特点以适应脑的机能需要。

脑动脉系中，血管弯曲较多，血管壁较薄，平滑肌较少，而且内弹性膜发育良好，血管外膜有少量的结缔组织。这种形态结构特点减少了脑血流的冲力和搏动。脑动脉来源于颈内动脉和椎动脉两对动脉干。血管之间吻合丰富，构成了脑底动脉环，保证了脑的血供来源。脑动脉的分支一般分两种：一种分布于脑表面，称为皮质支；一种深入到脑实质中，多为终动脉，分布于一定区域，称为中央支。脑血流与神经元之间的物质交换要通过血脑屏障。

毛细血管的分布也与脑组织功能有关，灰质部分毛细血管密度大于网状结构，网状结构的毛细血管量又多于白质。运动皮质、运动神经核及运动神经元附近的毛细血管较丰富。这也是病毒性疾患易侵犯运动神经元的原因之一。

脑的静脉一般不与动脉伴行，管壁平滑肌少，硬脑膜静脉窦是脑静脉的组成部分，窦壁由硬脑膜和内皮细胞构成，无平滑肌及内膜。

如果脑血流量减少或中断可导致脑神经细胞的缺氧甚至坏死，造成严重的精神神经障碍。

1. 脑的动脉 来自颈内动脉和椎动脉（图1-151）。以顶枕沟为界，大脑半球的前2/3和部分间脑由颈内动脉供应；大脑半球的后1/3及部分间脑、脑干和小脑由椎动脉供应。故可将脑的动脉归纳为颈内动脉系和椎-基底动脉系。此两系动脉的分支可分为

2 类：皮质支和中央支，前者营养大脑皮质及其深面的髓质，后者供应基底核、内囊及间脑等。

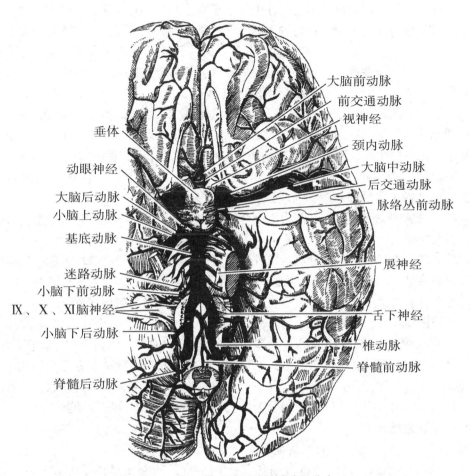

大脑前动脉
前交通动脉
视神经
颈内动脉
大脑中动脉
后交通动脉
脉络丛前动脉

垂体
动眼神经
大脑后动脉
小脑上动脉
基底动脉
迷路动脉
小脑下前动脉
IX、X、XI脑神经
小脑下后动脉
脊髓后动脉

展神经
舌下神经
椎动脉
脊髓前动脉

图 1-151　脑底面示脑的动脉及分支

（1）颈内动脉（internal carotid artery）：起自颈总动脉，经颈部向上至颅底，穿颞骨岩部的颈动脉管入颅内，在蝶鞍两侧穿经海绵窦达前床突附近，分大脑前动脉和大脑中动脉而终。

根据其具体行程可将颈内动脉分为四段：颈部、岩部、海绵窦部和前床突上部。其中，海绵窦部和前床突上部合称虹吸部，常呈"U"形和"V"形，是动脉硬化的好发部位。颈内动脉的主要分支有：

1）后交通动脉：在视束下面往后行，与大脑后动脉吻合，是颈内动脉与椎-基底动脉系的吻合支。

2）脉络丛前动脉：沿视束下面向后行，经大脑脚与海马旁回钩之间向后进入侧脑室下角，参与形成脉络丛，其终支与大脑后动脉，特别与脉络丛后动脉吻合。沿途发支供应外侧膝状体、内囊后肢的后下部、大脑脚底的中 1/3 及苍白球等结构。脉络丛前动脉在蛛网膜下隙内行程较长且管径较细，易发生栓塞。

3）大脑前动脉：在视神经上方，向前内行，进入大脑纵裂，与对侧的同名动脉借前交通动脉相连，然后沿胼胝体上面向后行。皮质支分布于顶枕沟以前的半球内侧面和额叶底面的一部分，部分分支越过半球上缘转至额、顶二叶背外侧的上部；中央支自大脑前动脉的近侧段发出，经前穿质进入脑实质，供应尾状核、豆状核前部和内囊前肢。

4）大脑中动脉：是颈内动脉的直接延续，向外行，进入外侧沟内，分成数条皮质支，分布大脑背外侧面额、顶、颞叶重要功能区，且易患脑栓塞。大脑中动脉分布大脑重要功能区包括运动前区、运动区及体感区（两区支配下肢部分除外，它们由大脑前动脉分布）、听区及各种语言中枢。若阻塞发生在分出中央动脉以后时，出现对侧上肢、面肌和舌肌瘫痪，对侧上肢和面部的感觉障碍。损伤若发生在优势半球，除有对侧半身运动和感觉障碍外，则视不同损伤部位，可出现各种语言功能障碍。如运动性失语症（Broca 区）、失用症（缘上回）、失语症（角回）、感觉性失语症（颞上回后部），以及失写症（额中回后部）等。

大脑中动脉中央支又称前外侧中央动脉或豆纹动脉。通常分内、外侧两群，在前穿质外以直角发出（少数可发自颈内动脉），向上穿入脑实质，供应尾状核、豆状核、内囊膝和后肢的前上部。其中，沿豆状核外侧上行至内囊的豆状核纹状体动脉在动脉硬化高血压时容易破裂（故名 charcot 出血动脉）而导致脑出血（中风）。近年来一些学者认为，这些动脉支管径相等，任何一支出血皆会导致对侧半身瘫痪和感觉障碍，将一特定分支认作出血动脉并不确切。

（2）椎动脉（vertebral artery）：大多数起自锁骨下动脉第 1 段，少数起于头臂干、主动脉弓和甲状腺下动脉。发出后，向上穿行 $C_{1\sim6}$ 横突孔，在寰椎上方后正中线 1.5cm 处穿寰枕后膜，经枕骨大孔入颅，在脑桥下缘与对侧椎动脉汇合成基底动脉，后者沿脑桥腹侧面的基底沟上行，到脑桥上缘分为两大终支——左、右大脑后动脉。

椎动脉的主要分支有：

1）脊髓前、后动脉：见脊髓的血管。

2）小脑下后动脉：是椎动脉颅内段最大的分支，约在橄榄体下端发出后，绕延髓，紧邻舌咽、迷走神经根上行至脑桥下缘，转弯向下，形成较恒定的凸向外或上外的袢曲（外侧袢）后，沿第四脑室外下缘至小脑，再度形成凸向上的袢曲下行，分为内、外侧支，分布于小脑下面后部和延髓后外侧部。该动脉行程弯曲，较易发生栓塞而出现同侧面部浅感觉障碍、对侧躯体浅感觉障碍（交叉性麻痹）和小脑共济失调等。

基底动脉的主要分支有：

1）小脑下前动脉：自基底动脉始段发出后向外斜行，横过Ⅵ、Ⅶ、Ⅷ脑神经根的腹侧或背侧，有的穿Ⅶ、Ⅷ两神经根之间在小脑前下面，供应小脑下面的前部。

2）迷路动脉：又名内耳道支，很细，伴前庭蜗神经进入内耳道，在面神经与前庭蜗神经间入耳，供应内耳迷路（耳蜗和前庭）。

3）脑桥动脉：为一些长短不一的细支，是供应脑桥的主要动脉，根据其穿入部位和供应范围分前组、外侧组和后组（图1-152）。

前组为旁正中动脉，起自基底动脉的背外侧壁。自中线的两侧穿入脑桥，供应锥体束、内侧丘系腹部及桥核等；外侧组称为短旋动脉，至脑桥外侧穿入脑实质，供应三叉神经根腹内侧部、面神经根及其核的一部分以及皮质脊髓束、内侧丘系各部分和桥横纤维等，它们与小脑上动脉及小脑下前动脉的脑桥支相吻合；后组即长旋动脉，起自基底动脉上段，自脑桥背外区进入脑桥，分布于Ⅴ～Ⅷ脑神经核、内侧丘系、脊髓丘脑束和网状结构等。

4）小脑上动脉：近基底动脉的末端分出，绕大脑脚向后至小脑上面，供应小脑上部。

5）大脑后动脉（posterior cerebral artery）：是基底动脉的分支，在脑桥上缘附近发出，在小脑上动脉的上方并与之平行向外，绕大脑脚向后，沿海马旁回钩转至颞

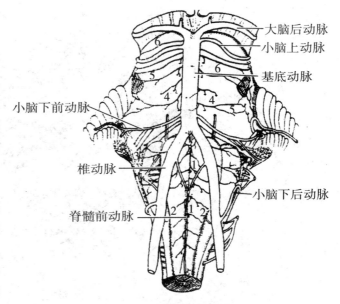

图 1-152　脑干腹侧的动脉分支
1. 前内侧动脉　2. 前外侧动脉　3. 延髓外侧组动脉
4. 旁正中动脉　5. 短旋动脉　6. 长旋动脉

叶和枕叶内侧面。大脑后动脉分皮质支和中央支。皮质支分布于颞叶的内侧面和底面及枕叶；中央支由根部发出，由脚间窝穿入脑实质，供应丘脑，内、外膝状体，下丘脑，底丘脑等。大脑后动脉借后交通动脉与颈内动脉末端交通。大脑后动脉与小脑动脉根部之间有动眼神经，当颅内压增高，发生小脑幕切迹疝时，使大脑后动脉移位，压迫、牵拉动眼神经，致动眼神经麻痹。

（3）大脑动脉环（cerebral arterial circle）：又称 Willis 环，是颈内动脉与椎-基底动脉入颅后，在大脑底部借前、后交通动脉连接形成的一个多角形环，分别由前交通动脉、两侧大脑前动脉起始段、两侧颈内动脉末端、两侧后交通动脉和两侧大脑后动脉起始段共同组成，位于脑底下方、蝶鞍上方、视交叉、灰结节及乳头体周围（图 1-153）。此环使两侧颈内动脉系与椎-基底动脉系互相交通。大脑动脉环是具有潜在代偿能力的重要侧支循环结构。在正常情况下，来自颈内动脉和椎动脉的血液，在环内并不相混，而是沿各自的分支流向所分布的区域，借以保持正常的平衡。在环的某一条血管血流量突然发生变化时，血液可由动脉环的其他血管的血流去补充，以维持脑的营养供应和机能活动。脑内动脉瘤常见于大脑动脉环，动脉瘤体积增大到一定体积时，可压迫周围结构而产生局部症状。动脉瘤可因高血压而破裂，造成蛛网膜下隙出血，引起严重的临床症状。

2. 脑的静脉　不与动脉伴行，可分浅、深两组，两组之间互相吻合。

（1）浅组静脉（图 1-154）：位于大脑皮质表面，具体分支如下：

1）大脑上静脉：有 7～10 条，自外侧面的外侧沟以上或内侧面的胼胝体以上向上

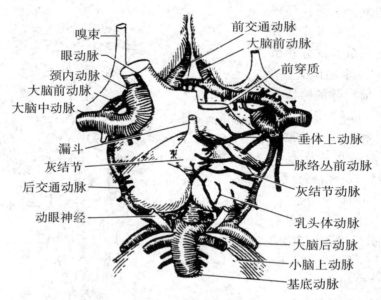

图 1-153　大脑动脉环

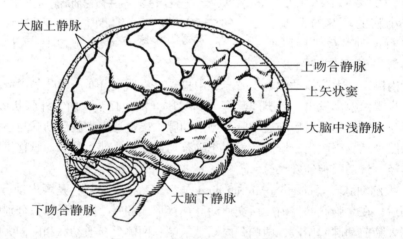

图 1-154　大脑静脉背外侧面观

后行，至上矢状窦附近穿过蛛网膜，行至窦旁与硬脑膜内层紧贴，然后多以上矢状窦血流相反方向注入上矢状窦。主要收集大脑半球外侧面上部及内侧面上部的静脉血。

2）大脑中浅静脉：又称 Sylvius 浅静脉。有 1~3 支，沿外侧沟向前下走行，至颞极附近注入海绵窦，引流大脑外侧沟附近及岛叶等部位的静脉血。大脑中浅静脉与大脑上、下静脉有较多的吻合。其中较为显著的吻合支有上吻合静脉及下吻合静脉。

3）大脑下静脉：多分 2~3 条，行于大脑半球背外侧面下部，向后汇入横窦。收集颞叶及枕叶外面、下面的静脉血。

（2）深组静脉（图 1-155）：汇集来自大脑半球深部结构，脑室脉络丛和间脑的静脉血。这组静脉的主要特点是从四周流向中线，最后在松果体后缘合成大脑大静脉注入直窦。主要血管有大脑内静脉、基底静脉和大脑大静脉等。

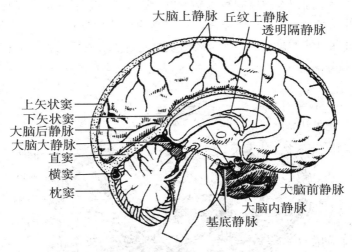

图 1-155　大脑静脉内侧面观

1）大脑内静脉：是大脑深部静脉的主干，左、右各 1 支，位于第三脑室顶中线两侧的脉络丛内。始于室间孔后缘，沿第三脑室脉络丛组织两侧向后至松果体后方，左、右大脑内静脉合成大脑大静脉。主要汇集大脑半球深部的静脉血。

2）基底静脉：又称 Rosenthal 静脉，由大脑前静脉和大脑中深静脉在视交叉前穿质附近汇合而成。汇合后沿视束腹侧，绕大脑脚行向上，过内、外侧膝状体间，汇入大脑大静脉。沿途收集侧脑室下角、额叶底面、丘脑、丘脑下部、丘脑上部、膝状体、大脑脚、四叠体等处的血液。

3）大脑大静脉：又称 Galen 静脉，由两侧大脑内静脉合成的 1 条短粗的深静脉主干，由前向后，在胼胝体压部以锐角注入直窦。大脑大静脉在行程中接受基底静脉及枕内侧静脉、胼胝体背侧静脉、小脑中央前静脉、蚓上静脉等小支。第三脑室有占位性病变时，往往可以引起大脑大静脉的移位，使其汇入直窦形成的向下开放的锐角变成直角或钝角。另外，大脑大静脉壁薄而脆，易破裂出血。

（三）脑脊液及其循环

脑脊液（cerebral spinal fluid）（CSF）是充满于脑室系统、脊髓中央管和蛛网膜下隙内的无色透明液体。其内细胞主要为单核细胞和淋巴细胞，其功能相当于外周组织中的淋巴，对中枢神经系统起缓冲、保护、营养、运输代谢产物以及维持正常颅内压的作用。

脑脊液的总量随年龄而异，变动于 100~160mL，相对密度为 1.003~1.008。正常人脑脊液压（卧位）一般不高于 16kPa，它处于不断地产生、循环和回流的平衡状态，其途径如下（图 1-156）：脑脊液（95%）由侧脑室的脉络丛产生，经室间孔流至第三脑室，与第三脑室脉络丛产生的脑脊液一道，经中脑导水管流入第四脑室，再汇合第四脑室脉络丛产生的脑脊液，经第四脑室正中孔和外侧孔流入蛛网膜下隙，使脑、脊髓和脑神经、脊神经根均被脑脊液浸泡。然后，脑脊液再沿蛛网膜下隙流向大脑背面，经蛛网膜粒渗透到硬脑膜窦（主要是上矢状窦）内，回流入血液中。脑脊液在流动中，若脑室系统或蛛网膜下隙以及蛛网膜粒因病变发生阻塞，致使脑脊液的循环发生障碍，可产生脑内或脑外积水，导致颅内压增高，使脑组织受压而损伤。由于脑在骨性颅腔内，脑组织、脑脊液和血液的总量必须保持相对地恒定，若三者中任何一方的量增加时，即可引起颅内压增高。

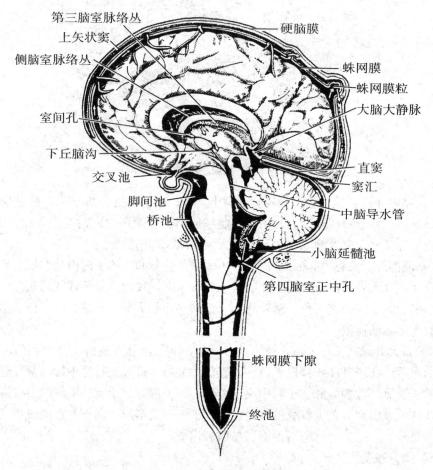

图 1-156　脑脊液循环模式

脑脊液与脑组织之间存在着交流信息的神经——体液回路。在神经系统疾病时，临床上往往抽取脑脊液进行检测和诊断，或将脑室内给药作为一种有效的治疗途径。

（四）脑屏障

中枢内神经细胞的正常活动，要求其周围的微环境保持一定的稳定性。与此相适应，在结构上表现为血液和脑脊液中的物质在进入脑组织时要受到一定的限制（或选择），这就是脑屏障。脑屏障由血-脑屏障、血-脑脊液屏障和脑脊液-脑屏障三部分组成。

1. 血-脑屏障（图 1-157）　位于血液与脑、脊髓的神经细胞之间，其结构基础是：①脑和脊髓内毛细血管内皮细胞，无孔，内皮细胞之间为紧密相接，使大分子不能通过，但水和某些离子仍能通过。②毛细血管基膜。③毛细血管基膜外有星形胶质细胞终足围绕。

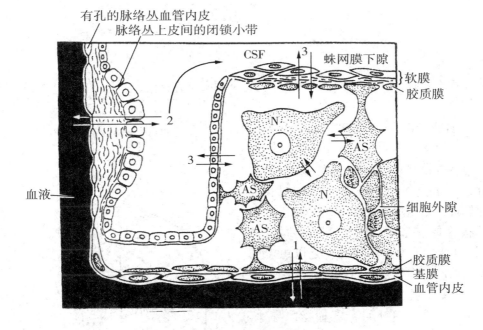

图 1-157　脑屏障的结构和位置关系
1. 血-脑屏障　2. 血-脑脊液屏障　3. 脑脊液-脑屏障
AS. 星状胶质细胞　N. 神经元　CSF. 脑脊液

2. 血-脑脊液屏障　位于脑室脉络丛的血液与脑脊液之间，其结构基础主要是脉络丛上皮细胞之间有闭锁小带（属紧密连接）相接。

3. 脑脊液-脑屏障　位于脑室和蛛网膜下隙的脑脊液与脑、脊髓的神经细胞之间，其结构基础为室管膜上皮、软脑膜和软膜下胶质膜。但室管膜上皮之间主要为缝隙连接，不能有效地限制大分子通过，软脑膜的屏障作用也很低。

脑屏障的机能意义在于：在正常情况下，使脑和脊髓不致受到内、外界环境各种物理、化学因素的影响而维持相对稳定的状态。在脑屏障受到损伤（如外伤、炎症、血管病）时，脑屏障的通透性增高或降低，使脑和脊髓的神经细胞直接受到各种致病因素的攻击，将导致脑水肿、脑出血、免疫异常和使原有的病情加重等严重后果。

脑的某些部位缺乏血-脑屏障（如松果体、神经垂体等），且脑脊液-脑屏障的结构不完善，使脑脊液和脑内神经元的细胞外液能互相交通。所以说，无论从结构上或功能上看，脑屏障都只是相对的。

第六节 头部常用穴位断面解剖

一、颅顶区

本区主要有督脉、足太阳膀胱经循行，常用穴位有百会、上星等（图1-158、图1-159）。

1. 百会（Baihui，督脉）

（1）体表定位：前发际至后发际为12寸（寸为非法定计量单位。针灸取穴所指的寸，一是按"骨度分寸法"，即以骨节为主要标志划定周身的尺寸。二是以患者的手指为标准来定，称为"手指同身寸法"，包括：①中指同身寸，是以患者的中指屈曲时，中节指骨内侧两端纹头之间作为1寸。②拇指同身寸，是以患者拇指指关节的横度作为1寸。③横指同身寸，是患者将示指、中指、环指和小指并拢，以中指中节横纹处为准，四指横度作为3寸），此穴距前发际5寸，距后发际7寸。

（2）穴位层次：①皮肤：有颅前部来的眶上神经、颅后部来的枕大神经和颅两侧来的耳颞神经。②皮下组织：内有上述的神经纤维和枕动脉、静脉，颞浅动脉、静脉的吻合网，并有许多垂直的纤维束把脂肪分成无数小格。③帽状腱膜。④腱膜下疏松结缔组织。⑤颅骨外膜及颅骨。

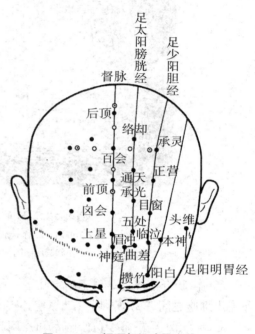

图1-158 颅顶部经脉及穴位

2. 上星（Shangxing，督脉）

（1）体表定位：于头部正中线，入前发际1寸，前囟之前。

（2）穴位层次：①皮肤：有滑车上神经和眶上神经分布。②皮下组织：有上述神经分布和额动脉、静脉的分支或属支。③帽状腱膜。

二、颞区

本区主要有手、足少阳经循行，常用穴位有头维、翳风等（图1-160、图1-161）。

1. 头维（Touwei，足阳明胃经）（图1-162）

（1）体表定位：额角发际，相当于冠状缝处，入前发际0.5寸，正中旁开4.5寸。

（2）穴位层次：①皮肤：有颧颞神经和耳颞神经分布。②皮下组织：内有上述神经分支，面神经颞支和颞浅动脉、静脉的分支或属支。③颞肌上缘的帽状腱膜。④腱膜下疏松结缔组织。⑤顶骨外膜。

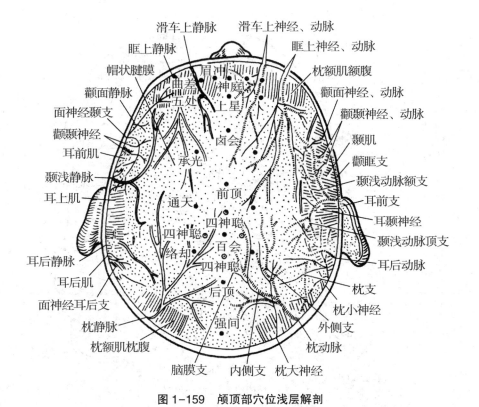

滑车上静脉　　滑车上神经、动脉
眶上静脉　　　　　　　眶上神经、动脉
帽状腱膜　　眉冲　　　　枕额肌额腹
曲差　神庭　　　颞面神经、动脉
颞面静脉　　五处　上星　　颧颞神经、动脉
面神经颞支　　　　　　　　颞肌
颧颞神经　　　　囟会　　　颞眶支
耳前肌　　　承光　　　　颞浅动脉额支
颞浅静脉　　　　　　　　　耳前支
耳上肌　　通天　前顶　　耳颞神经
四神聪　　颞浅动脉顶支
四神聪　　　　耳后动脉
络却　　百会
耳后静脉　　　四神聪　　枕支
耳后肌　　　　后顶　　　枕小神经
面神经耳后支　　　　　　外侧支
枕静脉　　　强间　　　枕动脉
枕额肌枕腹
脑膜支　内侧支　枕大神经

图 1-159　颅顶部穴位浅层解剖

2. 翳风（Yifeng，手少阳三焦经）（图 1-163）

（1）体表定位：耳垂之后，张口时呈凹陷处，居乳突和下颌骨的中间。

（2）穴位层次：①皮肤：由耳大神经分布。②皮下组织：内有上述神经纤维。③腮腺。④由浅至深的肌肉有胸锁乳突肌、头夹肌、头最长肌、二腹肌后腹。

三、眶区

本区主要有足太阳膀胱经、足少阳胆经、手少阳三焦经、足阳明胃经循行。常用穴位有印堂、攒竹、鱼腰、丝竹空等（图 1-164~图 1-166）。

1. 攒竹（Zanzhu，足太阳膀胱经）（图 1-167）

（1）体表定位：眉毛之内侧端，即眶上切迹处。

（2）穴位层次：①皮肤：由额神经支配。②皮下组织：内有上述神经分支和眶上动脉、静脉。③眼轮匝肌。④皱眉肌。⑤深面为额骨和其骨外膜。

2. 鱼腰（Yuyao，经外奇穴）

（1）体表定位：于眉毛中间，与瞳孔直对处。

（2）穴位层次：①皮肤：由眶上神经外侧支分布。②皮下组织：内有上述神经纤维和眶上动脉、静脉，以及面神经的颞支和颧支。③眼轮匝肌。④枕额肌额腹。⑤深面为额骨的眉弓和其骨外膜。

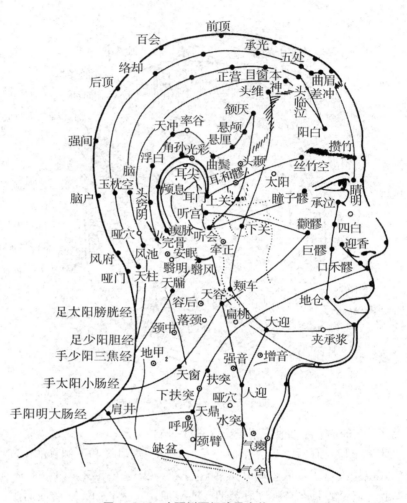

图 1-160　头颈侧面经脉及穴位

3. 丝竹空（Sizhukong，手少阳三焦经）（图 1-168）

（1）体表定位：眉梢外侧凹陷处。

（2）穴位层次：①皮肤：由眶上神经和颧面神经分布。②皮下组织：内有上述神经分支及颞浅动脉、静脉的额支。③眼轮匝肌。

4. 印堂（Yintang，经外奇穴）

（1）体表定位：两眉头连线中点。

（2）穴位层次：①皮肤：由滑车上神经分布。②皮下组织：内有上述神经分支和滑车上动脉、静脉。③降眉间肌。④深面为鼻骨。

四、口鼻区

本区主要有手阳明大肠经、足阳明胃经、任脉和督脉经过。常用穴位有迎香、口禾髎、水沟、地仓、承浆等（图 1-165、图 1-166）。

1. 迎香（Yingxiang，手阳明大肠经）（图 1-169）

（1）体表定位：在鼻唇沟上段，横平鼻翼中部，口禾髎穴外上方 1 寸，鼻孔旁 5 分。

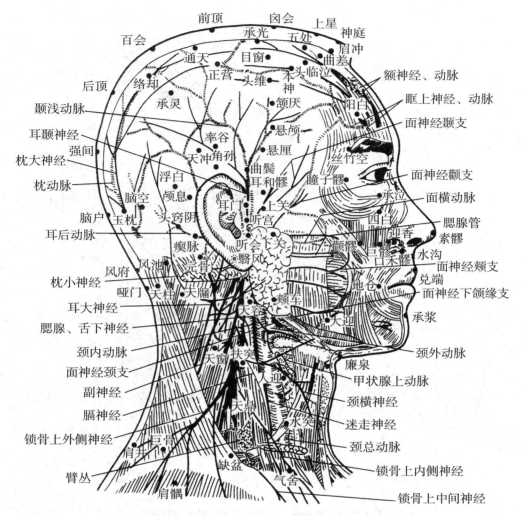

图 1-161　头颈侧面穴位与浅、中层肌及神经、动脉的关系

（2）穴位层次：①皮肤：由眶下神经分布。②皮下组织：内有上述神经和面动脉、静脉的分支或属支。③提上唇肌。④深面是上颌骨。

2. 口禾髎（Kouheliao，手阳明大肠经）（图 1-163）

（1）体表定位：在上唇上外侧，当鼻孔外侧缘直下，上唇上 1/3 与中 1/3 交界处。

（2）穴位层次：①皮肤：由眶下神经分布。②皮下组织内：有上述神经和上唇动脉。③口轮匝肌。

3. 水沟（Shuigou，督脉）

（1）体表定位：人中沟上 1/3 与中 1/3 交界处。

（2）穴位层次：①皮肤：由眶下神经分布。②皮下组织内：有上述神经和上唇动脉、静脉。③口轮匝肌。

4. 地仓（Dicang，足阳明胃经）（图 1-170）

（1）体表定位：口角外侧旁开 0.4 寸。

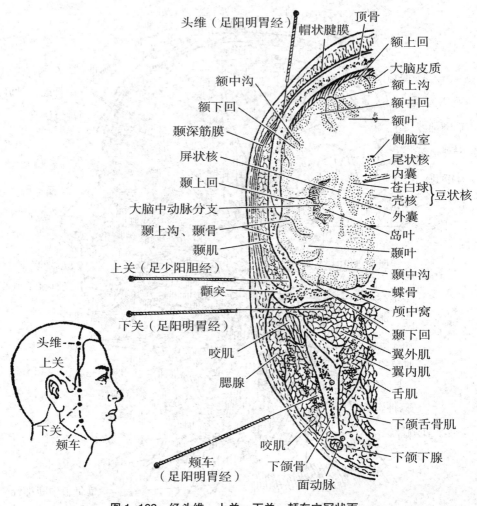

图 1-162　经头维、上关、下关、颊车穴冠状面

（2）穴位层次：①皮肤：由颊神经和眶下神经分布。②皮下组织：有上述神经和面动脉、静脉的分支或属支。③口轮匝肌。④颊肌。

5. 承浆 （Chengjiang，任脉）

（1）体表定位：下颌正中线，下唇缘下方凹陷中。

（2）穴位层次：①皮肤：由下牙槽神经的终末支颏神经分布。②皮下组织：有上述神经，颏动脉、静脉和颏下动脉、静脉。③口轮匝肌。④降下唇肌。⑤颏肌。⑥深面为下颌骨体。

五、颧颊区

本区主要有足阳明胃经、手太阳小肠经，以及手、足少阳经经过。常用穴位有颊车、颧髎、下关、太阳、听会等。

1. 颊车 （Jiache，足阳明胃经）（图 1-162）

（1）体表定位：在下颌角前上方 1 横指处，用力咬牙时，咬肌隆起的地方。

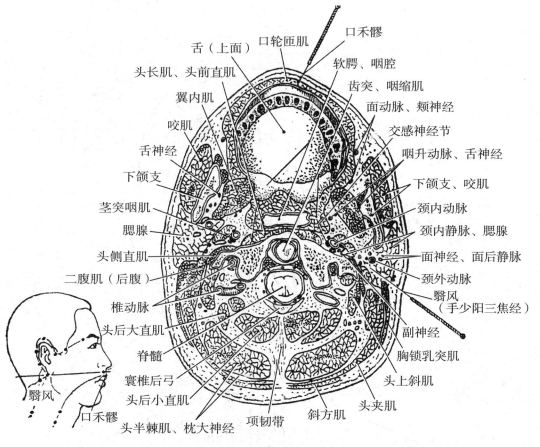

图 1-163 经口禾髎、翳风穴水平面

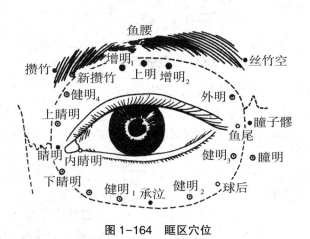

图 1-164 眶区穴位

（2）穴位层次：①皮肤：由耳大神经分布。②皮下组织：内有上述皮神经和面神经下颌缘支的分支。③咬肌。④深面为下颌骨。

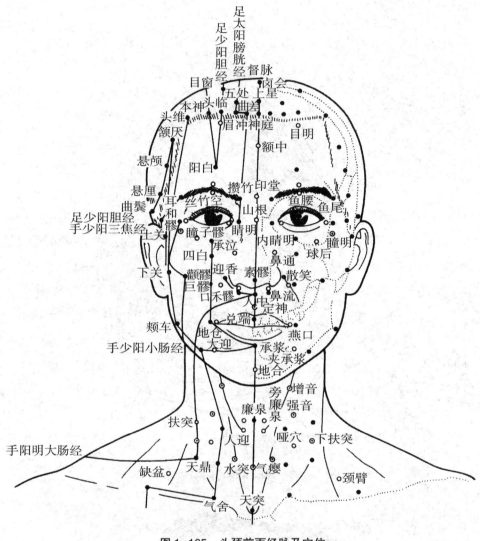

图 1-165 头颈前面经脉及穴位

2. 颧髎（Quanliao，手太阳小肠经）（图 1-169）

（1）体表定位：在目外眦直下，颧骨下缘凹陷中。

（2）穴位层次：①皮肤：由眶下神经分布。②皮下组织：内有上述神经分支和面横动脉、静脉。③颧肌。④咬肌。⑤颞肌。

3. 下关（Xiaguan，足阳明胃经）（图 1-171）

（1）体表定位：在颧弓下缘，下颌骨髁突之前位方。

（2）穴位层次：①皮肤：由三叉神经第 3 支（下颌神经）分布。②皮下组织：内有上述神经、面神经颧眶支以及面横动脉、静脉。③腮腺。④咬肌。⑤颞肌后方与下颌切迹。⑥上颌动脉、静脉。⑦翼外肌。⑧深面是下牙槽神经、舌神经和脑膜中动脉。

4. 太阳（Taiyang，经外奇穴）

（1）体表定位：在眼外眦后上方凹陷中。

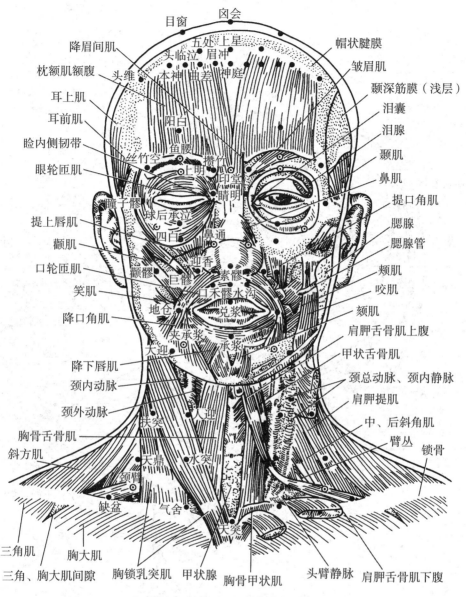

图 1-166 头颈前面穴位与浅、中层肌及神经、动脉的关系

（2）穴位层次：①皮肤：由颧面神经分布。②皮下组织：有上述神经和颞浅动脉、静脉。③眼轮匝肌。④颞筋膜。⑤颞肌。

5. 听会（Tinghui，足少阳胆经）（图 1-171）

（1）体表定位：在耳屏间切迹前方凹陷处。

（2）穴位层次：①皮肤：由耳颞神经和耳大神经分布。②皮下组织：有上述神经和颞浅动脉、静脉。③腮腺囊（鞘）。④腮腺。

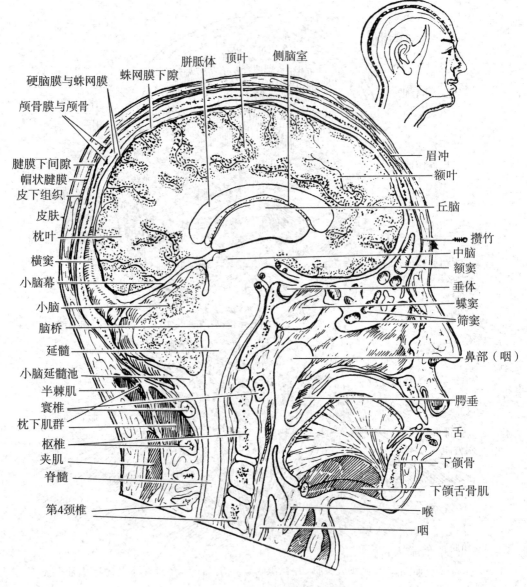

图1-167 经攒竹和眉冲穴矢状面

六、额区

本区主要有督脉、足太阳膀胱经、足少阳胆经经过。常用穴位有阳白等（图1-165、1-166）。

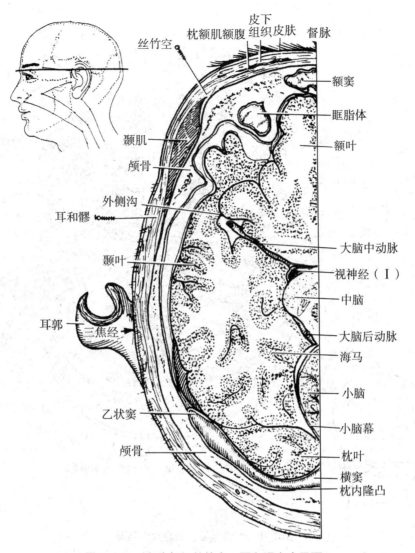

丝竹空

枕额肌额腹
皮下组织皮肤
督脉

额窦
眶脂体
额叶

颞肌
颅骨

大脑中动脉
视神经（Ⅰ）
中脑

外侧沟
耳和髎

颞叶

耳郭
三焦经

大脑后动脉
海马

小脑
小脑幕

乙状窦

颅骨

枕叶
横窦
枕内隆凸

图 1-168　左头部经丝竹空、耳和髎穴水平面

阳白（Yangbai，足少阳胆经）（图 1-172）

（1）体表定位：眉上 1 寸，直对瞳孔处。

（2）穴位层次：①皮肤：由眶上神经外侧支分布。②皮下组织：内有上述神经分支和眶上动脉、静脉。③枕额肌额腹。④深面为额骨及其骨外膜。

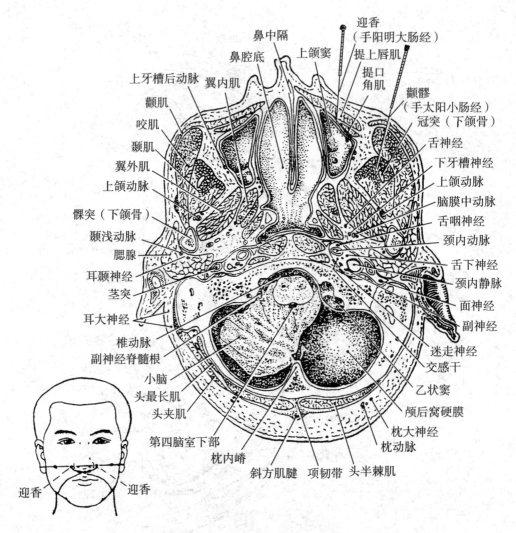

图 1-169　经迎香、颧髎穴水平面

迎香
（手阳明大肠经）

鼻中隔
鼻腔底
上颌窦
提上唇肌
提口角肌
颧髎
（手太阳小肠经）
冠突（下颌骨）
舌神经
下牙槽神经
上颌动脉
脑膜中动脉
舌咽神经
颈内动脉
舌下神经
颈内静脉
面神经
副神经
迷走神经
交感干
乙状窦
颅后窝硬膜
枕大神经
枕动脉
头半棘肌
项韧带
斜方肌腱
枕内嵴
第四脑室下部
头夹肌
头最长肌
小脑
副神经脊髓根
椎动脉
耳大神经
茎突
耳颞神经
腮腺
颞浅动脉
髁突（下颌骨）
上颌动脉
翼外肌
颞肌
咬肌
颧肌
上牙槽后动脉
翼内肌

迎香
迎香

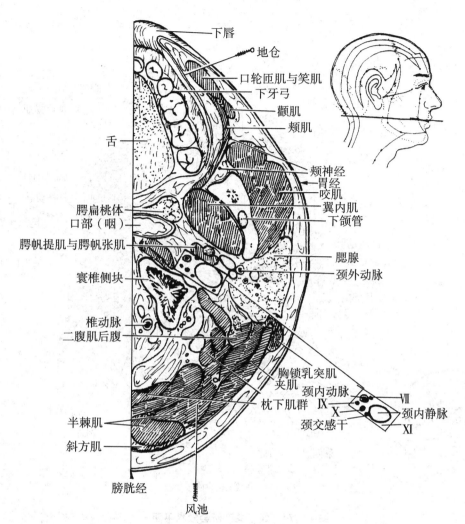

下唇
地仓
口轮匝肌与笑肌
下牙弓
颧肌
颊肌
舌
颊神经
胃经
咬肌
翼内肌
下颌管
腭扁桃体
口部（咽）
腭帆提肌与腭帆张肌
腮腺
颈外动脉
寰椎侧块
椎动脉
二腹肌后腹
胸锁乳突肌
夹肌
颈内动脉
枕下肌群
半棘肌
斜方肌
颈交感干
VII
IX
X
XI
颈内静脉
膀胱经
风池

图 1-170　右头部经地仓与风池穴水平面

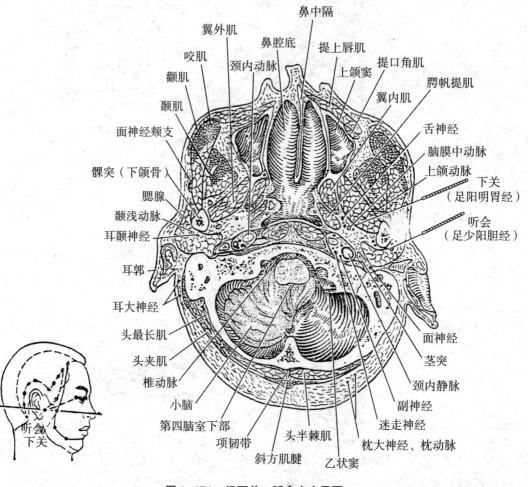

鼻中隔
翼外肌
鼻腔底
提上唇肌
咬肌
颈内动脉
提口角肌
颧肌
上颌窦
腭帆提肌
颞肌
翼内肌
面神经颊支
舌神经
脑膜中动脉
髁突（下颌骨）
上颌动脉
下关
（足阳明胃经）
腮腺
颞浅动脉
听会
（足少阳胆经）
耳颞神经
耳郭
面神经
耳大神经
茎突
头最长肌
颈内静脉
头夹肌
副神经
椎动脉
迷走神经
小脑
枕大神经、枕动脉
第四脑室下部
项韧带
头半棘肌
斜方肌腱
乙状窦

听会
下关

颈肩腰腿痛应用解剖学

图 1-171　经下关、听会穴水平面

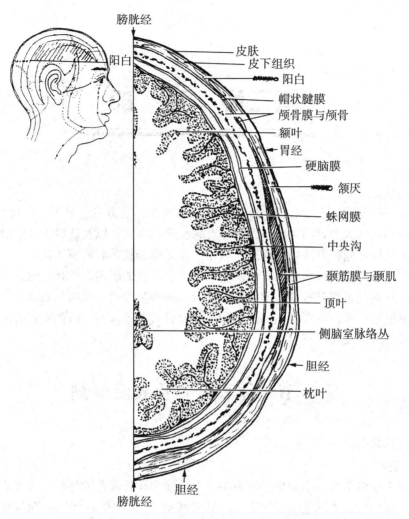

膀胱经

阳白

皮肤
皮下组织
阳白
帽状腱膜
颅骨膜与颅骨
额叶
胃经
硬脑膜
颔厌
蛛网膜
中央沟
颞筋膜与颞肌
顶叶
侧脑室脉络丛
胆经
枕叶

胆经

膀胱经

图 1-172　右头部经阳白与颔厌穴水平面

第二章　颈　部

颈部介于头与胸、上肢之间。以脊柱颈段为支架，前方有呼吸道、消化道的颈段；两侧有纵行排列的大血管和神经；颈根部有胸膜顶和肺尖，以及连接上肢的血管、神经干。颈部诸结构之间，有疏松结缔组织填充，并形成筋膜鞘和筋膜间隙。

脊柱颈段前方的肌肉多是纵行的，并较细小。后部的肌肉多粗壮。两侧也有较为粗大的肌肉。它们使颈部具有多方向活动的功能，并参与呼吸、吞咽和发音等。

颈部淋巴结较多，主要沿浅部静脉和深部血管、神经排列，故颈部癌瘤沿淋巴管扩散时，累及的范围颇为广泛。

第一节　体表标志及表面解剖

一、境界与分区

（一）境界

上界以下颌骨下缘、下颌角、乳突尖、上项线和枕外隆凸的连线与头部为界；下界以胸骨颈静脉切迹、胸锁关节、锁骨上缘和肩峰至 C₇ 棘突的连线，分别与胸部及上肢为界。

（二）分区

颈部以斜方肌前缘为界分为前、后两部。斜方肌前缘以前的部分称为颈前外侧部或固有颈部，即通常所指的颈部；斜方肌前缘以后的部分称为颈后部或称项部。

为了便于临床详细准确地描述，又可按颈部的重要肌性标志分为许多小区及三角（图 2-1）。

1. 颈前区　即颈前三角，内侧界为颈前正中线，上界为下颌骨下缘，外侧界即胸锁乳突肌前缘。颈前区又以舌骨为标志，分为舌骨上区和舌骨下区。前者包括颏下三角和左、右下颌下三角。后者包括颈动脉三角和肌三角。

（1）下颌下三角（submandibular triangle）：位于下颌骨下缘与二腹肌前、后腹之间，又名二腹肌三角。此三角浅面为皮肤、浅筋膜、颈阔肌和颈筋膜浅层，深面由浅入深依次为下颌舌骨肌、舌骨舌肌及咽中缩肌。且颈筋膜浅层所形成的筋膜鞘内有下颌下腺。

（2）颏下三角（submental triangle）：又称舌骨上三角。位于左、右二腹肌前腹与

颈肩腰腿痛应用解剖学

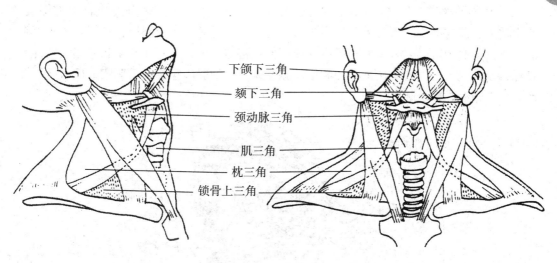

图 2-1　颈部分区及体表标志

图中标注：下颌下三角　颏下三角　颈动脉三角　肌三角　枕三角　锁骨上三角

舌骨体之间。其浅面有皮肤、浅筋膜及颈筋膜浅层，深面为两侧下颌舌骨肌及其筋膜，称为口膈（oral diaphragma）。

（3）颈动脉三角（carotid triangle）：位于胸锁乳突肌上份前缘、肩胛舌骨肌上腹和二腹肌后腹之间。其浅面为皮肤、浅筋膜、颈阔肌及颈筋膜浅层；深面为椎前筋膜；内侧为咽侧壁及其筋膜。三角内有舌下神经、颈内静脉、颈总动脉、迷走神经及颈深淋巴结等。

（4）肌三角（muscular triangle）：由颈前正中线、胸锁乳突肌前缘和肩胛舌骨肌上腹围成。其浅面的结构由浅入深依次为皮肤、浅筋膜、颈阔肌、颈前静脉与皮神经，以及颈筋膜浅层；其深面为椎前筋膜，其内有喉、气管、甲状腺和舌骨下肌群等。

2. 颈外侧区　由胸锁乳突肌后缘、斜方肌前缘和锁骨中 1/3 上缘围成的三角区，又称颈后三角。该区被肩胛舌骨肌下腹划分为枕三角和肩胛舌骨肌锁骨三角（锁骨上大窝）。

（1）枕三角（occipital triangle）：又称肩胛舌骨肌斜方肌三角。位于胸锁乳突肌后缘、斜方肌前缘与肩胛舌骨肌下腹上缘之间。其浅面依次为皮肤、浅筋膜和颈筋膜浅层；其深面为椎前筋膜及其覆盖下的头夹肌、肩胛提肌及中、后斜角肌等。副神经和颈丛在此三角内。

（2）肩胛舌骨肌锁骨三角（omoclavicular triangle）：即锁骨上三角。位于锁骨上缘中 1/3 上方，在体表呈明显凹陷，故又名锁骨上大窝。由胸锁乳突肌后缘、肩胛舌骨肌下腹和锁骨围成。其浅面依次为皮肤、浅筋膜，以及位于其中的锁骨上神经、颈外静脉末段，颈阔肌及颈筋膜浅面；其深面为斜角肌下份及椎前筋膜。臂丛和锁骨下动脉通过此三角。

3. 胸锁乳突肌区（sternocleidomastoid region）　即该肌在颈部所在的区域。其深部有颈袢、颈动脉鞘及其内容物、颈丛及其分支以及颈交感干等；肌的表面有颈外静脉等结构。

4. 项部的枕下三角（suboccipital triangle）（图 2-2） 位于枕下、项区上部深层，是由枕下肌围成的三角。其内上界为头后大直肌，外上界为头上斜肌，外下界为头下斜肌。三角的底为寰枕后膜和寰椎后弓，浅面借致密结缔组织与夹肌和半棘肌相贴，枕大神经行于其间。三角内有枕下神经和椎动脉经过。该处肌肉痉挛，可刺激或压迫枕下神经、枕大神经和椎动脉。

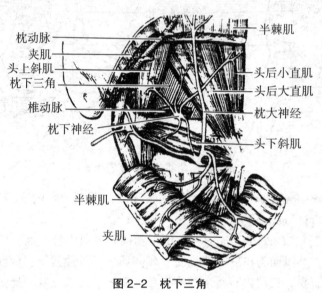

图 2-2 枕下三角

5. 颈根部的椎动脉三角（图 2-3） 外侧界为前斜角肌，内侧界为颈长肌，下界为底，即锁骨下动脉第 1 段，尖为 C_6 横突前结节。三角的后方有胸膜顶、C_7 横突、第 8 颈神经前支及第 1 肋颈；前方有颈动脉鞘及膈神经，甲状腺下动脉及胸导管（左侧）等。三角内的主要结构有椎动脉、静脉，甲状腺下动脉，颈交感干及颈胸神经节等。

二、体表标志

体表标志见图 2-4。

1. 颈椎棘突 低头在后正中线上可见一显著突起，为 C_7 或 T_1 棘突。前屈位随之运动的为 C_7 棘突，不运动的为 T_1 棘突，然后以此为标志可扪及各颈椎棘突。其上有项韧带、斜方肌（C_7）、上后锯肌（$C_{6～7}$）、夹肌（C_3 以下）、菱形肌（$C_{6～7}$）、多裂肌、棘间肌、颈半棘肌、颈棘肌、头后大直肌（C_2）、头后小直肌（C_1）、头下斜肌（C_2）附着。

2. 寰椎横突 约位于乳突尖端与下颌角连线的上中 1/3 交界处的深部，IX、X、XI、XII 脑神经在其前方分开。有肩胛提肌，头上、下斜肌及头外侧直肌附着。

3. 横突前、后结节 由寰椎横突点至锁骨上凹的连线为颈椎横突所在线，沿此线前后旁开约 0.5cm 即可扪及各颈椎横突前、后结节。横突前结节有颈长肌（$C_{3～7}$）、头长肌（$C_{3～6}$）、前斜角肌（$C_{3～6}$）附着；横突后结节有中斜角肌（$C_{2～6}$）、后斜角肌（$C_{5～7}$）、肩胛提肌（$C_{1～4}$）、颈夹肌（$C_{2～3}$）、颈髂肋肌（$C_{4～6}$）等附着。

4. 舌骨（hyoid bone） 位于颏隆凸的下后方，恰对 $C_{3～4}$ 椎间盘平面，舌骨体两侧可扪及舌骨大角，是寻找舌动脉的标志。

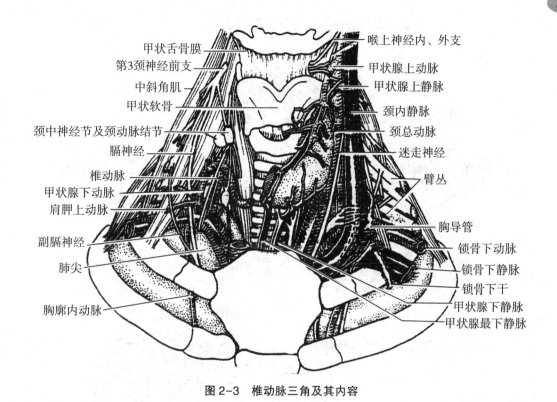

甲状舌骨膜
第3颈神经前支
中斜角肌
甲状软骨
颈中神经节及颈动脉结节
膈神经
椎动脉
甲状腺下动脉
肩胛上动脉
副膈神经
肺尖
胸廓内动脉

喉上神经内、外支
甲状腺上动脉
甲状腺上静脉
颈内静脉
颈总动脉
迷走神经
臂丛
胸导管
锁骨下动脉
锁骨下静脉
锁骨下干
甲状腺下静脉
甲状腺最下静脉

图 2-3　椎动脉三角及其内容

5. 甲状软骨（thyroid cartilage）　位于舌骨下方。上缘平 C_4 上缘，即颈总动脉分叉处。前正中线上的突起为喉结（laryngeal prominence）。

6. 环状软骨（cricoid cartilage）　位于喉结的下方。环状软骨弓两侧平 C_6 横突，是喉与气管，咽与食管的分界标志；又可作为计数气管环和甲状腺触诊的标志。在此平面，椎动脉穿入 C_6 横突孔，肩胛舌骨肌下腹跨越颈动脉鞘前方。环状软骨与甲状软骨之间可摸到 1 条横裂，是环甲正中韧带（又称环甲膜或环甲中韧带）所在处。该处为行环甲膜穿刺或紧急切开，以解除突然发生喉部阻塞的部位。

7. 颈动脉结节（carotid tubercle）　即 C_6 横突前结节，颈总动脉行经其前方。在胸锁乳突肌前缘中点，平环状软骨弓向后压迫，可阻断颈总动脉血流。

8. 胸锁乳突肌　位于颈侧部，当头向一侧倾斜，面部转向对侧时，其前、后缘均十分明显，是颈部分区和划分诸三角的重要标志。其起端两头之间，称为锁骨上小窝（lesser supraclavicular fossa），位于胸锁关节上方；其深面左侧有颈总动脉，右侧为头臂干分叉处。该肌后缘中点又是颈丛皮神经的汇聚处。

9. 气管软骨　第 1 气管软骨环可以在环状软骨下方摸到。

10. 胸骨上窝　位于颈静脉切迹上方的凹陷处，是触诊气管的部位。

11. 锁骨上大窝（greater supraclavicular fossa）　相当于锁骨中 1/3 上方锁骨上三角区的凹陷。窝底可扪到锁骨下动脉的搏动、臂丛和第 1 肋。在吸气性呼吸困难时，此窝加深，是"三凹征"之一。

12. 下颌后窝　位于下颌支后方。后界为乳突及胸锁乳突肌，上界为外耳道，前界

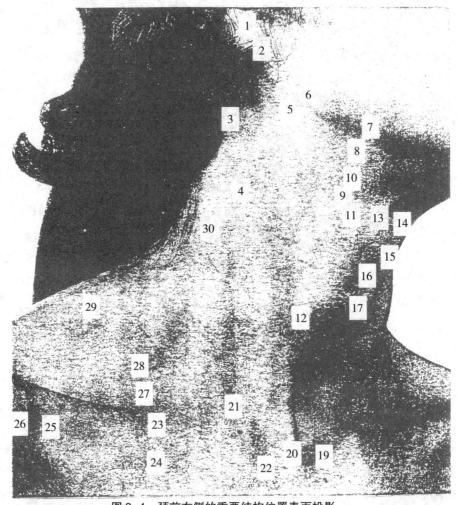

图 2-4　颈前右侧的重要结构位置表面投影

1. 乳突　2. 寰椎横突尖　3. 胸锁乳突肌　4. 颈外静脉　5. 腮腺最下部　6. 下颌角
7. 咬肌前缘及面动脉　8. 下颌下腺　9. 舌骨大角尖　10. 舌下神经　11. 喉内神经
12. 触摸颈总动脉处　13. 颈前静脉　14. 舌骨体　15. 喉结　16. 声皱襞　17. 环状
软骨弓　18. 甲状腺峡　19. 颈静脉切迹及气管　20. 胸锁乳突肌的胸骨头　21. 胸锁
乳突肌的锁骨头　22. 胸锁关节及颈内静脉与锁骨下静脉合成头臂静脉处　23. 锁骨
24. 胸大肌　25. 锁骨下窝　26. 三角肌　27. 肩胛舌骨肌下腹　28. 臂丛上干
29. 副神经行经经斜方肌前缘深面　30. 臂丛神经浅出于胸锁乳突肌

为下颌支后缘，内侧界为茎突和起自茎突的诸肌（茎突舌骨肌、茎突舌肌和茎突咽肌）。窝内主要被腮腺填充。

　　三、体表投影

　　体表投影见图 2-5。

　　1. **颈总动脉及颈外动脉**（common carotid artery and external carotid artery）　　上点为下颌角与乳突尖连线中点，右侧至胸锁关节，左侧至锁骨上小窝的连线，即两动脉的投影线；甲状软骨上缘是二者的分界标志。

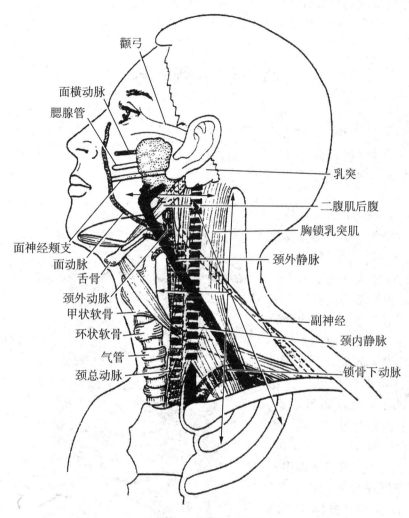

颧弓

面横动脉

腮腺管

乳突

二腹肌后腹

胸锁乳突肌

颈外静脉

面神经颊支

面动脉

舌骨

颈外动脉

甲状软骨

环状软骨

气管

颈总动脉

副神经

颈内静脉

锁骨下动脉

图 2-5　颈部有关器官

2. 锁骨下动脉（subclavian artery）　相当于从胸锁关节至锁骨下缘中点划一弓形线（弓形的最高点距锁骨上缘约 1.5cm），上肢出血时，可于锁骨中点上方的锁骨上大窝处向后下方将该动脉压向第 1 肋进行止血。

3. 颈外静脉（external jugular vein）　位于下颌角至锁骨中点的连线上。是小儿静脉穿刺的常用部位。

4. 副神经（accessory nerve）　自乳突尖与下颌角连线中点，经胸锁乳突肌后缘上、中 1/3 交点，至斜方肌前缘中、下 1/3 交点的连线。

5. 神经点　是颈丛皮支浅出颈筋膜的集中点，约在胸锁乳突肌后缘中点处。是颈部皮神经阻滞麻醉的部位。

6. 臂丛（brachial plexus）　自胸锁乳突肌后缘中、下 1/3 交点至锁骨中、外 1/3 交点的稍内侧连线。是臂丛阻滞麻醉的部位。

7. 胸膜顶及肺尖（cupula of pleura and apex of lung）　位于锁骨内侧 1/3 的上方，

相当于胸锁乳突肌胸骨头与锁骨头之间，其最高处一般距锁骨上缘 2~3cm。在颈根部施行臂丛阻滞麻醉或针刺治疗时，不应在锁骨内侧 1/3 上方进针，以避免发生气胸。

第二节　颈　椎

7 个颈椎（cervical vertebrae）中（图 2-6），除 C_1、C_2、C_7 形状特殊外，其余颈椎大致相似（图 2-7）。

一、颈椎共同特点

（一）椎体

椎体（vertebral body）是支持体重的主要部分。颈椎椎体呈短圆柱形，中部略细，两端膨大。$C_{3\sim7}$ 椎体的横径大约为矢径的 2 倍，后缘较前缘略高。椎体上面在横径上凹陷，在矢径上凸隆，下面在横径上凸隆，而在矢径上凹陷，这样椎体的上、下面均呈鞍状，使相邻椎体相接更为稳定。相邻椎体间有椎间盘附着。椎体上面的侧方有嵴状隆起，称为钩突或椎体钩（uncus of vertebral body），与上位椎体下面侧方的斜坡相应钝面形成钩椎关节，亦称 Luschka 关节。椎体主要由松质骨构成，表层的密质骨较薄，受外伤时，可被压扁。

一般上位颈椎椎体较下位颈椎为小，颈椎椎体上面的前缘呈斜坡状，而下面的前缘却有嵴状突起，覆盖于其下相邻椎体的斜坡上，故椎骨上面的矢径小于下面的矢径。而其横径又稍大于下面的横径，上、下椎体重叠，经前路切除椎体时，深度应掌握在 15~20mm，宽度不超过 16~22mm，这样不致损伤脊髓或椎动脉，同时还应注意椎体前方的椎间隙低于椎体中部的椎间隙，以免过多地切除椎间盘下方椎体的骨质。

颈椎椎间盘退变后，椎体边缘常产生骨唇。其发生部位比率为：后：前 = 1：3.8，上：下 = 1：1.7，$C_{4\sim6}$ 位于颈椎曲度顶点，活动多，又是承受应力最大的部位，骨唇最好发生于此，天津医学院一组颈椎病侧位 X 线片显示骨唇发生部位，C_5 为 64.9%，C_6

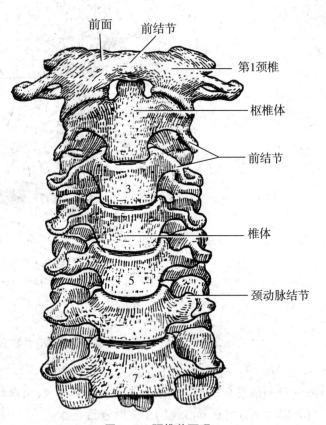

图 2-6　颈椎前面观

前面　前结节　第1颈椎　枢椎体　前结节　椎体　颈动脉结节

为 69.2%，C_4 为 33.3%，C_7 为 18.3%，C_3 为 11.1%；另一组材料显示，椎体后缘骨刺以 C_6 最多，占 35.3%，C_5 次之，为 24.5%，C_4 为 18.8%。骨唇的增生发展是一种修复过程，可认为是一种防御性机制，但若突入椎管后，可对脊髓产生压迫。

钩突在 $C_{3\sim7}$ 呈矢状位，而在 T_1 近似额状位。钩突与椎体上面之间形成约 100°的夹角，有限制椎体向侧方移动，保持颈段稳定的作用（图 2-8）。

钩突多呈半椭圆形，少数可呈三角形，以 T_1 多见；或鞍形（双峰形），以 C_3

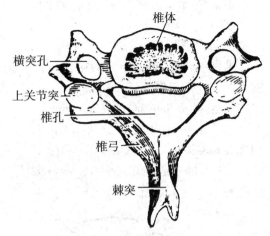

图 2-7　颈椎上面观

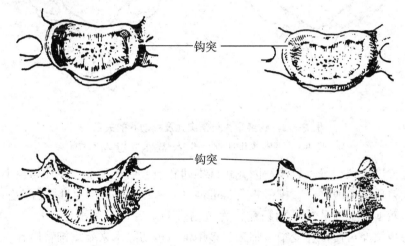

图 2-8　颈椎钩突

多见。应力应变大于最优值，而又小于适应性上限，可引起骨质增生，加大承载面积。C_5 的有效切应力最大，以下依次为 C_6、C_4、C_3 及 C_7。钩突与椎体其他部位比较，有效应力处于较高水平。椎间盘退变后，钩突与上位椎体接触更为紧密，变为应力集中区。中国人钩突高度的平均值以 C_5 最大，而颈椎病亦好发于 $C_{5,6}$，两者之间可能存在一定关系。

在颈椎病，钩突增生可达 98%，退变的钩突可呈尖刺状、角块状、舌状或卷曲状。

钩突所处地位重要，前方为颈长肌，外侧为横突孔，其内通过椎动脉、静脉及包绕的交感神经丛，后外侧参与构成椎间孔前壁，有颈神经根及椎动脉通过（图 2-9）。内侧为椎间盘。上述各结构联合构成钩突横突关节突复合（unco-transverse-articuar complex，UTAC），由于其附近通过的都是颈部重要血管、神经，一旦发生病变，如钩突增生，斜度过大，横突孔过小或关节突肥大，前凸，均可引起血管、神经压迫（图2-10），如同时再有颈椎假性滑脱，后纵韧带骨化，椎间盘突出或黄韧带增厚，发生皱褶，就会加重症状。

正常情况下，可因钩突的阻挡，颈椎椎间盘不易向外突出。

（二）椎弓

椎弓（vertebral arch）为椎体后方的弓形骨板，与椎体连结的部分较细，为椎弓根（pedicle of vertebral arch），其上、下缘各有一切迹，分别称为椎上切迹（superior vertebral notch）和椎下切迹（inferior vertebral notch），参与椎间孔的构成。颈椎椎弓根短而细。椎

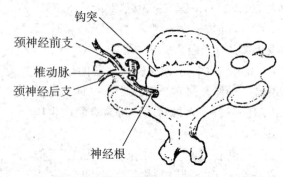

图 2-9　颈椎钩突与神经根、椎动脉的关系

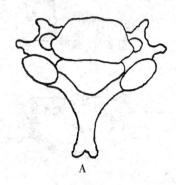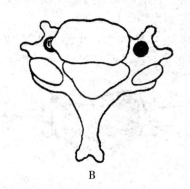

图 2-10　钩突增生与横突孔及椎动脉的关系

A. 钩突增生影响横突孔的大小　B. 左侧钩突增生压迫椎动脉

上、下切迹深度大致相等且较浅。因此颈椎椎间孔前、后径和上、下径均较小，是颈脊神经根易受挤压的原因之一。椎弓板（lamina of vertebral arch）为椎弓后部呈板状的部分，窄长，较薄，上缘及前下面粗糙，为黄韧带的附着部；前上面平滑，构成椎管后壁，如椎弓板增厚可使椎孔变窄。临床上多用椎弓板切除术来暴露椎管内容。

（三）棘突

棘突（spinous process）位于椎弓的正中，呈矢状位，微斜向下方，为肌肉与韧带的附着部。对脊柱的伸直及轻微旋转运动起杠杆作用。

颈椎的棘突一般呈分叉状（C_{2-6}），但寰椎的棘突为一向上的结节，可以防止颈部过度后伸。C_2 的棘突最大，常作为定位的标志，也是手术中可应用内固定器械的较为坚硬的部位。C_7 的棘突在整个颈椎中最为突出。

颈椎棘突末端两侧常发育不对称，颈椎棘突偏歪者占 23.8%。棘突左、右结节距中线的距离在−2.5~13mm，故判断是否有椎体左、右移位应以中线为据。

（四）横突

颈椎的横突（transverse process）短而宽，较小，发自椎体和椎弓根的侧方，向外并稍向前下。横突上面有一深沟，称脊神经沟（sulcus for spinal nerve），有颈神经跨过，脊神经沟的形态改变，易使颈神经受累。横突有前、后两根，前根相当于横突孔前侧部分，自椎体侧面发出，向外终于前结节（anterior tubercle），即肋突（costal process）。

横突的前根和前结节是肋骨退化的痕迹。在下部颈椎,特别是 C_7 中变肥大而成为颈肋。$C_{3\sim6}$ 前结节有前斜角肌、头长肌附着,$C_{3\sim6}$ 有颈长肌的上外侧部附着,$C_{5\sim7}$ 有颈长肌下内侧部附着。C_6 的横突前结节亦称颈动脉结节(carotid tubercle),其前有颈总动脉越过,头、颈大血管破裂出血时,可以在该结节处按压颈总动脉以止血。横突后根为真正的横突,自关节突的前部发出,向外终于后结节(posterior tubercle);后结节在上部颈椎位于前结节的后外侧,但在下部颈椎却位于前结节的后内侧。横突前、后根在外侧借一弯曲的肋横突板相连,因此在椎体侧面,由椎弓根、横突前、后根及肋横突板围成一个卵圆形的横突孔(transverse foramen)。

骨骼标本中测量横突孔矢径平均值,男性左侧为 5.4mm±1.2mm,右侧 5.3mm±1.1mm;女性左侧为 5.3mm±1.1mm,右侧为 5.1mm±1.1mm;左侧均大于右侧。横径平均值男性左侧为 6mm±1mm,右侧为 5.9mm±1.1mm,女性左侧为 3.9mm±1mm,右侧为 5.8mm±1.1mm。尸体材料显示,横突孔矢径平均为 4.8mm±0.9mm,横径平均为 5.5mm±1mm。横突孔圆度指数(矢径/横径×100)$C_{1\sim2}$ 为 101～121,$C_{3\sim7}$ 为 75～85,与孔的形状一致。椎动脉在孔内的位置多位于内侧,在 $C_{3\sim6}$ 水平,椎动脉外径平均为 4mm±0.7mm。横突孔的横径与椎动脉外径明显相关。

椎动脉向上经各颈椎横突孔,再经寰椎后弓的椎动脉沟入颅,横突孔内尚通过椎静脉丛及交感神经丛。在椎动脉背侧,至少到 C_4 还有交感神经丛,C_7 横突孔只有椎静脉通过。颈椎横突孔有多种变异:一孔占 79.5%,二孔占 27.8%,大部在 $C_{6\sim7}$ 以上,其他尚有半孔(半孔不规则呈裂隙状)、三孔,少数也可阙如,孔可大可小或呈葫芦状。双孔各椎都有,但较集中于 $C_{5\sim7}$,而以 C_6 最多。一般椎动脉通过大孔,椎静脉通过小孔。椎动脉大都由 C_6 横突孔进入,此外,尚有经 C_5、C_7 及 C_4 横突孔进入的。

横突对脊柱侧屈及旋转运动起杠杆作用。颈部活动时,特别是椎骨间不稳定时,横突孔内部结构容易受到牵拉和挤压。横突孔周围结构的改变,如钩突增生、孔内骨刺、上关节突增生均可影响横突孔的大小,尤其钩突增生,更易压迫椎动脉。

颈椎横突及其后的关节突有许多肌肉附着,自前向后有颈长肌、头长肌、前斜角肌、中斜角肌、后斜角肌、肩胛提肌、颈夹肌、颈髂肋肌、颈最长肌、头最长肌、头半棘肌、颈半棘肌及多裂肌等(图 2-11)。

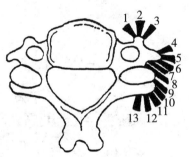

图 2-11　颈椎横突及关节突的肌肉附着

1. 颈长肌　2. 头长肌　3. 前斜角肌　4. 中斜角肌　5. 后斜角肌　6. 肩胛提肌　7. 颈夹肌　8. 颈髂肋肌　9. 颈最长肌　10. 头最长肌　11. 头半棘肌　12. 颈半棘肌　13. 多裂肌

(五)关节突

颈椎的关节突(articular process)有 1 对上关节突(superior articular process)及 1 对下关节突(inferior articular process),均发自椎弓根与椎弓板的连结处,呈短柱状。从侧面看,各关节突相连成一骨柱,似被多次斜行切断成若干小节,但寰、枢椎关节突的位置稍靠前,不在此线上。颈椎关节突的关节面与椎体平面成 40°～50°,关节面平滑,呈卵圆形,覆有透明软骨。上关节面朝上后方,下关节面朝下前方。由于关节面近似水平位，当颈椎受斜行或横行暴力时，易导致前、后及左、右脱位。颈椎前屈时，上位颈椎的下关节突在下位颈椎的上关节突上向前滑动。颈椎椎间关节的排列虽有利于屈伸运动，但并不稳定。屈曲性损伤，可致椎间关节发生半脱位或脱位，甚至关节跳跃，即上一颈椎的下关节突滑至下一颈椎上关节突的前方而发生交锁，此时易引起脊髓损伤。上、下关节突之间的部分称为峡部。

关节突为关节囊及肌的附着部，有制止椎骨向前脱位的作用。

（六）椎间孔（管）

在枕骨与寰椎之间，寰枕关节后面与寰枕后膜前缘间形成一孔，第1颈神经和椎动脉由此孔穿行。在寰椎与枢椎之间，寰枢关节后面与黄韧带前缘之间也形成一孔，有第2颈神经穿行。

$C_{2\sim7}$椎间孔（intervertebral foramen）（图2-12），上、下壁分别为上一椎骨的椎下切迹和下一椎骨的椎上切迹；前壁为椎体后面侧部的下半、椎间盘后外侧面和钩椎关节；后壁为椎间关节囊。椎间孔实际为一向前、下、外方的斜行管，长度为6~8mm，内通椎管的外侧角。

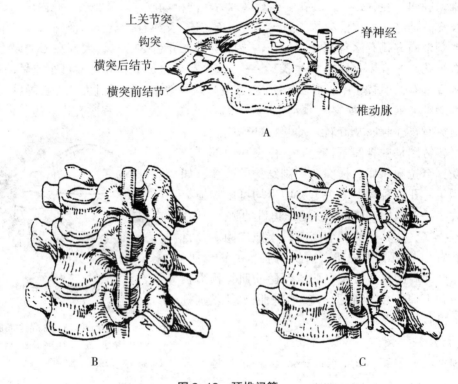

图2-12　颈椎间管
A. 上面观　B. 侧面观　C. 椎间孔（管）内的神经根

椎间孔的矢状切面呈椭圆形或卵圆形。中国人椎间孔平均值，矢径为6.68mm±0.50mm，纵径为7.85mm±0.54mm，其最小数值，平均长度（矢径）男、女分别为

5.7mm 和 5.8mm，平均高度（纵径）男、女分别为 7.5mm 和 6.0mm，如小于此值，可能会产生椎间孔狭窄。

颈前屈时，两侧的椎间孔变大；颈后伸时，两侧椎间孔变小；当颈侧屈和旋转时，椎间孔也有变化，转动或侧弯的一侧椎间孔变小，而对侧的变大。C_{2-7}椎间孔，自上向下依次有第 3~7 颈神经走行。颈部处于自然体位时，颈神经根在生理张力下被拉紧，且位于椎间孔的最上部，靠近椎弓根的内侧面；当屈颈时更是如此；伸颈时，神经根放松弛，下降于椎间孔中部，不再与孔上方的椎弓根内侧面紧密接触。牵引可增大椎间隙和椎间孔，多数人观察，牵引后每个椎间隙可增宽 2.5~5mm。

颈椎椎间孔除有颈神经根通过外，其余空隙为血管、淋巴管和脂肪组织所占据。在椎间孔中部，后根在上，前根在下，神经根与椎间孔大、小之比为 1:2~1:8，第 1 椎间孔约有 50% 大于其他椎间孔，而通过的神经根却相对较小，故甚少受压。

颈椎病由椎间盘退行性变引起，椎间关节及钩椎关节因应力改变发生骨质增生，可致椎间管狭窄变形，矢径越小，神经根越容易受刺激，产生神经根水肿及变性等改变。由于神经根由上一椎骨下切迹穿出后，在椎动脉后方斜行交叉通过，上述改变亦会使椎动脉及脊髓受到影响。切除突出的钩椎关节，扩大椎间孔，可使受压的神经根解除压迫。

（七）椎孔（管）

椎孔（vertebral foramen）由椎体与椎弓围成，颈椎的椎孔呈三角形，其内通过颈段脊髓，相当于颈丛和臂丛发出处，椎孔显得较大。颈椎椎孔矢径平均为 15.47mm ± 1.11mm，横径为 22.58mm±1.22mm，男大于女。于荣溥根据 X 线片测量，发现颈椎椎管（vertebral canal）矢径以 C_1 及 C_2 最大，二者个体差异可达 1~5mm，而其他相邻颈椎椎管矢径相差不过 2mm。C_{3-7}椎管矢径男性平均值为 16~17mm，女性为 15~16mm；男性正常矢径最小为 13mm，女性为 12mm。

颈椎椎孔测量方法如下：

C_1 矢径自齿突尖部后侧（寰椎横韧带沟上方）至寰椎后弓连结处内面。横径自椎弓内面中点（上、下侧块交界处）至对侧椎弓内面中点。

C_2 矢径自椎体后侧中点（齿突根部与椎体交界处）至椎弓连结处前缘中点。横径为两侧椎弓内侧中点连线，即侧块与下关节突交界处。

C_4 矢径自椎体后侧中点至椎弓连结内侧中点。横径为两侧椎弓内侧中点（上、下关节突交界内侧面）连线。

颈椎椎管矢径及横径测量如表 2-1 所示。

从表 2-1 中可以看出，颈椎椎管 C_1 最大，C_3 最小，以后向下逐渐扩大，以 C_{4-6} 较大，相当于颈膨大所在，C_7 椎管横径较 C_6 为小，颈椎椎管横径大于矢径，呈卵圆形。各颈椎椎孔的横径均比矢径大，横径扩大可起到一种"自身"椎弓板减压作用。

Boijsen 根据颈椎侧位 X 线像测定 200 例正常颈椎椎管，其在 C_{2-7} 为从椎体后面的中心点到棘突根部最近点之间的距离，在 C_1 则为自寰枢关节齿突的后面到两侧椎弓连结处。各椎孔矢径大小有相当大的变异，一般以 C_1 的矢径最大，向下逐渐减小，而 C_{5-7} 的矢径大小相似，男性较女性者稍大。

表 2-1　颈椎椎管矢径及横径测量数值（单位：mm）

		陈鸿儒	于荣溥	柏惠英		
		骨骼标本102例（男98例、女4例）	X线片（男56例、女55例）	骨骼标本107例（男52例、女55例）	男性尸体10例	X线片120例
矢径	C_1	19.06 (18.14)	21.12 (20.02)	18.2 (18.2)	15.8	21.1 (20.4)
	C_2	16.39 (15.97)	18.53 (17.71)	16.8 (15.5)	15.4	19.1 (17.9)
	C_3	14.23 (13.89)	16.96 (16.09)	13.2 (12.7)	12.7	16.6 (16.2)
	C_4	15.98 (14.09)	16.22 (15.48)	12.7 (12.4)	11.9	16.2 (15.4)
	C_5	17.43 (14.40)	16.46 (15.53)	12.8 (12.5)	12.1	16.4 (15.6)
	C_6	15.93 (16.05)	16.60 (15.58)	13.2 (12.4)	12.4	16.7 (15.8)
	C_7	16.54 (16.47)	15.48 (15.61)	13.8 (12.7)	12.7	16.4 (15.8)
横径	C_1			26.6 (26.2)	25.9	
	C_2		26.21 (25.19)	22.2 (21.6)	22.2	
	C_3		26.96 (25.88)	22.4 (21.7)	21.5	
	C_4		28.19 (26.76)	22.8 (22.6)	22.8	
	C_5		29.16 (28.17)	24.6 (23.6)	24.1	
	C_6		29.76 (28.17)	24.6 (23.6)	24.1	
	C_7		28.07 (26.59)	23.0 (22.7)	23.0	

注：括号内为女性数值。

一般认为，如颈椎椎管矢径小于 12mm，横径 $C_{1\sim2}$ 小于 16～17mm、$C_{3\sim7}$ 小于 17～19mm，即可认为颈椎椎管狭窄。

$C_{2\sim7}$ 骨性椎孔的面积平均为 224.5mm²。椎管的大小与其内容物是相适应的，椎管各段大小不一，其内容物的体积亦有变化，在矢径上，有硬膜前组织、硬膜后组织、硬脊膜囊。硬脊膜囊内包含脊髓和各层膜之间的间隙。各结构在不同阶段的数据不一，经测量所得的数据如表 2-2 所示。

表 2-2　颈段各结构数据（$\bar{\chi}\pm$mm）

项目	C_1	C_2	C_3	C_4	C_5	C_6	C_7
椎孔矢径	15. 91	14	13. 35	13. 8	13. 9	14. 23	14. 68
脊髓矢径	8. 45	8. 13	7. 8	7. 6	7. 6	7. 43	7. 13
硬膜前组织	1. 76	1. 36	1. 33	1. 25	1. 25	1. 3	1. 43
硬膜后组织	1. 51	1. 66	1. 75	2	1. 8	1. 91	2. 11
蛛网膜下隙	3. 78	2. 55	1. 94	2. 12	2. 31	2. 73	3. 13

椎管矢径与内容物中硬脊膜囊（含脊髓及 3 层被膜、膜间隙）的比值如表 2-3 所示。

表 2-3　颈面椎管矢径与硬膜囊矢径及比值（单位：mm）

项目	C_1	C_2	C_3	C_4	C_5	C_6	C_7	$\bar{\chi}$
椎孔矢径	15. 91	14	13. 35	13. 9	14. 23	14. 68	14. 27	
硬膜囊矢径	12. 18	10. 69	9. 74	9. 7	10. 1	10. 71	10. 24	10. 48
比值	1：0. 76	1：0. 76	1：0. 73	1：0. 7	1：0. 72	1：0. 75	1：0. 69	1：0. 73

　　椎管内容物与椎管在矢径上的比值越大，缓冲余地越小，越易受压。

　　发育性颈椎管狭窄其矢径下限一般定为 10～11mm，椎管矢径与椎体矢径比值小于 0.75。正常人颈髓矢径一般在 7.5mm 左右，其与椎管壁间有一定缓冲间隙。颈段脊柱屈伸时，颈椎椎管的长度发生改变。当颈椎前屈时椎管拉长（完全屈曲时，椎管的前缘可增长 1.5cm，后缘增长 5cm），硬膜后移，同时脊髓亦拉长变细，横截面积变小；颈椎后伸时，硬膜前移靠近椎间盘，脊髓缩短变粗，横截面积可增加 9%～17%。而椎管与硬膜矢径反而缩小，硬膜囊前后壁紧靠脊髓，缓冲间隙消失，脊髓易于受到挤压，故脊髓型颈椎病患者后伸时症状加重。当颈椎受到过伸暴力时，主要有 3 种因素形成对颈髓的压迫：①颈过伸时后纵韧带和椎间盘后部纤维环松弛后突，对颈髓前方形成压迫。②当颈椎过伸时，相邻椎弓板距离极度缩小，松弛的黄韧带缩短增厚，并折叠向前突入椎管，赵定麟等认为颈后伸时黄韧带可向椎管

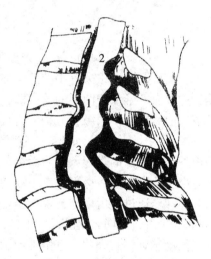

图 2-13　颈过伸形成对脊髓的压迫示意

1. 后突的椎间盘　2. 折叠突入椎管的黄韧带　3. 失稳的椎体异常移动产生的剪力损伤

内突出 2 ～3mm。③失稳的椎体异常移动形成严重的压迫。当关节囊及韧带松弛，上位椎体于颈后伸时可产生向后移位，同时下位椎体亦相对前移，使上位椎体后下缘与下位椎骨椎弓板前缘几乎处于同一水平，两点的距离即对角径，可比平时小 1～2mm，产生"剪刀机制"性脊髓损伤，因系骨性压迫，这种机理在椎体后下缘有骨赘突出时就显得特别重要（图 2-13）。有人研究牵引后可使颈椎管纵径（总长度）拉长 10mm 以上，使迂曲的颈髓得以伸展，可改善脑脊液循环和颈脊髓的血液循环。

二、不同颈椎的特点

在颈椎中，C_1、C_2和C_7各具特征，分述如下：

(一) 第1颈椎

第1颈椎又名寰椎（atlas）（图2-14），位于脊柱的最上端，与枕骨相连。全骨呈不规则的环形。无椎体及棘突，主要由两侧的侧块及连结于侧块之间的前、后弓构成。枢椎的齿突实际上即代表其椎体，可以说寰椎围绕自身的椎体而旋转。

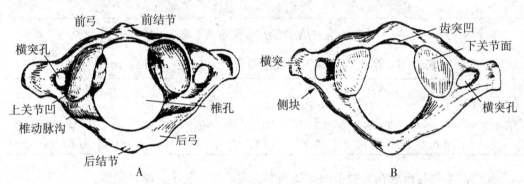

图2-14　寰椎
A. 上面观　B. 下面观

1. 前弓（anterior arch）　为连结两侧侧块前面的弓状板。与其下位的椎体在一条线上，前面凸隆，中央有小结节，称为前结节，为颈长肌及前纵韧带的附着部；后面凹陷，中部有圆形或卵圆形的关节凹，称为齿突关节面，与枢椎的齿突相关节，构成寰齿关节。前弓上、下两缘，分别为寰枕前膜及前纵韧带的附着部。

2. 后弓（posterior arch）　连于两侧侧块后面，呈弓形，较前弓长，曲度也较大。后面中部有粗糙的隆起，称为后结节（posterior tubercle），为棘突的遗迹，有项韧带及头后小直肌附着。后弓下面有一浅切迹，与枢椎椎弓根上缘的浅沟相合形成椎间孔，有第2颈神经通过。后弓与侧块连结处的上面，有一深沟，称为椎动脉沟（groove for vertebral artery），有同名动脉及枕下神经通过，有时在侧块与后弓或横突之间可出现骨桥，形成椎动脉管，有人称为寰椎椎动脉环，其出现率为10.71%±2.61%，属先天性畸形。当头颈处于某种体位时，可影响椎动脉，引起脑供血不足，产生眩晕等症状。李世和、孙静宜等观察，椎动脉在正常的寰椎椎动脉沟中，随着头颈的活动而滑动，头颈前屈时，椎动脉向前上滑动，而神经这时向后下滑移。Limousin认为由于沟环的存在，干扰了头颈部活动时椎动脉滑动的正常规律，在颈屈伸活动时，椎动脉会被牵拉和挤压。与此同时，沟环孔的大小，也会不同程度地影响椎动脉。若孔过小，可造成椎动脉的直接卡压。但椎动脉沟环的存在，不一定都有症状，与个体的代偿能力有关。寰椎椎动脉沟宽5.71mm±0.47mm，其内侧缘至寰椎后结节中点即半距，右侧为20.1mm±1.47mm（15.1~26.62mm），左侧为19mm±1.82mm（12.44~23.84mm），两侧寰椎椎动脉沟内侧缘之间即全距为38.83mm±1.92mm（30.12~46.05mm），施行寰椎后弓切除减压时，切除范围应掌握半距在15mm（10~16mm），而全距在25mm以内，左侧要少切，而右侧可稍多些，这样不致损伤走行于两侧椎动脉沟上的椎动脉。

寰椎前弓长 19.71mm±2.98mm，后弓长 51.32mm±4.24mm，前、后弓之比为 1：2.6。前、后弓比较细，与侧块相连处更为脆弱，可因暴力而发生骨折。

3. 侧块（lateral mass） 为寰椎两侧骨质肥厚的部分，其长轴向前内侧，故位置略为倾斜。上面有肾形凹陷的关节面，向内上方，称为上关节凹（superior articular fovea），与枕髁相关节；关节凹中部狭窄，有一切迹，分关节凹为前、后两部。侧块的下面为圆形凹陷的关节面，向内下方，称为下关节面（inferior articular surface），与枢椎的上关节面相关节。上关节凹与下关节面的周缘，分别为寰枕关节囊与寰枢关节囊的附着部。侧块的内侧面，有一粗糙的结节，为寰椎横韧带的附着部。结节的上侧还有一小结节，相当于普通颈椎横突的前结节。侧块前面为头前直肌的附着部。

4. 横突 寰椎横突作为寰椎旋转运动的支点，较长也较大，末端肥厚而粗糙，不分叉，为肌及韧带的附着部。横突孔较大，斜向前外方，左侧横突孔矢径为 7.07mm±1.02mm，横径为 5.88mm±0.92mm；右侧横突孔矢径为 7.05mm±0.99mm，横径为 5.88mm±0.90mm。

在寰椎侧块的外侧面，恰在寰椎后弓的后面，可出现横突后沟或管，为连结寰枕静脉窦和寰枢静脉窦的吻合静脉通过处。李应义观察，寰枕后沟或管的出现率为 64.68%，其中出现横突后沟者占 32.84%，出现横突后管者占 19.40%，一侧出现横突后沟、另一侧出现横突后管者占 12.44%。横突后沟或管的出现与吻合静脉的粗细有关。

5. 椎孔 寰椎椎孔由前、后弓与左、右侧块围成，最大矢径平均为 29.11mm±2.01mm，齿突后矢径为 18.44mm±2.13mm，横径为 26.79mm±2.46mm，最大矢径大于横径者，占 82.85%±3.18%。从整个颈椎看，寰椎的椎孔相当大，其前 1/3 为齿突所占据，后 2/3 部分，脊髓只占一半空间，故在寰椎脱位或齿突骨折后，脊髓尚有回旋余地，不一定会发生截瘫。

（二）第 2 颈椎

第 2 颈椎又名枢椎（axis）（图 2-15），为颈椎中最肥厚的。形状与其他颈椎相似，但自体的上面，向上发出一指状突起，称为齿突（dens），其根部略窄，前、后面均有卵圆形关节面，称前关节面（anterior articular facet）及后关节面（posterior articular facet），分别与寰椎前弓的齿突关节面及寰椎横韧带相接。齿突尖部，称为齿突尖（apex of dens），为齿突尖韧带的附着部。齿突尖的两侧则有翼状韧带附着。成人 X 线片上，从齿突尖沿中心纵轴作一垂线，再从椎体中心沿纵轴作一直线，两线相交为齿体角，呈中立位者（0°）占 30%，后倾者占 70%，平均为 6.13°；其中 1°~10°者占 63%，11°~20°者占 16%。齿突一般在 6 岁时与枢椎椎体完全愈合。由于齿突根部较窄，因此可因暴力而发生骨折，压迫脊髓而发生损伤。

椎体比其他颈椎小，前面中部两侧微凹，为颈长肌的附着部，上面于齿突两侧，各有圆形或卵圆形的关节面，向外上方，称为上关节面（superior articular surface），与寰椎下关节面相关节。上关节面因负重关系较大，几乎伸至横突。上关节面的发育程度与横突孔上口有一定关系，加上关节面过大，其边缘向外伸出，将横突孔上口内侧一部分遮掩，可使其中通过的椎动脉发生扭曲。特别在头部向一侧过度旋转或枢椎发生移位时，必然会加重椎动脉的压迫。在正位 X 线片上，将枢椎两侧上关节面最外缘连一直

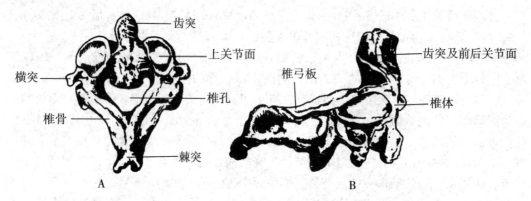

图 2-15　枢椎
A. 后上面观　B. 侧面观

线，再沿两侧上关节面倾斜面各做一直线，与前线相交之角称为外倾角，左侧平均为22.82°，右侧为 19.91°。另在侧位 X 线片上，将上关节面前后缘尖端连一直线，再沿上关节面前后倾斜面各做一直线，与前线相交之角为前、后倾角，其平均值分别为31.87°及 24.47°。

椎弓根短粗，下方有下关节突，关节面向前下方，与 C_3 相关节。椎弓的上缘有一宽沟，与寰椎围成椎间孔。椎弓板较厚，呈棱柱形。椎骨下切迹较深。枢椎椎弓根解剖上比较薄弱，杠杆作用较大，骨折多由于上段颈椎过度伸展及挤压引起。枢椎可向前半脱位，骨折断端可完全分开，颅骨、寰椎、枢椎椎体及上关节突形成一单位，而枢椎后部附件及其他颈椎可形成另一单位。此部椎管较大，不易引起神经症状，但严重者也可伴发脊髓损伤。

枢椎孔（管）上缘的矢径平均为 19.3mm，下缘的矢径平均为 15.3mm，横径为22.2mm。

棘突粗大，下面有深沟，末端分叉，有众多肌肉附着，在 X 线片上，看到最大的 1个棘突即为枢椎棘突。横突短小，朝下，上面无沟，末端不分叉。横突孔斜向外上方。枢椎横突孔矢径平均为 6mm，横径为 6.25mm。寰椎环的矢径约为 3cm，脊髓及齿突的直径均约 1cm，各占环的直径的 1/3，因此空余的间隙尚可以允许一些病理移位，但寰椎向前移位超过 1cm，即有脊髓损伤的危险，寰椎环越大，这种危险性就越小。潘之清等认为，小的移位对脊髓虽无影响，但易出现椎-基底动脉供血不足。枢椎移位是颈源性眩晕和晕厥的重要原因。

（三）第 7 颈椎

第 7 颈椎又名隆椎（vertebra prominens）（图 2-16），形状及大小与上部胸椎相似，但其特点为棘突特长而粗大，近似水平位，末端不分叉而呈大结节状，于皮下往往形成一隆起，故又名隆椎，常作为临床辨认椎骨序数的标志。横突粗大，后结节大而明显，前结节则小而不显著，有的甚至阙如。横突孔较小，仅有椎静脉通过。

C_7 的横突如过长，且尖端向下，触及 T_1 横突，也可以像颈肋一样产生压迫症状。

三、颈椎的畸形变异

颈椎常见变异有寰椎的上关节凹有时和枕髁相融合，枢椎和 C_3 亦常融合，影响头的活动。齿突的尖可以和枕骨大孔的边缘相关节。除此以外，寰椎后弓的两部分也可以不愈合，形成寰椎后弓不全，棘突的尖可以不分叉。

（一）寰枕融合

寰枕融合的出现率为 1.17%。融合不仅包括寰枕关节，也可能包括枢椎齿突，寰枕前膜与寰枕后膜也可能骨化（图 2-17）。融合可能先由寰枕关节面起始，而后向寰枕前膜与寰枕后膜延伸。寰枕前膜骨化可能从外侧部起始，逐渐向正中线扩展。寰椎后膜骨化可能从后弓上面椎动脉沟的后方或者从寰枕后膜的中部起始，而后向前、后两方伸延。由于骨化延展的程度不同，两骨间可出现大小不等的孔和裂隙。若枕骨偏移伴有旋转，致两侧寰枕愈合高度不等，可致斜颈。

当寰椎后弓与枕骨大孔后缘完全愈合时，椎动脉可经舌下神经管、椎管、寰椎横突后方的沟或枕骨外侧入颅。

寰枕部畸形的主要临床表现为枕骨大孔区综合征，即：①后组颅脑神经受累，如声音嘶哑、吞咽障碍、言语不清、胸锁乳突肌无力或萎缩。②小脑体征，如眼球震颤、共济失调。③颈神经及颈髓受压症状。④颅内压增高。

寰椎横突椎动脉孔变异较多，可为二孔或半孔，还可为半孔一沟、二孔一沟、二孔一道及三孔一道等异常（沟指未闭锁，孔、道指已闭锁，孔相当于口，道相当于管，有一定长度，孔为圆形，半孔不规则呈裂隙状）。

寰椎畸形常同时合并有枕骨畸形，包括颅底陷入、扁平颅底、后颅窝狭小、枕骨大孔狭小等，可借颅底 X 线测定诊断。

（二）齿突畸形

1. 齿突阙如（图 2-18A）　极为罕见。阙如或发育不良时，头被动活动度及寰枢椎活动度可增加，一般不出现症状。因寰枢失稳，易受轻微外伤而引起寰椎前脱位、后脱位或侧脱位，其中以前脱位为多。

2. 齿突骨（图 2-18B）　也称游离齿突，是枢椎发育的畸形，齿突骨借一裂隙与基底分开。随裂隙位置不同，分开的齿突骨尖部可与寰椎横韧带相关节，遗留的远端不足以稳定寰椎，易出现寰枢关节脱位。

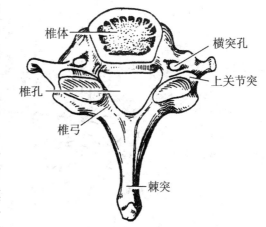

椎体　横突孔　上关节突　椎孔　椎弓　棘突

图 2-16　隆椎上面观

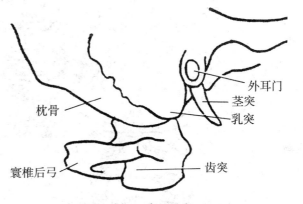

枕骨　外耳门　茎突　乳突　寰椎后弓　齿突

图 2-17　寰枕融合

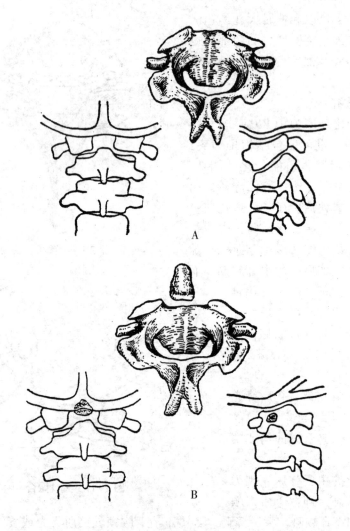

图 2-18　齿突畸形

A. 齿突阙如　B. 齿突骨

　　齿突骨的出现，使寰枢关节变弱，原因是作为寰椎横韧带、翼状韧带及齿突尖韧带的附着点齿突的强度减弱。此种畸形可能不伴有症状或仅有颈部不适，但可发展为部分或完全性四肢瘫痪，甚至突然死亡。

　　3. 齿突发育不良（图 2-19）　　齿突高度有不同程度减低，顶端钝圆，其后方的寰椎横韧带常不足以维持寰齿关节稳定，而引起自发性寰椎脱位。

　　（三）半椎体

　　颈椎半椎体可有不同情况，可为前半阙如，一侧阙如或不规则。椎体前 2/3 阙如，可引起楔形，局部后凸。侧半椎也表现为楔形，将引起侧凸，有多个后半椎体者，后凸严重，并常伴有椎体融合畸形（图 2-20）。

（四）颈椎先天性融合畸形

颈椎先天性融合畸形是指两个或两个以上颈椎椎体互相融合（图 2-21），可为完全性，或仅限于椎体、椎弓的一部分，亦称为 Kippel-Feil 综合征。本病主要特征有颈部阙如或短缩、颈部运动受限或消失及后发际变低。其他尚有胸及颜面不对称、扁平背、下颌运动受限、颈胸脊柱侧凸、肩胛骨抬高、肌性或骨性斜颈、肢体长度不对称等。

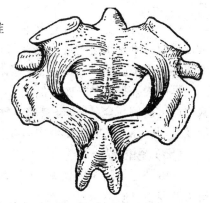

图 2-19　齿突发育不良

其中最易并发高肩胛症。因胚胎 3 周时，肩胛骨由相当于 C_{3-4} 水平的颈部间叶组织发生，在第 8 周时下降至胸部，正是短颈畸形出现之时，故两者可同时发生。有高肩胛症时，颈椎融合可同时合并眼及耳的畸形，称为颈-视-听综合征（cervico-oculo-acusticus syndrome）。

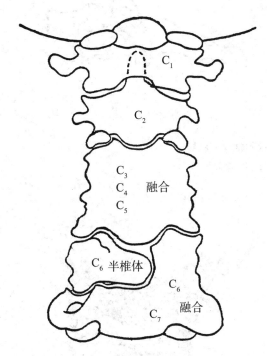

图 2-20　颈椎半椎体及椎体融合畸形

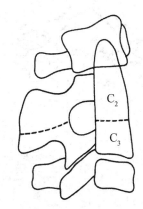

图 2-21　C_{2-3} 融合畸形

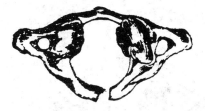

图 2-22　寰椎椎弓后正中裂

颈椎先天性融合畸形约 1/2 有神经症状，主要为痉挛或反射亢进（34%）、疼痛（38%）、肌萎缩、锥体束征及眼运动障碍（15%~24%），弛缓性瘫、肌软弱、麻木（10%~15%）。寰枢融合或 C_{2-3} 融合较以下颈椎融合产生症状要少，C_{1-2} 融合产生症状较早（0~5 岁），C_{2-3} 融合一般在 20~30 岁才开始出现症状，1~10 岁发现者占 26.6%，11~20 岁发现者占 20.2%，此综合征约 65% 在 30 岁以前发现，约 20% 在 5 岁以前发现。

融合椎体本身处于稳定状态，但其与正常椎体相接的上、下缘因活动量加大，在屈伸活动时，常是承受剪应力最大部位，使该节段椎间盘退变加速，促进骨唇形成，构成对脊髓的潜在威胁，颈部轻微外伤即可产生神经症状。

据国内外报道，75%病例融合开始于寰枕、寰枢或 $C_{2\sim3}$ 间，以 $C_{2\sim3}$ 及 $C_{6\sim7}$ 最常见，极端严重病例，全颈段脊柱只有寰枕及 $C_7\sim T_1$ 之间有关节。约45%融合发生在脊柱前、后及侧面，18.2%单独发生在前部，9.2%单独发生在后部，3.1%单独发生在侧面。

（五）颈椎裂

颈椎裂远较腰骶椎少见。$C_{1\sim7}$ 均可发生脊椎裂，多位于后正中部两侧椎弓相接处，可为缺损或呈游离后弓（图2-22）。脊椎裂也可发生在椎体，多呈冠状裂隙，而将椎体分为前、后两半（图2-23）。

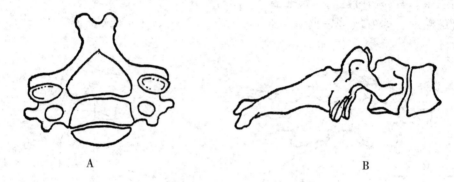

A

B

图2-23　颈椎椎体冠状裂

A. 上面观　B. 侧面观

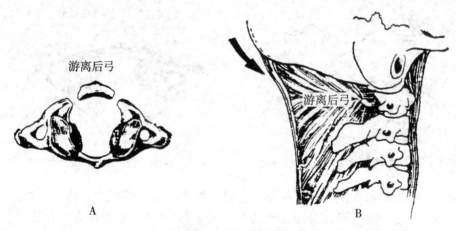

游离后弓

游离后弓

A

B

图2-24　寰椎后弓不全

A. 上面观　B. 侧面观

（六）颈椎椎弓不连

偶尔寰椎后弓部分阙如，后结节游离，可能由第 4 个独立的骨化中心发育而成（图 2-24），颈部后伸时，后结节与枕骨相触，甚至可压迫脊髓引起四肢瘫痪。

（七）颈椎滑脱

颈椎可发生脊椎滑脱，主要症状为疼痛，亦可表现为吞咽困难。多发生在 C_6，滑脱甚少超过 Iº，峡部不连可为两侧或单侧，可同时伴有脊柱裂。罕见情况下，峡部可变细长而非断裂，屈伸动态 X 线像显示不稳。

（八）颈肋

文献记载，颈肋（图 2-25）发生率约为 0.6%。55%的颈肋是在 X 线检查时偶然发现，并不出现临床症状。颈肋在女性较男性多 1 倍，两侧同时有颈肋者约占 50%；如系单侧，左、右侧之发病率大致相等。颈肋附着于 C_7 椎体和横突，可能仅为单纯外生骨疣，也可能发展成一个较完整的肋骨。很小的颈肋末端游离，或借一纤维带与第 1 胸肋相连。

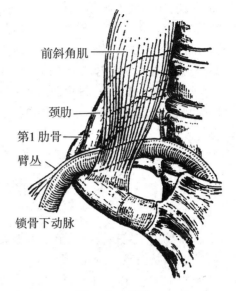

前斜角肌
颈肋
第1肋骨
臂丛
锁骨下动脉

图 2-25　颈肋

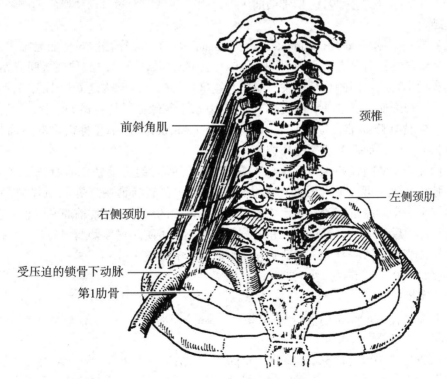

前斜角肌
颈椎
右侧颈肋
左侧颈肋
受压迫的锁骨下动脉
第1肋骨

图 2-26　颈肋压迫锁骨下动脉

Grubber 将颈肋分为 4 类：①颈肋短小，刚超过横突。②颈肋超过横突较多，末端游离，或与第 1 胸肋相连结。③颈肋几乎完整，并以纤维带与第 1 胸肋的肋软骨相连结。④颈肋完整，并以肋软骨与第 1 胸肋软骨相连结。

颈肋往往引起与前斜角肌综合征类似病变，即引起锁骨下动脉或臂丛受压症状（图 2-26、图 2-27）。

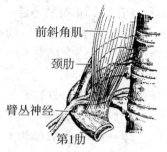

前斜角肌
颈肋
臂丛神经
第1肋

图 2-27　颈肋压迫臂丛

第三节　颈椎的连结

颈椎的连结包括寰枕关节、寰枢关节、颈椎椎间关节、钩椎关节及其稳定结构。

一、寰枕关节

寰枕关节（atlantooccipital joint）是 2 个关节的联合关节，由寰椎侧块上关节凹与枕髁构成（图 2-28）。关节囊松弛，上方起自枕髁的周围，向下止于寰椎上关节凹的边缘。关节囊的后部及外侧部肥厚；内侧部则很薄，有时甚至阙如。关节囊的周围有下列韧带：

（1）寰枕前膜（anterior atlantooccipital membrane）：宽阔，连结枕骨大孔前缘与寰椎前弓上缘之间（图 2-29）。韧带的前中部，因有前纵韧带移行而变厚；两侧略薄，与关节囊结合。

（2）寰枕后膜（posterior atlantooccipital membrane）：较寰枕前膜薄而略窄，连结枕骨大孔后缘与寰椎后弓上缘之间（图 2-30）。膜的中部略厚；前面与硬脊膜紧密相连；后面接头后小直肌；两侧移行于关节囊；与寰椎后弓的椎动脉沟之间，围成一管，有椎动脉和枕下神经通过。该处有病变易出现椎-基底动脉缺血及枕神经痛症状。

（3）寰枕外侧韧带（lateral atlantooccipital ligament）：连结寰椎横突的上面与枕骨的颈静脉突之间，加强关节囊的外侧壁。

寰枕关节属椭圆状单纯滑膜关节，有 2 个相互垂直的运动轴，沿冠状轴（位于两侧颈静脉突之间）可做头的屈伸运动。沿矢状轴（在额状轴稍上方）可做侧屈运动，但范围较小。头部前屈运动主要受关节囊后部和覆膜的限制，寰枕前膜和寰枕外侧韧带则限制头部的后伸运动，翼状韧带和关节囊的外侧壁可防止过度侧屈。

寰枕关节的动脉主要来自椎动脉和脑膜后动脉的分支。

寰枕关节的神经主要为枕下神经的分支。

二、寰枢关节

寰枢关节（atlantoaxial joint）（图 2-28、图 2-31）包括左、右寰枢外侧关节，以及寰齿前关节和寰齿后关节。

1. 寰枢外侧关节（lateral atlantoaxial joint）　由寰椎的下关节面与枢椎的上关节面构成。关节囊附着于关节的周缘，薄而松弛，后部及内侧部因有韧带加强而变厚。

2. 寰齿前关节(anterior atlantoodontoid joint)　由枢椎齿突的前关节面与寰椎的齿突关

颈肩腰腿痛应用解剖学

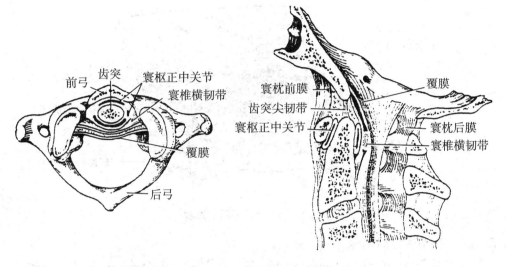

齿突尖韧带

翼状韧带

前弓

齿突

寰枢正中关节

寰椎横韧带

覆膜

后弓

寰枕前膜

齿突尖韧带

寰枢正中关节

覆膜

寰枕后膜

寰椎横韧带

枕骨

寰枕关节

寰椎横韧带

寰枢外侧关节

覆膜

枢椎

图 2-28　寰枕、寰枢关节

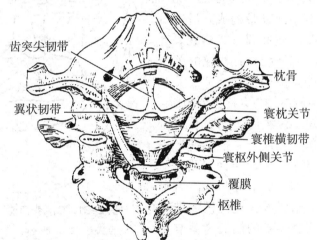

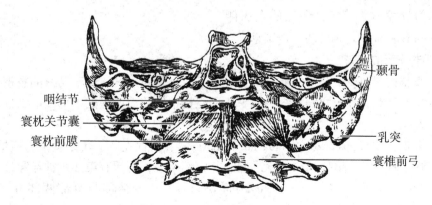

咽结节

寰枕关节囊

寰枕前膜

颞骨

乳突

寰椎前弓

图 2-29　寰枕前膜前面观

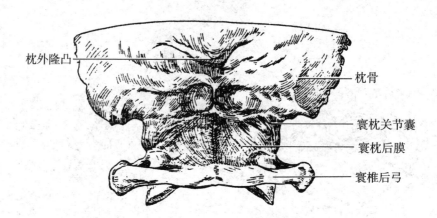

枕外隆凸 —— 枕骨

寰枕关节囊

寰枕后膜

寰椎后弓

图 2-30　寰枕后膜后面观

节面构成。关节囊薄而松弛。

3. 寰齿后关节（posterior atlantoodontoid joint）由齿突后面与寰椎横韧带构成。齿突后面的关节面呈圆形、横椭圆形或沟状。寰椎横韧带前中部，有纤维软骨构成的关节面，与齿突后面的关节面形状相似。关节囊薄而松弛。关节腔往往与寰枕关节相通。

据李义凯等观察，寰齿之间尚有寰齿侧关节。齿突尖部的侧面与寰椎横韧带的起始部形成密封的窄隙，内层为滑膜，外层是较为坚韧的组织，关节腔与寰齿后关节腔相通，为同一滑膜腔，寰椎横韧带起始部为关节窝，齿突尖部的侧面为关节面凸。在齿突前外侧有结缔组织将寰齿侧关节与寰齿前关节分隔成 2 个不相通的关节腔。其认为寰齿后关节包括恒定的寰齿侧关节。它的形成与齿突的活动，特别是转动有关。

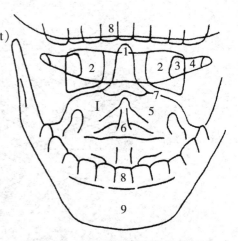

图 2-31　$C_{1\sim2}$ 张口前后位 X 线示意

1. 齿状突　2. C_1 椎侧块　3. C_1 椎弓根　4. C_1 横突　5. C_2 椎体　6. C_2 棘突　7. C_1 和 C_2 关节（寰枢关节）　8. 切牙　9. 下颌骨　10. 颅骨后缘

4. 寰枢关节的韧带

（1）寰枢前膜（anterior atlantoaxial membrane）：长而坚韧，位于两侧的寰枢关节之间，上方起自寰椎前弓前面和下缘，向下止于枢椎椎体前面。膜的中部因前纵韧带移行而增厚。

（2）寰枢后膜（posterior atlantoaxial membrane）：薄而宽阔，位于寰椎与枢椎之间，连结寰椎后弓的下缘与枢椎椎弓上缘之间。其中部略厚，两侧有第 2 颈神经穿过。

（3）寰椎十字韧带（cruciform ligament of atlas）：分横部与直部两部分（图 2-32）。横部即寰椎横韧带（transverse ligament of atlas），肥厚而坚韧，连结寰椎左、右侧块的内侧缘及寰椎前弓后面的小结节。前面微凹，中部略宽，有一纤维软骨构成的关节

颈肩腰腿痛应用解剖学

面，与枢椎齿突后面的关节面相关节。寰椎的椎孔由此韧带分为前小、后大两部：前小部有齿突，后大部则容纳脊髓及其被膜。自寰椎横韧带中部，向上、下方各发出一条纵行纤维束，上纵束（上脚）附着于枕骨大孔前缘，位于齿突尖韧带之后；下纵束（下脚）附着于枢椎椎体后面的中部，纵束加强横韧带的坚固性。寰椎十字韧带主要作用是使齿突局限于寰椎前弓后面的关节切迹内，与齿突后关节面之间构成不大的关节腔，防止齿突向后朝脊髓方向移动。

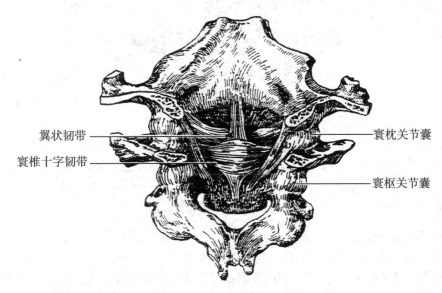

图 2-32　寰椎十字韧带前面观

翼状韧带
寰椎十字韧带
寰枕关节囊
寰枢关节囊

枢椎齿突骨折后，如寰椎横韧带完整，齿突保持原位，不会引起严重症状，但如无其他韧带支持，不能防止寰椎前脱位。如寰椎横韧带松弛或断裂，寰椎能在枢椎上向前脱位，结果齿突后移，椎孔狭窄，使脊髓遭受压迫，甚至引起严重后果。明显脱位不易遗漏，微型移位则极易被忽视，是引起头痛头晕的重要原因。在 X 线侧位像上，寰齿关节间隙宽度，我国成人平均为 1~2mm（0.7~2.5mm）。10 个月至 10 岁儿童平均为 2~3mm（1~4mm）。若成人超过 3mm、儿童超过 4mm，可诊断为脱位。关节间隙大于 6mm，或寰椎两侧块移位距离之和大于 6.9mm，为诊断寰椎横韧带断裂的指标。

（4）寰枢副韧带：由寰椎侧块内面发出一束纤维，斜向内下，止于枢椎椎体的外侧。该韧带能限制头及寰椎在枢椎上过度旋转。

5. 连结枢椎与枕骨之间的韧带

（1）覆膜（tectorial membrane）：位于椎管内，宽阔而强韧，自斜坡沿齿突及其周围韧带的后面下降，于枢椎体的后面移行于后纵韧带（图 2-33）。其外侧与寰枢外侧关节的关节囊结合，前面连结寰椎十字韧带。加强寰枢关节的稳定性。

（2）翼状韧带（alar ligaments）：为强韧的圆索状韧带，左、右各 1 条，位于寰椎横韧带的上方。起自齿突尖的两侧，斜向外上方，止于枕髁内侧面的粗糙部，分别与寰齿前、后关节囊及寰枕关节囊结合。翼状韧带可防止头部过度前俯和旋转运动。

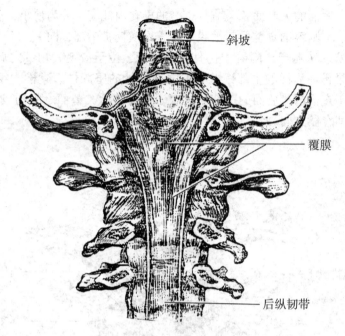

斜坡

覆膜

后纵韧带

图 2-33 覆膜前面观

（3）齿突尖韧带（apical ligament of dens）：也称齿突悬韧带（图2-28）。为细小的索状韧带，位于两侧翼状韧带之间，连结齿突尖与枕骨大孔前缘，分别与寰枕前膜和寰椎十字韧带（上脚）结合。当头部后仰时韧带紧张，前俯时变松弛。

生物力学研究发现：①在大多数人，寰椎横韧带是防止寰椎向前移位的主要结构。②如果寰椎横韧带保持完整，在负荷下，寰椎在枢椎上的移位不超过 3mm。③如果寰椎横韧带断裂，作为辅助结构的翼状韧带虽然也较坚韧，但不能防止寰枢关节脱位。

6. 寰枢关节的运动　此关节虽由 4 个独立的关节构成，但只有 1 个通过齿突尖的垂直轴，寰椎与颅骨沿此轴向左、右旋转，每侧均为 40°，过度旋转受翼状韧带限制。正常头屈曲位时，寰枢关节间隙一般为 2~2.5mm，齿突与寰椎后弓间距在 19mm 以上。

（1）寰枢关节的动脉：主要来自椎动脉的分支。

（2）寰枢关节的神经：主要来自第 1 和第 2 颈神经之间的神经袢的分支。

三、颈椎椎间关节

颈椎椎间关节即关节突关节（图2-34），由上位颈椎的下关节突与下位颈椎的上关节突构成，关节面较平，上关节突朝向后上，下关节突朝向前下，其角度接近水平位，故稳定性差，这是颈椎椎间关节容易脱位的解剖因素之一。关节面覆盖一层透明软骨，关节囊附着于关节软骨的边缘，较为松弛，外伤时容易引起半脱位。关节囊内有滑膜，滑膜在关节面的周缘部，有薄层皱襞伸入关节面之间，类似膝关节内的半月板，关节运动过度时可被嵌压（滑膜嵌顿）而引起剧烈疼痛。椎间关节构成椎间孔的后壁，前与椎动脉及颈神经根邻近。下部颈椎的椎间关节所承受的压力较上部者大，引起增生的机会也较多。此关节增生，可使椎间孔变小而压迫颈神经。

关节突关节的神经支配为脊神经后支。后支分为后内侧支和后外侧支，两支均有小

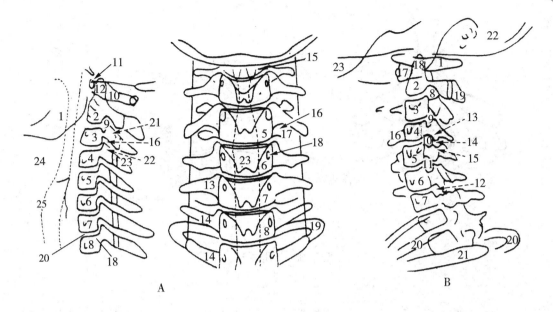

图 2-34　颈椎 X 线示意

A. 侧位（左）和前后位（右）

1. 下颌骨　2~7. $C_{2~7}$ 椎体　8. 胸椎椎体　9. 椎间孔　10. 寰椎　11. 寰椎前弓　12. 齿突　13. 颈椎横突　14. 胸椎横突　15. 棘突　16. 小关节间隙　17. 上、下关节突重叠　18. 椎弓根　19. 第 1 肋　20. 椎间隙　21. 下关节突　22. 上关节突　23. 棘突　24. 舌骨　25. 甲状软骨钙化虚线为气道影像

B. 斜位

1. 寰椎椎弓　2~7. $C_{2~7}$ 椎体　8~12. 椎间孔　13. 下关节突　14. 关节间隙　15. 上关节突　16. 对侧关节突　17. C_1 侧块　18. 齿突　19. 棘突　20. 肋骨　21. 锁骨　22. 颅骨　23. 下颌骨

分支到关节突关节的关节囊。这些小分支受压或由于骨的移位，神经受到牵扯，可引起颈肩痛。

四、钩椎关节

由德国人 Luschka（1858 年）首先描述，又称 Luschka 关节。存在于 $C_{3~7}$ 椎体之间，是由颈椎椎体侧后方的钩突与相邻上一椎体下面侧方的斜坡形成（图 2-35）。

多年来，对于钩椎关节是否算作一个真正的滑膜关节存在不同看法。有的认为它不具有滑膜，有的认为它只是椎间盘退行性变引起的相邻椎体边缘的骨质增生。有的从胚胎发展上看，钩突系由椎弓的骨化中心发展而来，以后与椎体的骨化中心相融合，因此是出生后发展形成，而非退行性变引起。有的作者认为，所谓的钩椎关节，只是椎间盘组织退化引起的缝隙。

近年来，形态学研究发现，所谓的钩椎关节，并非恒定的典型滑膜关节，在钩突发育以前，此关节并不存在，只是随着钩突形成，颈椎负荷及运动不断加大，在椎间盘后外侧的软骨基质中才出现裂隙，面积为（2mm×4mm）~（3mm×6mm）。应当指出的是，在某些成人，确实出现了类上皮组织——滑膜，但并不恒定。可以认为，钩椎关节是由于适应颈椎运动功能的发展，由直接连结向间接连结组织分化的结果。

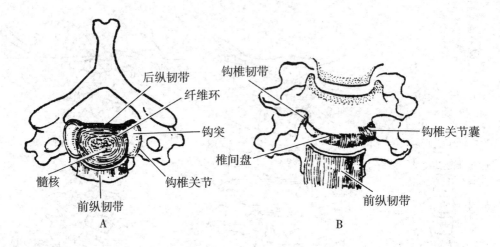

图 2-35　钩椎关节
A. 上面观　B. 后面观

　　对钩椎关节的形成尽管存在相反意见，但下列事实可以肯定：①椎体侧方相邻面覆以关节软骨。②有关节囊韧带。③在相邻关节面之间确有间隙。④在关节面边缘出现骨质增生也是滑膜关节常看到的现象。⑤与穿过椎间孔的颈神经根相邻近。⑥防止椎间盘自后外侧突出，以免颈神经根受压。⑦如同其他滑膜关节，关节软骨也可发生软骨软化。⑧有助于颈椎较大的运动。⑨颈椎椎间盘的纤维环不伸展至椎体侧缘，而终于钩椎关节的内界。由此可以看出，钩椎关节基本上具备一个滑膜关节的条件。

　　钩椎关节由椎动脉发出的根动脉分支供应，滋养动脉进入与钩突相对的上一椎体下缘。钩椎关节囊由窦椎神经（脊膜支）支配，内有丰富的有髓及无髓纤维，其中含有交感神经纤维的脊髓返支，主要支配钩椎关节囊壁及后纵韧带。

　　钩椎关节与许多重要结构毗邻，其后部邻近脊髓；后外侧部构成椎间孔的前壁，邻近颈神经根或（和）脊神经节；外侧为椎动脉、椎静脉和椎动脉表面的交感神经丛；紧贴钩突后面有窦椎神经和营养椎体的动脉。钩椎关节骨质增生是引起颈椎病的主要原因之一。

五、颈椎的韧带

　　1. 前纵韧带（anterior longitudinal ligament）　起自枕骨的咽结节，向下经寰椎前弓及各椎体的前面。前纵韧带坚固附着于椎体，但疏松附于椎间盘，它仅为一层纤维带，较后纵韧带为弱。前纵韧带骨化后除影响运动外，并可向前压迫食管。

　　2. 后纵韧带（posterior longitudinal ligament）　位于椎管的前壁，起自枢椎，向上移行为覆膜。后纵韧带较强，分为两层：浅层为覆膜的延续；深层呈齿状，坚固附着于椎体及椎间盘，可以防止其内容物向后突出。钩椎关节的关节囊韧带即起自后纵韧带深层及椎体，斜向外下附着于钩突。

　　颈椎间盘多次重复慢性损伤，可使椎管前静脉丛出血，以后钙化形成后纵韧带骨化（ossification of posterior longitudinal ligament，OPLL），严重者引起脊髓压迫症状。据日本综合统计 2 162 病例中，男性与女性之比为 2：1，多见于 50~60 岁，C_5 最多，其次为 C_4、C_6，累及椎体数目平均为 3.1 个（2~5 个）。后纵韧带骨化可分为 4 型：节段型、连续型、混合型、限局型（图 2-36）。

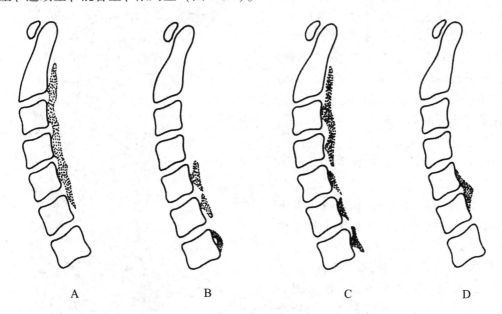

图 2-36　后纵韧带的不同类型

A. 连续型　B. 节段型　C. 混合型　D. 限局型

　　Yamamoto 用 CT 检查，后纵韧带骨化的厚度可达椎管矢径的 17%~80%，宽度可达椎管横径的 28%~67%。可无症状，常为无意发现，但如椎管矢径缩小至 40%，即可引起症状，如手麻臂痛及痉挛性步态，严重者可引起脊髓半横切征或脊髓中央综合征。

　　根据后纵韧带骨化厚度（O）、椎管矢径（A）及椎管横径（S），Hanai 测定颈椎椎管狭窄率（stenosis ratio），在矢状面为 O/A×100，在横切面为 O/S×100。有严重脊髓症状者，其横切面狭窄率多小于 30%。下部颈椎椎管较窄，又是颈髓膨大区，如该部后纵韧带骨化厚度超过椎管矢径 30% 以上时，多出现脊髓症状。

　　3. 黄韧带（ligamenta flava）　由黄色弹性纤维构成，连结相邻的两个椎弓板，向上附着于上位椎弓板下缘的前面，向下附着于下位椎弓板上缘的后面，薄而较宽。在中线，两侧黄韧带之间留一缝隙，有静脉通过，连结椎骨后静脉丛与椎管内静脉丛。黄韧带向外延展至椎间关节囊，但并不与其融合。黄韧带有一定弹性，颈椎屈曲时可使相邻椎弓板稍分开，过伸时可稍缩短，而不致发生皱褶突入椎管内，这样其弹性张力可协助项部肌肉维持头颈挺直。但若该韧带变性肥厚，失去正常弹性则当颈椎后伸时，黄韧带可发生皱褶而突入椎管，这是造成椎管狭窄原因之一。

　　4. 项韧带（ligamentum nuchae）　由 C_7 棘突向上，棘上韧带移行于项韧带。项韧带为三角形弹力纤维膜（图 2-37），底部向上，附着于枕外隆凸和枕外嵴；尖向下，附着于寰椎后结节及 $C_{2~7}$ 棘突的尖部；后缘游离而肥厚，斜方肌附着其上，作为两侧颈肌的纤维隔。人类项韧带的弹性远较四足动物为小，属于退化结构，支持颈部肌肉的作用也较小。

项韧带主要由弹性纤维组成，可含纤维软骨小结，X线片显示项韧带内有致密体，女性占3.5%，男性占11.3%，年龄越大越多。项韧带内钙化纤维软骨小结，可为籽骨、骨化性肌炎或小骨，一般不引起症状，有时感不适。项韧带钙化可呈分节、棒状、条状或小斑点状，其粗细、长短不等，最长可达3~4cm，多发生于退变椎间盘后方1~2cm处，且常在$C_{5~6}$棘突后方。项韧带钙化是颈椎病临床标志之一。

5. 横突间韧带（intertransverse ligaments） 连结相邻的两个横突，颈椎横突间常阙如。

6. 棘间韧带（interspinal ligaments）较薄，沿棘突根部至尖部，连结相邻的两个棘突，前方与黄韧带融合。颈椎棘间韧带往往发育不好。

六、颈椎椎间盘

椎间盘由软骨板、纤维环和髓核构成。纤维环由坚硬的致密胶原纤维形成，围绕髓核（图2-38）。

1. 软骨板 即椎体的上、下软骨面，作为髓核的上、下界，与相邻椎体分开。在椎骨发生过程中，椎体的上、下面各有1个次级骨化中心，周围部虽成骨，形成骺环，但中心部仍一直保留为软骨。软骨板的大、小和形态与上、下相连的椎体相当。椎体上、下的软骨板如同膝关节的关节软骨，可以承力，防止椎骨受压。只要软骨板保持完整，椎体就不会因压力发生吸收。软骨板还可视作半渗透膜，在渗透压下，水分可以扩散至无血管的椎间盘。

软骨板与纤维环一起将胶状的髓核密封，软骨板完整时，髓核不能突入椎体。如软骨板不完整，髓核突入椎体后则形成施莫尔（Schmor）结节。

2. 纤维环（anulus fibrosus） 在上、下软骨板的周围有一圈呈同心圆层排列的纤维组织（图2-39），称为纤维环，它是椎间盘维持负重的最主要组织，与上、下软骨板

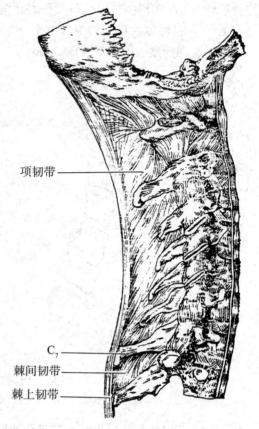

图2-37 项韧带、棘间韧带及棘上韧带右侧面观

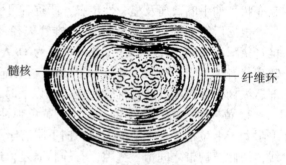

图2-38 椎间盘横切面

和脊柱前、后纵韧带紧密相连。纤维环各层纤维的方向彼此交错，犹如肋间内、外肌的排列。相邻两层之间借黏合物质相连，纤维环的前部及外侧部较后部约宽 1 倍，后部较窄，层次少，因此髓核偏于椎间盘后部。相邻层的纤维接近平行，连结物质亦较少，纤维环周边部的纤维穿入椎体骺环的骨质中，较深部纤维附着于透明软骨板，最内层纤维与髓核的细胞间基质相融合，无明显界限。

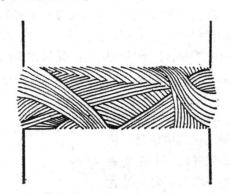

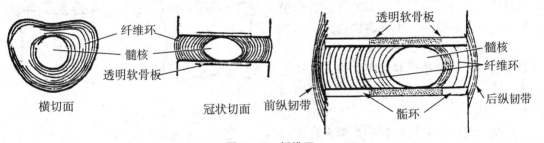

纤维环 ―― 髓核 ―― 透明软骨板

横切面　　　　　冠状切面　　前纵韧带　　骺环　　后纵韧带

透明软骨板　髓核　纤维环

图 2-39　纤维环

成人纤维环由一系列板层构成，形成不完全的环，每个板层的纤维在 2 个椎体间斜行，并以一定角度（30°~60°）越过邻近板层的纤维，有的甚至垂直。椎间盘不同纤维的交叉角度大致恒定。纤维环相邻纤维层的交叉排列，可能与髓核对其所施压力有关。短纤维较长纤维更易遭巨大应力，不利于两椎骨间的运动，甚至可产生放射状撕裂。

纤维环较坚固，紧密附着于软骨板上，连结相邻椎体，使脊椎在运动时成为一个整体，保持脊椎的稳定性。在极大拉力广泛撕裂纤维环时，方能引起椎体间脱位。纤维环的特殊排列方向，使相邻椎体间可以有轻微活动，当运动达到一定限度时，纤维环紧张，则又起到节制韧带的作用，以管制旋转运动。纤维环主要由胶原纤维组成，也含有弹性纤维，可稍伸长。过去认为椎间盘的弹性是由于髓核的压缩及相邻纤维环的胶原纤维方向改变所致，实际上，形成弹性纤维的弹性蛋白是低应变主要的应力负荷部分，能在变形后恢复组织的大小及形状，纤维环及髓核中弹性纤维的不同排列及形状，能反映不同的功能。

弹性纤维中央的无定形成分，首先在微原纤维内出现，逐渐增大，最后形成 90% 以上的成熟弹性纤维；当无定形成分增大时，由微原纤维形成的弹性纤维部分逐渐变细，形成 1 个薄套。在年轻人，髓核的弹性纤维由大的无定形成分及稀疏微原纤维形成；纤维环的弹性纤维则为其微原纤维，有散在无形物质，如同不成熟的弹性纤维。纤维环包绕髓核，使其维持一定的位置及形状，在压力下，因力量平均分散于纤维环，又具有吸收震荡的作用。

3. 髓核（nucleus pulposus）　是一种富有弹性的、半流体的胶冻状物质，占椎间盘切面的 50% ~60%。髓核中大部分为水分，其含水量可随年龄的增长而下降，在新生儿期为 88%，19 岁时减到 80%，70 岁时仅为 70%。髓核中水分在一日之中亦有变化。髓核一般位于纤维环的中部偏后，但颈椎间盘的髓核在中部稍前，颈段脊柱运动轴线由此通过。纤维环后部较前部厚，椎间盘不伸展至相邻椎体的后外缘，因该处恰好为钩椎关节的内侧边界。

纤维环和软骨板将髓核固定，使整个椎间盘呈密封状态，髓核在其中滚动，将所受的压力均匀地传递到纤维环和软骨板（图 2-40）。椎间盘的弹性和张力与其含水量的改变有密切关系，当含水量减少时，其弹性和张力均减退。椎间盘在受压状态下，水分可通过软骨板外渗，含水量减少；压力解除后，水分再次进入椎间盘使体积增大，弹性和张力增高。随着年龄的增长，水分的脱失和吸收失调，髓核逐渐呈脱水状态，其弹性和张力减退，因而易受损伤。

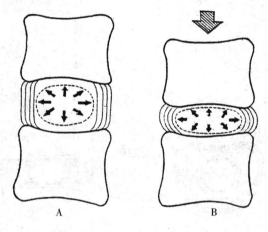

图 2-40　髓核内压力
A. 松弛时　B. 受压时

椎间盘的动脉供应在胎儿期来自周围组织和相邻椎体的血管，椎体的血管贯穿透明软骨板，走向髓核，但不进入髓核。出生后，来自椎体的血管发生退行变性，逐渐瘢痕化，最终完全闭锁。幼年期，椎间盘的血管分布比成年人丰富，有些血管分布到纤维环的深层，但随着年龄的增长，深层的血管逐渐变少，血管径变小，13 岁后已无血管穿入纤维环的深层。在成年期，除了纤维环的周缘部以外，椎间盘内并无血管，椎间盘的营养主要靠椎体内血管的血液经透明软骨板弥散而来。因此椎间盘的营养及其弹性和张力，取决于透明软骨板的通透性能和髓核的渗透能力。这种吸液性能的改变，能影响椎体间的稳定性，亦与椎间盘的退行性变有密切关系。椎间盘受到压挤，其内压增高，会影响其吸液性能；如持续坐立时间过久，亦能影响椎间盘的体液交换，而使其营养发生障碍，易于变性。透明软骨板内的血管通路，如闭锁不全则髓核有可能突入椎体骨质之内，形成 Schmor 结节。

椎间盘的神经分布，一般认为与血管相似，即在纤维环的周边部有丰富的神经末梢，其深部、软骨板和髓核内无神经纤维。关于周边部神经，Bogduk 和彭裕文认为有多种来源：前部和两侧主要接受脊神经和交感神经的纤维；后部则接受窦椎神经（或称脊膜支）的纤维，1 条窦椎神经可分布于 1 个以上的椎间盘。颈部窦椎神经的走行在

$C_{3\sim6}$ 水平，由相应横突孔处的交感神经发出的神经束，与经椎动脉前面或后面行向内侧的颈神经脊膜支合成窦椎神经。其汇合点一般位于椎动脉内侧。窦椎神经绕过钩突和 Luschka 关节囊后外侧，进入椎管，主干与椎体背面营养动脉伴行，穿入后纵韧带与椎体之间，行向内上方，沿途发出分支至 Luschka 关节囊、硬膜囊、后纵韧带和纤维环后部。1 条窦椎神经可分布 3 个椎体及其间 2 个椎间盘高度的有关结构。窦椎神经主干一般向上内行，而向下内行者少见。因在窦椎神经中含有躯体传入和交感神经 2 类纤维，其分布范围中的椎间盘和 Luschka 关节易于发生退变，这些结构退变失稳时，可影响同序数的窦椎神经干和下位窦椎神经的末梢而引起颈肩痛，且通过反射导致更多区域的交感神经功能紊乱。

在颈椎只有 6 个椎间盘，$C_{1\sim2}$ 间阙如。颈椎椎间盘前缘高度为后缘的 2~3 倍，这样可使椎间盘适合于上、下位椎体的形状，并维持颈椎的生理前凸。在固定后的中国人尸体上测得的颈椎间盘结果如下：男性颈椎间盘的平均高度前面为 4.37mm；后面的左外侧为 3.96mm，右外侧为 3.99mm；上面的平均横径为 23.14mm，矢径为 17.13mm。颈部椎间盘前面的高度，以第 5、6 颈椎椎间盘最薄，第 7 颈椎和第 1 胸椎椎间盘 最厚。女性各径均较男性略小。颈椎间盘高度的总和约为颈段脊柱高度的 1/4。其横径稍小于它所连结的椎体的横径，因上一椎骨的斜坡形骨嵴与下一椎骨的钩突相遇而密切结合形成钩椎关节。

如果椎间盘突出、变窄或者核内容物丢失，在椎间盘可以出现裂缝，多沿其较薄弱环节向后外侧与钩椎关节相连。每个椎间盘与相邻椎体及骨突应视为一个运动单位，具有一定动力及机械功能，一个运动单位任何紊乱必影响其邻近运动单位。X 线测量，颈椎椎间盘的高度与相邻椎体高度的比例为 1:2~1:4。椎间盘发生退行性变时，其高度变小，致使相应椎间关节及钩椎关节关系发生紊乱而致骨质增生，相邻椎体后缘亦可发生骨赘，引起神经根、血管或脊髓受压。

影响颈椎间盘退变的因素有：①长期反复应力。②过度屈伸运动。③曲度改变。④椎间不稳。⑤椎骨畸形变异。

牵引是颈椎病椎间盘变性的常用治疗方法。龙层花、魏征等观察结果：牵引力（坐位）以超过头颅重量为佳，颈肌较弱者以 14~18kg，5~10min 效果最佳；颈肌强壮者以 18~24kg，5~15min 最佳。重症椎间盘损害者，可用坐式大重量、短时间牵引，配以轻重量（5~10kg）、卧位长时间（4~8h）持续牵引。颈椎椎间盘早期变性牵引重量（时间）实验观察结果如表 2-4。

表 2-4　颈椎病牵引实验结果观察

	椎间隙前沿距离（mm）					
	第 2、3 颈椎椎间盘	第 3、4 颈椎椎间盘	第 4、5 颈椎椎间盘	第 5、6 颈椎椎间盘	第 6、7 颈椎椎间盘	第 7 颈椎和第 1 胸椎椎间盘
牵引前	3	4	5.2	2.3	4.5	4.8
12kg 牵引 5min	3.2	4.2	5	2.5	4	5
18kg 牵引 5min	4.9	4.5	6	4	4.8	5.2

第四节　头颈部的运动

在头颅部，因寰椎和枢椎特殊分化，形成寰枕关节和寰枢关节，使头可以在各个方向上运动，这2个关节因由椭圆状关节和枢轴关节联合产生三轴性运动，成为一个"球与凹"型的关节，并因有翼状韧带和十字韧带加强，显得特别坚固。

头向一侧旋转为寰椎连同枕骨在枢椎齿突上的旋转运动，点头的运动多在寰枕关节。头向左侧旋转，参与的主要肌肉为右侧的胸锁乳突肌、头半棘肌，以及左侧的头长肌、头夹肌、头最长肌、头后大直肌和头下斜肌，此时右侧的胸锁乳突肌和颈后左侧纵沟内诸肌因收缩变硬。使头前屈的肌肉为头长肌和头前直肌，后伸的肌肉为头后大、小直肌及头半棘肌、头夹肌和斜方肌。使头向侧方倾斜的肌肉为同侧的头外侧直肌、胸锁乳突肌和斜方肌等。

颈椎的运动可分为前屈、后伸、左或右侧屈和旋转运动。颈椎中立位时，上关节突朝后朝上，下关节突朝前朝下；屈曲时，上一颈椎的下关节突在下一颈椎的上关节突上朝前滑动，椎间盘前窄后宽，亦朝前滑动（图2-41）。颈椎侧屈及旋转时，下关节突向后下滑动，上关节突向前上滑动（图2-42）。

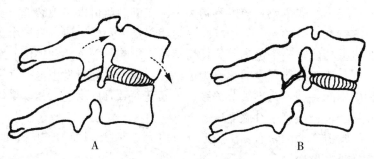

图2-41　颈椎的屈曲运动

A. 屈曲位　B. 中立位

颈椎的屈伸运动主要在寰枕关节发生，而旋转运动则主要在寰枢关节，占整个颈部旋转运动的一半。

颈部后伸为颈半棘肌和多裂肌的作用，颈部前屈和左右侧屈主要是斜角肌的作用；如果两侧一同收缩可以发生前屈，如仅一侧收缩则仅发生侧屈；在这个动作中，斜方肌可起协助作用，斜角肌与胸锁乳突肌一道作用可使下部颈椎发生旋转。在寰枢椎间发生的旋转运动系由于一侧夹肌、下斜肌和对侧胸锁乳突肌一同收缩的结果。

颈部变长是因为颈半棘肌、多裂肌和头长肌共同收缩及头半棘肌松弛的结果；相反，"缩脑袋"则是颈半棘肌、多裂肌、头长肌松弛及头半棘肌收缩而引起。

颈椎活动范围如图2-43所示。

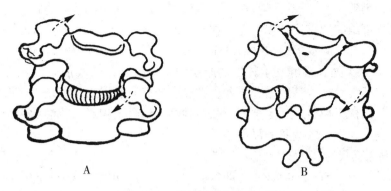

图2-42 颈椎的侧屈及旋转运动

A. 前面观　B. 后面观

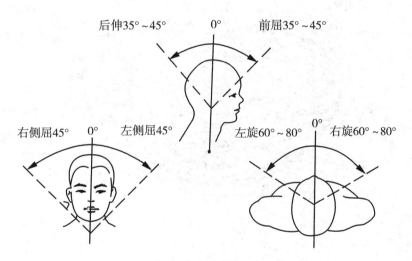

图2-43 颈椎活动范围

第五节　颈部软组织

一、皮肤

颈前外侧部的皮肤较薄，有较大的延展性和活动性，色泽接近面部，整形外科常取此处皮瓣以修复面容。颈前外侧部的皮纹呈横行，故此部手术多选横行切口，以利愈合。颈后部的皮肤较厚，活动性较小。内含有较多的毛囊和皮脂腺，是皮脂腺炎（痤疮、粉刺）、毛囊炎及痈的好发部位。

二、筋膜

（一）颈浅筋膜

颈浅筋膜（superficial cervical fascia）或称颈皮下筋膜，与面部、胸部相邻部位的浅筋膜相延续，围绕于颈部的周围，不发达。含有不定量的脂肪，颈前外侧部较为疏松。颈后部较为致密，形成许多坚韧的纤维隔，分隔脂肪组织成脂肪柱。此部的皮下组织是头皮的皮下组织的直接延续，尤其在颈后的上部，皮下组织与覆盖于斜方肌的深筋膜紧密相连。其下部的皮下组织亦由纤维隔分隔成蜂窝组织，内含有较多的脂肪组织，特别是在 C_7 的棘突处，常可发生较大的脂肪瘤。颈前外侧部浅筋膜内藏有颈阔肌，构成颈阔肌的肌纤维鞘。浅筋膜内分布着皮神经、浅静脉和淋巴结。皮神经有面神经颈支和颈丛皮支，即枕小神经、耳大神经、颈横神经、锁骨上神经。浅静脉为颈前静脉和颈外静脉。它们均走行于颈阔肌的深面。

（二）颈深筋膜

颈深筋膜（deep cervical fascia）即颈筋膜，位于浅筋膜和颈阔肌的深面，围绕颈部诸肌和器官，并在血管、神经周围形成筋膜鞘及筋膜间隙。颈深筋膜分为浅、中、深 3 层（图2-44、图 2-45）。

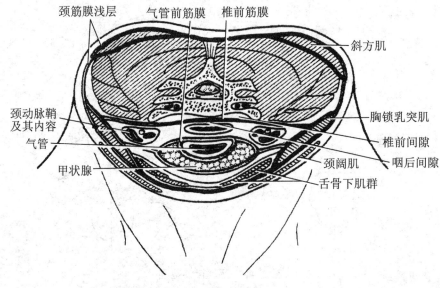

图 2-44 颈筋膜（水平面）

1. 颈筋膜浅层　又称封套筋膜（investing fascia）、包被筋膜，像 1 个圆筒形的套子，环绕颈部。此筋膜上方附着于枕外隆凸、上项线、乳突和下颌骨下缘；下方除与背部深筋膜连续外，还附着于肩峰、锁骨和胸骨下缘；后方附着于项韧带和 C_7 棘突，向两侧延伸至斜方肌后缘处，分为两层包裹该肌形成斜方肌鞘；至斜方肌前缘处两层融合成一层向前覆盖颈外侧部，形成颈后三角的外侧壁。达胸锁乳突肌的后缘处，又分为两层包裹该肌形成胸锁乳突肌鞘；到胸锁乳突肌前缘再融合成一层；至颈正中线处，与对侧交织融合成颈白线。

封套筋膜在舌骨上方覆盖口底，并在下颌下腺处分为浅、深两层包裹下颌下腺，构成该腺的筋膜鞘；筋膜到腮腺处也分浅、深两层形成腮腺鞘。浅层与腮腺紧密相接，并形成腮腺咬肌筋膜，附着于颧弓；深层与颊咽筋膜相延续，附着于颅底。

封套筋膜在舌骨下方又分为浅、深两叶。浅叶向下附着于胸骨柄和锁骨前缘；深叶又称肩胛锁骨筋膜，包绕舌骨下肌群，形成舌骨下肌群筋膜鞘，向下附着于胸骨柄和锁

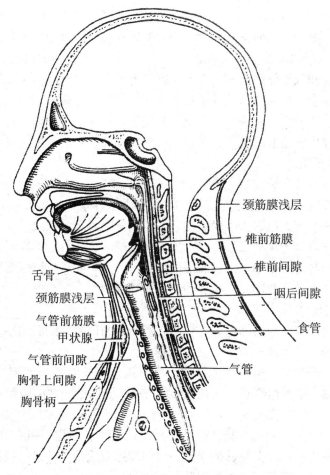

舌骨

颈筋膜浅层

气管前筋膜

甲状腺

气管前间隙

胸骨上间隙

胸骨柄

颈筋膜浅层

椎前筋膜

椎前间隙

咽后间隙

食管

气管

图 2-45 颈筋膜（正中矢状断面）

骨的后缘。在胸骨柄上方，封套筋膜浅、深叶之间形成胸骨上间隙。

2. 颈筋膜中层　即气管前层，又称颈内筋膜或内脏筋膜，包绕颈部器官（喉、气管、咽、食管、甲状腺和甲状旁腺等）。筋膜在气管和甲状腺前方形成气管前筋膜和甲状腺假被膜囊，两侧形成颈动脉鞘，后上部形成颊咽筋膜。

（1）气管前筋膜（pretracheal fascia）：其上方附着于舌骨、甲状软骨斜线和环状软骨弓，向下越过气管的前面和两侧进入胸腔，至上纵隔与纤维心包融合。气管前筋膜在环状软骨外侧面的部分增厚，使甲状腺固定于喉部，故又称甲状腺悬韧带。

（2）甲状腺假被膜囊：虽然有些文献称之为甲状腺前筋膜，事实上它包绕整个甲状腺，只不过前部筋膜较为致密坚实，后部较为薄弱而已。因此，当甲状腺肿大时，多趋向于往后方发展，绕气管和食管的两侧，甚至可延伸到它们的后方。

（3）颈动脉鞘（carotid sheath）：简称颈鞘，包绕颈总动脉（或颈内动脉）、颈内静脉和迷走神经，上起颅底，下达纵隔。鞘内有纵行的纤维隔，把动脉、静脉分开。迷走神经在动脉、静脉之间的后部。纤维鞘包绕动脉的部分较厚，包绕静脉的部分较薄，在呼吸时有助于静脉的充盈扩张。

（4）颊咽筋膜（buccopharyngeal fascia）：其上部覆盖咽壁的后外面和颊肌的外面，上方附着于颅底。颊咽筋膜向下形成食管后方的筋膜，并随食管进入后纵隔内。

3. 颈筋膜深层　即椎前层，又称椎前筋膜（prevertebral fascia），在食管及咽的后面遮盖于颈深肌群和颈椎体的前面，上方于颈静脉孔的后方附着于颅底，下方在 T_3 平面与前纵韧带相融合。两侧覆盖前、中斜角肌和肩胛提肌等构成颈后三角的底，向后与颈后部筋膜相续。臂丛根部、颈丛、交感干和副神经均位于椎前筋膜的深面。臂丛神经干和锁骨下动脉穿出斜角肌间隙时，携带这层筋膜延伸至腋窝，形成腋鞘。

（三）颈后部筋膜

颈后部浅筋膜及深筋膜浅层与颈前外侧部的浅筋膜及深筋膜浅层相移行，已于前叙。颈后部的深筋膜深层叫项筋膜。项筋膜位于项部斜方肌、菱形肌和上后锯肌的深面，遮盖在头夹肌、颈夹肌和头半棘肌的表面。上方附着于上项线，下方移行于胸腰筋膜，内侧自上而下附着于项韧带、C_7 和上位 6 个胸椎棘突。其上部与斜方肌深面的筋膜连结较松，下部则与菱形肌和上后锯肌深面的筋膜隔以裂隙。自该层筋膜的深面，向颈后部各肌之间，伸出许多肌间隔，构成各肌的肌纤维鞘。

（四）筋膜间隙

致密的筋膜之间有疏松结缔组织存在，它们所在的位置称筋膜间隙。器官之间借致密的筋膜互相分隔，又借疏松结缔组织互相联系，以利于它们的运动和位置的固定。存在感染等疾患时，筋膜可以阻止感染扩散，感染就沿抵抗力低下的疏松结缔组织（即在筋膜间隙内）按一定方向蔓延。在颈部形成有临床意义的一些间隙如下：

1. 颏下间隙　相当于颏下三角处，位于两侧二腹肌前腹之间，尖端伸至颏联合，底在舌骨之前，上界为下颌舌骨肌，下界是舌骨上区颈深筋膜的深层。间隙内除结缔组织外，尚有少数淋巴结和颈前静脉的起点。该间隙感染后，可越过二腹肌前腹扩散至颌下间隙，也可沿神经血管蔓延至舌下间隙（图 2-46）。

2. 下颌下间隙　位于颏下间隙的后外侧，相当于下颌下三角处。前内侧界由二腹肌前腹围成，二腹肌的后腹和茎突舌骨肌形成间隙的后外侧界，顶是下颌舌骨肌和舌骨舌肌，底是颈深筋膜的浅层，上界为下颌骨下缘。间隙内主要有下颌下腺、下颌下淋巴结和面动脉、静脉等（图 2-47）。

牙源性的下颌下间隙感染，主要由下颌第 2、3 磨牙炎症引起，因为这 2 个磨牙的根尖多数位于下颌舌骨肌附着线以下，炎症破坏骨质和骨膜后，直接入下颌下间隙。但临床上所见到的下颌下间隙感染，更多是腺源性，继发于下颌下淋巴结炎症。间隙感染后易向邻近的间隙蔓延：向深部扩散至舌下间隙，向前可至颏下间隙，向后经二腹肌筋膜向内入咽旁间隙。

3. 舌下间隙　是下颌舌骨肌与舌之间间隙的统称。其前界和外侧界是下颌舌骨肌线以上的下颌骨体内面，内侧界是茎突舌骨肌和茎突舌肌，底是下颌舌骨肌，顶是口底黏膜，后界是舌骨。舌下间隙，又可分成三部分，即舌下阜区间隙和左、右颌舌沟间隙。

（1）舌下阜区间隙：位于舌尖的下方，呈三角形。上界是舌体前方的口底黏膜，

颈肩腰腿痛应用解剖学

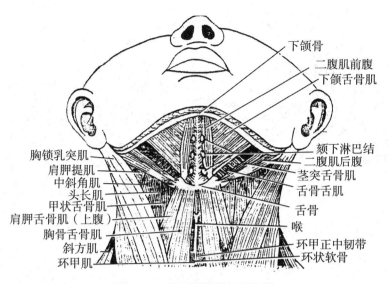

图 2-46　颏下间隙的解剖位置

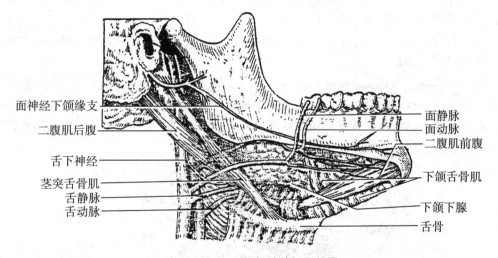

图 2-47　下颌下间隙的解剖位置

下界是颏舌肌及颏舌骨肌，前界为下颌体正中的内侧面，后界达舌体前方。

（2）颌舌沟间隙：位于舌体两侧。上界为口底两侧黏膜，下界是下颌舌骨肌，外侧界是下颌舌骨肌线以上的下颌骨体内面，内侧界为舌体。间隙内有舌下腺、下颌下腺的深部及腺的导管、舌神经、舌下神经和舌动脉、舌静脉等结构，上述结构均在舌下腺周围（图 2-48）。

4. 胸骨上间隙（suprasternal space）　又称 Burn 间隙，是封套筋膜在距胸骨柄上缘 3~4cm 处分为两层，分别附着于胸骨柄前、后缘所形成的筋膜间隙。内有胸锁乳突肌胸骨头、颈前静脉下段及颈静脉弓、淋巴结及脂肪组织等。

5. 锁骨上间隙（supraclavicular space）　是封套筋膜在锁骨上方分为两层所形成的筋膜间隙，经胸锁乳突肌后方与胸骨上间隙相通，内有颈前静脉、颈外静脉末段及蜂窝

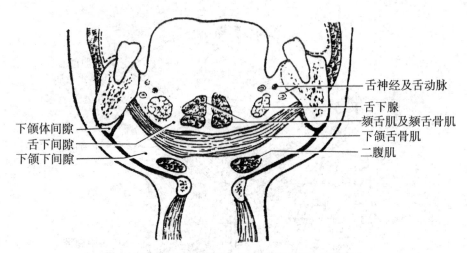

图2-48 下颌舌骨肌上、下的间隙示意（冠状面）

组织等。

6. 气管前间隙（pretracheal space） 位于气管前筋膜与气管颈部之间，向下通上纵隔，内有气管前淋巴结、甲状腺下静脉、甲状腺奇静脉丛、甲状腺最下动脉、头臂干及左头臂静脉，小儿有胸腺上部。此间隙感染、出血或气肿时可蔓延至上纵隔。气管切开时必须经过此间隙。

7. 咽后间隙（retropharyngeal space） 位于椎前筋膜与颊咽筋膜之间。此间隙的下部位于食管之后故又称食管后间隙。在正中缝处，有细薄的翼状筋膜将咽后间隙分隔为左、右互不相通的两半，故咽后间隙的脓肿常位于咽后壁中线的一侧。感染若循食管后间隙向下蔓延，可达后纵隔间隙。

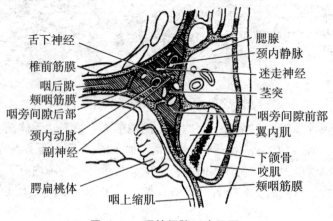

图2-49 咽的间隙（水平面）

8. 咽旁间隙（parapharyngeal space） 又称咽侧间隙，居咽后间隙两侧，左、右各一（图2-49）。上界为颅底，向下达舌骨大角处；内侧以颊咽筋膜及咽缩肌与腭扁桃体相隔，外壁位于下颌骨升支、翼内肌和腮腺包囊的深面；后壁为颈椎前筋膜。咽旁间隙被茎突及其附着肌肉分为前后两部分，前隙较小，内侧与腭扁桃体相邻，扁桃体炎症可扩散及此；后隙较大，有颈内动脉、静脉、舌咽神经、舌下神经、迷走神经、副神经及交感神经干穿过，内有颈深上淋巴结群，咽部感染可向此间隙蔓延。

咽旁间隙与下颌下间隙、咽后间隙和舌下间隙相通，而且行经其内的血管神经束上通颅内，下连纵隔。

9. 血管神经间隙　是由颈动脉鞘包围疏松结缔组织而形成的潜在性间隙，间隙内的积脓或积血可向下蔓延至前纵隔。

10. 椎前间隙（prevertebral space）　位于脊柱颈部与椎前筋膜之间。颈椎结核脓肿多积于此间隙，向两侧可至颈外侧区，并经腋鞘扩散至腋窝；溃破后，经咽后间隙向下至后纵隔。

三、颈部肌肉

（一）颈前外侧部（固有颈部）肌肉

颈前外侧部（固有颈部）诸肌按位置分类如下：

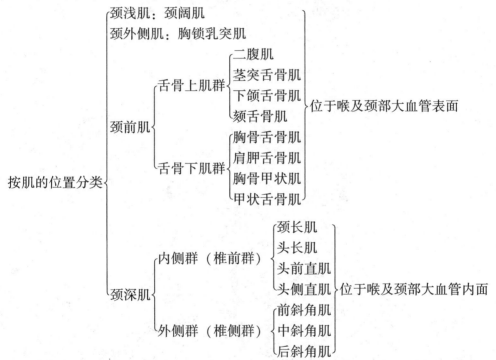

1. 颈浅肌　主要有颈阔肌（platysma）（图 2-50），位于颈前外侧部。肌三角内侧部和枕三角上部未被此肌覆盖。其直接位于颈部浅筋膜中，与皮肤密切结合，属于皮肌范畴，呈一菲薄的长方形肌。其下缘起自胸大肌和三角肌筋膜，肌纤维斜向上内方，越过锁骨和下颌骨至面部，前部肌纤维止于下颌骨的下颌缘和口角，其最前部的肌纤维左、右相互交错，后部肌纤维移行于腮腺咬肌筋膜和部分面部肌肉（降下唇肌和笑肌）表面。此部叫颈阔肌面部。此肌收缩时，可牵引口角向外，并使颈部皮肤出现皱褶。颈阔肌受面神经颈支支配。在此肌的深面有浅静脉、颈横神经及面神经颈支等（图 2-51）。此肌因外伤或手术切断后，肌纤维发生回缩，若不加缝合，容易形成较大的瘢痕。

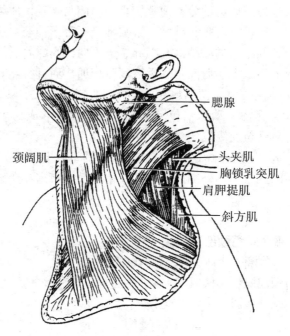

图 2-50　颈阔肌侧面观

腮腺

颈阔肌

头夹肌
胸锁乳突肌
肩胛提肌
斜方肌

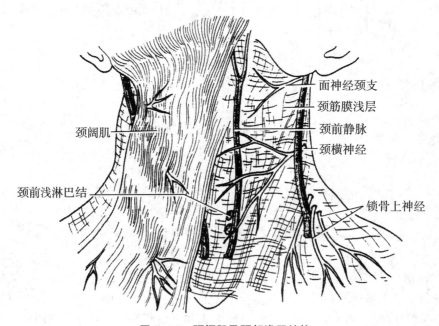

图 2-51　颈阔肌及颈部浅层结构

面神经颈支
颈筋膜浅层
颈前静脉
颈横神经

颈阔肌

颈前浅淋巴结

锁骨上神经

2. 颈外侧肌　主要为胸锁乳突肌（sternocleidomastoid）（图 2-52），位于颈部两侧皮下，颈阔肌的深面。为颈部的重要标志，作为颈前、后三角的分界，颈后三角甚多重要组织由其后缘穿出（图 2-53）。

胸锁乳突肌是一强有力的肌肉。在许多哺乳动物为 2 束独立的肌肉，即胸乳突肌和

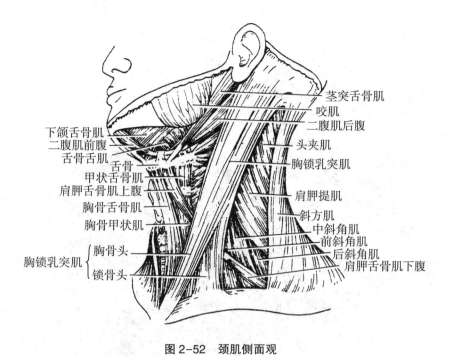

图 2-52　颈肌侧面观

锁乳突肌。在人类这两束肌肉合成一束肌肉，总称为胸锁乳突肌。在起源上与斜方肌有密切关系。起点有二：一部分以短腱起自胸骨柄前面，称胸骨头；一部分起自锁骨的胸骨端，称锁骨头。

　　锁骨骨折时，其内侧断端即被锁骨头牵引向上。两头向上汇合为 1 束肌腹，胸骨头居浅面。在两头与锁骨之间，形成 1 个小三角形间隙，叫胸锁乳突肌三角，又叫锁骨上小窝。肌的深侧有颈总动脉通过。

　　肌纤维向上后方，止于乳突外侧面及上项线的外侧部。此肌主要维持头的正常端正姿势，一侧收缩时，通过寰枢关节纵行的运动轴，可使面部转向对侧；通过寰枕关节为主的矢状轴，可使头歪向同侧，而作用于通过寰枕关节为主的冠状轴，略有使头后仰的功能，但因力矩很小，变动不明显。两侧肌肉同时收缩时，则可使数个颈椎复合组成的关节向前移动，出现头的前伸。若一侧发生病变，使该肌挛缩时，则引起病理性斜颈。胸锁乳突肌病变，亦是引起颈痛及颞乳部偏头痛，甚至面神经麻痹的常见原因。

　　胸锁乳突肌受副神经及 第 2（3）颈神经前支支配，副神经主要支配其运动。若以胸锁乳突肌长度定点副神经进入胸锁乳突肌的入肌点，多在该肌深面上、中 1/3 交界处。若以胸锁乳突肌宽度定点，副神经进入处在肌深面前、中 1/3 交界处。副神经入肌处还有枕动脉的分支伴行，该处可称之为胸锁乳突肌的"第一肌门"。以后斜行向外下，约在胸锁乳突肌后缘中上 1/3 交界处，在筋膜深面穿出。斜行越过二腹肌后腹及颈内静脉，经颈后三角而分布于斜方肌。支配胸锁乳突肌之颈神经主要管理感觉，但也具有运动纤维。在有第 2（3）颈神经直接分支进入胸锁乳突肌的个体中，其进入点在肌宽的中、后 1/3 处，该处又称之为"第二肌门"。

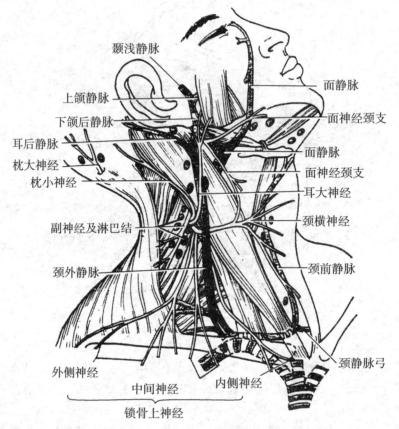

颞浅静脉

面静脉

上颌静脉

面神经颈支

下颌后静脉

面静脉

耳后静脉

面神经颈支

枕大神经

耳大神经

枕小神经

颈横神经

副神经及淋巴结

颈外静脉

颈前静脉

颈静脉弓

外侧神经

中间神经　　内侧神经

锁骨上神经

图 2-53　颈部浅层结构

胸锁乳突肌的血供为多源性，其主要血供来源可分上、中、下三部分。各部分均存在广泛吻合（图 2-54）。上部：主要为枕动脉的分支，其中一支伴随副神经进入"第一肌门"。中部：主要为甲状腺上动脉的分支和颈外动脉直接发出的小分支。下部：主要为甲状颈干和颈横动脉的小分支。

3. 颈前肌　包括舌骨下肌群和舌骨上肌群。舌骨虽然很小，但其上附着众多肌肉，它们对于吞咽动作、下颌骨的运动以及喉的支持有很大作用。

（1）舌骨下肌群（图 2-55）：此肌群位于颈正中线的两侧，起止于胸骨与舌骨之间（肩胛舌骨肌除外），在喉、气管和甲状腺的浅面分为 2 层：第 1 层自外向内，为肩胛舌骨肌、胸骨舌骨肌；第 2 层自下而上，为胸骨甲状肌和甲状舌骨肌。

1）肩胛舌骨肌（omohyoid）：位于颈前面，颈阔肌的深侧，胸骨舌骨肌的外侧。大部分被胸锁乳突肌所遮盖，为细而长的带形肌，被中间腱分为上腹（superior belly）和下腹（inferior belly）。下腹起自肩胛骨上缘和肩胛横韧带，肌纤维斜向内上方，于胸锁乳突肌的深侧，在环状软骨平面以下移行于中间腱。该腱借颈深筋膜中层向下连于锁骨。上腹自中间腱斜向内上方，与胸骨舌骨肌并列，并在其外侧止于舌骨体外侧部的下缘。肩胛舌骨肌受舌下神经的分支支配。

2）胸骨舌骨肌（sternohyoid）：位于颈前面正中线的两侧，肩胛舌骨肌的内侧，为

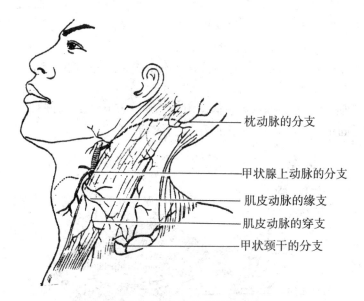

枕动脉的分支

甲状腺上动脉的分支

肌皮动脉的缘支

肌皮动脉的穿支

甲状颈干的分支

图 2-54　胸锁乳突肌的血供

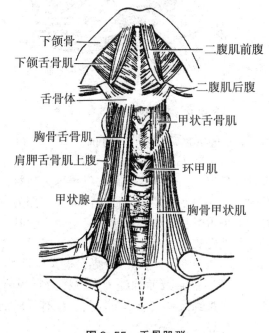

下颌骨

下颌舌骨肌

舌骨体

胸骨舌骨肌

肩胛舌骨肌上腹

甲状腺

二腹肌前腹

二腹肌后腹

甲状舌骨肌

环甲肌

胸骨甲状肌

图 2-55　舌骨肌群

窄带状的肌肉。起自胸锁关节囊的后面、胸骨柄和锁骨胸骨端的后面，肌纤维在正中线两侧垂直上行，止于舌骨体内侧部的下缘。胸骨舌骨肌受舌下神经的分支支配。

3）胸骨甲状肌（sternothyroid）：位于胸骨舌骨肌的深侧，也是长带状肌肉，上狭下宽，较胸骨舌骨肌短而宽，紧贴于甲状腺的浅面。下端起自胸骨柄的后面及第 1 肋软骨，肌纤维斜向上外，止于甲状软骨斜线。胸骨甲状肌受舌下神经的分支支配。

4）甲状舌骨肌（thyrohyoid）：为短小的长方肌，是胸骨甲状肌向上的延续部分，同样也被胸骨舌骨肌遮盖。起自甲状软骨斜线，肌纤维斜向外上方，止于舌骨体外侧部及舌骨大角。甲状舌骨肌受舌下神经的分支支配。

以上各肌的作用有共同点，都可使舌骨及喉下降。此外，甲状舌骨肌可使舌骨与甲状软骨接近。

（2）舌骨上肌群（图2-56）：这群肌肉共4块，起止舌骨与颅骨之间。其作用为：一方面是使舌骨固定，一方面可下牵下颌骨，使口张开。

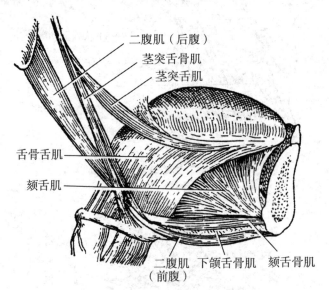

二腹肌（后腹）
茎突舌骨肌
茎突舌肌
舌骨舌肌
颏舌肌
二腹肌　下颌舌骨肌　颏舌骨肌
（前腹）

图2-56　舌的肌肉和舌骨上肌群

1）二腹肌（digastric）：或称下颌二腹肌，有前、后二腹和一中间腱。后腹起于颞骨乳突部的乳突切迹，位于胸锁乳突肌的深面，向前下内最后终于中间腱。此腱被由深筋膜发出的悬带系于舌骨大角上，由中间腱发出之纤维即为前腹，向上内在正中线止于下颌骨下缘之二腹肌窝内。前腹位于下颌舌骨肌之浅面，一部为颌下腺所覆盖。其作用是：当下颌骨被固定时，上提舌骨；舌骨被固定时，下牵下颌骨，协助咀嚼。二腹肌前腹由下颌神经的下颌舌骨肌神经支配，后腹由面神经的二腹肌支支配。

二腹肌后腹是颈动脉三角与下颌下三角的分界，也是颌面部与颈部手术的重要标志。其浅面有耳大神经、下颌后静脉及面神经颈支；深面有颈内动脉、静脉、颈外动脉、迷走神经、副神经、舌下神经及颈交感干；肌的上缘有耳后动脉和面神经及舌咽神经等；下缘有枕动脉和舌下神经（图2-57）。

2）茎突舌骨肌（stylohyoid）：位于二腹肌后腹上方并与其平行，为细小的梭状肌肉。在来源上，本来属于二腹肌后腹的一部分，在二腹肌后腹的深侧，起自颞骨茎突，肌纤维斜向前下方，移行于肌腱（该肌被二腹肌中间腱穿过），止于舌骨大角与体的结合处，其作用是牵引舌骨向后上方。茎突舌骨肌受面神经的二腹肌支支配。

3）下颌舌骨肌（mylohyoid）：为三角形扁肌，位于下颌骨体内侧，为口腔底部肌肉之一，介于下颌骨与舌骨之间。其上方有颏舌骨肌和舌下腺，下方有二腹肌前腹及下

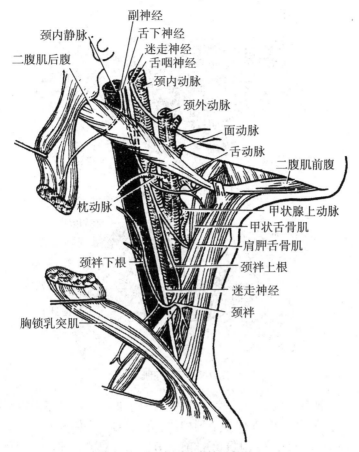

颈内静脉
二腹肌后腹

副神经
舌下神经
迷走神经
舌咽神经
颈内动脉

颈外动脉

面动脉
舌动脉

二腹肌前腹

枕动脉

甲状腺上动脉
甲状舌骨肌
肩胛舌骨肌

颈袢下根

颈袢上根

迷走神经

颈袢

胸锁乳突肌

图 2-57 二腹肌后腹的毗邻关系

颌下腺。起于下颌骨的下颌舌骨肌线，肌纤维向后内下方，前方的肌纤维在正中线上借一细纤维索（下颌舌骨缝，mandibulohyoid suture）与对侧同名的肌纤维相结合；其最后部的肌束，向后止于舌骨体的前面。左、右两侧肌肉，共同构成一凹向上方的肌板，称为口膈，其作用与二腹肌相似，可以上提舌骨，舌骨被固定时，可以下拉下颌骨。下颌舌骨肌受下颌神经的下颌舌骨肌神经支配。

4）颏舌骨肌（geniohyoid）：为长柱状强有力的小肌，位于下颌舌骨肌的上方，正中线的两侧，舌的下方，与对侧同名肌中间借薄层疏松结缔组织邻靠在一起。它以短腱自下颌骨的颏棘起始，肌腹向后逐渐增宽，止于舌骨体前面。其作用：当下颌骨被固定时，牵引舌骨向前；舌骨被固定时，牵引下颌骨向下。按其来源，该肌是由躯干肌肉转移到舌骨的，故其神经支配为上两个颈神经的前支。

下颌骨在咬肌前方骨折时，颏舌骨肌、颏舌肌、下颌舌骨肌前部、二腹肌和颈阔肌能把前端即远侧骨折断端拉向后下方。

4. 颈深肌（图 2-58） 分为内侧群和外侧群。

1）内侧群（椎前肌）：位于脊柱前面、正中线的两侧，共有 4 块肌肉。

1）颈长肌（longus colli）：位于脊椎颈部和上 3 个胸椎体的前面，延伸于寰椎前结

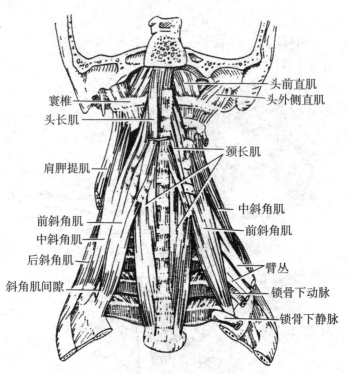

图 2-58　颈深肌群

节及 T_3 椎体之间，被咽和食管所遮盖。分为下内侧和上外侧两部，两部相互掩盖。下内侧部起自上位 3 个胸椎体及下位 3 个颈椎体，止于 $C_{2\sim4}$ 椎体及 $C_{5\sim7}$ 横突的前结节。上外侧部起自 $C_{3\sim6}$ 横突的前结节，止于寰椎前结节。此肌双侧收缩时，使颈前屈；单侧收缩时，使颈侧屈。颈长肌受第 3~8 颈神经前支支配。

2）头长肌（longus capitis）：居颈长肌的上方，遮盖后者的上部。起自 $C_{3\sim6}$ 横突的前结节，肌纤维斜向内上方，止于枕骨底部的下面（咽结节后侧的部分）。两侧同时收缩时，使头前屈；单侧收缩时，使头向同侧屈。头长肌受第 1~6 颈神经的分支支配。

3）头前直肌（rectus capitis anterior）：位于寰枕关节的前面，其内侧部分被头长肌掩盖，为短小的肌肉，与横突间肌同源。起自寰椎横突根部，肌纤维斜向上方，在头长肌止点后方，止于枕骨底部的下面（枕骨大孔前方）。此肌受第 1~6 颈神经的分支支配。

4）头外侧直肌（rectus capitis lateralis）：位于头前直肌的外侧，也是短肌，起自寰椎横突，止于枕骨外侧部的下面，使头侧倾。此肌受第 1~2 颈神经的分支支配。

（2）外侧群：位于脊柱颈部的两侧，包括 3 个斜角肌：即前斜角肌、中斜角肌和后斜角肌（图 2-59），这些肌肉可认为是肋间肌在颈部的延续部分，这 3 个肌肉共同形成 1 个不完整的圆锥面，遮盖着胸廓上口的外半部。

1）前斜角肌（scalenus anterior）：位于胸锁乳突肌的深面，部分位于颈外侧三角内。起自 $C_{3\sim6}$ 横突前结节，锁骨下动脉沟的前方。肌纤维斜向下外，止于第 1 肋骨上面的斜角肌结节。由第 5~7 颈神经前支支配。前斜角肌下部渐成腱性，虽较薄，但甚为

颈肩腰腿痛应用解剖学

坚韧。偶尔前斜角肌与锁骨下动脉相邻处的肌纤维可呈纤维化而使动脉受压。

2）中斜角肌（scalenus medius）：位于前斜角肌的后方，起自 C_1 或 C_2 至 C_6 横突后结节，肌纤维斜向外下方，止于第1肋骨上面，锁骨下动脉沟以后的部分。由第2~8颈神经前支支配。

3）后斜角肌（scalenus posterior）：居中斜角肌的后方，起自 $C_{5~7}$ 横突后结节，肌纤维斜向外下方，止于第2肋骨的外侧面中部的粗隆。由第5~8颈神经前支支配。

斜角肌的作用是：当颈椎被固定时，可上提肋骨，使胸廓变大，协助吸气，故属于深吸气肌；当肋骨被固定时，可使颈向前倾；单侧收缩时，使颈向同侧屈，并微转向对侧。

前、中斜角肌与第1肋之间有1个三角形间隙，称斜角肌间隙，其中有臂丛和锁骨下动脉通过。前斜角肌肥大或痉挛，可压迫神经和

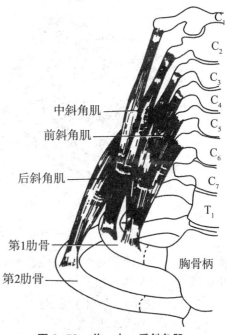

图2-59　前、中、后斜角肌

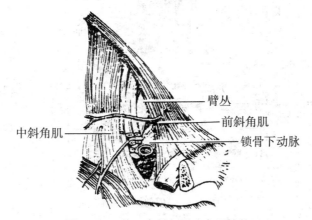

图2-60　前、中斜角肌止点呈镰状

动脉而产生症状。由于斜角肌受第2~8颈神经支配，故几乎整个颈椎病变均可能使该肌受累，而产生斜角肌综合征。

前、中斜角肌的止点常有变异，或呈镰状（图2-60），或互相重叠，呈"V"形（图2-61），均可挤压锁骨下动脉及臂丛。有时还可出现小斜角肌（scalenus minimus），起自 C_7 横突，止于第1肋骨（图2-62）。小斜角肌的存在也是引起臂丛血管受压征的原因之一。

三个斜角肌中，以前斜角肌最为重要，它是颈部的重要标志。肌的浅面有膈神经，自外上斜向内下；由其外侧缘穿出者，上有臂丛，下有锁骨下动脉第3段；在它下部浅

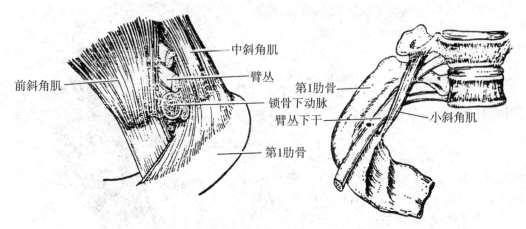

| 图 2-61　前、中斜角肌止点互相重叠 | 图 2-62　小斜角肌 |

面横过者有锁骨下静脉，在左侧尚有胸导管经其下部的浅面（图 2-78）。临床上常经斜角肌间沟行臂丛神经阻滞麻醉。

（二）颈后部（项部）肌肉

颈后部（项部）肌肉见图 2-63。

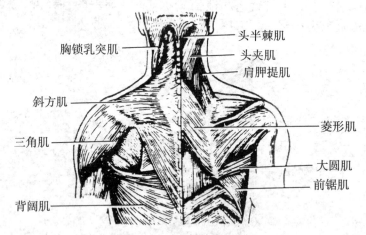

图 2-63　项部的浅层肌

1. 斜方肌（trapezius）　位于项部和背上部皮下，为三角形的阔肌，底在脊柱，尖在肩峰，两侧的斜方肌加在一起，形如斜方形，故名。自上而下，肌纤维以腱膜起自上项线内 1/3 部、枕外隆凸、项韧带全长、C_7 棘突、全部胸椎棘突及其棘上韧带。上部肌纤维斜向下外方，止于锁骨外 1/3 部的后缘及其附近的骨面（图 2-64）。中部肌纤维平向外方，止于肩峰内侧缘和肩胛冈上缘的外侧部（图 2-65）。下部肌纤维斜向上外方，止于肩胛冈下缘的内侧部（图 2-66）。

斜方肌上部收缩时可上提肩胛骨外侧半，下部则下降肩胛骨内侧半，上、下两部同时收缩时，可使肩胛骨向外上方旋动（即肩胛下角向外旋转），因而帮助上肢上举，整个肌肉收缩时，使肩胛骨向脊柱移动，该肌瘫痪时，产生塌肩。若肩胛骨被固定，此肌一侧收缩，则使颈向同侧倾，面向后仰旋向对侧；两侧同时收缩，使头后仰。

斜方肌受副神经及第3~4颈神经前支支配。神经从肌的前缘中下1/3交界处进入肌深面下行，首先发出肌外分支，然后分别发出肌内支或移行为肌内支，自肌的上、中、下3部进入肌肉。

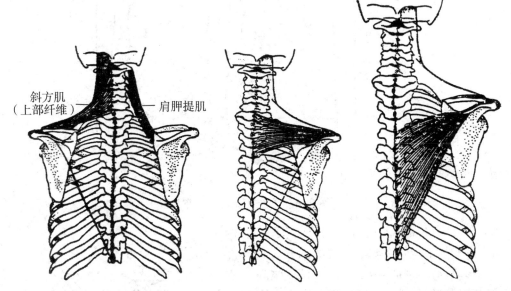

斜方肌
（上部纤维）——————肩胛提肌

图2-64　斜方肌上部纤维　　图2-65　斜方肌中部纤维　图2-66　斜方肌下部纤维

斜方肌神经的分布类型可见图（图2-67）。不管是何种类型，副神经支配斜方肌的范围，靠近脊柱侧和下部，分布最广，起到决定性作用。第3、4颈神经分布范围小，支配斜方肌靠近上部前缘的肌纤维。由于斜方肌上部前缘的肌纤维对颈部的影响最大，故不能因其范围小而加以忽略。

斜方肌的血供主要为颈横动脉（图2-68）。颈横动脉经过中斜角肌、臂丛和肩胛提肌围成的三角区，此处可作为寻找该动脉的标志。血管、神经进入的肌门约位于肩锁关节内侧三横指及锁骨上三横指处。颈横动脉分为浅、深支。常见者为浅支（又称颈浅动脉），供应斜方肌的上、中部或上、中、下3部；深支供应中、下部。斜方肌的静脉主要借颈外静脉和锁骨下静脉回流。

颈椎病及肩周炎多累及斜方肌。

2. 肩胛提肌（levator scapulae）（图2-69）　位于项部两侧，肌的上部位于胸锁乳突肌的深侧，下部位于斜方肌的深侧，为1对带状长肌。起自C₃~₄横突的后结节，肌纤维斜向后下稍外方，止于肩胛骨的上角和肩胛骨脊柱缘的上部。此肌收缩时，上提肩胛骨，同时使肩胛骨下角转向内；肩胛骨被固定时，一侧肌肉收缩可使颈向同侧屈曲及后仰。肩胛提肌受肩胛背神经（第2~5颈神经）支配。

3. 菱形肌（rhomboideus）　位于斜方肌的深侧，为1对菱形的扁肌，起自下位2个颈椎及上位4个胸椎棘突，肌纤维斜向外下方，平行走行，止于肩胛骨脊柱缘的下半部（肩胛冈以下）（图2-69）。该肌上部肌束即起自下位2个颈椎的棘突的部分，又称

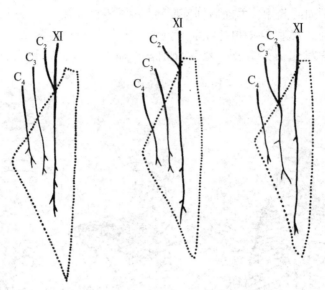

图2-67　斜方肌的神经分布类型

小菱形肌（rhomboideus minor）；其下部肌束即起自上位4个胸椎棘突的部分，叫大菱形肌（rhomboideus major），两者之间隔以薄层结缔组织。此肌收缩时牵引肩胛骨向内上方，使肩胛骨向脊柱靠拢，并与前锯肌共同作用，使肩胛骨的脊柱缘紧贴于胸壁上。

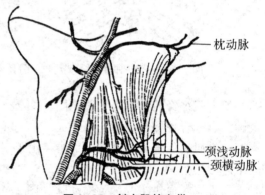

图2-68　斜方肌的血供

　　若此肌瘫痪，则肩胛骨脊柱缘翘起，从外表看似蝶翼状，称翼状肩。菱形肌亦受肩胛背神经（第4～6颈神经）支配，颈椎病时常常压迫该神经，引起此肌的痉挛，产生背部压迫感。

　　肩胛提肌及菱形肌的血供均由颈横动脉降支供应。静脉血沿同名静脉回流。

　　4. 上后锯肌（serratus posterior superior）　位于菱形肌的深面，为很薄的菱形扁肌，起自项韧带下部，以及第六颈椎、第七颈椎、第一胸椎、第二胸椎棘突。肌纤维斜向外下方，止于第2～5肋骨肋角的外侧面。在肋角之外，为小菱形肌所覆盖，此肌收缩时，可上提上部肋骨以助呼气。上后锯肌受肋间神经（第1～4胸神经）支配。

　　5. 夹肌（splenius）　被斜方肌、菱形肌、上后锯肌和胸锁乳突肌掩盖，其形状为一不规则三角形扁肌（图2-70）。依其部位不同，又分为两部分：

　　（1）头夹肌（splenius capitis）：为该肌上方大部分的肌束，起自项韧带的下部（约C_3以下）至T_3棘突，肌纤维斜向外上方，止于上项线的外侧部分，并于胸锁乳突肌深侧，部分肌束止于乳突的后缘。

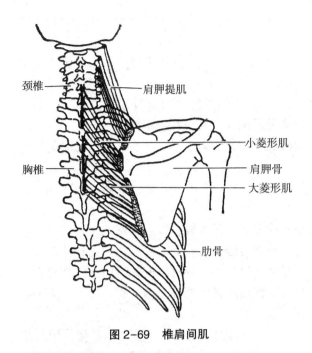

图 2-69 椎肩间肌

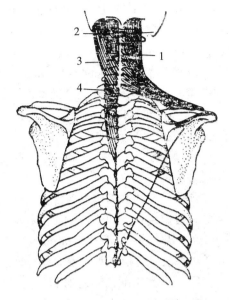

图 2-70 颈肌后面观

1. 斜方肌（上部肌群）　2. 头半棘肌　3. 头夹肌　4. 颈夹肌

（2）颈夹肌（splehius cervicis）：为头夹肌下方少数肌束，起自 $T_{3\sim6}$ 棘突，肌纤维斜向外上方，在肩胛提肌的深侧，止于 $C_{2\sim3}$ 横突后结节。

颈夹肌单侧收缩时，使头转向同侧，两侧共同收缩时，使头后仰。夹肌受第 2～5 颈神经后支的外侧支支配。

6. 竖脊肌居颈部的肌束　竖脊肌为上至枕骨，下达骶骨的长肌，其在颈部位于夹肌之下，肌束自外向内分布如下：

（1）颈髂肋肌（iliocostalis cervicis）：起自上 6 个肋骨角的下缘，止于 $C_{4\sim6}$ 横突的后结节。

（2）颈最长肌（longissimus cervicis）和头最长肌（longissimus capitis）：颈最长肌起自上位 4～5 个胸椎的横突，止于 $C_{2\sim6}$ 横突后结节。头最长肌起自上位 4～5 个胸椎的横突和下位 3～4 个颈椎的关节突，止于乳突后缘。

（3）颈棘肌（spinalis cervicis）：紧贴棘突的两侧，起自项韧带下部、C_7 的棘突，有时还起于 $T_{1\sim2}$ 的棘突，止于枢椎的棘突，偶见附着于 $C_{2\sim3}$ 的棘突。

7. 头半棘肌（semispinalis capitis）和颈半棘肌（semispinalis cervicis）　头半棘肌位于头和颈夹肌的深侧，瘦人项部 2 条纵行的凸隆，即为头半棘肌的表面投影。其起于上位胸椎横突和下位数个颈椎的关节突，向上止于枕骨上、下项线间的骨面。颈半棘肌位于头半棘肌的深侧，起于上位数个胸椎横突尖，跨越 4～6 个脊椎骨，止于上位数个颈椎棘突尖，大部分肌束止于 C_2 的棘突尖。头半棘肌和颈半棘肌两侧收缩时，使头后伸，单侧收缩时使其转向对侧。

8. 颈部多裂肌（multifidi cervicis） 位于半棘肌的深侧，起于下位 4 个颈椎的关节突，跨越 1~4 个椎骨，每条肌束向内上走行，止于上位数个颈椎棘突的下缘，肌束长短不一，浅层者最长，止于上 3~4 个棘突，中层者止于上 2~3 个棘突，深层者止于上 1 个棘突。

9. 颈回旋肌（rotatores cervicis） 位于多裂肌的深面，为节段性小方形肌，起自颈椎横突上后部，止于上一椎骨椎弓板下缘及外侧面，直至棘突根部。

10. 横突间肌（intertransversarii） 起止于相邻的横突。此肌在颈部和腰部比较发达，其作用为使脊柱侧屈。

11. 棘间肌（interspinales） 起止于上、下相邻棘突的分叉部，项韧带的两侧。其作用为协助伸直脊柱。

颈后部上述肌肉位置较深在，作用在于稳定各椎骨节段，以利于颈段脊柱有顺序而又协调地做链状运动，一侧肌肉收缩使脊柱转向对侧，两侧共同收缩能伸直脊柱。

12. 枕下肌（suboccipital muscles） 包括 4 对短小、发育良好的肌肉，即 2 对直肌和 2 对斜肌。皆位于头半棘肌的深侧，作用于寰枕及寰枢关节，均由枕下神经（第 1~2 颈神经）后支支配，分述如下：

（1）头后大直肌（rectus capitis posterior major）：呈三角形，起于 C_2 棘突，肌纤维斜向外上方，止于枕骨下项线的外侧部。一侧收缩，使头向同侧旋转；两侧同时收缩，使头后仰。

（2）头后小直肌（rectus capitis posterior minor）：呈三角形，起于寰椎后结节，肌纤维向上，止于下项线的内侧。其作用是使头后仰。

（3）头上斜肌（obliquus capitis superior）：呈粗柱状，起自寰椎横突，肌纤维斜向内上方，止于下项线上方外侧部。一侧收缩时，使头向对侧旋转，使寰枕关节侧屈；两侧收缩时，使头后仰。

（4）头下斜肌（obliquus capitis inferior）：呈粗柱状，起自 C_2 棘突，向外上方止于寰椎横突。其作用是使头向同侧旋转，并向同侧屈曲。

头后大直肌与头上斜肌及头下斜肌围成枕下三角。三角内有枕下神经及椎动脉通过。

颈后部肌肉的病变是引起肌紧张性头痛的常见原因。经常造成头痛的肌肉有：位于颈部深层的头半棘肌、头最长肌、颈最长肌、颈髂肋肌及枕下小肌群，其次还有颈后部中层的头夹肌、颈夹肌，浅层的斜方肌、肩胛提肌和菱形肌。

四、颈部动脉

颈部的动脉主干为颈总动脉和锁骨下动脉。右侧者发自头臂干；左侧者直接发自主动脉弓（图 2-71）。

（一）颈总动脉及其分支

右颈总动脉在右胸锁关节后方起自头臂干；左颈总动脉直接起自主动脉弓。故左、右颈总动脉长短不同，右颈总动脉平均长度为 9.54cm，左侧的平均为 12.5cm，左颈总动脉可分为颈、胸两段。

左颈总动脉起自主动脉弓的中部，头臂干的左后方，首先超过气管前方，继向左上

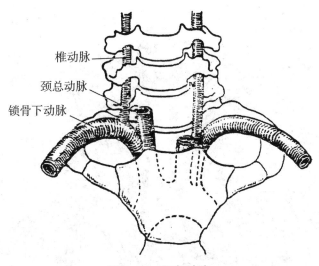

椎动脉

颈总动脉

锁骨下动脉

图 2-71　颈部动脉

斜升至气管的左侧，在左胸锁关节的后方，移行于颈总动脉的颈段。

左、右颈总动脉自胸锁关节后方，斜向上升，被胸锁乳突肌、胸骨舌骨肌和胸骨甲状肌遮盖，然后进入颈动脉三角。至甲状软骨上缘即分为颈外动脉和颈内动脉两大支。左、右颈总动脉在颈下部仅以气管互相隔开；在上部，两条血管被甲状腺、喉和咽分隔。颈总动脉、颈内静脉和迷走神经三者包在一个共同的筋膜鞘内，称为颈动脉鞘。此鞘被筋膜再分隔成 3 个室，分别包裹动脉、静脉和神经。颈内静脉最大，位于颈总动脉的外侧，迷走神经位于两条血管间的后方。

左头臂静脉自左颈总动脉根部的前面横过，胸骨舌骨肌、胸骨甲状肌的起始部以及胸骨柄均位于此段动脉的前方。其后方，在起始段紧邻气管的下部，向上升则依次与右喉返神经、食管左缘和胸导管相邻接。右侧自下向上依次与头臂干根部、气管和甲状腺下静脉邻接。左颈总动脉的左后侧为左锁骨下动脉；左迷走神经自此段动脉的左侧下降（图 2-72）。

颈总动脉颈段的前方，在颈下部被胸骨甲状肌和胸骨舌骨肌遮盖，此二肌的表面有颈前静脉经过。在环状软骨水平处，肩胛舌骨肌上腹越过颈总动脉的前方。甲状腺上静脉越过颈总动脉末端的前方注入颈内静脉。

在颈动脉鞘内或鞘的前方，有舌下神经降支通过，并与第 2、3 颈神经降支结合，形成舌下神经袢。此外，胸锁乳突肌覆盖颈总动脉颈段全长，沿该肌前缘，往往可见连于颈前静脉和面静脉间的交通支。此交通支自颈总动脉表面跨过，结扎颈总动脉时，应注意此静脉。

颈总动脉颈段的后方有迷走神经、交感神经干及其心神经支紧密相接。在这些结构的后方与前斜角肌、颈长肌和头长肌为邻。此外，颈升动脉在头长肌和前斜角肌之间，从颈动脉鞘的后方通过。在颈下部，尚有甲状腺下动脉和喉返神经自其后侧横过。其内侧：在颈下部与气管、食管及二者之间的喉返神经相接；在上部，全部接甲状腺上动脉末端，甲状腺侧叶、喉及咽的下部等结构。颈总动脉颈段的外侧与颈内静脉相邻，在颈

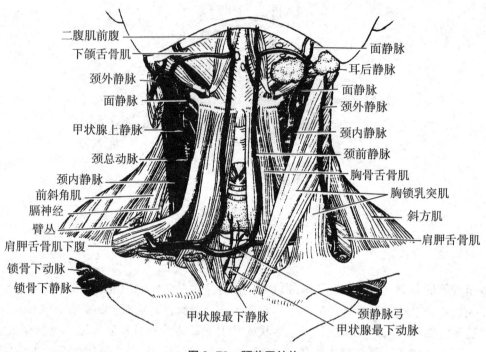

二腹肌前腹
下颌舌骨肌
颈外静脉
面静脉
甲状腺上静脉
颈总动脉
颈内静脉
前斜角肌
膈神经
臂丛
肩胛舌骨肌下腹
锁骨下动脉
锁骨下静脉

面静脉
耳后静脉
面静脉
颈外静脉
颈内静脉
颈前静脉
胸骨舌骨肌
胸锁乳突肌
斜方肌
肩胛舌骨肌

甲状腺最下静脉
颈静脉弓
甲状腺最下动脉

图2-72　颈前区结构

内静脉与颈总动脉之间的后侧为迷走神经。

颈总动脉在颈部除分为颈外动脉和颈内动脉外，一般不发任何分支（图2-73）。在极个别情况下，甲状腺上动脉或咽升动脉不发源于颈外动脉，而起自颈总动脉。

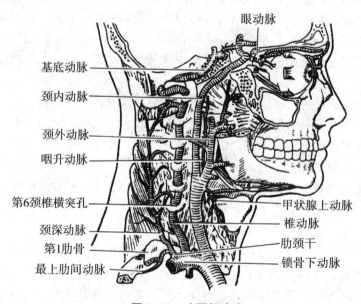

眼动脉
基底动脉
颈内动脉
颈外动脉
咽升动脉
第6颈椎横突孔
颈深动脉
第1肋骨
最上肋间动脉

甲状腺上动脉
椎动脉
肋颈干
锁骨下动脉

图2-73　头颈部动脉

颈总动脉上 2/3 在前方和颈部蜂窝组织相邻，下 1/3 在前方则与气管前筋膜相邻。颈动脉在肩胛舌骨肌以下部分与颈根部的大静脉干密切相关，在外科上是一个危险部位。

当颈总动脉上行至甲状软骨的上缘即分为颈内、外动脉处，有两个重要结构，即颈动脉窦和颈动脉小球。

颈动脉窦是颈内动脉起始处膨大的部分，壁内有感觉神经末梢，为压力感受器，其神经来自舌咽神经，其作用为将血压的冲动传至延髓的血管舒缩中心。当动脉血压升高时，颈动脉窦壁内压力感受器所受的刺激增强，可反射性地调节使心率减慢，末梢血管舒张和动脉血压下降。反之，当动脉血压降低时，颈动脉窦内压力感受器所受的刺激减弱，则反射性地调节引起心率增快，末梢血管收缩和动脉血压回升。全身的压力感受器并不限于颈动脉窦，右锁骨下动脉和主动脉弓也有类似的功能。因此除去一侧或两侧颈动脉窦的神经，对血压并无影响。

对临床有重要意义的是它可以对压力特别敏感，甚至很小的压力，如转头等动作，即可导致心率缓慢，血压下降，甚至丧失知觉。

在某种情况下，如有动脉硬化、肿瘤压迫和术后的瘢痕等，颈动脉窦可变得特别敏感，因此当临床扣诊、加压包扎、外科处理，甚至转动颈部等因素即可刺激颈动脉窦而产生颈动脉窦综合征。此综合征的特点是脉搏明显减慢，血压下降，昏迷，并且可有轻度的惊厥。

这种综合征多发生于年老的动脉硬化者。

颈动脉小球是一个麦粒状小体，位于颈内、外动脉分叉处的稍后方，以结缔组织连于动脉壁上。小球内含有化学感受器，可感受血液中二氧化碳分压、氧分压和氢离子浓度变化。当血中氧分压降低或二氧化碳分压升高时，可反射性地使呼吸加深加快。血管的化学感受器不限于颈动脉小球，在颈内静脉上部的颈静脉上球处也有这种组织。

由于颈动脉窦和颈动脉小球有上述的特征，故在颈总动脉分叉处附近进行手术前，应将其封闭。

1. 颈外动脉（external carotid artery）（图 2-74）　是颈总动脉的终支之一，较颈内动脉略小。它的分支主要分布至颈前部、面部及颅部（包括皮肤、颅骨和硬脑膜等），颈外动脉在甲状软骨上缘平面（相当于 C_3 与 C_4 之间）从颈总动脉分出，先在颈内动脉的内侧，继而略向前弯向上升，然后转向上后至颈动脉三角上端，经二腹肌后腹、茎突舌骨肌及舌下神经的深面，穿入腮腺实质至下颌颈处即分为颞浅动脉和上颌动脉两个终支。

颈外动脉在颈动脉三角内，其前外侧被颈浅筋膜和颈阔肌覆盖，并有颈皮神经部分分支、面神经颈支、颈深筋膜及其深部的面总静脉、舌静脉及舌下神经等自其表面越过。颈外动脉上升至颈动脉三角上部时，被腮腺下端遮盖。颈外动脉的内侧与舌骨、咽侧壁和喉上神经内支邻接。其后面与茎突咽肌、舌咽神经、迷走神经咽支、茎突舌骨韧带以及腮腺等为邻。

颈外动脉在行程中发出 9 个分支。向前发出 3 支：甲状腺上动脉、舌动脉和面动脉。向后发出 3 支：胸锁乳突肌动脉、枕动脉和耳后动脉。自内侧壁发出 1 支为咽升动

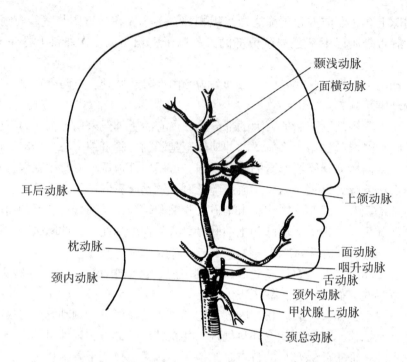

图中标注：

颞浅动脉
面横动脉
上颌动脉
面动脉
咽升动脉
舌动脉
颈外动脉
甲状腺上动脉
颈总动脉
颈内动脉
枕动脉
耳后动脉

图 2-74 颈外动脉及其分支

脉。2 个终末支为上颌动脉和颞浅动脉。

（1）甲状腺上动脉（superior thyroid artery）：在舌骨大角的下方，起于颈外动脉根部的前壁，发出后转向前下，沿甲状软骨外侧经颈动脉三角，继续向下被肩胛舌骨肌、胸骨舌骨肌和胸骨甲状肌覆盖。动脉的内侧与咽下缩肌和喉上神经外支邻接。其分支如下：

1）舌骨下支（infrahyoid branch）：为 1 个小支，沿舌骨下缘，经甲状舌骨肌深侧与对侧同名血管吻合。

2）喉上动脉（superior laryngeal artery）：从甲状腺上动脉发出后，与喉上神经内支伴行，经甲状舌骨肌深侧，穿甲状舌骨膜下部进入喉内，分布于喉腔黏膜及喉肌。与对侧同名动脉及甲状腺下动脉吻合。喉上动脉有时可自颈外动脉或颈总动脉前壁发出。

3）环甲肌支（cricothyroid branch）：经环甲肌、环甲韧带的前面内进，与对侧同名支吻合，行程中除分支至同名肌外，更以小支穿环甲韧带入喉内，分布于喉的内部。

4）胸锁乳突肌支（sternocleidomastoid branches）：自甲状腺上动脉发出后，斜向后下外方，循肩胛舌骨肌前腹之上缘，横过颈动脉鞘，达胸锁乳突肌深面分布至该肌。

5）腺支（glandular branch）：一般分为前、后两支。前支：沿甲状腺侧叶的内侧下降，主要营养侧叶的前面。行程中发出 1 个小支，沿甲状腺峡上缘向内与对侧同名支吻合。后支：在甲状腺后缘下降，分布于腺体的内侧面和外面，并与甲状腺下动脉吻合。

由于喉上神经与甲状腺上动脉有密切的关系（图 2-75），如手术结扎此动脉时，必须注意勿损伤喉上神经，否则会招致声带肌麻痹。

（2）舌动脉（lingual artery）：在舌骨大角处，甲状腺上动脉起点的稍上方，自颈外动脉前壁发出。分出后，初向内上，继而转向前下，至舌骨舌肌后缘，经该肌深侧，水平向前，然后垂直向上，最后在舌下面迂曲向前至舌尖。

舌动脉以舌骨舌肌为界可分为3段（图2-76）。

第1段：自颈外动脉发出处至舌骨舌肌后缘处。此段主要位于颈动脉三角内，初向内上，再转向前下，形成一个短襻。它的表面除有舌下神经跨过外，尚有颈筋膜和颈阔肌覆盖。其内侧与咽中缩肌相邻。

第2段：为舌骨舌肌遮蔽的部分。其表面除被舌骨舌肌覆盖外，尚有二腹肌中央腱、茎突舌骨肌、下颌舌骨肌后部及下颌下腺等结构。其内侧邻接咽中缩肌。

第3段：为舌动脉的终末支，称为舌深动脉。自舌骨舌肌前缘至舌尖的部分。其内侧邻接颏舌肌；外侧为舌下纵肌；下方邻接舌下黏膜。至舌尖部与对侧舌动脉吻合。

舌动脉主要有以下几个分支：

1）舌骨上支（suprahyoid branch）：是1个细支，沿舌骨上缘向内侧行进，与对侧同名支吻合。

2）舌背支（dorsal lingual branches）：有2~3个小支，起自舌动脉的第2段。上升至舌背的后部，分布至舌黏膜、舌腭弓、腭扁桃体、软腭及会厌等。

3）舌下动脉（sublingual artery）：在舌骨舌肌前缘处自舌动脉分出，经颏舌肌、颏舌骨肌与舌下腺之间前进，至舌下腺、邻近诸肌、口腔及牙龈等。在口底前部之黏膜下，两侧舌下动脉借细支相互吻合。并有小支穿下颌舌骨肌与颏下动脉吻合。

4）舌深动脉（deep lingual artery）：从舌骨舌肌前缘处向上前行，因此它不位于口底黏膜下，而是位于舌腹侧部之组织内。在此处与它伴行的静脉很明显，在活体透过黏膜即可认出。动脉的末支与舌神经和舌下神经的末支一同向前上行，两侧舌深动脉的吻合支大部在黏膜下，并且很小。

为了控制舌部出血和进行舌部手术，常在舌动脉第1段进行舌动脉结扎。舌骨大角和二腹肌后腹是寻找舌动脉的重要标志。在二腹肌后腹的稍下方，舌下神经跨过舌动脉。颈内静脉的属支常混淆动脉和神经而不易辨别清楚。

当手术只限于舌的一部分时，可以在口底的侧部切开黏膜，找出舌深动脉，在其从舌骨舌肌前缘露出处加以结扎。

（3）面动脉（facial artery）：行程详见头部。其在颈部分支如下：

1）腭升动脉（ascending palatine artery）：起自面动脉根部，上升经过茎突舌肌与茎突咽肌之间，继续向上，沿咽上缩肌与翼内肌之间达颅底，分为两支。其一支，越过咽上缩肌上缘分布至软腭和腭腺，前与对侧同名动脉及腭降动脉的分支吻合。另一支，穿过咽上缩肌至扁桃体及咽鼓管，与扁桃体动脉和咽升动脉吻合。

2）扁桃体支（tonsillar branch）：常与腭升动脉共干或直接起始于面动脉。发出后，沿咽侧壁上升，经茎突舌肌与翼内肌之间至该肌上缘，穿过咽上缩肌至腭扁桃体及舌根，与腭升动脉的分支吻合。

3）腺支（glandular branches）：至下颌下腺、邻近诸肌以及附近的淋巴结等。

4）颏下动脉（submental artery）：是面动脉颈部最大的分支。当面动脉即将转至面部时发出，沿下颌舌骨肌表面前进至颏部，分布于下唇及颏部诸肌和皮肤。与舌下动脉

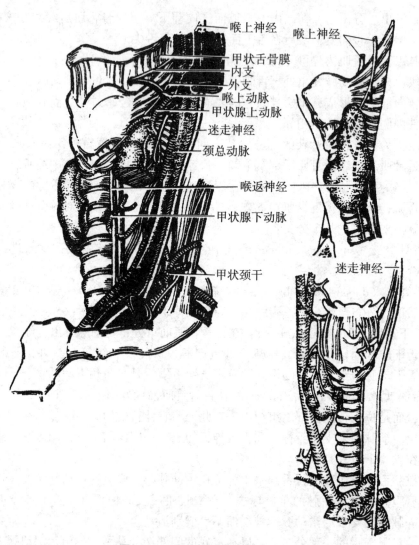

图 2-75　甲状腺的动脉及喉的神经

及下颌舌骨动脉吻合。

（4）胸锁乳突肌支（sternocleidomastoid branches）：在面动脉起点的高度，起自颈外动脉后壁，约在胸锁乳突肌上、中 1/3 交界处进入该肌。

（5）咽升动脉（ascending pharyngeal artery）：从颈外动脉起始部的内侧壁发出（有时可起于颈总动脉分叉处或直接起始于颈总动脉），沿咽侧壁上升至颅底。其外侧邻接颈内动脉；前外侧被茎突舌肌、茎突咽肌和舌咽神经跨越；其后方有头长肌和交感神经干等结构。咽升动脉分支如下：

1）咽支（pharyngeal branches）：为 2～3 个小支，分布至咽上、中缩肌及咽黏膜，其中 1 支可越过咽上缩肌上缘，至软腭及软腭肌，称为腭支。腭支的经过与腭升动脉相似，当后者细小时，可代替其营养范围。此外，尚有小支至扁桃体和咽鼓管。

2）鼓室下动脉（inferior tympanic artery）：伴随鼓室神经，分布在鼓室的内侧壁，与其他鼓室动脉吻合。

3）脑膜后动脉（posterior meningeal artery）：是几支细小的血管，经过颈静脉孔或舌下神经管至颅后窝的硬脑膜，或有小支经破裂孔至颅中窝的硬脑膜。

咽升动脉在经过中尚发出许多小支至颈长肌、头长肌、淋巴结、交感神经干，以及迷走神经和舌下神经等。这些小支与颈升动脉和椎动脉的分支吻合。

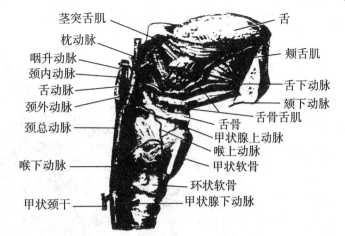

图2-76　舌动脉

2. 颈内动脉（internal carotid artery）　于甲状软骨上缘处，自颈总动脉分出，初居颈外动脉后外方，继而转到它的后内侧，沿咽侧壁上升至颅底。经颞骨岩部的颈动脉管外口进入颈动脉管，出该管内口入颅腔。在颅中窝分为大脑前、中两条动脉而终止，参与构成大脑动脉环，分布于脑。颈内动脉供应脑的血运约占3/5。还分布到眼及其附属结构，尚有小支至额部和鼻部。颈内动脉的周围关系（图2-77）如下：

（1）前外侧：除被胸锁乳突肌遮盖外，在二腹肌以下尚有舌下神经及其降支、舌静脉和面静脉等跨越；在二腹肌后腹处，有茎突舌骨肌、枕动脉和耳后动脉等横过；在二腹肌后腹以上，颈内动脉的前外侧与茎突舌肌、茎突咽肌、舌咽神经、迷走神经咽支、茎突舌骨韧带以及腮腺等相邻。

（2）后侧：与颈上交感神经节和迷走神经的喉上神经为邻；并隔此二结构与头长肌相邻。在颅底处，舌下神经、迷走神经和副神经斜过颈内动脉的后方。当动脉进入颈动脉管时，颈内静脉恰居其后方。

（3）内侧：邻接咽上缩肌、腭帆提肌和咽鼓管等；在咽壁与颈内动脉之间尚有咽升动脉和腭升动脉通过。

（4）外侧：在颅底部以下，与颈内静脉和迷走神经相接。

颈内动脉在颈部无分支。

当头部突然过度后伸并向对侧转颈时，颈内动脉在越过寰椎或枢椎的椎体，或在 C_3 横突处受到牵拉，可造成内膜撕裂和中层损伤。

颈内、外动脉在下颌角以下关系极密切，外科手术时，通常根据其具体分支来确认颈外动脉，因颈外动脉的起始部靠前，位置较浅而且在颈部发出分支；另外颈外动脉阻断后，触摸颞浅动脉的搏动应消失或大大减弱。

3. 颈动脉的侧支循环

（1）颈内动脉的眼动脉分支和颈外动脉的面动脉分支有广泛吻合。

（2）颈外动脉通过甲状腺上动脉和锁骨下动脉甲状颈干的分支（甲状腺下动脉）相交通。

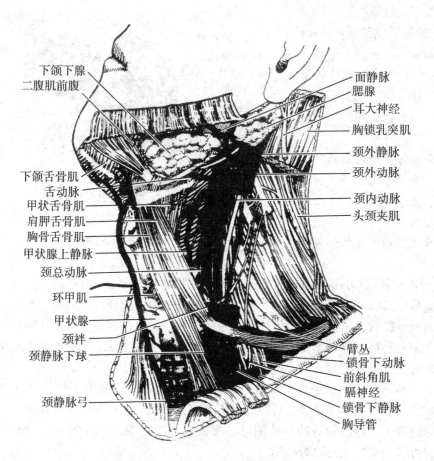

左侧标注（从上到下）：
下颌下腺
二腹肌前腹
下颌舌骨肌
舌动脉
甲状舌骨肌
肩胛舌骨肌
胸骨舌骨肌
甲状腺上静脉
颈总动脉
环甲肌
甲状腺
颈袢
颈静脉下球
颈静脉弓

右侧标注（从上到下）：
面静脉
腮腺
耳大神经
胸锁乳突肌
颈外静脉
颈外动脉
颈内动脉
头颈夹肌
臂丛
锁骨下动脉
前斜角肌
膈神经
锁骨下静脉
胸导管

图2-77　颈部深层结构

（3）颈内动脉通过大脑动脉环的后交通动脉与基底动脉的大脑后动脉相交通。

（4）舌、面、枕、耳后和咽升各动脉也广泛相通，形成丰富的颊周围和咽周围动脉环，将两侧的颈外动脉连接起来。

（5）两侧的颈内动脉通过大脑前动脉的前交通动脉横过脑底间接相交通。

（6）枕部吻合：在头半棘肌表面和深侧，由颈横动脉升支和颈深动脉（为锁骨下动脉分支）与枕动脉的降支和肌支吻合。

结扎颈外动脉之任何1支均不致引起血液循环障碍。但结扎颈总动脉则发生偏瘫的概率可高达30%~40%。

（二）锁骨下动脉

左、右锁骨下动脉（subclavian artery）起始不同，左锁骨下动脉直接起自主动脉弓，弯行向外，它不但位于颈根部，同时也位于上纵隔，其内侧端对胸锁关节，外侧端对锁骨中点，顶端在锁骨上1.25cm。右锁骨下动脉在右侧胸锁关节上缘的后方起自头臂干。根据锁骨下动脉与前斜角肌的关系，可分为3段：

第1段：从锁骨下动脉起始处至前斜角肌的内侧缘。

第 2 段：位于前斜角肌之后。

第 3 段：前斜角肌外侧缘至第 1 肋骨的外侧缘，移行为腋动脉。

由于左、右起始不同，所以左、右锁骨下动脉第 1 段的经过和关系也不完全一样（图 2-78）。

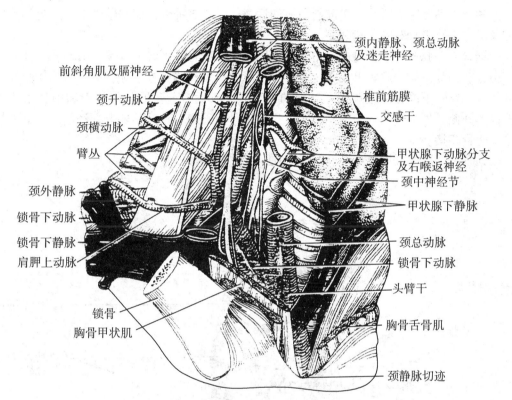

图 2-78　前斜角肌的毗邻关系

右锁骨下动脉第 1 段，从右侧胸锁关节上缘的后方起始，向外上方至前斜角肌内侧缘移行为第 2 段。其前方被胸锁乳突肌、胸骨舌骨肌和胸骨甲状肌的起始部遮盖；右颈内静脉和椎静脉在前斜角肌的内侧缘处，跨过锁骨下动脉的前方；右迷走神经、膈神经和颈总动脉的起始部，均位于右锁骨下动脉第 1 段的前面；此外，交感神经和迷走神经的一些心支，经过锁骨下动脉的前方或后方入胸腔。后方及下方，右喉返神经和交感神经的锁骨下襻，自动脉的下方转到其后方；右胸膜顶和右肺尖恰位于右锁骨下动脉第 1 段的下方和后方，其间隔以薄的纤维板称为胸膜上膜（suprapleural membrane）。

左锁骨下动脉第 1 段，从主动脉弓发出后，垂直上升至颈根部转向外上方，达前斜角肌内侧缘移行于第 2 段。因此它可以分为胸段和颈段两部分。

（1）胸段：左颈总动脉位于左锁骨下动脉胸段的右前方；左头臂静脉的始端、左颈内静脉、椎静脉和左锁骨下静脉的终末部均跨过左锁骨下动脉的腹侧；左迷走神经、膈神经以及迷走神经和交感神经的心支，自上述静脉与锁骨下动脉之间经过。左锁骨下动脉胸段的后方，自前而后依次与食管左缘、胸导管和颈长肌相邻。后外侧并与左肺及左胸膜相邻。其内侧，自下而上与气管、左喉返神经、食管和胸导管相邻。

（2）颈段：左锁骨下动脉第 1 段的颈段，与右锁骨下动脉第 1 段的关系相似，所不同者，只是在其前方尚有胸导管末端经过。左喉返神经从主动脉弓的凹侧转向后上，而行于左锁骨下动脉的内侧。

锁骨下动脉第 2 段：位于前斜角肌的后方，并隔着前斜角肌与锁骨下静脉为邻。后方及下方与胸膜顶和肺尖相邻。

锁骨下动脉第 3 段：自前斜角肌外侧缘至第 1 肋骨外侧缘处延续于腋动脉。其前方有锁骨、锁骨下肌、肩胛上动脉及其伴行静脉等，颈外静脉亦在锁骨下动脉第 3 段的前方经过，锁骨下静脉位于锁骨下动脉的前下方。其后方，与臂丛的下干和中斜角肌为邻；上外侧，邻接臂丛的中干和上干；肩胛舌骨肌下腹自动脉的外上方经过。其下方与第 1 肋骨相接。

锁骨下动脉的分支可为 3~6 支（图 2-79）。分述如下：

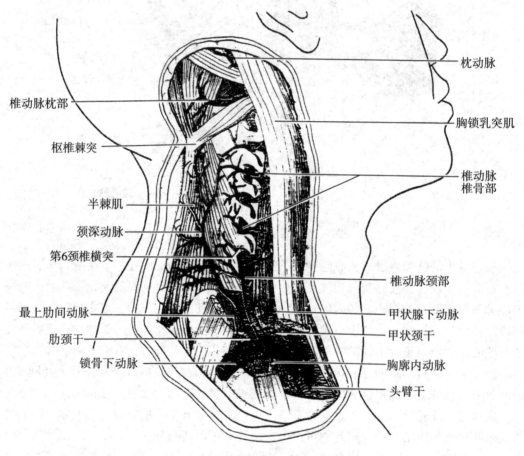

图 2-79　锁骨下动脉分支

1. 椎动脉（vertebral artery）　起自锁骨下动脉第 1 段的后上部，正对前斜角肌和颈长肌外缘之间的间隙，上行进入第 6 颈椎横突孔，少数也可经第 5、4、3 或 7 颈椎横突孔进入。邹宁生统计，中国人椎动脉进入颈椎横突孔的位置，以进入 C_6 横突孔者最多，占 93.5%±1.7%，进入 C_5 横突孔者占 3.5%±1.3%，进入 C_4 横突孔者占 2.0%±0.9%，进入 C_7 横突孔者占 1.0%±0.7%。

椎动脉至 C_2 水平位于颈神经之前及横突间肌的内侧，及至寰椎的横突孔，呈锐角向后，并围绕寰椎上关节面的后外侧向内，经寰椎侧块后方的椎动脉沟进入椎管，椎动脉随后经枕骨大孔入颅，穿过蛛网膜，在脑桥下缘左右汇合形成基底动脉，和颈内动脉形成大脑动脉环，供应脑后部及脊髓。

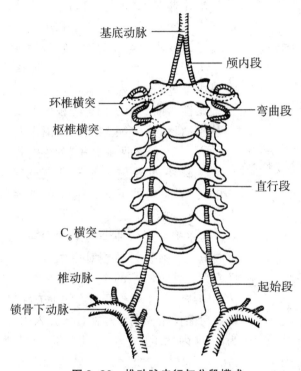

图 2-80　椎动脉走行与分段模式

根据椎动脉的位置和行程可分 4 段（图 2-80）。自锁骨下动脉发出后至进入 C_6 横突孔以前的部分为第 1 段（椎前部）；穿经上位 6 个或 5 个颈椎横突孔的部分为第 2 段（横突部）；位于枕下三角的部分为第 3 段（寰椎部）；椎动脉进入颅腔的部分为第 4 段（颅内部）。

第 1 段（椎前部）：椎动脉自锁骨下动脉发出后，于前斜角肌与颈长肌之间上升，故前斜角肌痉挛亦可致椎动脉受压。其前方被椎静脉、颈内静脉、颈总动脉和甲状腺下动脉横过。此外，胸导管的末端，经左椎动脉的前方注入左颈静脉角。椎动脉的后方与 C_7 横突、交感神经颈下神经节以及第 7 和第 8 颈神经的前支相邻。交感神经颈下神经节发出交感神经纤维与椎动脉伴行，形成椎动脉神经丛，故临床上椎动脉型颈椎病和交感神经型颈椎病易于合并发生。

第 2 段（横突部）：行于上位 6 个或 5 个颈椎横突孔内，周围有静脉丛和交感神经分支伴行，第 2~6 颈神经的前支位于椎动脉的后方。颈椎骨折或脱位时可造成动脉损伤。颈椎椎体两侧的钩椎关节，位于椎动脉的前内方，该关节骨赘形成时，其易压迫椎动脉，使其歪斜、扭曲，造成管腔狭窄，严重者甚至可完全梗阻（图 2-81）。据观察，C_5 的横突孔距离椎体较近，因此该处发生钩椎关节增生更易压迫椎动脉。

椎动脉神经丛，伴随椎动脉达颅内，分布于基底动脉，故此神经受损，可产生椎-基底动脉缺血。椎动脉神经丛的纤维，也进入脊神经。

第 3 段（寰椎部）：位于枕下三角内，其前方与头外侧直肌和寰椎侧块相邻。后方被头上斜肌、头后大直肌和头半棘肌覆盖。椎动脉与寰椎后弓之间有第 1 颈神经后支穿出。此段走行复杂弯曲较多，故称弯曲段。本段共有 6 个弯曲（图 2-82），前 3 个位于寰枢段，后 3 个位于寰枕段，第 1 弯曲位于枢椎的管状横突孔内，成 60°~120° 向外或

图中标注：
基底动脉
颅内段
环椎横突
枢椎横突
弯曲段
直行段
C_6 横突
椎动脉
起始段
锁骨下动脉

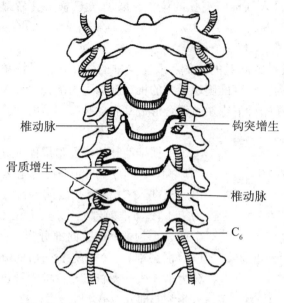

图2-81　钩突骨质增生使椎动脉第2段有弯曲产生

标注：椎动脉、骨质增生、椎动脉、钩突增生、C_6

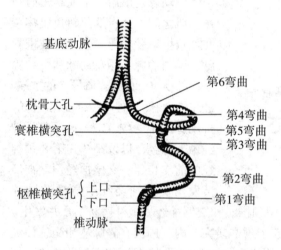

图2-82　椎动脉第3段的6个弯曲模式

标注：基底动脉、枕骨大孔、寰椎横突孔、枢椎横突孔（上口、下口）、椎动脉、第6弯曲、第4弯曲、第5弯曲、第3弯曲、第2弯曲、第1弯曲

向外下方的弯曲。形成这个弯曲的原因与枢椎管状横突孔上、下口的方向不一致有关，下口多朝向后外上或外下。第2弯曲在枢椎横突孔上口的外侧，为朝向内上方60°～120°的弯曲。此弯曲及第1弯曲都与寰椎侧关节突的大小有关。寰枢关节突如肥大则可影响出枢椎横突孔上口的椎动脉走行，迫使其弯向下，第1和第2弯曲角度皆变小。第3弯曲在寰椎横突孔下方，此弯曲为90°～180°，可认为是1个进入较外侧的寰椎横突孔前的代偿性弯曲。第2颈神经根的前支常从椎动脉的后外侧绕至其前面走向内前方。第4弯曲在寰椎横突孔的上方，侧块的外侧，此弯曲为85°～95°，弯向后外下方，然后水平弯向内侧，在寰椎侧块之后，进入椎动脉沟内，此水平弧形弯曲即为第5弯曲。此弯曲恒定，血管管径相对粗大，并常出现膨大，外有丰富的自主神经丛与静脉丛相围绕，第1颈神经从它的上方穿出，第6弯曲位于椎动脉经枕骨大孔入颅处，为向前内方的钝性弯曲，此弯曲为110°～130°，弯曲之顶点在枕骨大孔的边缘，动脉穿寰枕后膜入颅腔。

椎动脉第3段出现多个弯曲与人体直立、抬头有关，也与转头时寰椎的旋转活动有关。旋转活动越大，动脉的长度也相应增大，弯曲也增加，使得 C_{1-2} 间的活动有充分的余地，并保证了颈部运动时不致影响脑部的供血，但是由于脉管长度增长，弯曲增多，对血液的流动带来不利。在正常情况时，由于此段动脉的管壁上有 Pacini 小体分布，通过椎动脉血压改变反射性地调节血管管径以保证颈部血流量的正常进行。当颈椎退变，颈部受到外伤或动脉发生栓塞时，可引起椎动脉供血不足的症状。

第4段（颅内部）：经枕骨大孔进入颅腔至脑桥下缘，与对侧同名动脉汇合构成基底动脉。

椎动脉的主要分支：

（1）在入颅腔以前，仅发肌支和脊支。

1）肌支（muscular branches）：在椎动脉的第 2 段和第 3 段的经过中发出数小支至半棘肌，头后大、小直肌和斜角肌等。

2）脊支（spinal branches）：主要在椎动脉的第 2 段发出，经椎间孔入椎管分为两支。其一，沿脊神经根内行，营养脊髓及其被膜，与其他脊髓动脉吻合。另一支，在颈椎椎体的后面互相结合，并发小支至椎体及其骨膜，与上位或下位同名动脉吻合。

（2）入颅腔以后，其颅内动脉的主要分支有以下几个：

1）脊髓前动脉（anterior spinal artery）：在左、右椎动脉即将汇合形成基底动脉之前，各分出 1 支，在延髓前方下行一段，汇合成 1 条脊髓前动脉，供血于脊髓前部。

2）小脑下后动脉（posterior inferior cerebellar artery）：在延髓的两侧，每条椎动脉均发出 1 条小脑下后动脉，分别进入小脑两侧及延髓的外侧。

3）脊髓后动脉（posterior spinal artery）：从两侧椎动脉或小脑下后动脉各分出 1 条下行的动脉，即脊髓后动脉，供血于脊髓后部。

4）迷路动脉（内耳道支）（labyrinthine artery）：是左、右椎动脉汇合后分出的细长而迂曲的分支，有时出于小脑下后动脉，供血于内耳，故椎动脉型颈椎病影响内耳血运时，甚易出现耳鸣、听力减退。

椎动脉供应脑的血运约占心排出量的 1/6，相当于体重的 2%，占脑血流总量的 11%，每分钟通过椎动脉的血流量为 45mL。椎动脉的血流与其弯曲度、口径、走行密切相关。椎动脉主要供应枕叶（视觉皮质）。正常头向一侧旋转时，同侧椎动脉血运减少，而由对侧代偿。颈椎正常解剖位置发生改变或有骨质增生时，特别因 C_5 的横突孔距椎体较近，应力、扭转力及剪力最大，移位时椎动脉更易直接受压迫或刺激，发生血管痉挛，致使椎-基底动脉血流量减少。当大脑皮质视觉投影中枢血流量低于视区脑组织正常代谢的需要时，即可造成中枢性视力障碍。

椎-基底动脉缺血，除因直接受压外，也与伴随颈内动脉支配大脑及眼部血管、眼睑平滑肌及伴随椎动脉进入颅内支配小脑、脑干的交感神经节后纤维受累有关。椎-基底动脉供血不足可引起后组脑神经（Ⅸ~Ⅻ）、延髓的锥体交叉及颈髓的病损。

如锁骨下动脉近端至椎动脉起始之间的管腔，部分或全部栓塞，在椎-基底动脉和锁骨下动脉之间存在一种逆向压力梯度，足以使椎动脉血液逆流，注入锁骨下动脉远端，引起脑及臂部缺血，即所谓锁骨下动脉盗血综合征（subclavian steal syndrome）。患者可出现眩晕、恶心、偏盲及肢体麻木等症状。

2. 甲状颈干（thyrocervical trunk）（图 2-73、图 2-79）　为一短干，起自锁骨下动脉第 1 段的前上壁。有时可出现 2 支，即双甲状颈干。发出后一般分为 3 个分支，即甲状腺下动脉、肩胛上动脉和颈横动脉。

（1）甲状腺下动脉（inferior thyroid artery）：绝大多数自甲状颈干发出，但直接从锁骨下动脉、椎动脉、胸廓内动脉起始的也可见到。发出后，沿前斜角肌内侧缘上升，约至环状软骨水平，便急转向内横过颈长肌和椎动脉的前方，颈总动脉、颈内静脉、迷走神经和交感神经干的后方，至甲状腺后缘中点附近转向下行，约至甲状腺下缘处分为数支，分别至甲状腺、食管和气管等处。其分支如下：

1）肌支（muscular branches）：是一些至前斜角肌、颈长肌、舌骨下肌群及咽缩肌等的小支。

2）食管支和咽支（esophageal branches and pharyngeal branches）：自甲状腺下动脉发出后，至食管及咽，与来自其他动脉的食管支吻合。

3）气管支（tracheal branches）：为分布至气管的几个小支，与甲状腺上动脉和支气管动脉的同名支吻合。

4）喉下动脉（inferior laryngeal artery）：伴随同名神经上升入喉，营养喉黏膜及喉肌，与对侧同名动脉和甲状腺上动脉的喉上动脉吻合。

5）颈升动脉（ascending cervical artery）：当甲状腺下动脉急转向内时发出，上升经前斜角肌与头长肌之间，膈神经的内侧，颈血管鞘的后方。经过中发肌支至颈深肌；脊支经椎间孔至椎管，营养脊髓被膜、脊髓和椎体等。与咽升动脉、枕动脉和颈深动脉吻合。

6）腺支（glandular branches）：分出后主要至甲状腺的后部和下部。与对侧同名动脉的腺支和甲状腺上动脉的腺支吻合。甲状腺下动脉一级腺支分出处的部位，一般均在颈总动脉的内侧，极少数在颈内静脉的外侧即分为上、下两支：上支经颈内静脉及颈总动脉的后侧至腺体；下支经颈内静脉和颈总动脉的前方至腺体。

甲状腺下动脉与喉返神经的关系（主要与喉下神经的关系）较为复杂（图 2-83）。行甲状腺手术时，应避免损伤。

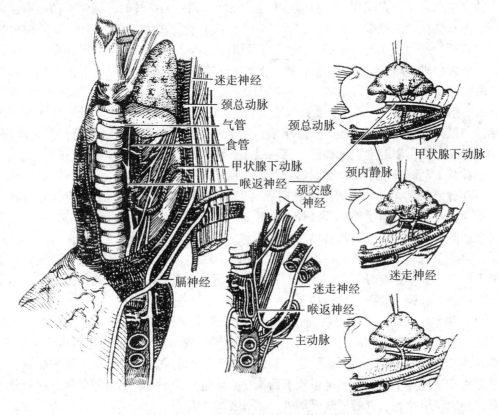

图 2-83　甲状腺下动脉与喉返神经的关系

（2）肩胛上动脉（suprascapular artery）：分支及走行详见上肢部。

（3）颈横动脉（transverse cervical artery）：以起自甲状颈干或与肩胛上动脉同干起自甲状颈干的为数最多，约占 2/3；单独从锁骨下动脉起始的也很常见，约占 29.1%。颈横动脉发出后，向外经前斜角肌和膈神经的前方，颈内静脉和胸锁乳突肌的后方，通过颈外侧三角的下部，至肩胛提肌的前缘处分为升、降两支。颈横动脉多数过臂丛的前方，穿过该丛或自其下方经过的也可见到。

1）升支（ascending branch）：在前斜角肌后方上升，至该肌和附近诸肌，并与枕动脉降支吻合。

2）降支（descending branch）：经肩胛提肌内侧，至肩胛骨的内侧角，沿脊柱缘下降，经大、小菱形肌的深侧达肩胛骨下角，发肌支至邻近诸肌，如冈上、下肌，肩胛下肌、斜方肌及背阔肌等。并与肩胛上、下动脉，旋肩胛动脉及肋间动脉相互吻合。

颈横动脉若不存在或很细小时，其营养范围即由颈浅动脉分支所代替。

（4）颈浅动脉（superficial cervical artery）：此动脉的起点不甚恒定，据中国人资料，由颈横动脉升支形成存在的约有 67.2%；直接自甲状颈干起始的为 27.0%；另外，与肩胛上动脉共干或单独起自锁骨下动脉的均可见到。发出后，向外行进，经胸锁乳突肌之后至颈外侧三角，最后达斜方肌前缘处分为升支和降支。

1）升支（ascending branch）：较降支稍小，沿肩胛提肌和夹肌上升，分支至斜方肌、肩胛提肌和夹肌以及附近的淋巴结，并与颈横动脉和枕动脉的降支吻合。

2）降支（descending branch）：为颈浅动脉主干的延续，自肩胛提肌的外侧缘开始，经其深侧至肩胛骨的内侧角，沿其脊柱缘下降，经肩胛提肌和菱形肌的腹侧至肩胛骨下角，与肩胛下动脉吻合。

3. 胸廓内动脉（internal thoracic artery）　又称乳房内动脉，起于锁骨下动脉第 1 段的凹侧缘，与椎动脉的起始部相对，下行入胸腔。分支详见胸部解剖。

4. 肋颈干（costocervical trunk）　是一短干，起自锁骨下动脉第 2 段或第 1 段的后壁，在胸膜顶的上方向后行进，至第 1 肋骨颈处分为颈深动脉和最上肋间动脉。

（1）颈深动脉（deep cervical artery）：与肋间动脉的后支相似，向后在第 8 颈神经的上方，经 C_7 横突和第 1 肋骨颈之间（或在 $C_{6\sim7}$ 之间）至颈深部，在头、颈半棘肌之间，分布在颈部深肌，并与枕动脉降支吻合。从颈深动脉的起始部发脊支，经 C_7 与 T_1 之间的椎间孔入椎管。

（2）肋间最上动脉（supreme intercostal artery）：自肋颈干分出后下行，经胸膜顶的后方，在第 1 肋骨颈和第 1 肋间神经的前方，第 1 胸神经节或星状神经节的外侧，至第 1 肋间隙分出第 1 肋间后动脉，继续下降经第 2 肋骨颈至第 2 肋间隙形成第 2 肋间后动脉。这些分支的分布与胸主动脉的肋间后动脉相似，有后支和脊支。肋间最上动脉的分布范围，至第 1~2 肋间隙的最多；仅分布到第 1 肋间隙的也不少见；向下达第 3 肋间隙的较少。

五、颈部静脉

颈部静脉多与动脉伴行，主要静脉有颈外静脉、颈内静脉、颈深静脉和椎静脉，它们将头颈部血液向下引流。在颈根部有锁骨下静脉（详见上肢静脉）。颈部静脉的大小和相互之间的联系常有变化。

（一）颈外静脉

颈外静脉（external jugular vein）（图2-84）收集颅外面大部分血液及部分面深层的血液，为颈部浅静脉中最大的一支，通常由前、后两支组成。前支为下颌后静脉的后根，后支由耳后静脉和枕静脉汇合而成。两支在胸锁乳突肌的前缘，平对下颌角处结合，经胸锁乳突肌的表面斜向后下，于该肌后缘中点处，入颈后三角内，至锁骨中点上缘上方约2.5cm处，穿颈部深筋膜，约有2/3的人汇入锁骨下静脉，约1/3汇入颈内静脉。颈外静脉有两对瓣膜：一对位于颈外静脉的末端，即汇入锁骨下静脉的入口处；另一对瓣膜在锁骨中点上方2.5～5cm处的颈外静脉内。在两对瓣膜之间，管径常扩大可称为窦。颈外静脉末端内壁，虽有一对静脉瓣，但不能阻止血液逆流，故当上腔静脉的回心受阻时，可致颈外静脉怒张。该静脉穿深筋膜处，两者彼此紧密结合，当静脉壁受伤破裂时，管腔不易闭合，且因颈外静脉有一定负压，可将空气吸入，引起气栓。

颈外静脉的全长，被皮肤、浅筋膜和颈阔肌遮盖，并被颈丛的少数分支横过，在颈上部与耳大神经伴行（神经位于静脉的后侧）。胸锁乳突肌与颈外静脉之间隔以颈筋膜浅层。

属支计有耳后静脉、枕静脉、下颌后静脉后支（上3个属支已于头面部静脉叙述）、颈后外静脉、颈前静脉、颈横静脉、肩胛上静脉。

1. 颈后外静脉（posterior external jugular vein）　起始于枕部浅静脉。收集颈上部和后部的皮肤及浅层肌群的血液。在斜方肌与胸锁乳突肌之间斜向前下，至胸锁乳突肌后缘附近，注入颈外静脉。

2. 颈前静脉（anterior jugular vein）　起自颏下部的浅静脉，在颈前正中线的两侧，沿下颌舌骨肌及胸骨舌骨肌表面下降，至颈下部，锁骨的上方，颈前静脉转向外侧，穿过深筋膜，经胸锁乳突肌和舌骨下肌群之间，注入颈外静脉末端或锁骨下静脉。偶尔亦可汇入头臂静脉。此静脉的粗、细变异较大，常与颈外静脉的大、小成反比。左、右颈前静脉之间，在胸骨颈静脉切迹的上方，胸骨上间隙内，有一横支相交通，称为颈静脉弓（jugular venous arch），此弓接受甲状腺下静脉及胸前壁皮下的小静脉。左、右颈前静脉可合成一支，沿正中线下降，即称为颈正中静脉。颈前静脉尚可与颏静脉、颏下静脉和下唇静脉等相交通。偶尔也接受来自喉和甲状腺的小静脉。颈前静脉内无瓣膜。

3. 颈横静脉（transverse cervical veins）和肩胛上静脉（suprascapular vein）　两者都与同名动脉伴行，汇入颈外静脉下部。有时可直接注入锁骨下静脉。

（二）颈内静脉

颈内静脉（internal jugular vein）（图2-85）收集脑部、面部和颈部的血液，自颅底的颈静脉孔后部起始，为乙状窦的直接延续。其起始处稍膨大，称为颈静脉上球（superior bulb of internal jugular vein），右侧比左侧的大，位于颈静脉窝内。

颈内静脉在颈部血管鞘内下降至锁骨胸骨端的后方与锁骨下静脉汇合组成头臂静脉。颈内静脉与锁骨下静脉的汇合点称为颈静脉角。颈内静脉的末端亦膨大，称为颈静脉下球（inferior bulb of internal jugular vein），位于胸锁乳突肌的胸骨头和锁骨头所形成

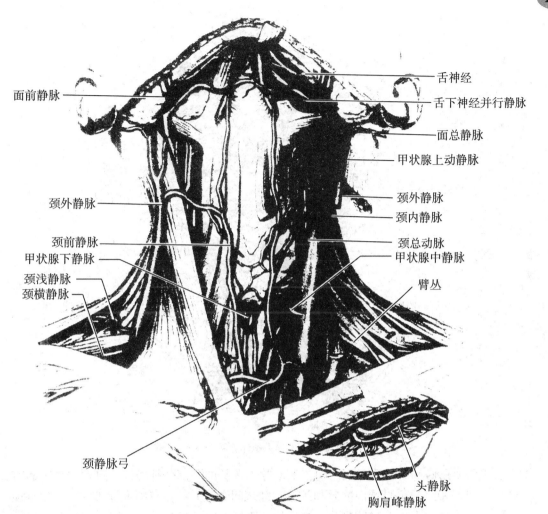

面前静脉

舌神经

舌下神经并行静脉

面总静脉

甲状腺上动静脉

颈外静脉

颈外静脉

颈内静脉

颈前静脉

颈总动脉

甲状腺下静脉

甲状腺中静脉

颈浅静脉

颈横静脉

臂丛

颈静脉弓

头静脉

胸肩峰静脉

图 2-84 颈部静脉

凹陷的后方。在下球的上方有 1 对瓣膜。颈内静脉的口径平均为 1.26cm。右侧大于左侧。

颈静脉球（bulb of internal jugular vein）或称鼓室体（tympanic body），位于颈静脉上球上部的外膜内，是 1 个卵圆形的小体，长约 0.5mm，宽约 0.25mm。其构造与颈动脉小球相似，与舌咽神经的鼓室神经和迷走神经耳支关系密切。这个小体若发生肿瘤，可累及相邻的脑神经和中耳，而出现有关脑神经受损的症候和中耳受累症状。

颈内静脉的后方，自上而下依次为头外侧直肌、寰椎横突、肩胛提肌、中斜角肌和颈丛；继而与前斜角肌、膈神经、甲状颈干、椎静脉以及锁骨下动脉的第 1 段相邻；在左侧，颈内静脉尚经胸导管末段的前方；在内侧，上段与颈内动脉邻接，下段与颈总动脉伴行，迷走神经位于静脉和动脉之间而偏后方。颈内静脉上段被胸锁乳突肌掩蔽一部分，下段被该肌覆盖，二腹肌后腹和肩胛舌骨肌上腹自颈内静脉表面经过；在二腹肌以上，颈内静脉自腮腺和茎突的内侧下降。副神经、耳后神经和枕动脉自颈内静脉表面经

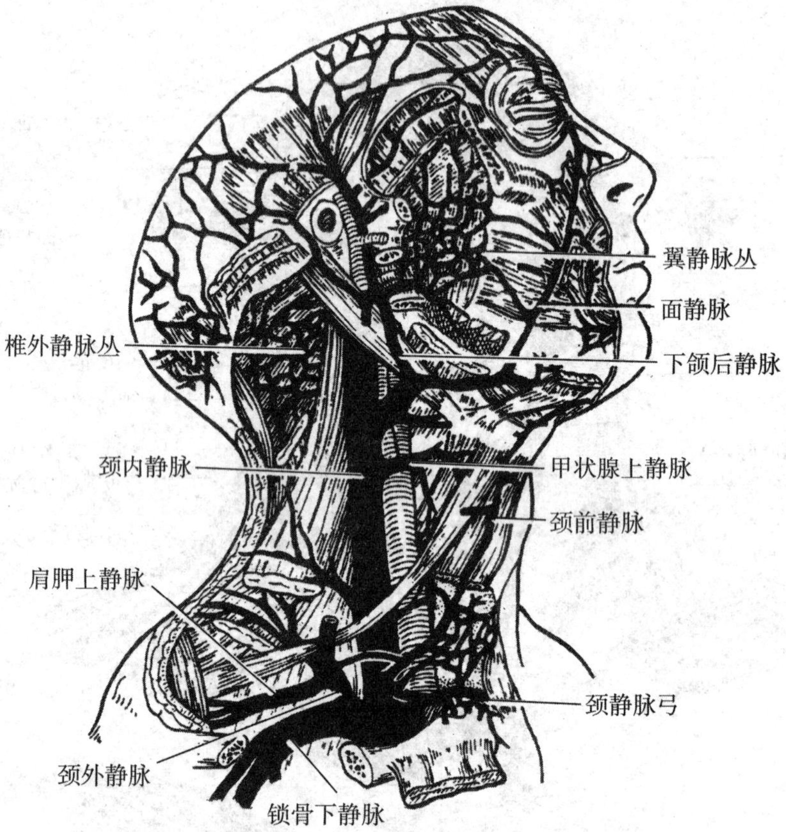
翼静脉丛
面静脉
椎外静脉丛
下颌后静脉
颈内静脉
甲状腺上静脉
颈前静脉
肩胛上静脉
颈静脉弓
颈外静脉
锁骨下静脉

图 2-85　头颈部静脉

过，在二腹肌后腹和肩胛舌骨肌之间，枕动脉和颈丛的一部分神经根，自颈内静脉的前方经过（有时神经根可自颈内静脉和颈总动脉之间穿过）；在肩胛舌骨肌以下，除胸锁乳突肌以外，尚被舌骨下肌群覆盖，在舌骨下肌群的表面有颈前静脉通过；颈深淋巴结沿颈内静脉排列，主要位于其前外侧。在颈根部，右颈内静脉与颈总动脉之间有一小的间隙，而左颈内静脉常与颈总动脉重叠。在颅底部，颈内动脉位于颈内静脉的前方，二者之间由Ⅸ~Ⅻ 4 对脑神经隔开。

颈内静脉有颅内属支和颅外属支两部分，这里仅叙其颅外属支。

1. 舌静脉（lingual vein）　有 2 条途径：①舌背静脉（dorsal lingual veins）：收集舌背和舌两侧部的静脉血与舌静脉汇合。舌静脉与同名动脉伴行，走行于舌骨舌肌和颏舌肌之间，至舌骨大角附近注入颈内静脉。②舌深静脉（deep lingual vein）：自舌尖起始，向后行于舌下面黏膜的深侧，至舌骨舌肌前缘与舌下静脉（sublingual vein）汇合构成舌下神经伴行静脉（accompanying vein of hypoglossal nerve），后者向后在下颌舌骨肌与舌骨舌肌之间和舌下神经伴行，经面静脉注入颈内静脉或舌静脉。

2. 胸锁乳突肌静脉（sternocleidomastoid vein）　是一支较小的静脉，与同名动脉伴行，汇入颈内静脉。

3. 甲状腺上静脉（superior thyroid vein）　自甲状腺的上部穿出，与其他甲状腺静脉形成广泛的吻合，组成甲状腺静脉丛，此丛位于甲状腺实质内或甲状腺囊的深侧。甲状腺上静脉起始后向上向外越过颈总动脉前方注入颈内静脉或面总静脉的末端。沿途收集来自胸骨舌骨肌和胸骨甲状肌的血液，尚可接受胸锁乳突肌静脉及喉上静脉的血液。甲状腺上静脉内有瓣膜。

4. 甲状腺中静脉（middle thyroid veins） 收集甲状腺下部的血液，并收纳来自喉和气管的部分静脉，经颈总动脉的前方，肩胛舌骨肌上腹的深侧，注入颈内静脉的下部。

5. 咽静脉（pharyngeal vein） 起于咽外侧面的咽静脉丛（pharyngeal venous plexus），接受脑膜静脉和翼管静脉（vein of pterygoid canal）后，终于颈内静脉，偶尔尚可注入面静脉、舌静脉或甲状腺上静脉。

此外面静脉、枕静脉均可汇入颈内静脉，如前述。

呼吸对颈内静脉有极大影响，吸气时静脉内血液排空，而在呼气时注满，因此它的管壁或者松弛塌陷，或者胀大，直径达 1.5cm。颈内静脉损伤后，吸气时空气可以经静脉壁的裂口被吸进静脉内，在肺静脉内形成气栓而造成严重呼吸困难，空气过多进入心脏时可以招致死亡。

结扎一侧的颈内静脉，一般不影响脑的血液回流，通常在胸锁乳突肌下切开深筋膜即可找到该静脉。

颈内静脉插管至上腔静脉，可以监测中心静脉压和进行静脉高营养疗法。由于右侧的颈内静脉粗大，又与右头臂静脉几乎成一直线，所以穿刺和插管在右侧进行较为合理。插管部位可以在胸锁乳突肌前缘中点或稍上方处，或在后缘中、下 1/3 交界处，或在此肌起始处的二头之间进行。

（三）椎静脉

椎静脉（vertebral vein）（图 2-86）在寰椎后弓的上方，由椎内静脉丛穿出的一些小支和来自颈深部的小静脉汇合而成，进入寰椎横突孔，形成丛环绕于椎动脉周围，至 C_6 横突孔处，合成单一的椎静脉，穿出该孔下降，经锁骨下动脉前方注入头臂静脉。在椎静脉的末端，即注入头臂静脉的开口处，有一对静脉瓣。有时可见一支副椎静脉（accessory vertebral vein），自 C_7 横突孔穿出，经锁骨下动脉与胸膜顶之间注入头臂静脉。

（四）颈深静脉

颈深静脉（deep cervical vein） 比椎静脉稍粗大，由枕静脉和椎外静脉丛起始，向下经头半棘肌与颈半棘肌之间，颈椎横突的背侧，至椎静脉下端附近，单独或与椎静脉结合注入头臂静脉。沿途收集颈深部肌群的静脉。其末端有一对静脉瓣。

（五）甲状腺下静脉

甲状腺下静脉（inferior thyroid vein）（图 2-87）经过与同名动脉完全不同，它起始于甲状腺表面的甲状腺奇静脉丛（unpaired thyroid venous plexus）的静脉支。右侧的甲状腺下静脉，尚接受喉下静脉和来自气管的小静脉。向下经头臂干分支处的前方，在上腔静脉的稍上方，注入右头臂静脉或与左侧同名静脉合并形成甲状腺最下静脉。左侧甲状腺下静脉斜过气管的前方、胸骨甲状肌的后方，向下单独或与右侧同名静脉合成甲状

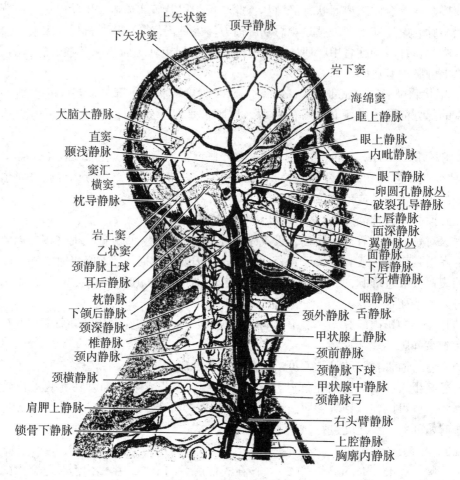

图 2-86　头颈部静脉概观

腺最下静脉，注入左头臂静脉。

六、颈部淋巴系统

颈部淋巴系统较为复杂，淋巴结数目较多，除收纳头、颈部淋巴之外，还收集胸部及上肢的部分淋巴。与癌肿转移及炎症蔓延有密切关系。

（一）颈部淋巴结

颈部淋巴结分布的部位规律性明显。可概略地分为以下 4 组：

1. 第 1 组为头部与颈部交界处环行排列的淋巴结（图 2-88）

（1）枕淋巴结（occipital lymph nodes）：又可分为浅、深两群，即枕浅淋巴结和枕深淋巴结。枕浅淋巴结位于枕部皮下，在斜方肌起始处与胸锁乳突肌止点之间，有 1~3 个不等。枕浅淋巴结收纳枕部的淋巴管，其输出淋巴管注入枕深淋巴结或直接注入颈外侧浅淋巴结及颈外侧深淋巴结的颈内静脉外侧淋巴结。枕深淋巴结位于头夹肌的深侧，在头半棘肌与头上斜肌之间，沿枕动脉排列，有 1~2 个不等。枕深淋巴结收纳枕浅淋巴结的输出淋巴管及枕部深层肌肉及骨膜的淋巴管，其输出淋巴管向下注入颈外侧深淋巴结群的颈内静脉外侧淋巴结。

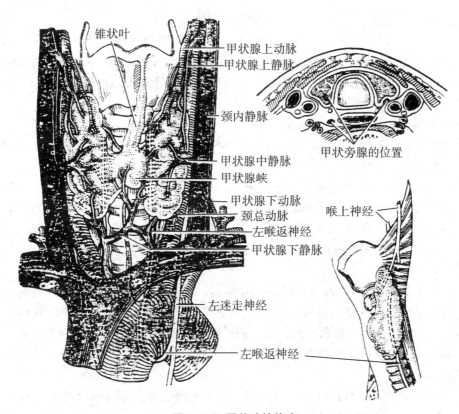

图 2-87　甲状腺的静脉

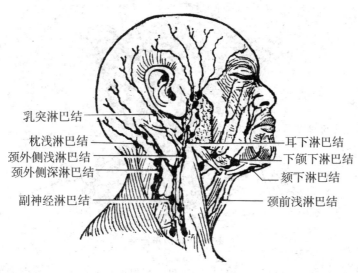

图 2-88　颈部浅淋巴结

（2）乳突淋巴结（mastoid lymph nodes）：又称耳后淋巴结，位于胸锁乳肌止点表面、耳后肌的深侧，多数为 1 个。收集颅顶后部、颞部的头皮、鼓膜、外耳道后壁及耳郭后面的淋巴管。其输出管多注入颈外侧深淋巴结群的颈内静脉淋巴结和颈内静脉外侧淋巴结，另一部分输出淋巴管注入颈外侧浅淋巴结。

（3）耳下淋巴结（infraauricular lymph nodes）：为腮腺浅淋巴结群中最低的一组淋巴结，位于腮腺下端的表面，沿下颌后静脉排列，比较细小，有1~4个不等。收纳耳郭前下部、外耳道、鼓膜及颊部的淋巴管，其输出淋巴管注入腮腺深淋巴结、颈外侧浅淋巴结和颈内静脉淋巴结。

（4）腮腺深淋巴结（deep parotid lymph nodes）：数目较多，有1~10个不等，位于腮腺实质内，收集腮腺、睑外侧部、外耳道和中耳的淋巴，其输出淋巴管注入下颌下淋巴结和颈内静脉淋巴结。

（5）下颌下淋巴结（submandibular lymph nodes）：位于下颌下三角内，在下颌下腺与下颌骨体之间，或埋于下颌下腺实质内。下颌下淋巴结收集面部、口腔的淋巴管，其输出管多注入颈外侧深淋巴结的颈内静脉淋巴结和颈内静脉肩胛舌骨肌淋巴结，另有一部分输出管注入颈外侧浅淋巴结。下颌下淋巴结有2~8个，按其位置又可分为前、中、后3群。

（6）颏下淋巴结（submental lymph nodes）：位于下颌舌骨肌的表面，两侧二腹肌前腹与舌骨体所形成的颏下三角内，平均为5个（2~8个）。颏下淋巴结收纳下唇中部、颏部、下颌前部、舌前部的淋巴管，故舌前下部及下唇的癌肿细胞常转移到此淋巴结。其输出淋巴管沿颏下静脉走行，注入下颌下淋巴结，或越过舌骨及舌骨下肌群注入颈内静脉淋巴结。

2. 第2组为颈前部纵行排列的淋巴结　颈前部淋巴结位于颈前正中部，可分为颈前浅淋巴结及颈前深淋巴结（图2-89、图2-90）。

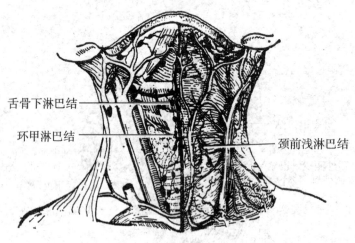

舌骨下淋巴结

环甲淋巴结

颈前浅淋巴结

图2-89　颈前淋巴结

（1）颈前浅淋巴结（superficial anterior cervical lymph nodes）：沿颈前静脉（或颈前正中静脉）排列，淋巴结均较细小且不恒定。收纳颈前部浅层结构的淋巴管，其输出管先伴颈前静脉下行，然后向外经胸锁乳突肌深面，注入颈内静脉淋巴结或锁骨上淋巴结。

（2）颈前深淋巴结（deep anterior cervical lymph nodes）：排列于颈部器官的前方和

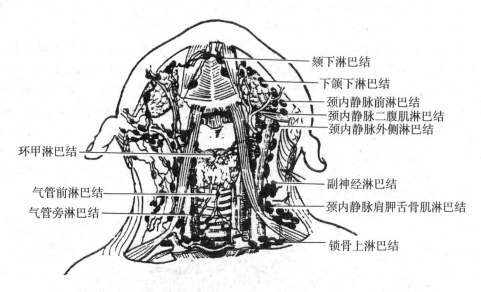

颏下淋巴结
下颌下淋巴结
颈内静脉前淋巴结
颈内静脉二腹肌淋巴结
颈内静脉外侧淋巴结

环甲淋巴结

气管前淋巴结
气管旁淋巴结

副神经淋巴结
颈内静脉肩胛舌骨肌淋巴结

锁骨上淋巴结

图 2-90　颈深部淋巴结正面观

两侧，均较细小，由上而下有喉前淋巴结、甲状腺淋巴结、气管前淋巴结和气管旁淋巴结等。

1）喉前淋巴结（prelaryngeal lymph nodes）：位于喉的前面，位置较高的淋巴结又可称为舌骨下淋巴结，收纳喉上部及会厌的淋巴管。位置较低的淋巴结又可称为环甲淋巴结，收纳喉下部和甲状腺的淋巴管。喉癌和甲状腺癌常累及该淋巴结，临床上常将环甲淋巴结的肿大作为喉癌及甲状腺癌的重要指征之一。Haagensen（1972）曾报道该淋巴结有时含有甲状腺小叶，检查时不要误认为转移的新生物。

2）甲状腺淋巴结（thyroid lymph nodes）：位于甲状腺峡部的前面，不甚恒定，收纳甲状腺靠中线附近的淋巴管，其输出管向下注入气管前淋巴结、气管旁淋巴结或颈内静脉淋巴结。

3）气管前淋巴结（pretracheal lymph nodes）：位于气管前方，在甲状腺峡部至胸骨颈静脉切迹之间，为气管前筋膜所包被，向下与上纵隔的气管前淋巴结链相续连，数目为1~6个不等。该结接受气管和甲状腺峡及腺下部的淋巴管，并收纳喉前淋巴结及甲状腺淋巴结的输出淋巴管。气管前淋巴结的输出淋巴管多注入气管旁淋巴结，另一部分注入颈内静脉淋巴结或纵隔前淋巴结。

4）气管旁淋巴结（paratracheal lymph nodes）：数目为1~7个不等，位于颈段气管后外侧，沿喉返神经的走向排列。由于左、右喉返神经的位置不尽相同，左、右两侧的气管旁淋巴结与喉返神经间的位置关系亦有所不同。在甲状腺下缘高度，左侧的淋巴结多在喉返神经之前，而右侧的淋巴结则多在神经之后。食管或气管等肿瘤或感染引起气管旁淋巴结肿大时，有可能压迫喉返神经，出现发音障碍。气管旁淋巴结接纳甲状腺中下部、甲状旁腺、喉下部、颈段气管、颈段食管等部位的淋巴管，其输出淋巴管注入颈内静脉淋巴结下群或直接注入颈淋巴干。

3. 第3组为颈外侧部沿大血管排列的淋巴结　颈外侧部的淋巴结又可分为沿颈外静脉排列的颈外侧浅淋巴结和沿颈内静脉排列的颈外侧深淋巴结。

（1）颈外侧浅淋巴结（superficial lateral cervical lymph nodes）：沿颈外静脉排列，其上部的淋巴结在胸锁乳突肌前缘与腮腺后缘之间，与腮腺浅淋巴结群的耳下淋巴结相连续，有时难以区分两者之间的界限。下部淋巴结位于胸锁乳突肌的浅面。此组淋巴结较小，多为1~2个。颈外侧浅淋巴结收纳枕淋巴结、乳突淋巴结和耳下淋巴结的输出淋巴管，其输出淋巴管注入颈外侧深淋巴结。

（2）颈外侧深淋巴结（deep lateral cervical lymph nodes）：又称为颈深淋巴结，数目众多，一般为15~30个，均沿颈内静脉排列（图2-91）。颈深淋巴结在文献中有许多不同的分群叙述方法，现按上、中、下3群分类法叙述。

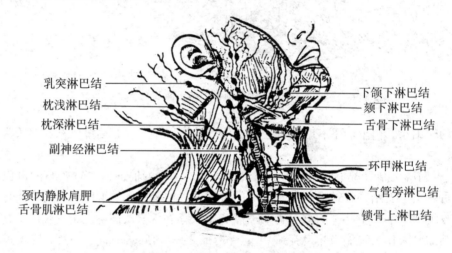

图2-91　颈深部淋巴结侧面观

1）上群：位于二腹肌后腹以上，包括颈内静脉二腹肌淋巴结和颈内静脉前淋巴结两部分。

颈内静脉二腹肌淋巴结（jugulodigastric lymph node）：又称角淋巴结，多数为1~2个，其中有1个大的淋巴结，长径达1~3.2cm，宽径达0.6~1.5cm。这个大淋巴结位于二腹肌后腹与颈内静脉交角内，贴附颈内静脉前面，通过鼻咽部的淋巴管注射，可将其显示。主要收纳鼻咽部、腭扁桃体及舌根部的淋巴管。当鼻咽癌、舌根部癌和腭扁桃体感染时，常可累及该淋巴结。临床检查时，在舌骨大角平面，于胸锁乳突肌上部前缘可触到肿大的淋巴结。

颈内静脉前淋巴结（anterior jugular lymph nodes）：位于颈内静脉最上段的前面，多为1~2个，收纳颈外侧浅淋巴结的输出淋巴管，其输出管向下注入颈深淋巴结的中群。

2）中群：位于二腹肌后腹与肩胛舌骨肌跨过颈内静脉处之间，包括颈内静脉外侧淋巴结、副神经淋巴结和颈内静脉肩胛舌骨肌淋巴结三部分。

颈内静脉外侧淋巴结（lateral jugular lymph nodes）：紧靠二腹肌后腹下缘，紧贴颈内静脉的前外侧缘，常为1~2个。收纳颈深淋巴结上群的输出淋巴管和枕淋巴结及乳

颈肩腰腿痛应用解剖学

突淋巴结的输出淋巴管，其输出管向下注入副神经淋巴结及颈内静脉肩胛舌骨肌淋巴结。

副神经淋巴结（accessory nervous lymph nodes）：多数有 4~7 个，位于枕三角内，沿副神经排列。此淋巴结接受枕部、项部、肩部的淋巴管。其输出管向下注入颈深淋巴结下群。

颈内静脉肩胛舌骨肌淋巴结（juguloomohyoid lymph node）：位于肩胛舌骨肌中间腱与颈内静脉交叉处附近，常为 1 个大的淋巴结。这个淋巴结主要收纳舌尖部的输出淋巴管，舌癌常可累及这个淋巴结。

3）下群：位于肩胛舌骨肌中间腱下方的锁骨上窝内。颈外侧深淋巴结下群又称锁骨上淋巴结或颈横淋巴结，多为 1~4 个，其外侧部的淋巴结与副神经淋巴结相连；内侧部的淋巴结靠近颈静脉角，亦称斜角肌淋巴结；左颈部的斜角肌淋巴结又称 Virchow 淋巴结，当胃癌或食管下部癌时，常可侵及该淋巴结，故对临床诊断有重要意义，检查时可在胸锁乳肌后缘与锁骨上缘交角处触到肿大的淋巴结。锁骨上淋巴结收纳颈内静脉外侧淋巴结输出管及胸上部和上肢来的淋巴管，其输出管可注入颈淋巴干、胸导管或右淋巴导管，有时可直接汇入静脉角。

4. 第 4 组为咽后淋巴结（retropharyngeal lymph node）　咽后淋巴结位于咽后壁与椎前筋膜之间的咽后间隙内（图 2-92）。上组位于鼻咽部后方及外侧，收纳鼻腔后部、鼻旁窦、中耳、腭后部及鼻咽部的淋巴，注入颈外侧上深淋巴结。下组位于环状软骨环下，收纳鼻后部、咽与食管颈部的淋巴，注入气管旁淋巴结或颈外侧下深淋巴结。

（二）颈部淋巴管

颈部皮肤内有浅、深两层毛细淋巴管网，两层淋巴管网之间通过许多毛细淋巴管相吻合。由深层毛细淋巴管网发出淋巴管，在皮下脂肪组织内吻合成淋巴管丛（lymphatic plexus）；由淋巴管丛发出的集合淋巴管走向淋巴结。颈部淋巴管经过不同次数的淋巴结站以后，均汇集组成颈淋巴干。颈淋巴干经过右淋巴导管或胸导管汇入颈静脉角。

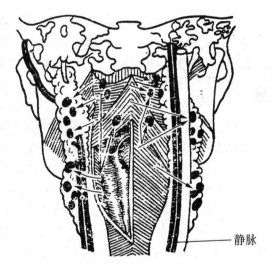

静脉

图 2-92　咽后淋巴结及其淋巴回流后面观

七、颈部神经

颈部的神经包括脑神经和脊神经。脑神经在颈部看到的有舌咽神经、迷走神经、副神经和舌下神经，其中舌咽神经最深，舌下和副神经最浅（图 2-93）。脊神经形成颈丛和臂丛。由三叉神经的下颌神经分出的舌神经亦有一部分入颈部。现分述如下：

（一）舌咽神经

舌咽神经（glossopharyngeal nerve）（图 2-94）属于混合性神经，神经穿出颈静脉

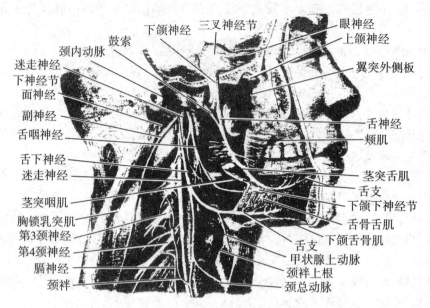

图 2-93 舌咽神经、迷走神经、副神经和舌下神经

孔后，下降于颈内动脉与颈内静脉之间，内侧有迷走神经。继而向前内侧弯曲，经茎突及自它起始的肌肉内侧，绕过茎突咽肌的后缘，经颈内、外动脉之间，越过茎突咽肌的浅面，于舌骨舌肌的内侧，向前上方横越咽中缩肌及茎突舌骨韧带达舌根。

1. 舌咽神经分支

（1）咽支（pharyngeal branches）：自神经干发出，一般有数小支，向内下方行不远，即与迷走神经的咽支和交感神经的颈上神经节分支，共同形成咽神经丛。咽神经丛为细微的神经网，附着在咽中缩肌部位的咽壁上，由丛发支分布到咽的肌肉和黏膜上。

（2）颈动脉窦支（carotid sinus branch）：为颈动脉小球和颈动脉窦的传入纤维，为舌咽神经在颅底处发出的分支，沿颈内动脉前侧下降，在经过中与迷走神经自结状神经节发出的分支以及颈上神经节来的分支（此支行于颈内动脉后侧）相结合，形成神经丛，然后分布于颈动脉窦及小球。其终末装置为颈动脉窦的压力感受器及颈动脉小球的化学感受器，这些感受器与血压及呼吸调节的反射有关。

（3）茎突咽肌支（stylopharyngeal branch）：分布于茎突咽肌。此支并接受面神经的交通支。

（4）扁桃体支（tonsillar branches）：为数小支，当舌咽神经经过舌骨舌肌深侧时发出。分布于扁桃体，并与腭中、腭小神经支结合，围绕扁桃体成环状丛。自此丛发小支至舌腭弓及软腭。

（5）舌支（lingual branches）：有两支，分布于舌后 1/3 的味蕾，司味觉及黏膜的一般感觉。有一支分布于轮廓乳头及界沟附近的舌黏膜；另一支分布于舌滤泡及会厌前面的黏膜。舌支与对侧的同名支及与三叉神经的舌神经相结合。

2. 舌咽神经的功能 舌咽神经的运动纤维支配茎突咽肌；副交感纤维控制腮腺的分泌；感觉纤维分别管理舌后 1/3 味觉和咽后部、舌后部、扁桃体、咽鼓管、鼓室等处

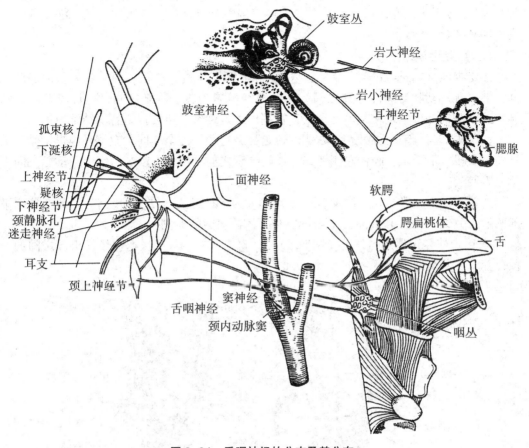

鼓室丛

岩大神经

岩小神经

耳神经节

鼓室神经

腮腺

孤束核

下涎核

上神经节

面神经

软腭

疑核

腭扁桃体

下神经节

舌

颈静脉孔

迷走神经

耳支

颈上神经节

窦神经

舌咽神经

颈内动脉窦

咽丛

图 2-94　舌咽神经的分支及其分布

黏膜以及颈动脉窦、颈动脉小球的感受器。

3. 舌咽神经痛　舌咽神经在其中枢或外周都可受到损害，因为舌咽神经与迷走、副及舌下神经在延髓起始部位及外围行程中相互邻接，关系非常密切，所以当舌咽神经受损时，可同时损害迷走、副及舌下神经。舌咽神经受损症状出现时，也可伴有邻近神经的受损症状。

在延髓内部有病变，损及舌咽神经核时，一般仅有感觉丧失与茎突咽肌的麻痹，而无疼痛。当外周疾病如鼻咽肿瘤、扁桃体肿瘤、咽鼓管肿瘤或淋巴结肿大等，压迫损害舌咽神经时，可发生继发的持续疼痛或剧烈的阵痛，尤其是吞咽时，因常伴有邻近脑神经的损害，故同时可发生食物反窜鼻腔或误入气管等现象，发音也常嘶哑。舌咽神经分布区内检查有感觉减退或消失。

另一种舌咽神经痛，是疼痛剧烈，阵发如闪电，时间短促。疼痛发作常可因吞咽或伸舌引起，开始时在咽的侧面，并向耳及颈外侧面放射，但疼痛仅在一侧，不向对侧发展。因剧痛以致面肌痉挛，以手护耳，症状类似三叉神经痛。这种舌咽神经痛是原发性的，客观检查无感觉障碍，也无舌咽神经与邻近神经的麻痹症状。故除疼痛外，吞咽运动正常，无食物反窜鼻腔或误入气管的症状。原发性舌咽神经痛，如做舌咽神经切断术，可以根绝疼痛。如疼痛主要在咽部，手术可在颈部进行；如疼痛在耳深部（鼓室神经痛），则手术须在颅后窝进行。有少数病例因茎突过长，刺激神经而发病，截除茎突，即获痊愈。

（二）迷走神经

迷走神经（vagus nerve）经颈静脉孔出颅后垂直下降，初居颈内动脉和颈内静脉之间，继居颈总动脉与颈内静脉之间。迷走神经虽居动脉、静脉之间，但位置较后。动脉、静脉和神经皆包绕在颈动脉鞘内，在鞘内迷走神经又单独包绕有薄结缔组织。

在颈根部与胸部交界处左、右侧的迷走神经行程不完全相同：右侧者越过锁骨下动脉的第 1 段，下降入胸腔；左侧者先越过胸导管之前，经颈总动脉与锁骨下动脉之间下降入胸腔。

迷走神经出颈静脉孔后约 1.2cm 处即膨大为下神经节（结状神经节），此节呈扁平卵圆形，色红，长约 1.8mm，宽 4mm，位于 $C_{1,2}$ 横突的前侧。

1. 迷走神经在颈部的分支（图 2-95） 自结状神经节到喉返神经发出部之间的一段，其分支及交通支如下：

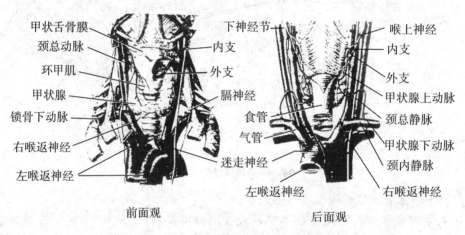

前面观　　　　　　　　　　后面观

图 2-95　迷走神经在颈部的分支

（1）交通支：

1）与颈上神经节的下交通支：在下神经节与颈上神经节之间。

2）与舌下神经的交通支：当舌下神经在下神经节下侧绕过时，其间有 2~3 细支相连结。

3）有时自第 1、2 颈神经祥发 1 个小支至下神经节。

（2）咽支：是咽部的主要运动神经，咽支自下神经节之上部发出，经颈内动脉和颈外动脉之间时，与舌咽神经的咽支结合。然后至咽后部、咽中缩肌上缘处，又与交感神经颈上神经节的分支结合，并有喉上神经外支的细支参加，形成咽丛，自此丛发出的分支支配咽缩肌、腭帆提肌、腭垂肌、腭舌肌和腭咽肌，并有感觉纤维至咽的黏膜。自咽丛发一支至舌下神经，当舌下神经绕过枕动脉时与之结合，称此为迷走神经舌支。

（3）颈动脉支：起于下神经节，经咽支或喉上神经，分布于颈动脉小球及颈动脉窦。

（4）喉上神经（superior laryngeal nerve）：起于下神经节，斜向下内侧，初在颈内及颈外动脉的后侧，继而至其内侧。分为较大的内支及较小的外支。在其分歧部的近侧以细支与交感神经干及咽丛连接。

1）内支（internal branch）：即喉内神经，与喉上动脉伴行，经甲状软骨上缘与舌骨大角之间，甲状舌骨肌的深侧，穿甲状舌骨膜入喉内。然后经梨状隐窝的黏膜下，向内下方行，在经过中有以下分支：会厌支分布于会厌软骨的黏膜及舌根的小部分；咽支分布于咽腔喉咽部前壁的黏膜；喉支分布于喉的黏膜至声门裂，与喉下神经的交通支。

2）外支（external branch）：即喉外神经，被胸骨甲状肌覆盖，与甲状腺上动脉伴行。在咽下缩肌的表面，沿甲状软骨后缘下降，达其下缘。此支大部分纤维终于环甲肌（环甲肌为紧张声带之主要肌肉），小部分穿环甲正中韧带，分布于喉的黏膜。有时分出心支，与交感神经的心支结合。亦有分支与咽丛相交通，并接受颈上神经节的交通支，其终支有至咽下缩肌者。

（5）颈上心支：颈上心支有上、下两支。

1）上支：起于迷走神经的颈上部。有时与交感神经的心支结合，或单独下降。至锁骨下动脉的后方，沿气管侧壁入胸腔，加入心深丛。

2）下支：于第1肋上方，发自迷走神经干。右侧者，沿头臂干外侧壁下降，或经其前侧，入心深丛。左侧者，于主动脉弓前侧下降，并与左颈上神经节的颈上心神经结合，形成心浅丛。

（6）喉返神经：左、右喉返神经的起始和经过各有不同。右侧喉返神经发于迷走神经越过锁骨下动脉处，发出后即勾绕至该动脉后面而上行，继向内上方经颈总动脉的后面。斜行到气管与食管间的沟内上升。喉返神经在甲状腺侧叶下端的后侧，与甲状腺下动脉有复杂的交叉关系：神经可能在该动脉的前侧或后侧，亦可穿经其分支之间。继而经甲状腺侧叶的内侧，在甲状腺外侧韧带的外侧或内侧，或穿过韧带。在接近环状软骨的水平高处，喉返神经的末梢支于环甲关节的后侧穿入喉内，改称为喉下神经。

左侧喉返神经发自胸腔，是当左迷走神经越过主动脉弓前面时，自左迷走神经干发出。经动脉韧带的外侧，绕过主动脉弓的凹侧上升，斜过左颈总动脉后侧，达气管与食管间的沟内，其后的经过，则与右侧者同。

喉返神经在经过中，所发分支如下：

1）颈下心支（inferior cardiac branches）：右侧颈下心支，一部分纤维起于喉返神经，另一部分起于迷走神经干。左侧的一般全起于喉返神经。这些颈下心支都加入心深丛。

2）气管支（tracheal branches）：分布于气管的黏膜及肌层。

3）食管支（esophageal branches）：分布于食管的黏膜及肌层。

4）咽支（pharyngeal branches）：分布于咽下缩肌及咽的黏膜。

5）与颈下神经节的交通支。

6）喉下神经：为喉返神经穿入喉内的末梢支。此神经进入喉内，一般分前、后两支：前支分布于环杓侧肌、甲杓肌、声带肌、杓会厌肌及甲会厌肌，后支分布于环杓后肌、杓横肌、杓斜肌。并发细支分布于声带以下的黏膜。此外，又有分支与喉上神经的内支交通。

2. 迷走神经的功能 迷走神经通过它的咽支和喉支支配食管和呼吸道上端所有的横纹肌，即咽缩肌和所有的喉肌。迷走神经的主要纤维是副交感纤维，其传出纤维兴奋时，能增加食管、胃、肠的紧张度和运动，如增加肠蠕动、促进肠排空等。在循环系统，主要抑制心肌活动，减慢心率，并收缩冠状血管。在呼吸系统，迷走神经兴奋可促进小支气管收缩。此外，迷走神经兴奋还可增加胃液、胰液及胆汁等消化液的分泌，故有促进消化的功能。迷走神经亦支配胰腺，可促进胰岛素分泌，间接加速血糖的作用，并协助肝糖原的形成，从而降低血糖浓度。

迷走神经损伤时，主要造成软腭及咽喉的麻痹，可以产生吞咽困难、声音嘶哑、说话不清、有鼻音等症状，还可有心动过速的表现。

（三）副神经

副神经（accessory nerve）由脑根（延髓根）和脊髓根两部分合成（图 2-96），经颈静脉孔出颅之后两根分离。延髓根的纤维加入迷走神经的咽支及喉支，一部分分布于咽缩肌；另一部分随迷走神经咽支，分布于腭舌肌、腭咽肌、腭垂肌及腭帆提肌。此外，副神经的纤维亦可加入迷走神经的心支中。

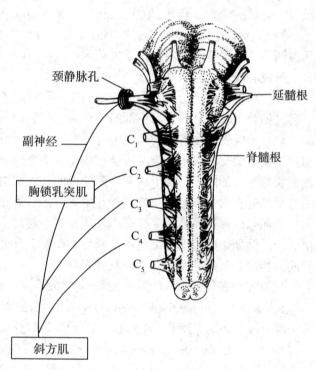

副神经的脊髓根出颈静脉孔后，被胸锁乳突肌及二腹肌后腹遮蔽，向后下方斜降，绕颈内静脉前外侧，经枕动脉前侧（或后侧）穿入胸锁乳突肌上部，分布于该肌。在肌实质内，并与第 2 颈神经的分支结合。然后至甲状软骨上缘稍上方，约当胸锁乳突肌的后缘中点处穿出，继续斜向后下方，经过颈后三角，于此跨过肩胛提肌的表面，副神经与该肌间仅隔以椎前筋膜。于此三角内，副神经位置较浅表，并接受第 3、4 颈神经的交通支。然后副神经于斜方肌前缘（中、下 1/3 交点处）达于该肌深侧，与第 3、4 颈神经的分支共同形成神经丛，自此丛发分支，分布于斜方肌。

图 2-96 副神经的组成

（四）舌下神经

舌下神经（图 2-93）由枕骨舌下神经管出颅后，位于迷走神经、副神经及颈内静脉的内侧。当其下降至颈部时，逐渐绕过迷走神经的后侧和外侧，继续经颈内动脉、静脉之间下降。在下颌角处，神经呈弓状弯曲向前，经枕动脉下侧，继而横过颈外动脉及舌动脉的外侧，行于二腹肌腱、茎突舌骨肌及下颌舌骨肌三者与舌骨舌肌之间。当它继行于下颌舌骨肌及颏舌肌之间时，则分为末梢支，支配全部舌肌（腭舌肌除外）。

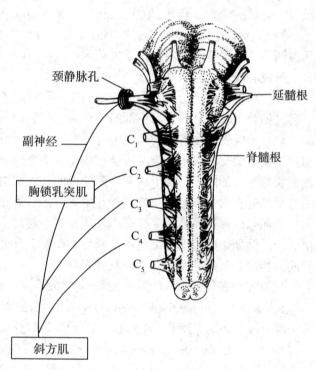
颈静脉孔
延髓根
副神经
C₁
脊髓根
C₂
胸锁乳突肌
C₃
C₄
C₅
斜方肌

在舌下神经绕过枕动脉处发出舌下神经降支，向下内侧，于颈总动脉前面下降，有时在颈动脉鞘内下降，与第2、第3颈神经的降支合成为舌下神经袢，此袢下垂的最低点一般在颈中部。自舌下神经降支的上部发出一支，至肩胛舌骨肌的上腹；而支配胸骨甲状肌、胸骨舌骨肌及肩胛舌骨肌下腹的神经，则由舌下神经袢发出。舌下神经损伤时，有舌肌瘫痪和萎缩，伸舌时，舌尖偏向患侧。

（五）颈神经的后支

颈神经干很短，出椎间孔后立即分为前、后两支，每支都是混合性的（图 2-97）。除第1、第2颈神经的后支较粗大外，其余颈神经的后支均较前支细小。颈神经的后支又可分为内侧支与外侧支（第1颈神经除外）。所有颈神经的后支均支配肌肉，只有第2、第3、第4或第5颈神经后支的内侧支支配皮肤。

1. 第1颈神经的后支　称枕下神经（suboccipital nerve），较前支大，于寰椎后弓的椎动脉沟内，椎动脉的下侧，自干分出。向后行，进入枕下三角，于此分支分布于枕下三角周围诸肌（即头上斜肌、头后大直肌、头下斜肌），并发一支横越头后大直肌的后侧，至头后小直肌；还有分支至覆盖着枕下三角的头半棘肌。此外，有分支穿过头下斜肌，或经该肌表面，与第2颈神经后支的内侧支（枕大神经）相连接。枕下神经一般属于运动神经，但有时亦发皮支支配项上部的皮肤，或与枕动脉伴行，分布于颅后下部的皮肤。

2. 第2颈神经的后支　此支为所有颈神经后支中最大者，也比其前支粗大。于寰椎后弓与枢椎椎弓板之间，头下斜肌的下侧穿出，发一细支至头下斜肌，并与第1颈神经后支交通。然后分为较小的外侧支及较大的内侧支。外侧支支配头长肌、夹肌、头半棘肌，并与第3颈神经相应的分支连接。内侧支为枕大神经（greater occipital nerve），斜向上升，经头下斜肌和头半棘肌之间，在头半棘肌附着于枕骨处，穿过该肌，更穿过斜方肌腱及颈部的深（固有）筋膜，在上项线下侧，分为几支感觉性终末支，与枕动脉伴行，分布于上项线以上，可达颅顶的皮肤。自枕大神经亦分出 1~2 个运动小支，至头半棘肌。有时发一支至耳郭后面上部的皮肤。当枕大神经绕过头下斜肌时，此支与第1及第3颈神经后支的内侧支连接。因此，在头半棘肌下侧，形成颈后神经丛。

3. 第3颈神经的后支　比该神经的前支小，绕 C_3 的关节突向后行，经横突间肌的内侧，然后分为内侧支及外侧支。外侧支为肌支，并与第2颈神经的外侧支相连接。内侧支经过头半棘肌与颈半棘肌之间，再穿夹肌及斜方肌，终末支分布于皮肤。当其在斜方肌深侧时，发一支穿过斜方肌，终于颅后下部近正中线处枕外隆凸附近的皮肤，此支称为第3枕神经（third occipital nerve）。此神经位于枕大神经内侧，与枕大神经之间有交通支相连。

4. 其余5对（第4至第8）颈神经的后支　绕过各相应的椎间关节后，分为内侧支及外侧支。外侧支均为肌支，支配颈髂肋肌、颈最长肌、头最长肌及头夹肌。第4、5颈神经内侧支，经颈半棘肌与头半棘肌之间，达椎骨的棘突，穿夹肌及斜方肌，终于皮肤（有的是第5颈神经的内侧支的末梢支达皮肤）。第6、第7、第8颈神经的内侧支细小，分布于颈半棘肌、头半棘肌、多裂肌及棘间肌。

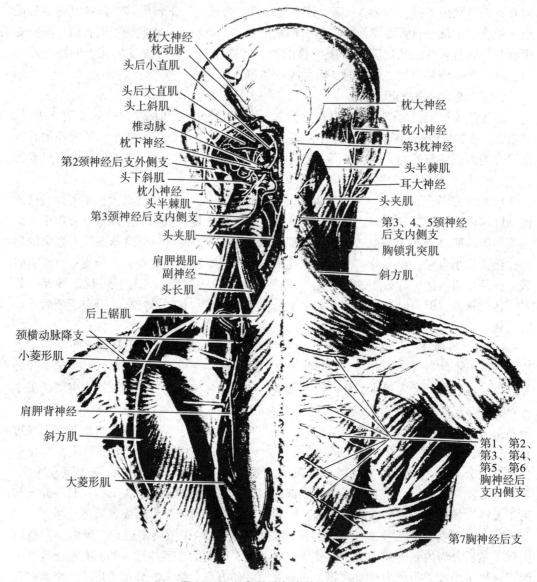

图 2-97　枕部及项部脊神经的后支

枕大神经
枕动脉
头后小直肌
头后大直肌
头上斜肌
椎动脉
枕下神经
第2颈神经后支外侧支
头下斜肌
枕小神经
头半棘肌
第3颈神经后支内侧支
头夹肌
肩胛提肌
副神经
头长肌
后上锯肌
颈横动脉降支
小菱形肌
肩胛背神经
斜方肌
大菱形肌

枕大神经
枕小神经
第3枕神经
头半棘肌
耳大神经
头夹肌
第3、4、5颈神经
后支内侧支
胸锁乳突肌
斜方肌

第1、第2、
第3、第4、
第5、第6
胸神经后
支内侧支

第7胸神经后支

（六）颈神经的前支

上位 4 个颈神经的前支，组成颈丛；下位 4 个颈神经前支与第 1 胸神经前支的大部分组成臂丛。

1. 颈丛（cervical plexus）　由第 1 至第 4 颈神经的前支组成。此 4 支相互连接形成 3 个神经袢，并发出多数分支（图 2-98）。颈丛位于肩胛提肌与中斜角肌前面，被胸锁乳突肌遮盖。

（1）第 1 颈神经的前支：在寰椎后弓的椎动脉沟内，于椎动脉的下侧向外行。与后支分开后，前支先在椎动脉内侧，绕寰椎侧块的外侧向前进，然后在寰椎的横突前侧

颈肩腰腿痛应用解剖学

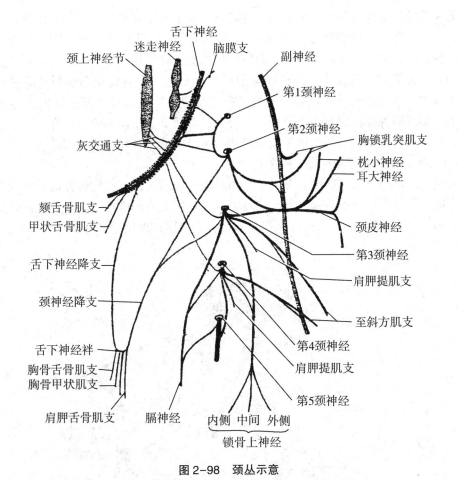

图 2-98 颈丛示意

下降。第 1 颈神经的前支比后支细小。前支与第 2 颈神经前支的升支，在颈内静脉的后侧，相互结合，形成颈丛的第 1 袢。其分支有：①至头外侧直肌、头长肌及头前直肌的肌支。②有交通支与迷走神经的下神经节及颈上神经节相连接。③并发 2 支至舌下神经。第 1 颈神经前支的大部分纤维，经交通支至舌下神经；小部分纤维加入颈丛。合于舌下神经的纤维，有时进入舌下神经鞘内，分布于颏舌骨肌及甲状舌骨肌。有一些则离开舌下神经下降，形成舌下神经降支；此支与自第 2、3 颈神经前支来的颈神经降支结合，形成舌下神经袢。

（2）第 2 颈神经的前支：于 C_1、C_2 椎弓之间分出，绕枢椎的上关节突，经 C_1、C_2 横突之间，在 C_1 横突间后肌的前面，由椎动脉的后面，转到该动脉外侧，经行于头长肌及肩胛提肌之间，此支分为升、降 2 支：升支与第 1 颈神经结合成袢；降支与第 3 颈神经的升支结合，形成颈丛的第 2 袢。自此袢发出枕小神经；并发出至胸锁乳突肌的小支，此支在肌内与副神经相结合；又发分支，分别参与舌下神经袢、颈横神经及耳大神经的形成。

（3）第 3 颈神经的前支：经椎动脉的后侧，于中斜角肌及头长肌之间穿出。于此第 3 颈神经除与第 2 颈神经结合成袢，并与第 4 颈神经的前支结合，形成颈丛的第 3

祥。第3颈神经前支的纤维，分出颈神经降支，构成舌下神经祥；一部分纤维加入耳大神经；另一部分加入颈横神经；也有分支加入膈神经及锁骨上神经。其肌支至中斜角肌、肩胛提肌、头长肌及斜方肌。至斜方肌的肌支，在该肌的下侧与副神经相结合。

（4）第4颈神经的前支：经椎动脉的后侧，出现于中斜角肌与前斜角肌之间。除与第3颈神经形成祥外，亦与第5颈神经前支结合成祥。由第4颈神经前支分出的纤维，主要形成膈神经；并有一支至肩胛上神经，其肌支至中斜角肌、肩胛提肌、颈长肌及斜方肌。到斜方肌的支，与第3颈神经和副神经的分支，在该肌的深侧相结合。

2. 颈丛的分支　可分为浅、深2组。

●浅支组：各支都在胸锁乳突肌后缘中点处，所谓神经点，向各方散开，浅支又分为升、横、降3支。升支为枕小神经和耳大神经，横支为颈横神经，降支为锁骨上神经（图2-99）。枕小神经、耳大神经起行及分布已于前述，现仅述另外2支：

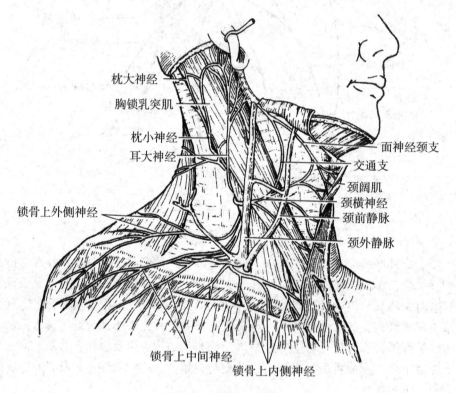

图2-99　颈丛的分支

（1）颈横神经（transverse nerve of neck）：由第2、第3颈神经前支组成。约在胸锁乳突肌的后缘中点，自该肌深侧绕后缘穿出，沿其表面横向内侧，经颈外静脉的深侧，达该肌的前缘。穿出颈深筋膜后，被覆于颈阔肌的深侧，分支成扇形分散。其上部的分支，与面神经的颈支连接成祥。另一部分分支穿过颈阔肌，分布于颈前部的皮肤。

（2）锁骨上神经（supraclavicular nerves）：起于第3、第4颈神经。在起始部，常与至斜方肌的肌支先结合，后又分开。在胸锁乳突肌后缘中点处，自该肌深侧，向后下方穿出，通行于颈阔肌及颈深筋膜的深面，达锁骨附近，穿出深筋膜及颈阔肌，而成皮神经。可分为内、中、外 3 组分支。

1）锁骨上内侧神经（medial supraclavicular nerves）：较细小，斜越颈外静脉及胸锁乳突肌的锁骨和胸骨起始部的表面。分布于胸骨柄上部的皮肤及胸锁关节。

2）锁骨上中间神经（intermediate supraclavicular nerves）：较大，跨过锁骨前面，分布于遮盖胸大肌及三角肌上 2/3 的皮肤和肩锁关节。并与上位肋间神经的皮支有交通。

3）锁骨上外侧神经（lateral supraclavicular nerves）：斜过斜方肌外面及肩峰，分布于肩后部和上部皮肤。

● 深支组：为肌支及其他神经的交通支，这些分支长短不一，可分为向后外侧行的外侧组和向前内侧行的内侧组。

（1）内侧组：分交通支与肌支 2 种。

交通支：包括自第 1、第 2 颈神经到舌下神经、迷走神经的交通支和自第 1、第 2、第 3、第 4 颈神经与颈上神经节的灰交通支。

肌支：有以下 3 类。

1）第 2、第 3 颈神经所形成的颈神经降支，与舌下神经降支形成袢，自此袢上发支分布于舌骨下肌群（甲状舌骨肌除外）。

2）至头外侧直肌的肌支（第 1 颈神经）自该肌内面进入；至头前直肌的肌支（第 1、2 颈神经）在颈椎横突前面，自颈丛第 1 袢的上部发出；至头长肌的肌支自上位 3 个颈神经，可能也自第 4 颈神经，分别发支至该肌；至颈长肌的肌支自第 2~4 颈神经（也可能自第 5、第 6 颈神经）各发出分支至该肌。

3）膈神经（phrenic nerve）主要起自第 4 颈神经，也常接受第 3 及第 5 颈神经的小支。其中含有大量运动纤维，有少量感觉纤维；并与交感神经节间有交通支。因此膈神经内亦有无髓的交感性纤维加入。此种无髓纤维可来自同侧的星状神经节及第 2 胸神经节；在腹部也可能有腹腔神经节的纤维参加。但来自迷走神经的交通支则极少。第 5 颈神经的纤维，有时经锁骨下肌神经而来，此神经有时可能下降到胸腔内，才与膈神经连接。

膈神经在颈部不发任何分支。其自前斜角肌上部外缘，沿该肌的前面，于椎前筋膜的深侧，以近似垂直的方向下降。在颈根部被胸锁乳突肌及颈内静脉遮盖，并有肩胛舌骨肌的中间腱、颈横动脉及肩胛上动脉横过其表面。左膈神经的前面，还有胸导管经过。膈神经的前内侧与迷走神经及颈部交感干相邻接。膈神经继续下降，经锁骨下动脉、静脉之间，自胸廓内动脉的外侧，斜至其内侧（可在该动脉的前侧或后侧经过），进入胸腔。在颈部膈神经的主要标志是直接贴在前斜角肌的前表面。

膈神经是混合神经，支配膈肌的运动及纵隔胸膜及膈上、下、中央部的胸膜和腹膜的感觉。由于右膈神经的感觉纤维尚分布到肝和胆囊邻近的腹膜。故胆囊炎或肝部刺激腹膜所产生的冲动，可随右膈神经传入中枢，因与第 3~5 颈神经皮支分布的右肩部节段一致，故可引起右肩部的牵涉性痛。左膈神经司心包及膈中央部邻近的感觉，故膈中央及心脏有关刺激，可引起左肩部的牵涉性痛。

有时在膈神经的邻近有副膈神经（accessory phrenic nerve），出现率为 22.5%，是膈神经由第4颈神经来的根纤维以外的一些副根，下行一段后，多在锁骨下静脉附近加入膈神经。

（2）外侧组：

1）交通支：其与副神经的交通支起于第2颈神经的分支，行抵胸锁乳突肌时，与副神经结合；其起于第3、第4颈神经的分支，经胸锁乳突肌的深侧，在副神经的下侧，向外下方行，经枕三角，至斜方肌深侧，与副神经结合，形成斜方肌下丛。

2）肌支：至胸锁乳突肌的肌支，起自第2颈神经。至斜方肌、肩胛提肌的肌支，起于第3、第4颈神经。至中、后斜角肌的肌支，起于第3或第4颈神经，或此2条颈神经均发支至该肌。

3. 臂丛（图2-100）　由下位4个颈神经（第5~8颈神经）的前支与第1胸神经前支的大部分所组成。偶尔也有第4颈神经和第2胸神经分支参加。臂丛的5个神经根，从椎间孔穿出后，经过由颈椎横突前、后结节形成的沟槽，行经椎动脉后侧及前、后横突间肌之间向外侧行，再于前、中斜角肌间的斜角肌间隙穿出。在此第5、第6颈神经于中斜角肌侧缘处合成上干；第7颈神经单独成中干；第8颈神经与第1胸神经，于前斜角肌后侧合成下干。此3干向外下方在锁骨后侧经过，各干又分为前、后两股，3干共分成6股。上干与中干的前股合成1束，叫外侧束，位于腋动脉的外侧。上、中、下3干的后股合成1束，叫后束，此束位于腋动脉的上侧。而下干的前股独自成为1束，叫内侧束，此束先在腋动脉后侧，然后转到它的内侧。

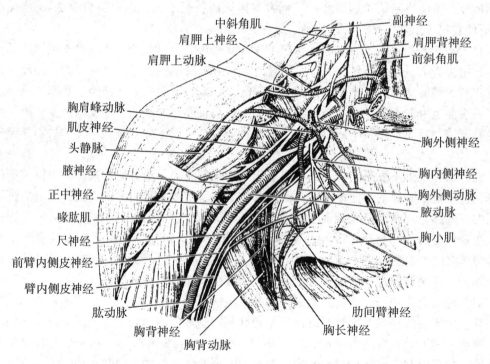

图2-100　臂丛及其分支

臂丛自斜角肌间隙穿出时，锁骨下动脉位于丛的前侧；至颈后三角的颈根部，其表面被颈阔肌、锁骨上神经及颈深筋膜遮盖；此外，还有颈外静脉的下部、锁骨下神经、颈横静脉、肩胛上静脉、肩胛舌骨肌下腹及颈横动脉，均在丛的前面越过。当臂丛经腋窝入口，进入腋窝，在锁骨及锁骨下肌的后侧时，有肩胛上动脉横过丛的前面。入腋窝后，3 束包围腋动脉，在胸小肌下缘，3 束分出终末支进入上肢。

臂丛在锁骨中点上方较为集中，位置较浅，临床上常在此处进行臂丛阻滞麻醉，穿刺时不应刺到锁骨内侧 1/3 段上方，以避免胸膜顶损伤引起气胸。

臂丛的分支，可分为锁骨上部及锁骨下部，锁骨下部分支详见上肢及胸部神经。

臂丛锁骨上部的分支：

(1) 臂丛根部与交感神经节的交通支：第 5、第 6 颈神经的前支，均接受自颈中神经节来的灰交通支；第 7、第 8 颈神经前支，接受自颈下神经节来的灰交通支。

(2) 与膈神经的交通支：一般在前斜角肌的外侧缘，起于第 5 颈神经，第 6 颈神经的纤维也可能参加此交通支。尚有自锁骨下神经发支，在胸廓上口处加入膈神经。此交通支有时可完全阙如。通常所说副膈神经（膈神经的副根纤维），即指此种支而言。

(3) 肌支：在锁骨以上起始的，可分前、后两组。

1) 前组：

至前斜角肌及颈长肌的肌支：起于第 5、第 6、第 7、第 8 颈神经，在颈神经刚出椎间孔时发出。

锁骨下肌神经（subclavian nerve）：是一细支，起于臂丛上干的前侧，由第 4、第 5、第 6 颈神经的纤维组成（以第 5 颈神经为主，可能有第 4 或第 6 颈神经的纤维参加）。此神经下降，经臂丛下部及锁骨下动脉第 3 段的前侧，至锁骨下肌。此神经经常发支与膈神经相连，成为副膈神经。

2) 后组：

至中斜角肌及后斜角肌的肌支：来自第 5、第 6、第 7、第 8 颈神经，在颈神经刚出椎间孔时发出。

肩胛背神经（dorsal scapular nerve）：主要来自第 5 颈神经，但常接受第 4 颈神经的小支。在颈神经刚出椎间孔时发出，向后下方越过中斜角肌表面（或穿过该肌）与副神经平行，至肩胛提肌前缘，经该肌（或穿过）和菱形肌的深侧，沿肩胛骨内侧缘下降，至肩胛提肌的下角，分布于肩胛提肌及大、小菱形肌。

胸长神经（long thoracic nerve）：起于第 5、第 6、第 7 颈神经，当这些神经刚出椎间孔时发出。其中自第 5、第 6 颈神经来的纤维，穿中斜角肌，即合为 1 束；而第 7 颈神经的纤维（有时缺此纤维）经中斜角肌前面，到前斜角肌上部，与第 5、第 6 颈神经来的纤维合为 1 干。此干下降，经臂丛及腋动脉第 1 段的后面入腋窝。沿前锯肌的腋窝面下降，最后分为小支，分布于前锯肌各肌齿。支配前锯肌的神经，大致可分为上、中、下三部：上部为第 5 颈神经的纤维；中部为第 5、第 6（或只有第 6）颈神经的纤维；下部为第 6、第 7（或只有第 7）颈神经的纤维。

胸长神经的颈后三角部分，常因肩部担负过重的压力或颈部受重击而被损伤，发生前锯肌瘫痪。前锯肌正常时使肩胛骨向前固定于胸壁，上肢高举过头时，协助旋转肩胛骨。前锯肌瘫痪时，使患者上肢推向前方抵抗阻力，则患侧肩胛骨内缘向背侧突起变成

"翼状"，尤其下 2/3 更为明显，患侧上肢不能高举越过头顶。

肩胛上神经（suprascapular nerve）：详见上肢神经。

（七）颈部交感神经系统

颈部交感神经属内脏（自主）神经系统的一部分。内脏神经系统与躯体神经系统在形态及功能上有如下不同点：①躯体传入纤维感受体表、骨、关节及肌肉传来的刺激，调节机体运动及机体与外界环境的相对平衡；而内脏传入纤维则感受身体内部脏器传来的冲动，调节机体的内在环境。②躯体运动神经支配骨骼肌，使其发生迅速适宜的运动；而内脏运动神经纤维则支配内脏、心血管、平滑肌和腺体，在正常情况下，进行相对平衡且有节律性的内脏活动，以调节机体的新陈代谢，在环境发生急剧变化时，则促使机体发生一系列的内脏应激活动。③躯体神经传出纤维较均匀地起于脑干及脊髓的全长，在周围保持明显的分节性；内脏神经的周围传出纤维仅由中枢神经系统的几个部分发出，即中脑、脑桥、延髓、脊髓第 1 胸节至第 3 腰节及脊髓第 2~4 骶节，从脊髓发出者，区分为胸腰部及骶部，但缺乏明显的分节性。④在与效应器的联络方式上，躯体神经传出神经元的细胞体位于脊髓的前角内，其轴突经前根走出，直达骨骼肌；内脏神经的传出神经纤维并不直达效应器，而是在内脏运动神经节内交换神经元，再由节内神经元发出纤维到达效应器。因此，内脏运动神经的全部径路分为节前与节后两部分。神经节分为脊柱两侧的椎旁神经节、脊柱前方的椎前神经节及内脏壁内神经节。节后神经元的数目较多，一个节前神经元可以和多个节后神经元构成突触（图 2-101、图 2-102）。⑤内脏运动神经节后纤维的分布形式和躯体神经亦有不同。躯体神经以神经干的形式分布，而内脏运动神经节后纤维常攀附脏器或血管形成神经丛，由丛再分支至效应器。⑥躯体运动神经纤维一般是比较粗的有髓纤维，而内脏运动神经纤维则是薄髓（节前纤维）和无髓（节后纤维）的细纤维。⑦躯体运动神经纤维对效应器的支配，一般都受意志的控制；而内脏运动神经对效应器的支配则在一定程度上不受意志的控制。⑧躯体运动神经只有一种纤维成分，内脏运动神经则有交感和副交感神经的双重支配。

交感神经与副交感神经在来源、形态结构、分布范围和功能上存在下列不同点：①分布范围不同。交感神经几乎分布于全身各部，而副交感神经分布则比较局限，一般认为大部分血管、汗腺、竖毛肌、肾上腺髓质均无副交感神经支配。②低级中枢的部位及周围部神经节的位置不同。交感神经的节前神经元起自 脊髓第 1 胸节至第 3 腰节灰质侧柱的中间带外侧核内，交感神经节位于脊柱两旁（椎旁节）和脊柱前方（椎前节）；副交感神经的节前神经元起自中脑、脑桥、延髓及脊髓第 2~4 骶节脊髓节，副交感神经节位于所支配的器官附近（器官旁节）或器官壁内（器官内节）（图 2-103）。因此副交感神经节前纤维比交感神经长，而其节后纤维则较短。③节前神经元与节后神经元的比例不同。一个交感节前神经元的轴突可与许多节后神经元组成突触。而一个副交感节前神经元的轴突则与较少的节后神经元组成突触。所以交感神经的作用范围较广泛，而副交感神经则较局限。④对同一器官的作用不同。交感神经与副交感神经对同一器官的作用既是互相拮抗又是互相统一的（表 2-5）。当机体运动加强时，交感神经的活动加强，而副交感神经的活动则减弱，于是出现心率加快、血压升高、支气管扩张、瞳孔开大、消化活动受抑制等现象，此时机体的代谢加强，能量消耗加快，以适应环境的剧

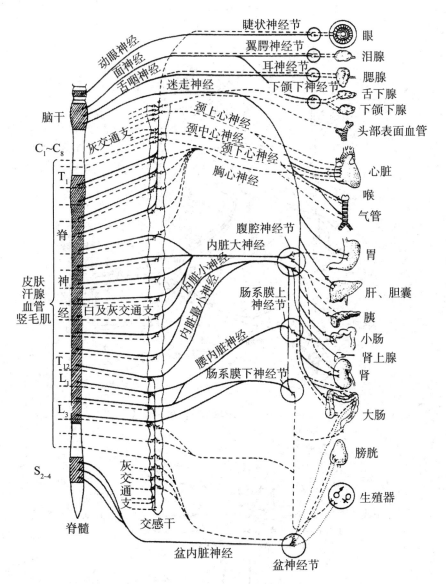

图 2-101　内脏运动神经概况

——节前纤维　……节后纤维

烈变化。而当机体处于安静或睡眠状态时，副交感神经的活动转而加强，而交感神经却受到抑制，因而出现心率减慢、血压下降、支气管收缩、瞳孔缩小、消化活动增强等现象。这有利于体力的恢复和能量的储存。⑤效应器对交感神经传导冲动发生反应的间隔期为几秒至 1 分钟，作用时间可维持几秒至几分钟；而对副交感神经的反应间隔期仅为百分之几秒至千分之几秒，作用维持时间也很短。⑥交感神经和副交感神经节前纤维的神经末梢释放的神经递质为乙酰胆碱；大部分交感神经节后纤维的神经末梢释放交感素（即去甲肾上腺素及少许肾上腺素）；副交感神经节后纤维及小部分交感神经节后纤维（支配汗腺及骨骼肌）的神经末梢也释放乙酰胆碱。

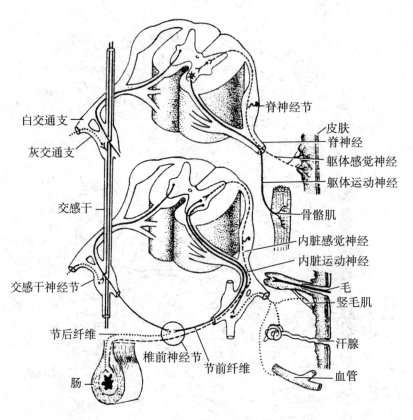

白交通支

灰交通支

交感干

交感干神经节

节后纤维

椎前神经节

节前纤维

肠

脊神经节

皮肤

脊神经

躯体感觉神经

躯体运动神经

骨骼肌

内脏感觉神经

内脏运动神经

毛

竖毛肌

汗腺

血管

图 2-102　交感神经纤维走行模式

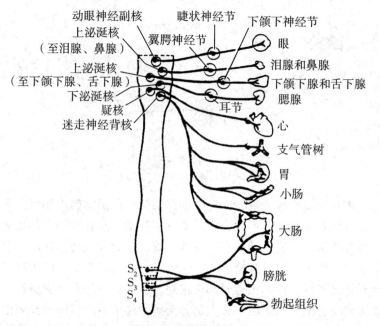

动眼神经副核

上泌涎核
（至泪腺、鼻腺）

翼腭神经节

睫状神经节

下颌下神经节

上泌涎核
（至下颌下腺、舌下腺）

下泌涎核

疑核

迷走神经背核

耳节

眼

泪腺和鼻腺

下颌下腺和舌下腺

腮腺

心

支气管树

胃

小肠

大肠

S_2
S_3
S_4

膀胱

勃起组织

图 2-103　副交感神经系

表 2-5　交感神经与副交感神经的功能对比

分布	交感神经	副交感神经
	心跳加快、加强	心跳减慢
脉管系统	冠状血管舒张	冠状血管收缩
	腹部内脏和皮肤血管收缩	消化腺血管扩张
呼吸系统	支气管平滑肌扩张	支气管平滑肌收缩
	胃肠道蠕动减弱	胃肠道蠕动增强
消化系统	消化腺分泌少量黏稠消化液	消化道分泌多而稀的消化液
	胆囊舒张	胆囊收缩
	肛门内括约肌收缩	肛门内括约肌舒张
泌尿系统	尿道内括约肌收缩、血管收缩	膀胱逼尿肌收缩，尿道内括约肌舒张、排尿
眼	瞳孔开大	瞳孔缩小
汗腺、竖毛肌	汗腺分泌，竖毛	
内分泌腺	促进肾上腺素分泌	促进胰液分泌
代谢	促进异化作用	促进同化作用

　　一般认为，颈髓不直接发出交感神经纤维，颈部交感神经纤维的节前纤维来自第 1 ~2 胸髓节灰质的外侧中间柱，但 Laruelle 发现在第 4~8 颈髓节灰质前角基底的外侧中间柱也存在交感神经细胞，其节前纤维随第 5 颈髓节至第 1 胸髓节的躯体运动纤维传出。节前纤维经脊神经前支发出的白交通支上行至颈部交感神经节。灰交通支或节后纤维再从交感神经节至颈神经前支，沿其分支分布。并有交通支直接或间接与大部脑神经相连接。至上肢、下胸部、头颈部皮肤的汗腺、瞳孔括约肌、眼睑平滑肌；咽、心脏及头、颈、上肢的血管等。这些节后纤维走行至动脉、静脉的外膜，形成血管周围丛，由丛再发出分支，分布于血管的外膜，或者在外膜与中间层之间，小纤维进入肌层并控制肌层，其他神经纤维有的分布于肌层或内膜交界处，但都不终止于内膜。节后纤维还在脊神经脊膜支返回椎间孔前加入其内。脊膜支或称返神经，为窦椎神经的一个组成部分，窦椎神经分布硬脊膜、椎体后骨膜、椎间盘纤维环浅层、后纵韧带及硬膜外间隙内的血管和疏松结缔组织。颈部的交感干神经节有 3 个，即颈上神经节、颈中神经节及颈下神经节（图 2-104、图 2-105）。这 3 个神经节以节间支相互连接；节间支一般为 1 支，但有时颈上与颈中神经节之间的节间支为 2 支，颈中与颈下之间节间支为多支。颈交感干神经位于颈长肌的浅面、椎体的两旁和椎前筋膜的深侧。

　　1. 颈上神经节（superior cervical ganglion）　为 3 个颈神经节中最大的 1 个，长25~45mm。多呈梭形或长扁平形，当节间支为双支时，则颈上神经节下端为双角形。该神经节位于 C_2、C_3 或 C_4 横突的前方。在该神经节的后侧为颈长肌及其筋膜，神经节上端的后侧还有静脉丛及舌下神经。在神经节的前侧被覆以椎前筋膜，筋膜之前有颈内动脉、颈内静脉、迷走神经、舌咽神经及副神经。一般认为，这个神经节由 3 个或 4 个神

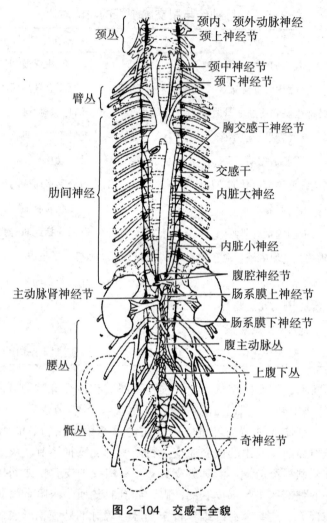

颈丛 { 颈内、颈外动脉神经
颈上神经节
颈中神经节
颈下神经节
臂丛 {
胸交感干神经节
交感干
肋间神经 { 内脏大神经
内脏小神经
腹腔神经节
主动脉肾神经节 肠系膜上神经节
肠系膜下神经节
腹主动脉丛
腰丛 { 上腹下丛
骶丛 奇神经节

图 2-104 交感干全貌

经节合并而成，有时显有狭窄之处。有时该神经节可分成 2 个。它的节前纤维，自脊髓胸节发出后，大多数经最上的胸神经及其白交通支或混合交通支，于交感干内上升抵此节。绝大部分节前纤维在节内换元，而很小部分节前纤维，到颈内动脉丛内的细小神经节换元。自颈上神经节发出的神经及丛有下列几种：

（1）颈内动脉神经（internal carotid nerve）：起于颈上神经节的上端，是此神经节的最大分支，为交感干向上的直接延续，并含有颈上神经节的节后纤维。该神经沿颈内动脉后侧上升，起始常为单支，入颞骨的颈动脉管后，分为内、外两支，沿颈内动脉的内、外两侧上升（颈内动脉神经常在入颈动脉管前分叉，有时也在管内分叉），外侧支为两支中较大的一支，发细支至颈内动脉，并形成颈内动脉丛的外侧部；内侧支也发细支至颈内动脉，形成颈内动脉丛的内侧部。再继续上升，形成海绵丛。

1）颈内动脉丛（internal carotid plexus）：颈内动脉神经的分支，在颈动脉管内包围颈内动脉成丛。丛内常有神经细胞，在颈内动脉的下侧成小神经节样的膨大，称为颈动脉神经节，颈内动脉丛的外侧部可与三叉神经的三叉神经节、翼腭神经节、展神经及

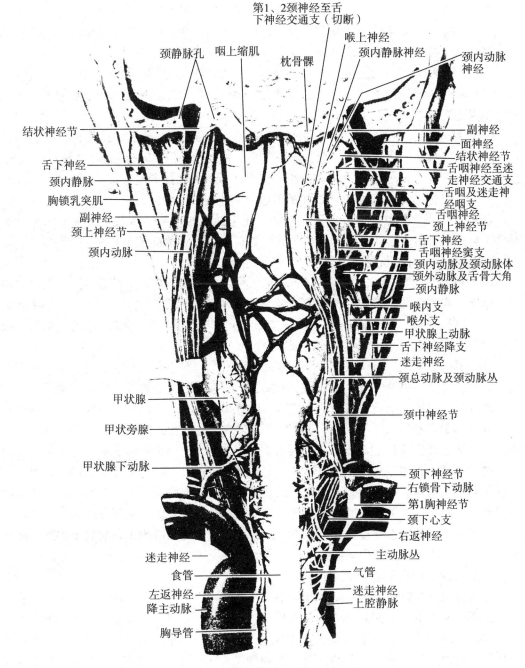

第1、2颈神经至舌
下神经交通支（切断）

喉上神经

颈内静脉神经

颈内动脉
神经

颈静脉孔　　咽上缩肌　　枕骨髁

结状神经节

舌下神经

颈内静脉

胸锁乳突肌

副神经

颈上神经节

颈内动脉

副神经

面神经

结状神经节

舌咽神经至迷
走神经交通支

舌咽及迷走神
经咽支

舌咽神经

颈上神经节

舌下神经

舌咽神经窦支

颈内动脉及颈动脉体

颈外动脉及舌骨大角

颈内静脉

喉内支

喉外支

甲状腺上动脉

舌下神经降支

迷走神经

颈总动脉及颈动脉丛

甲状腺

甲状旁腺

颈中神经节

甲状腺下动脉

颈下神经节

右锁骨下动脉

第1胸神经节

颈下心支

右返神经

主动脉丛

迷走神经

食管

左返神经

降主动脉

胸导管

气管

迷走神经

上腔静脉

图 2-105　咽后侧及邻接的神经和血管

舌咽神经的鼓室神经之间有交通。丛的分支分布于颈内动脉壁。

　　海绵丛（cavernous plexus）：位于颈内动脉的内下侧，蝶鞍外侧的海绵窦内，主要由颈内动脉丛的内侧部形成，可与动眼神经、滑车神经、三叉神经的眼神经、展神经及睫状神经节发生交通。丛的分支分布于颈内动脉壁。也发小支沿颈内动脉的分支至垂

第二章　颈部

体。

海绵丛的终末支随大脑前动脉、大脑中动脉、脉络膜动脉及眼动脉成为这些动脉的神经丛，并随这些血管的分支分布。如大脑前及中动脉丛，可分布至软脑膜；眼动脉丛则随眼动脉入眶内，亦随眼动脉的分支而分布。

（2）颈静脉神经（jugular nerve）：起于颈上神经节的上端，或起于颈内动脉神经。有的纤维分布于颈静脉上球及分布于后颅窝的脑膜，但大部分纤维连结于舌咽神经的下神经节及迷走神经的上、下神经节。

（3）颈外动脉神经（external carotid nerve）：自颈上神经节的前面发出，至颈外动脉。颈外动脉神经的分支相互吻合，形成细小的神经丛，包绕颈外动脉。此丛与颈总动脉丛相互连续，并发出伴随颈外动脉各分支的丛，如甲状腺上丛（superior thyroid plexus）、舌丛（lingual plexus）等。这些丛可以与其他神经发生交通。

（4）交通支：颈上神经节与舌下神经、迷走神经的上神经节及下神经节以及舌咽神经下神经节都有交通。与椎动脉丛，有时与膈神经及降颈神经也有交通。与第1、第2、第3颈神经，有时与第4颈神经间有灰交通支。

（5）喉咽支（laryngopharyngeal branches）：有4~5支，自颈上神经节发出向前内侧行至咽壁，在咽中缩肌表面，与迷走神经及舌咽神经的咽支形成咽丛（pharyngeal plexus）。此丛向下连于食管丛。自咽丛发分支随喉上神经及其外支（喉外神经）至喉；此外，发分支分布于咽壁。自喉咽支发细支至颈动脉小球。

（6）颈上心神经（superior cervical cardiac nerve）：起于颈上神经节的下部，并常接受1条来自颈上、中神经节之间节间支的细支。但有时颈上心神经可完全起始于节间支上。此神经发出后，于颈长肌的前面，沿颈血管鞘后方下降，经过甲状腺下动脉的前侧或后侧（多数在动脉前侧），继而与喉返神经交叉，在后者的前侧经行。在颈部，颈上心神经与迷走神经的颈上心支、喉下神经、喉上神经外支和颈中心神经相交通。再向下，左、右颈上心神经的行程各异：右颈上心神经于锁骨下动脉前侧或后侧入胸腔，沿头臂干向下至主动脉弓的后侧，在此加入心深丛；左颈上心神经进入胸腔，沿左颈总动脉的前侧下降，经过主动脉弓及迷走神经前侧，加入心浅丛。

一般认为，颈上心神经只含有传出纤维，它的节前传出纤维来自脊髓上胸节。此神经内没有来自心脏的任何痛觉纤维。

（7）节间支：向下连于颈中神经节。

（8）发细支至脊柱上部的韧带及骨骼。

2. 颈中神经节（middle cervical ganglion）　此神经节位于 C_6 高处，细小，形状不定（三角形、梭形或星形）；有20%~25%不能清楚辨认，也可能是被这区域的几个小神经节所代替。此神经节可视为由第5、第6颈神经节合并而成。颈中神经节亦位于颈长肌前，在甲状腺下动脉的前侧或其稍上方，有时可能接近颈下神经节。它与颈下神经节之间的节间支，单支者很少，常为双支或多支，均自颈中神经节下部发出。它的前内侧支形成一袢包绕锁骨下动脉第一段，为锁骨下袢（ansa subclavia），此袢紧贴着胸膜顶上的胸膜上膜。它的后外侧支，在到达颈下神经节之前，常分裂成小支包绕椎动脉。在这种分散的节间支内常存有小的神经节，称为椎动脉神经节（vertebral ganglion）。

椎动脉神经节，被认为是颈中神经节的下端分离部分，或为颈下神经节的上端分离部分。但因其经常存在，所以有人认为在颈交感干上，正常应包括4个神经节，称此节为颈中间神经节。据相关资料，我国有2/3的人有颈中间神经节存在。

自颈中神经节发出的分支如下：

（1）自颈中神经节发出多数细支，包围颈总动脉，构成颈总动脉丛（common carotid plexus）。

（2）至第4、第5、第6颈神经的灰交通支。

（3）至甲状腺下动脉的细支，与颈上心神经、颈中心神经及颈下神经节来的分支结合，形成甲状腺下丛。自此丛发支至甲状腺；并与颈上心神经、喉上神经外支及喉返神经相交通。

（4）节间支：向上连接颈上神经节者为单支，向下连接颈下神经节者有2支或2支以上。

（5）颈中心神经（middle cervical cardiac nerve）：为交感神经心支中最大的1支，可以发自颈中神经或颈中及颈下神经节的节间支上。也有小支来自椎动脉神经节。右颈中心神经在右颈总动脉后侧下降，在颈根部可能在锁骨下动脉的前侧或后侧经过，继而沿气管下降，接受来自喉返神经的小支，连接心深丛的右侧。

在颈部除与喉返神经有交通支外，尚与颈上心及颈下心神经间有交通支。左颈中心神经，在左颈总动脉与左锁骨下动脉之间入胸腔，连于心深丛的左侧。

（6）自颈中神经节也有小支至气管及食管。

3. 颈下神经节（inferior cervical ganglion）　位于 C_7 横突与第1肋骨颈之间，在椎动脉起点及其伴行静脉之后，第8颈神经的前面。此神经节的形态不规则，较颈中神经节为大，可视为由第7、第8颈神经节合并而成。有75%~80%的人，颈下神经节与第1胸神经节（或有第2胸神经节）合并而成星状神经节（stellate ganglion），即颈胸神经节（cervicothoracic ganglion）。

星状神经节形态不规则，可出现中间缩窄。它有许多放射状的分支，并因此得名。长1.5~2.5cm，宽0.5~0.75cm。

星状神经节位于 C_7 横突及第1肋骨颈的高处，在第8颈神经前支的前侧，颈长肌的外侧缘上。肋间最上动脉在星状神经节的外侧经过。在肋间最上动脉的外侧为第1胸神经向外上方伸展，连于臂丛。锁骨下动脉的第一段及椎动脉的起始部在星状神经节的前侧，但锁骨下动脉不与该神经节直接接触，椎动脉及椎静脉紧靠着神经节的上端。可能有一小的副椎静脉，从围绕椎动脉的静脉丛中下降，经神经节的前侧，继而进入头臂静脉。肺尖在神经节的前侧，被胸膜顶及胸膜上膜分隔。有一片薄弱的腱膜自斜角肌附着于椎骨处向下伸展，附着于胸膜上膜，几乎完全被盖了星状神经节。此外，肋颈干、胸廓内动脉、甲状腺下动脉、颈总动脉、颈内静脉、头臂静脉、迷走神经、膈神经、右淋巴导管或胸导管等结构，也都在星状神经节的前侧附近。

星状神经节接受一支或更多的白交通支，来自第1胸神经，有时还有第2胸神经。发出的灰交通支至第8颈神经及第1胸神经，有时可至第7颈神经及第2胸神经，至第6颈神经者较为少见。至每条脊神经的灰交通支数目有不同，可在1~6支之间。这些灰交通支内含有至臂丛的传出及传入交感纤维，它们随臂丛而分布于血管、汗腺、竖毛肌、骨、关节等。

星状神经节或锁骨下袢常与膈神经有交通。与迷走神经或喉返神经也常有支相连。临床上常行星状神经节阻滞，使许多自主神经失调性疾病得到纠正。

自颈下神经节发出以下的分支：

（1）至第6、第7、第8颈神经的灰交通支。

（2）至椎动脉的神经：在椎动脉的后侧上升，至 C_6 横突孔，参与形成椎动脉丛（vertebral plexus）。另外，自椎动脉神经节来的一支，在椎动脉前侧，也参与形成椎动脉丛。自此丛分支（深交通支）至上5~6个颈脊神经的前支。椎动脉丛沿椎动脉上升达颅内，并沿基底动脉和它的分支走行，远及大脑后动脉，与来自颈内动脉的交感丛相结合。

（3）多数细支至锁骨下动脉，构成锁骨下动脉丛（subclavian plexus），也可能有小支来自锁骨下袢。包绕锁骨下动脉的丛，其延伸不超过腋动脉的第1段。在此段以下的上肢血管，接受该血管邻近神经分支来的交感纤维。

（4）节间支：连于第1胸神经节。

（5）颈下心神经（inferior cervical cardiac nerve）：可能自颈下神经节发出，或自第1胸神经节发出，或自此2节（或星状神经节）各发细支共同合成。也有来自锁骨下袢的小支。颈下心神经常为数小支，单支很少。各小支可单独下行，或进入心丛之前，相互合并。在锁骨下动脉之后，沿气管前侧下降，加入心深丛。此神经在锁骨下动脉后侧时，与喉返神经及颈中心神经之间有交通支。左侧的颈下心神经常与左颈中心神经共干，至心深丛。

由前述可见，颈上、中、下神经节均发支参与心丛的构成。心丛位于纵隔内，由交感神经节和迷走神经的心支组成，按其位置可分为浅、深两丛。心浅丛位于主动脉弓的前下方，由左侧的颈上心神经及左迷走神经颈下心支共同组成。丛内常有1~2个心神经节，为迷走心支换元的部位。浅丛的分支可与深丛、右冠状动脉丛及左肺前丛相连。心深丛位于主动脉弓后方及气管杈的前面，此丛很大，常可区分为左半部及右半部。左、右两部分的合成及分布都不同，但相互间有许多交通纤维连结在一起。右半部接受右颈上、中、下心神经，胸心神经及所有右迷走神经的心支。左半部接受左颈中、下心神经及胸心神经，左迷走神经颈上心支及胸心支。此外，心深丛也接受来自心浅丛的分支。自心深丛右半部发出的分支，大部经右肺动脉前面，小部经其后面。经右肺动脉前面者连于右肺前丛，并有部分小支至右冠状丛，此丛随右冠状动脉及其分支分布于右心房及右心室。经右肺动脉后面者，以少数小支分布于右心房，继续前行，参与左冠状丛，此丛的分支随冠状动脉的分支分布于左心房及左心室。自心深丛左半部发出的分支至左心房、左肺前丛、左冠状丛，并与心浅丛有分支相连。颈椎病时，可累及颈交感神经，出现胸闷、心慌、心律不齐甚至心绞痛等心血管症状，应与心脏病相鉴别。

颈交感神经损伤，可出现霍纳（Horner）综合征（颈交感神经麻痹）。

任何机械性紊乱对颈神经根的刺激也可累及颈交感神经，或为直接刺激，或为反射性刺激。自颈上神经节发出的灰交通支，主要至第1~3颈神经；颈中神经节包括椎节发出的灰交通支，主要至第 4、5 颈神经；颈下神经发出的则多至第 6~8 颈神经。由各节发出的灰交通支，只有至第 1、2、7、8 颈神经比较恒定，而至中间的 4 根，尤其至第 4、5 颈神经的灰交通支变化很大。神经根的刺激可沿神经节段分布引起疼痛，发生肌痉挛及缺血表现。

韧带及关节囊的炎症可引起疼痛，发生颈交感神经节后纤维反射性兴奋，如疼痛未解除，可以变为自身不断的疼痛刺激，Evans 称为反射性交感神经营养不良。节后纤维反射性刺激或下 4 个颈神经根内的节前纤维直接刺激可引起一系列症状，如视物模糊、瞳孔散大、耳鸣、头痛、手指肿胀及强直，而这些在颈神经根受刺激时是不会出现的。Barre 称这些为后颈部交感神经综合征，是由于椎动脉周围的交感丛及椎动脉受刺激所致。

第六节　颈椎病的解剖基础

颈椎病多数是因颈椎间盘退行性变而引起的一系列病理和生理改变，是中老年人的常见病和多发病。Horwitz 对 50 例尸体（平均年龄 56 岁）进行解剖，发现 76% 有不同程度退变。

颈椎病的病变主要表现为颈椎间盘退行性变，髓核水分减少，吸湿及缓冲能力下降，椎间隙变窄，纤维环及周围韧带松弛，相邻骨面接触，椎体表面应力场发生改变，应力集中，遂发生骨质增生。

上、下相邻椎体唇形增生相互融合可形成骨嵴。骨嵴不仅可突入椎管，也可突向椎间孔。

据郭世绂等研究显示：以 C_5 增生最多，其次为 C_6、C_4、C_7、C_3。当应力应变大于最优值而小于适应性上限，即可引起增生，加大承载面积。在椎骨各部位中，$C_{5~6}$ 与其他椎体相比较，特别是钩突，其有效应力处于相当高水平，容易发生骨质增生。正常钩突所处位置与椎动脉及颈神经根紧邻，如钩突增生向后外发展，可使横突孔变小，甚至压迫椎动脉。神经根后方即为上关节突，其增生也必然影响神经根的通过。

椎体上、下缘亦是骨质增生好发部位，其中后：前 = 1：2.8，上：下 = 1：1.7。与此同时还可出现椎间盘退行性变、椎间隙变窄、椎间关节紊乱、脊椎曲度异常、椎体缘或钩椎关节骨刺形成，以及椎间孔缩窄等，结果颈椎稳定性减弱，患者颈椎运动范围减少，出现神经根、脊髓刺激或受压等一系列症状。

颈椎病临床上分为下列几型：①颈型。②神经根型。③椎动脉型。④交感型。⑤脊髓型。⑥混合型。其中椎动脉型与交感型甚难分开，少数还可以为食管型，引起吞咽困难。

在颈椎部，窦椎神经从脊神经节远端数毫米处发出，立即接受交感神经节来的交通支，主干返回椎间孔，在椎管内分出上行支、下行支与横支，与相邻的上、下节段及对侧来的分支吻合，分布于纤维环外层、前纵韧带和后纵韧带、项韧带及硬脊膜等，椎间关节主要由脊神经后支的内侧支支配。颈椎病使窦椎神经末梢受到刺激，神经冲动可通过节段反射弧由后根进入脊髓，再经前角细胞与前根，反射至颈肩臂部，引起肌肉痉挛与疼痛，因此颈椎病也可引起类似肩关节周围炎的疼痛。

颈神经根的感觉根较运动根为大，位于椎间孔的上半，占据较大空间，而运动根在感觉根的前下方，位于椎间孔的下半。不同部位的唇形骨质增生引起的症状常不同，如上一椎体后下缘增生，感觉根最先受累，如下一椎体后上缘增生，则运动根受累，但相邻椎体的后缘常同时增生，因此感觉根及运动根可同时累及。运动根对缺血更为敏感，遭受压迫时，更易引起症状，$C_{6~7}$ 及 $C_{5~6}$ 最易累及，神经根可有充血、肿胀，也可出现萎缩，在硬膜囊内尚可出现扭曲。引起神经根型颈椎病的致病解剖因素有：①椎间孔狭窄。②椎间盘向后外方膨出。③钩突骨质增生。④上关节突增生，向前倾斜。

在颈椎病，脊髓可因不同原因受压，如椎管前壁的隆起软骨嵴（骨赘的前身）或骨嵴、椎弓根及椎弓板的增生以及脊髓受移位齿状韧带的牵扯，其他如蛛网膜粘连及脊髓血管血流障碍均可引起脊髓病变。在运动实验上，用电刺激颈部交感神经干或软脊膜上的交感神经丛，可引起脊髓前动脉与动脉冠交界区血管痉挛，甚至栓塞，使其所支配的脊髓组织发生变性或坏死。引起脊髓型颈椎病的致病解剖因素有：①椎管发育性狭窄。②椎间盘退变、膨出。③椎体后缘骨质增生，形成骨嵴。④后纵韧带骨化。⑤黄韧带肥厚。⑥椎体退行性滑脱。⑦脊髓血液循环障碍。

颈椎病如引起椎动脉受压，可致椎-基底动脉供血不足。主要症状为眩晕，血管性头痛，视觉障碍和上肢麻木，可伴有耳鸣、眼球震颤，还可出现一侧听力减弱，腱反射亢进。颈源性眩晕可由于椎动脉受压发生狭窄或闭塞，头颈转动或后伸更易发生；或由于交感神经受刺激而使椎动脉痉挛。颈部软组织损伤后，发生反应性水肿，病理冲动通过深部感受器，经过第1~3颈神经后根，再经脊髓小脑束及网状小脑束等传导通路向小脑及前庭神经核输送，以致引起眩晕、眼球震颤等症状，也可产生动眼神经受累，部分眼肌麻痹、复视和视物模糊。椎动脉本身如有动脉硬化、管腔狭窄，突然转头时，可使椎动脉血流更加不畅，导致脑短暂性供血不足发生猝倒。

交感型颈椎病临床上表现为交感神经兴奋或抑制，患者可出现不同交感神经反射症状，可能与参加反射的节后纤维的受累性质与数目有关。颈交感神经节发出的节后纤维随颈神经前支不仅沿椎动脉分布，还沿颈内动脉分布。受刺激后，在前额可引起多汗，在眼部可出现眼睑下垂、视物模糊、眼窝胀痛，甚至失明、瞳孔散大。沿颈外动脉分布的交感神经刺激后，可引起面部出汗过多。分布至心脏的交感神经纤维可引起心率改变。分布至后纵韧带、项韧带、椎间关节的交感神经纤维经窦椎神经可引起各种不同症状。

引起椎动脉交感型颈椎病的致病解剖因素有：①钩突增生，向外倾斜。②横突孔狭窄。③椎静脉曲张。④窦椎神经受刺激。⑤椎动脉硬化。⑥扭应力增加。

第七节 颈部常用穴位断面解剖

一、颈外侧区

本区主要有手阳明大肠经、手太阳小肠经经过。常用的穴位有扶突、缺盆、颈臂等（图1-158、图1-159）。

1. 扶突（Futu，手阳明大肠经）（图2-106）

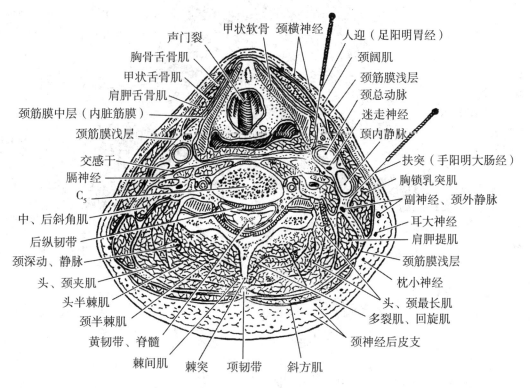

图中标注（左侧自上而下）：声门裂　甲状软骨　颈横神经　胸骨舌骨肌　甲状舌骨肌　肩胛舌骨肌　颈筋膜中层（内脏筋膜）　颈筋膜浅层　交感干　膈神经　C₅　中、后斜角肌　后纵韧带　颈深动、静脉　头、颈夹肌　头半棘肌　颈半棘肌　黄韧带、脊髓　棘间肌　棘突　项韧带　斜方肌

图中标注（右侧自上而下）：人迎（足阳明胃经）　颈阔肌　颈筋膜浅层　颈总动脉　迷走神经　颈内静脉　扶突（手阳明大肠经）　胸锁乳突肌　副神经、颈外静脉　耳大神经　肩胛提肌　颈筋膜浅层　枕小神经　头、颈最长肌　多裂肌、回旋肌　颈神经后皮支

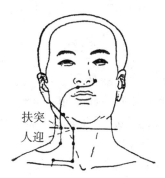

扶突
人迎

图2-106　经扶突、人迎穴水平面

（1）体表定位：在颈侧部、胸锁乳突肌胸骨头与锁骨头之间。

（2）穴位层次：①皮肤：有颈横神经分布。②皮下组织：内有颈阔肌，颈横神经、面神经的颈支。③胸锁乳突肌。④深面是颈血管鞘的后壁。

2. 缺盆（Quepen，足阳明胃经）（图2-107）

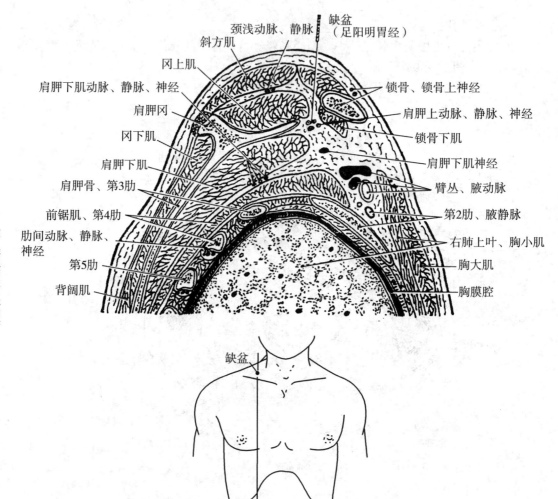

图2-107　经右缺盆穴矢状面

（1）体表定位：锁骨上窝中央，前正中线旁开4寸。

（2）穴位层次：①皮肤：有锁骨上神经分布。②皮下组织：内有上述神经和颈阔肌等结构。③斜方肌。④锁骨下肌。⑤肩胛上动脉、静脉和神经。

3. 颈臂（Jingbi，奇穴）（图2-108）

（1）体表定位：在锁骨的内1/3与外2/3交界处向上1寸，胸锁乳突肌锁骨头后缘。

（2）穴位层次：①皮肤：较薄，有来自颈丛的颈横神经及锁骨上神经内侧支分布。②皮下组织：脂肪含量因人而异，内含上述神经和由面神经颈支支配的皮肤及颈阔肌。

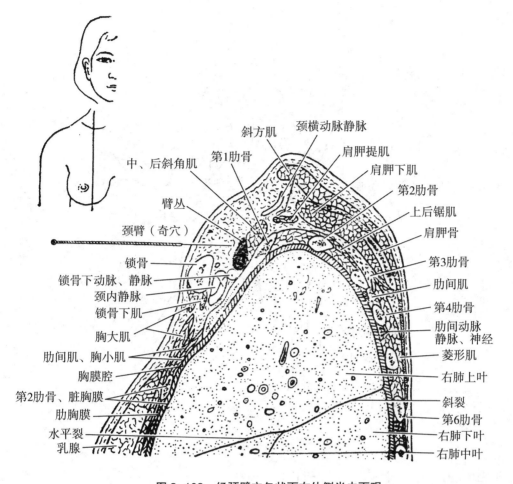

图 2-108　经颈臂穴矢状面右外侧半内面观

③锁骨上方和胸锁乳突肌的锁骨头的外侧。④臂丛神经与斜角肌间隙。⑤中斜角肌与后斜角肌。

二、项区

本区主要有督脉、足太阳膀胱经经过，常用穴位有风池、风府、哑门、天柱等（图 2-109、图 2-110、图 2-111）。

1. 风池（Fengchi，足少阳胆经）（图 2-112）

（1）体表定位：项后外侧，平风府穴，在斜方肌上端和胸锁乳突肌之间的凹陷中。

（2）穴位层次：①皮肤：较厚，有枕小神经分布。②皮下组织：较厚，由脂肪组织及纤维结缔组织构成。③斜方肌外侧。④头夹肌。⑤头半棘肌。⑥枕下三角。

2. 风府（Fengfu，督脉）（图 2-113）

（1）体表定位：后发际正中线直上 1 寸，枕外隆凸下方的凹陷中。

（2）穴位层次：①皮肤：较厚，有枕大神经和第 3 枕神经分布。②皮下组织：较厚，由疏松结缔组织构成，其中间网络大量的脂肪细胞，内有第 2、3 颈神经的皮支和皮下静脉。③项韧带。

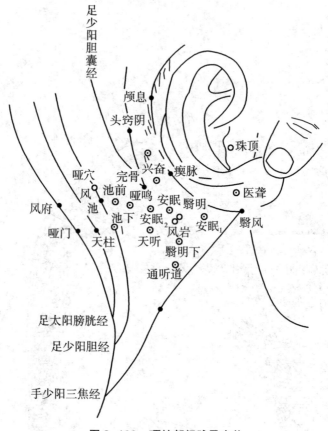

图 2-109 项枕部经脉及穴位

3. 哑门（Yamen，督脉）（图 2-113）

（1）体表定位：后正中线发际直上 0.5 寸处凹陷处。

（2）穴位层次：①皮肤：较厚，有枕大神经和第 3 枕神经分布。②皮下组织：较厚，内有上述皮神经及皮下静脉。③斜方肌。④项韧带。⑤左、右头夹肌之间。⑥左、右头半棘肌之间。

4. 天柱（Tianzhu，足太阳膀胱经）（图 2-114）

（1）体表定位：平 $C_{1,2}$ 棘突水平，项后发际内，斜方肌之外侧。

（2）穴位层次：①皮肤：有第 3 枕神经分布。②皮下组织：内有上述神经分支和皮下静脉。③斜方肌。④头夹肌。⑤头半棘肌。

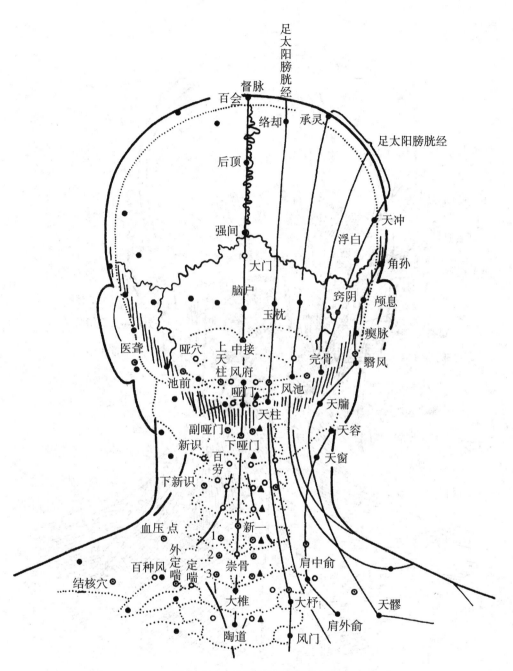

图 2-110　头颈后面经脉及穴位

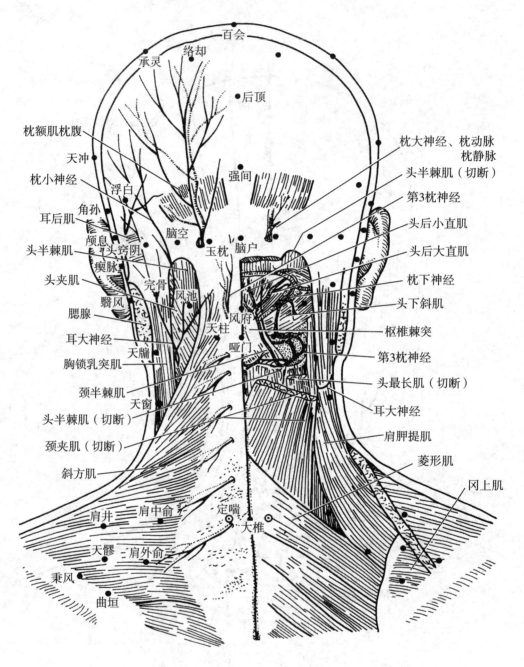

百会
络却
承灵
后顶
枕额肌枕腹
天冲
枕小神经
浮白
角孙
耳后肌
颅息
头窍阴
头半棘肌
瘛脉
头夹肌
腮腺
耳大神经
胸锁乳突肌
颈半棘肌
头半棘肌（切断）
颈夹肌（切断）
斜方肌
肩井
天髎
秉风
曲垣
脑空
强间
玉枕
脑户
完骨
风池
翳风
天牖
天窗
风府
天柱
哑门
肩中俞
肩外俞
定喘
大椎

枕大神经、枕动脉
枕静脉
头半棘肌（切断）
第3枕神经
头后小直肌
头后大直肌
枕下神经
头下斜肌
枢椎棘突
第3枕神经
头最长肌（切断）
耳大神经
肩胛提肌
菱形肌
冈上肌

图 2-111 头颈后面穴位与浅、中层肌及神经、血管的关系

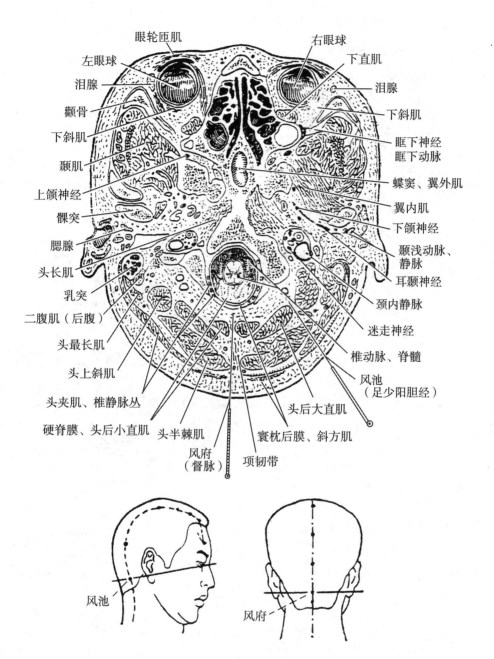

图 2-112 经风池、风府穴水平面

左侧标注（从上到下）：
眼轮匝肌
左眼球
泪腺
颧骨
下斜肌
颞肌
上颌神经
髁突
腮腺
头长肌
乳突
二腹肌（后腹）
头最长肌
头上斜肌
头夹肌、椎静脉丛
硬脊膜、头后小直肌
风府（督脉）
头半棘肌
项韧带

右侧标注（从上到下）：
右眼球
下直肌
泪腺
下斜肌
眶下神经 眶下动脉
蝶窦、翼外肌
翼内肌
下颌神经
颞浅动脉、静脉
耳颞神经
颈内静脉
迷走神经
椎动脉、脊髓
风池（足少阳胆经）
头后大直肌
寰枕后膜、斜方肌

风池

风府

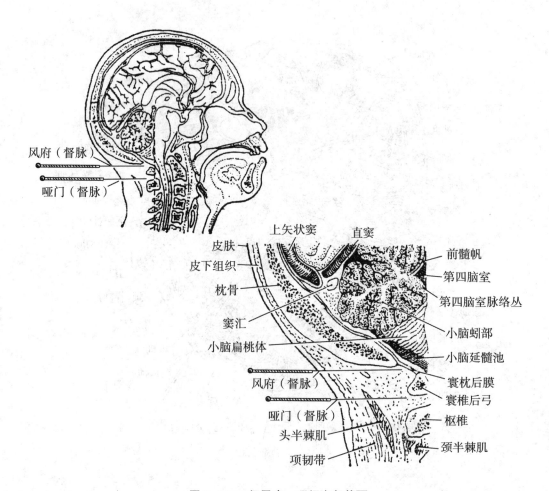

风府（督脉）
哑门（督脉）

上矢状窦　　直窦
皮肤　　　　　　　　　前髓帆
皮下组织　　　　　　　第四脑室
枕骨　　　　　　　　　第四脑室脉络丛
窦汇　　　　　　　　　小脑蚓部
小脑扁桃体　　　　　　小脑延髓池
风府（督脉）　　　　　寰枕后膜
哑门（督脉）　　　　　寰椎后弓
头半棘肌　　　　　　　枢椎
项韧带　　　　　　　　颈半棘肌

图 2-113　经风府、哑门穴矢状面

颈肩腰腿痛应用解剖学

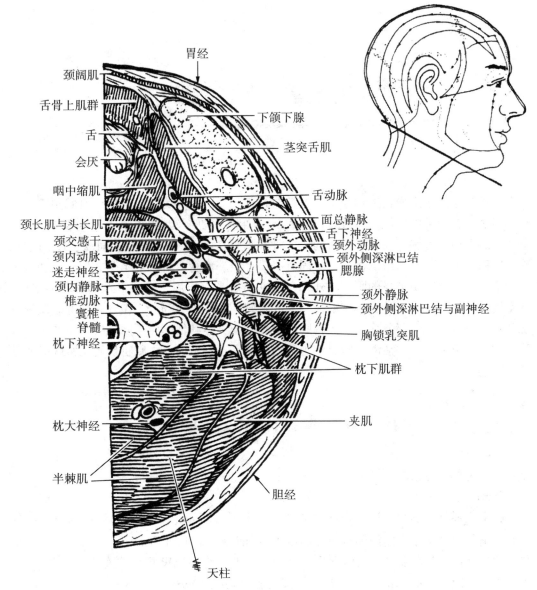

胃经

颈阔肌
舌骨上肌群
舌
会厌
咽中缩肌
颈长肌与头长肌
颈交感干
颈内动脉
迷走神经
颈内静脉
椎动脉
寰椎
脊髓
枕下神经

枕大神经

半棘肌

下颌下腺
茎突舌肌

舌动脉
面总静脉
舌下神经
颈外动脉
颈外侧深淋巴结
腮腺
颈外静脉
颈外侧深淋巴结与副神经
胸锁乳突肌
枕下肌群

夹肌

胆经

天柱

图 2-114 右颈部经天柱穴水平面

第三章 胸 部

胸部位于躯干上份，上端经胸廓上口与颈部相通，下端为胸廓下口，有膈附着，与腹部相邻。其上部的两侧与上肢相连。胸部由胸壁、胸腔及其内容组成。本章重点描述胸壁。胸壁由骨性胸廓及软组织所构成。骨性胸廓是由 12 个胸椎及椎间盘、12 对肋和胸骨所组成的骨架，软组织为胸壁的固有肌、神经、血管、淋巴等组织，填充于肋骨之间的空隙。胸壁除了本身的固有肌外，在胸壁前后尚有作用于肩关节及肩胛骨的肌肉。在女性的浅筋膜中尚有乳腺。胸壁与膈围成胸腔，胸腔被纵隔分为左、右两部。循环系统和呼吸系统的主体部分，均位于胸腔内。胸部与身体其他部位不同之处，主要在于呼吸运动使胸部有节律性活动，同时胸膜腔的完整性不能破坏，否则将妨碍正常呼吸而危及生命。

第一节 体表标志及表面解剖

一、境界与分区
（一）境界
胸部上界自颈静脉切迹、胸锁关节、锁骨上缘、肩峰至 C_7 棘突的连线与颈、项部分界。下界自剑胸结合向两侧沿肋弓、第 11 肋前端、第 12 肋下缘至 T_{12} 棘突与腹部分界。两侧上部以三角肌前、后缘上份和腋前、后襞下缘与胸壁相交的连线与上肢分界。由于膈向上隆凸，故胸部表面的界限与其内腔（胸腔）的范围并不一致，胸壁比胸腔长，腹腔上部的脏器隔着膈凸向胸腔，而表面被胸壁下部所遮盖。故此部外伤时，除胸壁受损外，可能累及其深面的腹腔脏器。

（二）分区
胸壁一般划分为胸前区、胸外侧区和胸背区。

胸前区又称胸前部，内侧界为前正中线，外侧界为三角肌前缘上份和腋前线，上界为颈静脉切迹、胸锁关节和锁骨上缘，下界为剑胸结合和肋弓前部。

胸外侧区又称侧胸部，介于腋前、后线之间。上界平腋前、后襞下缘中点连线高度，下界为腋前、后线之间的肋弓后部和第 11 肋前份。

胸背区又称背区，上界即项部下界，下界为 T_{12} 棘突、第 12 肋下缘、第 11 肋前份的连线。

二、体表标志

体表标志见图 3-1。

1. 锁骨　在胸前上部两侧可以看到位于皮下的锁骨，它的全长均可摸到，其内侧部分向前凸，外侧部分向后凸。锁骨外侧端接肩胛骨的肩峰，前上面有斜方肌，前下面有三角肌附着。内侧端与胸骨柄和第 1 肋软骨相关节，前下缘有胸大肌锁骨部，前上缘有胸锁乳突肌锁骨头起始。在锁骨中 1/3 下面有锁骨下肌附着。

2. 胸骨上切迹　也叫颈静脉切迹（jugular notch）。在胸前部正中上方，是胸骨柄上缘的切迹，居两侧锁骨的内侧端之间，与 T_2 椎体下缘在同一平面。气管颈段紧邻颈静脉切迹后方，位置表浅，很容易摸到。由于颈静脉切迹位置明显、恒定，临床常借此检查气管是否偏移。

3. 胸骨角（sternal angle）　是胸骨柄与体连结处微前凸的角。位于颈静脉切迹下方约 5cm 处。该角平对 T_4 下缘，向两侧接第 2 肋软骨，体表易于触及，常作为肋计数的标志。胸骨角平面是平对主动脉弓起止端、气管杈、左主支气管与食管交叉处，胸导管由右转向左行的部位。临床常以此平面确定为第 2 胸节段的皮肤支配区。

4. 剑突（xiphoid process）　埋于腹直肌鞘内，不易触得，一般在心窝处所摸得的骨性隆起为胸骨体与剑突的结合部，即胸剑结合。后方平对 T_9 平面，上端两侧与第 7

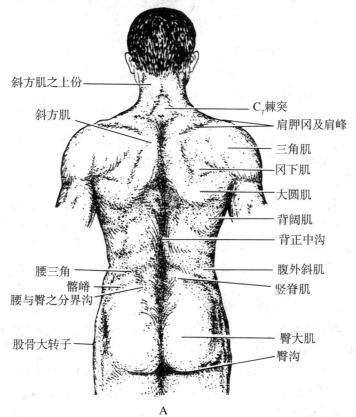

斜方肌之上份

斜方肌

C_7 棘突

肩胛冈及肩峰

三角肌

冈下肌

大圆肌

背阔肌

背正中沟

腰三角

髂嵴

腰与臀之分界沟

腹外斜肌

竖脊肌

股骨大转子

臀大肌

臀沟

A

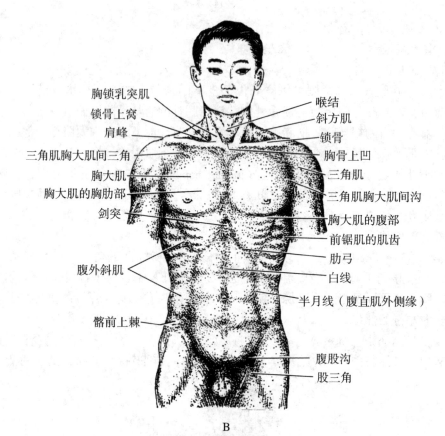

胸锁乳突肌
锁骨上窝
肩峰
三角肌胸大肌间三角
胸大肌
胸大肌的胸肋部
剑突
腹外斜肌
髂前上棘

喉结
斜方肌
锁骨
胸骨上凹
三角肌
三角肌胸大肌间沟
胸大肌的腹部
前锯肌的肌齿
肋弓
白线
半月线（腹直肌外侧缘）
腹股沟
股三角

B

图 3-1　胸部体表标志

A. 背部体表标志　B. 胸部体表标志

肋软骨相接，下端游离。

5. 锁骨下窝（inferior clavicular fossa）　为锁骨外 1/3 下方的凹陷，该窝深处有腋动脉、静脉和臂丛经过，并在其内下方可摸到肩胛骨喙突。

6. 肋骨（costal bone）　各肋骨均易触得，但第 1 肋骨因隐于锁骨内端的后方，不易辨认。第 12 肋短，可于胸后壁触及。肋骨查数的方法有 3 种：①与胸骨角相对的为第 2 肋，可以此为准向下依次查数。②肩胛骨下角对第 7 肋或第 7 肋间隙，也可据此向上、下依次查数。③男性乳头位于第 4 肋间隙，上方为第 4 肋，下方为第 5 肋，也可据此向上、下依次查数。

7. 肋间隙（intercostal space）　为相邻肋骨之间的间隙。肋间隙的计数依上位肋骨而定，即第 1、第 2 肋之间为第 1 肋间隙，第 2、第 3 肋之间为第 2 肋间隙等。胸上部的肋间隙较宽，至下部则变窄，肋间隙宽度随脊柱屈曲与伸直运动而有所变化。正常情况下第 5 肋间隙，距前正中线 9cm 处，可看见或摸到心尖冲动。

8. 肋弓（costal arch）　由第 7、第 8、第 9、第 10 肋软骨相连形成，在剑突两侧自内上斜向外下，可摸到。肋弓的最低部位是第 10 肋，平对第 2 与第 3 腰椎间。肋弓是临床进行肝脾触诊的标志。

9. 胸骨下角（infrasternal angle）　由两侧肋弓与剑胸结合共同围成，角内有剑突，剑突与肋弓的交角称为剑肋角，左侧者常作为心包穿刺的进针部位。

10. 胸椎棘突　在后正中线上，从颈后部开始向下摸认，首先摸到的骨性突起一般为 C_7 棘突，也可能是 T_1 棘突。有时由颈后下方，可摸到 2 个骨性隆起，则可能是 C_7 棘突和 T_1 棘突，需同时摸认其他标志以确定。确认 C_7 棘突和 T_1 棘突之后，往下可顺序摸到全部胸椎棘突，上、下位胸椎棘突的长度与向后下伸出的倾斜度并不一致，每一胸椎棘突尖端与椎体的相互位置关系也有差异，$T_{1\sim3}$ 棘突尖端与同一胸椎椎体下缘在同一平面，$T_{4\sim7}$ 棘突尖端与下位胸椎椎体在同一平面，$T_{8\sim12}$ 棘突尖端则伸达下位胸椎椎体的下缘平面。胸椎穿刺应根据各部胸椎棘突的倾斜度掌握进针方向。胸椎棘突也是取穴定位标志，见表 3-1。

表 3-1　胸椎棘突与穴位定位关系

	T_1	T_2	T_3	T_4	T_5	T_6	T_7	T_9	T_{10}	T_{11}	T_{12}
棘突下（督脉）	陶道		身柱		神道	灵台	至阳	筋缩	中枢	脊中	
棘突下旁开 1.5 寸（膀胱经）	大杼	风门	肺俞	厥阴俞	心俞	督俞	膈俞	肝俞	胆俞	脾俞	胃俞
棘突下旁开 3 寸（膀胱经）		附分	魄户	膏肓	神堂		膈关	魂门	阳纲	意舍	胃仓

注：$T_1\sim L_5$ 各棘突下旁开 0.5 寸为夹脊（华佗夹脊）穴。

11. 肩胛冈（spine of scapula）　为肩胛骨背面高耸的骨嵴。两侧肩胛冈内侧端的连线，平 T_3 棘突，外侧端为肩峰，是肩部的最高点。肩胛冈为斜方肌中横部和下斜部止点，三角肌后束的起点。

12. 肩胛上角　在肩胛冈上方可触及，对第 2 肋及 T_2 棘突。其上有肩胛提肌附着。

13. 肩胛下角　当上肢下垂时易于触及。两肩胛下角的连线，平 T_7 棘突及第 7 肋间隙或第 8 肋骨。其前面有前锯肌，后面有背阔肌附着。

14. 肩胛骨内侧缘　即肩胛骨脊柱缘，全长均可触及，为菱形肌的止点。

15. 背纵沟　为背部正中纵行的浅沟，在沟底可触及各椎骨的棘突。也是督脉循行部位。

16. 斜方肌（trapezius）　此肌自项部正中线及胸椎棘突向肩峰伸展呈三角形的轮廓，一般不明显，动作时略可辨认。

17. 竖脊肌（erector spinae）　在棘突两侧可触及。该肌外侧缘与第 12 肋的交角，称脊肋角。肾脏位于该角深部，是肾囊封闭常用的进针部位。

18. 背阔肌（latissimus dorsi）　为覆盖腰部及胸部下份的扁肌，运动时可辨认其轮廓。其下缘参与构成腋后襞。

19. 胸大肌（pectoralis major）　为胸前上部的肌性隆起。其下缘构成腋前襞。

20. 前锯肌　在胸部外侧壁，发达者可见其肌齿。

21. 腋窝　胸侧壁上份与臂上部之间为腋窝，腋窝前、后壁的下缘为腋前襞和腋后襞，分别由胸大肌和背阔肌的下缘构成。

三、胸部体表定位的标志线

胸部表面可利用一些骨性或肌性标志，画出标志线（图 3-2），对胸部做比较明确的区分定位，常用的有以下几条：

（1）前正中线（anterior median line）：经胸骨正中的垂直线，也叫胸骨中线。此线将胸前区分为左、右对称两部分。

（2）锁骨中线（midclavicular line）：经锁骨中点的垂直线。

（3）胸骨线（sternal line）：沿胸骨最宽处外侧缘的垂直线。

（4）胸骨旁线（parasternal line）：经胸骨线与锁骨中线之间的中点的垂直线。

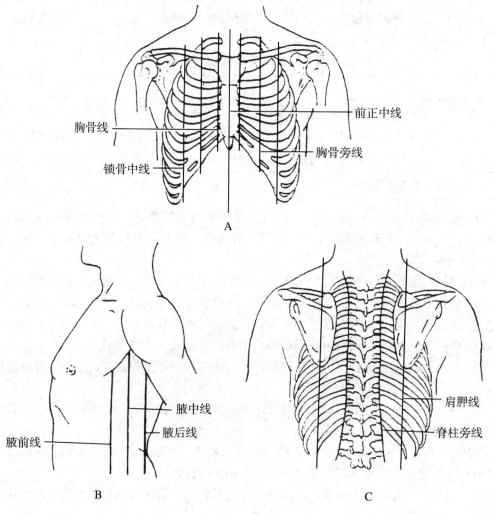

图 3-2　胸部标志线

A. 前面观　B. 侧面观　C. 后面观

（5）腋前线（anterior axillary line）：经过腋前襞与胸壁相交处的垂直线。此线大致标志为胸大肌的外侧缘。

（6）腋后线（posterior axillary line）：经过腋后襞与胸壁相交处的垂直线，此线大致标志为背阔肌的外侧缘。

（7）腋中线（midaxillary line）：经腋前、后线之间的中点的垂直线。

（8）肩胛线（scapular line）：上肢下垂时，经肩胛骨下角的垂直线。

（9）后正中线（posterior median line）：经身体后面正中的垂直线，相当于各棘突尖的连线。

（10）脊柱旁线：沿椎骨横突外侧端所做的连线，常为一稍凸向内侧的弧形线。

第二节　骨性胸廓

骨性胸廓由胸椎、肋骨、胸骨构成。

一、胸椎

（一）胸椎的一般形态

胸椎（thoracic vertebrae）（图3-3）共12个，有支持肋骨的作用，参与胸廓的构成。胸椎的一般形态如下：

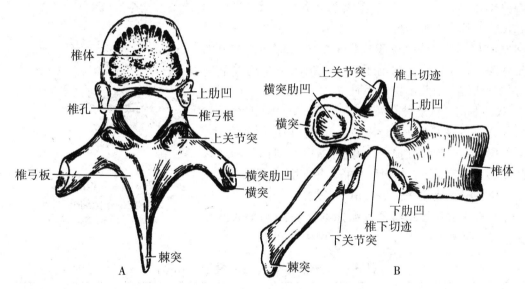

图3-3　胸椎

A. 上面观　B. 侧面观

1. 椎体　呈短柱状，横切面成心脏形，其矢径比横径略长。上、下面粗糙，为椎间盘的附着部。前面在垂直径上凹陷，后面则在横径上凹陷。椎体两侧面在横径上略为凸隆，上、下各一半圆形的浅窝，上者稍大，下者略小，称为上肋凹（superior costal fovea）与下肋凹（inferior costal fovea）。上、下位椎骨的肋凹，与椎间盘相合成一个全凹，与肋头相关节。但在发生过程中，由于第2~9肋头上移，与上一节胸椎椎体侧相关节。因此，$T_{2~8}$椎体两侧各有一个上肋凹和一个下肋凹，T_1有一个全肋凹和一个下肋凹，T_9有一个上肋凹，有时也有一个下肋凹。上肋凹一般较下肋凹为大。T_1、T_{10}、T_{11}及T_{12}椎体面的肋凹较大。

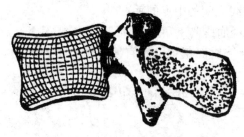

图3-4 胸椎矢状切面

胸椎椎体由上而下，因负重增加，逐渐加大，椎体皮质甚薄，富于松质骨。胸椎切面显示有纵行及横行的骨小梁构成（图3-4）。老年人发生骨质疏松后，横行骨小梁常消失而纵行骨小梁变得明显，椎体可被压缩成扁形或楔形。

2. 椎弓　根短而细，自体的后面伸向后方。椎骨下切迹比上切迹深而显著。

3. 横突　呈圆柱状，自椎弓根与椎弓板连结处，伸向后外方，系因人直立后肋弓凸向后所致。其末端钝圆，前面有一个凹面，称为横突肋凹（transverse costal fovea），与肋结节相关节。横突由上向下逐渐变小，下两个缩小，不再支持浮肋。

4. 棘突　细长，伸向后下，彼此叠掩。在12个棘突中，中间4个最典型，几乎垂直向下，上4个排列接近颈椎，下4个排列接近腰椎。

5. 关节突　胸椎的关节突正位于以椎体前侧为中心所作圆周上（图3-5）。上关节突成薄板状，近似额状位，发自椎弓根与椎弓板的连结处，其关节面平坦，向后外方。下关节突位于椎弓板的前外侧面，关节面呈卵圆形，略凹陷，向前下内方。由于胸椎的关节突近似额状位，因此不易发生脱位。

6. 椎孔　胸椎椎孔较小，呈圆形，这是因脊髓胸段仅分出较细的肋间神经之故，由于胸段椎管狭小，它的疾患易引起脊髓损伤。脊髓的颈膨大向下达于T_2，腰骶膨大向上达于T_{10}，因此在整个胸椎中，上2个和下2个的椎孔比较大，呈三角形。

胸椎椎管矢径及横径骨骼标本及X线测量数值如表3-2、图3-3。

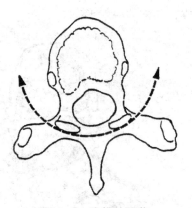

图3-5 胸椎的关节突位于圆周上

表3-2　胸椎椎管矢径及横径（mm）

部位	成人干燥骨标本（男52例，女55例）				成人尸体（男性10例）	
	矢径		横径		矢径	横径
	男	女	男	女		
T_1	14.1±1.30	13.4±1.23	19.7±1.65	19.1±1.43	13.5±1.73	20.1±2.05
T_2	14.7±1.12	13.9±1.48	17.2±1.35	16.7±1.45	14.1±1.36	18.3±1.81
T_3	14.8±1.14	14.1±1.15	16.0±1.22	15.7±1.27	14.1±1.41	17.4±2.43
T_4	14.8±1.29	14.2±1.12	15.7±1.25	15.1±1.34	14.7±1.37	16.1±1.62
T_5	15.0±1.51	14.4±1.87	15.5±1.12	15.1±1.43	14.8±1.59	16.3±1.71

部位	成人干燥骨标本（男 52 例，女 55 例）				成人尸体（男性 10 例）	
	矢径		横径		矢径	横径
	男	女	男	女		
T_6	15.0±1.41	14.4±1.57	15.6±1.21	15.5±1.38	14.7±1.47	16.5±1.58
T_7	14.9±1.27	13.7±1.12	15.6±1.34	14.7±1.41	14.9±1.48	16.1±1.34
T_8	14.9±1.44	14.1±0.88	15.7±1.21	15.2±1.65	14.9±1.60	16.4±1.59
T_9	14.5±1.22	14.0±1.16	15.8±1.18	15.2±1.55	14.2±1.76	16.9±2.87
T_{10}	14.7±1.37	13.5±1.07	16.0±1.76	14.9±1.63	14.2±1.53	16.3±1.64
T_{11}	15.4±1.39	14.8±1.24	17.4±1.61	16.7±1.40	14.0±1.32	18.5±1.76
T_{12}	16.8±1.43	16.7±1.46	20.3±1.15	19.7±1.90	14.6±1.49	21.2±2.53

表 3-3　胸椎椎管矢径及横径 X 线测量数值（mm）

部位	矢径		横径	
	男	女	男	女
T_1	17.2（15～19）		23.91（18～28）	22.66（18～25）
T_2	17.1（15～20）		20.87（18～24）	19.69（17～23）
T_3	17.2（14～20）		19.07（16～22）	18.37（15～21）
T_4	17.77（15～20）	17.54（15～19）	18.36（15～21）	17.44（15～20）
T_5	18.22（15～20）	17.75（15～20）	17.81（15～20）	17.40（15～20）
T_6	18.58（15～21）	17.92（15～21）	17.96（15～20）	17.25（15～20）
T_7	19.13（15～21）	18.01（15～21）	17.82（15～20）	17.19（15～20）
T_8	18.56（15～21）	18.05（15～21）	17.80（15～20）	17.19（15～20）
T_9	18.38（15～21）	17.92（15～20）	17.96（15～20）	17.24（14～20）
T_{10}	18.35（15～21）	18.03（15～21）	18.32（15～21）	17.82（14～21）
T_{11}	18.73（15～22）	18.36（15～20）	19.88（15～24）	19.32（15～23）
T_{12}	19.27（15～23）	18.62（15～23）	22.88（17～27）	21.98（16～26）

　　从骨骼标本测量可以看出，各个胸椎椎孔矢径较近似，除 T_{12} 稍大，其余较恒定，$T_{11～12}$ 上升；其横径以 $T_{2～3}$ 下降，$T_{4～10}$ 较稳定，$T_{11～12}$ 上升。从 X 线测量可以看出，$T_{1～3}$ 横径逐渐变小，其相邻上下椎管横径可差 1～4mm，而 $T_{4～10}$ 变化较小，且与矢径大小相似，故此段椎管呈圆形，由 $T_{10～12}$ 横径逐渐扩大，T_{12} 横径较 T_1 可大 1～4mm。

　　胸段（$T_{1～12}$）椎管面积平均为 174.3mm^2，较颈、腰段小，胸段中 T_{12} 最大为

216. 8mm^2，T$_3$、T$_4$ 最小，为 164. 7mm^2 和 164. 5mm^2。

胸段椎管与内容物的关系在不同阶段的数据不一，经测量所得数据如表 3-4、3-5。

表 3-4　胸段各结构数据（$\overline{X}±$mm）

项目	T$_1$	T$_2$	T$_3$	T$_4$	T$_5$	T$_6$	T$_7$	T$_8$	T$_9$	T$_{10}$	T$_{11}$	T$_{12}$
椎孔矢径	14. 73	14. 79	15. 55	15. 95	16. 33	16. 10	15. 83	19. 10	16. 00	15. 86	16. 51	17. 66
脊髓矢径	6. 50	6. 80	6. 49	6. 56	6. 48	6. 64	6. 62	6. 78	6. 90	7. 10	7. 50	7. 48
硬膜前组织	1. 45	1. 53	1. 35	1. 38	1. 48	1. 36	1. 45	1. 53	1. 50	1. 28	1. 31	1. 42
硬膜后组织	2. 30	2. 60	2. 98	3. 01	3. 30	3. 07	2. 90	3. 18	3. 10	2. 73	2. 96	3. 10
蛛网膜下隙	3. 21	3. 29	3. 69	4. 06	4. 24	4. 28	4. 10	3. 80	3. 88	4. 15	4. 25	5. 11

表 3-5　胸段椎管矢径与硬膜囊矢径比值

项目	T$_1$	T$_2$	T$_3$	T$_4$	T$_5$	T$_6$	T$_7$	T$_8$	T$_9$	T$_{10}$	T$_{11}$	T$_{12}$	$\overline{\chi}$
椎孔矢径	14. 73	14. 97	15. 55	15. 95	16. 33	16. 10	15. 83	16. 00	15. 86	16. 50	17. 76	15. 97
硬膜囊矢径	10. 18	10. 08	10. 45	10. 63	10. 74	10. 82	10. 69	10. 58	10. 75	11. 15	11. 70	12. 63	10. 87
比值	1:0. 69	1:0. 67	1:0. 67	1:0. 66	1:0. 65	1:0. 67	1:0. 65	1:0. 67	1:0. 70	1:0. 71	1:0. 71	1:0. 68

7. 椎间孔　由相邻上、下切迹形成，椎骨下切迹比上切迹深而显著，因此椎间孔上宽下窄，其间有脊神经及椎间动脉、静脉通过（图 3-6）。

（二）各部胸椎的形态

胸椎与颈椎比较，彼此有相似之处，但也有不同的地方。胸椎的椎体，自上向下逐渐增大，上部的椎体与颈椎相似，而下部则类似腰椎。T$_1$ 的椎体，与颈椎相似，横径比矢径大 2 倍；T$_2$ 椎体的横径变小；T$_3$ 椎体最小，矢径增长；T$_4$ 椎体由于矢径增大，故横切面呈心脏形；T$_{5～8}$椎体矢径继续增大，而横径则变化较小。

椎弓板由上向下逐渐增厚。除 T$_1$外，椎骨上切迹一般不明显，而椎骨下切迹则深而显著。

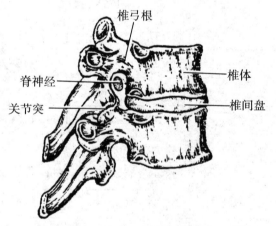

图 3-6　胸椎的椎间孔侧面观

横突自上而下逐渐变短。上部 6 个胸椎的横突肋凹均凹陷，向前外方；其余的则平坦，而向前外上方。

T$_{5～8}$的棘突最长，呈垂直位，彼此相互重叠；上部及下部胸椎的则略为倾斜。

1. T$_1$　上肋凹为圆形的全肋凹，与第 1 肋骨头全部相接；下肋凹较小，呈半圆形，与第 2 肋骨肋头关节面的上半部相关节。棘突厚而长，呈水平位，有时比 C$_7$ 还长，因

颈肩腰腿痛应用解剖学

此辨认椎骨序数时，勿与 C_7 相混。

2. T_9　其特点只有上肋凹，而下肋凹则往往阙如。

3. T_{10}　于椎体两侧面的近上缘处，通常各有1个全肋凹与第10肋骨的肋头关节面全部相接，但有时也只有半个上肋凹，而无下肋凹。横突肋凹很小或阙如。

4. T_{11}　于椎弓根的两侧各有1个全肋凹，与第11肋骨肋头相关节。横突短，无横突肋凹。棘突呈三角形，下缘呈水平位，上缘倾斜。

5. T_{12}　椎体很大，其两侧面近上缘处，各有一圆形的全肋凹，与第12肋骨肋头相关节。横突小，无横突肋凹，出现上、下及外侧结节，相当于腰椎的乳状突、副突和横突。其棘突呈三角形。

（三）胸椎的畸形变异

胸椎的数目可为11个或13个，在 T_{12} 或 L_1 可出现胸椎腰化或腰椎胸化。T_1 一侧或两侧可出现双肋凹，T_{10} 的横突肋凹可阙如。胸椎还可出现半椎体，分节不全融合畸形（图3-7）或蝴蝶椎（图3-8）。

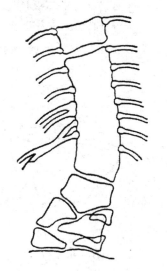

图 3-7　肋骨分叉、并合及
半椎体、椎体融合畸形

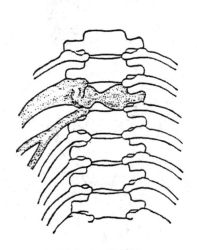

图 3-8　蝴蝶椎

二、胸骨

（一）胸骨的一般形态

胸骨（sternum）（图3-9）为长方形的扁骨，上宽下窄，构成胸廓前壁的正中部，上部与两侧，分别与锁骨及上7对肋软骨相连结。胸骨于人体的自然位置，近似额状位，稍斜向前下方，前面微凸，后面凹陷。

1. 胸骨柄（manubrium sterni）　上部宽广而肥厚，下部则较薄而狭窄。可分为两面及四缘。前面平滑而凸隆，两侧为胸大肌及胸锁乳突肌的附着部，后面则粗糙而凹陷，两侧为胸骨舌骨肌及胸骨甲状肌附着（图3-10）。

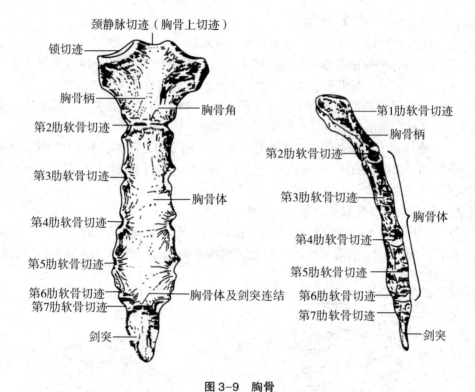

颈静脉切迹（胸骨上切迹）

锁切迹

胸骨柄

第2肋软骨切迹

第3肋软骨切迹

第4肋软骨切迹

第5肋软骨切迹

第6肋软骨切迹
第7肋软骨切迹

剑突

胸骨角

胸骨体

胸骨体及剑突连结

第1肋软骨切迹

胸骨柄

第2肋软骨切迹

第3肋软骨切迹

胸骨体

第4肋软骨切迹

第5肋软骨切迹

第6肋软骨切迹

第7肋软骨切迹

剑突

图 3-9　胸骨

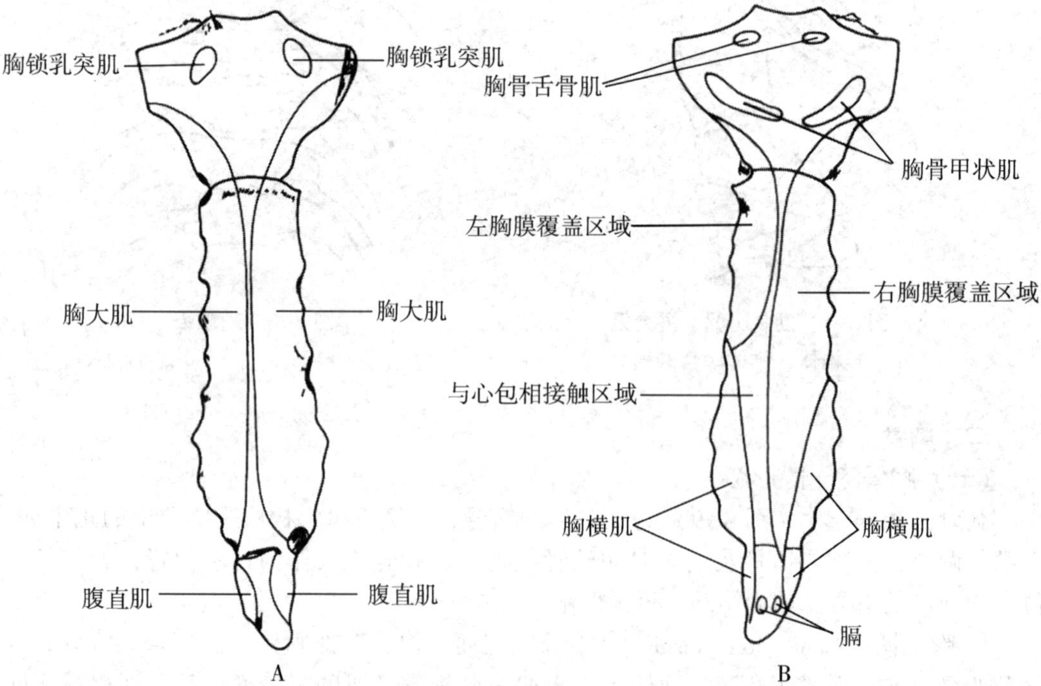

胸锁乳突肌

胸锁乳突肌

胸骨舌骨肌

胸骨甲状肌

左胸膜覆盖区域

右胸膜覆盖区域

胸大肌

胸大肌

与心包相接触区域

腹直肌

腹直肌

胸横肌

胸横肌

膈

A

B

图 3-10　胸骨及肌肉附着部

A. 前面观　B. 后面观

上缘中部，有一浅而宽的切迹，为颈静脉切迹（jugular notch）。切迹两侧，有向上后外方的卵圆形的关节面，称为锁切迹（clavicular notch），与锁骨的胸骨端相关节。

下缘短而厚，为横椭圆形的粗面，与胸骨体相连；幼年时，两者之间有一薄层软骨，骨化后，两部便互相愈合。两部连结处的前面微显高起，称为胸骨角，角的两侧与第2肋软骨相对，为辨认肋骨序数时的骨性标志。

外侧缘斜向内下方，上部有一切迹，称为第1肋骨切迹，与第1肋软骨相结合；下部有半个切迹，与胸骨体外侧缘的半个切迹相合而成第2肋骨切迹，与第2肋软骨相接。

2. 胸骨体（body of sternum）　为薄而狭长的方形骨板。胸骨体最宽的部位在与第5肋软骨连结处。女性胸骨比男性短，胸骨体的长度不到胸骨柄长度的2倍，这一性别特征，可用于鉴别胸骨的性别。

胸骨体前面微凸，向前上方，有3条横行的弱嵴，为骨化时期4块骨愈合的痕迹。前面的两侧为胸大肌的附着部。后面微凹，也有3条粗涩的横线；后面中线相当于胸膜的反折线；后面的外下侧有胸横肌附着。

外侧缘有第3~6肋骨切迹，分别与第3~6肋软骨相连。外侧缘的上、下两端，各有半个肋骨切迹，前者与胸骨柄的半个切迹相合，已如前述；后者与剑突的半个切迹相合，与第7肋软骨相连。

上缘有一卵圆形粗面，与胸骨柄相连，下缘较短，与剑突相结合。

3. 剑突　薄而细长，有时向前弯曲或向一侧倾斜。幼年时为软骨，30岁左右开始骨化，40岁前后完全骨化，并与胸骨体融合，有的人胸骨剑突终生不骨化。剑突外侧缘的上端有半个肋骨切迹，与胸骨体下缘的半个肋骨切迹相合。剑突下端有的呈尖状或作分叉状，有的还出现穿孔等。剑突可向后方倾斜生长，与胸骨体向下的延长线呈一夹角，饱餐后或扣压上腹部时可引起严重的恶心和呕吐，称为剑突综合征。

胸骨为扁平骨，髓腔内含红骨髓，是临床抽取骨髓的常用部位。

心脏和大血管位于胸骨、上位肋软骨和肋骨前端的后方，心室的位置在胸骨下1/3的后面。心搏骤停的患者，做胸外心脏按压时，可在此处做有节奏的按压，使胸骨起伏移动3~4cm。

胸骨甚少发生骨折，胸骨角处骨质较薄，如发生骨折，多在此处，因其上有1层肌肉腱样组织覆盖，甚少穿破外皮，引起纵隔撕裂的机会也不多。老年以后，胸骨及肋软骨完全骨化，骨折的机会增多，有时胸骨体和胸骨柄分离，折向后可损伤位于纵隔内的大血管甚至心脏。沿胸骨正中线切开，可暴露上纵隔和中纵隔，是进行心脏和大血管手术的外科常用径路之一。

（二）胸骨的变异

胸骨发源于两侧肋骨前端，于中线相互愈合，如愈合不良，可出现部分裂隙，称为先天性胸骨裂，胸骨外的感染可经此裂隙扩散到纵隔。大的中线缺损可使心脏位于皮下，胸腺和心包由缺损部膨出。胸骨两侧有时不对称。胸骨柄上缘出现单个或成对的锥形小软骨或骨块，常与颈静脉切迹的两端愈合。胸骨体各节到成年后还可分节，第1节也可与胸骨柄愈合。此外，还可出现胸骨角位置较低，与第3肋软骨相对；甚至出现胸骨全部阙如等变异。

三、肋

肋（ribs）为扁长而弯曲的骨板，左、右共 12 对，可分为肋骨及肋软骨。上 7 对肋以肋软骨与胸骨相连，称为真肋（或胸骨肋）（true ribs）；下 5 对中，第 8~10 肋借肋软骨间接附着在胸骨上，称为假肋（false ribs），末 2 对肋骨前缘游离于腹壁肌层中，称为浮肋（floating ribs）。

肋的长度，自第 1~7 肋逐渐增加，以第 7 肋最长，第 7 肋以下则逐渐变短。各肋的倾斜度也不同，自第 2~9 肋逐渐增大，第 10~12 肋逐渐减小。上部各肋较宽，下部者较窄。

（一）肋骨

肋骨（costal bone）细长，呈弓形，分为普通肋骨与特殊肋骨 2 种。

1. 普通肋骨（图 3-11）　第 3~9 肋骨均属普通肋骨，分为后端、体及前端 3 部分

（1）后端：包括肋头、肋颈及肋结节。

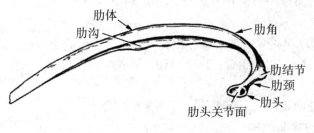

图 3-11　普通肋骨（右侧）

1）肋头（costal head）：为肋骨后端膨大的部分，上面有微凸的关节面，称为肋头关节面（articular facet of costal head）。关节面被一横行的肋头嵴（crest of costal head）分为上大、下小两部，分别与相邻 2 个胸椎的肋凹相关节；肋头嵴为肋头关节内韧带的附着部。

2）肋颈（costal neck）：为肋头外侧较细的部分，前后扁平，有两面及两缘。前面平滑，斜向前上方，被一微嵴分为上、下两部，上部呈三角形，下部光滑。后面粗糙，向后下方，有多数血管通过的小孔。发自肋间后动脉的肋骨营养动脉，经这些小孔进入肋骨。上缘锐薄而粗糙，称为肋颈嵴（crest of costal neck），为肋横突上韧带的附着部。下缘钝圆。

3）肋结节（costal tubercle）：位于肋颈与肋体交接处的后面，上部肋骨的肋结节比下部的显著。结节的外上部粗糙，有肋横突韧带附着，内下部为一卵圆形关节面，称为肋结节关节面（articular facet of costal tubercle），与相应的胸椎的横突肋凹相关节。

（2）肋体（shaft of rib）：介于肋结节与肋骨前端之间。其后 1/4 为圆柱形，前 3/4 为扁平。肋体有 3 种弯曲：于肋结节的稍外侧，在水平面上做一定强度的向前弯曲，形成肋角（costal angle）；另一种是在矢状面上做一定上下的弯曲；第三种为肋骨本身沿长轴向内侧捻转，使肋体前段的前面微向上方，后段的外侧面向后下方。

肋体可分为内、外两面及上、下两缘。内、外两面均光滑，内面凹陷，外面凸隆。上缘钝圆，下缘锐薄，均为肋间内、外肌的附着部（图 3-12）。下缘内面有肋沟（costal groove），有肋间神经及血管通过，在胸后壁做胸腔穿刺时，应以肋骨上缘刺入，以免损伤血管。但在胸前壁肋间神经、血管分开，分别位于相邻肋骨上、下缘，因此在从

前壁穿刺时，应以肋骨间隙的中间刺入；在行肋间神经封闭时，进针部位则与之相反。肋沟于肋体的后端较深，以肋角处最深，向前则逐渐变浅而消失。

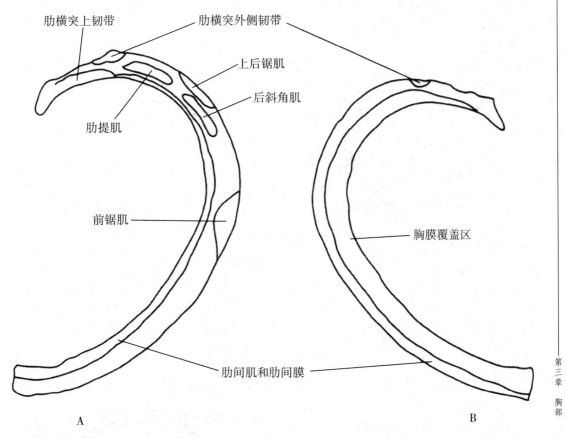

图 3-12　第 2 肋肌肉附着

A. 上面观　B. 下面观

（3）前端：与肋软骨相接。

2. 特殊肋骨　第 1、第 2、第 10、第 11 及第 12 肋骨的形态，与普通肋骨略有不同。分叙于下：

（1）第 1 肋骨（图 3-13）：在所有肋骨中最短、最坚硬、最扁平，在水平位上弯曲度最大。

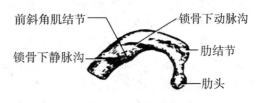

图 3-13　第 1 肋骨

上面向前上方，下面向后下方，其前方为锁骨覆盖。

肋头小而圆，无肋头嵴，有近似圆形的关节面，与 T_1 椎体相关节。

颈细长，呈圆柱形，肋结节大而显著，内侧有一卵圆形关节面，与 T_1 横突相关节。

肋体上面稍近内缘处有一结节，称为前斜角肌结节（scalene tubercle），有前斜角肌附着。横过胸膜顶部的 Sibson 筋膜紧贴于斜角肌的深面，也紧附着其上缘。结节的前、后侧各有 1 条浅沟，结节的后沟为锁骨下动脉沟 （sulcus for subclavian artery），有锁骨下动脉及第 1 胸神经的分支通过；结节的前沟有锁骨下静脉经过。锁骨下动脉沟与肋结节及锁骨下动脉沟与外缘之间，各有 1 个粗面，为中斜角肌及前锯肌的附着部（图 3-14）。肋体无肋角及肋沟。

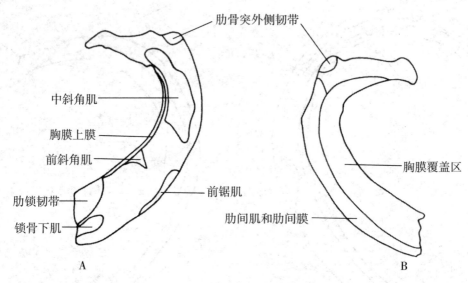

图 3-14　第 1 肋肌肉附着
A. 上面观　B. 下面观

（2）第 2 肋骨（图 3-15）：较第 1 肋骨长而细，其形态介于第 1 肋骨与普通肋骨之间。肋头呈圆形，有 2 个关节面，分别与 T_1 及 T_2 相关节。肋体的内面光滑而凹陷，向内下方，后部有 1 条短肋沟；外侧凸隆，向外上方，中部有 1 个粗面，称为前锯肌粗隆（tuberosity for serratus anterior），为前锯肌的附着部。肋角的弯曲度较小，在近肋角外面有后斜角肌附着。

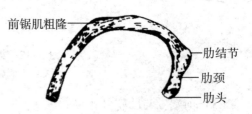

图 3-15　第 2 肋骨

（3）第 10 肋骨：肋头只有 1 个关节面，与 T_{10} 椎体相关节。肋沟较深。肋结节及肋角显著，两者之间相距较远。

（4）第 11 肋骨（图 3-16）：肋头较大，也只有 1 个关节面，与 T_{11} 椎体相关节。无肋颈及肋结节。肋体内面向内上方。肋沟平浅。肋角的弯曲度很小。肋骨前端细小而游离。正常时，壁胸膜后缘在竖脊肌的外侧缘跨过第 11 肋。

（5）第 12 肋骨（图 3-17）：肋头较小，只有 1 个关节面，与 T_{12} 椎体相关节。肋体窄细，一般比第 1 肋骨长。无肋结节、肋颈及肋沟，肋角也不明显。肋骨前端较细而游离。如果第 12 肋骨甚短，末端未达竖脊肌的外侧缘，则体表不易摸到。第 12 肋骨末端抵达竖脊肌外侧缘者，中国人资料统计占 27.5%，第 12 肋骨末端不超出竖脊肌外侧缘的人，其第 10 肋基本上都是浮肋。其内侧半下缘为腰方肌附着处。

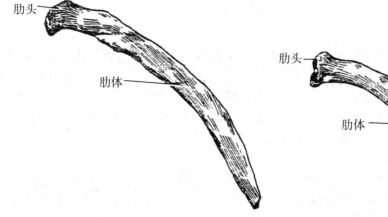

图 3-16 第 11 肋骨（左侧）　　　　图 3-17 第 12 肋骨（左侧）

上部各肋由于有锁骨及肩胛骨的保护，不易受直接暴力损伤；而下部的浮肋，因活动度较大，也不易折断；因此肋骨骨折多发生于第 5~8 肋。肋骨弯曲，外面广泛为肌肉所覆盖，它借肋软骨附着于胸骨，加之肋椎关节有少许活动，因此具有相当的弹性及活动性，发生挤压骨折的机会不多。如有挤压伤，损伤多发生在肋角附近，向外发生，很少伤及胸膜，因为这里是肋骨弯曲度最大的部位，承受的力较大，也可发生于肋与肋软骨连结部。如果骨折发生于胸骨两侧，或多根多处骨折，则造成连枷胸（flail chest），引起反常呼吸运动。如直接暴力打击，骨折断端可能向内伤及胸膜，肋间动脉、静脉也可能撕破，引起血胸、气胸或皮下气肿。儿童的肋骨弹性大，骨折的机会甚少；成年后，弹性逐渐减小，同时软骨骨化的程度增高，外伤的机会也较多。肋骨即使骨折，因有肋间肌固定，很少发生移位。应当注意，当某一外力袭击时，虽然肋骨因弹性可能保持完整，但内脏（如肝、脾），却有可能受到损伤。

（二）肋软骨

肋软骨（costal cartilage）为透明软骨，呈扁圆形，位于肋的前端。

上 7 对肋软骨的内侧端与胸骨相连，其中，第 1 肋软骨与胸骨柄直接愈合（软骨连结），其余 6 对肋软骨则与胸骨相关节。第 8~10 对肋软骨的内侧端不到达胸骨，各与上位肋软骨相连，其相互连结的方式，可以是滑膜关节连结，也可以是韧带连结或软骨连结。第 6、第 7 肋软骨间为滑膜关节者约占 92%，第 9、第 10 肋软骨间通常由结缔组织相连。但第 10 对肋软骨的内侧端，在机体内两侧都游离的也很常见（占 79.5%）。第 11 及第 12 肋软骨的内侧端细小，其末端游离于腹肌中。肋软骨的外侧端与肋骨相连。

肋软骨的长短、宽窄及倾斜度不同，从第 1 至第 7 肋软骨依次增长，以后则逐渐变短。其宽度，自上而下逐渐变小，一般外侧端比内侧端略宽。第 1 肋软骨稍斜向下方，第 2 肋软骨呈水平位，自第 3 肋软骨以下则逐渐斜向上方。

自剑突根部，沿肋软骨达第 10 肋骨的弓状缘，称为肋弓。两侧肋弓与剑突根部之间各形成一锐角，称为肋弓角，左侧肋弓角，是心包穿刺部位之一。

肋软骨富有弹性，使肋骨具有一定的活动度。青年人肋软骨弹性强，可保护肋骨和胸骨不易骨折，老年人肋软骨常有表面钙化，使弹性丧失变脆，这种钙化可在 X 线检查时看见。

第 8~10 肋软骨不附于胸骨，其前缘也只是互相附着，有一定活动性。有的作者认为外伤后可使肋软骨活动性增加，引起半脱位，压迫肋间神经，引起所谓肋骨尖综合征（rib-tip syndrome）。郭世绂等认为，解剖上在假肋与浮肋之间存在过渡形式，再加上腹肌的牵拉，在肋软骨之间引起摩擦，故定名为过渡肋综合征，其表现为局部疼痛，易误诊为胸膜炎、胆囊炎、冠心病或肋软骨炎。

（三）肋骨的变异

肋骨的数目可能由于颈肋或腰肋的存在而增加，也可由于第 12 肋未发育而减少。颈肋可能是软骨性或骨性，骨性颈肋的出现率为 0.5%~1%，其中约有一半为双侧性，但长短常不对称，女多于男，颈肋后端与 C_7 相关节，形态上通常具有头、颈、结节和体部。长短不一，前端可伸至颈后三角，末端可能游离，或附着于第 1 肋或第 1 肋软骨，甚至连于胸骨柄。颈肋的存在，多不引起任何症状，但当它压迫锁骨下动脉和臂丛下干时，会出现症状（详见颈部解剖）。

腰肋的出现率比颈肋高，腰肋亦有头、颈、结节和体部，其体部一般不超过 5cm。腰肋的存在，使从下面向上数肋骨时，可能造成错误。

第 1 肋骨畸形占 0.15%~1%，表现为两侧生长不对称，短小呈颈肋状，或者其前部于胸骨柄处部分骨化及肋软骨分叉畸形。第 1 肋骨可不发育，变为短细，或与第 2 肋骨部分或全部愈合。较为少见的在第 1 肋骨后 1/3 处尚可形成假关节。其边缘光滑，无外伤史及骨痂形成，易误为骨折。

第 2~5 肋骨及其肋软骨的胸骨端可呈分叉状，称为叉状肋（图 3-18）。有时一支明显，另一支很短，甚至仅在肋骨上见一突起，不要误认为局限性增生性病变。抵达胸骨最下之肋骨可能为第 6~8 肋骨，从胸骨下角向上判断肋骨的顺序可能引起错误。

肋骨可互相合并，多发生于肋骨后端，以第 5~6 肋骨间合并最为常见，少数亦可发生在肋骨前部，甚至整个肋骨发生合并；少数发生双侧多数肋骨融合畸形，其间可出现关节，或借一方形骨板相连（图 3-19）。

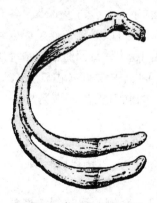

图 3-18　肋骨分叉畸形

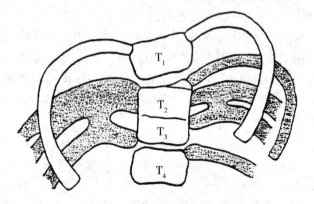

图 3-19　肋骨并合畸形

肋软骨有时阙如，而由纤维组织所代替，多见于第 8 肋或第 1 肋，肋软骨之间或肋软骨与胸骨的连结，也常出现变异。

四、胸廓

胸廓（thoracic cage）（图 3-20、图 3-21）由全部胸椎、12 对肋骨与肋软骨及胸骨共同构成。全体近似圆锥形，横径长，前后径短，上部狭小，下部宽阔。其中围成的空腔，称为胸腔（thoracic cavity），容纳心、肺等重要器官。胸廓有四壁及二口。

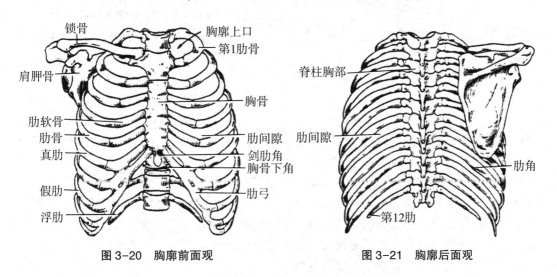

图 3-20 胸廓前面观   图 3-21 胸廓后面观

胸廓的前壁最短，由胸骨、肋软骨及肋骨的前端构成。略斜向前下方，与额状平面约成 20° 角。后壁较前壁略长，由全部胸椎及肋角内侧的部分构成，从后方观察时，此壁向后凸隆；从内面观察时，于脊柱的两侧，各有 1 个宽沟，称为肺沟（pulmonary sulcus of throax），容纳肺的后缘。两侧壁凸隆，最长，由肋体构成。

胸廓有 3 个径，即前后（矢状）径、左右（横）径和上下（垂直）径。成人胸廓左右径比前后径约大 1/4，左右径最大处在第 9 肋平面。胸廓的形状有明显的个体差异，和年龄、性别、体质强弱等因素有关。新生儿的胸廓前后径略等于左右径，整个胸廓呈桶状，6 岁以后左右径逐渐增大，13 岁时与成人相似。男性胸廓各径较大，女性胸廓上部与下部直径相差不大，略短且钝圆，胸腔容量较小，胸骨较短，胸廓上口较倾斜，上部肋骨的活动度较大。老年人的胸廓则因弹性减退，运动减弱，形状变长而略扁。胸廓的形状随呼吸运动而改变，吸气时 3 个径均增大，呼气时减小。体质强壮的人，肌肉和肺的发育良好，整个胸廓较短而宽；瘦弱体型的人，胸廓窄长，前后径短，呈扁平形。佝偻病患者胸廓前后径增大，胸骨明显突出形成"鸡胸"。如果胸骨向内凹陷，则形成漏斗胸（pectus excavatum），可使心脏受压，妨碍心脏的舒张，对血液循环不利。气喘及慢性支气管炎的老年患者，由于长期喘咳，使胸廓各径都增大，胸部圆而突出，形成桶状胸（barrel chest），桶状胸呼吸时起伏甚小。

1. 胸廓上口（superior aperture of thorax） 狭小，呈肾形，斜向前下方，由 T_1 椎体上缘、第 1 肋、第 1 肋软骨和胸骨柄上缘围成。后方最高点在第 1 肋后端与 T_1 横突相连结处，前方最低点为胸骨上缘的颈静脉切迹。胸廓上口两侧的后份被前、中、后斜

角肌所覆盖，前正中区是颈部与胸部之间的通道，有气管、食管、颈总动脉、锁骨下动

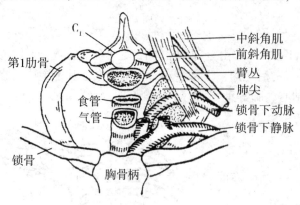

脉、头臂静脉和臂丛等重要结构通过（图 3-22），这些结构的两侧有结实的胸膜上膜与胸膜顶相隔，正常情况下，前、中斜角肌皆附着于第 1 肋上面，锁骨下动脉和臂丛下干经斜角肌与第 1 肋之间的三角形间隙穿出，当斜角肌痉挛、肥大、上端异常或肩带下垂、颈肋等情况时，通过胸廓上口的锁骨下动脉和臂丛下干，被挤向第 1 肋，产生神经、血管

图中标注：C₁　中斜角肌　前斜角肌　臂丛　肺尖　锁骨下动脉　锁骨下静脉　第1肋骨　食管　气管　锁骨　胸骨柄

图 3-22　胸廓上口

受压症状，称为前斜角肌综合征。这个综合征的产生和发展，与胸廓上口的结构特点密切相关。臂丛下干受牵拉，刺激支配前斜角肌的神经使肌收缩，该肌收缩又将倾斜位置的第 1 肋上提，造成臂丛所受的牵拉刺激加重，以致形成恶性循环（详见颈部解剖）。胸廓上口是一个开口，大血管和一些脏器管道经此口通行于颈和胸之间，管道周围被结缔组织包绕和填充。颈部的感染和肿瘤，通过胸廓上口的结缔组织间隙，可进入胸部纵隔；肺部破损处逸出的空气，可沿肺血管周围鞘到达纵隔，再经结缔组织间隙上行进入颈部，造成头颈及其邻近皮下区域的气肿。

2. 胸廓下口（inferior aperture of thorax）　宽阔，斜向后下，由 T₁₂、第 11、12 肋骨及第 7~10 肋软骨构成。由于各结构不在同一平面，同时脊柱椎体的两侧还有脊椎沟，使胸廓下口有特殊形态，左右横径大而前后矢径小。从侧面看，胸廓下口的最低处在第 10 肋，或大致位于前后矢径的中点处。胸廓下口被膈封闭。胸壁的骨性结构具有下列特点：①胸骨柄、第 1 肋软骨和第 1 肋骨合成一个单位，除第 1 肋软骨具有相当弹性外，整个单位甚为固定。②胸骨柄与胸骨体间之连结可以允许做前后动作。③自第 1 肋弓起向下至第 7 肋弓，无论肋弓的长度、倾斜度和向外突出度均逐渐增加。④上 7 个胸椎横突与肋结节相接的关节面凹进同时向前，T₈~₁₀ 横突的关节面扁平同时向前上，末 2 个胸椎横突无关节面，当胸骨或肋骨活动时，并不需要跟随活动。⑤每个肋弓的胸骨端较低于其胸椎端，每个肋弓中点位于两端相连直线平面以下。

第三节　胸壁骨的连结

一、肋的连结

肋的连结可分肋椎关节、肋软骨与胸骨的连结、肋骨与肋软骨的连结和肋软骨间的连结 4 种（图 3-23）。

（一）肋椎关节

肋椎关节（costovertebral joints）由肋骨的后端与胸椎构成，可分为肋头关节与肋横

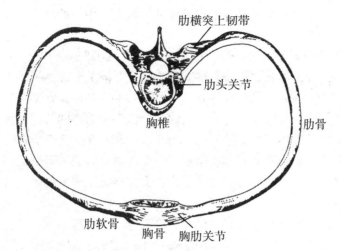

肋横突上韧带
肋头关节
胸椎
肋骨
肋软骨
胸骨 胸肋关节

图 3-23　肋头关节及胸肋关节

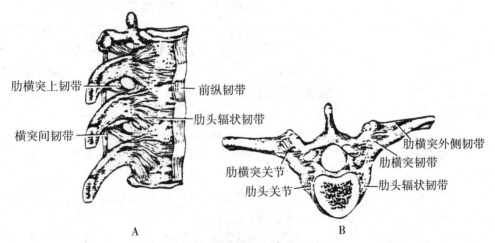

肋横突上韧带
前纵韧带
横突间韧带
肋头辐状韧带
肋头辐状韧带
肋横突外侧韧带
肋横突韧带
肋横突关节
肋头关节

A　　　　　　　　　　B

图 3-24　肋头关节与肋横突关节
A. 侧面观　B. 上面观

突关节（图 3-24）。

1. 肋头关节（joint of costal head）　由肋头关节面与胸椎的肋凹及椎间盘构成。除第 1、第 11、第 12 肋头，仅与 1 个胸椎的肋凹相接外，其余各肋头均与相邻 2 个胸椎的肋凹相关节。关节面呈楔形，覆盖 1 层纤维软骨。下面的关节面较大，关节面借 1 个嵴隔开。在肋头嵴与椎间盘之间有肋头关节内韧带相连。关节囊附着于关节的周围，向上延伸至椎体后面；向下达下位椎骨肋凹附近；向后移行于肋颈韧带；前方有肋头辐状韧带。第 1、第 11 及第 12 肋头的关节面仅与 1 个椎体相关节，呈圆形，无头嵴，也没有肋关节内韧带，其关节囊较松弛。

肋头关节的韧带有以下 2 个：

（1）肋头辐状韧带（radiate ligament of costal head）：位于关节囊的前方，自肋头的前面上、下 2 缘，放散于相邻的两个椎体及椎间盘。上部的纤维斜向上方，附着于上位椎体的外侧面；下部的斜向下方达下位椎体的外侧面；中部的纤维较少，水平向前，与椎间盘相连（图3-24）。

（2）肋头关节内韧带（intraarticular ligament of costal head）：位于关节腔内，由致密坚韧的短纤维构成，连结肋头嵴与椎间盘之间，分隔关节腔为上、下2部。

2. 肋横突关节（costotransverse joint）（图3-24）　由肋结节尖节面与横突肋凹构成。上7个肋骨的结节呈橄榄形，与相当的胸椎横突尖前面的肋凹相关节，关节面覆盖一层透明软骨，可以做相当程度的转动。第8~10肋结节较近于肋骨的下缘，扁平，与相当胸椎横突尖的上缘相关节，可以做相当程度的滑动。关节囊薄而松弛，附着于关节面的周围，下部较厚；内侧与肋颈韧带结合；上方连结肋横突韧带；外侧移行于肋横突外侧韧带。

第11和第12肋骨因无肋结节，故无此关节。

肋横突关节的韧带有以下几个（图3-24、图3-25）：

（1）肋横突韧带（costotransverse ligament）：由坚韧的短纤维构成，连结肋颈的后面与横突的前面之间。韧带与横突及肋颈之间，有1个裂隙，称为肋横突孔（costotransverse foramen）。第11和第12肋骨的肋横突韧带，一般都退化。

（2）肋横突外侧韧带（lateral costotransverse ligament）：短而强韧，自横突尖部，斜向外上方，止于肋结节。第11和第12肋骨的肋横突外侧韧带一般都阙如。

（3）肋横突上韧带（superior costotransverse ligament）：起自肋颈嵴，斜向外上方，止于上位椎骨横突的下缘。外侧与肋间内韧带移行；内侧缘与椎体之间围成一孔，有肋间动脉和肋间神经后支通过。

（4）肋横突后韧带（posterior costotransverse ligament）：较肋横突上韧带细薄，呈腱索状，自肋颈的后面，斜向内上方，止于上位椎骨横突和下关节突的根部；外侧与肋间外肌相接。

第1肋骨无肋横突上、后韧带。第12肋骨的肋颈与L_1横突根部之间，有腰肋韧带（lumbocostal ligament），为胸腰筋膜浅层的一部分。

3. 肋椎关节的运动　肋头关节与肋横突关节均为平面关节，虽是2个独立的关节，但在功能上实为1个联合关节。肋颈围绕贯穿肋结节与肋头中点的运动轴（即肋颈的长轴）旋转，每1个肋骨如同1个杠杆，杠杆的支点在肋结节与胸椎横突所构成的肋横突关节稍外侧，当肋颈下降时，肋体上提；反之，肋颈上升时，肋体下降，由于肋结节的位置靠近肋骨后端，肋体在肋结节前段的长度远较后段为长，故肋骨在肋结节的前、后两段的力臂长度相差很大，肋骨后段的少量运动可使前段产生大幅度的移动，其结果是形成所谓桶柄式和泵柄式运动。肋骨的运动幅度各部不同，第1肋骨除在深呼吸外，一般不出现运动。自第2肋骨起至第12肋骨，其运动幅度逐增加，由于第11和第12肋骨无肋横突关节的限制，故运动幅度最大。

4. 肋椎关节的动脉　主要来自肋间后动脉的后支。

5. 肋椎关节的神经　主要为肋间神经的后支。

肋椎关节病变或异常是背痛常见病因之一。多见于$T_{2~7}$的肋椎关节，主要见于T_4的肋椎关节，李义凯等研究认为：①T_4的肋椎关节横突关节凹呈球窝状，说明T_4的肋椎关节活动度大，易发生劳损及异常，导致背痛。②肋头关节是复合关节，肋横突关节是简单关节，肋头关节面的方向各异，特别是$T_{4\sim6}$的肋椎，可能导致2个关节活动不协调，造成肋间内、外肌功能活动紊乱，产生背痛。③$T_{4\sim6}$的肋椎关节形态变异较多，如出现半月软骨、关节软骨变薄及3个关节面等，这些改变可能与背痛的产生有关。

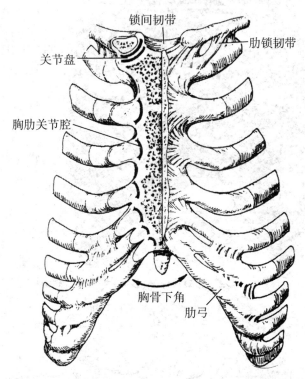

锁间韧带

肋锁韧带

关节盘

胸肋关节腔

胸骨下角

肋弓

图3-25　胸骨与肋软骨的连结及胸锁关节前面观

（二）肋软骨与胸骨的连结

肋软骨与胸骨的连结（图3-25、图3-26），由第1~7肋的内侧端与胸骨的肋骨切迹构成。第1肋软骨直接与胸骨柄肋切迹相连。形成第1肋胸肋结合（sternocostal syn-chondrosis of first rib）；第2~7肋软骨与胸骨之间，则构成胸肋关节（sternocostal joints）。与第2肋软骨相接的第2肋切迹，位于胸骨角平面，上半在胸骨柄侧缘下端，下半在胸骨体侧缘上端。与第7肋软骨相接的第7肋切迹，位于胸骨体侧缘下端和剑突侧缘上端。胸骨柄特长的人，胸骨角与第3肋软骨平齐，此时胸骨柄侧缘的中份有第2肋切迹与第2肋软骨相接。靠上方的胸肋关节，一般均有关节囊及关节腔，关节囊薄而松弛，附着于关节的周围；中部的关节腔常常不完整；下部的则无关节腔，而成为韧带联合，老年后，关节腔一般都消失，只有第2胸肋关节的关节腔可保持终生。

1. 肋软骨与胸骨连结的韧带（图3-27）

（1）胸肋辐状韧带（radiate sternocostal ligaments）：呈三角形，薄而宽阔，自肋软骨内侧端的前面，放散于胸骨的前后面。其浅层纤维与上、下方及对侧的同名韧带相交错。于胸骨的前面，此韧带与胸大肌的起始腱结合，形成胸骨膜（sternal membrane），被覆在胸骨骨膜的表面。

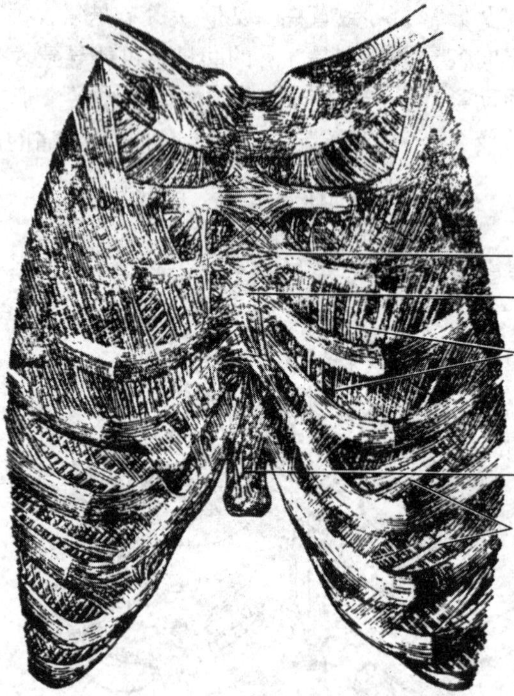
胸肋辐状韧带
胸骨膜
肋间内韧带
肋剑突韧带
肋间外韧带

图 3-26　胸骨与肋的连结及其韧带前面观

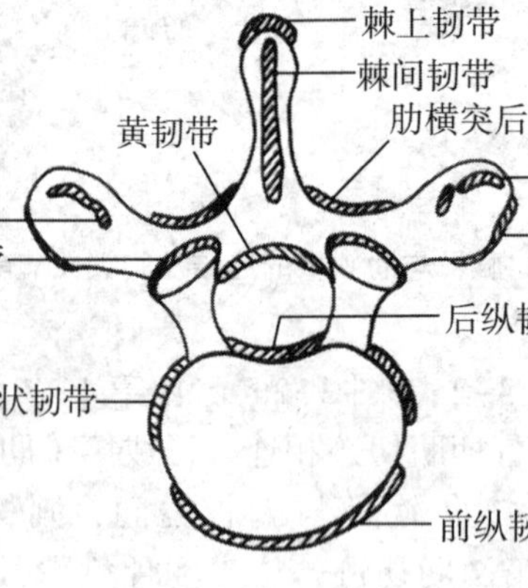
棘上韧带
棘间韧带
肋横突后韧带
黄韧带
肋结节韧带
横突间韧带
肋横突前韧带
关节囊韧带
后纵韧带
肋头辐状韧带
前纵韧带

图 3-27　胸椎的韧带

（2）胸肋关节内韧带（intraarticular sternocostal ligament）：通常出现在第 1 胸肋关节，其余的胸肋关节则不恒定。由纤维软骨构成，自第 2 肋软骨的内侧端，横行向内，与第 2 肋骨切迹相连。此韧带往往把第 1 胸肋关节腔分为上、下两部。

（3）肋剑突韧带（costoxiphoid ligaments）：连结第 6 或第 7 肋软骨前后面与胸骨剑突前后面之间，于肋软骨和胸骨前面的部分较明显。此韧带可以防止附着其后面的膈肌向后牵引。

2. 胸肋关节的运动　可做轻微的滑动。

3. 肋软骨与胸骨连结的动脉和神经　动脉主要来自胸廓内动脉的穿支，神经为肋间神经的前支。

（三）肋骨与肋软骨的连结

肋骨与肋软骨的连结，由肋软骨的外侧端嵌入肋骨前端的凹陷部构成，周围有骨膜包绕。成年人的连结部常常发生骨化。

（四）肋软骨间关节

在第6~10肋软骨中，相邻2个肋软骨的边缘，各以菱形光滑的关节面相接（图3-25），关节囊很薄，内面被覆1层滑膜，周围并有韧带相连。关节腔大小常因不同的部位而异。于第7~8肋软骨之间的最大；第8~9及第9~10肋软骨之间的较狭窄；有时，关节腔也可完全阙如。

软骨间关节的动脉主要来自肌膈动脉。

软骨间关节的神经来自肌间神经的分支。

（五）肋间韧带联合

肋间韧带联合由结缔组织膜构成，连结相邻2个肋之间，可分为2种（图3-26）。

1．肋间外韧带（external intercostal ligament）　位于肋间隙的前端，起自上位肋软骨的上缘，斜向前内下方，止于下位肋软骨的下缘。其内侧缘可达胸骨的外侧缘，外侧缘则与肋间外肌相接。最下方的2个肋间隙无此韧带；第1肋间隙也常常阙如。

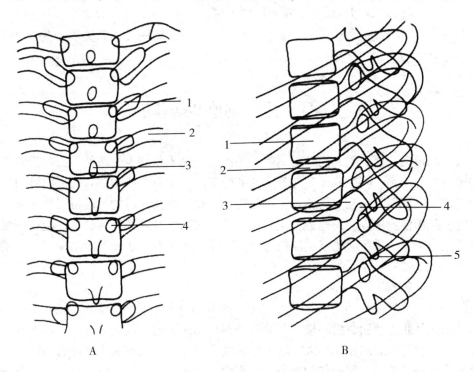

图 3-28　胸椎正常 X 线示意

A. 正位　　　　　　　　　　　　　　　　B. 侧位

1. 胸椎横突　2. 肋骨　3. 棘突　　　　　1. 胸椎椎体　2. 椎间隙　3. 椎间孔

4. 椎弓根　　　　　　　　　　　　　　　4. 上关节突　5. 下关节突

2．肋间内韧带（internal intercostal ligament）　位于肋间隙的后端和肋间外肌的内面，起自上位肋骨的下缘，斜向后下内方，止于下位肋骨的上缘。其内、外两缘，分别与肋横突韧带和肋间内肌相接。

二、胸骨各部之间的连结

（一）胸骨柄与胸骨体的连结

胸骨柄下缘与胸骨体上缘，借纤维软骨紧密相连。相接的两面，均覆盖一层透明软骨；周围有纤维膜包绕。纤维软骨骨化后，柄体便相互结合，此处的前面略显高起，称为胸骨角，其两端与第2肋同高，为重要的骨性标志。有时，由于纤维软骨出现腔隙，此连结即变成类似关节的构造（图3-25）。这个连结在呼吸运动时，可使胸骨体向前后运动，增大和缩小胸腔的容积。

（二）胸骨体与剑突间的连结

胸骨体与剑突之间借透明软骨相连。40岁后，常骨化而成骨性结合，也可终生不骨化。

三、胸椎的连结

相邻胸椎椎体之间有椎间盘相连，但较薄，其厚度仅为 2~4mm。椎体的前后有纵长的前、后纵韧带，椎弓板之间有黄韧带，各附件之间还有棘上韧带、棘间韧带及横突间韧带（图3-27）与颈、腰椎间同名韧带连续。

胸椎的关节突呈冠状位，近乎垂直，相邻关节突之间构成椎间关节（图3-28），其结构与腰椎相似，详见腰骶部。

第四节　胸廓的运动

胸廓的运动为肋和胸骨的综合运动，是呼吸运动不可缺少的条件，而呼吸的舒缩是实现肺通气的动力。膈肌和肋间肌是主要的呼吸肌，还有一些颈部和腹部的肌肉，属于呼吸辅助肌。膈肌的活动可使胸廓上下径发生变化，而肋间肌的活动可引起肋骨和胸骨的升降，从而使胸廓矢径及横径发生变化。胸壁靠肋骨升降及旋转动作，配合膈肌的升降产生胸内负压，进行呼吸运动和促进血液回流。呼吸时，肋骨的活动随呼吸深度而有所变化（图3-29）。

（一）平静呼吸

平静吸气时，胸骨柄上端和左、右肋弓构成的肾形单位处于静止状态，第 2~7 肋弓间的肋间外肌可使肋骨沿肋椎关节的旋转轴转动而上抬，因此肋弓的中部上升，而下缘外翻，这就使胸腔的横径加大，肋下角加宽；另外，肋间外肌尚可使肋弓的胸骨端上升及胸骨体向上移动，因而使胸腔的矢径增大。呼气时，肋间外肌松弛，肋骨及胸骨回复原位。肋间内肌为呼气肌，收缩时肋骨向下，可加强呼气动作。

上7个胸椎横突前方凹形的关节面，能使肋骨在其上方旋转，还可防止其向后，因为肋弓的长度自第1至第7逐渐增大，胸骨体下端就必然较上端前倾。

$T_{8~10}$横突关节面的形状扁平，同时向前上，肋弓在其上、下不能做旋转动作，但能向上、向后滑动，这种动作可使胸腔下部和腹腔上部横径增大。

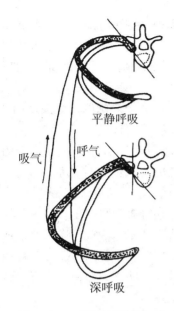

平静呼吸

吸气　　呼气

深呼吸

图 3-29　呼吸时肋骨的运动

膈肌的前部和两侧附着于肋骨，肋骨上升时，它跟随上升，中间部因附着于上部腰椎弓状韧带和第 12 肋骨，同时为腰方肌固定，相当稳定。腹腔内压降低时，两侧的穹隆呈圆形，上升至中心腱平面以上。吸气时，膈肌收缩，肋膈窦加大，穹隆顶下降。深吸气时，穹隆顶下降更多，且中心腱明显下降，腹腔内脏器也跟随下降，因此胸廓的上下径加大。呼气时，膈肌松弛，穹隆顶回复原位置在第 4~5 肋骨水平。

平静吸气时，膈肌的穹隆约有 1cm 的上、下运动，但在中心腱下腔静脉穿过处保持固定状态。吸气时，口径加大，静脉血可以迅速回入心脏。

腹腔内压对于膈肌的运动有一定关系，腹腔内压增大时，腹壁肌肉特别是腹横肌和盆膈肌起着相当作用。身体的姿势和重力对膈肌的运动亦起一定影响，平卧同时使床脚抬高，膈肌的运动范围最大；水平位时，运动范围减小；直立时因腹肌对抗，亦减小；坐位时因腹肌松弛更加减小；腹肌完全无力，如脐疝及脏器下垂时，膈肌的运动几乎完全停止，变为胸式呼吸；侧卧位，该侧膈肌的运动范围较对侧为大。

（二）深呼吸

所有平静吸气时各动作均加大，不但三个斜角肌收缩时可以使第 1~2 肋弓提起，而且胸锁乳突肌的胸骨头尚可以使胸骨柄抬起，它们的收缩可将第 1~2 肋骨及胸骨柄向前上方提起，加强吸气运动。另外，肋提肌和上后锯肌亦起协助作用，下后锯肌可使下部肋骨稳定。腹壁肌肉的收缩增加腹内压，膈肌穹隆顶上升，也加强呼气运动。

在极度呼吸困难、打喷嚏、咳嗽而必须加深吸气动作时，胸小肌甚至胸大肌和前锯肌亦起协助作用，为使胸小肌起作用，肩胛骨必须固定。如欲使肩胛骨保持稳定，可以手抓紧椅臂，使上肢有所依靠，或者使斜方肌、肩胛提肌和菱形肌同时收缩，后者的作用又必须使头部肌肉收缩，保持后伸并稳定。除此以外，竖脊肌和背部深层肌肉的收缩，可以使胸椎的曲度变大（变直），肋骨向两侧展开，更有利于深吸气。

由于肺泡的弹性、腹横肌和肋软骨的缩回，呼气时增大的胸腔各径恢复原状，使空气排出。因吸气时肋骨在胸椎横突上旋转，肋骨与肋软骨连结之角变宽，可促使肋软骨在呼气时回复原状。强力呼气时，腹外斜肌和背阔肌亦起作用。

第五节　胸部软组织

一、皮肤

胸前、外侧区皮肤较薄，尤以乳头、胸骨前面和两侧部最薄。除胸骨表面部分外，均有较大的活动性。胸背部皮肤较厚，移动性小，有较丰富的毛囊和皮脂腺。

皮肤的血液供应来自许多皮动脉。这些动脉位于浅筋膜内，按照胸部的不同区域发自不同的血管。胸前壁的皮动脉发自胸廓内动脉的前穿支、肋间后动脉的外侧皮支的前支；胸侧壁的皮动脉发自肋间后动脉的外侧皮支和胸外侧动脉；胸后壁（背部）的皮动脉发自肋间后动脉的后支和外侧皮支的后支。

皮肤的静脉较动脉复杂，在皮肤的深面可分上、下重叠的 4 个静脉网。血液从第 4 个网（位于真皮与浅筋膜之间）注入浅筋膜中的皮下静脉（浅静脉）。

除胸部前面上部的皮肤由颈丛分支（颈皮神经和锁骨上神经）分布外，大部分的皮肤是由胸神经的前支（肋间神经）分布。胸后壁的小部分皮肤由胸神经后支分布。胸部皮肤的神经分布呈现明显的节段性。上 6 对肋间神经的皮支分布于相应胸壁的皮肤；下 5 对肋间神经和肋下神经的皮支除分布胸壁皮肤外，还分布到腹壁皮肤。每条神经皮支的分布区域形似条带，按神经的序数由上向下依次排列（图 3-30）。临床上常依此来检查感觉障碍的节段，通常依以下标志来确定神经的节段：胸骨角平对第 2 胸神经；乳头平面相当于第 4 胸神经；剑突平面相当于第 6 胸神经；肋下平面相当于第 8 胸

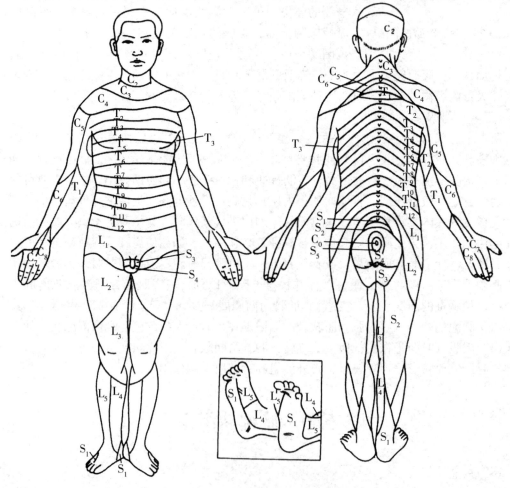

图 3-30　皮肤的节段性神经支配

神经，脐平面相当于第10胸神经，耻骨联合与脐连线中点平面相当于第12胸神经。需要注意的是，肋间神经在皮肤上的分布呈羽状重叠，即相邻的神经分布区互相重叠。当一条神经损伤时，其感觉障碍并不明显，若2~3条以上的神经受损时，则出现一个节段范围的皮肤感觉减退或消失。

二、筋膜

（一）胸前区、胸外侧区的筋膜

胸前区、胸外侧区的筋膜（fascia）分为胸浅筋膜、胸深筋膜和胸内筋膜3种。

1. **胸浅筋膜** 与上肢、颈部及腹部的浅筋膜相延续，内含脂肪、浅血管、淋巴管、皮神经和乳腺（图3-31）。其厚度个体差异较大，胸骨前面较薄，其余部分较厚。

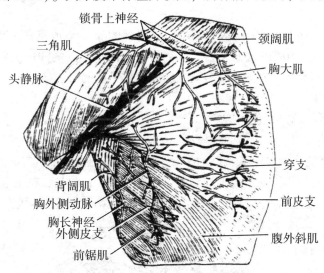

图3-31 右侧胸前区的皮神经和浅血管

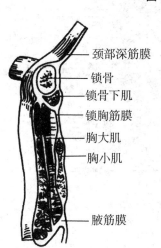

图3-32 胸前部深筋膜

2. **胸深筋膜** 不如四肢深筋膜发达。依其位置分为两层，即胸深筋膜浅层和胸深筋膜深层。浅层位于乳腺的深面，遮盖于胸大肌的浅面。该层向上附着于锁骨的骨膜，向内与胸骨骨膜结合，外侧移行于覆盖前锯肌的筋膜，向下移行于腹壁筋膜。于胸廓上口稍外的胸大肌三角处，该层筋膜向深面陷入，与胸深筋膜深层结合，在胸大肌下缘处，也与胸深筋膜深层结合，向后越过腋窝的底部，在背阔肌下缘处，移行于背部筋膜，在腋窝部形成腋筋膜。胸深筋膜深层居胸大肌深处，较浅层发达，向上分为两层，包绕锁骨下肌，形成锁骨下肌鞘，然后连结于锁骨骨膜；向下也分为两层，包绕胸小肌，形成胸小肌鞘，然后附着于肩胛骨喙突。胸深筋膜深层在胸小肌以上部分称锁胸筋膜（clavipectoral fascia），该筋膜比较致密，其深面有胸内、外侧神经和胸肩峰动脉的分支穿该筋膜至胸大、小肌。头静脉、淋巴管穿此筋膜入腋腔。在胸小肌下缘处，深层合并成一层，向下附着于腋筋膜，悬挂腋筋膜向上，使腋窝底部呈陷窝形状（图3-32）。

3. 胸内筋膜　是一层致密的结缔组织膜，衬于肋和肋间肌内面。此筋膜厚薄不匀，在胸骨、肋和肋间隙内面的部分较厚，脊柱两侧较薄。胸内筋膜与壁胸膜间有疏松结缔组织，脊柱两旁较发达，两膜易于分离，筋膜向下覆于膈的上面，称膈胸膜筋膜，向上覆于胸膜顶上面，称胸膜上膜，即Sibson膜。

（二）胸背部的筋膜

1. 浅筋膜（superficial fascia）（皮下筋膜）　胸背部浅筋膜与邻近部位的筋膜相延续。但也有其特点：其致密而厚，含有较多脂肪，有许多结缔组织纤维束与深筋膜相连。

2. 深筋膜（deep fascia）（固有筋膜）　背部的深筋膜亦分浅、深两层。浅层很薄弱，位于斜方肌和背阔肌的表面，在颈部移行于颈部深筋膜的浅层。背部深筋膜深层很发达，与腰部深筋膜相延续，合称为胸腰筋膜（详见腰骶部）。

三、胸部肌肉

（一）胸前区及胸外侧区肌肉

该部肌肉分为2群：第1群是上肢所属的胸肌，位于胸壁的前面及侧面的浅层，皆为扁肌；第2群是胸固有肌，位于胸壁的深层，参与胸壁的构成，但其仍保持着节段性。

1. 上肢所属的胸肌　主要作用于上肢带骨及游离上肢骨，依其位置深浅，分为3层：第1层为胸大肌；第2层为胸小肌、锁骨下肌；第3层为前锯肌（图3-33）。

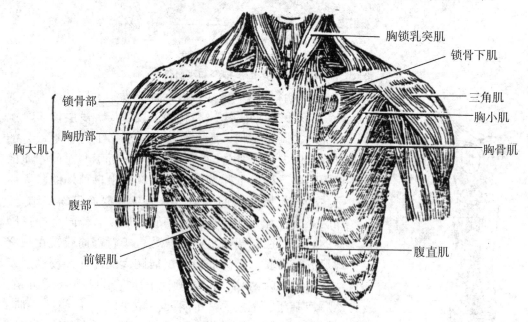

图 3-33　胸壁肌肉

（1）胸大肌：位于胸廓的前上部皮下，为扇形扁肌，起点分3部：上部为锁骨部，起自锁骨内侧半的前面，肌纤维斜向下外，肌腹外上缘借三角肌胸大肌间沟与三角肌相隔，肌腹下缘掩盖胸肋部上方，但极易分离；中部为胸肋部，起自胸锁关节至第6肋软骨之间的胸骨前面半侧和上6个肋软骨的前面，肌纤维大部分横行向外；下部为腹部，此部分起点最小，起自腹直肌鞘前叶，肌纤维斜向上外旋行。三部分肌纤维向外聚合，移行于一短粗而扁平的总腱。此端扭转成90°，似扇柄，在三角肌前缘及肱二头肌长头之间，止于肱骨大结节嵴，止点处的腱膜由两层组成：前层为锁骨部肌纤维及胸肋部的上部纤维移行而来，后层是胸肋部下部及腹部的肌纤维移行而来。在肌腱深面有时有滑膜囊。此肌使肱骨内收及旋内。此外，锁骨部还使肩关节屈曲（将前臂桡侧放在桌缘之下，用力上提前臂便可见该肌锁骨部的活动），胸肋部可使举起的上肢后伸（将前臂尺侧置于桌缘上面，用力下压，便可扪到胸肋部的运动）。如上肢固定时，则可上提肋骨，如支气管哮喘患者，常用于握住一固定的支架，其目的是在于固定上肢，而利用该肌帮助呼吸。此外，上肢固定于上举位时，与背阔肌共同作用，可上提躯干，如引体向上动作。

胸大肌有时由4部构成，此时胸肋部再分为上、下二部，胸肋部有时具有6~8个肌束。但有时也不发达，仅从锁骨和胸骨柄发出肌纤维束。

胸大肌的血管和神经：胸大肌的供血主要来自胸肩峰动脉，其次有胸廓内动脉穿支分布肌的内侧份和下份，有来自腋动脉的胸外侧动脉等分布肌的腹部（图3-34、图3-35）。胸大肌的运动神经为胸前神经（C_5~T_1）。

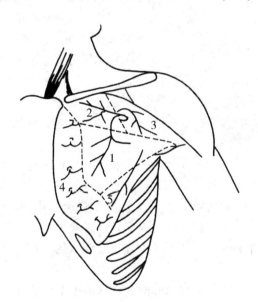

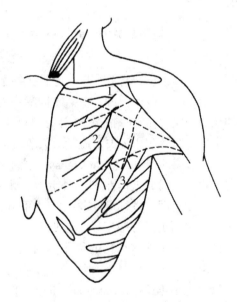

图 3-34　胸大肌的动脉
1. 胸肩峰动脉胸肌支　2. 胸肩峰动脉锁骨支
3. 胸肩峰动脉三角肌支　4. 胸廓内动脉和肋
　间动脉的穿支　5. 外侧胸肌支或胸外侧动脉

图 3-35　胸大肌的神经
1. 锁骨部支　2. 胸肋部支　3. 腹部支

第三章　胸部

胸大肌是唯一接受组成臂丛各神经根纤维的肌肉。只有臂丛所有神经根纤维均受影响，才会引起胸大肌完全瘫痪。

（2）胸小肌（pectoralis minor）（图3-33）：位于胸廓上部的前外侧，胸大肌的深面，完全被胸大肌所遮盖。为三角形扁肌，以分散的肌齿起自第 3、第 4、第 5 肋骨的前面（靠近肋软骨与肋骨结合处），肌纤维斜向外上方，在喙肱肌的内侧，以短腱止于肩胛骨喙突，在该处常具有小滑液囊。上缘与锁骨之间的区域，称为锁骨胸肌三角（clavipectoral triangle）。此肌收缩时，牵引肩胛骨向前下内方。若肩胛骨被固定时，则可上提肋骨，因而是呼吸运动的辅助肌。

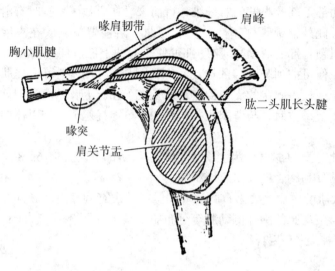

图 3-36　胸小肌的附加止点
1. 至喙突　2. 穿过喙肩韧带，止于关节盂下粗隆

胸小肌的血供来自腋动脉、胸肩峰动脉、胸外侧动脉和胸最上动脉。神经来自胸前内、外侧神经（$C_7 \sim T_1$）组成的袢，以内侧为主。在肌的内侧半，血管、神经的走行与肌纤维方向一致。此肌切除后，由于胸大肌代偿，不致引起明显的功能障碍。

胸小肌止点可有变异，单纯止于喙突者占 37%，其中以止于喙突水平部上面和内缘者最多，仅止于喙突水平部上面者次之。胸小肌的附加点可为：①跨越喙突、穿过喙肩韧带，向后外，止于肩关节囊、肱骨大结节和肩胛骨的关节盂，可止于其中 1~3 处，但同时止于 3 处者最多，占 52%。②向喙突内、外侧扩展，前者多延伸至肋喙韧带，后者多延伸至喙肱肌。在 15% 情况下，部分胸小肌腱越过喙突，在喙肩韧带两束间穿过，伴随盂肱韧带止于肱骨，止于关节盂缘或关节盂下缘（图 3-36）。

（3）锁骨下肌（subclavius）：位于锁骨下面，在人类为一退化的小肌肉，起自第 1 肋软骨及肋骨，肌纤维斜向外上方，止于锁骨近肩峰端的下面，介于喙锁韧带及肋锁韧带止点处之间。此肌牵引锁骨向内下方，以固定胸锁关节。若上肢带固定，则上提第 1 肋骨，因而也是呼吸运动的辅助肌。该肌位于锁骨至上肢的大血管及神经干之间，故在位置上有保护这些结构的作用，因此在锁骨骨折时，并不常引起这些结构的损伤。

锁骨下肌受锁骨下神经（$C_{4\sim6}$）支配。

（4）前锯肌（serratus anterior）（图 3-37）：位于胸廓外侧面，其前上部为胸大肌和胸小肌所遮盖，为一宽大的扁肌，与胸廓侧面的弯度一致。广阔地贴附于胸廓侧面、前面和后面一部分，肌齿起于上 8~9 个肋骨的外侧面，下部的 4~5 个肌齿与腹外斜肌的肌齿相交错。各肌束之间具有疏松蜂窝组织，解剖时彼此容易分开。肌纤维斜向后上内方，止于肩胛骨脊柱缘的前唇、肩胛骨的内侧角及下角的肋面。前锯肌按肌束的起止和功能，可分为上部、中部和下部：上部起于第 1~2 肋骨及位于两肋之间的腱弓，止于肩胛骨的内侧角；中部起于第 2~3 肋骨及其腱弓，其纤维呈扇状，止于肩胛骨的脊柱缘；下部起自第 3~4 肋骨至第 9 肋骨，止于肩胛骨的下角。前锯肌能使肩胛骨外展及旋外，后者尤为

图中标注：喙肩韧带　肩峰　胸小肌腱　肱二头肌长头腱　喙突　肩关节盂

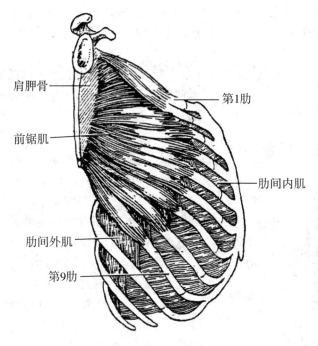

肩胛骨

前锯肌

肋间外肌

第9肋

第1肋

肋间内肌

图 3-37　前锯肌

重要。下部肌纤维收缩时，使肩胛骨下部旋上，以肩锁关节为轴心，助臂上举，若此肌发生病变，则上肢举起受到影响，只能举到一定程度。上部肌纤维收缩时，使肩胛骨向前，上臂前屈。此肌与菱形肌、斜方肌、肩胛提肌共同作用时，使肩胛骨紧贴胸廓，有固定肩胛骨的作用。若此肌瘫痪，肩胛骨下角离开胸廓而突出于皮下，产生"翼状肩"。

前锯肌的血供来自胸最上动脉、胸外侧动脉和胸背动脉（图3-38）。

胸最上动脉主要供应前锯肌上部。胸外侧动脉沿胸小肌下缘行走，主要供应前锯肌中部。胸背动脉干沿肩胛骨腋缘下行于背

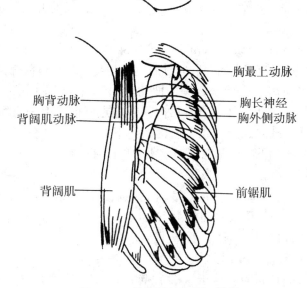

胸背动脉
背阔肌动脉

背阔肌

胸最上动脉

胸长神经
胸外侧动脉

前锯肌

图 3-38　前锯肌的血管、神经

阔肌腱内侧、前锯肌外侧，远端在第 3~4 肋间水平分为背阔肌支和前锯肌支。前锯肌支以 1 支（48%）和 2 支（50%）为多，在第 4~5 肋间进入前锯肌，主要供应前锯肌下部。前锯肌的静脉与动脉伴行，也以 1 支（36%）和 2 支（54%）为多。前锯肌的神经为胸长神经（$C_{5~8}$），仅 1 支，胸长神经行走于胸背动脉之前，与胸背动脉的前锯肌

支平行行走。韩震等报道多数前锯肌还受部分肋间神经支配，这些肋间神经的前锯肌支多出现在3~7肋间，由肋间神经的外侧皮支在穿经前锯肌时发出一支较粗大的皮支，向后行于前锯肌内。

2. 胸固有肌　此肌群主要位于肋间隙内，分为3层：第1层为肌间外肌（包括肋提肌），第2层为肋间内肌前外侧部，第3层为肋间内肌后内侧部、肋下肌、胸横肌。

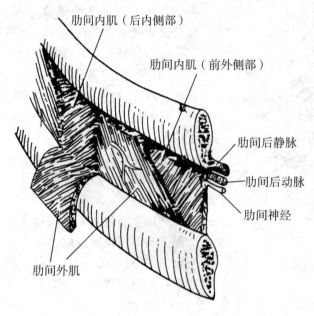

图3-39　肋间外肌及肋间内肌

（1）肋间外肌（intercostales externi）（图3-39）：位于各肋间隙的外面，其后部在肋结节处与肋提肌毗邻，前部肌纤维仅至肋骨与肋软骨结合处。于肋软骨间隙处，肌纤维退化，而代以结缔组织膜，称为肋间外膜（external intercostal membrane）。该肌起自上位肋骨下缘内面的肋沟的下面（第12肋骨除外），肌纤维斜向前下，抵止于下位肋骨的上缘。此肌收缩时，提起肋骨，使胸廓纵径及横径皆增大，以助吸气。肋间外肌受肋间神经（$T_{1~11}$）支配。

（2）肋间内肌（intercostales interni）（图3-39）：位于各肋间隙内，在肋间外肌的深面分两部：前外侧部肌纤维方向与肋间外肌垂直相交，肌纤维前部达胸骨外侧缘，向后达肋角。自肋角再向后，移行于腱膜，即肋间内膜（internal intercostal membrane）。此肌起自每个肋骨的下缘肋沟外下方。后内侧部起点同前，由于有肋间血管、神经通过，将此部纤维分开为独立肌层，止于肋沟的内下方。这两部分于腋中线附近相互遮盖。此肌收缩时，使肋骨下降，胸廓因而缩小，以助呼气。

肋间内肌受肋间神经（$T_{1~11}$）支配。

（3）胸横肌（transversus thoracis）：为一薄层肌，位于第3~6肋软骨的后面，起自剑突及胸骨体下部的内面。肌束斜向外上方，以4个肌齿分别止于第3~6肋骨与肋软骨结合处的后面。此肌收缩时，使肋下降，帮助呼气。

胸横肌受肋间神经（$T_{3~6}$）支配。

（4）肋下肌（subcostales）：位于胸廓后壁肋间内肌后内侧部的深面（图3-40）数目极不恒定，肌纤维方向与肋间内肌同，但肌纤维较肋间内肌长，常跨过1个或2个肋骨。其作用与肋间内肌相同，助呼气。肋下肌受肋间神经（$T_{1~11}$）支配。

3. 胸壁浅层肌的常见变异　胸壁浅层肌中最常见的变异是起止点的扩大或缩小，如胸小肌的起点，可扩大到第1肋或第6肋；胸小肌的止点可扩大到肩关节囊；前锯肌的起点可缺少来自第1肋、第8肋或第9肋的肌齿等。胸大肌、胸小肌、斜方肌可全部

The image labels read:
肋间内肌（后内侧部）
肋间内肌（前外侧部）
肋间后静脉
肋间后动脉
肋间神经
肋间外肌

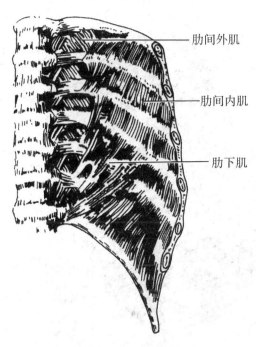

图3-40　肋下肌

肋间外肌

肋间内肌

肋下肌

或部分阙如，但极少见。浅层变异肌中，较常见的有胸骨肌、腋弓肌及胸肋肩胛肌。

（1）胸骨肌（sternalis）　中国人胸骨肌的出现率为13%～14%，新生儿的胸骨肌出现率相对的比成人大，因而胸骨肌可能是一个退化的肌。位于胸大肌表面，在胸肌筋膜的覆被下，沿胸骨一侧或两侧与胸骨平行或斜向内上方与胸骨体交叉，向上越过胸锁关节与胸锁乳突肌起始部相续，一部分胸骨肌的下端与腹直肌前鞘或腹外斜肌腱膜相续。

胸骨肌可呈多种变异，可为一侧或双侧，可作皮肌状，或兼有肌腹，也可作两腹肌形、两头肌形、多腹肌形等。一侧胸骨肌可横越中线至对侧。胸骨肌受胸前神经或肋间神经支配（图3-41）。

（2）腋弓肌　主要指在腋后壁中份，自背阔肌外侧缘延向胸大肌止腱下面的一束肌纤维。人类腋弓肌的出现率为7%。腋弓肌的长短、大小变化亦大，两端可扩展连向喙肱肌或肱二头肌表面的筋膜；也可扩展到腹外斜肌筋膜、肋骨等。腋弓肌大都由胸前内侧神经支配，当腋弓肌与背阔肌关系密切时，也可以由胸背神经支配。

（3）胸肋肩胛肌　位于肋锁间隙内。段坤昌等观察，其出现率为2.94%，经细腱起于第1肋软骨和胸骨柄上角，或仅起于第1肋软骨，以弧形斜向后外，止于肩胛切迹和肩胛舌骨肌起点之间，或肩胛骨上缘，肩胛舌骨肌起点的腹侧（图3-42）。此肌为一前窄后宽的扁带肌，横跨过第1肋上方的锁骨下动脉、静脉及臂丛，使正常的肋锁间隙变窄，而压迫锁骨下动脉、静脉，引起静脉血和淋巴回流受阻，导致上肢水肿。压迫臂丛，引起上肢肌无力，感觉障碍，称胸肋肩胛肌综合征。当上肢前屈抬举90°～120°，肩胛骨上缘后倾时，胸肋肩胛肌明显的压迫锁骨下动脉、静脉和臂丛，并束缚锁骨下动脉、静脉和臂丛过度抬高。因此，在临床检查，当患肢前屈抬举，患肢麻木痉挛、桡动脉脉搏减弱或消失，应考虑为胸肋肩胛肌综合征。

（二）胸背部肌肉

胸背部肌肉，按其位置可分3层，即背浅层肌、背中层肌及背深层肌。

1. 背浅层肌（图3-43）　分为2层，均作用于上肢带骨及游离上肢骨。第1层有斜方肌和背阔肌，第2层有肩胛提肌和菱形肌。斜方肌、肩胛提肌和菱形肌见颈部解剖。

背阔肌位于腰背部和侧胸部皮下，为全身最大的阔肌，呈三角形，上内侧部被斜方肌遮盖，以腱膜起自下6个胸椎棘突、全部腰椎棘突、骶正中嵴、髂嵴外唇后1/3及腰

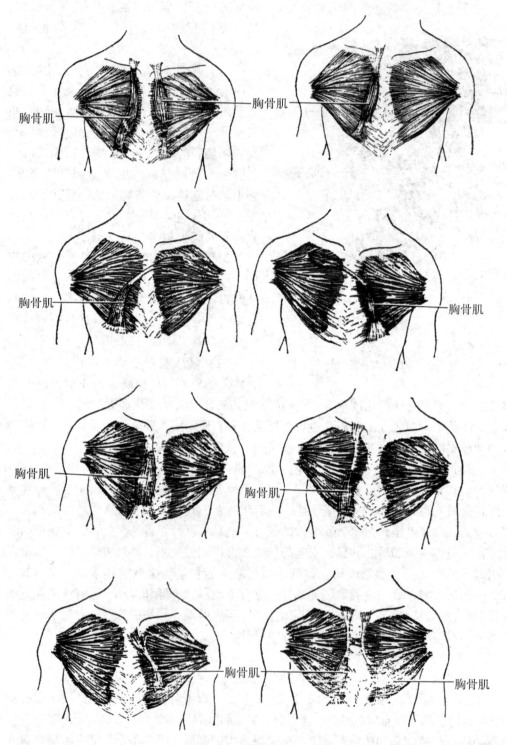

图 3-41　胸骨肌的各种变异

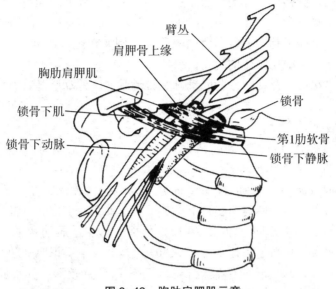

图 3-42　胸肋肩胛肌示意

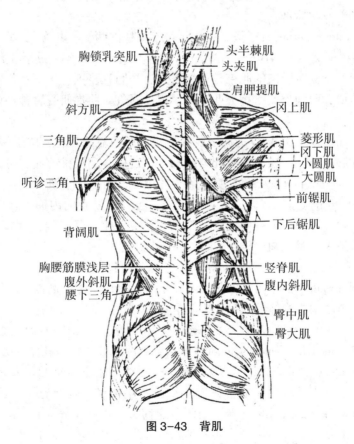

图 3-43　背肌

背筋膜后层，以 3~4 个肌齿起自下 3~4 个肋骨外面，有时有小部分肌纤维起自肩胛骨下角背面。肌纤维斜向外上方，逐渐集中，经腋窝的后壁、肱骨的内侧绕至大圆肌的前面，于大圆肌肌腱外侧移行于扁腱，止于肱骨小结节嵴。在此二肌腱之间有 1 个恒定的滑液囊，即背阔肌腱下囊（subtendinous bursa of latissimus dorsi）。此肌收缩时使肱骨后伸、旋内及内收。抬高举起的上臂向背内侧移动，例如在游泳运动中此肌可得到锻炼。当上肢上举被固定时，则拉躯体向上。

背阔肌的血供来自胸背动脉、肋间动脉和腰动脉。胸背动脉是背阔肌的主要血供来源。

背阔肌受胸背神经支配。

2. 背中层肌（图 3-43）　为呼吸肌，有上后锯肌和下后锯肌。

（1）上后锯肌：见颈部解剖。

（2）下后锯肌（serratus posterior inferior）：形状与上后锯肌一样，位于背阔肌中部的深侧，较上后锯肌宽阔。借腱膜起自下位 2 个胸椎棘突及上位 2 个腰椎棘突。肌纤维斜向外上方，止于下位 4 个肋骨（第 9～12）外面，止点适居肋角的外侧。此肌收缩时，可下拉肋骨向后，并固定肋骨，协助膈的吸气运动。下后锯肌受肋间神经支配。

3. 背深层肌　背深层的长肌位置较表浅，而短肌位置较深。其长肌包括夹肌、竖脊肌、横突棘肌；短肌包括枕下肌、棘间肌、横突间肌、肋提肌。在此仅描述肋提肌，其余各肌详见颈部及腰骶部。

肋提肌（levatores costarum）呈三角形，位于脊柱的两侧，共有 12 对。起自第 7 颈椎和第 1～11 胸椎横突尖，斜向外下方，止于下位肋骨结节外侧的肋骨上缘。其上 8 对肌肉叫肋短提肌；下 4 对肌肉的肌束较长，越过一个肋骨，抵止于下一个肋骨，叫肋长提肌。其作用是协助肋间外肌，增大肋间隙，以助吸气。肋提肌受脊神经前支支配。

（三）膈

膈（diaphragm）（图 3-44）为向上膨隆呈穹隆形的扁薄阔肌，位于胸、腹腔之间，成为胸腔的底和腹腔的顶。膈的肌束起自胸廓下口的周缘和腰椎前面，可分为 3 部：

1. 胸骨部（sternal part）　起自胸骨剑突的后面，为 1 对小肌束。

2. 肋部（costal part）　宽大，起自下 6 对肋骨及肋软骨的内面。在肋部与胸骨部之间，有一小三角形区，仅有胸内筋膜及腹横筋膜覆盖而无肌纤维，称胸肋三角（sternocostal triangle），有腹壁上血管通过。

3. 腰部（lumbar part）　分别以腱性的左、右脚起自腰椎体和左、右脚外侧的两弓状韧带。右脚（right crus）较粗而长，起自上 3 个腰椎椎体的前面；左脚（left crus）较短小，起自上 2 个腰椎椎体的前面。左、右脚在 T_{12} 前方会合围成 1 个裂孔，称主动脉裂孔（aortic hiatus），有主动脉、奇静脉和胸导管通过，裂孔边缘由腱性组织围成，称正中弓状韧带（median arcuate ligament）。会合后的肌纤维在裂孔左前方又围成 1 孔，称食管裂孔（esophageal hiatus），平 T_{10} 平面，有食管、迷走神经和胃左动脉交通支通过。此外，在各腰部中间部分近起点处有内脏大、小神经，腰交感干和腰升静脉等穿过。左、右脚外侧各有 2 条弓状韧带：内侧弓状韧带（medial arcuate ligament）和外侧弓状韧带（lateral arcuate ligament）。前者跨越腰大肌前面，紧张于 L_1 椎体侧面与 L_1 横突之间，由该肌的筋膜增厚而成。后者跨越腰方肌前面，亦为该肌筋膜增厚而成，紧张于 L_1 横突尖与末肋下缘中份之间。起自外侧弓状韧带的肌纤维与起自末肋的肌纤维之

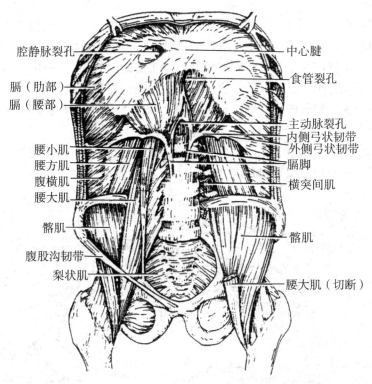

腔静脉裂孔

膈（肋部）

膈（腰部）

腰小肌

腰方肌

腹横肌

腰大肌

髂肌

腹股沟韧带

梨状肌

中心腱

食管裂孔

主动脉裂孔

内侧弓状韧带

外侧弓状韧带

膈脚

横突间肌

髂肌

腰大肌（切断）

图 3-44　膈和腹后壁肌

间，有一个三角区无肌纤维，而仅由胸内筋膜和腹横筋膜封闭，称为腰肋三角（lumbo-
costal triangle）。胸肋三角与腰肋三角皆为膈的薄弱区，在病理情况下，腹腔内脏可经
此突入胸腔，形成膈疝。

　　膈各部的肌纤维向中心集中，终止于中心腱（central tendon）。在中心腱的后部，
食管裂孔的右前方有一大孔，有下腔静脉及右膈神经的腹腔支（膈腹支）经过，称为
腔静脉孔（vena caval foramen），平 T_8 平面。

　　膈为呼吸肌，收缩时，膈穹隆下降，胸腔容积扩大，以助吸气；松弛时，膈穹隆上
升恢复原位，胸腔容积减小，以助呼气。膈与腹肌同时收缩，则能增加腹压，协助排
便、呕吐及分娩等活动。

　　膈的血供主要来自膈上、下动脉、心包膈动脉、肌膈动脉和下位肋间后动脉。其伴
行静脉分别注入上、下腔静脉。

　　膈由膈神经（$C_{3\sim5}$ 前支）支配。

四、胸部动脉

　　胸部动脉主要为肋间前动脉及肋间后动脉，两者来源不同，但彼此吻合。

（一）肋间前动脉

　　第 1~6 肋间前动脉起自胸廓内动脉，第 7~9 肋间前动脉由胸廓内动脉的终末支肌
膈动脉发出，第 10~11 肋间隙无肋间前动脉。胸廓内动脉（internal thoracic artery）起
于锁骨下动脉第 1 段的凹侧缘，与椎动脉的起始部相对，发出后沿斜角肌的内侧缘，向

内下方，经锁骨的后方，沿胸骨外缘约 1.25cm 处，垂直下降。其前邻接上位 6 个肋软骨、肋间内肌和肋间外韧带（肋间前膜），动脉的后面与胸横肌相接。至第 6 肋间隙处，分为肌膈动脉和腹壁上动脉 2 个终支。第 1~6 肋间前动脉（图 3-45），分布于上位 6 个肋间隙，单独或共干起自胸廓内动脉，每个肋间隙有上、下两支。上支行于上位肋骨的下缘，下支行于下位肋骨的上缘。上、下两支初居胸膜和肋间内肌之间，继续向外则经肋间内肌和肋间最内肌之间，与来自胸主动脉的肋间后动脉吻合，营养肋间肌，并发小支至胸大肌和乳房。

第 7~9 肋间前动脉，由胸廓内动脉的终支肌膈动脉发出，至相应肋间隙，每个肋间隙也有 2 支。与肋间后动脉吻合。

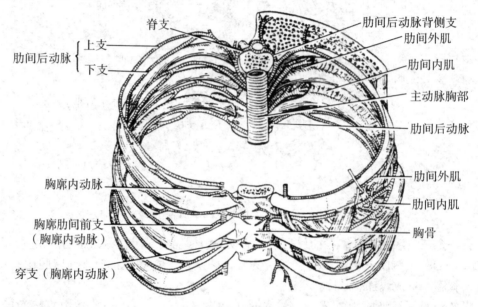

图 3-45　胸壁的动脉

（二）肋间后动脉

一般是每个肋间隙 1 支，第 1、2 肋间隙的肋间后动脉（图 3-45）发自锁骨下动脉的肋间最上动脉（详见颈部解剖），其余 9 个肋间隙的肋间后动脉则单独或共干起自胸主动脉后壁，只有 1%~2% 的第 3、4 肋间隙者发自肋间最上动脉。自胸主动脉发出的肋间后动脉共 10 对，最下 1 对肋间后动脉与第 12 胸神经伴行，位于第 12 肋的下方，故称为肋下动脉（subcostal artery）。由于胸主动脉的位置偏左，因此，右肋间后动脉较左侧的稍长。左、右肋间后动脉在进入肋间隙以前，它们的经过不完全相同。右肋间后动脉自胸主动脉外侧壁或外侧后壁发出后，向右横过相应椎体的前方，胸导管、奇静脉、右肺和右胸膜的后方，上部的右肋间后动脉并被食管跨过。左肋间后动脉主要起始于胸主动脉后壁，发出后经各椎体的侧面外进，行于左肺和左胸膜的后方；下位左肋间后动脉并被半奇静脉越过。上部的左肋间后动脉则被最上肋间静脉和副半奇静脉越过。左、右肋间后动脉继续向外，其经过基本相似，每对肋间后动脉均斜行向上外，至肋头下缘处分为前、后两支。

1. 后支（posterior branch） 向后与胸神经后支伴行，穿经肋横突韧带与椎体之间的小孔至背部诸肌及皮肤，分为脊支和肌支。

（1）脊支（spinal branches）：经椎间孔入椎管，营养脊髓及其被膜与上、下位的脊支及对侧的同名支互相吻合。

（2）肌支（muscular branches）：分布至背肌后，再分为内侧皮支和外侧皮支至背部皮肤。

2. 前支（anterior branches） 为肋间后动脉主干的延续，向外经肺及胸膜的后方和肋间内韧带的前方，至肋角处继续外行，沿肋沟经肋间内肌和肋间最内肌之间，与肋间神经和肋间静脉伴行，前者居于动脉的下方，后者位于它的上方（图3-45），终支与肋间前动脉吻合，沿途发出以下分支。

（1）肋骨上支或称侧副支（collateral branch）：近肋角处发出，较细小，沿下位肋骨上缘向外，与胸廓内动脉和肌膈动脉的肋间前动脉吻合。

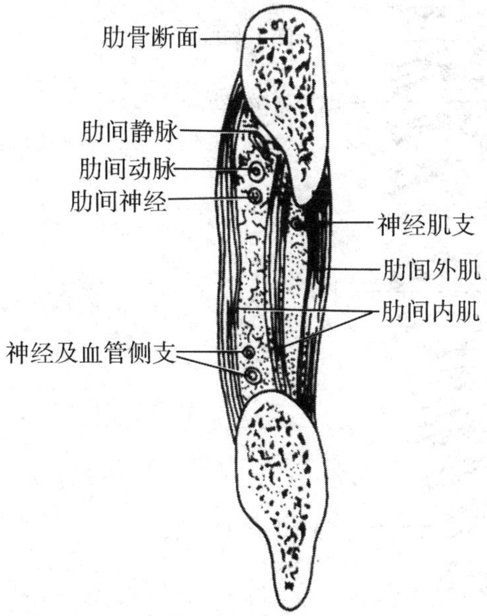

（2）肌支：为一些至肋间肌、胸肌和前锯肌的小支，与胸侧壁的血管吻合。

（3）外侧皮支（lateral cutaneous branch）：与胸神经的同名支伴行，穿经肋间肌和前锯肌，到胸壁又分为前支和后支，分布胸壁的皮肤。第2~4肋间动脉外侧皮支的前支，在女子授哺乳期特别增大，称为乳房外侧支（lateral mammary branches）。

肋间后动脉起点（在主动脉处开口）位置与椎骨的对应关系是：第2~4肋间隙的肋间后动脉起点对 T_5 椎体平面，第5~11肋间隙的肋间后动脉起点依次较相应肋间隙的序数低1个椎体高度。肋下动脉的起点在 T_{12}、L_1 椎间盘平面。临床上在诊断脊髓血管疾病和脊柱脊髓损伤时，常经肋间后动脉或腰动脉行选择性脊髓动脉造影。

胸壁动脉除肋间前、后动脉外尚有锁骨下动脉的分支（详见颈部解剖）及腋动脉的

图3-46 胸壁矢状面示血管、神经的位置关系

肋骨断面
肋间静脉
肋间动脉
肋间神经
神经肌支
肋间外肌
肋间内肌
神经及血管侧支

分支（详见上肢部解剖）。

五、胸部静脉

胸部静脉亦分为浅静脉和深静脉。浅静脉位于皮下组织内，深静脉与动脉并行，收集血液的范围与伴行动脉的分布区域基本一致。

（一）胸部浅静脉

整个胸壁前部形成静脉丛，位于乳腺部分的叫乳房静脉丛；胸外侧静脉及其属支胸腹壁静脉是沟通上、下腔静脉的重要通道之一，当肝门静脉血回流受阻时，借此静脉和肋间静脉，收集胸腹部外侧壁的静脉血最后注入腋静脉（详见上肢部腋静脉属支）。胸

腹壁静脉建立门腔静脉的侧支循环，血流量加大而曲张。

正中线附近的胸壁静脉，经由胸廓内静脉及其属支肋间前静脉和腹壁上静脉，然后注入头臂静脉。

胸壁的浅静脉与腹壁的浅静脉有广泛的吻合。

乳房深部的静脉可有3个归宿：①通过胸廓内静脉的穿支至胸廓内静脉，后者注入头臂静脉。②自胸壁、胸肌和乳房而来的一些不恒定的静脉属支，可注入腋静脉。③经肋间后静脉注入奇静脉和上腔静脉，这是乳房静脉引流最重要的途径之一，向后还与椎静脉相连。

（二）胸部深静脉

包括奇静脉及其重要属支——半奇静脉和副半奇静脉、脊柱的静脉、胸廓内静脉、膈上静脉、纵隔前静脉以及心包静脉等（图3-47）。

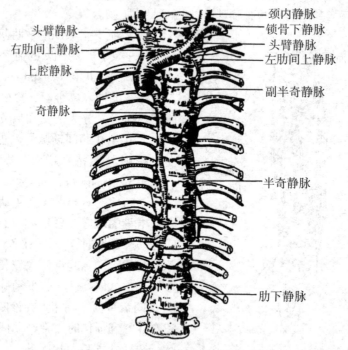

图3-47　奇静脉及半奇静脉

1. 奇静脉（azygos vein）　大部分在腰大肌的深侧，由右腰升静脉和右肋下静脉，在第12肋骨肋头的下方互相结合而成。也可在第2腰静脉水平处，自下腔静脉的背侧起始，在 T_{12} 椎体的腹侧延续于奇静脉。奇静脉有时起于静脉丛，该丛紧贴腰椎体的腹侧，主动脉和腰动脉的背侧，并与下腔静脉和上位2~3个腰静脉相交通。奇静脉形成后与内脏神经一起经过膈内侧脚与中间脚之间（或经膈的主动脉裂孔）进入后纵隔，奇静脉继续上升，位于主动脉和胸导管的右侧，静脉全长常与右纵隔胸膜接触，至 $T_{3\sim5}$ 高度（儿童可在 $T_{2\sim4}$ 高度）奇静脉弓向前方，跨过右肺根的上方，注入上腔静脉。奇静脉末端有一对瓣膜。奇静脉可向上注入右头臂静脉或右胸廓内静脉。

属支有半奇静脉、副半奇静脉和部分右侧肋间后静脉。

（1）半奇静脉（hemiazygos vein）：起始与奇静脉相似，多数由左肋下静脉和左腰升静脉在第 12 肋骨肋头处汇合而成，也可起始于左肾静脉的背侧，向上穿过膈左脚的外侧入胸腔，在 T_{12} 椎体的腹侧与半奇静脉相连。它和奇静脉一样，半奇静脉也可起始于静脉丛，此丛位于上部腰椎体的前面，并与下腔静脉、肾静脉以及第 2 或第 3 腰静脉相交通。起始后，向上经主动脉裂孔至胸腔移行于半奇静脉。

半奇静脉进入后纵隔以后，沿胸椎体的左缘、肋间后动脉的腹侧、食管的背侧、胸主动脉左侧以及左内脏大神经的右侧等继续上升。半奇静脉全长并与左纵隔胸膜相接。

半奇静脉通常接受左第 9~11 肋间后静脉，有时尚可收纳第 8 肋间后静脉。半奇静脉注入奇静脉的高度，变动范围较大，上可达 T_5 水平，下可至 T_{11} 高度。但多数在 $T_{7\sim10}$ 之间，经胸主动脉的后方，注入奇静脉。半奇静脉与奇静脉之间可见以 2 支或 3 支相连。半奇静脉向上可与副半奇静脉相合后，再注入奇静脉。

（2）副半奇静脉（accessory hemiazygos vein）：是一支纵行的静脉，位于后纵隔内，接受的肋间后静脉不甚恒定。可由第 5~7 肋间后静脉合成；如左侧肋间上静脉不存在时，常由第 2~7 肋间后静脉合成。副半奇静脉多数在 $T_{6\sim7}$ 及椎间盘之间的高度注入奇静脉，高达 T_5 或低至 T_8 注入者也可见到。副半奇静脉向下可汇入半奇静脉，向上可与左侧肋间上静脉相连。副半奇静脉可阙如。

（3）肋间后静脉（posterior intercostal veins）：有 12 对，最后 1 对称为肋下静脉（subcostal vein）。肋间后静脉位于肋间隙中，与同名动脉和神经伴行，静脉位于动脉的上侧，神经位于动脉的下侧，三者均行经肋间内肌和肋间最内肌之间。肋间后静脉有前支和后支汇入。

1）后支：与肋间后动脉伴行，经椎骨横突与肋颈之间与前支汇合。后支收集背肌和背部皮肤的血液，并借脊支引流椎骨静脉丛的血液及椎体的血液。

2）前支：即肋间后静脉的主干，沿途收集肋间肌及相应部位皮肤的血液。

此外，膈、胸膜壁层的血液也注入肋间静脉。肋间后静脉向前注入胸廓内静脉，向后注入奇静脉或半奇静脉。于前后注入处都有瓣膜，上部肋间后静脉的瓣膜较为明显。故血液不能由胸廓内静脉流入奇静脉或半奇静脉；奇静脉或半奇静脉的血液也不能流入胸廓内静脉。然而，肋间隙内肋间后静脉的血液却可自由地流向任何一方。

2. 脊柱的静脉　脊柱的全长有致密的静脉丛，位于脊柱外面的叫椎外静脉丛，位于椎管内的叫椎内静脉丛，二丛之间有广泛的交通。

（1）椎外静脉丛（external vertebral venous plexus）：根据位置可分为椎外前静脉丛和椎外后静脉丛（图 3-48）。

1）椎外前静脉丛（anterior external vertebral venous plexus）：呈网状位于椎体的前面，在颈部此丛较发达，接受椎体周围的血液，与椎体静脉相交通。此丛的血液不仅分别流入肋间后静脉和腰静脉的后支，尚有部分血液注入奇静脉与半奇静脉。

2）椎外后静脉丛（posterior external vertebral venous plexus）：围绕横突、关节突、棘突、椎弓，以及这些部位韧带装置的外面，接受来自椎骨及背部深层肌的血液。经黄韧带附近的静脉丛与椎内静脉丛相通。

（2）椎内静脉丛（internal vertebral venous plexus）：包括椎内前静脉丛及椎内后静

脉丛（图 3-48）。

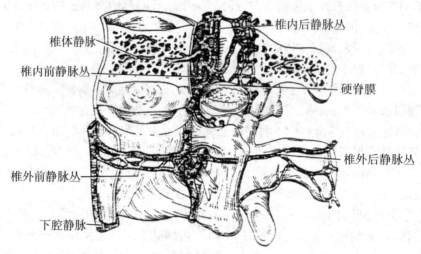

图 3-48　脊柱的静脉丛

1）椎内前静脉丛（anterior internal vertebral venous plexus）：有两个，沿椎管全长而行，位于椎体后面的两侧，椎弓与后纵韧带之间。该丛之壁较薄，位于椎间盘处的管腔比较狭细，于椎体处比较粗大，在椎体背面有横吻合支相连。横吻合支接受来自椎体的椎体静脉。在椎间孔和骶前孔处，椎内前静脉丛与相应的椎间静脉相连；在枕骨大孔处，与基底静脉丛及枕窦相交通，并借舌下神经管处的静脉网与颈内静脉相连。

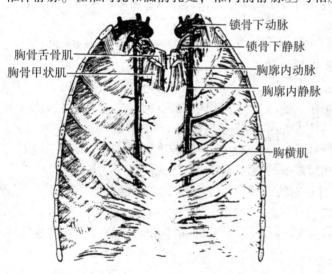

图 3-49　胸廓内血管和胸横肌

2）椎内后静脉丛（posterior internal vertebral venous plexus）：有两个，位于椎管内的后外方，上自枕骨大孔向下延伸到骶管内。二丛在正中线处有广泛的交通，该丛与椎后静脉丛借黄韧带间的静脉丛相通，与椎内前静脉丛借外侧支相连，在枕骨大孔处可与枕窦吻合。

有人报道椎管内静脉曲张，尤其是神经根管内静脉丛曲张，可压迫硬膜囊及神经根，当侧隐窝及神经根管狭窄时更加重这种压迫，引起与腰椎间盘突出症类似的症状。椎管内静脉丛出血，以后机化、纤维化，形成瘢痕组织，压迫局部硬脊膜及与神经根粘连，这也是椎间盘突出症术后复发的常见原因之一。

3. 胸廓内静脉（internal thoracic veins）（图 3-49）　与同名动脉伴行，由腹壁上静脉和肌膈静脉汇合而成。初为两支，沿同名动脉的两侧上升，至上端合并为一干注入头臂静脉。胸廓内静脉的属支与同名动脉的分支一致，但伴随胸廓内动脉脏支的静脉，则不合于此静脉，而直接注入头臂静脉或上腔静脉。左、右胸廓内静脉在经过中有小支在胸骨的前、后面互相交通。左胸廓内静脉注入左头臂静脉，右侧的则汇入左、右头臂静脉交角处。

4. 膈上静脉（superior phrenic veins）、纵隔静脉（mediastinal veins）及心包静脉（pericardial veins）　这些静脉都是小的静脉属支，与同名动脉伴行，向上注入头臂静脉。

六、胸部神经

（一）胸神经

胸神经有 12 对，由相应胸段脊髓发出，出椎间孔后即分为前支、后支、脊膜支。其中脊膜支返回椎管内，分布于脊膜、椎骨、椎骨的韧带及脊髓的血管。后支细小，在背部又分为内侧支、外侧支，支配椎旁肌群的运动和背部皮肤的感觉。前支较大，上 11 对进入肋间，为肋间神经，最末 1 对则位于第 12 肋下，称肋下神经。

1. 胸神经的后支　分出后，经上、下 2 个横突之间，肋横突前韧带及横突间肌之间。上 6 对胸神经后支分出的内侧支，经胸半棘肌及多裂肌之间，分布到胸半棘肌、多裂肌、回旋肌、胸棘肌、横突间肌及棘间肌，其终末支为皮支，穿过菱形肌、斜方肌及背深筋膜后，转向外侧，行于背部的浅筋膜内；其分布皮肤的区域，外侧达肩胛线；第 2 胸神经后支的内侧支最长，向外侧行可远达肩峰。下 6 对胸神经的内侧支，向背侧经行于胸最长肌及多裂肌之间，分布于多裂肌及最长肌。偶尔发出皮支，穿背阔肌、斜方肌及背深筋膜，分布于背部正中线附近的皮肤。上 6 对胸神经后支分出的外侧支，由上向下，逐渐增大，经胸髂肋肌及胸最长肌之间，支配该肌。下 5 或 6 对胸神经后支的外侧支较大，亦经过胸髂肋肌与胸最长肌之间，支配此二肌后，发出皮支，穿过下后锯肌及背阔肌，分布于肋骨角附近的皮下。第 12 胸神经后支的外侧支，下降越髂嵴，至臀外侧部，分布于该处的皮肤。

2. 胸神经的前支　胸神经的前支有 12 对，上 11 对都经行于肋间，所以称肋间神经；第 12 对，经第 12 肋的下侧，特称为肋下神经。除第 1 胸神经前支有纤维参加臂丛，及有时第 12 胸神经前支（50%）有纤维参加腰丛外，其余的均不成丛，各自独立经行。胸神经的前支，与后支分离后，沿肋间先由后向前外侧，继又转向前内侧行；并发肌支、外侧皮支；其末梢支穿至皮下成为前皮支（图 3-50）。

（1）上 6 对胸神经的前支：

1）第 1 胸神经的前支：在第 2 肋的肋横突前韧带处，分为大、小两支。大支向外上方行，在胸膜顶与第 1 肋颈之间，最上肋间动脉的外侧，至颈根部加入臂丛。小支为第 1 肋间神经，在第 1 肋的下侧，穿行于第 1 肋间隙内，在肋间肌之间前进，到肋间隙的前端，穿至皮下，成为胸前第 1 皮支；但此前皮支不恒定，有时很细小，有时阙如。第 1 胸神经经常缺乏外侧皮支，但有时可自至臂丛的大支上发出该支；在腋窝内与肋间臂神经或与臂内侧皮神经结合。第 1 肋间神经分布于第 1 肋间的肌肉，有交通支与第 1 胸交感神经节相连。并常接受第 2 肋间神经的交通支；该交通支经第 2 肋颈的前面，至第 1 胸神经。

2）第 2~6 胸神经的前支：各在相应的肋间隙内，沿肋间动脉下侧前进。在胸廓后

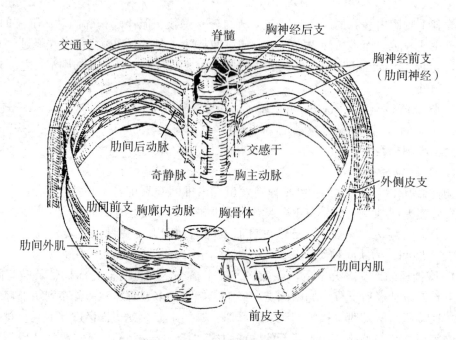

图 3-50　肋间神经

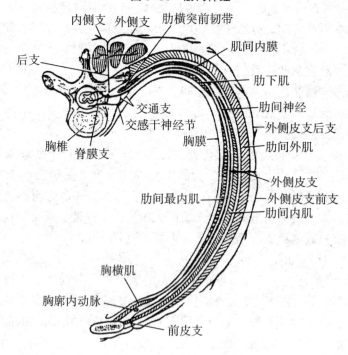

图 3-51　肋间神经模式

部，位于胸膜及肋间内（后）膜之间，然后穿行于肋间内肌与肋间最内肌之间；在前部，跨过胸廓内动脉及胸横肌，直达胸骨近旁。其末梢为前皮支，穿肋间内肌、肋间外韧带、胸大肌、深筋膜至浅筋膜内，分布于胸前部的皮肤（图 3-51）。第 2 胸神经前支发出交通支至第 1 胸神经前支。第 2~6 对胸神经前支的分支如下：

肌支：在肋间的后部，肋间神经发肌支至肋提肌。第 2~5 胸神经，发支至上后锯肌。在肋间肌之间穿行时，发支支配肋间内肌、肋间外肌、肋下肌及胸横肌。

外侧皮支：当肋间神经行近肋骨角时分出，与主干伴行，达腋中线，斜穿肋间外肌及前锯肌至皮下，分为前、后两支（第 1 及第 2 肋间神经的外侧皮支除外）（图 3-52）。后支向后分布于肩胛区下部的皮肤；前支经胸大肌下缘，转至其前面，分布于胸部外侧的皮肤，并分出乳房外侧支至乳房。

第 2 肋间神经的外侧皮支，它的前支细小或阙如；后支较大，称为肋间臂神经，此神经横过腋窝，至上臂内侧，可与臂内侧皮神经及第 3 肋间神经的外侧皮支相结合，如第 1 胸神经有外侧皮支存在时，亦可与之结合。肋间臂神经在腋窝后缘的远侧，穿臂深筋膜，分布于臂后内侧部的皮肤，达鹰嘴附近。肋间臂神经的大小无定，有时可代替臂内侧皮神经。因此，腋部和臂内侧疼痛，除行臂丛阻滞外，还需做 $T_{2,3}$ 旁神经根阻滞或肋间神经阻滞。

前皮支（anterior cutaneous branch）（图 3-52）：肋间神经于肋间隙前端近胸骨处，横越胸廓内动脉及胸横肌的前侧，穿肋间内肌、肋间外韧带及胸大肌，达于皮下，末梢支成为前皮支，各分布于相应肋间隙前端的胸前皮肤。在女子第 2~4 肋间神经前皮支，有分支至乳房，称为乳房内侧支（medial mammary branches）。第 2 肋间神经的前皮支可与颈丛的内侧锁骨上神经结合。第 6 肋间神经的前皮支，有细支分布于胸骨下角上部的腹壁皮肤。

其他：①至胸膜及肋骨骨膜的小支。②肋间神经与交感神经节的灰交通支及白交通支。

（2）下 6 对胸神经的前支：即第 7~11 肋间神经及肋下神经。第 7~11 肋间神经在胸部，也都于相应的肋间隙经行，其经过情形全与上部肋间神经者相同；但下 6 对胸神经前支，尚有腹部的行程。第 7、8 肋间神经当其达肋间隙的前端，它们先向上内侧经肋弓的深侧，经腹横肌的肌齿之间，达腹内斜肌腱膜后叶深侧，然后穿此腱膜后叶入腹直肌鞘至腹直肌的深侧，继续沿肋弓向内上方行一段距离，进入腹直肌并支配该肌；其末梢支在近该肌外侧缘处穿出，继穿腹直肌鞘前壁，至皮下，形成腹部的前皮支。第 9~11 肋间神经，穿经腹横肌肌齿之间，即到达腹横肌和腹内斜肌之间，于此第 9 肋间神经成水平向内侧行，而第 10、11 肋间神经则向下内侧行，当它们行至腹直肌外侧缘时，穿腹内斜肌腱膜后叶入腹直肌鞘，先经行于腹直肌的深侧，再进入腹直肌内支配该肌；其末梢支穿腹直肌及腹直肌鞘前壁至皮下，成为腹部的前皮支。

1）第 7~11 肋间神经的分支：

肌支：分布于肋提肌，肋间内、外肌，腹横肌，腹内斜肌及腹直肌。此外，第 9~11 肋间神经发支至下后锯肌及膈的肋部。

外侧皮支：穿肋间外肌，沿前锯肌、背阔肌与腹外斜肌肌齿交错的线，至浅筋膜层，分为后支与前支。后支向后进达背阔肌表面，分布于该部的皮肤。前支向前下侧，至腹直肌鞘的外侧缘，分布于胸及腹部前外侧壁的皮肤。这些外侧皮支的经过方向，比胸上部的外侧皮支，较向下侧倾斜些。

前皮支：第 7 肋间神经的前皮支，分布于剑突附近的皮肤。第 8、9 肋间神经的前

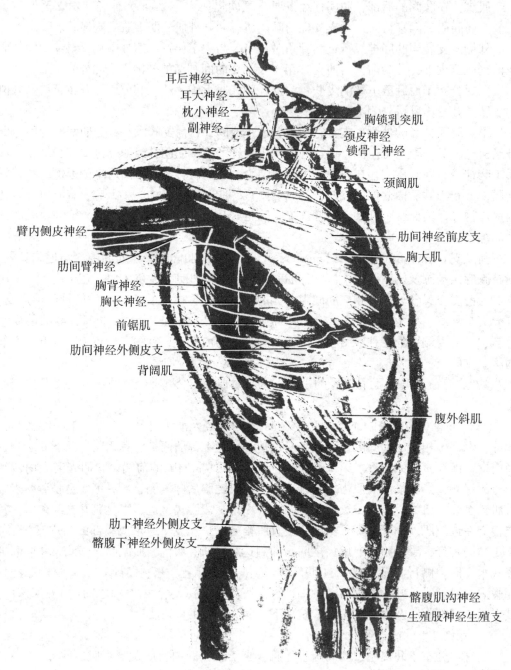

耳后神经
耳大神经
枕小神经
副神经

胸锁乳突肌
颈皮神经
锁骨上神经
颈阔肌

臂内侧皮神经
肋间臂神经
胸背神经
胸长神经
前锯肌
肋间神经外侧皮支
背阔肌

肋间神经前皮支
胸大肌

腹外斜肌

肋下神经外侧皮支
髂腹下神经外侧皮支

髂腹肌沟神经
生殖股神经生殖支

图 3-52　肋间神经的外侧皮支及前皮支

皮支，分布剑突与脐间的皮肤。第 10 肋间神经分布脐部的皮肤。第 11 肋间神经分布于脐下侧的皮肤。

其他：以多数细支，分布于腹膜壁层及腹膜外组织。

2）第 12 对胸神经的前支：即肋下神经，较其他的胸神经前支为大。沿第 12 肋的下缘与肋下动脉伴行，经腰大肌上部及胸膜下部的后侧，并经外侧腰肋弓后侧，向下外侧行至腹壁，过腰方肌的前面及肾的后面，在腰方肌外侧缘处，穿腹横肌起始部的腱膜，入腹横肌和腹内斜肌间。在此分出外侧皮支后，继向下内行，穿入腹直肌鞘，达腹直肌前面；其终末支穿腹直肌鞘前壁至皮下，成为前皮支。肋下神经的分支如下：

肌支：至腹横肌、腹内斜肌、腰方肌、腹直肌及锥状肌。

外侧皮支：穿腹内斜肌，发支支配腹外斜肌最下的肌齿。然后在髂嵴上侧 2.5～8cm 处，穿腹外斜肌至臀前部的浅筋膜内下降。在髂前上棘后约三指处，跨过髂嵴，下达大转子。有时此支阙如，则由髂腹下神经的髂支代替。

前皮支：分布于脐至耻骨联合之间中间部的皮肤。

有细支，分布于腹膜壁层及腹膜外组织。

3）下 6 对胸神经前支的交通支：①至交感神经节的白交通支及灰交通支。②肋下神经起始部，接受第 11 肋间神经的交通支。在腰大肌内常与第 1 腰神经之间有交通支。在腹壁与髂腹下神经接近，其间亦可能有交通支。

肋间神经损伤主要表现为肋间神经痛，其特点是在受损伤的肋间神经分布区，呈环形或半环形疼痛，感觉减退或丧失，脊神经节受累可发生带状疱疹，运动障碍常不显著，下 5 对肋间神经损伤可有腹壁反射减弱或丧失，腹壁肌肉不全瘫痪。

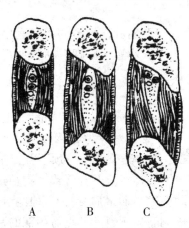

图 3-53 肋间神经与肋骨的解剖关系
（在肋角内侧，肋间神经位于壁层胸膜与肋间内肌之间肌间的中央，本图未标明）
A. 在肋角外侧，肋间神经位于肋沟内
B. 在腋后线上，肋间神经位于肋间内、外肌之间，靠近肋骨下缘　C. 在腋前线上，肋间神经位于肋间内、外肌之间，处于肋间中央。出腋前线后，肋间神经的主干复位于肋骨下缘的深部，本图亦未标明

临床上常施行肋间神经阻滞术，须熟悉肋间神经与肋骨的解剖关系（图 3-53）。在肋间隙后部（即肋角内侧），肋间神经位于壁层胸膜和肋间内膜之间，由于肋沟消失，肋间血管和神经位于肋间隙中间，其排列次序不定；在肋角处，肋间神经和血管穿过肋间内肌，在肋间内肌和肋间外肌之间紧贴肋沟下缘前行，其排列次序自上而下为静脉、动脉和神经；在肋角至腋前线之间，血管被肋沟保护，但神经一直沿沟下缘前行，在腋前线之前又重新位于肋间隙中间。

相邻肋间神经的分布是相互重叠的，在行肋间神经阻滞时，除相应肋间外，还应同时阻滞相邻的上、下两根肋间神经。在正中线左、右各 2～3cm 区域内，左、右肋间神经的前皮支末梢相互重叠，此区疼痛需要双侧阻滞。从理论上讲，肋间神经走行的任何部位都可进行阻滞。但常用的阻滞部位是肋角和腋后线，也有在腋前线或乳头线进行阻滞者。如果在肋角处阻滞，除胸神经后支未受影响外，全部肋间神经分布区均被阻滞。如于腋后线阻滞，则肋间神经自该处起，包括相应外侧皮支和前皮支分布区均被阻滞。如阻滞部位在腋前线或乳头线，外侧皮支不受影响，仅前皮支分布区受到阻滞。

（二）自颈丛来的分支

自颈丛来的分支详见颈部解剖。

（三）自臂丛来的分支

1. 胸长神经（long thoracic nerve） 为臂丛锁骨上部的分支，详见颈部。

2. 胸内、外侧神经 为臂丛锁骨下部的分支。主要支配胸大肌和胸小肌。

（1）胸外侧神经（lateral pectoral nerve）：2 根各起于上干及中干的前股，或起于两前股合成外侧束处，故其中含有第 5~7 颈神经的纤维。此神经发出后跨过腋动脉及静脉的前侧，穿胸小肌与锁骨下肌之间的锁胸筋膜，分布于胸大肌。在胸大肌内的分布情形，大致可分为：①至胸大肌锁骨部的纤维，来自第 5、6 颈神经。②至胸肋部的纤维，来自第 5~7 颈神经。胸外侧神经发细支，与胸内侧神经在腋动脉第 1 段的前侧结合成 1 个神经袢，由袢发支于胸小肌，所以，支配胸小肌的纤维，是来自第 7、8 颈神经及第 1 胸神经。

（2）胸内侧神经（medial pectoral nerve）：当臂丛内侧束，在腋动脉后侧经过中发出此支。其中包含第 8 颈神经及第 1 胸神经的纤维。该神经弯曲向前，经腋动脉、静脉之间，在腋动脉第 1 支的前侧，与胸外侧神经所发的分支结合；并发分支自胸小肌的深侧进入该肌；除支配胸小肌外，尚有 2~3 个分支，有的穿过肌肉，有的经该肌下缘，分布于胸大肌。因此，全部胸大肌，自锁骨部至胸肋部的下侧，由上而下，被第 5~8 颈神经及第 1 胸神经的纤维所支配。

3. 胸背神经（thoracodorsal nerve） 起于臂丛后束，于两肩胛下神经的中间发出。包含第 6~8 颈神经的纤维（有时缺第 6 颈神经的纤维）。向下外侧与肩胛下动脉伴行，沿肩胛下肌的腋窝缘下降，至背阔肌，于该肌深面进入肌肉。

（四）胸部的交感干

胸部的交感干，是由交感干神经节，即胸神经节（thoracic ganglia）以节间支上、下连接而成。神经节的数目，可能与胸神经的数目相当或较少，一般为 10~12 个，少于 10 个者不多见。其所以与胸神经数不一致者，乃为第 1 胸神经节，常与颈下神经节合并，形成星状神经节。此外，最末胸神经节，有时与第 1 腰神经节融合所致。胸神经节的形态，为不规则的扁三角形。神经节的位置一般在肋头处，而最后 2~3 个神经节，位于胸椎体的侧面；所以交感干胸部，是由外上侧向前内侧略显倾斜。上端与颈部的颈下神经节相连，下端穿膈的内侧腰肋弓至腰部。交感干胸部在胸膜后侧、胸内筋膜中或被胸内筋膜遮蔽；在肋间后动脉、肋间后静脉及肋间神经的前侧，但有时可能有 1 支肋间动脉或静脉横过其前侧。节间支一般为单支，2~3 者亦偶有发现。

胸神经节均有白交通支；但第 1 胸神经偶可缺白交通支。每 1 个胸神经节都有灰交通支至相应的胸神经。每个胸神经节可能附着 1~4 个交通支。并且交通支不一定都是至相应的胸神经，而常可越过相应的胸神经，到上位或下位的胸神经。

（1）胸神经的白交通支：至胸神经节，有时有 2 支，因为交感干内的纤维，一部分上升，一部分下降。自上位 5 个胸神经来的节前纤维，则大部在干内上升达颈部，成为颈部上、中、下 3 个交感干神经节的节前纤维；小部终于相应的胸神经节内。

（2）胸神经的灰交通支：自胸神经节至相应的神经。其节后纤维至胸神经后，随胸神经的分支而分布。至脊支的纤维，返回椎管内，分布于脊髓被膜的血管等。至胸神经后支及胸神经前支的纤维，主要随胸神经，分布于体壁的血管、皮肤腺体及其他组织中。自神经节发至内脏的分支，分述如下（图3-54）：

1. 上5个胸神经节的分支　这些分支都细小，呈白色，向前分布至肺、气管、支气管、胸膜、心、心包、主动脉、食管及椎骨等处，并与迷走神经的分支连接成丛。

（1）胸肺支（thoracic pulmonary branches）：来自第2~4胸神经节，常合并在胸心神经、主动脉支及食管支内行，近终止处分开。胸肺支主要至肺根后的肺后丛，与迷走神经的肺支一起，分布至肺内的支气管、血管及腺体。

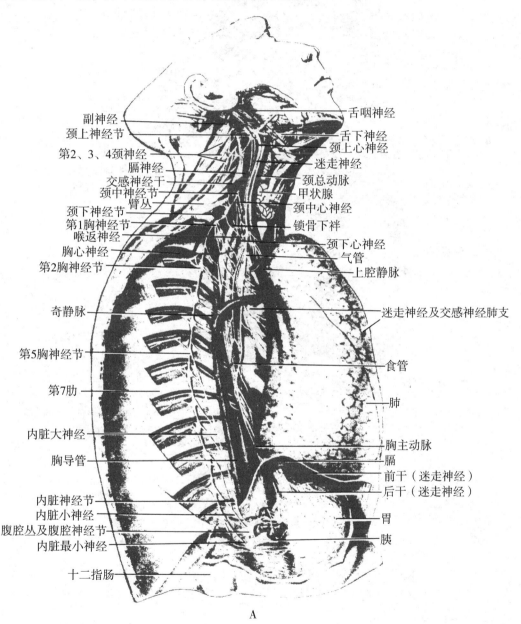

副神经
颈上神经节
第2、3、4颈神经
膈神经
交感神经干
颈中神经节
臂丛
颈下神经节
第1胸神经节
喉返神经
胸心神经
第2胸神经节
奇静脉
第5胸神经节
第7肋
内脏大神经
胸导管
内脏神经节
内脏小神经
腹腔丛及腹腔神经节
内脏最小神经
十二指肠

舌咽神经
舌下神经
颈上心神经
迷走神经
颈总动脉
甲状腺
颈中心神经
锁骨下袢
颈下心神经
气管
上腔静脉
迷走神经及交感神经肺支
食管
肺
胸主动脉
膈
前干（迷走神经）
后干（迷走神经）
胃
胰

A

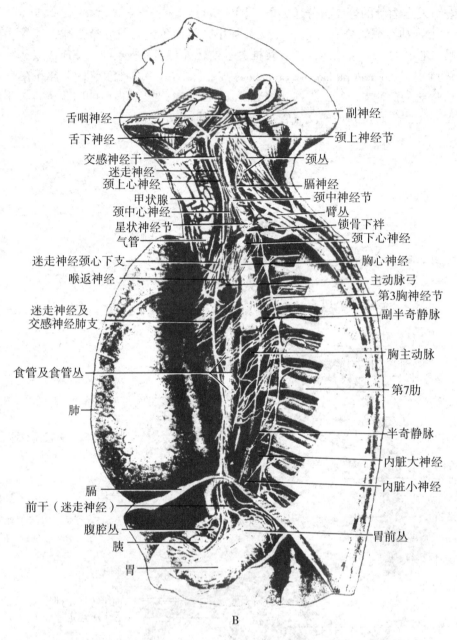

舌咽神经
舌下神经
交感神经干
迷走神经
颈上心神经
甲状腺
颈中心神经
星状神经节
气管
迷走神经颈心下支
喉返神经
迷走神经及
交感神经肺支
食管及食管丛
肺
膈
前干（迷走神经）
腹腔丛
胰
胃

副神经
颈上神经节
颈丛
膈神经
颈中神经节
臂丛
锁骨下袢
颈下心神经
胸心神经
主动脉弓
第3胸神经节
副半奇静脉
胸主动脉
第7肋
半奇静脉
内脏大神经
内脏小神经
胃前丛

B

图 3-54　胸部交感神经干及迷走神经

A. 右侧观　B. 左侧观

（2）心支：又称胸心神经（thoracic cardiac nerves）来自第 2~4 或第 2~5 胸神经节，如第 1 胸神经节未合并成星状神经节，有时也发出 1 个心支（第 4 心神经）。这些心支加入心深丛。

（3）主动脉支：可直接来自神经节或来自胸肺支，也有来自心支及内脏大神经者。这些支缠绕胸主动脉，形成胸主动脉丛。此丛向上移行于主动脉弓丛，向下穿过膈的主动脉裂孔至腹腔，连于腹腔丛。

（4）至食管及气管的细支：常与心支、主动脉支或胸肺支合而为一，经食管及气管近旁时分开而至食管和气管。此外，自心丛也有分支至气管。至食管的分支与迷走神经的食管支共同形成食管丛。

（5）至椎骨的分支：与至该骨的营养动脉伴行，并与对侧的分支结合。

2. 下7个胸神经节的分支　这些分支较大，向前及内侧行，在脊柱侧方合成3条内脏神经。

（1）内脏大神经（greater splanchnic nerve）：起自第5~9或第5~10胸神经节（第4胸神经节的分支加入者占15%），大部分为有髓鞘的节前纤维。由3~4个大根及数目不定的小根组成；有的小根起始于节间支。这些神经根向前下侧经胸椎体侧面、胸膜的后侧，合成1条粗大的干，即内脏大神经。穿过膈内侧脚与中间脚之间，至腹腔内的腹腔神经节。

在第10~12胸椎高度，内脏大神经干上有一神经节叫胸内脏神经节（thoracic splanchnic ganglion），自此神经节及神经干上发出纤维，分布于主动脉、肋间动脉、食管及胸导管等，并有支与内脏小神经交通。

（2）内脏小神经（lesser splanchnic nerve）：较小，出于第9、10胸神经节，或第10、11胸神经节及节间支。其经过类似内脏大神经，在内脏大神经的外侧穿膈的中间脚至腹腔，终于主动脉肾神经节（aorticorenal ganglion）。此神经节位于腹腔神经节的下侧。

（3）内脏最小神经（least splanchnic nerve）：不经常存在，自最末胸神经节发出，与交感干共同穿膈入腹腔，加入肾丛。

七、胸部的淋巴管和淋巴结

（一）胸部的浅淋巴管

胸部的浅淋巴管主要注入腋淋巴结，可分为腹侧部、外侧部和背侧部。

1. 腹侧部　即胸前壁的浅淋巴管。胸前壁大部分淋巴管，包括乳腺周围部的浅淋巴管，向外后行，越前锯肌表面注入腋淋巴结胸肌组；小部分胸壁上部的淋巴管，经过锁骨表面至颈深下淋巴结；靠近胸骨外侧缘的浅淋巴管，一部分穿过肋间隙注入胸骨淋巴结，另一部分横过胸骨前面与对侧淋巴管吻合。

2. 外侧部　胸外侧壁的淋巴管网不如胸前壁稠密，由此网发出的淋巴管向上注入腋淋巴结的胸肌组。

3. 背侧部　即胸后壁髂嵴以上的淋巴管，组成10~12条淋巴管，向前上终于腋淋巴结的肩胛下组。

（二）胸部的深淋巴管和淋巴结

胸部深组织的淋巴管主要汇入以下3组淋巴结：胸骨旁淋巴结、肋间淋巴结和膈上淋巴结（图3-55）。

1. 胸骨旁淋巴结（parasternal lymph nodes）　亦称胸廓内淋巴结。位于第1~6肋间隙的前端，沿胸廓内动脉排列，每侧有4~5个淋巴结。除收集胸前壁和肋胸膜前部的淋巴管外，尚有以下三部分淋巴管注入：①乳腺内侧部的淋巴管。②脐以上腹前壁的

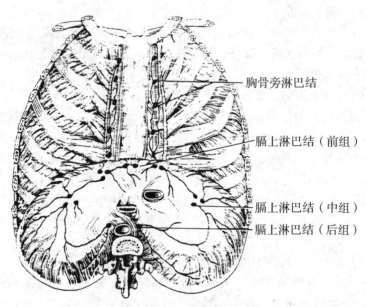

胸骨旁淋巴结

膈上淋巴结（前组）

膈上淋巴结（中组）

膈上淋巴结（后组）

图 3-55　胸骨旁淋巴结和膈上淋巴结

淋巴管。③膈上淋巴结的部分输出管。换言之，通过膈上淋巴结可间接收纳膈的胸腔面、腹腔面、肝的膈面以及胃贲门部的淋巴管。因此，乳腺炎、乳腺癌、胸膜炎、腹膜炎、膈下脓肿、肝癌、胃癌时，都可累及胸骨旁淋巴结。胸骨旁淋巴结的输出管极不恒定，一般上行连于右淋巴导管或胸导管（左），也可直接注入颈静脉角或颈深淋巴结。另外，也可与支气管纵隔干相连。左、右胸骨旁淋巴结间可通过横行的淋巴管相连。

2. 肋间淋巴结（intercostal lymph nodes）　位于胸后壁的肋间隙内，肋头和肋颈的附近，沿肋间血管排列。它们收纳胸后壁的深淋巴管和肋胸膜后部淋巴管。上部 6~7 个肋间隙肋间淋巴结的输出管，单独或结合成若干小干注入胸导管；下部 4~5 个肋间淋巴结的输出管，每侧可组成 1 个肋间降干，向下行接受纵隔后淋巴结的部分输出管以后注入乳糜池或胸导管的起始端。

3. 膈上淋巴结（superior phrenic lymph nodes）　位于膈的胸腔面，可分前组，左、右外侧组和后组。

（1）前组：根据位置又可分为 3 群：一群位于胸骨剑突的后方；另外两群位置靠外，约在第 6 或第 7 肋软骨的后方。此组淋巴结，主要接受心包前部和膈前部的淋巴管以及肝的膈面和腹前壁的淋巴管，并接纳其他各组膈上淋巴结的输出管；前组淋巴结的输出管注入胸骨旁淋巴结。

（2）外侧组：左、右各一群，位于膈神经入膈的附近，右侧者可延伸至腔静脉孔，左侧者可达食管裂孔的近旁。它们收纳肝的膈面、膈的外侧部以及胸膜的淋巴管，左侧者并有食管和胃贲门部的淋巴管注入。其输出管向前至膈上淋巴结前组，向上、向后可分别注入纵隔前淋巴结和纵隔后淋巴结。

（3）后组：由数个淋巴结组成，位于膈脚的后方，向下与腰淋巴结相连，向上与纵隔后淋巴结相连。

第六节　胸部常用穴位断面解剖

一、胸前区

本区主要有任脉、足少阴肾经、足阳明胃经、足太阴脾经经过。常用穴位有膻中、乳根、期门、日月等（图3-56、3-57）。

1. 膻中（Tanzhong，任脉）（图3-58）

（1）体表定位：胸骨正中线上，两乳头之间。

（2）穴位层次：①皮肤：由第4肋间神经前皮支的内侧皮支分布。②皮下组织：内有上述神经分支和胸廓内动脉、静脉前穿支。③胸大肌。④深面为胸骨体。

2. 乳根（Rugen，足阳明胃经）（图3-59）

（1）体表定位：乳头直下第5肋间隙。

（2）穴位层次：①皮肤：较背部为薄，为复层扁平上皮。该穴部位的感觉由第5肋间神经和其相邻的上、下各1个肋间神经的皮支传入。②皮下组织：呈蜂窝状，较厚。内有肋间神经的皮支及丰富的皮下静脉。女性则为乳房部位。③胸大肌或胸大肌外侧缘。④肋间外肌和肋间内肌。

3. 期门（Qimen，足厥阴肝经）（图3-60）

（1）体表定位：乳头直下两肋，当第7、第8肋间隙。

（2）穴位层次：①皮肤：由第6肋间神经分布。②皮下组织：内有上述神经和第6肋间动脉、静脉。③腹外斜肌。

4. 日月（Riyue，足少阳胆经）（图3-60）

（1）体表定位：在乳头下方（锁骨中线）平第7肋间隙。

（2）穴位层次：①皮肤：该穴部位的感觉由肋间神经传导。②皮下组织：内有肋间神经的皮支和皮静脉。③腹外斜肌。④肋间外肌。⑤肋间内肌。⑥腹横肌。

二、胸背区

本区主要有督脉、足太阳膀胱经、手太阳小肠经经过。常用穴位有大椎、陶道、定喘、风门、心俞、肝俞、胆俞等（图3-61、图3-62）。

1. 大椎（Dazhui，督脉）（图3-58）

（1）体表定位：后正中线上，第7颈椎棘突与第1颈椎棘突之间。

（2）穴位层次：①皮肤：由第8颈神经后支的皮支分布。②皮下组织：有上述皮神经的分支通过。③斜方肌肌腱。④棘上韧带。⑤第7颈椎棘突与第1胸椎棘突间的棘间韧带。⑥黄韧带（弓间韧带）。⑦椎管。

2. 陶道（Taodao，督脉）（图3-58）

（1）体表定位：在后正中线上，$T_{1\sim2}$棘突之间。

（2）穴位层次：①皮肤：由第1胸神经后支的内侧支分布。②皮下组织：有上述皮神经的分支通过。③斜方肌肌腱。④棘上韧带。⑤$T_{1\sim2}$棘突间的棘间韧带。⑥黄韧带

（弓间韧带）。⑦椎管。

3. 定喘（Dingchuan，奇穴）

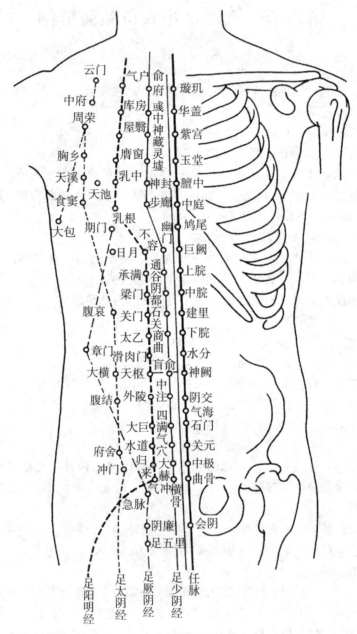

图 3-56　躯干前面经脉及穴位

（1）体表定位：在大椎穴旁开 0.5 寸处。

（2）穴位层次：①皮肤：由第 8 颈神经后支的内侧支支配。②皮下组织：有上述皮神经的分支通过。③斜方肌腱。④菱形肌。⑤颈夹肌。⑥上后锯肌。⑦竖脊肌。

4. 风门（Fengmen，足太阳膀胱经）（图 3-63）

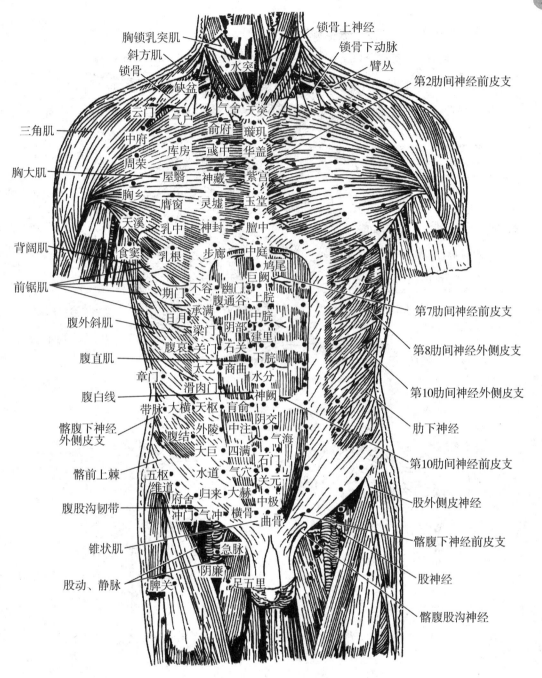

图 3-57　躯干前面穴位与浅层肌及皮神经的关系

（1）体表定位：后正中线两侧 1.5 寸，平 $T_{2\sim3}$ 棘突之间。

（2）穴位层次：①皮肤：由第 2 胸神经后支的内侧支分布。②皮下组织：有上述皮神经的分支通过。③斜方肌。④菱形肌。⑤上后锯肌腱膜。⑥竖脊肌。

5. 心俞（Xinshu，足太阳膀胱经）（图 3-63）

（1）体表定位：在 T_5 棘突下方，督脉的神道穴旁开 1.5 寸。

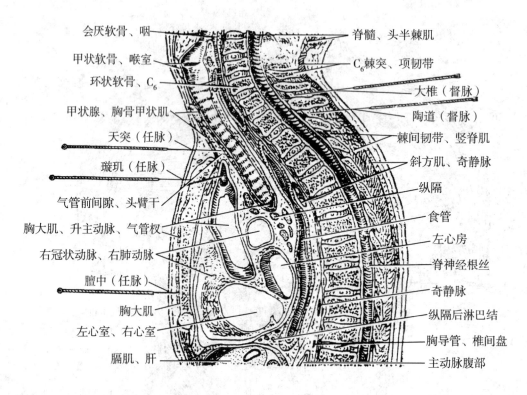

会厌软骨、咽 —— 脊髓、头半棘肌
甲状软骨、喉室 —— C_6棘突、项韧带
环状软骨、C_6 —— 大椎（督脉）
甲状腺、胸骨甲状肌 —— 陶道（督脉）
天突（任脉） —— 棘间韧带、竖脊肌
璇玑（任脉） —— 斜方肌、奇静脉
气管前间隙、头臂干 —— 纵隔
胸大肌、升主动脉、气管杈 —— 食管
右冠状动脉、右肺动脉 —— 左心房
膻中（任脉） —— 脊神经根丝
胸大肌 —— 奇静脉
左心室、右心室 —— 纵隔后淋巴结
膈肌、肝 —— 胸导管、椎间盘
—— 主动脉腹部

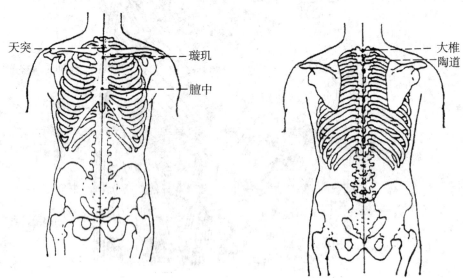

天突 —— 璇玑
—— 膻中
大椎
陶道

图 3-58　经天突、璇玑、膻中穴及大椎、陶道穴矢状面

（2）穴位层次：①皮肤：由第 5 胸神经后支的皮神经分布。②皮下组织：内有皮神经及皮下静脉。③斜方肌。④菱形肌。⑤竖脊肌。

6. 肝俞（Ganshu，足太阳膀胱经）（图3-64）

（1）体表定位：后正中线两侧 1.5 寸，平 $T_{9\sim10}$ 棘突间处。

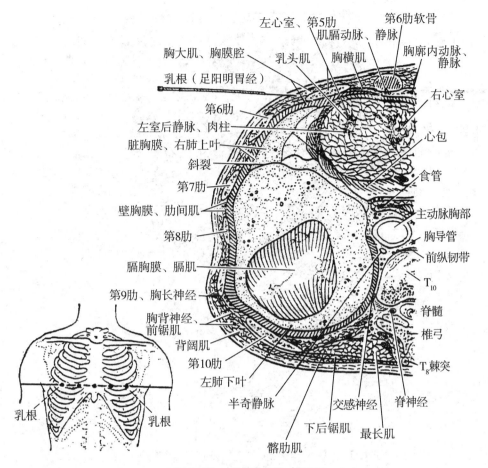

左心室、第5肋
肌膈动脉、静脉
第6肋软骨
胸大肌、胸膜腔
乳头肌　胸横肌
胸廓内动脉、静脉
乳根（足阳明胃经）
右心室
第6肋
左室后静脉、肉柱
脏胸膜、右肺上叶
心包
斜裂
食管
第7肋
壁胸膜、肋间肌
主动脉胸部
第8肋
胸导管
前纵韧带
膈胸膜、膈肌
T_{10}
第9肋、胸长神经
脊髓
胸背神经、前锯肌
椎弓
背阔肌
第10肋
T_8 棘突
左肺下叶
半奇静脉
交感神经
脊神经
下后锯肌　最长肌
髂肋肌
乳根　乳根

图 3-59　经左乳根穴水平面

（2）穴位层次：①皮肤：由第 9 胸神经后支的皮支分布。②皮下组织：有上述皮神经的分支通过。③斜方肌。④背阔肌。⑤竖脊肌。

7. 胆俞（Danshu，足太阳膀胱经）（图 3-64）

（1）体表定位：位于后正中线两侧 1.5 寸，平 $T_{10\sim11}$ 棘突间处。

（2）穴位层次：①皮肤：由第 10 胸神经后支的皮支分布。②皮下组织：有上述皮神经的分支通过。③斜方肌下缘。④背阔肌。⑤竖脊肌。

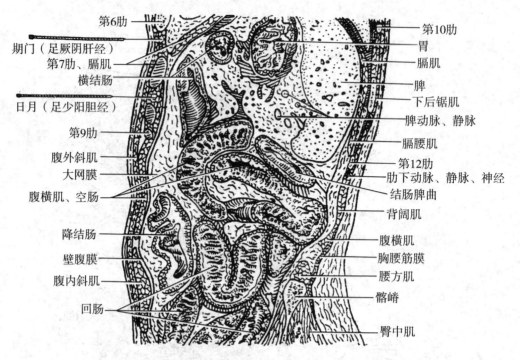

第6肋 —
期门（足厥阴肝经）—
第7肋、膈肌 —
横结肠 —
日月（足少阳胆经）—
第9肋 —
腹外斜肌 —
大网膜 —
腹横肌、空肠 —
降结肠 —
壁腹膜 —
腹内斜肌 —
回肠 —

— 第10肋
— 胃
— 膈肌
— 脾
— 下后锯肌
— 脾动脉、静脉
— 膈腰肌
— 第12肋
— 肋下动脉、静脉、神经
— 结肠脾曲
— 背阔肌
— 腹横肌
— 胸腰筋膜
— 腰方肌
— 髂嵴
— 臀中肌

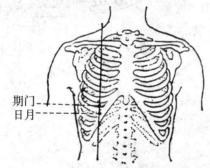

期门 ----
日月 ----

图 3-60　经日月、期门穴矢状面

颈肩腰腿痛应用解剖学

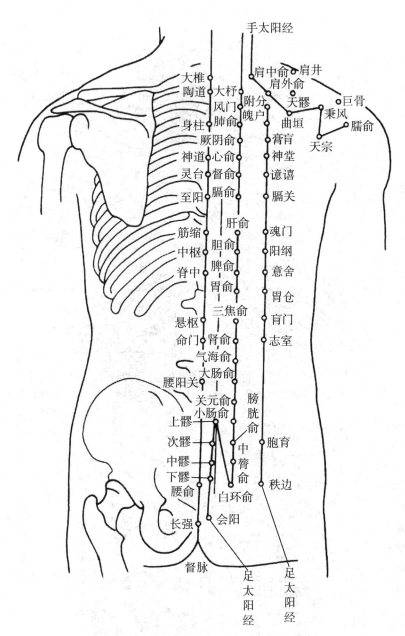

图 3-61　躯干背面经络及穴位分布

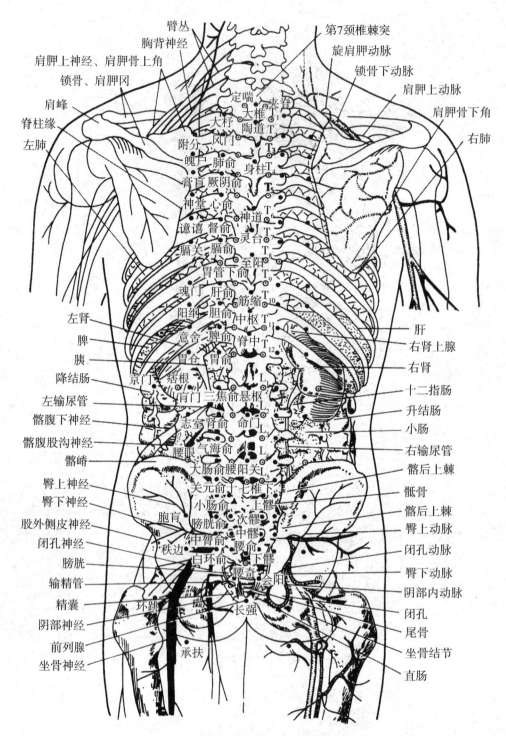

图 3-62　躯干背面穴位与内脏及骨骼的透视关系

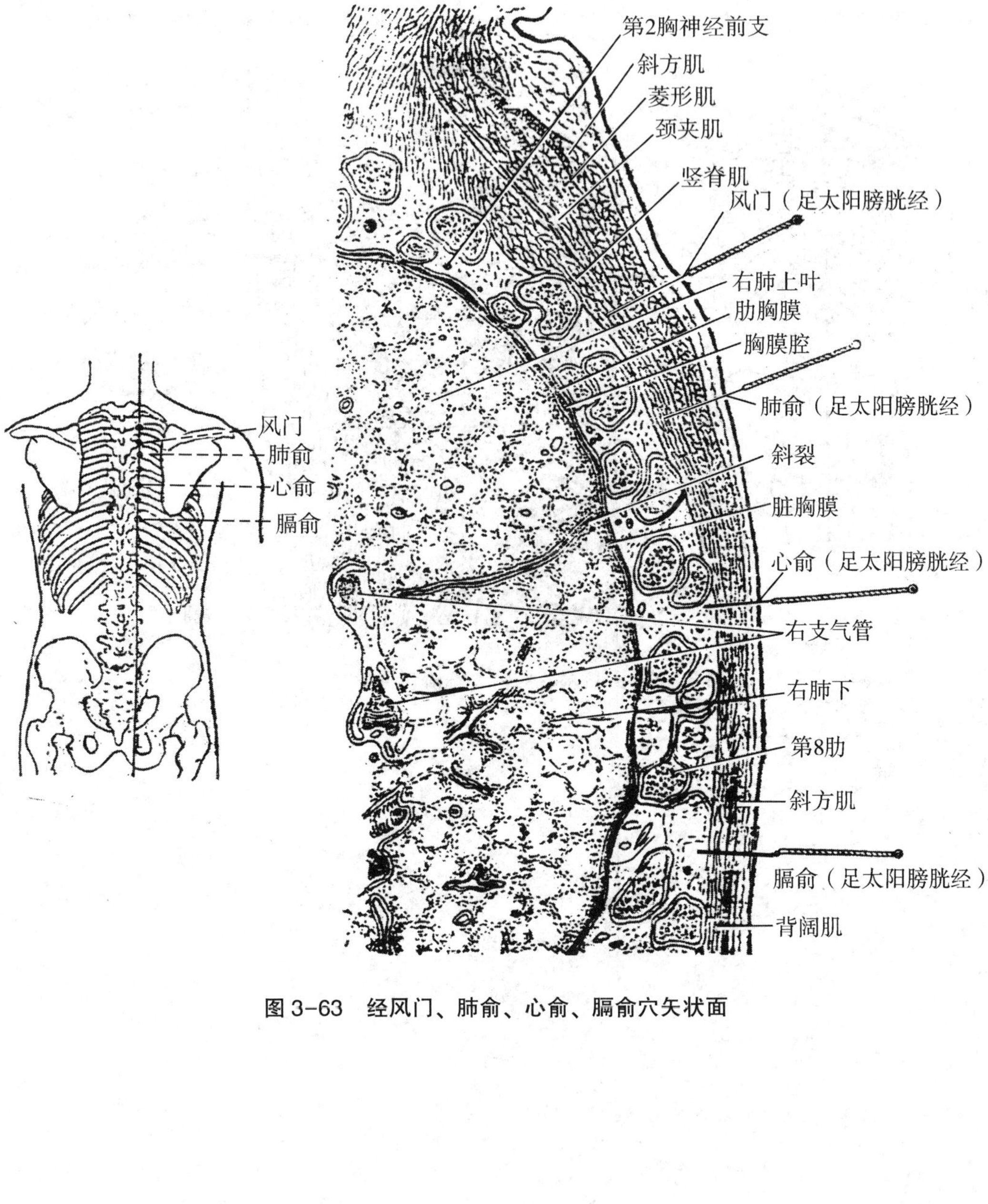

第2胸神经前支
斜方肌
菱形肌
颈夹肌
竖脊肌
风门（足太阳膀胱经）
右肺上叶
肋胸膜
胸膜腔
肺俞（足太阳膀胱经）
斜裂
脏胸膜
心俞（足太阳膀胱经）
右支气管
右肺下
第8肋
斜方肌
膈俞（足太阳膀胱经）
背阔肌

风门
肺俞
心俞
膈俞

图 3-63　经风门、肺俞、心俞、膈俞穴矢状面

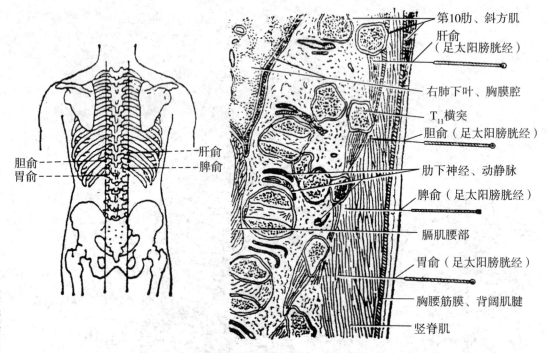

图 3-64　经肝俞、胆俞、脾俞、胃俞穴矢状面

第10肋、斜方肌

肝俞
（足太阳膀胱经）

右肺下叶、胸膜腔

T₁₁横突
胆俞（足太阳膀胱经）

肋下神经、动静脉

脾俞（足太阳膀胱经）

膈肌腰部

胃俞（足太阳膀胱经）

胸腰筋膜、背阔肌腱

竖脊肌

胆俞
胃俞

肝俞
脾俞

第四章 腰骶（尾）部

第一节 体表标志及表面解剖

一、境界与分区

（一）境界

腰骶（尾）部上界为背部的下界，即 T_{12} 棘突、第 12 肋下缘、第 11 肋前份的连线，下界以髂嵴后份、髂后上棘、尾骨尖的连线与下肢分界，侧面以腋后线与腹前外侧部分界。

（二）分区

一般描述，腰骶（尾）部以两侧髂后上棘的连线为界，分为上方的腰区和下方的骶尾区。赵定麟等又分出下腰部，即以腰骶关节为中心的解剖段，狭义的是指 $L_4 \sim S_1$，广义的尚应包括 $L_{2\sim3}$ 及双侧骶髂关节及其邻近组织。我们根据该部解剖特点及临床应用的需要，将其划分为：$T_{12} \sim L_3$ 为上腰部，$L_{3\sim5}$ 为下腰部，平 L_3 为中腰部，$L_4 \sim S_2$ 为腰骶部，S_3 以下为骶尾部。

二、体表标志

体表标志见图 4-1。

1. **腰椎棘突** 在后正中线上，可触及腰椎棘突，其棘突呈水平位，定位时一般以两髂嵴最高点的连线平 L_4 棘突，以此为标志可逐个触及。其上有背阔肌、竖脊肌、横突棘肌、棘上韧带、棘间韧带、胸腰筋膜等附着。腰椎棘突也是取穴定位标志，见表 4-1。

表 4-1 腰椎棘突及骶正中嵴与穴位定位关系

	L_1	L_2	L_3	L_4	L_5	S_1	S_2	S_3	S_4
棘突下	悬枢	命门		腰阳关	17 椎				
棘突下旁开 1.5 寸	三焦俞	肾俞	气海俞	大肠俞	关元俞	小肠俞	膀胱俞	中膂俞	白环俞
棘突下旁开 3 寸	肓门	志室					胞肓		秩边

注：L_4 棘突下旁开 3~4 寸为腰眼穴。

2. 骶正中嵴（median sacral crest）　骶骨背面后正中线上，有一列纵行隆起，即骶正中嵴，为骶椎棘突长合而成。此嵴上有 3~4 个后结节，以第 2、3 最显著。其附着结构同腰椎棘突。

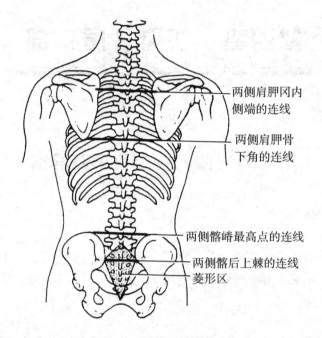

两侧肩胛冈内侧端的连线

两侧肩胛骨下角的连线

两侧髂嵴最高点的连线
两侧髂后上棘的连线
菱形区

图 4-1　脊柱区表面标志

3. 骶中间嵴（intermediate sacral crest）　在骶正中嵴稍外侧，一列不太明显的粗线，为关节突长合的遗迹。有竖脊肌、骶髂后韧带等附着。

4. 骶外侧嵴（lateral sacral crest）　骶中间嵴稍外侧 4 个隆起形成一断续的粗线，为横突长合的痕迹，其内侧一拇指宽处有骶后孔，经骶后孔做骶神经阻滞麻醉时，该嵴为良好的标志。其上有胸腰筋膜、骶髂后韧带、骶结节韧带等附着。

5. 骶管裂孔（sacral hiatus）　沿骶正中嵴向下，由 $S_{4,5}$ 背面的切迹与尾骨围成的孔，是椎管的下口。为腰俞穴所在，临床上常经此裂孔行骶管神经阻滞。

6. 骶角（sacral cornu）　为骶管裂孔两侧向下的突起，是骶管麻醉的进针定位标志。

7. 尾骨（coccyx）　位于骶骨下方，肛门后方，有肛尾韧带附着。

8. L_3 横突　较粗大，于腰部易触及。其上有竖脊肌，腹内、外斜肌及腰方肌等附着。

9. 脊肋角（腰肋角）　为竖脊肌外侧缘与第 12 肋的交角。肾位于该角深部。在肾脏疾患时，该角有压痛和叩击痛。

10. 髂嵴（iliac crest）　为髂骨翼的上缘，是计数椎骨的标志，两侧髂嵴最高点的连线平对 L_4 棘突。髂嵴的内、外 2 缘称为内、外唇，髂嵴前部的内唇有腹横肌及腰方肌附着，外唇有阔筋膜张肌、背阔肌、腹外斜肌及臀中肌附着。内、外唇之间有腹内

颈肩腰腿痛应用解剖学

斜肌附着。

11. 髂后上棘（posterior superior iliac spine） 是髂嵴后端的突起，两侧髂后上棘的连线平 S_1 棘突，这个平面同时相当于蛛网膜下隙的终末处。其上有骶结节韧带、骶髂后长韧带及多裂肌附着。

12. 米氏凹 在骶尾部有一凹陷，凹的两侧为髂后上棘，上端平 L_5 棘突下方，下端为由两侧髂后上棘至尾骨尖的连线，称为 Michaelis 菱形区或米氏凹。当腰椎或骶、尾椎骨折或骨盆畸形时，米氏凹可变形。

第二节　腰骶（尾）部骨骼

腰骶（尾）部骨骼包括腰椎（5块）、骶椎（5块）和尾椎（4~5块）。至成年，5块骶椎长合成1块骶骨，4~5块尾椎长合成1块尾骨。

一、腰椎

（一）腰椎的一般形态

腰椎（lumbar vertebrae）（图4-2）共有5块，其一般形态如下：

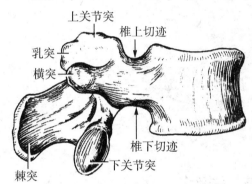

图 4-2　腰椎侧面观

1. 椎体（vertebral body） 腰椎椎体因为负重关系在所有脊椎骨中，体积最大，呈肾形，上下扁平。

腰椎椎体横径及矢径自 $L_{1~4}$ 逐渐增大，与椎体负重自上向下逐渐增加相一致，但重力到达 L_5 下部时，部分经腰骶椎间关节传至骶髂关节，L_5 椎体下部负重小于上部，其下部横、矢径与 L_4 椎体相应部位相比也变小。

每个椎体的上、下横径及矢径均大于中横、矢径。每个腰椎椎体的下横径（除女性 L_5 外）均大于上横径，每个椎体的下矢径（除 L_5 外）均大于上矢径。各椎体矢径均较横径为小，L_5 更小。

腰椎椎体前缘高度自 $L_{1~5}$ 逐渐递增，而后缘高度逐渐递减，以适应腰段脊柱前凸。椎体由纵向及横向略呈弧形的骨小梁构成，交织成网，以抵抗压应力及拉应力。随年龄增长，骨质逐渐疏松，即单位体积骨量减少，横行骨小梁变细，甚至消失，而纵行骨小梁增粗，周围皮质变薄（图4-3）。椎体由于长期负荷，可逐渐压缩变扁，或呈楔形，髓核也可经软骨板突向椎体，形成 schmor 结节；椎间盘退变后，椎体边缘出现骨质增生（图4-4）。

2. 椎弓板 腰椎椎弓板较厚，并略向后下倾斜，因此椎孔在下部比上部大。

腰椎各椎弓板厚薄不同，有人测量显示 $L_{2~3}$ 最厚，L_5 最薄，如椎弓板厚度超过8mm，即可视为增厚。

两侧椎弓板会合成椎弓板夹角，L_1 平均为 $83°\pm12.59°$，L_2 为 $85.05°\pm17.41°$，L_3

图中标注：上关节突、椎上切迹、乳突、横突、椎下切迹、下关节突、棘突

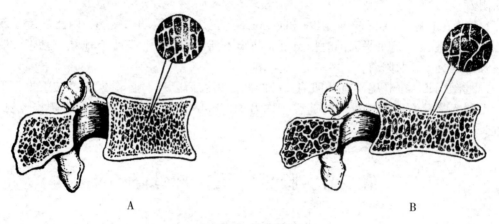

图 4-3　椎体松质骨

A. 正常　B. 压缩骨折

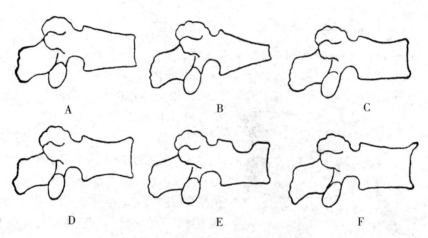

图 4-4　老年人椎体骨质后畸形

A. 单纯挤压　B. 楔形　C. 椎体上部凹形　D. 双凹形　E. schmor 结节　F. 骨唇增生

为 $89.55°±5.18°$，L_4 为 $86.40°±4.93°$，L_5 为 $84.95°±9.86°$，夹角变小，也能影响椎管的狭窄程度。

3. 椎弓根　腰椎的椎弓根伸向后外，椎上切迹较小，自 L_1 向下矢径顺序下降，而椎下切迹较大，上下区别不大。

腰椎侧位 X 线像上，根据椎上切迹矢径的大小，可大致估计侧隐窝的宽窄，但其数值略大。

椎弓根的厚度自上而下逐渐递增，L_5 约为 $L_{1~2}$ 的 1 倍。

4. 关节突　腰椎的上关节突由椎弓根发出，向内与上 1 节腰椎的下关节突相接，下关节突由椎弓板发出，向外，由此椎间关节的方向呈矢状位，以利于腰椎的屈伸动作，但向下逐渐呈斜位，至 L_5，几乎呈冠状位。

L_5 上关节突的关节面多数呈凹面型，少数呈平面型；下关节突的关节面变化较大，以凸面型和平面型为主，其次为凹面型和波浪型（S 型）。平面型易于滑行，造成不稳。

腰椎关节突的关节面倾斜度变化较大，两侧常不对称。若一个或多个关节突一侧或两侧的关节面不对称，呈斜形或扭转时，容易使韧带遭受损伤，引起腰痛。上关节面与矢状面所成夹角，右侧平均为 48.2°±12.2°，左侧平均为 49.6°±12.3°；下关节面夹角，右侧平均为 46.6°±10.5°，左侧平均为 49.7°±12.2°，关节突可以增大、内聚，在后外侧突向椎管，或向前倾而使侧隐窝狭窄。

上关节突内缘间距与椎弓根内缘间距的比值可反映关节突增生程度，正常 $L_3 \leq$ 65%、$L_4 \leq$67%、$L_5 \leq$74%。

腰椎关节间部亦称峡部，其前外侧及后内侧皮质骨之间只有少量骨小梁，较坚固。身体前屈时发生的剪力，作用于腰骶部的关节突间部，由于关节突的方向与作用力垂直，相邻 2 个关节突被挤压很紧。如关节突间部长期承受这种压力，有可能发生峡部不连，甚至脊柱滑脱，是引起腰腿痛的原因之一。

5. 横突　腰椎横突由肋部和横突部结合形成，其前部即代表肋部。横突由椎弓根与椎弓板会合处向外突出。横突较薄，呈带状，与腹壁外形相适应。

腰椎横突有众多大小不等的肌肉附着，相邻横突之间有横突间肌，横突尖端与棘突之间有横突棘肌，横突前侧有腰大肌及腰方肌，L_2横突前尚有膈肌，横突的背侧有竖脊肌，尚有腹内、外斜肌和腹横肌，借助胸腰筋膜起于 $L_{1\sim4}$ 横突。腰神经后支自椎间孔发出后，其外侧支穿横突间韧带骨纤维孔后，沿横突的背面和上面走行，并穿过起于横突的肌肉至其背侧。

L_3 横突最长，其次为 $L_{2,4}$横突，L_5 横突最短并向后方倾斜。L_3 横突弯度大，活动多，所受杠杆作用最大，受到的拉应力也最大，其上附着的筋膜、腱膜、韧带、肌肉承受的拉力较大，损伤机会也较多。附于 L_3 横突上的肌肉如强烈收缩，可产生撕脱性骨折，合并广泛性肌肉、筋膜、腱膜撕脱伤，造成出血和浆液性渗出。急性损伤如处理不当或慢性劳损，可引起横突周围瘢痕粘连、筋膜增厚和肌腱挛缩，引起腰痛。穿过肌筋膜的血管神经束受到卡压也可引起腰、臀部疼痛，此即 L_3 横突综合征。

L_5 横突短粗，呈圆锥形，自椎体与椎弓根连结处发出，先伸向外方，后转向外上方，倾斜度较大。如腰椎仅有一侧横突肥大与骶骨和髂骨形成融合，这种下腰部先天性结构异常可导致腰骶部两侧软组织活动度不均衡，易于引起腰部劳损和腰痛。

横突根部的后下侧有一小结节，称为副突（accessory process）。在上关节突的后缘有一卵圆形隆起，称为乳突（mamillary process）。腰椎乳突与副突之间可形成浅沟、切迹、孔或管。L_1 全为乳副突间沟，L_4 以切迹为多见，孔或管自 L_3 以下逐渐增多，这可能由于人类长期负重劳动及上半身体重向下传递之故，在下部腰椎变宽的同时，乳副突间的距离越来越接近，形成切迹或完全融合形成孔或管。腰神经后内侧支由此骨孔或管穿行，骨质增生则压迫该神经。

腰椎横突可因腰方肌剧烈收缩而产生撕脱骨折，撕脱的横突出血较重，常形成腹膜后血肿，刺激交感神经而产生腹胀。横突骨折还可牵拉刺激走行于其附近的腰神经后外侧支及走行于横突间的后内侧支，产生腰背痛及臀部痛。

6. 棘突　腰椎的棘突呈长方形骨板，水平向后。棘突的末端膨大，下方如梨状，为多裂肌肌腱附着处。腰椎的棘突具有杠杆作用，众多肌肉、韧带附着其上，更增加了脊柱的稳定性。相邻棘突间空隙较大、适于穿刺入椎管，$L_{3\sim5}$棘突间是腰椎穿刺或麻醉的进针部位。

7. 腰段椎管　腰椎椎孔连成椎管。椎孔形状：$L_{1,2}$多呈卵圆形，$L_{3,4}$多呈三角形，L_5多呈三叶形（图4-5），其他尚可呈钟形或橄榄形。

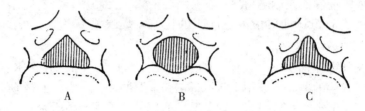

图4-5　椎孔形状

A. 三角形　B. 卵圆形　C. 三叶形

（1）中央椎管：腰段中央椎管前界为椎体、椎间盘纤维环后面及后纵韧带；后界为椎弓板、棘突基底及黄韧带；两侧为椎弓根；后外侧为关节突。腰椎椎管自 $L_{1\sim2}$ 间隙以下包含马尾神经根，其被硬脊膜包围的部分形成硬膜囊，各神经根自硬膜鞘袖发出后在椎管内行程的一段骨性结构称为神经根管，以后分别自相应椎间孔穿出。

在腰椎侧位 X 线片上，腰椎椎管的正中矢径（前后径）为自椎体后缘中点至棘突基底，后者在 $L_{1\sim3}$ 相当于上、下关节突尖部的连线，在 L_4 为此连线向后 1mm，在 L_5 为棘突透明影的前缘向前 1mm。腰椎椎管矢径平均为 17mm（14～20mm），正常最低值为 13～15mm，男女椎管矢径差别不大。横径（椎弓根间径）为两侧椎弓根内面连线，平均为 24mm（19～29mm），正常最低值为 18～20mm，在 $L_{2\sim4}$ 最窄。男性椎管横径平均值较女性大 1.12mm，由于 X 线片有一定放大率，故 X 线片上测量的数值较骨骼标本为大。各位作者测量腰椎椎管矢径及横径数值见表4-2、表4-3。

表4-2　腰椎椎管矢径（mm）

作者	测量材料	L_1		L_2		L_3		L_4		L_5	
		男	女	男	女	男	女	男	女	男	女
Eisenstein (1977) 骨骼标本	白人	18	18	17	17	16	17	16	16	18	18
	南非 Zolu 人	16	17	15	16	15	15	15	16	16	16
	南非 Southo 人	16	16	15	16	14	15	15	15	16	16
于荣溥 (1981) 男88例 女85例	腰椎 X 线片	19.51 (15～23)	18.60 (15～22)	19.42 (15～22)	18.88 (15～22)	19.63 (15～23)	19.02 (15～22)	19.93 (16～23)	19.43 (16～23)	21.61 (17～28)	21.01 (16～28)
姚仕康 男136例 女84例	骨骼标本	16.8	16.9	16.0	16.1	15.2	15.5	16.0	15.6	16.8	16.3
柏惠英 (1980) 男52例 女55例	骨骼标本	17.2	16.9	16.4	16.2	16.0	15.1	16.4	15.5	16.9	16.3
刘森 (1983)	骨骼标本 100 例	16.70		15.88		15.10		15.43		16.68	
	正常人 X 线片 100 例	16.48		15.74		15.07		15.29		16.52	

续表

作者	测量材料			L₁ 男	L₁ 女	L₂ 男	L₂ 女	L₃ 男	L₃ 女	L₄ 男	L₄ 女	L₅ 男	L₅ 女
刘广杰 (1982)	骨骼标本 120 例			16.63±1.65		15.95±1.46		15.08±1.83		15.31±2.23		15.89±2.58	
郭世绂 (1981)	L₅ 骨骼标本 100 例											16.61±2.42 (10.00~27.86)	
郭世绂	腰段脊柱标本 30 例＊＊	直接测量	B	14.61±1.83		13.96±2.00		13.17±2.12		13.03±2.04		14.33±3.40	
			D	16.95±2.64		16.69±2.74		16.51±2.87		14.99±3.14		14.77±3.06	
		间接测量	B	16.72±1.85		15.95±2.37		15.25±2.58		14.98±2.77		15.15±3.48	
			D	17.58±2.53		16.78±2.33		15.89±2.71		15.41±2.79		15.00±2.74	

注：郭世绂腰段脊柱 30 例标本包括软组织，直接测量用卡尺，间接测量用橡皮泥塑型，B 为自椎体后缘中点至棘突根上像；D 为自椎间盘至黄韧带会合之夹角。

表 4-3　腰椎椎管横径（mm）

作者	测量材料		L₁ 男	L₁ 女	L₂ 男	L₂ 女	L₃ 男	L₃ 女	L₄ 男	L₄ 女	L₅ 男	L₅ 女
Eisenstein (1977)	骨骼 标本	白人	23	22	24	22	23	23	24	23	26	25
		南非 Zolu 人	21	20	22	21	22	21	23	22	26	24
		南非 Southo 人	21	20	21	20	22	21	23	22	25	24
于荣溥 (1981)	腰椎 X 线片 男 88 例　女 85 例		24.88 (21~29)	23.75 (20~27)	25.52 (22~30)	24.33 (20~28)	26.86 (23~32)	25.80 (22~30)	28.40 (22~30)	27.55 (23~32)	32.19 (24~38)	31.58 (24~30)
姚仕康	骨骼标本 男 136 例　女 84 例		21.9	21.1	22.3	21.4	22.7	22.0	23.9	23.0	27.0	26.3
柏惠英 (1980)	骨骼标本 男 52 例　女 55 例		21.9	20.7	22.0	21.0	22.8	21.8	23.7	22.7	26.5	26.2
刘广杰 (1982)	骨骼标本 120 例		21.37±1.66		21.78±1.67		22.36±1.69		23.05±2.76		26.38±5.02	
郭世绂 (1981)	L₅ 骨骼标本 100 例										26.61±2.39 (21.60~33.86)	
郭世绂	骨骼标本 100 例		21.54 (17.90~26.80)		21.76 (18.20~25.60)		22.24 (18.90~26.10)		22.85 (18.90~27.20)		25.90 (19.20~31.40)	
郭世绂	腰段脊柱标本 30 例		21.73±1.50		21.70±1.82		21.31±1.92		21.37±2.42		21.51±3.24	

注：郭世绂腰段脊柱 30 例标本包括软组织，根据象皮泥塑型间接测量。

　　图表显示：腰椎椎管矢、横径的增减关系与椎体者大致平行，但矢径基本相等。L₅ 的两径相差约 10mm，其矢径与横径之比为 0.62：1。

椎管两径中，以矢径最重要，一般认为，如矢径小于 13mm、横径小于 18mm，可定为椎管狭窄，有的作者将矢径数值 10~12mm 定为相对狭窄，如小于 10mm 则为绝对狭窄。L$_5$ 横径虽明显增大，但其矢径甚至比 L$_{1~2}$ 还小，各椎孔矢径中，以 L$_{3~4}$ 最小。

由于个人身材大小的差异，计算脊椎指数，即椎管矢径（C）及横径（D）的乘积与相应椎体矢径（A）及横径（B）的乘积的比例（CD：AB）较单纯测量椎管矢径及横径更具有实际意义，正常 CD：AB 应为 1：2.5~4。郭世绂测量数值如表 4-4：

表 4-4　腰椎脊椎指数（CD：AB）

	男	女
L$_1$	1：2.98	1：2.72
L$_2$	1：3.45	1：3.04
L$_3$	1：3.82	1：3.51
L$_4$	1：3.92	1：3.78
L$_5$	1：3.60	1：3.42

上列数值显示女性脊椎指数均较男性为小，L$_{3,4}$ 较大。如脊椎指数超过 1：4.5，即疑有椎管狭窄，如连续 2 个椎骨比值均大于 1：4.5，临床意义更大，王福权报道 57 例腰椎椎管狭窄症有 81% 大于此数值，70% 有 2 个椎骨以上大于此值。

L$_{3,4}$ 最易发生椎管狭窄的原因是：①矢径较小。②矢径与横径之比为（0.67：1）~（0.69：1），虽大于 L$_5$，但小于 L$_{1~2}$。③脊椎指数最大。④椎弓板较厚。

应用橡皮泥对矢状纵行切开的各腰椎椎管两半（包括 1 个椎骨及其下椎间隙）塑形后，投入水中观察水面升高的毫升数，作为各段椎管的容量：L$_1$ 为 8.8mL，L$_2$ 为 8.5mL，L$_3$ 为 7.5mL，L$_4$ 为 6.7mL，L$_5$ 为 6.2mL，腰椎椎管总容量为 37.4mL。测量数值显示自 L$_1$ 向下，各腰椎椎管容量顺序减少，以 L$_5$ 最低，此与 L$_{3,4}$ 矢径最小有所不同，可能与 L$_5$ 侧隐窝较狭窄有关。

（2）腰神经通道：腰神经根自离开硬膜囊后，直至从椎间孔外口穿出，经过 1 条较窄的骨纤维性管道，统称腰神经通道（图 4-6）。此通道分为 2 段，第 1 段为神经根管，从硬膜囊穿出点至椎间孔内口；第 2 段为椎间管。通道既有骨性管壁，又有软组织结构。通道的任何部分及其内容发生病变，均可产生腰腿痛。

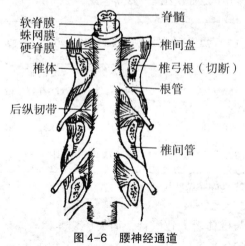

图 4-6　腰神经通道

（软脊膜　蛛网膜　硬脊膜　椎体　后纵韧带　脊髓　椎间盘　椎弓根（切断）　根管　椎间管）

腰神经根离开硬膜囊后，前、后根共居 1 鞘，或各居于固有的根鞘内。神经根管内宽外窄，前后略扁，如同外为小口的漏斗。神经根斜向前下外，自 L$_1$ 至 L$_5$ 斜度逐渐增加。第 5 腰神经的通道几乎为第 1 腰神经的 2 倍。第 1~5 腰神经根在神经根管与在椎间管内长度的比值，由 0.7 下降至 0.5。

神经根管虽然不长，但神经根走行过程

颈肩腰腿痛应用解剖学

中，存在几个间隙，可使神经根遭受卡压。

1）盘黄间隙：即椎间盘与黄韧带之间的间隙，测量数值 L_1 为 4.7mm、L_2 为 3.4mm、L_3 为 2.5mm、L_4 为 1.9mm、L_5 为 2.5mm。

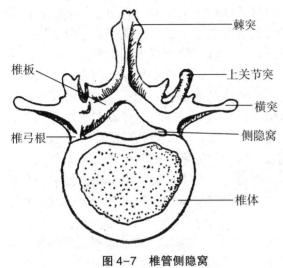

图 4-7　椎管侧隐窝

盘黄间隙在椎间管内口较小，在下位腰椎尤为显著，几乎将内口下部封闭。椎间盘有退变时，椎间盘自椎体后方向四周膨出，如同时有黄韧带增厚，前凸，将使盘黄间隙进一步狭窄。

2）侧隐窝（lateral recess）：是侧椎管，也是神经根管狭窄部分，其前界为椎体后缘，后面为上关节突前面与椎弓板和椎弓根连结处，外面为椎弓根的内面，内侧入口相当于上关节突前缘平面，侧隐窝向下外续于椎间孔（图 4-7）。

L_5 椎孔呈三叶形者，侧隐窝尤为明显，侧隐窝矢径越小，横径越大，表示越窄、越深。据郭世绂对 L_5 侧隐窝矢、横径测量数值：男性矢径为 5.0mm，横径为 3.5mm；女性矢径为 4.9mm，横径为 3.8mm。

L_5 最易引起侧隐窝狭窄，原因是：①椎孔呈三叶形。②侧隐窝明显，矢径可小至 2~3mm。③上关节突增生变形较多。

3）上关节突旁沟（paraarticular groove）：腰神经向外经上关节突小面内缘所形成的沟。上关节突小面如呈球形增大，并有内聚，其与椎体后面之间的距离变窄，可使神经根遭受压迫（图 4-8）。

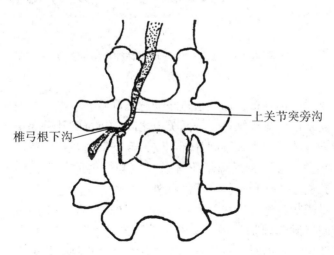

图 4-8　上关节突旁沟及椎弓根下沟

4）椎弓根下沟（subpedicular groove）：椎间盘明显退变缩窄时，可使上一椎体连同椎弓根下降，后者与椎间盘侧方膨出形成一沟，可使通过的神经根发生扭曲，在椎间盘退变萎陷两侧不对称时更易发生。

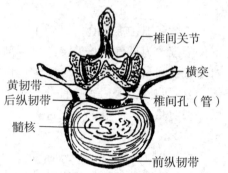

图4-9 椎间孔（管）

腰椎椎间孔实际为一管道，下部腰椎由于椎弓根增宽更为明显（图4-9）。椎间孔分内、外两口。内口多呈卵圆形，少数呈肾形、三角形或钥匙眼形；外口多呈钥匙眼形，少数呈三角形。腰神经通过椎间孔，由内口斜向外口，越向下越倾斜，因此腰神经根在椎间孔内的长度比椎间孔要长。椎间孔向前为椎体后面及椎间盘，后为黄韧带及椎间关节，上下分别为椎上、下切迹，上述结构发生病变，如椎间盘退变致使椎间隙变窄，椎间关节位置发生紊乱，以及黄韧带增厚均可使椎间孔发生狭窄（图4-10）。

腰神经的前、后根在脊神经节远侧会合，一般位于椎间孔水平。腰神经根由3层脊膜包裹，并由蛛网膜形成根袖，硬脊膜包裹第4、第5腰神经及第1骶神经根，延伸距离分别为6.7mm、7.8mm和8mm。

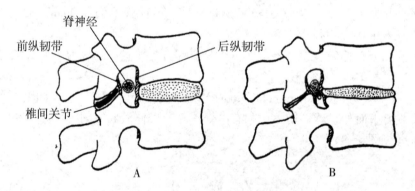

图4-10 椎间孔（管）与脊神经根的关系
A. 正常 B. 椎间孔（管）狭窄

椎间孔内不仅通过神经根，而且通过小动脉、静脉丛、淋巴管及窦椎神经。椎间孔内常有纤维隔，连于椎间盘纤维环与椎间关节之间，将椎间孔分为上、下2管，上管通过腰神经根、腰动脉椎管内支及椎间静脉上支，而下管通过椎间静脉下支。椎间孔外口中上部另有一纤维隔，连于椎间盘纤维环及横突与横突间韧带，将外口分为上、下2孔，腰神经自下孔通过，在高位腰椎椎间孔外口，纤维隔位置高且薄，但在低位腰椎，位置低而坚厚，呈膜状，将外口中部大部分封闭，纤维隔的作用是分隔脊神经与血管，对管壁较薄的椎间静脉起保护作用，又不至于压迫神经根。但如果有外侧型椎间盘突出、骨质增生或转移性肿瘤时，可因纤维隔的存在而加重神经根受压，故是脊神经受压的潜在因素。

颈肩腰腿痛应用解剖学

椎间孔外口与神经根的面积相差悬殊，第1腰神经根只为同序数椎间孔的1/12，即使第4、5腰神经根较粗，亦只为同序数椎间孔的1/5～1/4，似有较大活动空间。实际上椎间孔内、外口下半只留有一缝隙，有效空间很小，特别在内口，盘黄间隙较窄者更是如此。另外，由于椎间孔内存在有纤维隔，神经根被支持固定在一个比较窄小的孔道内，又因为同时有动脉、静脉通过，有效空间更为减少。

在探讨下部腰神经根可能遭受卡压致病因素时，应从两方面考虑：一方面，第4、5腰神经根具有下述特点：①神经根较粗。②行程长，斜行。③脊神经节偏内侧，靠近椎间孔内口。④神经根与椎间孔的面积比值大，如不计算椎间孔下半无效空间及血管所占空间，神经根实际活动余地甚小（图4-11）。另一方面，第4、5腰神经通道也存在一些致病的潜在因素：①椎管矢、横径均较小，椎管容积也最小。②侧隐窝明显，矢径最小。③$L_{4～5}$及$L_5～S_1$椎间盘最厚，正常即向后有一定程度膨出。④黄韧带较厚。⑤盘黄间隙减小。⑥椎间孔较长，内口及外口的纤维隔均较薄，支持作用较弱，如神经根坠入椎间孔下部，更易遭受卡压。

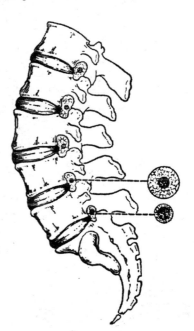

图 4-11　腰骶部椎间孔
与神经根

应当说明，一个神经根可在不同部位遭受卡压，相邻2个神经根遭受卡压的机制也可不同，了解某一神经根的确切受累部位，在治疗上可有针对性地进行减压，使椎弓板切除缩小至最小范围，避免不必要的切除关节突或打开椎间孔，防止造成腰椎不稳。

Lassale 描述腰神经根管为侧隐窝的一部分，其高度稍小，不包括腰神经根所有可能受到挤压部分。腰神经根管的前壁为椎体的上外侧部，覆以后纵韧带外侧延伸部分，其后壁为同一椎骨关节突前侧，向下至关节突间部（峡部），这两部分均覆以关节囊及黄韧带外侧部分。外侧壁为椎弓根的内面。上界相当于椎体后上角水平面，下界相当于椎弓根下缘水平面。在此界限以外，不再存在管道，此管向内通向中央椎管，向下逐渐扩大，朝外通向椎间孔。

Lassale 在50具尸体上发现$L_{1～3}$无这种管道，在L_4出现率为72%，在L_5、S_1为100%，该作者测量椎弓根上缘作为神经根管的矢径，L_4为4.6mm，L_5为4.8mm，两侧不对称者占13%，神经根管矢径与中央椎管正中矢径并不相关。

Vital 将腰神经根管分为三部分：①盘后部：前界平齐椎间盘，后界为上关节突前外侧部及黄韧带的外侧部。如神经根自硬膜囊穿出处低于椎间盘平面，此部可阙如，常见于L_5。②弓根旁间隙或侧隐窝，其后壁与神经根直接相接者为黄韧带，黄韧带向上附于上一椎骨椎弓板前面的中部，向下附于下一椎骨椎弓板的上缘，向外止于上关节突的前外侧缘。在黄韧带之后为上关节突的前外侧面，关节突间部则分别以其上外半及下内半与侧隐窝后壁相接。侧隐窝从上向下，高度逐渐减小，但宽度逐渐增大，矢径也逐渐减小。神经根从侧隐窝下部通过，与上关节突的前缘较其前外侧面更为接近，侧隐窝后壁的关节突及峡部如有骨关节炎或峡部不连，常易引起神经根的压迫。③椎间孔：上界为椎弓根下缘，凹面向下，向前为椎体下部，向后为峡部。下界为下一腰神经根通过的盘后间隙。椎弓根或峡部病变可使神经根发生扭曲。

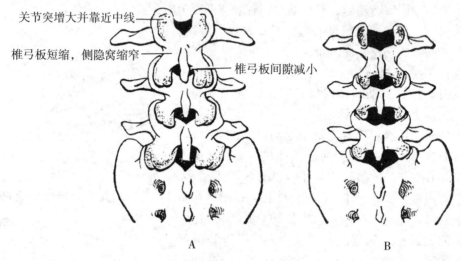

图 4-12 腰椎骨性椎管
A. 椎管狭窄 B. 正常

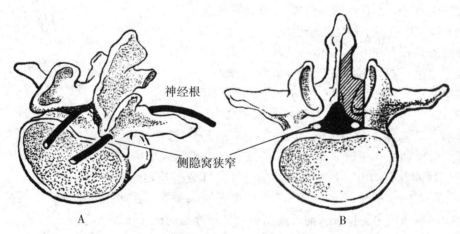

图 4-13 侧隐窝狭窄使神经根受压
A. 斜上面观 B. 上面观

引起椎管狭窄的原因很多，不仅骨性椎管由于发育障碍而狭窄，表现为横径和矢径变小、侧隐窝狭窄、椎弓板增厚、椎弓板间角度小等，后天最常见的原因为腰椎退行性脊柱炎，表现为椎间盘退行性变，向后膨出，椎体后缘和椎弓板上、下缘骨质增生，特别是关节突增大并靠近中线（图4-12），从前方、后方及后外方突向椎管，引起三叶状椎管，有可能使腰神经根遭受压迫（图4-13）。与此同时，黄韧带及后纵韧带亦可增厚、钙化、发生皱褶，椎弓板间隙减小，使椎管容积进一步减少。某些病理改变，如腰椎滑脱、外伤及椎弓板融合术后亦可引起椎管狭窄。在发育性狭窄，脊髓造影显示椎管矢径平均为 10mm（5～14mm），而在退行性狭窄，其矢径平均为 9.8mm（4～18mm）。此外，有人报道长期应用激素，引起过多脂肪组织充满椎管某一节段，致使脊髓或神经根受压。

Breig 用尸体做实验，腰段脊柱从屈曲位至伸展位，椎管发生下列改变：①腰椎椎管缩短 2.2mm，其内含神经组织也变短变宽。②黄韧带纤维变松、变粗。③椎间孔变窄。④在所有水平，椎间盘均向后轻度突出。

椎管的大小与其内容物是适应的，腰段各结构数据如表 4-5。

表 4-5　腰段各结构数据（$\overline{X}$±mm）

项目	L$_1$	L$_2$	L$_3$	L$_4$	L$_5$
椎孔矢径	18.55	19.08	18.21	17.03	16.05
硬膜矢径	12.17	11.48	10.58	9.86	9.05
硬膜前组织	1.36	1.40	1.45	1.65	3.36
硬膜后组织	4.43	5.51	5.25	4.78	2.96

表 4-6　腰段椎管矢径与硬膜囊矢径比值

项目	L$_1$	L$_2$	L$_3$	L$_4$	L$_5$	$\overline{X}$
椎孔矢径（mm）	18.55	19.08	18.21	17.04	16.05	17.78
硬膜囊矢径（mm）	12.17	11.48	10.58	9.86	9.05	10.63
比值	1:0.65	1:0.60	1:0.58	1:0.58	1:0.56	1:0.59

正常椎管，硬脊膜周围有相当空间允许其与神经鞘活动，而在椎管狭窄时，硬脊膜及其内含马尾神经根被紧紧包裹，一旦椎管容积稍有减少，腰椎从屈曲位至伸展位运动时即受到障碍，站立及行走时，腰椎前凸增加，更防止其移动，神经受到牵扯，必然影响微循环，延迟神经传导，临床上常出现间歇性跛行，行走稍多，即疼痛难忍。坐位及蹲位时，腰椎转为轻度后凸，椎管容积稍有增加，血供增加而症状也有所缓解。

（二）腰椎的畸形变异

1. 腰椎骶化及骶椎腰化　腰椎骶化为一侧或两侧横突过长，与骶骨形成假关节或

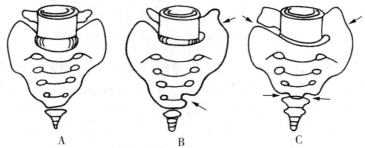

图 4-14　腰椎骶化，骶椎尾化

A. 正常 L$_5$ 与骶尾骨　B. L$_5$ 左侧骶化及 S$_5$ 尾化

C. L$_5$ 两侧骶化，右侧形成假关节，S$_5$ 尾化

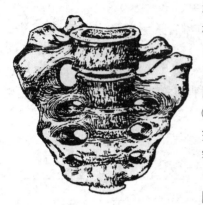

图 4-15 骶椎腰化

相融合（图 4-14）；骶椎腰化为 S_1 外侧部游离，与骶椎椎弓板不联合或同时有椎间盘退行性变（图 4-15）。这 2 种畸形均常见，可为单侧，亦可为双侧，以两侧者较多。此种畸形常为引起下腰部疼痛的原因，理由是：①横突与骶骨间的组织可形成滑膜囊。②两侧不对称，造成关节或韧带的损伤。③过大的横突顶于髂骨使该侧骶髂关节发生分离。④椎间隙变窄，易使椎间孔内的神经受压。

单侧腰椎骶化较双侧者所造成的腰痛更为剧烈，因一侧运动较他侧大为增加，可迅速引起创伤性关节炎，使同侧疼痛；如同侧较为固定而对侧的运动增多，则对侧疼痛。

腰椎骶化常伴有脊柱侧凸，如为单侧，身体因维持平衡而增加其侧凸或扭转，一般仅在疼痛时发生；如侧凸经常存在，则有可能并发椎间盘突出。由于腰椎骶化，$L_5 \sim S_1$ 椎间盘活动度也上移至 $L_{4\sim5}$ 椎间盘，使之成为活动过多的椎间盘，易受外伤或早期退行性变的影响，为腰椎间盘突出的好发部位。

2. 半椎体　椎体的一半可完全不发育，剩余的一半受上、下椎体的挤压，呈楔形，还可以呈 2 个对称的楔形，中间为椎体裂，或在 2 个近似正常椎体之间有 1 个多余半椎体（图 4-16）。相邻 2 个椎体之间，如出现多余半椎体，患侧被撑开，而健侧被压缩，必然出现脊柱侧凸畸形。

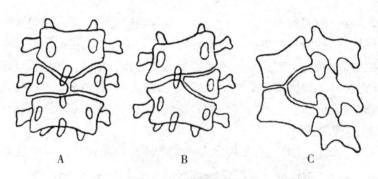

图 4-16　脊椎骨畸形

A. 椎体裂　B. 多余半椎体　C. L_2 后侧半椎体伴脊柱后凸畸形

半椎体有以下 6 种类型（图 4-17）：①单纯多余半椎体：为圆形或卵圆形骨块，位于相邻 2 个椎体之间，当其逐渐发育成熟时，可与相邻椎体融合。这种半椎体如位于胸椎，可有多余肋骨，并常有 1 个椎弓根。②单纯楔形半椎体：呈三角形，如在胸椎，常无多余肋骨。③多数半椎体：可为圆形、卵圆形或楔形。④一侧多数半椎体融合为骨条：此骨条可累及椎体或后部结构，常伴有肋骨融合或畸形。⑤平衡半椎体：2 个半椎体位置相反，保持平衡，畸形互相抵消，不引起脊柱侧弯。⑥后侧半椎体：易引起脊柱后凸，椎体前部常有部分或全部不发育。

颈肩腰腿痛应用解剖学

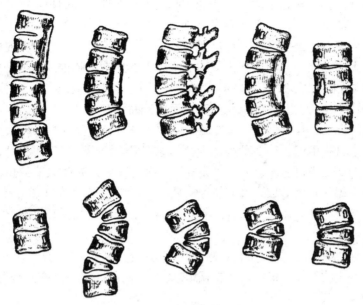

图 4-17　椎骨分节不全

　　半椎体不仅作为楔形体，使相邻 2 个椎体分开，如继续生长，可在凸侧与相邻椎体结合，使凹侧椎体上、下板及椎间盘压缩。

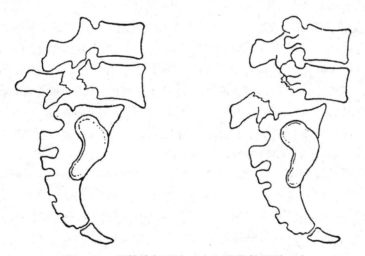

图 4-18　腰椎峡部不连（左）及脊椎滑脱（右）

　　3. 椎弓崩裂与脊椎滑脱　椎弓崩裂系指椎弓峡部不连，如单独存在，亦称脊椎滑脱前征。脊椎滑脱乃由于椎弓崩裂所引起的椎体向前移位，称为真性脊椎滑脱。有时脊椎滑脱亦可向后移位，称为脊椎后滑脱（图 4-18）。

　　脊椎滑脱除直接压迫神经外，常合并椎间盘突出、肌肉痉挛或韧带劳损，病变以 $L_{4,5}$ 最为常见，占 95%，而 L_5 更占绝大部分，为 82%~90%。

　　脊椎滑脱的致病原因主要有先天畸形与外伤两种学说，但后者可能只为致病的诱因，文献中尚无一例发育正常的脊柱因受伤而发生单纯性脱位的报道。此病的基本改变在峡部，即椎弓的最窄处。一侧或两侧不愈合，将椎骨分为前、后两部，前部包括椎体、椎弓根、横突及上关节突，后部包括椎弓板、下关节突及棘突。此时腰椎不能很好地固定在骶骨上，易因剪力向前移位。如滑脱较重的患者，腰椎前凸显著增大，骨盆前倾。L_5 的棘突显得突出，X 线像显示，L_5 横突重叠于骶骨上部，整个椎体向前移位，椎弓板与棘突成一定角度，此处椎间盘退化而使椎间隙变窄。

峡部缺损的原因，各学者意见不一致，主要有 3 种：一种认为系先天性；一种认为系外伤性，由于骨折引起；第 3 种则认为峡部原有发育障碍，以后再加外伤引起。

脊椎滑脱的病因尚可由于：①椎间关节发生病理改变，如假关节、缺血性坏死，边缘有厚的纤维组织或骨桥形成。②支持组织软弱。③腰椎极度前凸。④应力骨折所致的不连结。⑤关节突间部分先天性软弱。⑥直立姿势引起（婴儿及其他灵长类骨骼标本从未发现椎弓峡部缺损）。

为确定脊椎滑脱程度，Meyerding 将 S_1 上面纵分为 4 等份。正常时，L_5 与 S_1 的后上缘应构成一连续的弧线，滑脱时，根据 L_5 后下缘在骶椎上的位置，定为 Ⅰ 、Ⅱ、Ⅲ、Ⅳ度滑脱（图 4-19）。

临床上脊椎滑脱可发生与椎间盘突出类似症状。严重脊椎滑脱尚可引起硬膜囊及马尾神经受压。峡部不连的椎弓由于肌肉收缩及身体活动，有以不连处为轴心的旋转活动。也有的作者认为活动的椎弓对脊柱的稳定性影响不大，而不连处的纤维软骨样增生组织对神经根的压迫是引起下肢放射痛及腰痛的原因。

4. 脊柱裂及脊膜膨出　胚胎期软骨化中心或骨化中心缺乏或两侧椎弓在后部不相愈合，即形成脊柱裂，多位于 $S_{1\sim2}$ 或 L_5，亦有骶骨后部全部裂开者（图 4-20）。X 线片上显示的椎弓缺损实际上仍有软骨或纤维组织相连，只是因 X 线能透过所致，脊柱裂可以为一窄缝，亦可广泛敞开，整齐或不整齐，在此种畸形中，椎弓板变形，棘突短小飘浮，形成游离棘突（图 4-21）或阙如，或随分离的椎弓偏向一侧。因棘突为肌肉韧带附着点，故使脊柱稳定性减弱。如 $S_{1,2}$ 有脊柱裂，同时合并 L_5 棘突过长。脊柱后伸时，棘突可向前压迫黄韧带及硬脊膜。

若脊柱裂只累及骨结构，称为隐性脊柱裂，其表面覆盖有纤维组织而无脊膜或脊髓膨出，一般无症状，但有时亦可有尿失禁、下肢不全瘫痪及马蹄内翻足。脊髓的生长慢于脊柱，随年龄加大，脊髓的位置相对上移，神经根因慢性炎症与周围组织粘连，脊髓上移后即产生症状。遗尿症状与马尾神经受到牵扯有关。覆盖隐性脊柱裂的皮肤有色素沉着及毛发生长，少数脊柱裂患者覆盖有脂肪瘤，因此在脊柱部位近中线的脂肪瘤在诊断上应考虑有隐性脊柱裂的可能。

脊柱裂最大者多位于 $L_5\sim S_1$，棘突与大部分椎弓板阙如裂口宽约 1.5cm；脊柱裂最小者仅在棘突上有 1 条裂缝。在脊柱裂缺损部位都被坚韧的纤维组织或软骨所填补，并伸展至椎管内，形成一横行的纤维带，黏附在硬脊膜及神经根上，紧压马尾。纤维带中央部分最厚，可达 1cm，两侧逐渐变薄。相当于病变部位，黄韧带变薄。腰部活动增加时，可见硬脊膜囊与神经根受压或牵扯，如有游离棘突，这种现象更为明显。纤维带与硬脊膜之间常有一层较薄的硬膜外脂肪组织，两者较易分开。

颈肩腰腿痛应用解剖学

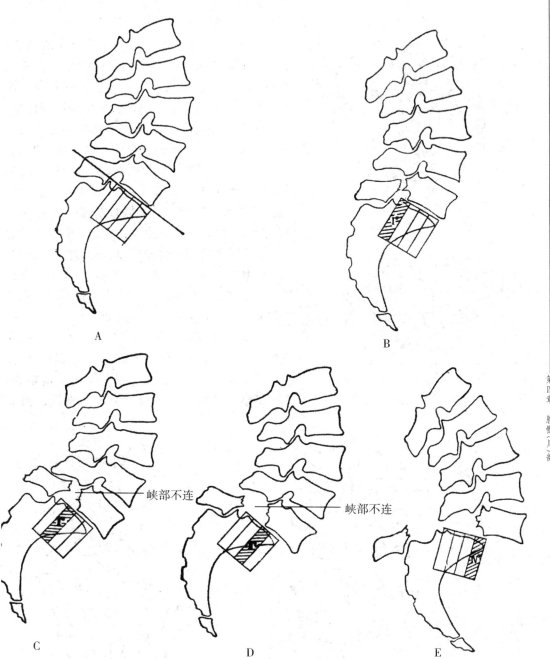

图 4-19 脊椎滑脱分度

A. 正常 　B. Ⅰ度滑脱 　C. Ⅱ度滑脱 　D. Ⅲ度滑脱 　E. Ⅳ度滑脱

　　在先天性脊柱裂并伴有脊髓膜膨出的病例中，随膨出内容的不同，可分为脊髓膨出、脊髓囊肿和脊髓膜膨出 3 种类型。

　　5. 关节突形状、大小及方向的改变　正常腰椎关节突的关节面呈矢状位，以增加

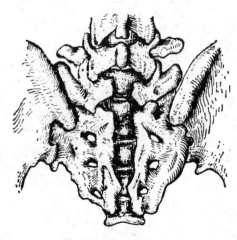

图 4-20　脊柱裂

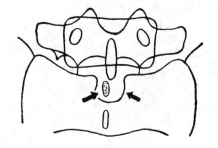

图 4-21　游离棘突

其屈伸范围。若一个或多个，一侧或两侧的小关节面呈斜形或扭转时，容易使韧带遭受损伤。关节突肥大向侧方隆凸，可超过椎体的侧缘，关节小面也可发生缺损。常见腰骶椎间关节两侧不对称，一侧呈额状位，一侧呈矢状位。由于两侧小关节运动不相协调，可引起退行性变，腰骶关节的稳定亦随之减弱，容易引起创伤性关节炎或韧带劳损而造成脊柱不稳（图 4-22）。

6. 棘突异常　当骨化的棘突与椎弓之间只借软骨或韧带相连，在正位 X 线片上呈游离状态，即所谓游离棘突。如隐性骶椎裂处存在的游离棘突与 L_5 棘突相融合，形成一个较长的棘突，插入隐裂之间，恰似杵臼，称为杵臼棘突或折刀样棘突。如腰椎过度前凸或先天性棘突过长，相邻棘突互相撞击，可形成软骨面、滑膜囊或假关节，引起炎症并限制运动。

7. 腰椎横突骨桥形成　多在相邻两个横突或多个横突间形成，常为一侧性，如两侧同时存在，很少在同一平面，骨桥的外形可光滑整齐，亦可不整，呈鹿角状或蝶状，其间常形成假关节。

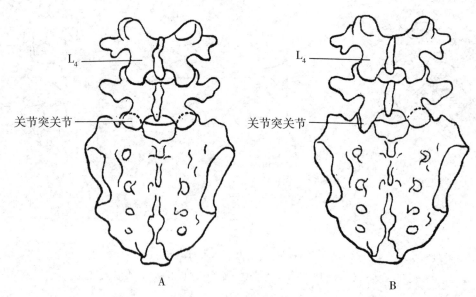

L₄

关节突关节

A

B

图 4-22　腰骶关节
A. 两侧关节突对称　B. 两侧关节突不对称

颈肩腰腿痛应用解剖学

此种畸形常同时伴有 S_1 隐裂、腰椎骶化或 L_5 横突增大等。其病因有人认为系先天性，但很多有外伤史，很可能是横突骨折伴横突间肌骨化性肌炎所致。

二、骶骨

骶骨（sacrum）由 5 个骶椎（sacral vertebrae）长合而成。略呈扁平的三角形，稍向后下方弯曲。位于盆腔的后上部，两侧与髋骨相关节。可分为骶骨底、尖端、侧部、骨盆面及背侧面。

1. 骨盆面（pelvic surface）（图 4-23） 斜向前下方，平滑而凹陷，而于 S_2 处则略为突出。中部有 4 条横线（transverse lines），为 5 个骶椎长合的痕迹。各线的两端均有 1 孔，称为骶前孔（anterior sacral foramen），借椎间孔与骶管相通，有骶神经的前支及血管通过。骶前孔之间的骨板，相当于肋突的部分，内侧与椎体结合，外侧则彼此互相融合。

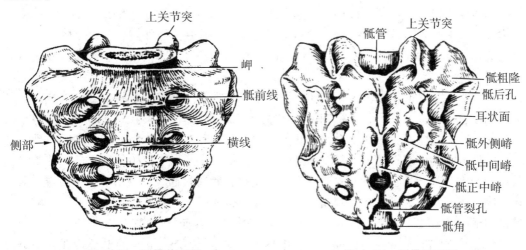

图 4-23 骶骨前面观　　图 4-24 骶骨后面观

2. 背侧面（dorsal surface）（图 4-24） 粗糙而凸隆，向后上方。在正中线上，有 3~4 个结节连结而成的纵形隆起，称为骶正中嵴，为棘突长合的痕迹。骶正中嵴两侧的骨板略为凹陷，由椎弓板相互融合而成，其外侧，有一列不太明显的粗线，称为骶中间嵴，为关节突结合的痕迹。嵴的下端突出，称为骶角，相当于 S_5 的下关节突，与尾骨角相关节。骶骨背面上、下部，各有一缺损，称腰骶间隙和骶尾间隙，腰骶间隙高 1cm，宽 2cm。骶尾间隙成 "∧" 形，居两骶角之间，这个间隙又叫骶管裂孔或骶管裂隙，为骶管的下口。2 个间隙表面均为一坚厚的纤维膜所覆盖，蛛网膜下隙麻醉和骶管阻滞麻醉可分别由此 2 个间隙进入。卧床甚久的患者，由于营养不良形成压疮时，如穿透此纤维膜，可引起神经炎、脊膜炎或甚至脊髓炎。

骶关节嵴的外侧，有 4 个大孔（占 83.5%），称为骶后孔（posterior sacral foramen），与骶前孔相对，但比后者略小，亦借椎间孔与骶管相通，有骶神经的后支及血管通过，由上至下分别为上髎、次髎、中髎、下髎穴位所在，临床上可经此孔做针灸治疗及骶神经的阻滞麻醉。骶后孔横、纵径见表 4-7。

表 4-7　骶后孔间横径及纵径（mm）

骶后孔	横径平均值		骶后孔	纵径平均值			
	张钰	张年甲		左		右	
				张钰	张年甲	张钰	张年甲
第 1 对	37. 73	41	1~2 对	12. 27	16. 7	16. 7	16. 2
第 2 对	31. 38	33	2~3 对	14. 86	15. 2	14. 89	15
第 3 对	28. 31	29	3~4 对	12. 96	13. 0	11. 94	13. 5
第 4 对	26. 92	27. 5	4~5 对	14. 56		14. 38	
第 5 对	24. 61						

通常第 1 骶后孔与正中线相距 3cm，第 1~2 及第 2~3 之间均为 2.5cm，第 3~4 之间为 2cm。由第 4 骶后孔至骶骨下缘的距离为 2cm。骶后孔两外侧，有 4 个隆起形成一断续的粗线，称为骶外侧嵴（lateral sacral crest），为横突结合的痕迹，有肌肉及韧带附着。

3. 侧部（lateral part）　为骶前、后孔外侧的部分，由横突与肋突结合而成。上部宽而肥厚，下部薄而狭窄，上部有耳状的关节面，称为耳状面（auricular surface），与髂骨相关节。耳状面一般两侧对称（占86.7%），与第 2 或第 3 骶椎的高度相一致。耳状面的后方，骨面粗糙不平，称为骶粗隆（sacral tuberosity），为骶髂骨间韧带及骶髂后韧带的附着部。耳状面下方的骶骨外侧缘粗糙，有骶棘韧带及骶结节韧带附着，其末端形成一突起，称为骶骨下外侧角（inferior lateral angle）。角的下方有一切迹，由第 1 尾椎的横突及骶尾外侧韧带围成一孔，有第 5 骶神经的前支通过。

4. 骶骨底（base of sacral bone）（图 4-25）　向上方，由 S_1 的上部构成。中央有一平坦而粗糙的卵圆形关节面，与 L_5 构成腰骶关节，其前缘明显前凸，称为岬（promontory），为女性骨盆内测量的重要标志。底的后方，有三角形大孔，称为骶管上口，相当于 S_1 椎孔。孔的外上侧，有突向上方的上关节突，通常是两侧对称（占65%），中央有一凹陷的后关节面，一般呈斜位，但也可呈额状位或矢状位，与 L_5 的下关节突相关节。骶骨的关节突有重要临床意义：①与 S_1 及 L_5 神经相关，可能直接或间接压迫这些神经。②L_5 椎孔多有一侧隐窝，前界为 L_5 椎间盘及椎体，后为骶骨关节突的内侧部（位于额状面上），当 L_5 椎间盘退化并变窄，L_5 椎体向后移位，此侧隐窝矢径将变小。上关节突的后外侧，有一粗糙面，相当于腰椎的乳突。由 S_1 伸向两侧的部分，称为骶翼（ala of sacrum），此部向下移行于骶骨的外侧部。

5. 骶骨尖（apex of sacrum）　狭小，垂直向下，由 S_5 椎体的下部构成。

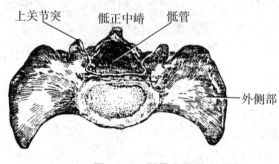

上关节突　骶正中嵴　骶管

外侧部

图 4-25　骶骨上面观

下面有一横卵圆形的关节面，与尾骨相接，年老时，与尾骨结合而不能分离。

骶管（sacral canal）（图4-26）为椎管下端的延续部分，由各骶椎的椎孔连合而成，纵贯骶骨全长，长度为64~66.8mm。有上、下2口，上口的矢径为13.4~14mm，横径为31mm；下口（骶管裂孔尖端）的矢径平均为5mm，有时可完全闭塞，而影响阻滞麻醉的进行。骶管的侧壁，有4个椎间孔，骶管借此孔与骶前、后孔相通。蛛网膜下隙至S_1即终了。骶管容积为25~28mL。骶管内软组织主要有硬脊膜囊、椎内静脉丛和小动脉、骶神经根和骶神经节、脂肪组织和疏松结缔组织等。

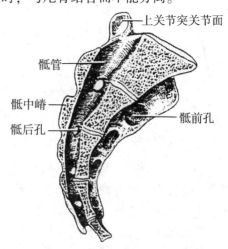

图4-26　骶骨侧面观

上关节突关节面
骶管
骶中嵴
骶后孔
骶前孔

男女骶骨的差异：女性骶骨短而宽，横径较大，弯曲度较小，向后倾斜，S_1椎体较小，耳状面略短；男性者横径较小，纵径较长，弯曲度较大，耳状面较长。

骶骨的畸形变异有以下几种：

（1）骶骨发育不良：骶骨两侧可不对称，一侧发育不良，明显萎缩，不仅骶翼变窄，而且骶前、后孔亦变形，甚至相邻2孔融合为1个细长的裂隙（图4-27）。

（2）移行椎：骶骨的节数常有变化，如L_5骶化，则骶椎变为6节（图4-14）；如同时Co_1与骶椎相结合，则可能为7节；如S_1腰化，则剩余的骶椎只有4节，因此变化是多样的。这种变异有时仅在一侧发生，为引起腰痛原因之一。

（3）骶椎裂：骶骨常有缺损，两侧椎弓板在后正中部不愈合，或在上、下关节突之间缺少骨性连接。其中椎弓板不愈合最为常见，S_5甚至S_4几乎都有裂隙。骶椎裂可能很小，只是1个缝隙，发生于正中或偏一侧，棘突仅与一侧椎弓板相连；在严重情形下，椎弓板本身甚至下关节突也发生缺损。

正常情况下，硬脊膜及马尾神经根为坚硬的椎弓板所保护，如出现隐性脊柱裂、椎弓板阙如、游离棘突或浮棘为黄韧带所支持，可对前方的硬脊膜囊发生挤压，在后伸时，尤其明显。

骶椎裂常是引起腰痛的原因，这种缺损能使韧带的附着变为软弱和不稳定，同时由于该部负重和活动不平衡，易使韧带、肌肉、关节囊和关节面发生劳损。

（4）骶骨关节突不对称：骶骨上关节突的关节面一般两侧对称，呈斜位，近似横行方向，并微呈弧形（图4-28），但也有不少呈冠状位及矢状位，

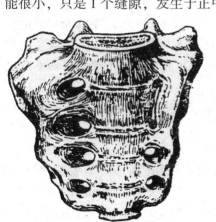

图4-27　骶骨一侧发育不良

两侧可不对称（图4-29）。

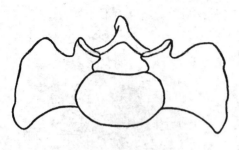

图 4-28　骶骨上关节突

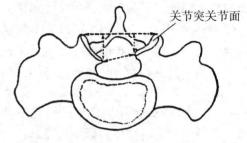

关节突关节面

图 4-29　骶骨两侧上关节突不对称

（5）骶管前硬脊膜膨出：骶骨前部不发育，有骨质缺损，常累及中下部的一侧或双侧，硬脊膜自骶骨缺损处疝入盆腔内，压迫直肠、膀胱及其他盆腔内脏器，引起便秘、尿频、尿急或排尿困难等。

三、尾骨

尾骨（图4-30、图4-31）为三角形的小骨块，通常由4个尾椎（coccygeal vertebrae）长合而成。上宽、下窄，向前下方。幼年时，尾椎彼此都分离，成年后才互相长合。

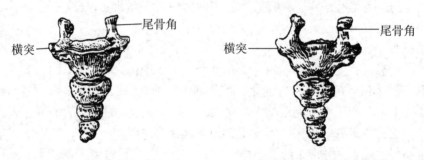

尾骨角

横突

图 4-30　尾骨前面观

尾骨角

横突

图 4-31　尾骨后面观

第1尾椎最大，有椎体、横突及退化的椎弓。椎体的上面构成尾骨的底部，有一卵圆形关节面，与骶骨尖相关节，其间有纤维软骨盘。关节面的后外侧，有2个向上的突起，称为尾骨角（coccygeal cornu），与骶角之间由韧带围成一裂孔，相当于最末1对椎间孔，有骶神经通过。横突发育不全，自椎体两侧伸向外上方，与骶骨的下外侧角之间，也由韧带围成1孔，有骶神经的前支通过。

第2尾椎比第1尾椎小，有椎体及横突的痕迹，两侧及后面有微小的结节，为退化的椎弓。

第3及第4尾椎则退化成结节状的小骨块。

尾骨上有重要肌肉及韧带附着：后有臀大肌、肛门括约肌附着于尾骨尖端的前方，肛提肌附着于尾骨尖端的后方；骶尾韧带环绕骶尾关节，骶尾前韧带及直肠的一部分附着于尾骨前面。尾骨的两侧有尾骨肌、骶结节韧带及骶棘韧带附着。其尖部有肛门外括约肌腱附着。

尾骨为脊柱的终末部分，为退化之骨，切除后并无多大影响。坐位时，尾骨并不着力，而系坐骨结节负重。尾骨的形状可有很多变异，长短不一，两侧可不对称，其可前弯，或向一侧倾斜。尾骨各节尚可成角。骶尾关节可以发生骨性融合（图4-32）。尾骨尖一般呈圆形，但有时可呈分歧状。尾骨可以改变骨盆出口形状。如尾骨不能活动，分娩时可发生骨折。

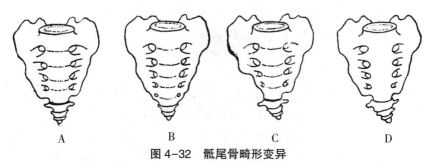

图 4-32　骶尾骨畸形变异

A. 正常骶尾骨，保持关节间隙　B. 骶尾关节骨性融合　C. 骶骨末节及尾骨
第 1 节两侧不对称，向一侧倾斜　D. 尾骨第 1 节不对称，尾骨向一侧倾斜

尾部受到直接撞伤、反复轻微创伤及不顺利分娩等各种致伤因素，可造成软组织挫伤、尾骨及骶尾关节劳损、局部出血水肿，压迫激惹周围神经末梢，并引起附着之肌肉痉挛，引发尾骨痛。尾椎前弯度大及尾骨过长更容易诱发尾骨痛。

第三节　腰骶（尾）部连结

腰骶（尾）部连结同颈胸部连结相似，也有 3 种形式：第 1 种属于不动关节的韧带连结，多与颈、胸部韧带相延续。第 2 种为关节连结。第 3 种为椎体间的椎间盘连结。

一、韧带连结

韧带连结见图 4-33。

1. 前纵韧带　位于椎体和椎间盘前方，上方起自枕骨的咽结节，向下经寰椎前结节及各椎体的前面，止于 S_1 或 S_2 的前面。韧带的宽窄与厚薄各部不同，于胸椎部及各椎体前面的部分均较窄而略厚。于颈腰两部和椎间盘前面的部分则相反。前纵韧带由 3 层并列的纵行纤维构成，浅层纤维可跨越 3~4 个椎体；中层的跨越 2~3 个椎体；而深层纤维仅连结相邻的 2 个椎体。它与椎间盘及椎体的上、下缘紧密相连，但与椎体之间则连结疏松。前纵韧带有限制脊柱过度后伸的作用，这在腰部特别重要，它能帮助防止因体重作用而增加腰部弯曲的趋势。前纵韧带还能防止椎间盘前凸。

前纵韧带是人体中最长的韧带，非常坚韧，尸体上试验，在 300kg 的拉力下，也不致断裂。

2. 后纵韧带（图 4-34）　细长而坚韧，位于椎管的前壁。起自 C_2，向上方移行于覆膜；向下沿各椎体的后面至骶管，与骶尾后深韧带相移行。韧带的宽窄与厚薄各部也不同，于颈椎、上部胸椎及椎间盘的部分较宽；而下部胸椎、腰椎和各椎体的部分则相反。在较宽处，韧带的中部较厚而向两侧延展部较薄，故椎间盘向后外突出者较多。后纵韧带含浅、深 2 层纤维，其浅层纤维可跨越 3~4 个椎体，而深层的只连结相邻的 2

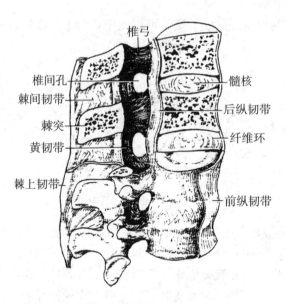

图 4-33　椎骨间的连结

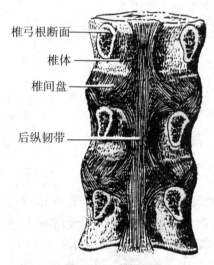

图 4-34　后纵韧带

个椎体之间。它与椎体的上、下缘和椎间盘纤维环之间附着紧密，甚至与椎间盘纤维环外层不能区分，与椎体则连结较松，之间有椎体的静脉经过。后纵韧带有限制脊柱过度前屈的作用。若后纵韧带肥厚、骨化可向后压迫脊髓。

3. 黄韧带（图 4-35）　又名弓间韧带，呈膜状，主要由黄色弹性纤维构成，位于相邻的 2 个椎弓之间。向上附着于上一椎弓板下缘的前面，向外至同一椎骨的下关节突的根部，直至横突根部，向下附着于下一椎弓板上缘的后面及上关节突前上缘的关节囊，犹如屋瓦互相叠盖。韧带的前面凹陷，正中部有裂隙，有连结椎骨后静脉丛与椎管内静脉丛的小静脉通过，并有少许脂肪填充。在外侧与椎间关节的关节囊相融合，并参与椎间关节囊前部的构成，它的侧缘成椎间孔的软性后壁。因此，除椎间孔和后方正中线的小裂隙外，黄韧带几乎充满整个椎弓间隙。其厚薄与宽窄各部不同，于颈椎部薄而较宽，胸椎部的窄而略厚，以腰椎部的最厚，Spurling 报道腰部黄韧带正常厚度中线为 4mm，侧方为 2mm。外侧部较内侧部稍厚，$L_{3\sim4}$ 两者相等，$L_4\sim S_1$ 内侧部较厚，不同平面厚度如表 4-8。黄韧带限制脊柱的过度前屈，同时也有维持身体直立姿势的作用。当脊柱处于最大屈曲位时黄韧带可比中立位延长 35%～45%，最大伸展位时则缩短 10%并增厚，由此可引起椎管容积的显著变化。

由于外伤和其他原因，黄韧带失去正常柔软并能折叠的特性，变为坚厚的纤维组织，甚至可厚达 8～16mm。连续的外伤是引起黄韧带肥厚的主要原因，这种过度肥厚可

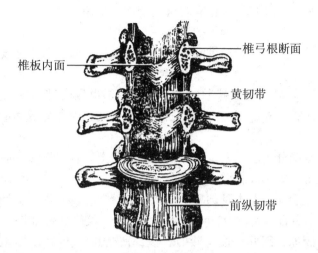

椎板内面 ——— 椎弓根断面

黄韧带

前纵韧带

图 4-35 黄韧带

引起椎管狭窄及神经根的压迫症状，通常易发生在 $L_{4~5}$ 椎弓板之间，使该部马尾神经受到压迫，同时毗邻的椎弓板亦往往增厚。L_5 椎间孔较小而通过的神经根较粗大，当黄韧带过度增厚时，该神经根极易受到压迫。黄韧带亦可发生骨化，且好发于下胸椎，骨化的黄韧带压迫脊髓和（或）神经根，引起典型的胸椎管狭窄。

4. 棘上韧带 细长而坚韧，起自 C_7 棘突，向下沿各椎骨的棘突尖部，止于骶正中嵴；向上移行于项韧带，外侧与背部的腱膜相延续；前方与棘间韧带结合。各部的宽窄与厚薄不同，其中以 $T_{3~5}$ 的尤为薄弱，腰椎的棘上韧带较发达，于中线相接而附着于棘突末端的后方及两侧，能限制该部脊柱过度前屈。韧带的浅层纤维可跨越 3~4 个椎骨的棘突；中层跨越 2~3 个；而深层纤维只连结相邻的 2 个棘突之间。

表 4-8 黄韧带厚度（mm）

部位	刘广杰				郭世绂	
	左		右		左	右
	内侧	外侧	内侧	外侧		
$L_{1~2}$	2.9±0.9	3.4±1	2.8±0.9	3.4±1	3.38±1.07	3.44±1.04
$L_{2~3}$	3.0±0.9	3.3±1.1	3.9±0.9	3.4±1.1	3.52±0.75	3.55±0.84
$L_{3~4}$	3.3±0.9	3.3±1.1	3.3±1	3.4±1.3	3.912±1.14	3.80±0.9
$L_{4~5}$	3.7±1	3.3±0.9	3.5±1	3.4±1.2	4.12±1.05	4.35±0.95
$L_5~S_1$	3.4±1	3.2±1.2	3.4±1	3.2±1.3	3.65±1	3.59±1.17

在腰部起于棘突的竖脊肌腱性起点，易被误认为棘上韧带。构成竖脊肌腱性起始的腱束密切相接，借坚韧的横行纤维束相连，靠近棘突的弹性纤维发育良好。在靠近棘突的起始处，弹性纤维并不连结相邻棘突，而是连结 2 个相邻腱束，或者连结 1 个腱束及 1 个棘突。棘上韧带随着年龄发生变化：在青年为腱性，随年龄增长，可出现纤维软骨化并有部分脂肪浸润，40 岁以上可变性出现囊性变。

在腰骶交界处，此韧带较薄，有时甚至阙如，致使此处在解剖上较薄弱。

当脊柱屈曲时，棘上韧带即被拉紧，特别是长年低头屈背工作的人，其附着点部位受到牵拉，逐渐地使某些韧带纤维断裂，或自骨质上掀起，久之即发生剥离或断裂，引起腰背痛。

5. 棘间韧带　较薄．不如棘上韧带坚韧，主要由致密排列的胶原纤维构成，杂以少量弹性纤维。沿棘突根部至尖部连结相邻 2 个棘突；前方与黄韧带结合，后方移行于棘上韧带。

棘间韧带的纤维分 3 层排列，两侧浅层纤维由上一棘突下缘斜向后下，附着于下一棘突上缘和黄韧带，中层纤维由后上向前下。这种交叉结构虽可以防止腰屈曲时椎骨前移和腰伸直时椎骨后移，但本身却要受到挤压和牵拉。棘间和棘上韧带均有限制脊柱过度前屈的作用。脊柱前屈超过 90°时，竖脊肌松弛，仅由韧带维持脊柱姿势。由于棘上韧带在腰骶部多阙如，因此极度弯腰时，该部所受拉力更大，当膝关节在伸直位弯腰时，骨盆被紧张的股后肌群固定在旋后位，棘间韧带受到高度牵位。$L_5 \sim S_1$ 棘间韧带损伤占全部棘间韧带病变的 92.6%。腰部旋转时，棘间和棘上韧带离旋转轴最远，受到的应力也大。如竖脊肌和多裂肌软弱或萎缩，则这些韧带承受的应力特别在腰骶部将更大，容易损伤变性。从造影片上测得棘间韧带的厚度：$L_{1 \sim 2}$ 为 6mm（5～7mm），$L_{2 \sim 3}$ 为 8mm（6～11mm），$L_{3 \sim 4}$ 为 10mm（4～15mm），$L_{4 \sim 5}$ 为 11.7mm（4～18mm）。这些数值较实际厚度（2～3mm）要大得多。

腰棘间韧带造影显示正常棘间韧带边缘整齐锐利，损伤后可表现为松弛、破裂，或发生囊腔、穿孔，以 $L_{4 \sim 5}$ 和 $L_1 \sim S_1$ 最多。

棘间韧带的厚度由下胸部至下腰部逐渐增加，在腰部发育最好，其纤维方向可与直立时肌肉过度收缩相对抗，在下腰部，棘间韧带有稳定腰椎的作用。20 岁以后，韧带的腱性组织发生退变，出现空腔。Rissanen 发现，20 岁以后，棘间韧带有 21% 发生破裂，绝大部分位于最下之间隙，此处亦系椎间盘最易突出处。

正常时，如髓核完整，2 个相邻脊椎骨以髓核为轴心的屈伸运动，受到纤维环、棘间韧带及黄韧带的约束，棘间韧带及纤维环的纤维层能防止腰部相邻椎骨上一个向后脱位，如果韧带阙如或松弛，脊柱后伸时，由于背伸肌群牵引可使脊椎骨向后滑脱。

6. 横突间韧带　连结相邻的 2 个横突之间，于颈椎部常阙如，胸椎部的呈细索状，腰椎部的发育较好，该韧带分内、外两部。在上腰椎横突间隙，外侧部发育不良，仅为薄的筋膜层，在下 2 个腰椎横突间隙，参与构成髂腰韧带，内侧部作腱弓排列，保护脊神经后支及血管，其厚度由上向下逐渐增厚，在 L_5 与 S_1 间，横突间韧带即髂腰韧带的腰骶部。

二、关节连结

1. 椎间关节　又称关节突关节，属于滑膜关节，由上、下相邻关节突的关节面构成。自 $C_2 \sim S_1$，每 2 个相邻椎骨间左、右各有 1 个椎间关节。脊柱各部椎间关节面的朝向不同（图 4-36），从而决定各部脊柱具有不同的运动功能。在颈部，除 $C_{1 \sim 2}$ 间的关节面呈水平位外，其余的颈椎之间的关节面都与水平面成 45°角，与额状面平行，两侧椎间关节联合活动，可做前屈、后伸、侧屈和旋转运动。胸椎关节面与水平面成 60° 角，与额状面成 20°角，可做侧屈、旋转和少许屈伸活动。腰椎关节面则与水平面成直角，与额状面成 45°角，可做前屈、后伸和侧屈运动，几乎不能旋转。但个体之间甚至同一个人，关节面的朝向均可有差异。

关节面覆盖一层透明软骨。关节囊附于关节软骨周缘，颈椎的关节囊较松弛，胸椎部的紧张，腰椎者则较厚。前方有黄韧带加强，后方为部分棘间韧带加强。关节囊韧带主要为胶原纤维，背侧较薄。在上腰部，关节囊附着线在关节突边缘的内侧 1~2mm 处，越向下越靠内，至腰骶部几乎至其内侧 13mm。在下腰部，关节囊下部有纤维性结构至椎弓板，并部分为棘间韧带所代替，前部几乎全为黄韧带构成。在椎间孔上，可以出现上关节韧带。

关节囊滑膜层光滑半透明状，贴在纤维层内面不易分开，滑膜层约 1/3 起自关节软骨边缘，约 2/3 滑膜起点至关节软骨有一定距离。滑膜起点与关节软骨缘间由结缔组织连结，关节腔狭小密闭。滑膜层在相邻关节面之间 2 层突入形成滑膜皱襞，伸至关节腔内，滑膜皱襞根部连滑膜层。滑膜皱襞的生理功能：①充填垫托作用，垫在相邻两关节面之间，或关节软骨表面的凹窝内，使关节面平坦光滑有利关节的滑动。②滑膜层和滑膜皱襞能产生或吸收滑液，润滑和营养关节。

单云管等依据滑膜皱襞根部与关节面周缘的关系将其分型，先将关节面分为上、下、内、外 4 侧缘，据滑膜皱襞根部起点部位在各缘的范围，将其分为 4 型：Ⅰ型（一侧缘型）：滑膜皱襞仅出现在关节的一侧缘，如下侧缘型。Ⅱ型（二侧缘型）：滑膜皱襞根部出现两侧缘，如上、下侧缘。Ⅲ型（三侧缘型）：滑膜皱襞根部出现三侧缘。Ⅳ型（四侧缘型）：滑膜皱襞根部出现于四侧（全）缘（图 4-37A）。在 1 个椎间关节内，滑膜皱襞根部一侧或几侧连滑膜层，根部之间可互不连续。其观察 90.6% 的椎间关节内有滑膜皱襞。在脊柱屈、伸、左、右侧弯运动时，可累及不同部位的滑膜皱襞。又据滑膜皱襞突入关节腔内长短不同分为Ⅰ、Ⅱ度（分度标准依据滑膜皱襞是否突入至相邻关节面之间划定）。Ⅰ度为滑膜皱襞较短，从滑膜层至关节面周缘，但不到相邻关节面之间。Ⅱ度为滑膜皱襞较长，从滑膜层至相邻关节面之间，最长的可占据关节面的大部分（图 4-37B）。Ⅰ度主要分布在胸椎活动较小的椎间关节；Ⅱ度主要分布在颈腰部活动度较大的椎间关节，其认为椎间关节滑膜嵌顿综合征，可能由较长的Ⅱ度滑膜皱襞所致。正常情况在关节囊上、后及外侧有纵行的多裂肌附着，脊柱运动时相应节段的多裂肌纤维收缩，可牵拉关节囊带动滑膜皱襞不致嵌于关节面之间。在脊柱强烈或不当运动之后，可引起滑膜皱襞的炎症、肿胀、移位，使滑膜皱襞挤压在相邻关节面之间，导致腰背部疼痛。

椎间关节的生物力学功能主要是承受压缩、牵拉、剪切、扭转等不同类型的载荷，并在此基础上为腰椎提供一定范围的生理活动。有人研究，在腰段脊柱，身体直立时椎体和椎间盘承受压力的 5/6，另外 1/6 由椎间关节负担，最大后伸时椎间关节承载比例达 33%，最大前屈时降至零。而椎间关节的牵拉载荷主要发生在腰椎前屈时，当腰椎前屈至最大限度时，所产生的载荷有 39% 是由椎间关节承受的；当腰椎承受剪切载荷时，椎间关节大约承受了总载荷的 1/3，其余 2/3 由椎间盘承受。椎间关节只能完成大约 1°的轴向旋转，当轴向旋转超过 1°~3°时即可造成椎间关节的破坏。一些作者认为，限制腰椎的轴向旋转活动是腰椎椎间关节的最主要功能。椎间关节的退变一般发生在椎间盘之后。

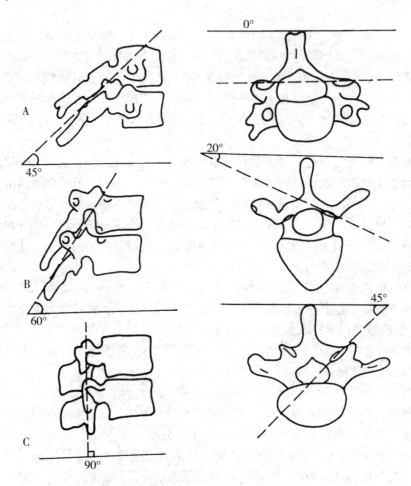

图4-36 椎间关节面的朝向（近似值）示意

A. 下部颈椎　B. 胸椎　C. 腰椎

　　椎间关节构成椎间孔的后界（图4-38）。不同平面腰椎间盘的后面与关节突的关系有差异。在下腰部，特别是 $L_5 \sim S_1$，或有时在 $L_{4\sim5}$，当直立时，椎间盘的后面与下一脊柱骨的上关节突前面相对，这部分椎间盘正常位于椎间孔的下部。

　　椎间关节由脊神经后内侧支所发关节支支配（图4-39），内侧支恰在横突根的近侧，继而在上关节突之上，乳突及副突之间，偶被此骨化的乳突副韧带覆盖，发出2个关节支：近侧支小，在关节突下方勾住骨，供应关节小面；另一个比较大的降支行向下内，支配下关节囊的上内侧（图4-40），还有一附加支，恰在横突间筋膜之前，至上关节小面的上部。如此每个内侧支至少供给同一平面和下一平面的2个椎间关节。而每个椎间关节至少接受2个脊神经后支发出的关节支。关节小面如肥大或不对称，可使椎间孔相对变小，因而神经可受到压迫，引起关节小面综合征。

　　Lazorthes 描述，腰椎椎间关节的神经来自脊神经后支，恰在其穿过外侧筋膜进入腰

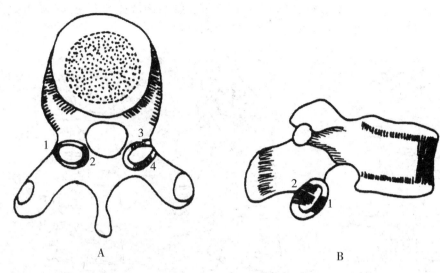

图 4-37　椎间关节滑膜皱襞

A. 椎间关节滑膜皱襞分型示意　　　　　　B. 椎间关节滑膜皱襞分度示意

1. 外侧缘　2. 内侧缘　3. 上侧缘　4. 下侧缘　　1. 滑膜皱襞Ⅰ度　2. 滑膜皱襞Ⅱ度

背处。腰神经后内侧支与脊椎骨并不直接相贴，平均约有 6 个关节支发出，朝向上、下关节突。有些关节支上行，较大较长，但分支较少，有些关节支垂直行向关节面，另有一些斜行至关节囊的下部。支配腰骶椎间关节的关节支则较少较小。该作者还认为，椎间关节无交感神经或窦椎神经支配。

Auteroche 描述，支配椎间关节的神经有 3 组：①来自后支主干，支配关节的前部及外侧部。②来自后内侧支，有的支配相邻上位关节的前部及外侧部，而另一些发出升、降支，支配相邻上、下关节的后部。③发自后外侧支，一般返行至相邻上位关节。从后内侧支和后外侧支所发分支的终支彼此吻合（图 4-41）。

腰椎椎间关节有 3 个极部：①上位关节的上极：神经来自上述前侧及外侧神经的终支，数量相对稀少。②上位关节的下极：神经来自后内侧支的上凹形部分，均属细短支。③下位关节的上极：此部神经较以上两部分大而长。不同来源的神经沿关节后面的外缘相吻合。

椎间关节神经支配的"功能单位"至少跨越 3 个椎骨平面，神经可在后支各分支之间，在同一平面不同分支之间以及不同平面分支之间吻合，一个关节的神经与相邻或有一段距离的肌筋膜及皮肤结构有联系。这些小神经受压或由于小关节移位，可引起腰背痛。

2. 腰骶连结（lumbosacral joint）　由 L_5 椎体与骶骨底以及 L_5 两侧下关节突与 S_1 上关节突的关节面构成。其构造与其他椎间关节相同，也具有关节腔和关节囊，关节面上也覆盖有透明软骨，只是关节面方向较其他腰椎的关节面倾斜，近似额状位可以防止 L_5 在骶骨上向前滑动，同时在运动上具有较多的灵活性（图 4-42）。$L_5 \sim S_1$ 之间的椎间盘较其他腰椎间的椎间盘为厚，前侧较后侧尤厚，以加大腰椎前凸。

腰骶连结周围的韧带大致与其他腰椎间关节相同，前、后纵韧带向下分别止于骶骨的前后，在椎弓板之间以及棘突之间也有黄韧带、棘间韧带和棘上韧带。除此之外，尚有髂腰韧带和腰骶韧带，在位置上相当于横突间韧带。

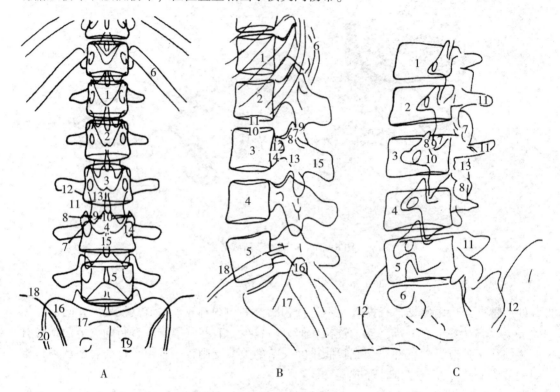

图 4-38　腰椎 X 线示意

A. 正位

1~5. $L_{1~5}$椎体　6. 第 12 肋骨　7. 骨突关节　8. 上关节突　9. 下关节突　10. 椎体上面　11. 椎间隙　12. 横突
13. 椎弓板　14. 椎弓根　15. 棘突　16. 骶骨翼　17. 骶骨　18. 髂骨嵴　19. 骶孔　20. 骶髂关节前缘

B. 侧位

C. 斜位

1~5. $L_{1~5}$椎体　6. 骶椎　7. 下关节突　8. 上关节突　9. 骨突关节　10. 椎弓峡部　11. 横突　12. 骶髂关节
13. 棘突

（1）髂腰韧带（iliolumbar ligament）：伸展于 $L_{4~5}$ 横突及髂嵴与骶骨上部前面之间，其纤维相当于胸腰筋膜的深层，由 $L_{4~5}$横突呈放射状散开，前部纤维附着于髂嵴内唇的后半，偶尔形成一硬的镰刀形纤维束。髂腰韧带为宽而坚韧的纤维束，是覆盖盆面腰方肌筋膜的加厚部分，其内侧与横突间韧带和骶髂后短韧带相混。由于 L_5 在髂嵴平面以下，可抵抗身体重量所引起的剪力，这个韧带具有限制 L_5 旋转、防止它在骶骨上朝前滑动作用。当 L_5 横突的位置低于髂嵴水平时，髂腰韧带对 L_5 起着吊带作用。在这种状况下，两侧髂腰韧带可以承担部分负重作用。

（2）腰骶韧带（lumbosacral ligament）：上部与髂腰韧带相连。起自 L_5 椎体与横突，纤维呈扇形，向下附于髂骨和髂骨的盆面，与骶髂前韧带相混，它的内侧锐缘有第 5 腰神经的前支通过。

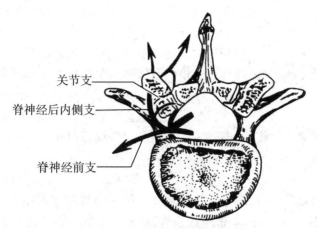

图 4-39　脊神经后内侧支及椎间关节支

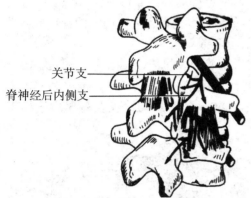

图 4-40　椎间关节神经支配

腰骶连结位于腰骶角的顶点，身体的重量很容易使 L_5 向前滑脱，正常时因为关节突关节结构、椎间盘的存在以及韧带的维持（特别是髂腰韧带）而得以防止这种倾向（图4-43）。如因外伤或发生上的变异，这些支持组织变软弱时，可以引起关节的不稳定。

当身体直立时，在腰骶连结以及最下数个腰椎椎弓峡部之间，剪力极大，突然用力或摔跌而发生的杠杆作用以及肌肉痉挛，都能使体重作用于这部分的剪力大为增加，腰骶角减小，可使此部稳定性更为减低。

人体直立时，腰骶关节面向前倾斜，它在

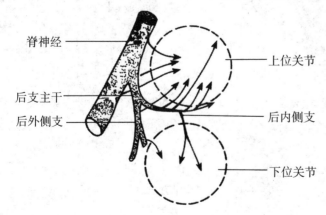

图 4-41　支配椎间关节神经来源

一个斜面上，受到压力和剪力的双重作用。正常人骨盆倾斜 30°时，压力与剪力的比例是 2∶1；腰椎前凸 15°时，比例是 1∶1，前凸 25°时，比例为 1∶2。腰椎前凸过大，能

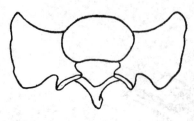

图 4-42　正常腰骶椎间关节面方向

引起进行性劳损，尤其在 40～50 岁的患者更为明显。如果腰椎前凸消失，则压力和剪力减少。负荷和体重作用于关节的韧带和肌肉，相邻椎骨间的关系任何改变都能引起椎间盘损害、肌肉痉挛和加重神经压迫。

腰骶连结为人体躯干和下肢的桥梁，负重大，活动多，遭受外伤机会较多，有时可发生关节突骨折。腰部急性损伤包括肌肉、韧带扭伤，90% 多发生于腰骶关节或骶髂关节。

3. 骶尾关节（sacrococcygeal joint）　在 S_5 椎体与 Co_1 椎体之间，借椎间盘及韧带相连构成（图 4-44）。椎间盘呈卵圆形，薄而较软，前后较厚，两侧较薄，中部往往有一小腔。骶尾关节周围有下列韧带。

（1）骶尾前韧带（anterior sacrococcygeal ligament）：位于骶骨及尾骨的前面，为前纵韧带向下的延续部，沿骶骨及尾骨的前面下降。

（2）骶尾后深韧带（deep posterior sacrococcygeal ligament）：为后纵韧带的延续部，沿 S_5 椎体和 Co_1 椎体的后面下降，于 Co_1 的下缘与终丝及骶尾后浅韧带结合。

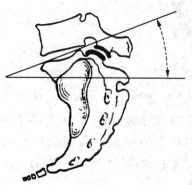

图 4-43　腰骶关节

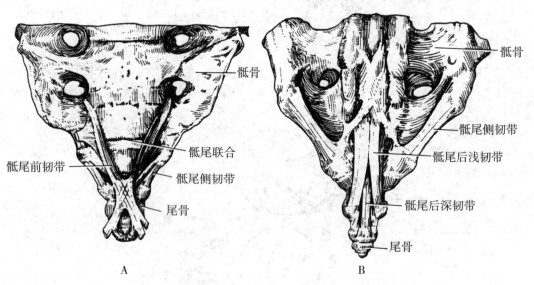

图 4-44　骶尾关节及其韧带
A. 前面观　B. 后面观

（3）骶尾后浅韧带（superficial posterior sacrococcygeal ligament）：为棘上韧带的延续部，自骶管裂孔的边缘，沿尾骨的后面下降。此韧带经过骶管裂孔的上方，几乎完全封闭该孔。骶管麻醉时，刺针通过此韧带后有明显的落空感，提示已进入骶管。

颈肩腰腿痛应用解剖学

（4）骶尾外侧韧带（lateral sacrococcygeal ligament）：相当于横突间韧带。连结骶骨外侧缘的下端与 Co_1 尾椎横突之间。上方与骶结节韧带结合；与骶骨外侧缘之间，围成一孔，有第 5 骶神经的前支通过。

骶尾关节有轻微的屈伸运动，肛提肌收缩时，使这个关节略微前屈，增大肛门直肠交接处的屈曲度，以控制大便的排出。肛提肌松弛时则微微后伸，有助于大便的排出，但过度后伸可以引起尾骨角的骨折。臀部被踢伤或摔伤都会扭伤或撕伤骶尾韧带。由于坐的动作、排便等可持续地拉伤已经损伤了的韧带，可使损伤成为慢性。骶尾关节亦脆弱，常伴有尾骨半脱位。

4. 尾椎间的连结　幼年时，尾椎间主要借骶尾前韧带和骶尾后深韧带相连；于 $Co_{1\sim2}$ 之间，可见到明显的椎间盘。随年龄的增长，尾椎间的连结逐渐骨化形成骨结合。尾骨韧带是一束纤维组织，由尾骨尖伸至皮肤，在肛门后中线形成一个凹陷。

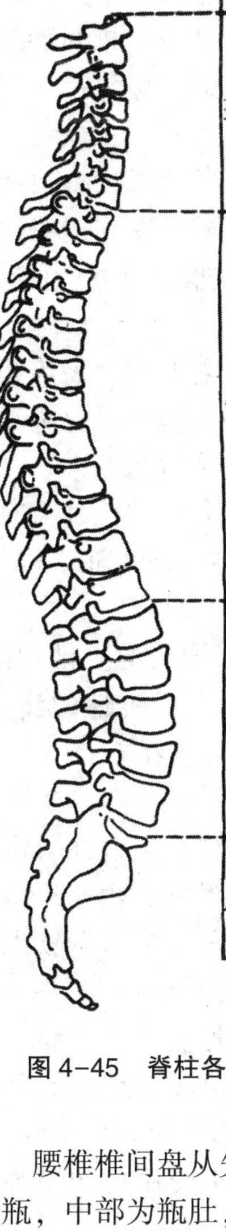

	椎体(mm)	椎间盘(mm)
颈段	91.6	26.9
胸段	224.4	48.4
腰段	116.7	63.7
总计	432.7	139.0

图4-45　脊柱各段椎体与椎间盘高度之比

三、椎间盘

椎间盘也叫椎间纤维软骨盘，是富有弹性的软骨组织，是椎体之间的重要连结组织。$C_2 \sim S_1$ 相邻椎体之间分别有 1 个椎间盘，成人整个脊柱共有 23 个椎间盘。

1. 椎间盘的结构　椎间盘由软骨板、纤维环和髓核构成，各部特点详见颈部解剖。

2. 椎间盘的厚度　椎间盘的厚薄，在脊柱不同部位有所不同，一般说，凡是运动较多的部位如颈、腰部，椎间盘较厚；相反，在构成骨性廓、腔的部位（如胸、骶部）则较薄，特别在骶椎部，椎间盘骨化，使原来分离的 5 节骶椎完全融合。椎间盘在下腰部最厚，而在 $T_{2\sim6}$ 最薄。Todd 报道，L_5 与 S_1 间的椎间盘可以厚达 17.1mm，而 $T_{4\sim5}$ 的椎间盘仅为 2.1mm。各段椎体和椎间盘厚度及其比例如下：颈椎椎体为 91.6mm，椎间盘为 26.9mm，约为颈段脊柱的 29.4%；胸椎椎体为 224.4mm，椎间盘为 48.4mm，约为胸段脊柱的 21.5%；腰椎椎体为 116.7mm，椎间盘为 63.7mm，约为腰段脊柱的 54.4%，总体来看，椎体的总厚度为 432.7mm，椎间盘的总厚度为 139mm，约占整个脊柱全长的 32.1%（图4-45）。

腰椎椎间盘从矢状面看，中部膨出，前后两端较大，内有一缩窄，全体犹如横置的花瓶，中部为瓶肚，两侧如同瓶口、瓶底及其颈部。郭世绂测量数值如表4-9：

表 4-9　椎间盘厚度 (mm)

	前缘		后缘	
	最前缘	骺体相接处	骺体相接处	最后缘
L$_1$	10.88±2.02	8.52±2.15	6.38±1.41	5.67±1.4
L$_2$	12.7±2.62	9.68±2.31	7.59±1.8	6.51±1.63
L$_3$	13.91±2.54	10.95±2.42	8.72±2.15	7.31±2
L$_4$	15.75±2.02	12.08±2.15	9.74±1.32	8.19±1.75
L$_5$	16.64±2.3	12.57±2.38	8.51±1.88	7.28±1.85

　　根据上表可以看出，椎间盘后缘厚度除 L$_5$ 后缘外，自上而下均逐渐增高，而前缘厚度均大于后缘厚度，这与腰椎椎体后缘高度逐渐递减有所不同。

　　3. 椎间盘的血液供应　在胎儿及幼儿，有血管分别从脊柱的前、后面中点，行向软骨椎体的中心。背内侧椎体动脉注入背侧血管湖，向上、下各分出 1 支至椎间盘的中心，即轴向椎间盘动脉，邻近脊索。腹内侧椎体动脉注入腹侧血管湖，与前者分布相同。

　　发生中的椎间盘各有 3 个主要动脉供应其上、下面，即背侧、腹侧及轴向椎间盘动脉。血管进入软骨区，各发出外侧、背侧及腹侧支，3 个椎间盘动脉的分支在透明软骨板区互相吻合，并发出无数血管支至椎间盘，这些血管支在纤维环内非常细小，为毛细血管壁。每个动脉有 2 个伴行静脉。

　　这些血管在出生后即发生退行性变化。有人报道，来自椎体的血管在出生后第 8 个月就开始退化，20~30 岁时完全闭塞。所以，一般认为，成年人的椎间盘几乎完全无血管，仅纤维环周围有些小血管穿入，其营养主要靠椎体内血管经软骨板弥散而来。在软骨板上残留的从椎体进入椎间盘的这些管道的闭锁痕迹较为薄弱，当椎体受到外力冲击或所受压力加大时，它可破裂，使髓核组织疝入椎体，形成 Schmor 结节。

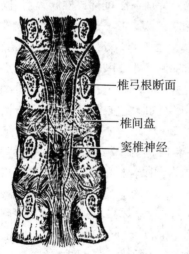

椎弓根断面

椎间盘

窦椎神经

图 4-46　窦椎神经

　　4. 椎间盘的神经支配　分布于椎管的窦椎神经，发支至椎间盘（图 4-46），仅分布于纤维环的浅层，纤维环的深层和髓核则无神经分布。窦椎神经受刺激可引起腰腿痛。

　　5. 椎间盘随年龄增长发生的变化　髓核在人出生后最初 10 年内发育迅速。初生儿和幼儿，由于纤维环未发育成熟，相对来讲，髓核在椎间盘中占有较大部分，呈方形，与纤维环分界清楚。出生 6 个月以后，小儿开始起坐等活动，纤维环不断变厚，相对来讲，使髓核逐渐地占有较小部分，渐成椭圆形。至第 1 个 10 年末期，髓核基质中交织的纤维开始变粗。11~20 岁，髓核继续发育，由于所含液体多及承受压力的增加而变得更清晰，与纤维环之间仍有明显分界。21~30 岁，髓核发育达顶点，纤维网进一步变粗且失去其黏胶样性质，纤维环与髓核乃相互融合，不再有明显的分界，30 岁以后逐渐出现变性改变，髓核逐渐为纤维组织和软骨细胞所代替，液体含量逐渐减少。变性开始的年龄并不一致，有人较早且进展较快，脊柱负重最大的部分改变也较明显，最后，髓核可完全为纤维组织和软骨细胞所代替，椎间盘乃变为一个纤维软骨的实体。半胶状基质的完全消失虽不多见，但髓核进行性的纤维化和失水可使椎间盘变窄，偶尔也可见髓核钙化者。

与髓核的变化相平行，纤维环的厚度不断增加，韧性增强，至生后最初 10 年的末期，纤维环的发育基本成熟，11~20 岁，纤维环进一步加强，用以抵御因少年时期的活动和髓核内压力增加所带来的冲击力（髓核在此时期达最大的膨胀度）。20 岁左右，纤维环发育终止，变性开始，纤维环的变性似早于椎间盘的其他部分。纤维环虽坚固，但剧烈运动可引起邻层纤维在交叉处的互相摩擦，导致纤维变性和透明性变，最后可致纤维由内向外破裂，髓核内容物可由裂缝突出。这种变化不断积累而逐步加重，裂隙不断加大，使此处的纤维环逐渐变薄，人在中年以后，纤维环的变性则更为明显。

当椎体受外力冲击时，变性的纤维环可部分地呈环形或放射形断裂，如表浅纤维仍保持完整，髓核由裂缝中突出，顶着未断裂的纤维板层而呈一丘状突起。如后侧纤维环板层完全破裂，髓核可突入椎管，如纤维环部分撕裂，脱落的碎片也进入椎管，这就可挤压或刺激脊神经根或脊髓产生症状。

6. 椎间盘的功能及生理特性　椎间盘不但是椎体间主要的联系与支持结构，同时也是脊柱运动和吸收震荡的主要结构，起着弹性垫的作用，能承受身体的重力，将施加于脊柱的力吸收并重新分布，椎间盘能保护和控制脊柱各种活动，有平衡缓冲外力的作用。椎间盘受到压缩或牵拉后，能很快恢复原来形状。椎间盘的负荷与体重直接有关，并随体位改变而不同，在坐位时最大，直立位较小，卧位最小。椎间盘即使在不负重的情况下也承受较大的压力，这是由于椎骨间的韧带和纤维环及其外面的肌肉不自主的收缩所造成的。腰部髓核所受的压力，在平卧时为 2~2.3kg/cm² 或更高；直立时压力当为 2.4kg/cm² 与腰部髓核平面以上躯干重量的总和。在身体活动和负重时，压力可增至 100kg 以上。由于腰部椎间盘所受的压力较大，故椎间盘突出症以腰部更为多见。

椎间盘主要由胶原纤维及黏多糖构成。髓核超微结构显示由细的胶原纤维网组成，周围有多糖蛋白质复合物，形成凝胶，使髓核具有高度吸取能力。动物注射³⁵S 后，发现在椎间盘的纤维环内层及软骨板处，³⁵S 的含量较高，说明椎间盘是一种代谢活跃的组织。

髓核具有可塑性（图 4-47），虽然不能被压缩，但当其受压时，可改变形状，在压力的作用下，髓核变为扁平，而纤维环向周围突出。流体静压力可以平均向纤维环及椎体软骨板各个方向传布，但当脊柱运动时，髓核和纤维环各部所受的挤压是不同的。例如，脊柱屈曲时，纤维环和髓核的前部受到挤压，结果纤维环的前部纤维趋向向前膨出，髓核变成尖向前的楔形，而椎间盘的后部较宽，纤维环的后部纤维处于伸展拉紧状态（图 4-48），因此，所谓椎间盘的弹性或伸缩性，是指它所具有的被压变形和恢复原有形态的能力，而不是指髓核的真正被压缩。在相邻脊椎骨间的运动中，髓核具有支点

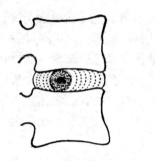
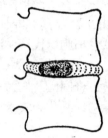

图 4-47 髓核的可塑性

作用，髓核在椎体与椎间盘之间起液体交换作用，其内液体可借渗透压扩散至椎体。椎间盘在出生时含水分最多，但随年龄增长而减少。Puschel 指出，椎间盘的水分出生时为 88%，18 岁时为 80%，到 77 岁时只有 69%，其中纤维环的水分在出生时为 78%，30 岁时约为 70%，以后数值几乎不变，至老年始稍下降，但髓核内的水分则随年龄增长而稳步下降。年轻人椎间盘突出后，水分丢失，胶原蛋白及黏多糖均减少。椎间盘退变说明早期衰老。

髓核的营养经软骨板渗透，后者与松质骨密切相连，椎体的松质骨有丰富血供，与软骨板之间无密质骨相隔，压力的改变可使椎体内的液体流出、流进，直立时压力加大，卧位时压力减小，肌肉张力减少，液体经软骨板渗透至髓核。椎间盘的弹性及张力取决于软骨板的通透性和髓核的渗透性。椎间盘的吸液性如发生改变，不仅影响椎间盘的稳定性，而且可使椎间盘发生变性。血供贫乏可能是引起椎间盘早期退化的原因。

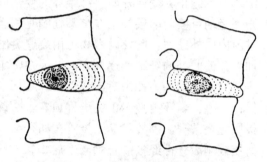

图 4-48 髓核随脊柱伸屈向前后移动

椎间盘内液体的改变可用渗透压来解释，软骨板如同半渗透膜，髓核内物质如同不渗透的溶质，将水分自富于营养的椎体吸入。由于椎骨至椎间盘的水分，为椎体内的互相挤压力量所抵抗，在椎间盘内所产生的流体静力压如超过渗透压，则水分可由椎间盘挤回椎体。目前有一种意见，认为椎间盘的流体动力学改变不是由于渗透作用，而是由于髓核的乳胶体作用。乳胶体可产生高啜取压，能与大于其体积 9 倍的水分结合。正常髓核占椎间盘面积的一半，承受大部纵向负荷。而纤维环承受切面负荷。髓核退化后，乳胶体的啜取压受损，沿脊柱纵轴力量的传递发生明显变化，退化的髓核不能将负荷重新做放射状分布，结果纤维环承受更多纵向负荷而较少切面负荷，由于纤维环及椎间韧带施加一定张力，即使椎间盘不承受负荷，髓核也始终处于压应力，负荷的压力经髓核传递，部分经纤维环传递。因此在脊柱的力量传递上，有的作者认为髓核起主要作用，有的认为纤维环更为重要。

椎间盘一直处于正压力下，后者由重力、肌肉张力、肌肉运动共同产生。睡眠时因重力减少及肌肉松弛，此时渗透压超过椎间盘流体静力压，水分进入椎间盘内；白昼时情形相反，椎间盘水分减少，故稍萎缩。Depukeys 观察，男性在白天身长缩短 2.5cm，女性缩短 1.7cm。一天终了时，其身长较早晨起床时缩短 1%。还观察到，在 1~10 岁时身长可变动 2%，但到 71~80 岁变动只为 0.5%，可能与年龄增长、椎间盘水分丢失有关。

髓核的功能取决于界膜的完整，即上、下软骨板及其周围的纤维环是否完好无损。

髓核的半流体性质允许它在脊柱的活动中改变形状，从而很好地行使功能。

椎间盘虽然面积较小，但可承受相当大的应力。髓核可将施加于纤维环的纵向压力转为水平方向，纤维环的弹性可以消散由髓核传来的冲击，这种弹性机制是纤维环的交叉排列所产生的。

7. 椎间盘病变的解剖基础

（1）椎间盘退行性变：人到20~30岁之后，随年龄增长，椎间盘逐渐发生退行性改变。尸体解剖资料证明，49岁以内的人，80%的男性和60%的女性具有椎间盘退行性改变的表现；到70岁时，男、女两性中有95%的人均有椎间盘退行性改变。X线片统计资料显示，60~70岁的老年人群中，70%~80%具有退行性改变的X线征象。

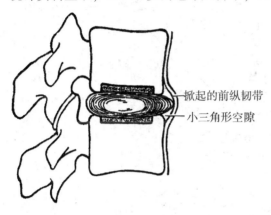

图4-49　腰椎间盘退变及骨唇形成

椎间盘随年龄增长可发生脱水和纤维化等退行性变，引起萎缩。椎间盘退行性变后，失去固有的弹韧性，脊柱正常曲度消失，活动变为不灵活。表现为椎间隙狭窄，椎体边缘不整和骨质密度增高，髓核后移。椎间盘进一步退变，向周围膨出，在椎体边缘掀起前纵韧带，在其下方小三角形空隙内逐渐骨化，而形成唇样变（图4-49），椎间孔及侧隐窝变窄。

腰骶椎间盘狭窄后，椎体不仅下降，同时L_5在S_1上有移位倾向，原因是下腰部的上关节突向后倾斜成角。但更重要的是，正常在直立位作用于L_5使其固定于S_1的肌肉力量将椎骨朝后拉，由于椎间盘内容的丧失，棘间韧带及纤维环变得松弛，不再能抵抗肌肉的收缩力，使两脊椎骨之间前后滑动，加深了椎间盘的破坏，也使关节突增加额外负担，以致继发椎间关节退变。椎间隙变窄，椎间盘向周围膨出（图4-50），使脊柱变为不稳，产生退行性滑脱及椎管狭窄（图4-51）。

（2）椎间盘突出：椎间盘由于外伤或本身变性，髓核或纤维环，或两者向椎管或椎间孔管突出。椎间盘突出均伴有纤维环破裂，呈环形、纵行或辐射形破裂（图4-52）。突出的部分挤压神经根，引起充血、水肿或变性等变化。时日较久，突出的组织可呈纤维化或钙化。如椎间盘退化，椎间隙变为狭窄，加以相应椎骨的关节小面向前移位，椎间孔（管）大为缩小，亦能引起神经根压迫症状。

1）椎间盘突出类型：正常上部椎体的压力传递至髓核，平均分散于纤维环及软骨板（图4-53）。纤维环破裂后，髓核最初为纤维环内之正压挤出。此正压为重力、肌肉收缩、纤维环的弹性及使椎体相接近的力量所产生，一旦髓核逸出后，纤维环变为松弛，可以防止椎体进一步压缩，从而达到平衡（图4-54）。

椎间盘可向不同方向突出：①通过破裂脆弱的软骨板，突出至椎体松质骨内，形成schmorl结节，使受累的椎间隙变窄。②朝前，因有前纵韧带所阻挡，且椎体前方即腹后壁，有较大空间，不致产生症状。③向前上（下）方，有时髓核向纤维环上（下）

掀起的前纵韧带

小三角形空隙

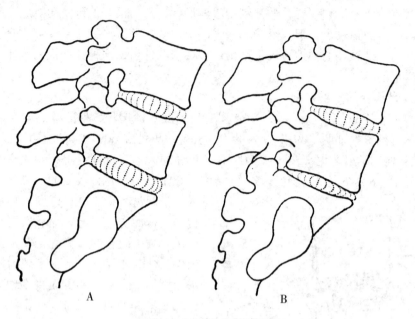

图4-50　正常与椎间盘退变

A. 椎间孔正常　B. 椎间孔变窄

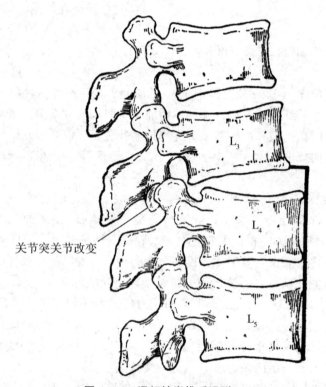

关节突关节改变

图4-51　退行性脊椎后滑脱

缘突出，在椎体的前上（下）缘形成分离的三角形偏心型小骨块。如髓核物质逸出而

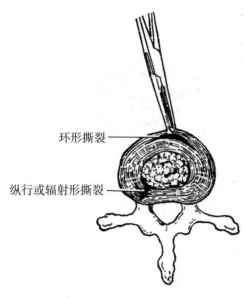

图 4-52 椎间盘纤维环破裂

环形撕裂

纵行或辐射形撕裂

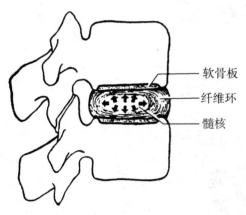

软骨板

纤维环

髓核

图 4-53 正常椎间盘髓核内
压力平均分布

不是突入毗邻的椎体，使椎间盘的其余部分变薄，邻近椎体硬化，边缘产生唇形突起。④向后至椎管（图 4-55）。由于在中部有后纵韧带，一般向侧方突出，椎间盘的后外侧部，为椎间孔所在位置，比较薄弱，突出多在此处发生。由于神经根管比较狭窄，很少有退让余地，容易使神经根受压。但少数可在中央突出（图 4-56）引起马尾神经受压综合征。因此椎间盘椎管内突出按横向定位可分为中央型、中间型（旁中央型）及（后）外侧型。近年来有人报道，少数突出位于椎间孔或孔外，称极外侧型，一般椎间盘突出均压迫其下位神经根，而极外侧型突出则压迫同节段的神经根。

椎间盘突出最常发生在 $L_{4~5}$ 或 $L_5 \sim S_1$，少数高位者可发生于 $L_{3~4}$ 或甚至 $L_{2~3}$。突出物一般仅累及一个神经，但可同时侵犯相邻上、下神经根。突出物可位于神经根的内侧（图 4-57A）、外侧（图 4-57B）或神经根之前，向不同方向移动。

根据纤维环外层的完整性，将椎间盘突出可分为 3 种类型（图 4-58）：①完整型：球状，纤维环外层完整。②骨膜下破裂型（剥脱型）：呈椭圆丘状，可高低不平，纤维环外层本身仍完整，但它在骺环处的附着已破裂，突出组织移位至邻近上、下椎体的后面，其上覆盖的骨膜仍保持完整。③纤维环完全破裂，突出组织仅被后纵韧带遮盖，或后者同时破裂，突出组织可游离于椎管内。时间较久，后纵韧带自椎体剥离处也可发生钙化，脱出的髓核内有钙盐沉着（图 4-59）。

2）腰椎间盘突出与神经根的关系：腰椎间盘突出以 $L_{4~5}$ 及 $L_5 \sim S_1$ 最多，占 95% 以上。腰骶神经根离开硬膜囊的水平，各作者报道不完全一致。Armstrong 描述第 4 腰神经根发自 $L_{3~4}$ 椎间盘的上缘。第 5 腰神经和第 1 骶神经根分别发自 $L_{4~5}$ 和 $L_5 \sim S_1$ 椎间盘的上方，认为突出的椎间盘在椎管内主要压迫下一条神经根硬膜外部分。周秉文解剖发现第 4 腰以上神经根都发自同序数椎体的后面，在椎管内并不与椎间盘相邻。第 5 腰神经根多在椎间盘下缘以下水平发出，仅少数在椎间盘水平发出。由于神经根穿过相应椎间孔上部之管道，在椎间盘上方与同名椎体后面相邻，直到穿出椎间孔外口或以后，才跨越同名椎间盘，因此突出的椎间盘多不会压迫同序数神经根，而是在此处跨越或刚从

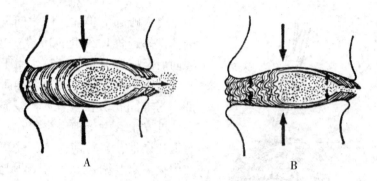

图 4-54　纤维环破裂

A. 髓核逸出　B. 髓核逸出，纤维环变为松弛

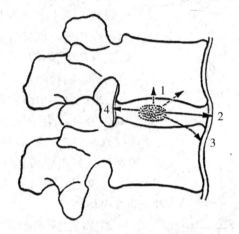

图 4-55　椎间盘向不同方向突出

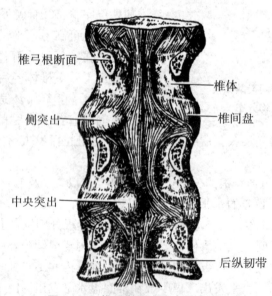

图 4-56　椎间盘侧方突出及中央突出

硬膜囊发出，或即将离开硬膜囊的下一神经根。当突出较大或突出点偏内侧时，可压迫

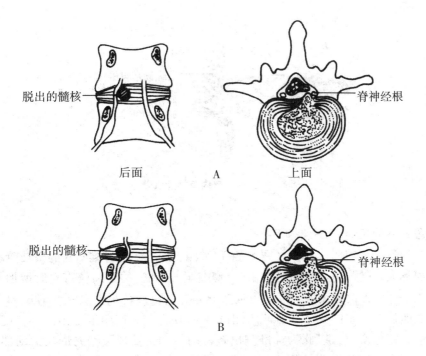

脱出的髓核 ——

脊神经根

后面　　　　　　A　　　　　上面

脱出的髓核 ——

脊神经根

B

图 4-57　髓核突出与神经根的关系

A. 髓核突出位于神经根的内侧　B. 髓核突出位于神经根的外侧

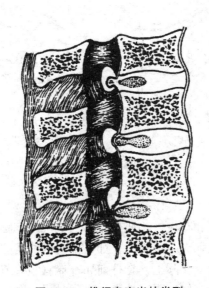

图 4-58　椎间盘突出的类型

下一条神经根，如 $L_{4\sim5}$ 椎间盘突出可同时压迫第 5 腰神经和第 1 骶神经根。马尾神经根在硬膜囊内一般比较松弛和游动，除突出为中央型或突出较大外，一般不易受压；但当进入硬膜囊最外侧，即进入神经根袖前，由于一端比较固定，特别当侧隐窝矢径变窄及黄韧带肥厚时，突出的椎间盘可将其压于椎管后外侧壁，因此神经根在离开硬膜囊之前

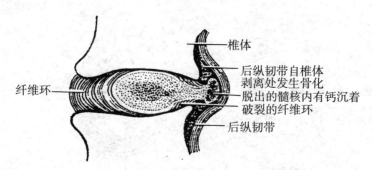

椎体

后纵韧带自椎体
剥离处发生骨化

脱出的髓核内有钙沉着

破裂的纤维环

纤维环

后纵韧带

图 4-59　突出的髓核内有钙盐沉着

也可受到压迫。

四、腰段脊柱的运动

腰段脊柱的运动有前屈、后伸（图 4-60）和侧屈运动。通过椎间盘的横轴前屈时，棘突间的距离加大。腰椎完全屈曲时，由 T_1 棘突至 S_1 棘突的距离较直立时增加 6cm。腰部因椎间关节面的方向和旋转运动的方向成直角，所以旋转很受限制。Allbrook 根据患者在完全屈曲位、中立位及完全后伸的侧位 X 线片上，用透明纸描出图形，使 3 种不同位置的骶骨完全重叠，以此为标准测出腰椎的运动，发现腰椎的最大活动部位在 $L_{4,5}$。Clayson 利用 X 线片，测量腰椎活动度，在松弛的站立位，前屈为 115°，后伸为 110°。最大活动部位在 $L_5 \sim L_1$。两作者均见到腰椎由上往下，活动度逐渐减小。

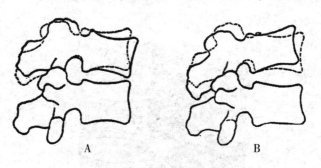

A

B

图 4-60　腰椎运动模式

A. 前屈　B. 后伸

腰段脊柱前屈由腹直肌和腰大、小肌作用，前者可防止腰段脊柱过分前凸。髋关节伸直时，髂腰肌紧张，可以加大腰椎前凸，如果此肌的伸展因病变受到限制，平卧伸直下肢，腰椎的前凸将会加大。实际上，脊柱前屈都伴有髋关节屈曲，不要将髋关节的活动误认为腰段脊柱屈曲功能良好。强直性脊柱炎同时累及脊柱及髋关节，将使脊柱活动明显受限。

脊柱后伸的范围较小，伸脊柱的肌肉主要为竖脊肌各肌柱，脊柱侧屈的主要作用肌为竖脊肌、半棘肌、腰方肌、腰大肌和腹外斜肌。

在直立或中性位，腰椎前凸，其中 $L_{3,4}$ 椎体最为显著，女性凸度较大。直立位时，脊柱的纵轴经过胸腰及腰骶关节。一般认为腰椎的前屈较其他方向运动范围大，Gray

根据 X 线片观察，实际甚小。Chaunley 指出，在完全屈曲时，仅使正常腰椎前凸消失，只占正常人整个脊柱前屈的 20%。尽量弯腰时，运动弧的大部发生于髋关节，约为 80%。腰椎后伸因受前纵韧带及棘突相互抵碰的限制，远较前屈的幅度小，也小于颈椎的后伸范围。腰椎运动轴经过椎间盘后 1/4，约在椎管前 5mm。后伸时，椎间盘向后下突出，嵌于下一椎上切迹上，$L_3 \sim S_1$ 间的椎间盘尤其如此，此时椎间孔最小。腰椎极度后伸时，椎间隙前部开大，后部缩小；极度前屈时，情形相反。在腰段脊柱，椎间盘的总厚度几乎占整个腰段脊柱长度的 1/3 ~1/2，而腰椎及其椎间盘约占脊柱可活动部（即除骶骨以外）1/3。Charnley 曾计算腰椎及椎间盘的前面总长度由全屈至全伸时增加 12mm，由于这种改变只可能在椎间盘发生，所以每个腰椎椎间盘增加 2.4mm。而腰椎及椎间盘的后面总长度在同样运动中减少 5mm，每个椎间盘为 1mm。运动时，椎间盘内的髓核可能起支点作用，是因髓核系半流体性，运动轴可以发生改变，后伸时运动轴前移，前屈时则后移。

腰椎前屈或后伸时，脊髓及马尾神经根活动自如，离枕骨大孔越远，相对运动越大。马尾神经根在脊膜囊内很松弛，有相当伸缩性，即使脊柱极度前屈，神经根也不至于紧张。

行走时两足交替迈出，一足着地时，身体的重量加于一侧肢体，骨盆倾斜，骨盆提高的一侧腰椎发生侧凸，躯干的上部仍可维持平衡，这种侧屈的改变，可以使身体的重心随时得到矫正。

第四节　腰骶（尾）部软组织

一、皮肤

腰部皮肤较厚，汗腺丰富，皮下组织内含有许多结缔组织束与皮肤相连，故移动性小，皮肤张力线在纵行肌范围为横向，过纵行肌外侧缘后转为稍斜向下方。骶尾部的皮肤厚而有弹性，但在骶骨背面凸出部分皮肤较薄。腰骶尾部皮肤的神经来自第 12 胸神经和腰骶尾神经后支的分支。

二、浅筋膜

腰骶尾部的浅筋膜（superficial fascia）同相邻区部的浅筋膜层连续，有许多结缔组织纤维束与深筋膜相连，其结缔组织纤维分隔形成的小房含大量脂肪。浅筋膜层中有皮神经和皮血管，它们都是小支，发自深层的神经和血管。

三、深筋膜

骶尾区的深筋膜薄弱，与骶骨背面骨膜相结合。腰区的深筋膜分浅、深 2 层，浅层很薄弱，是一层薄的纤维膜，上续胸廓背面的深筋膜浅层，侧方连腹前外侧壁的深筋膜，向下附着于髂嵴，并和臀筋膜延续，内侧方于人体正中平面附至各腰椎棘突、骶中棘和连结各棘突游离端的棘上韧带。腰部深筋膜深层很发达，与背部深层筋膜相续，呈腱膜性质，合称为胸腰筋膜（thoracolumbar fascia）或腰背筋膜（lumbodorsal fascia）。

胸腰筋膜在胸背部较为薄弱，覆于竖脊肌表面，向上贯项筋膜，内侧附于胸椎棘突和棘上韧带，外侧附于肋角和肋间筋膜，向下至腰部增厚，并分为前、中、后 3 层（图 4-61）。

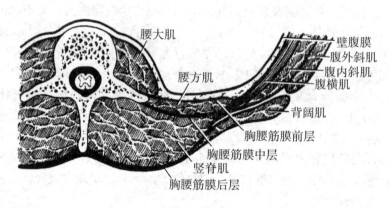

图 4-61　胸腰筋膜（水平面）

（1）后层：覆于竖脊肌表面，与背阔肌和下后锯肌腱膜结合，向下附着于髂嵴和骶外侧嵴，内侧附于腰椎棘突、棘上韧带和骶正中嵴，外侧在竖脊肌外侧缘与中层结合，形成竖脊肌鞘，后层与中层联合成一筋膜板续向外侧方，至腰方肌外侧缘前层也加入，共同形成腹横肌及腹内斜肌的腱膜性肌肉起始。腹横肌的起始腱膜比腹内斜肌的筋膜起始宽很多。由上可以看出，胸腰筋膜即是间隔各肌的筋膜，也是一些骨骼肌腱膜性肌肉起始的附着部位。胸腰筋膜后层在髂后上棘连线以上与竖脊肌总腱间隔以少量疏松结缔组织及脂肪，形成胸腰筋膜下间隙，腰神经后外侧皮支穿行其中。

（2）中层：位于竖脊肌与腰方肌之间，内侧附于腰椎横突尖和横突之间韧带，外侧在腰方肌外侧缘与前层结合，形成腰方肌鞘，向上附于第 12 肋下缘，向下附于髂嵴，此层上部附于第 12 肋和 L_1 横突之间的部分增厚，形成腰肋韧带（lumbocostal ligament）（图 4-62）。韧带的锐利边缘是胸膜下方返折线的标志。

杜心如据胸腰筋膜的解剖特点及其临床意义提出了腰骶部骨筋膜鞘。腰部骨筋膜鞘前壁为胸腰筋膜中层、横突及横突间韧带、椎弓板及黄韧带、椎间关节，后壁为胸腰筋膜后层，内侧壁为棘突、棘间及棘上韧带，外侧壁为胸腰筋膜中、后层在骶棘肌外缘相结合处。骶部骨筋膜鞘室的前、内、外侧壁为骶骨后面、骶正中嵴及髂嵴后部、骶髂韧带等，后壁为胸腰筋膜后层和竖脊肌总腱。两侧的骨筋膜鞘互不相通，骶部与腰部相比，骨筋膜鞘的四壁更为坚韧，缺乏弹性，无缓冲余地，当腰部外伤、过度劳累等病理状态下，竖脊肌痉挛、肿胀，可导致室内压力增高。如不能及时治疗则有可能形成腰骶部骨筋膜鞘综合征，其结局为竖脊肌变性、坏死及纤维化。

（3）前层：又称腰方肌筋膜，覆于腰方肌前面，内侧附于腰椎横突尖，向下附于髂腰韧带和髂嵴后份，上部增厚形成内、外侧弓状韧带。前层在腰方肌外侧缘处同胸腰筋膜中、后层结合，形成筋膜板，由此向外侧方，是腹横肌的起始腱膜。

由于腰部活动度大，在剧烈活动中胸腰筋膜可被扭伤，尤以腰部的损伤更为多见，是腰腿痛原因之一。

以竖脊肌外侧缘为界，可分腰部为内侧份和外侧份，两部分的层次结构不尽相同，其相应关系如表4-10。

表4-10　腰部的层次结构

内侧份	外侧份

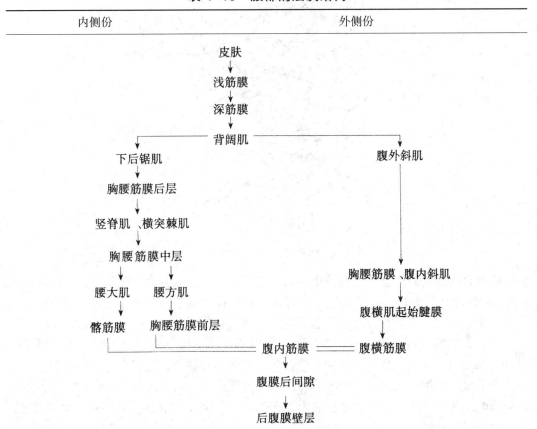

四、腰骶（尾）部肌肉

分布腰骶（尾）部的肌肉有背阔肌、下后锯肌、竖脊肌、横突棘肌、腰方肌、腰大肌、腰小肌等，此外，盆壁的肛提肌、尾骨肌也在该部描述。其中背阔肌、下后锯肌已于胸背部述及。

1. 竖脊肌（erector spinae）（图4-63）　又称骶棘肌，为上起于枕骨，下达骶骨的长肌，填充于棘突与肋角之间的深沟内，以一总的肌腱及肌束起自骶骨背面、髂嵴后部、腰椎棘突及胸腰筋膜。肌束向上，在腰部开始分为3个纵行的肌柱，外侧者称髂肋肌，中间者称最长肌，内侧者称为棘肌，每个部分自下而上又分为3部。

（1）髂肋肌（iliocostalis）：位于最外侧，自下而上分为3部，即腰髂肋肌（iliocostalis lumborum）、胸髂肋肌（iliocostalis thoracis）和颈髂肋肌，这3部肌肉互相重叠。腰髂肋肌起自竖脊肌的总腱，肌纤维向上，借许多肌束止于下6个肋骨肋角的下缘。胸髂肋肌起于腰髂肋肌在下6个肋角的止点的内侧，向上分别止于上6个肋角的下缘。颈

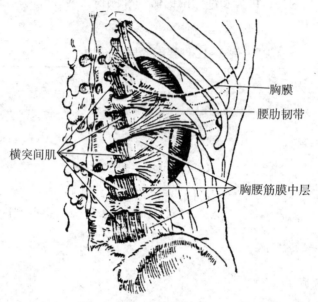

图 4-62　腰肋韧带

髂肋肌起自胸髂肋肌在上 6 个肋骨止点的内侧，止于 $C_{4\sim6}$ 横突的后结节。全肌虽然分为 3 部，但纤维互相重叠，外形上是 1 块肌肉。此肌通过肋骨作用于脊柱，一侧收缩时，使躯干向同侧屈；两侧收缩时，则竖直躯干。髂肋肌受脊神经（$C_8\sim L_1$）后支支配。

（2）最长肌（longissimus）：在髂肋肌的内侧，自下而上也分为 3 部，即胸最长肌（longissimus thoracis）、颈最长肌和头最长肌。除起于总腱外，还起自全部胸椎和 $C_{5\sim7}$ 横突，止于全部胸椎横突和其附近的肋骨，上部颈椎横突和颞骨乳突。一侧收缩时，使脊柱向同侧屈曲；两侧收缩，能竖直躯干。胸和颈最长肌受脊神经（$C_4\sim L_5$）后支支配，头最长肌受脊神经（$C_1\sim L_4$）支配。

（3）棘肌（spinalis）：在最长肌的内侧，紧贴棘突的两侧，较上述二肌薄弱，又分为胸棘肌（spinalis thoracis）、颈棘肌和头棘肌（spinalis capitis）。胸棘肌位于胸背面的中部，起自总腱和下部胸椎棘突，肌束一般越过 1~2 个棘突，抵止于上部胸椎棘突；颈棘肌较胸棘肌尤为弱小，位于项部。胸棘肌伸脊柱胸段；颈棘肌伸脊柱颈段。头棘肌多与头半棘肌合并，止于枕骨下项线。棘肌受脊神经（$T_2\sim L_1$）后支支配。

用肌电图研究竖脊肌运动：在舒适站立位时，竖脊肌不出现电位活动；立正时，则出现连续高幅度的电位活动；站立位脊柱前屈时，电位活动更明显增加；当躯干屈曲到临界点（手将触地）时，电位活动即行消失。在恢复直立过程中，至"临界点"时，又重新出现电位活动，说明竖脊肌有维持直立的作用；身体侧屈时，对侧竖脊肌的电位活动比同侧者明显，手持重物时电位活动更明显增加；躯干旋转时，两侧竖脊肌都出现电位活动。坐位向后仰卧及由仰卧坐起过程中，竖脊肌均无电位活动。

这些事实说明，中立位时，身体重量全部传至椎体及椎间盘，竖脊肌处于相对松弛状态，当运动至极限时（临界点），重量部分落于节制韧带，肌肉重新松弛，只在活动过程中承受一部分重量。因此肌肉具有双重作用，一方面诱导管制运动，另一方面任何

颈肩腰腿痛应用解剖学

390

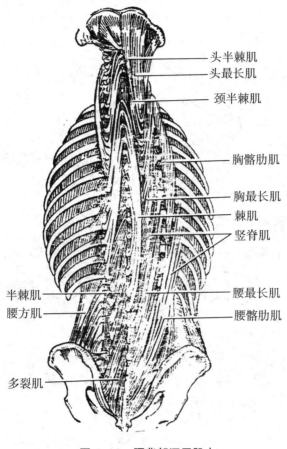

头半棘肌
头最长肌
颈半棘肌

胸髂肋肌

胸最长肌
棘肌
竖脊肌

半棘肌
腰方肌

腰最长肌
腰髂肋肌

多裂肌

图 4-63　腰背部深层肌肉

位置除在直立或运动极限情况下均承受重力。如韧带损伤、竖脊肌必须继续收缩来协助韧带，结果肌肉容易疲劳。前屈时间过久，起立时常感腰痛及发僵。此外，咳嗽时竖脊肌亦处于紧张状态。

腰部扭伤后，竖脊肌起保护作用而痉挛。

2. 横突棘肌（transversospinales）　由多数斜行的肌束组成，被竖脊肌所遮盖，其肌纤维起自下位椎骨横突，斜向内上方止于上位椎骨的棘突。由浅入深又分为3层，即半棘肌、多裂肌、回旋肌。

（1）半棘肌（semispinalis）：按其止点和分布位置，分为胸半棘肌（semispinalis thoracis）、颈半棘肌和头半棘肌，颈、头半棘肌详见颈部解剖。胸半棘肌起于 $T_6 \sim T_{12}$ 横突，跨过4~6节脊椎骨，止于上位数个胸椎和下位数个颈椎棘突，为脊椎骨的旋转肌，受脊神经（$T_{1\sim11}$）后支支配。

（2）多裂肌（multifidi）（图 4-64）：位于半棘肌的深面，为多数小的肌性腱性束，形状类似半棘肌，但较短，分布于 $C_2 \sim S_4$。在骶部，起自骶骨后面、髂后上棘及骶髂后韧带；在腰部，起自乳突；在胸部起自横突；在颈部，起自下位4个颈椎的关节突。跨过1~4个椎骨，止于上位数个棘突的下缘。肌束长短不一，浅层者最长，止于上3~4

个棘突，中层者止于上 2~3 个棘突，深层者止于上 1 个棘突。多裂肌是脊椎的背伸肌，可以加大腰椎前凸，在颈、胸部，尚可以防止脊椎向前滑脱。多裂肌受脊神经（C_3 ~ S_5）后支支配。

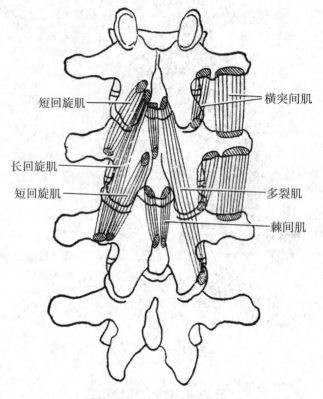

图 4-64　多裂肌及回旋肌

（3）回旋肌（rotatores）（图 4-64）：位于多裂肌的深面，连结上、下 2 个椎骨之间或越过 1 个椎骨，分颈回旋肌、胸回旋肌（rotatores thoracis）及腰回旋肌（rotatores lumborum）。为节段性小方形肌，起自各椎骨横突上后部，止于上一椎骨椎弓板下缘及外侧面，直至棘突根部，回旋肌在胸段比较发达，每侧有 11 个，但数目可有变化。回旋肌受脊神经（$T_{1~11}$）后支支配。

横突棘肌两侧同时收缩，使脊柱伸直，单侧收缩时，使脊柱转向对侧。

3. 腰方肌（quadratus lumborum）（图 4-65）　位于腹腔后壁脊柱的两侧，为长方形的扁肌。起自髂嵴后部的内唇、髂腰韧带及下方 3~4 个腰椎横突。肌纤维斜向内上方，止于第 12 肋骨内侧半下缘、上方 4 个腰椎横突及 T_{12} 椎体。此肌可增强腹后壁，若两侧收缩时则降第 12 肋，还可能协助伸脊柱腰段，一侧收缩时使脊柱侧屈。腰方肌受腰丛（T_{12} ~ L_3）支配。

腰方肌容于胸腰筋膜中层、深层所构成的筋膜隔室中，后邻竖脊肌；前方借胸腰筋膜前层与腹横筋膜相隔，更向前方为肾、结肠、腰大肌、腰小肌和膈；在胸腰筋膜前层的表面有肋下神经、髂腹下神经和髂腹股沟神经。

4. 腰大肌（psoas major）（图 4-65）　　居于脊柱腰段椎体与横突之间的深沟内，呈纺锤状。起自 T_{12} 椎体、上 4 个腰椎体和椎间盘的侧面，以及全部腰椎横突。肌束向下逐渐集中，联合髂肌的内侧部，形成一个肌腱，穿过腹股沟韧带与髋关节囊之间（肌腔隙），贴于髂耻隆起的前面及髋关节囊的前内侧面下行，止于股骨小转子。此肌与髂耻隆起和髋关节囊之间，有一很大的滑膜囊，称为髂耻囊（iliopectineal bursa）。此囊常与髋关节囊相交通，故髋关节囊感染时其脓液可蔓延到此囊。此肌收缩时，可屈大腿并旋外，当大腿被固定时，则屈脊柱腰段而使躯干前屈。腰大肌受腰丛的肌支（T_{12}、$L_{1\sim4}$）支配。

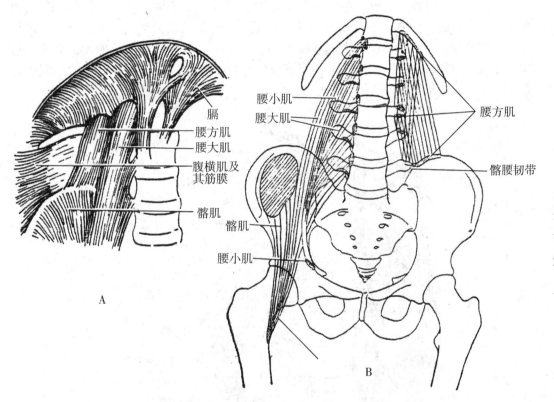

图 4-65　腰方肌（A）及腰大肌（B）

腰大肌起始处有一系列腱弓，腱弓与上位腰椎之间的裂隙为腰动脉、静脉和腰交感干的交通支所通过。

腰大肌的上端位于膈肌后方的后纵隔内，同胸膜囊后面直接毗邻。腰大肌腹部的前外侧面覆有腹内筋膜，并关联腹膜后组织、后腹膜壁层、肾及肾血管、输尿管、睾丸（卵巢）血管、生殖股神经和腰小肌；右腰大肌的前面且为下腔静脉和回肠末段所越过，左侧者为乙状结肠越过。腰大肌的后面邻接腰椎横突和腰方肌内侧份，内侧方毗邻腰椎体和腰动脉、静脉，前内侧缘挨着腰交感干、主动脉淋巴结和髂外动脉。右腰大肌内侧缘为下腔静脉所覆，左侧者居腹主动脉的后外侧方。腰大肌实质的后份内有腰丛。

腰大肌在肾与脊柱之间起缓冲作用，它将输尿管与腰椎横突尖隔开。包被腰大肌的筋膜是髂筋膜，它是腹内筋膜的一部分，外侧方与覆盖腰方肌前面的胸腰筋膜前层融合。髂筋膜内侧附于腰椎体、椎间盘和骶骨上部，由此构成腰大肌鞘。腰大肌鞘甚坚实，胸、腰椎结核的脓液向下进入鞘内以后，可顺此流向股部。髂筋膜在腰大肌上份表面增厚形成腰肋内侧弓（内侧弓状韧带），其内侧方续膈脚，并附至 $L_{1,2}$ 椎体侧面，外侧方连于 L_1 横突前面，有膈肌纤维自弓的全长起始。

腰大肌和腰方肌之间存在着沟状间隙，称腰大肌间沟或腰大肌肌沟（图4-66）。间隙的前壁是腰大肌及其筋膜，后壁是腰方肌、腰椎横突及横突间韧带，内侧壁系腰椎椎体、椎弓根和椎间孔。间隙内有腰丛和骶丛的神经通行，自上而下是髂腹下神经、髂腹股沟神经、生殖股神经、股外侧皮神经、股神经、闭孔神经和腰骶干，末者与第2、3骶神经结合组成坐骨神经。于 L_4 椎平面的间隙内，外侧是股外侧皮神经，前方为股神经、闭孔神经及生殖股神经，内侧系腰丛和坐骨神经，后方则有骶丛所发的分支。这样，就在 $L_{4,5}$ 横突平面存在着一组支配下肢的神经，由外侧向内侧先后为股外侧皮神经、股神经、生殖股神经、闭孔神经和腰骶干。

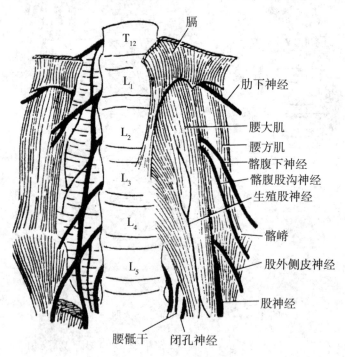

图4-66 腰大肌肌沟

当大腿过伸时易造成腰大肌的牵拉性损伤，导致肌肉痉挛和肿胀，嵌压其邻近神经，尤其是从腰大肌外侧缘穿出的髂腹下神经、髂腹股沟神经、股外侧皮神经，以及从肌前面穿出的生殖股神经。由于这些神经较细小，抗压能力低，在肌肉内的走行较长，故容易受压榨，这些神经的压迫可导致其分布范围的放射性疼痛。如压迫髂腹下神经可引起腹部胀痛、隐痛或牵扯痛；压迫髂腹股沟神经和生殖股神经可引起腹股沟、会阴部的坠胀痛，压迫交感干则可出现胃肠道症状。自腹后壁皮肤至腰大肌间沟的深度，Chayen认为一般约为12cm，国内报告在5~7cm。进针至腰大肌间沟内，注入局麻药液，可阻滞上述神经。穿刺点在 $L_{3,4}$ 棘突间向下 3cm，旁开 5cm 处，或 L_5 棘突上缘旁开 3.5~4cm 处。

5. 腰小肌（psoas minor）　此肌在低等哺乳动物较为发达，在人类出现率为 1/2 左右，经常两侧出现，肌腹很小，呈梭形，肌腱较长，位于腰大肌的前面，上端起自 T_{12} 椎体及 L_1 椎体的侧面，下端止于髂耻隆起，并以腱移行于髂筋膜和耻骨梳韧带。此肌收缩时，使脊柱腰段屈向同侧（与腰大肌共同作用），并紧张髂筋膜。腰小肌受腰丛的肌支（$L_{1~2}$）支配。

6. 肛提肌（levator ani）（图 4-66）　是位于骨盆底的成对扁肌，向下向内左右连合成漏斗状，封闭骨盆下口的大部分。两侧肛提肌的前内侧缘之间留有 1 个三角形的裂隙，称为盆膈裂孔。男性有尿道通过，女性有尿道和阴道通过。肛提肌按纤维起止及排列不同，又可分为 4 部分，由前向后外，依次叙述如下。

（1）耻骨阴道肌（pubovaginalis）：男性为前列腺提肌（levator prostatae）。居内侧部，起自耻骨盆面和肛提肌腱弓（tendinous arch of levator ani）的前份，肛提肌腱弓张于坐骨棘与耻骨体的后面之间。肌纤维沿尿道及阴道两侧排列，并与尿道壁和阴道壁的肌层交织，然后同对侧的肌纤维构成"U"形袢围绕阴道，其作用是协助缩小阴道。在男性，此肌纤维经前列腺尖的两侧，向后止于会阴中心腱，其作用是悬吊固定前列腺。

（2）耻骨直肠肌（puborectalis）：居中间部，起自耻骨盆面和肛提肌腱弓的前份，肌纤维向后止于肛管侧壁、后壁及会阴中心腱，在直肠肛管移行处，两侧肌束构成"U"形袢，是肛门直肠环的主要组成部分。

（3）耻尾肌（pubococcygeus）：居外侧部，起自耻骨盆面及肛提肌腱弓的中份，止于骶、尾骨侧缘及肛尾韧带。

（4）髂尾肌（iliococcygeus）：居后外侧部，起自肛提肌腱弓的后份和坐骨棘盆面，止于尾骨侧缘及肛尾韧带（肛门和尾骨之间的结缔组织束）。

肛提肌的作用是构成盆底，提起盆底，承托盆腔器官，并对肛管和阴道有括约作用。由肛神经及阴部神经（$S_{2~4}$）支配。肛提肌个体差异很大，有的肌束粗而密，有的则细而疏，肌束间可出现裂隙，其间仅由盆膈上、下筋膜所封闭，偶尔经此裂隙会发生阴疝。衡量肛提肌发育正常与否，可以耻尾线（骶尾连结与耻骨联合最高点之间的连线）作为鉴别标志。若骨盆直肠终于此线以上者即属发育不良，反之则为正常。肌或神经的损伤可能导致大便失禁、直肠脱垂或女性生殖道脱垂、会阴疝等。

7. 尾骨肌（coccygeus）（图 4-67）　位于肛提肌后方，紧贴骶棘韧带的上面，起自坐骨棘盆面，向后呈扇形分开，止于尾骨及骶骨下部的侧缘。尾骨肌参与构成盆底，承托盆腔脏器，并对骶骨和尾骨有固定作用。单侧收缩时，可使尾骨向前外侧运动；两侧肌同时收缩，则可使尾骨向前移动。由于骶尾关节在中年以后常常骨化成不动关节，故尾骨肌也因而失去运动关节的作用。由骶神经前支（$S_{4,5}$）支配。尾骨痛多由于附着于骶、尾骨外侧缘的肌痉挛性收缩所致。

五、腰骶（尾）部血管

腰骶（尾）部血管有肋下动脉和静脉，腰动脉和静脉，髂腰动脉和静脉，骶正中动脉和静脉，骶外侧动脉和静脉及臀上、下动脉和静脉等，详见下肢部。

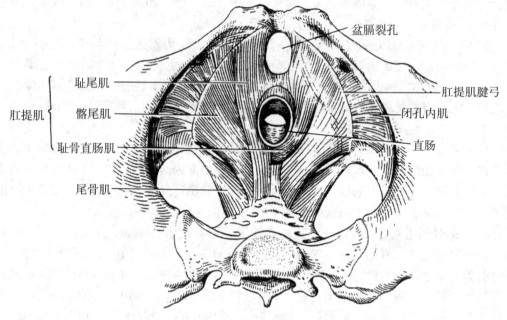

图 4-67　肛提肌上面观

图中标注：盆膈裂孔　肛提肌腱弓　闭孔内肌　直肠　耻尾肌　髂尾肌　耻骨直肠肌　尾骨肌　肛提肌

（一）肋下动脉、静脉

左、右肋下动脉起自胸主动脉，越 T_{12} 椎体向外侧行走，经过内脏大、小神经与交感干、胸膜、膈的后方。右肋下动脉行经胸导管和奇静脉之后，左肋下动脉还从半奇静脉后方通过。继而，左、右肋下动脉越腰肋外侧弓进入腹后壁，伴随肋下神经沿第 12肋下缘继续行进，经过腰方肌深面。然后，左、右肋下动脉穿过腹横肌起始腱膜，横过腰上三角上份，进至腹横肌与腹内斜肌之间继续前行，最后同腹壁上动脉、下位肋间后动脉和腰动脉吻合。

肋下动脉起始后不久发出后支。后支通过由肋颈（上方、下方）、椎体（内侧方）和肋横突上韧带（外侧方）围成的间隙后行，分出脊支。脊支经椎间孔进入椎管，分支供应椎骨、脊髓及其被膜，并同邻位和对侧的脊动脉支吻合。分出脊支后，后支伴第12 胸神经后支越过横突，也进入腹后壁，分为肌支和皮支，肌支供应腰方肌和竖脊肌，皮支随第 12 胸神经后支的皮支分布。

肋下静脉与肋下动脉伴行。右肋下静脉同右腰升静脉联合成一干，此干是奇静脉的最大属支。左肋下静脉同左腰升静脉合并后汇入半奇静脉。

（二）腰动脉、静脉

腰动脉（图 4-68）一般每侧 4 支，自腹主动脉的背侧壁发出，因腹主动脉位于中线的稍左方，所以左腰动脉较右腰动脉略短。左、右腰动脉发出后，向外横过腰椎体的前面和侧面。

腰动脉贴腰椎穿腰大肌腱弓行向后外侧方，经过腰交感干的后方，走行至相邻横突之间，进入腹后壁。右腰动脉在下腔静脉的后方通过，第 1、第 2 右腰动脉且行经乳糜池和膈肌右脚的后方，左侧的第 1 腰动脉则经过膈肌左脚之后。此后，左、右腰动脉都

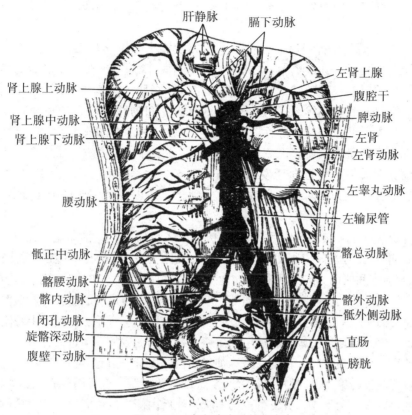

图 4-68　腹主动脉及其分支

肝静脉
膈下动脉
肾上腺上动脉
肾上腺中动脉
肾上腺下动脉
腰动脉
骶正中动脉
髂腰动脉
髂内动脉
闭孔动脉
旋髂深动脉
腹壁下动脉

左肾上腺
腹腔干
脾动脉
左肾
左肾动脉
左睾丸动脉
左输尿管
髂总动脉
髂外动脉
骶外侧动脉
直肠
膀胱

在腰大肌和腰丛的后方行向外侧，越过腰方肌。越过腰方肌的方式是：第 1~3 腰动脉越过肌的后方，第 4 腰动脉则一般是从前方越过该肌。在腰方肌的外侧缘，腰动脉穿过腹横肌起始腱膜，进至此肌与腹内斜肌之间，相互间及同下位肋间动脉、肋下动脉、髂腰动脉、旋髂深动脉和腹壁下动脉进行吻合。腰动脉同肾动脉在肾脂肪囊内的吻合，是肾动脉闭塞时向肾提供侧支循环的重要血管。

各腰动脉在椎间孔的前外侧分为数支，其中以前支、后支和脊支较为恒定（图 4-69）。

1. 前支　即腰动脉干的延续。

2. 脊支　较细小，1~4 支不等，

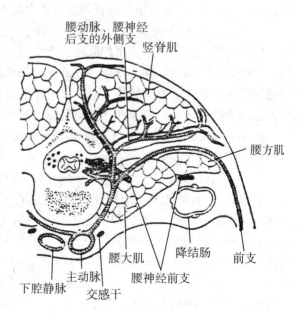

腰动脉、腰神经
后支的外侧支
竖脊肌
腰方肌
前支
腰神经前支
降结肠
腰大肌
交感干
主动脉
下腔静脉

图 4-69　腰动脉与腰神经

当腰动脉经过横突之间时发出，经椎间孔入椎管，营养脊髓及其被膜，并与来自其他动脉的脊支吻合。

3. 后支　向后与腰神经后支伴行，经相邻横突之间至腹后壁内侧份肌及皮肤。后支的管径同前支相近，甚或更粗，在横突间分为升、降肌支。升肌支沿横突根部下缘转向内侧，分出关节上、下动脉，主支主要分布于竖脊肌的内侧份、多裂肌、横突棘肌、棘突间肌、椎弓及其突起等。降肌支（Macnab 横突间动脉）分布于竖脊肌、横突间肌和横突等。将腹后壁内侧份（自后正中线至竖脊肌外侧缘）纵分成内侧半和外侧半时，内侧半小部分由升肌支供血。内侧半的外侧大部分由降肌支供应，而外侧半几乎全部是由腰动脉前支在横突尖附近向后发出的外侧肌支所供养。升、降肌支间吻合丰富，但升、降肌支的分支很少同对侧的相应支形成吻合，所以，椎旁肌的血液供应是单侧性的。

有人曾观察到第 4 腰动脉位于 L_4 椎体上部（53.6%）或 L_3 椎间盘下部（42.3%）平面，行至 L_4 椎间孔前方分成腹侧支和背侧支。腹侧支一般较细，经第 3 腰神经根后方、$L_{4,5}$ 椎间孔及横突间肌前方向外侧行，继而通过腰方肌后方（71.2%）或前方（28.8%），终为前支和后支。前支循髂嵴后上缘向外，斜穿腹横肌，腹内斜肌至腹外斜肌深面，分支营养以上肌与髂嵴后部。后支先向后穿过胸腰筋膜前层和竖脊肌，达髂嵴上缘附近与臀上皮神经伴行，再共同穿过胸腰筋膜后层同髂嵴上缘之间形成的孔道进入臀区，营养臀上皮神经。当孔道处组织损伤时，很容易挤压神经的营养血管，引起淤血、肿胀，刺激神经而致腰腿痛。背侧支经第 3、4 腰神经根之间及骨纤维孔向后，至背侧分成内侧支和外侧支。内侧支一般再分上支和下支，分支营养第 4 腰神经后内侧支及椎间关节连线内侧方的结构（椎间关节、黄韧带、棘间韧带、多裂肌等）。外侧支伴第 4 腰神经后外侧支走行，供养该神经及竖脊肌。背侧支起始段还发出椎骨支及脊支，到达椎体及脊髓和脊髓被膜。

腰静脉每侧 4~5 支，与相应的腰动脉伴行，汇集腹后壁及腹前外侧壁的静脉血，同腹壁的其他静脉相交通。腰静脉在接近脊柱处同椎静脉丛的静脉支吻合，借这些吻合支，可间接收纳椎间静脉，椎内、外静脉丛和脊髓静脉丛的一部分血液。上、下位腰静脉之间有吻合支。此外，腰静脉向下可与髂总静脉、髂腰静脉和髂内静脉相连；向上与肾静脉和奇静脉相通。这条连接髂总静脉、髂腰静脉和腰静脉的纵行静脉称为腰升静脉（ascending lumbar vein），腰升静脉位于腰大肌与腰椎横突根部之间。其向上与肋下静脉汇合后即移行于奇静脉（右）或半奇静脉（左）。

左、右腰静脉的经过，与同名动脉相似，位于腰动脉的上方。第 5 腰静脉汇入髂总静脉。第 3、4 腰静脉在相应椎体的侧面前行，汇至下腔静脉后面；左侧的静脉较长，在腹主动脉后方通过。第 1、2 腰静脉可终于下腔静脉、腰升静脉或腰奇静脉（lumbar azygos vein）（腰奇静脉为从下腔静脉后壁或左肾静脉后面起始向上与肋下静脉和腰升静脉汇合处相连的小静脉）。但是第 1 腰静脉通常很少直接汇入下腔静脉，它可能转行向下，加入第 2 腰静脉，更常见的是终于腰升静脉，或循第 1 腰椎体侧面前行，终入腰奇静脉。第 2 腰静脉可汇入下腔静脉，汇入平面在肾静脉平面或较之略低处，有时则加入第 3 腰静脉，或终入腰升静脉。第 1、2 腰静脉之间，以及与对侧静脉之间常有联系，并且经由位于上位腰椎体的静脉丛，同左、右侧腰奇静脉有联系。由于腰静脉和椎静脉丛均无瓣膜，在特定的压力下血流可向任一方向流动。

（三）髂腰动脉、静脉

1. 髂腰动脉　自髂内动脉或髂总动脉发出，行向外侧方，初经闭孔神经与腰骶干之间，继而过腰大肌的深侧，至小骨盆入口以上分为髂支和腰支。此动脉和腰动脉相当，因此，它的经过和分布与腰动脉极相似。

（1）髂支（iliac branch）：向外经腰大肌和股神经的后方，然后穿过髂肌，经髂肌和髂骨之间沿髂嵴至髂前上棘，沿途除发 1 支至髂骨外，并分支营养髂肌及邻近的骨膜，与末位腰动脉、臀上动脉、旋股外侧动脉、旋髂深动脉和闭孔动脉的髂支等吻合。

（2）腰支（lumbar branch）：沿腰大肌背侧上升，除营养该肌、腹横肌和腰方肌外，尚发脊支经 L_5 与 S_1 间的椎间孔进入椎管，至马尾及脊髓被膜，并与其他脊支吻合。

髂支和腰支分别起始的并不少见，偶尔可见以 3 个独立的分支起始。

2. 髂腰静脉（iliolumbar vein）　与同名动脉伴行，注入髂总静脉的末端或髂内静脉。

（四）骶正中动脉、静脉

1. 骶正中动脉（median sacral artery）　自腹主动脉末端的背侧壁发出，在 $L_{4,5}$、骶骨和尾骨的前面下降，最后终于尾骨体（尾骨体位于尾骨尖端的前面，是个如芝麻粒大的小体，由骶正中动脉和静脉末端吻合而成）。全程被腹膜遮蔽，左髂总静脉和交感神经的腹下丛自其前面经过。其在腰骶部分支如下：

（1）腰最下动脉（lowest lumbar artery）：向两侧经髂总动脉的后外侧至骶骨外侧部而分支，最后终止于髂肌。经过中发背侧支，穿过 L_5 与 S_1 间至臀大肌，与腰动脉和臀上动脉吻合。

（2）骶外侧支（lateral sacral branch）：为成对的小支，与肋间动脉和腰动脉相似，向外与髂内动脉的骶外侧动脉吻合。此外，尚发出小的脊支至骶管及骶骨背面。

2. 骶正中静脉（median sacral vein）　为 2 支小静脉，与同名动脉伴行，最后合成一干，注入左髂总静脉或左、右髂总静脉的交角处。

（五）骶外侧动脉、静脉

1. 骶外侧动脉（lateral sacral artery）　常由上、下 2 支组成，3 支者亦不少见。从髂内动脉后干发出。上支向内经第 1 骶前孔入骶管，发小支营养骶管内诸结构，末支出骶后孔营养骶骨背面的皮肤和肌肉，并与臀上动脉吻合。下支较大，分出后斜向内下越过骶丛和闭孔内肌表面，至骶前孔内侧缘与交感神经干之间（在交感干的外侧）下降，至尾骨前面与骶正中动脉和对侧同名动脉吻合。沿途发出脊支，自第 2~4 骶前孔进入骶管，其分支和分布情况同上支。

2. 骶外侧静脉（lateral sacral vein）　多为 2 支，与同名动脉伴行，沿骶骨盆面上升，接受来自骶前孔的脊支，以横干与骶正中静脉结合共同构成骶前丛。

六、腰骶（尾）部神经

腰骶（尾）部神经有第 12 胸神经、诸腰神经的后支、埋藏在腰大肌内的腰丛及其分支，骶、尾神经，以及腰、盆部交感干等。其中第 12 胸神经已于胸部述及。

（一）腰神经的后支

腰神经后支较细，于椎间孔处在脊神经节外侧从脊神经发出后向后行，经上关节突和横突根部上缘之间的骨纤维孔，至横突间韧带内侧缘分为后内侧支和（或）外侧支（图4-70、图4-71）。

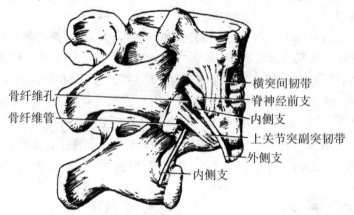

图 4-70　脊神经后支及其分支

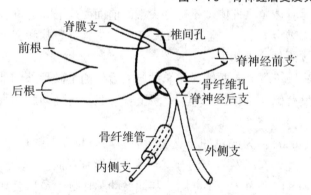

图 4-71　骨纤维孔、管和脊神经后支

腰神经后支通过的骨纤维孔位于椎间孔的后外方，开口向后，与椎间孔的方向垂直。其上外侧界为横突间韧带的内侧缘，下界为下位椎骨横突的上缘，内侧界为下位椎骨上关节突的外侧缘。骨纤维孔断面呈长圆形，纵径大，横径小，有时为横行的纤维束分隔成2~3个小管，分别容神经和血管通行。骨纤维孔的体表投影相当于同序数腰椎棘突外侧的下述两点连线上。上位点在 L_1 平面后正中线外侧2.3cm，下位点在 L_5 平面后正中线外侧3.2cm。这一连线同深层的多裂肌间隔一致，可据此作为手术进达腰部骨纤维孔的标志。第1~4腰部骨纤维孔约与同序数腰椎棘突平齐，L_5 骨纤维孔则略低于 L_5 棘突平面。

1. 后内侧支　自后支分出后，行经横突间韧带内侧缘与下位椎骨上关节突根部外侧缘之间，绕上关节突的外侧缘走向后下内侧方，横过横突的后面，进入乳突与副突之间的骨纤维管或骨管，出管后，后内侧支斜向下内侧方，至椎弓板后面，再向下越过1~3个椎骨，分布于椎间关节连线内侧方的结构，如棘间肌、多裂肌、黄韧带、椎间关节囊、棘上韧带、棘间韧带等。第5腰神经后内侧支的行径有所不同，它在骶翼的骨沟中分出，转向后内侧下方，经骨纤维管到达骶正中嵴侧方，终止于多裂肌等。

腰神经后内侧支通过的骨纤维管位于腰椎乳突与副突之间的骨沟处，自外上斜向内下，由前、后、上、下4壁构成。前壁为乳突副突间沟，后壁为上关节突副突韧带，上壁为乳突，下壁为副突。管的前、上、下壁为骨质，后壁为韧带，但有时后壁的韧带骨化，形成完全的骨管。骨管的出现率为6%~8%，骨纤维管长5~6mm，距正中线2cm左右。骨纤维管的体表投影在同序数腰椎棘突下外方的两点连线上，上位点在L_1平面后正中线外侧约2.1cm，下位点在L_5平面后正中线旁开约2.5cm。

后内侧支在此狭窄区曲折走行，如管的入口呈裂隙状，或上关节突副突韧带骨化，使骨纤维管变成一个完整的骨管，失去退让余地，均易使腰神经后内侧支遭受挤压而引起腰腿痛。与腰神经后内侧支伴行的血管表面有来自腰交感干的纤维包绕，形成神经丛，也同样会受到挤压。

后内侧支在骨纤维管内呈扁圆形，直径为0.8~1.3mm，而骨纤维管内径为2.1~3.9mm。神经及伴行血管周围充满疏松结缔组织。由于后内侧支在走行过程中紧邻椎间关节及横突间韧带，又须通过骨纤维管，故腰椎椎间的关节病变、韧带损伤或骨纤维孔内径的改变，均可能刺激、压迫该神经而引起后正中旁一侧疼痛和压痛，疼痛还可放射至椎间关节、多裂肌、黄韧带、棘间韧带和棘上韧带等部位。由于后内侧支前段恒定行于下位椎骨上关节突外侧，使该处成为封闭及术中寻认后内侧支的理想部位。

2. 后外侧支　第1~3腰神经后外侧支较粗（直径约1.3mm），第4、第5腰神经的后外侧支渐细。第1~3腰神经后外侧支出骨纤维孔后斜向下外侧方，在接近下位椎骨横突后面中份处进入竖脊肌；然后由不同部位穿出该肌。第4、5后外侧支细短，出骨纤维孔后斜向下外侧方，越下位椎骨横突后面的外侧份进入竖脊肌，终为数支。各后外侧支在不同部位均有吻合，但以肌内吻合较为多见。

后外侧支由竖脊肌穿出的位置，如以左、右侧髂嵴最高点连线为横坐标，正中平面为纵坐标，则第1、第2、第3后外侧支在$L_{3,4}$平面穿出，距中线60~70mm，在髂嵴最高点连线下3~10mm。前文所述第12胸神经的后外侧支，则于$L_{2,3}$间平面穿出，距中线60~70mm，在髂嵴最高点连线上方1cm左右。

后外侧支穿肌后，通常贴竖脊肌表面下行一段距离，至下一个棘突平面再穿出胸腰筋膜后层。然而，第1、第2、第3后外侧支分别有15.6%、33.7%、67.8%穿肌后立即再穿胸腰筋膜浅出。在正常情况下，供神经穿出的胸腰筋膜裂孔较神经支为大，因而不致压迫神经。

后外侧支的分支分布于椎间关节连线外侧方的结构，如横突间韧带、髂腰韧带、胸腰筋膜和竖脊肌等。此外，第1~3（4）后外侧支连同第12胸神经的后外侧支，还分出皮支。皮支在竖脊肌内、外经过重新组合，于竖脊肌外侧缘邻近髂嵴处穿出胸腰筋膜后层，组成臀上皮神经（superior clunial nerves），越髂嵴抵达臀区皮肤，有些支可到达股骨大转子平面。臀上皮神经以三支型最为多见（约56%），它们在不同平面贯穿包括胸腰筋膜后层在内的不同结构浅出，进至臀区。一般说来，高位穿出者居外侧，低位穿出者在内侧，故自高位到低位，穿出点由外侧向内侧依次排列（图4-72）。竖脊肌外侧缘附于髂嵴处向内侧、外侧方各20mm的髂嵴上缘范围，是臀上皮神经越过髂嵴之最集中处，93%的臀上皮神经经此下行。臀上皮神经的损伤是腰腿痛的病因之一。臀上皮神经穿出深筋膜的部位，被筋膜固定，跨过髂嵴后，则行于浅筋膜中，越向下位置越浅。当躯干做旋转运动时，皮肤和浅筋膜等浅层结构活动度大，深层结构活动度小，据孙博观察，这可能是造成臀上皮神经损伤的原因之一。

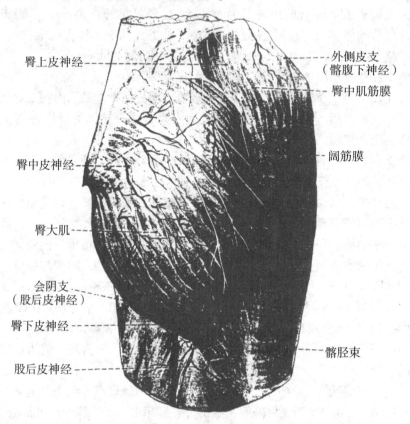

图 4-72　臀上皮神经

图中标注：
臀上皮神经
外侧皮支（髂腹下神经）
臀中肌筋膜
阔筋膜
臀中皮神经
臀大肌
会阴支（股后皮神经）
臀下皮神经
髂胫束
股后皮神经

　　黄枢等研究臀上皮神经的解剖与损伤的关系：①该神经在平 L_3 棘突、L_4 棘突上缘平面穿出竖脊肌后外缘，与原走行方向约成 110°角，在竖脊肌筋膜鞘内向下行至髂嵴，在髂嵴上缘与原走行成 90°角，与水平面和矢状面分别约成 50°、10°角，向外下后方穿过竖脊肌腱和背阔肌腱之间，胸腰筋膜后层至浅筋膜，分支后穿过浅筋膜至皮肤。②在髂嵴上该神经穿过骨性纤维管。在髂嵴上竖脊肌与背阔肌之间，有 3~5mm 宽的间隙，由于肌腱的力学作用，腱止处髂嵴上缘的软骨突出，上覆横行的纤维与髂嵴共同围成 1 个由前内上向后外下的骨性纤维管，上下径约 1mm，分上、下、内、外 4 壁，前、后两口。上壁是由竖脊肌骨筋膜鞘、背阔肌腱膜和深筋膜的横行纤维所组成，下壁由髂嵴缘所组成，内侧壁由竖脊肌处髂骨软骨突起组成，外侧壁由背阔肌处的软骨突起组成，前口开口于竖脊肌筋膜鞘，后口开口于深筋膜。骨纤维管非常光滑，摩擦系数极小。臀上皮神经从此管中通过。通过的规律是从上往下第 1~4 腰神经依次排列，每条神经相隔 1 层极薄的筋膜。最低位的神经，如第 4 腰神经紧贴髂嵴穿过骨纤维管。身体转动和过度后伸时，神经在骨纤维管内运动幅度较大。由上述可见，臀上神经在行程中转折处多，角度锐，神经又相对被固定在筋膜鞘及骨纤维管和臀部浅筋膜的神经鞘中。竖脊肌在受损伤和痉挛时，神经易受牵拉或挤压，尤其在髂嵴处，躯干的屈伸和转动幅度大，受力大，极易损伤（图4-73A），大多数臀上皮神经的损伤发生在这里。在慢性损伤时，骨纤维管内有无菌性炎症，管内表面光滑度下降，或管变形、缩窄等，当神经纤维在管内运动时，就受到刺激，产生症状。③胸腰筋膜后层大多数由横行纤维组成，少量纵行纤维止于髂嵴后缘和竖脊肌腱膜。因此能承受横行的力较大，承受纵行的力小。当暴力作用时，筋膜在髂嵴的止点处易撕裂。而臀上皮神经恰在此筋膜和髂嵴缘之间穿过。神经可在这些撕裂处移位而受到卡压，长时间后，瘢痕粘连神经，活动时神经被牵拉而移位（图4- 73B）。④腰后三角大部被脂肪组织所填充，臀部的脂肪被较大的纤维隔所固定。这些脂肪可被浅筋膜分为2～3层。臀上皮神经出骨纤维管后在浅筋膜层走在神经纤维鞘内。与神经相邻的脂肪因外力作用被挤出脂肪纤维格，或由于老年性退行性皮下脂肪萎缩发生结构的改变，使神经被压迫，造成脂肪球嵌顿性疼痛（图4- 73C）。

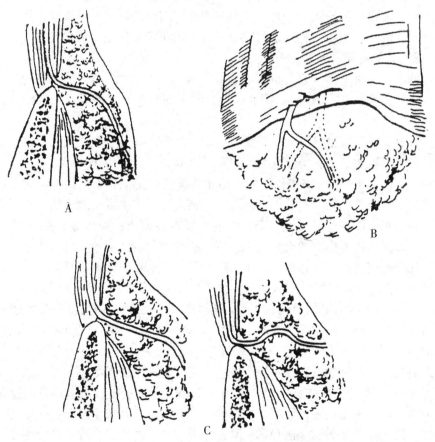

图4-73 臀上皮神经损伤示意

A. 臀上皮神经在骨纤维管转折处受力情况　B. 胸腰筋膜后层撕裂，臀上皮神经移位被卡
压情况　C. 臀部脂肪疝出，压迫臀上皮神经

脊神经后内侧支及后外侧支支配脊柱后侧的韧带、肌肉和椎间关节，不仅调节脊柱正常的生理性活动，还能控制非生理性活动。支配韧带的神经传导韧带的本体感觉至中

枢神经系统，反射性地引起肌肉收缩，以保持稳定，防止脊柱发生不应有的损伤。腰神经后支尚能调节竖脊肌紧张度，以与腹直肌保持平衡。

腰神经后支及其分支之间均有广泛吻合，可视为腰后丛，因此1个内侧支或外侧支常含有附近2~3个脊髓节的纤维成分。

从上述可见，腰神经后支及其分出的内、外侧支在各自的行程中，都分别经过骨纤维孔、骨纤维管或穿胸腰筋膜裂隙。在正常情况下，这些孔、管或裂隙有保护通过其内的血管神经的作用，但由于孔道细小，周围结构坚韧缺乏弹性，再加上腰部活动度大，故易拉伤，或因骨质增生使孔道变形变窄，压迫通过的血管及神经，而导致腰腿痛。

平 $L_{2~4}$ 棘突向外 2~5cm，可分别阻滞第 1~3 腰神经后支的内侧支。在 L_5 棘突与髂后上棘连线中点附近，可分别阻滞第 4~5 腰神经后支的内侧支。平齐 $L_{2~5}$ 棘突向外 3.5~4cm，可分别阻滞第 1~4 腰神经后支的外侧支。进行上述阻滞时，深度为 4~5cm。紧贴髂后上棘内侧面扇形刺入 3~4cm，可阻滞第 5 腰神经后支的外侧支。

在横突背面可以找到外侧支，在上关节突的外侧面或其内下方可找到内侧支，在椎间孔处可以找到后支。近年来有人采用腰神经后支切断术治疗顽固性腰背痛。

（二）腰神经的前支

腰神经的前支，由上而下逐渐粗大。第 1~4 腰神经的前支，大部组成腰丛（第 12 胸神经有分支加入腰丛者占 50%）。第 4 腰神经的小部与第 5 腰神经合成腰骶干，参与骶丛的组成。

各腰神经前支在组成腰丛以前，同腰交感干神经节之间连有灰交通支。灰交通支细长，伴腰动脉围抱椎体走行，被腰大肌所遮覆。灰交通支联系 2 种神经的形式不规则：1 个腰交感神经节可以有和 2 支腰神经前支相连的灰交通支，而 1 支腰神经前支也可以有灰交通支连于 2 个腰交感神经节；不仅如此，灰交通支连于腰交感干而不是腰交感神经节的，也属常见。除灰交通支外，第 1、第 2 腰神经前支，有时甚至第 3 腰神经前支，都有连至腰交感链的白交通支。结果，每一腰神经拥有的交通支可为 1~5 支，1 支腰神经可同几个腰交感神经节相连。第 1、第 2 腰神经多为 2 支灰交通支，自第 3 腰神经起接受 1 支者渐增。

1. **腰丛**（lumbar plexus）（图 4-74） 腰丛由第 1~3 腰神经前支及第 4 腰神经前支的大部组成。第 1 腰神经可能接受第 12 胸神经束的 1 束纤维。腰丛位于腰大肌后侧，腰椎横突前侧，腰方肌的内侧缘。

腰神经前支构成腰丛的方式在不同个体间有差别，一般情况如下（图 4-75）：第 1 腰神经前支在第 12 胸神经发支加入后，分为上支和下支：上支较粗，再分成髂腹下神经和髂腹股沟神经；下支较细，同第 2 腰神经前支的 1 支合并成生殖股神经。第 2 腰神经前支余部、第 3 腰神经前支全部和第 4 腰神经参与腰丛的构成，均分为腹侧支和背侧支。腹侧支联合成闭孔神经，有时，第 3、第 4 腰神经前支的腹侧支还另外形成一副闭孔神经。第 2、第 3 腰神经的背侧支各分一小部和一大部，两者的小部合并成股外侧皮神经，大部则联合第 4 腰神经的背侧支形成股神经。腰丛的分支除上述终末支外，还有多数肌支。其分支如下（图 4-76）。

（1）肌支：至腰方肌的肌支，起于第 12 胸神经至第 4 腰神经。至腰大肌的肌支，

颈肩腰腿痛应用解剖学

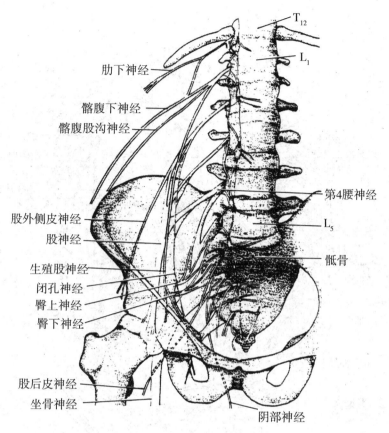

图 4-74　腰丛和骶丛及骨盆的位置关系

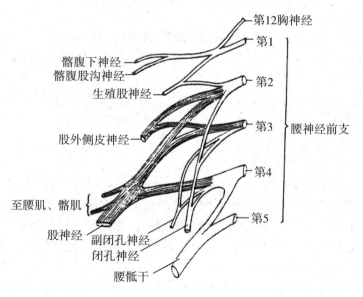

图 4-75　腰丛的构成

（第 2~4 腰神经的后股均加画了线条）

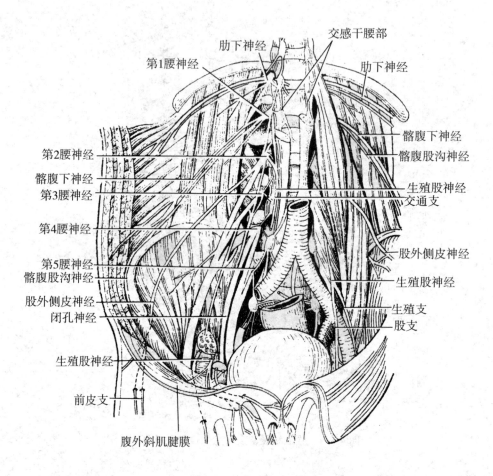

图 4-76　腰丛及骶丛的神经分布

起于第 2、3 腰神经，有时亦起于第 4 腰神经。至腰小肌的肌支起于第 1 腰神经。至髂肌的肌支，起于第 2、3 腰神经。

（2）髂腹下神经（iliohypogastric nerve）：起于第 1 腰神经，第 12 胸神经的纤维亦加入其中。自腰大肌上部外侧缘突出，斜经肾下部的背侧，在腰方肌的腹侧，髂嵴上方，穿过腹横肌后部的腱膜，经腹横肌与腹内斜肌之间，分为前皮支（腹下支）及外侧皮支（髂支）。此神经的分支如下。

1）前皮支（anterior cutaneous branch）：经腹内斜肌与腹横肌之间，斜向前下方，在髂前上棘内侧约 2cm 处穿出腹内斜肌，在腹外斜肌腱膜的下侧向内下方行，大约在腹股沟管皮下环的上侧 3cm 处穿出腹外斜肌腱膜，支配耻骨区的皮肤。此支经行于腹横肌与腹内斜肌之间时，发肌支至该二肌，并与髂腹股沟神经之间有交通支。

2）外侧皮支（lateral cutaneous branch）：在髂嵴前、中 1/3 交界处的上侧，于第 12 胸神经外侧皮支的后侧，穿腹内斜肌及腹外斜肌，下降于浅筋膜层，分布于臀区后外侧份皮肤。

髂腹下神经常与肋下神经及髂腹股沟神经之间有交通支。

（3）髂腹股沟神经（ilioinguinal nerve）：较髂腹下神经细小。含有第1腰神经的纤维，第12胸神经的纤维也常加入其中。此神经出现于腰大肌的外侧缘，与髂腹下神经共干，位于该神经的下侧。沿腰方肌前面，肾的后面，经髂嵴内唇后部的内侧，继沿髂肌前面前进，当其行近髂嵴前部时，则穿腹横肌；又于髂前上棘下侧稍前处，穿腹内斜肌，进入腹股沟管。沿精索的外下侧下降，穿出该管皮下环至浅筋膜，分布于大腿上部内侧的皮肤。并发支分布于阴茎根部及阴囊部（或阴唇）的皮肤，称为阴囊前神经（在女性为阴唇前神经）。髂腹股沟神经的分支如下。

1）肌支：分布于该神经所经过的腹壁肌。

2）交通支：经腹内斜肌与腹横肌之间时，常与髂腹下神经的前皮支有交通支。

髂腹股沟神经可以与髂腹下神经共干，向前行至腹横肌与腹内斜肌之间，2条神经才开始分开。有时髂腹股沟神经阙如，则由髂腹下神经或生殖股神经代替。

（4）生殖股神经（genitofemoral nerve）：小部分纤维束来自第1腰神经，大部分来自第2腰神经。穿腰大肌，沿其前面下降。在髂总动脉外侧，输尿管后侧分为2支，即股支及生殖支。

1）股支（femoral branch）：即腰腹股沟神经，沿髂外动脉下降，经腹股沟韧带深侧，在股血管鞘内，沿股动脉外侧至股部；至腹股沟韧带稍下侧，穿股血管鞘前壁及阔筋膜，或自隐静脉裂孔（卵圆窝）穿出，成为皮神经，分布于股三角部的皮肤。有时在腹股沟下方，发分支与股外侧皮神经的前支和股神经的皮支交通。

2）生殖支（genital branch）：即精索外神经，于髂外动脉的外侧下降，发分支至腰大肌。本干下降经腹股沟管腹环，绕腹壁下动脉外侧，入腹股沟管。男子者与精索伴行（女子者与子宫圆韧带伴行），支配提睾肌，并分支至阴囊（或大阴唇）的皮肤。

（5）股外侧皮神经、股神经、闭孔神经：详见下肢神经。

2. 腰骶干（lumbosacral trunk）　此干由第4腰神经前支的一小部和第5腰神经前支的全部合成。位于腰大肌深侧，贴近骶翼；经髂总动脉及静脉后侧，达闭孔神经内侧；其与闭孔神经之间，隔以髂腰动脉。下降入骨盆，与第1、2骶神经连结，形成骶丛上干。

第4腰神经前支常称为分叉神经，而它分叉成两部分，一部分加入腰丛，另一部分加入骶丛。在大多数例子中，第4腰神经前支是分叉神经，但这种结构常有改变，即第3腰神经前支有时候是参加腰丛的最下位神经，并分出部分纤维进入骶丛，因此第3腰神经前支就成为分叉神经；或第3、第4腰神经前支都分成两部分，分别参加腰丛或骶丛。这样结构的腰丛称为上移型（或前置型）。此外，有时第5腰神经前支成为分叉神经，一部分纤维加入腰丛，另一部分纤维参加骶丛，这种变异结构的腰丛称为下移型（或后置型）。当然，这种变化，也必然引起骶丛结构相应的改变（图4-77）。

（三）骶神经的后支

由上向下逐渐细小。上4对骶神经的后支，经骶后孔穿出；而第5骶神经后支，在骶尾后韧带之间自骶管裂孔穿出。上3对骶神经的后支，其穿出之处被多裂肌覆盖，也分为内侧支及外侧支。第4、5骶神经的后支则无分支。

（1）外侧支：上3对骶神经后支的外侧支相互间、并与最末腰神经后支的外侧支

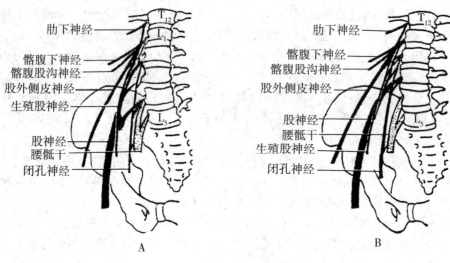

肋下神经————
髂腹下神经————
髂腹股沟神经————
股外侧皮神经————
生殖股神经————
股神经————
腰骶干————
闭孔神经————

A

肋下神经————
髂腹下神经————
髂腹股沟神经————
股外侧皮神经————
股神经————
腰骶干————
生殖股神经————
闭孔神经————

B

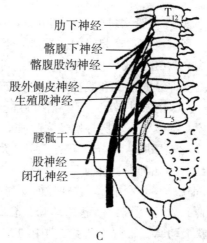

肋下神经————
髂腹下神经————
髂腹股沟神经————
股外侧皮神经————
生殖股神经————
腰骶干————
股神经————
闭孔神经————

C

图 4-77　腰丛不同的组成类型
A. 常见型　B. 上移型　C. 下移型

之间，在骶骨背面结合成袢。自此袢发支，至骶结节韧带后面，又形成第 2 列神经袢。自此第 2 列袢分出 2~3 支皮支，穿臀大肌及深筋膜，达浅筋膜内，分布于自髂后上棘至尾骨尖端的臀部内侧皮肤。这些皮支统称为臀内侧皮神经（medial clunial nerves）。其浅层的分支可与腰神经后支交通。

（2）内侧支：细小，终于多裂肌。

最后 2 条骶神经的后支，在多裂肌的深层没有分叉。其相互间，并与第 3 骶神经后支及尾神经相结合形成袢；此袢发分支，分布于尾骨部的皮肤。

（四）尾神经的后支

在骶管内与前支分开后，经骶管裂孔并穿过骶管下部的韧带外出。该神经的后支亦不分叉，与最末骶神经后支结合形成袢，然后自袢发分支，分布于尾骨部的皮肤。

（五）骶神经及尾神经的前支

上 4 对骶神经的前支，经骶前孔入骨盆，第 5 骶神经在骶骨与尾骨之间入骨盆。各支的大小不一，上部者大，越往下越小。尾神经的前支最小，自第 1 尾骨残留横突的下侧，弯曲向前入盆腔。这些神经的前支相互结合，形成骶丛及尾丛。骶丛分支及分布详见下肢神经。

尾丛主要由第 5 骶神经及尾神经的前支构成。第 4 骶神经前支以一小支加入其中。第 5 骶神经前支自骶管裂孔穿出，在骶角的下侧绕骶骨外侧转向前，穿尾骨肌到达盆面，与第 4 骶神经前支的降支结合，形成小干，在尾骨肌的盆面下降。尾神经前支自骶管裂孔穿出，绕尾骨的外侧缘，穿尾骨肌，在该肌盆面与上述第 4、5 骶神经前支所合成的干相结合，形成尾丛。自此丛分出肛尾神经，穿骶结节韧带，分布于尾骨附近的皮肤。

（六）腰部交感神经干

腰部交感神经干（图 4-78）位于腹膜后的腹膜外组织内，在脊柱的前外侧，沿腰大肌的内侧缘下降，较少人的交感干被此肌内侧缘覆盖。腰部交感干的位置较胸部的交感干更接近正中线，其上端经膈的内侧腰肋弓，与胸交感干相连；下端经髂总血管后侧入盆腔，与交感干的盆部相连结。腰动脉及静脉一般在它的后面，有时可有一支腰动脉或静脉发现在它的前面横过。右侧腰交感干沿下腔静脉外侧下降或部分被这静脉覆盖，左侧则在腹主动脉外侧。两侧交感干都与这些血管旁的淋巴管及淋巴结相接触。

腰神经节（lumbar ganglia）一般为 4 个，也有少至 2 个，多至 8 个者。左、右两侧神经节的大小、数目以及交通支的大小完全对称者较少，而不对称是经常的。腰神经节较胸部的小，形态也不规则，呈卵圆形或不规则的扁平状。节间支较胸部及骶部者粗，2 支或 3 支者也常见，特别是在最末 2 个腰神经节，或最末腰神经节与第 1 骶神经节之间。此外，左、右侧神经节之间还有横支相连结；这种横支经过主动脉及下腔静脉的后侧。

腰神经节分支有灰交通支、内脏支及血管支等。

1. 交通支　节前纤维所形成的白交通支，只见于第 1、2 腰神经，有时第 3、4 腰神经也可存在。

所有的腰神经均具有灰交通支，并且 1 支腰神经可具有 2 个灰交通支；或 1 支灰交通支分叉连结邻近的 2 支腰神经。有时，可能有 1 支腰神经，接受多数灰交通支，最多者可达 5 条。

在腰部交通支内或在腰神经前根内常可发现中间神经节。

2. 内脏支　自腰神经节或节间支发出内脏支，数目可能有变动，一般有 4 支。

（1）第 1 腰内脏神经：为起自第 1 腰神经节的细支。部分连结于腹腔丛或肠系膜间丛（即腹主动脉丛）的上部；部分连结于肾丛。

（2）第 2 腰内脏神经：起自第 2 腰神经节或第 2、3 腰神经节；神经干较其他腰内脏神经稍粗。连结于肠系膜间丛的下部。

（3）第 3 腰内脏神经：以 2~3 小根起自第 2、3 腰神经节（有时有第 4 腰神经节）或节间支。经髂总血管的前面，连结上腹下丛的上部。

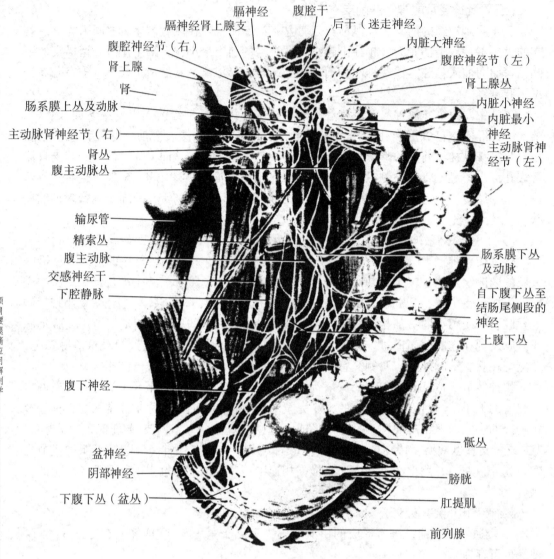

膈神经肾上腺支　膈神经　腹腔干
后干（迷走神经）
腹腔神经节（右）
内脏大神经
肾上腺　　　　　　　　　　　　　　腹腔神经节（左）
肾　　　　　　　　　　　　　　　　　肾上腺丛
肠系膜上丛及动脉　　　　　　　　　内脏小神经
　　　　　　　　　　　　　　　　　内脏最小
主动脉肾神经节（右）　　　　　　　神经
肾丛　　　　　　　　　　　　　　　主动脉肾神
腹主动脉丛　　　　　　　　　　　　经节（左）

输尿管
精索丛
腹主动脉　　　　　　　　　　　　　肠系膜下丛
　　　　　　　　　　　　　　　　　及动脉
交感神经干
下腔静脉　　　　　　　　　　　　　自下腹下丛至
　　　　　　　　　　　　　　　　　结肠尾侧段的
　　　　　　　　　　　　　　　　　神经
　　　　　　　　　　　　　　　　　上腹下丛

腹下神经

　　　　　　　　　　　　　　　　　骶丛
盆神经
阴部神经　　　　　　　　　　　　　膀胱
下腹下丛（盆丛）　　　　　　　　　肛提肌
　　　　　　　　　　　　　　　　　前列腺

图 4-78　腹部、盆部的内脏神经及神经丛

（4）第 4 腰内脏神经：起自第 4 腰神经节，为腰内脏神经中的最小支。经髂总血管之后侧，连结上腹下丛的下部或腹下神经。

3. 血管支

（1）所有腰神经节均发支至腹主动脉丛。自此向下连于髂总动脉丛。

（2）自第 3、4 腰内脏神经发细支至髂总动脉，并包围动脉形成丛。延续于髂外及髂内动脉丛。髂外动脉丛还接受生殖股神经来的小支。

（3）许多节后纤维，自腰神经节经灰交通支至腰神经。穿经股神经，随股神经分支分布。股动脉除近侧接受髂外丛的小支外，该动脉其余部分及其分支，尚接受股神经肌支、皮支及隐神经来的缩血管纤维。穿经闭孔神经的节后纤维分布至闭孔动脉。动脉的近侧部，接受闭孔神经后支、闭孔神经膝关节支及隐神经来的小支；胭动脉的其余部分，接受胫神经及其关节支来的小支。

此外，腰神经节还发出分布于椎骨及其韧带的分支。

（七）盆部交感神经干

交感神经干的盆部是由骶部和尾部相合而成。此部的交感神经干位于骶骨前侧，骶前孔的内侧。上与腰部连结；下端在尾骨前侧，左、右交感干会合，终于单一的尾神经节（ganglion coccygicum），或称奇神经节（ganglion impar）。

交感神经干骶部，一般有 4 个神经节，可能少至 3 个或多至 6 个，不过体积较小。尾部只有 1 个尾神经节。神经节之间以节间支串联成干。两侧骶交感神经节之间也有横支相连。

骶部的交感神经节，即骶神经节（sacral ganglia），无白交通支，其节前纤维可经下 3 个胸神经和上 2 个腰神经的白交通支至交感干；在干内下降至骶神经节，交换神经元。各神经节均有灰交通支至骶神经或尾神经。

骶神经节的分支有如下几个：

1. 内脏支

（1）自第 1、2 骶神经节发细支参加盆神经丛（即下腹下丛）或腹下神经。

（2）自连结两侧交感干的祥上发细支分布于尾骨体。

（3）在某些例子中有直接的小支，至骨盆入口处的输尿管及直肠的后面。

2. 血管支

（1）至骶中动脉，形成骶中动脉丛。

（2）第 1、2 骶神经节发出节后纤维，以不恒定的小支直接至其邻近的髂内动脉。但大部分是间接地经下腹下丛及腹下神经的分支，或经骶丛的分支至髂内动脉。

（3）经阴部神经、臀上神经、臀下神经的交感纤维至其相伴行的动脉。

（4）经坐骨神经的交感纤维分布至胭动脉及其以下的下肢动脉。

支配下肢动脉的交感神经节前纤维，来自脊髓胸下部的 3 个节段及腰上部 2 个或 3 个节段，经白交通支达胸下部及腰上部的交感干神经节换元；而某些纤维沿交感干下降至骶部上 2 个或 3 个神经节内换元。自胸下部及腰上部神经节换元的节后纤维，经股神经分布至股动脉及其分支。自骶上部 2 个或 3 个神经节换元的节后纤维，大部经灰交通支集中于第 1 骶神经，然后经坐骨神经及其分支胫神经，分布于胭动脉及其以下的下肢动脉。胫后动脉近侧部，接受胭肌支分出的小支，而该动脉主要是接受胫神经及其股支来的小支。腓动脉接受胫神经及𧿹长屈肌支来的小支。足底动脉接受胫神经的分支，而此动脉的远侧部，接受足底内侧及外侧神经的小支。胫前动脉近侧部，接受来自胭肌支或胫骨后肌支的小支；而该动脉的主要神经支配，是来自腓深神经或其至胫骨前肌支的小支。足背动脉接受腓深神经的小支。

当下肢血管痉挛时，可手术切除腰交感干以获得缓解。为达到下肢血管的去交感神经支配，可手术切除第 2 及第 3 腰神经节及节间支（保留第 1 腰神经节，以免损伤射精活动）（图 4-79）。

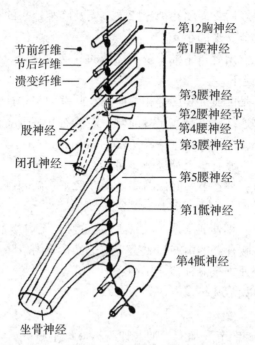

节前纤维 ·——
节后纤维 ——
溃变纤维 ——

股神经

闭孔神经

坐骨神经

第12胸神经
第1腰神经

第3腰神经
第2腰神经节
第4腰神经
第3腰神经节

第5腰神经

第1骶神经

第4骶神经

图 4-79 至足的交感神经缩血管节前及节后纤维

切除第 2 及第 3 腰神经节，仅中断了下降至腰下部及骶部的交感干神经节的
节前纤维，而坐骨神经及足部的节后纤维并不溃变。

第五节 腰骶部解剖特点及腰痛

临床上常见腰背痛患者，其原因很复杂，牵涉面亦最广，固然有些腰背痛系由于腰背部以外其他系统引起，然而由于腰骶部本身引起者仍占绝大多数，从解剖观点看，腰骶部表现有下列特点：

1. 腰骶部位置　腰骶部正常位于活动度较大的腰椎与其少活动的骨盆交接处，同时又位于腰椎生理前凸与骶椎生理后凸的交接处，杠杆作用特别大，容易受到损伤。

2. 腰骶部关节　腰骶部的关节特别多，达二十余个，此部关节又经常处于运动状态，不论行走、站立或坐位时均在负重，维持关节稳定的因素如关节囊、韧带稍有损伤，关节面稍有不对称或不适合情况时，即可发生疼痛。骶髂关节是脊柱与下肢间的重要缓冲部分，抬重物时，背伸肌与小腿后群肌（腘绳肌）同时紧张，该关节易受到劳损。

3. 腰骶尾部软组织　结构较复杂，肌肉过度收缩时，常使竖脊肌或臀大肌的起始部发生撕裂，该部可以出血、肿胀、肌肉痉挛。当暴力作用于腰骶部，肌肉未作预防或不能制止，以致超过正常活动范围时，韧带可发生扭伤，并发肌痉挛。韧带受伤后的出血及机化可使其失去正常张力及韧性，造成关节松弛。软组织损伤后，充血及血肿可压迫神经。急性损伤后如未及时处理，可发生粘连，牵扯周围肌肉，减少运动范围，更易再次遭受损伤；粘连又可引起肌肉反射性痉挛，造成不正常体位，因而使韧带处于慢性紧张状态。肌痉挛时，因发生肌肉缺血，牵涉痛面积扩大。

交感干骶部一般有 4 个神经节，可能少至 3 个或多至 6 个，不过体积较小。尾部只有 1 个尾神经节。骶髂筋膜外上方因有来自腰神经后支，臀上皮神经分支及伴随的小血管，形成血管神经束在此处穿出，形成固有孔隙，此处的骶髂筋膜较薄弱，深面有较丰富的脂肪组织，当剧烈弯腰时，臀大肌猛烈收缩，深部脂肪组织受压，经固有裂孔或骶髂筋膜撕裂处疝出而形成脂肪疝，压迫神经、血管。

4. 腰骶部神经　腰骶部的腰神经根径路甚长，神经根易受卡压的部位有以下几个：①椎间盘与黄韧带间隙。②侧隐窝。③上关节突旁沟。④椎弓根下沟。⑤椎间孔。途中任何周围组织变化均可压迫或刺激神经，常见者如椎间盘突出、黄韧带肥厚，其他如梨状肌肥厚或 1 个椎间孔通过 2 个神经根时均可引起。

腰骶神经根在椎间孔内相对固定，当有致压因素存在时，神经根可因张力增加而受损。有人推测，当神经根拉长 8% 时，可致静脉淤积；而拉长 15% 时，神经内血液完全阻断。研究表明，腰骶神经根的血供较外周神经贫乏，腰骶神经分别接受远端和近端根动脉的血供，这些血管在神经近端 1/3 处吻合，腰骶神经易因卡压和牵拉而发生缺血性损害。

腰神经后支在行程中也易遭受损伤。郭世绂等研究腰神经后支全部行程中有 6 个固定点，顺为出孔点、横突点、入肌点、出肌点、出筋膜点及入臀点，其中出孔点、横突点和入臀点均有纤维骨性管固定，这些部位如遭受损伤或牵拉，可产生局部或牵拉性腰腿痛。

5. 先天性畸形　腰骶部的先天性畸形特别多，常使腰部力量不平衡，引起损伤性关节炎或使韧带肌肉附着部分减弱，一旦成人从事较多体力劳动时，即可出现症状。

6. 姿势不良与慢性劳损　姿势不良常引起慢性劳损。瘦长体型者，脊柱细长，活动范围大，胸椎后凸及腰椎前凸常增大，腰骶部棘突互相抵触；短粗体型者，关节突常呈半月形，运动受限，腰椎前凸亦增加。身体其他部分畸形，如胸椎后凸、脊椎侧凸、一侧下肢短缩、扁平足、婴儿瘫均能引起腰骶部慢性劳损。腰骶部各组织中，如末梢神经受刺激而发生疼痛，一般为局限性，如同时产生下肢疼痛，可能为放射性，由于病变直接压迫神经根所致；亦可为牵涉性，由于某一神经末梢将刺激传至脊髓中枢后，使同一神经根所分布的其他区域感到疼痛。

腰痛最常见的原因为腰椎韧带、关节囊的劳损与扭伤。腰段脊柱用力前屈时，可引起椎体前部或后部的组织（如筋膜、韧带、关节囊及椎弓板）的损伤，有时两者能同时受伤。损伤轻重视暴力大小、方向、解剖情况及受伤时的姿势而定。脊柱过度前屈时，骨折多发于胸腰段脊柱，很少在下部腰椎。原因是胸腰段脊柱的前后活动范围较大，而下部腰椎与不活动的骨盆相连，又有韧带连结，活动范围较小。同时，腰段脊柱的前凸又可抵抗前屈损伤，腰椎前屈受伤时，后部韧带往往先断裂，然后发生椎体前缘骨折。

如受伤时双膝伸直，骨盆因大腿后部肌肉拉紧而向后方倾斜，腰骶部张力及压力增加，可发生后部韧带破裂，后纵韧带及纤维环亦偶能破裂。滑倒、从楼梯或自行车上摔下时，往往双手扶地以求躲避，但如躲避不及或手中有物，外力即直接作用于腰椎与骨盆之间，此时有保护作用的腰椎前凸因适应外力而消失，扭伤极易发生。此外，如在膝关节伸直弯腰举重物、麻醉下进行手术均能引起腰部扭伤。

在相当大的外力下，腰骶关节附近的棘上韧带、棘间韧带，有时后纵韧带及纤维环的后部都可发生破裂，黄韧带因有弹性而不易破裂，如 L_5 有部分或全部骶化，或其横突过大，该椎体具有相当稳定性，韧带破裂则发生于 $L_{4,5}$。如 L_5 横突小，S_1 棘突发育不佳或有脊柱裂，该处韧带组织薄弱，亦易于受伤。

下面一些情况也可以引起慢性腰痛：①椎体间不稳定：上一椎体从下一椎体上移位，称为假性脊椎滑脱或不稳定脊椎。②椎间关节退变：表现为小关节面的骨质密度增加、边缘不整、骨质增生等，严重者甚至发生小关节错位，有的上关节突的尖端向上外延伸，是退变后增生的结果。③棘突间接触和假关节形成：2个棘突在接触缘发生骨质硬化，并向两侧增生，甚至形成典型的假关节。④脊椎退变：一般随年龄增大引起，腰椎过度负荷或不断遭受重复而轻微的损伤也可促使退变提前发生。⑤腰部陈旧性扭伤：腰部扭伤后，竖脊肌起保护作用而痉挛，损伤的组织日后可能发生纤维性愈合，在日常生活中遗有不适感。如棘上韧带及棘间韧带因破裂未愈合，脊椎各关节囊日后必松弛，因而椎体不稳定，前屈后伸即能引起关节半脱位。⑥骨质疏松：随年龄增长，骨质疏松发病率不断提高，且特别容易累及脊椎。当钙吸收或代谢障碍时，血清钙降低，致使神经肌肉敏感性增高，使痛阈降低。当钙含量降低时，骨的机械应力降低，轻度外伤可造成微细骨折，软组织出血、渗出、变性及钙化，骨质疏松常并发退行性关节退变，致椎体、椎间盘、椎间孔等的结构位置和机能形态改变，包括硬化、增生、变形等改变，引起关节韧带、肌肉功能失调，刺激和压迫神经，引起腰背疼痛。

第六节　脊柱曲度

一、脊柱生理曲度的形成

脊柱，从前后看，成一直线，从侧面看有 4 个弯曲，为脊柱的生理曲度，是由于发育和生理的需要而形成的（图4-80）。在胚胎晚期和新生儿，整个脊柱只有 1 个后凸曲度，头和膝相接近，呈虾状，婴儿开始坐位时，头逐渐抬起，颈段脊柱就形成 1 个前凸曲度，出生后 9~10 月，婴儿开始行走时，髋关节伸直，髂腰肌将腰脊柱向前牵拉，形成了腰段脊柱前凸曲度。

根据以上发育过程观察，可见颈段脊柱和腰段脊柱前凸是继发的。这种继发曲度使躯干的重力在站立时更容易向下传达，减少肌肉负担。身体为保持平衡，在这 2 个前凸曲度之间，需要 2 个相反的曲度，即胸段脊柱及骶尾段脊柱后凸，它们是保留下来的原有曲度，是原发的。

由于生理曲度的形成，胸椎和骶椎椎体的后缘高于前缘。骶骨前面的曲度常因人而异，女性弯曲多位于骶骨下部。颈椎椎体前后缘等高，在腰椎部，$L_{4,5}$ 椎体的前缘较后缘高，但 $L_{2,3}$ 椎体的厚度前后常有改变，L_1 椎体的后缘则显然较高，颈腰段脊柱的前凸曲度，除椎体厚度差异外，椎间盘的前后缘也有差异。

　　人在日间，因负重引起疲劳，软骨受压，韧带松弛，使脊柱曲度减少。到晚间休息后，软骨和韧带的弹力恢复，脊柱的曲度可以回增，站立时椎间盘内的髓核受到挤压，同时足弓减低，人的高度在晚间睡前比清晨略低。

　　脊柱生理曲度正常者，其头和躯干的重心线，从颞骨乳突向下经过髋关节的中心横轴 S_2、膝和踝的前面，落到负重的足上。在正常脊柱生理曲度时，尽管曲度有所改变，重力垂线应通过各段曲度交界处（图 4-81）。

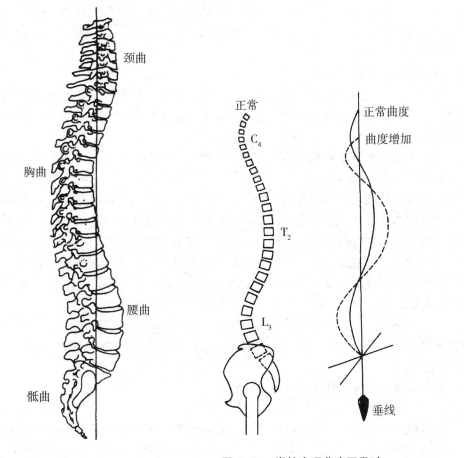

图 4-80　脊柱的生理弯曲　　　图 4-81　脊柱生理曲度正常时，重力线应通过各段曲度的交界处

二、维持脊柱生理曲度的因素

　　维持脊柱生理曲度的因素甚多，主要为作用于脊柱并与姿势有关的肌肉，分为：①脊柱肌：浅纵行肌群主要作用为后伸，其次为侧屈；深斜行及横行肌群主要作用为旋转，其次为侧屈。②脊柱外肌：腹肌、腰方肌、腰大肌、肋间肌、菱形肌、斜方肌及背阔肌，肌电图显示所有上述肌肉均与维持姿势有关。当脊柱肌软弱或瘫痪时，脊柱外肌将对姿势维持起重要作用。腹肌和背肌以及髋关节的屈、伸肌平衡地将骨盆前倾角维持在 30°。竖脊肌和腹直肌是两组重要的抗重力肌肉，屈髋时重心前移，竖脊肌由于本体

觉兴奋发生反射性收缩，伸髋时重心后移，腹直肌收缩。四肢运动时，这两组肌肉均发生反射性收缩，维持骨盆的正常前倾角，保持躯干稳定。另外，脊柱骨的形状，韧带的附着，大小及方向，椎间盘的坚固性对维持脊柱曲度也起一定作用。

脊柱可以比喻为一个旗杆，其周围众多肌肉如同向周围放射具有弹性及收缩力的绳索，牵引使其伸直，如其中一部分绳索特别是相邻者被切断，则旗杆必将倾倒。成人脊柱骨骼比较坚硬、软骨和韧带也比较坚韧，支持力较好，即使有广泛的肌肉瘫痪，肌肉不平衡并不一定引起严重畸形。但在儿童，因骨骼较软，具有可塑性、韧带弹性大、椎间盘不坚固的特点，因此患者越年轻，肌肉瘫痪后越容易引起畸形，而在畸形发生后，生长的继发紊乱更将加重畸形。

三、脊柱曲度的生理意义

脊柱如同一个大的弹簧，能缓冲震荡，生理曲度还扩大了躯干重心基底的面积，加强直立姿势的稳定性，有曲度的脊柱比没有曲度的脊柱更加稳定。腰椎生理曲度前凸，对负重及维持腰部稳定甚为重要。

骨盆前倾角对于脊柱曲度的稳定亦甚重要，如前倾角大于 30°，就发生腰椎前凸或形成病理性凹背。

胸段脊柱和骶尾骨向后弯曲，增加了胸、盆腔的容积，其内部脏器可有活动余地。

脊柱的曲度并非固定不变。许多人在胸腰段都有很轻微的侧凸，可能与使用左、右手的习惯有关。脊柱曲度随年龄而有差异，老年人有普遍性骨关节退行性变，椎间隙变窄，胸椎后凸明显增加，脊柱曲度有趋向胚胎形的表现。长期卧床患病的幼儿和青年，由于脊椎骨发育过快，脊柱的肌肉未能相应迅速配合生长，韧带的牵引增加，亦可引起脊柱曲度的改变。

有些人站立时，胸段脊柱上部后凸显著，头部相对地移至肩部以前。也有些人腰段脊柱显著前凸，骨盆可能前倾。更有些人胸段脊柱后凸和腰段脊柱前凸的曲度均显著增加而形成驼背。

四、脊柱的曲度异常及其临床重要性

（一）脊柱侧凸

脊柱侧凸仅代表某一疾病的体征，引起的原因很多，如先天性脊椎骨发育不全、肌肉瘫痪、瘢痕组织挛缩、营养不良等。约80%侧凸的病因不明，称为原发性脊柱侧凸。

1. 脊柱侧凸的类型

（1）原发性脊柱侧凸：可分为婴儿型与青年型，前者在患者未满 1 岁以前发生，发展往往为良性；在后一类，胸腰段脊柱侧凸有明显进行性。

一般认为原发性脊柱侧凸与生长有关，发育终了后，肌肉不平衡停止，极少或不再产生曲度改变。一旦侧凸发生，在骺板上应力的不平衡将增加。可能存在的局部因素甚多，如骺板生长、椎骨血供、脊椎肌或其神经分布的变化以及新陈代谢或内分泌紊乱等。

患脊柱侧凸的年轻人，其椎体倾斜情况一般在上部较下部为大，这可能与椎体血供不正常有关。Kleinberg 发现在脊柱侧凸患者，椎体凸侧的血管孔较凹侧为大，但很难断定这种情况是在脊柱侧凸以前或以后发生，他认为在 25% 所谓"原发性脊柱侧凸"

中具有先天性因素。

早期，脊柱本身仅有姿态性变化，侧凸的形成完全由椎间隙左右宽窄不均所引起，多能自行纠正。多数侧凸发生于胸段脊柱的上部，凸向右侧，其次好发部位为胸腰段脊柱，凸向左侧。

（2）先天性脊柱侧凸：起因为脊椎骨畸形，可表现为：①一侧椎体部分未形成（楔形椎）。②一侧椎体完全未形成（半椎体）。③不平衡的双半椎体。④平衡的双半椎体。⑤对称性脊椎骨未分节（先天性融合）。⑥非对称性脊椎骨未分节，可为未分节骨条，或仅累及后部结构，椎间隙仍保持，或椎间隙及后部结构均累及。还可为多发性脊椎骨未分节同时伴有半椎体。

先天性脊柱侧凸常可合并其他畸形，如肋骨融合、高肩胛症、六指、马蹄足、腭裂及先天性心脏病等。

（3）麻痹性脊柱侧凸：婴儿瘫痪引起的一侧背伸肌或腹肌瘫痪，使两侧肌肉收缩不平衡，必将发生脊柱侧凸。患者年龄越小，侧凸畸形也越严重。

麻痹性脊柱侧凸的致病因素，被认为是骨盆倾斜，腹部肌肉、腰大肌、腰方肌、菱形肌、斜方肌、背阔肌、脊柱深浅肌群的不平衡。肌电图显示凸侧肌肉活动在全部运动过程中较凹侧为强。肋间肌及腹外侧壁肌肉较弱时，亦可产生脊柱侧凸。重力及其他躯干肌，对腰椎侧凸的发生也起一定作用。

麻痹性脊柱侧凸，一方面有脊柱畸形，伴发胸腹壁及其内容继发性畸形；另一方面有脊柱不稳定，但两者的发展不一定平行。

2. 肌肉与脊柱侧凸形成的关系　躯干及肩、盆带各肌肉，对脊柱侧凸的形成具有不同作用。

（1）腹肌：一般认为右侧腹肌的软弱引起的侧凸将凸向右侧，但事实常相反。

（2）腰大肌：一侧腰大肌瘫痪不一定引起侧凸，但如一侧髋关节有明显屈曲畸形，则可能引起脊柱侧凸。腰大肌及脊柱肌常受同一节段神经支配，因此两肌的瘫痪程度一致。

（3）腰方肌：明显不平衡，一般伴有侧凸，朝向患侧。

（4）肋间肌：主要功能是固定肋骨，也具有维持正常姿势的作用，脊柱侧凸时，凸侧的肌肉活动常较大，肋间肌的活动增加是一代偿现象。

（5）肩部肌肉：肩带肌和臂肌瘫痪不致引起侧凸或仅引起轻度侧凸，但某些有侧凸的婴儿瘫痪者，则同时有肩带肌瘫痪。这可能是受共同节段神经支配的肌肉同时受损之故。

（6）浅层纵行脊柱肌：可伸展脊柱并协助侧屈，两侧的肌肉常协同动作。正常人向右侧屈时，右侧肌肉最先收缩，其左侧肌肉的活动度几乎同等大，由于不同原因引起的侧凸，大多数病例凸侧浅层纵行伸脊柱肌的紧张度及活动度增加，少数病例则显软弱。由于半椎体引起的侧凸，凸侧肌肉的活动度常增大，以维持躯干垂直。

（7）深层斜行脊柱肌：这些肌肉的活动在任何时期其凸侧均较凹侧大，两侧深层斜行脊柱肌的不平衡，为引起麻痹性脊柱侧凸最重要原因。这些肌肉的主要功能为旋转。如肌肉不平衡使脊柱朝健侧旋转，则典型侧凸的各种现象将发生。麻痹性脊柱侧凸，按道理说，健侧肌肉收缩，侧凸似应朝向患侧，事实上反而凸向健侧，侧凸为代偿现象。产生这一现象的原因有：①如重心位于中央或偏向健侧，对侧软弱的肌肉将不能防止身体侧向健侧，一侧肌肉如缺乏正常平衡作用，身体为维持平衡，必向中心移动，这种情形如同臀中肌瘫痪时，患侧跛行，重心移向患侧，否则身体将侧向健侧。因此，麻痹性脊柱侧凸，重心移向患侧，而脊柱凸向健侧。②脊柱外肌对维持脊柱曲度的重要性不可忽视。脊柱外肌包括腰部的腹外斜肌、腰方肌及腰大肌，背部的斜方肌、菱形肌及背阔肌。这些肌肉受同一节段神经支配。有些患者因这些肌肉的不平衡可伴发向患侧侧凸，但大多数患者则相反或不发生侧凸。因此某些脊柱外肌的瘫痪并不能说明是脊柱侧凸的病因。③严重的脊柱侧凸患者，常继发有生长紊乱，脊柱呈楔形，深层斜行或横行脊柱旋转肌的不平衡，筋膜挛缩，都可使脊柱凸向健侧。当然，上述任何一点，均难以满意解释所有现象，各种原因可能同时存在，彼此相互加强或对抗。

脊柱侧凸继续发展，可逐渐发生结构性变化，如椎体扭曲、呈楔形、胸廓变形、凸侧向后隆起等。

脊柱侧凸发生后，人体两侧重力不平衡，凸侧的肩峰与髂前上棘较凹侧为高。由枕外隆凸向下作垂线，如不通过两侧臀部之间的臀沟，说明侧凸尚未代偿；如能通过，并在原发侧凸的上、下又继发形成反向的曲度，说明侧凸已被代偿。

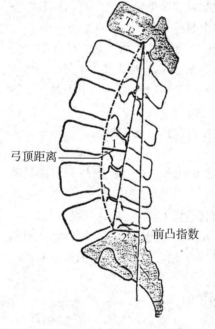

（二）腰椎曲度与慢性腰痛

按照 Seze 的测量方法，在侧位片上，自 T_{12} 的后下角至 S_1 的后上角做连线，此线与腰椎椎体后缘的弧线形成一弓，弓顶即此弧线的顶点，正常应在 L_3，弓顶距离即为顶点至上述连线垂直距离，正常为 1.8～2.2cm。再从 T_{12} 后下角向下引一垂力线，由 S_1 后上角至此线的垂直距离称为前凸指数，正常范围在 2.5cm 以内（图4-82）。L_5 椎体纵轴与骶骨纵轴的交角正常为130°。

弓顶距离

前凸指数

图4-82 弓顶距离及前凸指数

腰椎曲度不正常时，躯干重力的传导将失去平衡，过度前凸时，重力后移，椎间关节过度负重，导致小关节的退行性变，甚至关节突半脱位，发生假性滑脱，而失去稳定性，由此引起的腰痛称为小关节面综合征。腰椎前凸增加，棘突即趋接近，甚至发生接触及假关节形成，小关节退行性变失去稳定性后，椎间盘负重增加，也会继发退行性变，产生椎间不稳定。

第七节　腰骶（尾）部常用穴位断面解剖

本区主要有督脉、足太阳膀胱经循行。常用穴位有命门、腰阳关、肾俞、大肠俞、小肠俞、膀胱俞、上髎、次髎、秩边等（图3-60、图3-61）。

1. 命门（Mingmen，督脉）（图 4-83）

（1）体表定位：在后正中线上，L$_{2、3}$棘突间。

（2）穴位层次：①皮肤：由第 2 腰神经后支的内侧支分布。②皮下组织：有上述皮神经的分支通过。③胸腰筋膜。④棘上韧带或竖脊肌。⑤L$_{2、3}$棘突间的棘间韧带。

2. 腰阳关（Yaoyangguan，督脉）（图 4-83）

（1）体表定位：在后正中线上，L$_{4、5}$棘突之间。

（2）穴位层次：①皮肤：由相应的腰神经后支内侧皮支分布。②皮下组织：内有上

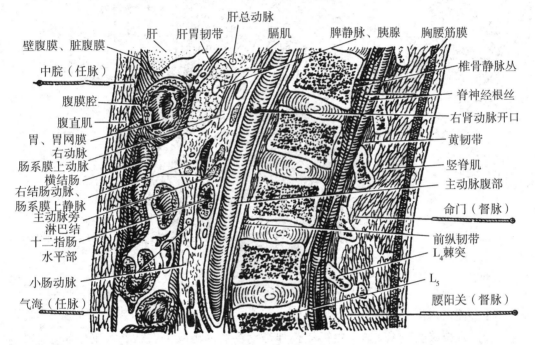

壁腹膜、脏腹膜　肝　肝胃韧带　肝总动脉　膈肌　脾静脉、胰腺　胸腰筋膜

中脘（任脉）　　　　　　　　　　　　　　　　　　　　　椎骨静脉丛

腹膜腔　　　　　　　　　　　　　　　　　　　　　　　　脊神经根丝

腹直肌　　　　　　　　　　　　　　　　　　　　　　　　右肾动脉开口

胃、胃网膜　　　　　　　　　　　　　　　　　　　　　　黄韧带

右动脉　　　　　　　　　　　　　　　　　　　　　　　　竖脊肌

肠系膜上动脉

横结肠　　　　　　　　　　　　　　　　　　　　　　　　主动脉腹部

右结肠动脉、

肠系膜上静脉　　　　　　　　　　　　　　　　　　　　　命门（督脉）

主动脉旁

淋巴结

十二指肠　　　　　　　　　　　　　　　　　　　　　　　前纵韧带

水平部　　　　　　　　　　　　　　　　　　　　　　　　L$_4$棘突

小肠动脉　　　　　　　　　　　　　　　　　　　　　　　L$_5$

气海（任脉）　　　　　　　　　　　　　　　　　　　　　腰阳关（督脉）

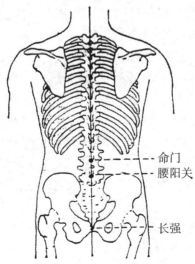

命门

腰阳关

长强

图 4-83　经中脘、气海、命门及腰阳关穴矢状面

述皮神经的分支。③胸腰筋膜浅层。④棘上韧带或竖脊肌。⑤棘间韧带。⑥弓间韧带。

3. 肾俞（Shenshu，足太阳膀胱经）（图4-84）

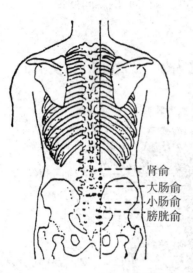

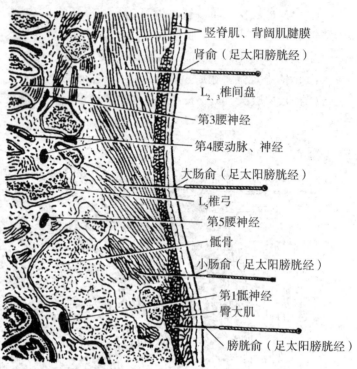

竖脊肌、背阔肌腱膜
肾俞（足太阳膀胱经）
$L_{2,3}$椎间盘
第3腰神经
第4腰动脉、神经
大肠俞（足太阳膀胱经）
L_5椎弓
第5腰神经
骶骨
小肠俞（足太阳膀胱经）
第1骶神经
臀大肌
膀胱俞（足太阳膀胱经）

肾俞
大肠俞
小肠俞
膀胱俞

图4-84　经肾俞、大肠俞、小肠俞、膀胱俞矢状面

（1）体表定位：位于后正中线两侧1.5寸，平$L_{2,3}$棘突处。

（2）穴位层次：①皮肤：由第2腰神经后支的内侧支分布。②皮下组织：有上述皮神经的分支通过。③胸腰筋膜浅层和背阔肌腱膜。④竖脊肌。

4. 大肠俞（Dachangshu，足太阳膀胱经）（图4-84）

（1）体表定位：L_4棘突旁开1.5寸。

（2）穴位层次：①皮肤：由第4腰神经后支的外侧皮支支配。②皮下组织：内有上述皮神经的分支。③胸腰筋膜浅层。④竖脊肌。

5. 小肠俞（Xiaochangshu，足太阳膀胱经）（图4-84）

（1）体表定位：在S_1棘突下，背正中线旁开1.5寸处。

（2）穴位层次：①皮肤：由第5腰神经后支和第1骶神经后支的外侧皮支支配。②皮下组织：内有上述皮神经的分支。③胸腰筋膜浅层。④臀大肌内侧缘。⑤竖脊肌起始部。

6. 膀胱俞（Pangguangshu，足太阳膀胱经）（图4-84）

（1）体表定位：S_2棘突下旁开1.5寸。

（2）穴位层次：①皮肤：由臀中皮神经分布。②皮下组织：内有上述皮神经的分支。③臀大肌。④竖脊肌。⑤深面是骶骨的后面。

7. 上髎（Shangliao，足太阳膀胱经）（图 4-85）

（1）体表定位：在骶部，S_1 棘突下旁开 1 寸，第 1 骶后孔处。

（2）穴位层次：①皮肤：由臀中皮神经分布。②皮下组织：内有上述皮神经分支。③胸腰筋膜浅层。④竖脊肌。⑤第 1 骶后孔、第 1 骶神经后支和第 1 骶神经本干。

8. 次髎（Ciliao，足太阳膀胱经）（图 4-85）

（1）体表定位：在 S_2 棘突下缘旁开 1 寸，第 2 骶后孔处。

（2）穴位层次：①皮肤：由臀中皮神经分布。②皮下组织：内有上述皮神经的分

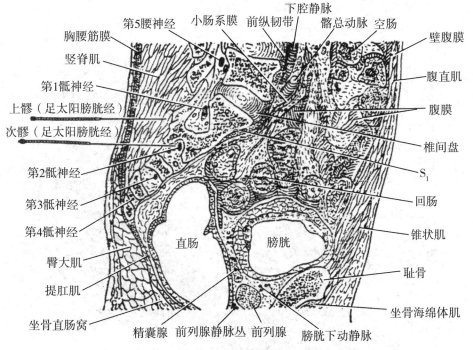

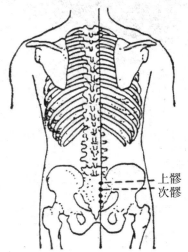

图 4-85　经上髎、次髎穴矢状面

支。③胸腰筋膜浅层。④竖脊肌。⑤第2骶后孔。⑥骶前孔。

9. 秩边（Zhibian，足太阳膀胱经）（图4-86）

（1）体表定位：胞肓直下，在骶管裂孔旁开3寸。

（2）穴位层次：①皮肤：由臀上皮神经分布。②皮下组织：内有上述皮神经的分支。③臀大肌。④坐骨神经。⑤股方肌。⑥阴部神经。

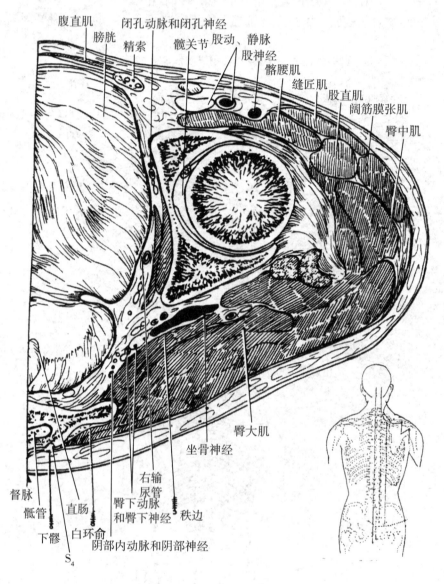

图4-86　经 $S_{4,5}$ 椎间水平面（右侧）

颈肩腰腿痛应用解剖学

第五章　腹前外侧壁

第一节　体表标志及表面解剖

一、境界与分区

(一)境界

腹前外侧壁的上界为胸部下界,即剑胸结合向两侧沿肋弓、第11肋前端、第12肋下缘至T_{12}棘突的连线;下界为耻骨联合上缘、耻骨嵴、耻骨结节、腹股沟、髂嵴至L_5棘突的连线;两侧以腋后线为界。腹前外侧壁又分腹前壁和腹外侧壁,前者居左、右侧半月线之间,后者自两半月线分别延至左、右侧腋后线。

(二)分区

为了描述和确定腹腔脏器的位置,临床通常用两条水平线及两条垂直线将腹部分为九个区(九分法)。上水平线为经过两侧肋弓下缘最低点(相当于第10肋)的连线,下水平线为经过两侧髂结节的连线;两条垂直线分别为左、右腹股沟韧带中点向上的垂直线。九个区是:上为腹上区及左、右季肋区,中为脐区及左、右外侧区;下为腹下区及左、右髂区(左、右腹股沟区)(图5-1)。此外,尚有四分法,即用通过脐的垂直线和水平线将腹部分为左、右腹上区及左、右腹下区四个区域(图5-2)。

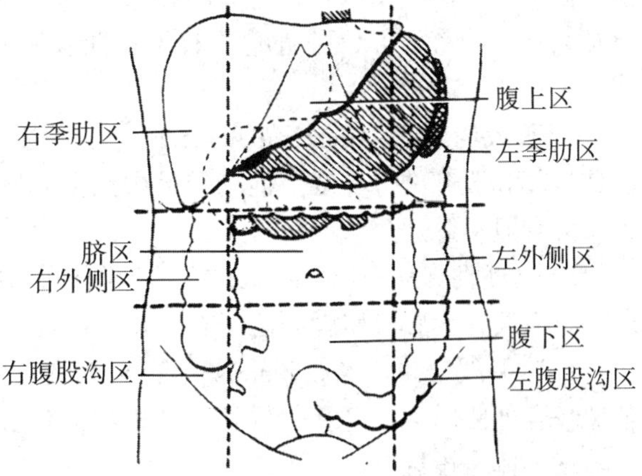

图5-1　腹部的分区(九分法)及主要器官的投影

二、体表标志

1. 腹上窝(epigastric fossa)　俗称心窝,系腹部前正中线最高处的小凹,仰卧时更易见到。腹上窝位于剑胸结合的直接下方,其两侧是肋缘。左、右侧肋缘的夹角叫胸骨下角(infrasternal angle)或称肋下角(subcostal angle),此角可随腹部膨隆和腹内压增高而加大;角内有剑突。一侧肋缘与剑突侧缘之间,为肋剑突角,经左肋剑突角向左上后方刺入，可进至心包腔，行心包腔穿刺术。

2. 前正中线　上起剑胸结合处，下达耻骨联合上缘，全长被脐分成脐上段和脐下段；它实际上是一皮肤浅沟，瘦者尤为明显。为任脉循行部位。前正中线的深方是腹白线，后者由腹部三层扁肌的腱膜在左、右侧腹直肌之间交织构成。在腹白线交叉的纤维之间，可出现小的裂隙、腹膜外脂肪等组织可以从此疝出。

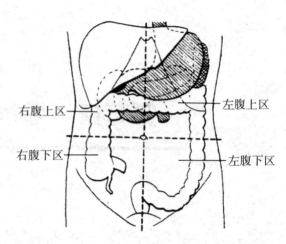

图 5-2　腹部分区（四分法）及主要器官的投影

3. 脐（omphalos）　与左、右侧髂嵴最高点约在同一平面，向后平齐 L_4 棘突或 $L_{3,4}$ 间，但因年龄、性别、体态和胖瘦程度而有变化。自脐向两侧并稍向上斜的带状皮肤节段（皮节），由第 10 胸神经皮支支配，据此，可以推算腹部的其他皮肤节段。因而，脐的位置在判断脊髓和脊神经损害或麻醉平面中，有实用价值。

4. 耻骨联合（pubic symphysis）　在腹部前正中线下端易于扪到。耻骨联合上缘是骨盆入口的界标之一，空虚状态的膀胱位于耻骨联合上缘平面以下。其前面有腹直肌附着。

5. 耻骨嵴（pubic crest）和耻骨结节（pubic tubercle）　耻骨嵴是自耻骨联合上缘向外侧方延伸的横向骨嵴，长 2~3cm，终于耻骨结节。肥胖者不易扪得，男性可以阴茎悬韧带向上两横指取之。耻骨嵴的直上方，是腹股沟管浅环的内侧份，此环的中心点在耻骨结节的直上方。耻骨嵴上有锥状肌及腹直肌附着。耻骨结节上有腹股沟韧带附着。

6. 腹股沟韧带（inguinal ligament）　为附着于髂前上棘和耻骨结节之间的韧带，也是腹部和股部的分界线。此韧带的中点上方一横指处为腹股沟管腹环所在部位。中点的深面有股动脉通过。

7. 腹直肌（rectus abdominis）　为腹白线两侧的纵行肌性隆起。此肌发达者可显出数条横纹，为腹直肌腱划之所在。

8. 半月线（linea semilunaris）　又名腹直肌线，为沿腹直肌外侧缘的弧形线，自耻骨联合外侧向上与第 9 肋软骨下缘相交，其右侧的交点即为胆囊底的体表投影。

三、体表投影

腹腔主要器官在腹前壁的投影，随年龄、体位、体型、消化道充盈状态及腹壁肌肉紧张度的差异而稍有变化，一般情况下如表 5-1 所示。

表 5-1　腹腔主要器官在腹前壁的投影（成人）

右季肋区	腹上区	左季肋区
1. 右半肝大部分 2. 部分胆囊 3. 结肠右曲 4. 部分右肾	1. 右半肝小部分及左半肝大部分 2. 胆囊 3. 胃幽门部及部分胃体 4. 胆总管、肝动脉和肝门静脉 5. 十二指肠大部分 6. 胰的大部分 7. 两肾一部分及肾上腺 8. 腹主动脉及下腔静脉	1. 左半肝小部分 2. 胃贲门、胃底及部分胃体 3. 脾 4. 胰尾 5. 结肠左曲 6. 部分左肾
右外侧区 1. 升结肠 2. 部分回肠 3. 右肾下部	脐区 1. 胃大弯（胃充盈时） 2. 横结肠 3. 大网膜 4. 左、右输尿管 5. 十二指肠小部分 6. 空、回肠各一部分 7. 腹主动脉及下腔静脉	左外侧区 1. 降结肠 2. 部分空肠 3. 左肾下部
右髂区	腹下区	左髂区
1. 盲肠 2. 阑尾 3. 回肠末端	1. 回肠袢 2. 膀胱（充盈时） 3. 子宫（妊娠后期） 4. 部分乙状结肠 5. 左、右输尿管	1. 大部分乙状结肠 2. 回肠袢

第二节　腹前外侧壁的软组织

腹前外侧壁可分为如下九层（表 5-2）。

表 5-2　腹前外侧壁的层次

层次序数	层次名称	层次特征
1	皮肤	具有上皮的表面层
2	浅筋膜	脂肪结缔组织层
3	深筋膜	筋膜层
4	腹外斜肌	
5	腹直肌、腹内斜肌 ⎫ 肌层	
6	腹横肌	
7	腹横筋膜	筋膜层
8	腹膜外组织	脂肪结缔组织层
9	前腹膜壁层	具有上皮的表面层

一、皮肤

腹前外侧壁皮肤薄而柔嫩，血供丰富，借浅筋膜层疏松连于深筋膜层，有很大的可移动性，因而少量皮肤缺损无碍于创口的缝合。但在腹股沟区，因皮肤与深部层次连结较紧，故移动性也较差。脐部皮肤皱褶内陷，同深部层次借瘢痕组织紧连，因而无移动性。

腹前外侧壁皮肤的延展性（弹性）十分突出，能适应生理、病理状态下腹部的高度膨隆，见于妊娠、腹水等。

皮肤真皮层胶原纤维按张力方向排列形成的平行束，为皮肤张力线，亦称 langer 皮肤分裂线。人体各部此张力线的行向不同，如于腹前外侧壁处，皮肤张力线是斜向前下方的。

腹前外侧壁皮肤的神经支配具有节段性，据此，可以判断麻醉或神经损害平面。

腹前外侧壁皮肤由第 7~11 胸神经前支（肋间神经）的前皮神经和外侧皮神经，以及第 12 胸神经前支（肋下神经）和第 1 腰神经前支的前皮神经支配（图 5-3）。各神经支配的皮肤区呈斜条形，依顺序排列，成为系列皮肤节段。上述神经中，居中间位的 1 对，即第 10 胸神经前支，支配包含脐在内的皮肤节段。第 7~9 胸神经前支的走向较趋横向，其中第 7、第 8 胸神经前支略转行向上。第 11、12 胸神经前支和第 1 腰神经前支走向更为倾斜。结果是，第 7 胸神经前支支配剑突平面，第 10 胸神经前支支配脐皮肤节段，第 1 腰神经前支支配耻骨联合上方一横掌范围的皮肤区，其他各对胸神经前支所支配的皮节可依此推算（图 5-4）。

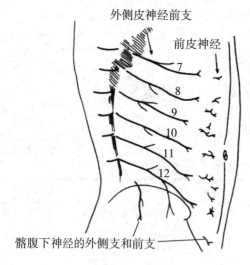

图 5-3　腹前外侧壁的皮神经

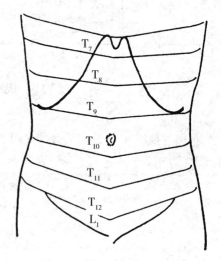

图 5-4　腹前外侧壁的皮肤的
节段性神经支配

神经对皮肤的支配，除了具有节段性特征外，还有重叠现象，即某一皮肤节段在接受一特定神经为主支配的同时，还为邻位神经所兼管（图 5-5）。

因此，仅 1 个脊髓节段或后根损害时，相应的分布仅有感觉减退，但不出现感觉丧失。

颈肩腰腿痛应用解剖学

二、浅筋膜

腹前外侧壁的浅筋膜（superficial fascia）层，在脐平面以上和以下各有不同。脐平面以上的浅筋膜层结构单一，与胸部浅筋膜层连续。脐平面以下的浅筋膜层分浅、深层，胖者尤其明显；两层间有浅组血管、神经和淋巴管通行，腹股沟浅淋巴结的上群也在此两层之间。

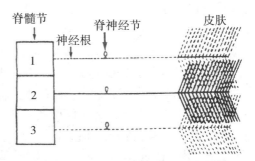

图 5-5　皮肤感觉神经节段性分布模式

1. 浅筋膜的浅层　是脂肪层，又名 Camper 筋膜，厚而疏松，含大量脂肪，是人体仅次于臀区和躯干侧部的第三大脂肪储库。脂肪量男性以脐上区较多，女性主要在脐周和腹下部；中线处脂肪量略少，脐处则全无脂肪。脂肪层同深层组织疏松相连，与之易于分离；用手指捏持腹前外侧壁时，脂肪层可随同皮肤被捏在手指之间，由此可估计皮下脂肪的厚度。脂肪层向上方、向两侧与胸部和腹后壁的浅筋膜层移行，向下与股部和会阴部的浅筋膜层及坐骨直肠窝脂体相延续。在男性，延续至阴茎、阴囊的脂肪层逐渐变薄，缺乏脂肪组织；阴囊的浅筋膜层且包含平滑肌纤维，成为肉膜，由生殖股神经支配。在女性，脂肪层续向大阴唇及会阴的其余部分。

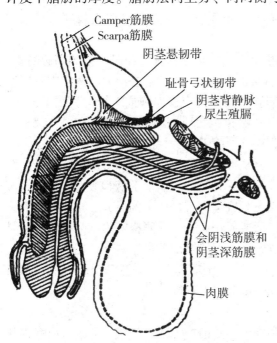

图 5-6　Scarpa 筋膜与会阴筋膜的连续

2. 浅筋膜的深层　呈膜状，称膜性层，又名 Scarpa 筋膜。膜性层薄而含弹力纤维，借疏松组织连于深筋膜层，有支持腹内脏器的作用。膜性层于正中平面紧附腹白线和耻骨联合，并且延伸至阴茎背，参加形成阴茎袢状韧带（fundiform ligament of penis）。膜性层的两侧部附于髂嵴。腹股区的膜性层越腹股沟韧带浅方向下，在韧带下约一横指止于阔筋膜，附着线与腹股沟韧带平行。腹下区浅筋膜的膜性层，在阴茎袢状韧带与耻骨结节之间越耻骨嵴和精索及其被膜

浅方向下，续为阴茎浅筋膜（superficial fascia of penis）和会阴浅筋膜（superficial fascia of perineum，Colles 筋膜）（图 5-6）。于是，由膜性层深面向下，可循浅阴茎筋膜和浅会阴筋膜的深面，通向浅会阴筋膜与尿生殖膈下筋膜（又称深会阴筋膜或会阴膜）之间的会阴浅隙（superficial perineal space）。

三、深筋膜

腹深筋膜遮盖腹前壁及侧壁，此层筋膜随着 3 层腹肌而分为 4 层。腹深筋膜浅层遮

盖腹外斜肌的浅面，位于腹外斜肌肌性部浅面的部分甚为发达，遮盖腹外斜肌腱膜表面的部分较薄弱，与腹外斜肌腱膜紧密结合，这层筋膜向上和胸筋膜浅层（胸大肌表面的深筋膜）及背阔肌表面的深筋膜相连，向内遮盖腹直肌鞘，向下紧附着于腹股沟韧带及髂嵴外唇。腹深筋膜浅层在腹股沟管皮下环的外上方为横行的纤维，这些纤维横越腹外斜肌腱膜2个脚之间，称为脚间纤维。此纤维在腹股沟管皮下环处续于提睾筋膜，包裹提睾肌及精索。腹深筋膜中间两层甚薄弱，如前所述遮盖于腹内斜肌外面的很薄弱；介于腹内斜肌与腹横肌之间的，连结较紧，内有血管神经通过。深层即腹横筋膜。

腹横筋膜（transverse fascia）分布于腹壁内面的两侧部分，紧贴于腹横肌的内面；在腹前壁的上方紧贴于腹直肌鞘后壁的后面，下部（在弓状线以下）紧贴于腹直肌的后面。腹横筋膜各处厚薄不一，其下方与反转韧带上缘及髂嵴内唇紧密愈合在一起；在腹股沟区，于腹直肌鞘外侧缘附近处比较致密，并与腹内斜肌和腹横肌的联合腱紧密编织在一起。在腹股沟韧带中点的上方约1.5cm处，腹横筋膜较疏松，包围精索周围，形成漏斗状的突起，并随精索突入阴囊，构成睾丸精索鞘膜（或称精索内筋膜），由此包围精索所形成的环，即为腹股沟管腹环。腹横筋膜在腹股沟管腹环的内侧变厚，形成一纵形韧带，即凹间韧带（interfoveolar ligament）。在脐附近的腹横筋膜也较厚，纤维多为横行，特称为脐筋膜（umbilical fascia）。

腹横筋膜同腹部其他各壁的相应筋膜层延续，共同形成腹盆腔肌性壁的筋膜衬里。这一筋膜衬里，总称为腹内筋膜（endoabdominal fascia），它的各个部分因覆盖在不同肌的表面，按肌命名，从而成了名称各异的筋膜。因此，腹横筋膜向上延续为膈下筋膜，向后移行于覆盖腰方肌的胸腰筋膜前层，以及贴在腰大肌表面的髂筋膜，再被覆膈脚，经腹主动脉和下腔静脉的后方，与对侧筋膜连续，附着于脊柱的前纵韧带。

髂筋膜在腰大肌和腰方肌的上部增厚，分别形成内侧弓状韧带和外侧弓状韧带。髂筋膜覆在髂腰肌表面，向下达腹股沟韧带外侧半后方时，在髂前上棘和股血管之间与腹股沟韧带后缘附着，并且同腹横筋膜移行。在腹股沟韧带内侧半的后方，减薄的髂筋膜贴附于耻骨梳上，并随股血管向股部延伸，形成股鞘后壁。而腹横筋膜则贴腹股沟韧带内半侧，循股血管前方延伸入股部，成为股鞘前壁。股鞘前、后壁是互相连续的，故股鞘实为腹内筋膜的一种突向下方的盲袋（图5-7）。更向内侧方，髂筋膜越骨盆入口续为在闭孔内肌和肛提肌盆腔面的闭孔内肌筋膜和盆膈上筋膜。

四、肌肉及其形成的结构

腹前外侧壁的肌层按部位可分为前群和外侧群。前群为两对长肌，即腹直肌和锥状肌；外侧群为阔肌，由浅入深为腹外斜肌、腹内斜肌和腹横肌，此3层肌形成具有临床意义的一些结构。

（一）腹外斜肌

腹外斜肌（obliquus externus abdominis）（图5-8）位于胸下部和腹部的外侧皮下，为腹肌中最宽大的阔肌。外半部是肌腹，呈长方形；内半部是腱膜。此肌遮盖胸廓下部及腹内斜肌。以8个肌齿起自第5~12肋骨的外面，上部肌齿与前锯肌肌齿交错，下部肌齿与背阔肌肌齿交错。肌纤维斜向前下方，后下部的肌纤维止于髂嵴前部的外唇；前上部的肌纤维向前下方，在半月线以内和髂前上棘高度以下，移行于宽阔的腱膜。该腱

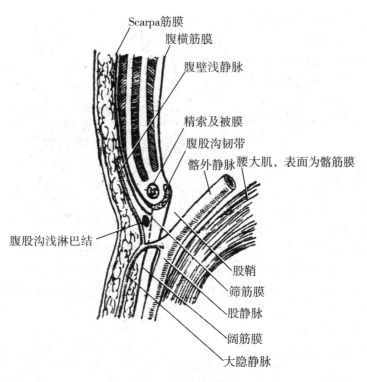

Scarpa筋膜
腹横筋膜
腹壁浅静脉
精索及被膜
腹股沟韧带
髂外静脉　腰大肌，表面为髂筋膜
腹股沟浅淋巴结
股鞘
筛筋膜
股静脉
阔筋膜
大隐静脉

图5-7　股鞘示意

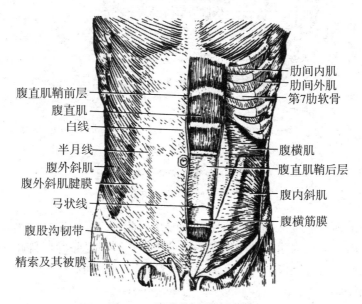

腹直肌鞘前层
腹直肌
白线
半月线
腹外斜肌
腹外斜肌腱膜
弓状线
腹股沟韧带
精索及其被膜

肋间内肌
肋间外肌
第7肋软骨
腹横肌
腹直肌鞘后层
腹内斜肌
腹横筋膜

图5-8　腹前外侧壁的肌肉

膜的下缘增厚成为腹股沟韧带，紧张于髂前上棘和耻骨结节之间。腹外斜肌腱膜在腹股沟韧带内侧端，即耻骨结节的上方纤维裂开，形成一个三角形的裂孔。裂孔内上方的纤维束，止于耻骨联合的前面，称内侧脚（medial crus）；外下方的纤维束止于耻骨结节，称外侧脚（lateral crus）。裂孔的外上方两脚之间，有由腹股沟韧带分散来的弓形纤维组织相连结。此弓形纤维称脚间纤维（intercrural fibers）。另外，从外侧脚附着处分出部分腱纤维，弯曲斜向内方，经过精索与内侧脚深方，形成反转韧带（reflected ligament），移行于腹直肌鞘前壁。上述的内、外侧脚，脚间纤维及腹股沟反转韧带所围成的孔，称为腹股沟管皮下环，或称腹股沟管浅环（superficial inguinal ring）（图5-9）。男性的精

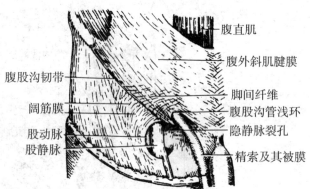

图 5-9　腹外斜肌腱膜

索及其部分被膜或女性的子宫圆韧带，由浅环通过。腹股沟韧带内侧端的一小部分纤维向下后方，并向外侧转折成为腔隙韧带（陷窝韧带）。腔隙韧带向外侧延续附着于耻骨梳上的部分，称耻骨梳韧带（pectineal ligament）（图5-10）。腹外斜肌受下6对胸神经的腹侧支支配。

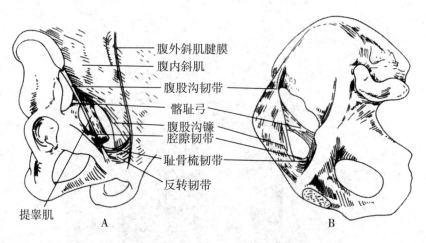

图 5-10　腹股沟区的韧带（右侧）

A. 外面观　B. 内面观

　　由背阔肌的前缘、腹外斜肌的后缘及髂嵴形成腰下三角（Petit 三角）。三角区的底为腹内斜肌。腰下三角为腹后侧壁的薄弱区域之一。腹膜后脓肿可自此穿破；腹腔内压增高时，腹内脏器有可能经此薄弱区突出而成腰疝（图5-11、图5-12）。

（二）腹内斜肌

　　腹内斜肌（obliquus internus abdominis）（图5-8）除腰下三角处以外，均被腹外斜肌遮盖，肌腹呈扁形，较腹外斜肌厚，自后向前起自胸腰筋膜、髂嵴前部中间线和腹股沟韧带外侧1/2。肌纤维方向与腹外斜肌纤维方向交叉。此肌后部肌纤维斜向前上方，止于第10~12肋软骨及肋骨的下缘，中部靠上方的肌纤维（髂前上棘部）水平向内，这两部分肌纤维在半月线附近，移行于腱膜。腱膜分为前、后两层，参与腹直肌鞘前、

颈肩腰腿痛应用解剖学

后叶的构成，再向内止于白线。下部肌纤维（腹股沟韧带部分）斜向内下方，经过精索（在女性为子宫圆韧带）的前面移行于腱膜，下缘部的腱膜与腹横肌的腱膜形成联合腱，或叫腹股沟镰（inguinal falx）（图 5-13）。联合腱向内侧参与腹直肌鞘下部前壁的构成，联合腱向下止于耻骨梳的内侧端及耻骨结节附近。腹内斜肌最下部的肌束随精索进入阴囊，像一个兜一样套住睾丸和精索，构成提睾肌（cremaster）。提睾肌是提睾反射的效应器官。此肌虽属横纹肌，但不随意志支配，是反射性的（提睾反射），由独立的反射弧付诸实现（反射中枢在脊髓第 1、第 2 腰节）。腹内斜肌受下 6 对胸神经及第 1 腰神经腹侧支支配。

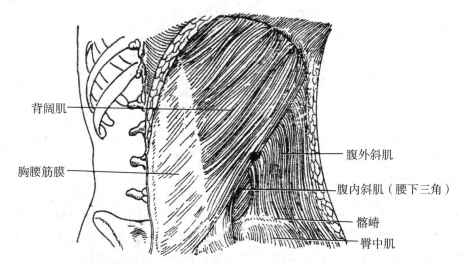

图 5-11　腹后侧壁之浅层肌图示腰下三角之正常边界及底

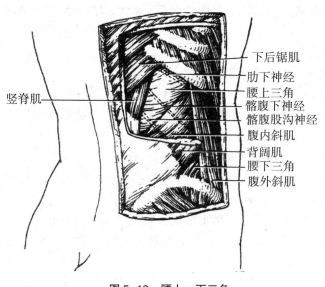

图 5-12　腰上、下三角

由下后锯肌及第 12 肋的下缘、腹内斜肌上缘及竖脊肌的外缘围成腰上三角（Grynfelt 三角）（图 5-12）。有时，下后锯肌和腹内斜肌在第 12 肋骨上的附着不相衔接，由第 12 肋骨构成另一边而呈菱形区。表面为背阔肌覆盖。腰上三角的底为腹横肌起始部的腱膜，腱膜深面有 3 条与第 12 肋平行排列的神经。自上而下为肋下神经（subcostal nerve）、髂腹下神经（iliohypogastric nerve）和髂腹股沟神经（ilioinguinal nerve）。腰上三角为腹后壁薄弱区之一，腹腔器官可经此三角向后突，形成腰疝。

第五章　腹前外侧壁

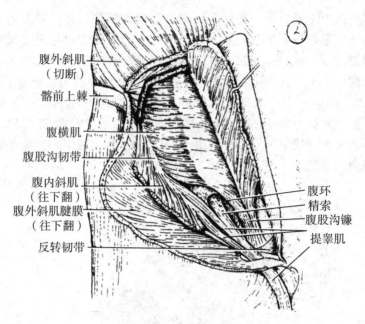

图 5-13　腹前壁下部肌

腹外斜肌
（切断）

髂前上棘

腹横肌

腹股沟韧带

腹内斜肌
（往下翻）

腹外斜肌腱膜
（往下翻）

反转韧带

腹环
精索
腹股沟镰
提睾肌

（三）腹横肌

腹横肌（transversus abdominis）（图 5-13）为腹部阔肌中最深和最薄者，大部分被腹内斜肌遮盖，最上部肌纤维被腹直肌遮盖。起点广阔，自上而下起自第 7~12 肋软骨的内面（自肋缘向上约一手掌宽的地方，其肌齿与膈肌的肌齿相互交错）、胸腰筋膜、髂嵴前部的内唇和腹股沟韧带外侧 1/3。肌纤维向内横行，移行于腱膜。在半环线以上腹横肌腱膜参与腹直肌鞘后壁；在半环线以下参与腹直肌鞘前壁的组成并向内止于腹白线。最下部的肌束，也参加提睾肌和联合腱的构成。腹横肌受下 6 对胸神经及第 1 腰神经腹侧支支配。

腹内、外斜肌及腹横肌主要作用如下：

（1）为背肌的拮抗肌，可使躯干前屈。

（2）腹内斜肌和腹外斜肌的外侧部，两侧收缩可使脊柱前屈；一侧收缩可使脊柱侧屈，其余部分使躯干旋转。单侧腹外斜肌收缩时使躯干转向对侧，而单侧腹内斜肌收缩则使躯干转向同侧。

（3）向下牵拉肋骨，使胸廓横径变小，胸廓容积缩小，帮助呼气。

（4）这 3 层阔肌的肌纤维相互交错，其结构恰如三合板的结构，功能较强，与其他腹肌（如腹直肌、锥状肌）共同作用，可维持和增加腹内压。腹内压对维持腹腔脏器的位置有重要的意义。若这些腹肌张力减弱时，可促使腹腔脏器下垂，位置改变，以致影响其功能。由于神经损伤（如小儿麻痹后遗症）引起腹肌瘫痪时，在患儿哭泣或深吸气时，则瘫痪的一侧腹壁向外膨出。

（5）腹肌收缩时，可增加腹内压力，挤压腹腔脏器，促使其内容物的排出，以完成多项生理功能，如排便、分娩、咳嗽、呼气和腹腔静脉血回流等。

（四）腹直肌

腹直肌（rectus abdominis）（图5-14）位于腹前壁正中线的两侧，腹白线与半月线之间，居腹直肌鞘内。为上宽下窄的带形多腹肌。两侧腹直肌内侧缘以白线相隔，因白线在脐以上呈带状，脐以下为线形，故两侧腹直肌上部距离较远（约1cm），而下方几乎相贴。腹直肌起自第5~7肋软骨的前面和剑突，肌纤维直向下方，止于耻骨上缘（耻骨结节与耻骨联合之间）及耻骨联合的前面。肌纤维被整个锯齿状的腱划分隔，这种腱划与分隔肌节的组织同源，因此证明，腹直肌是由多数肌节合并而成的。在人类通常只有3个腱划：最上方的1个在胸骨剑突的稍下方，最下方的1个居脐的水平线上，中间的1个界于上述二者之间。这些腱划为狭窄（宽约1cm）的结缔组织索。另外偶尔在脐以下也可发现第4个腱划。此肌的主要作用是使胸廓和骨盆相互接近（即弯曲脊柱）。如起床时，胸锁乳突肌收缩使头仰起，颈椎屈曲，腹直肌收缩使胸、腰椎屈曲，髂腰肌收缩使髋关节屈曲，实现起床的动作。此外，腹直肌还可帮助维持腹压和协助呼吸。腹直肌受肋间神经（$T_{6~10}$）支配。

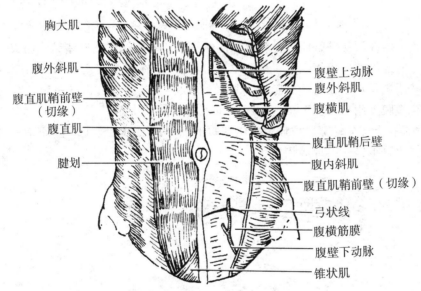

图5-14 腹直肌、锥状肌

（五）锥状肌

锥状肌（pyramidalis）（图5-14）为长三角形的小扁肌，在脐与耻骨联合线的中点以下，居腹直肌肌鞘内，腹直肌下端的前面。起自耻骨上支前面（耻骨结节与耻骨联合之间），肌纤维斜向内上方，止于白线。在人类此肌属退化肌，甚至阙如。其收缩时可拉紧腹白线。锥状肌受肋下神经支配。

（六）白线

白线（linea alba）为1条窄带形结缔组织，位于腹前壁正中线，上端起于剑突，下端止于耻骨联合。白线上宽而薄、下窄而厚，分别称为腹白带和腹白线；上方的宽度与剑突宽度相合，于脐-耻骨联合连线上、中1/3段交界平面处陡然变窄，下方则同耻骨联合的宽度一致。

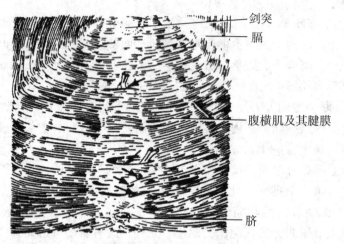

图 5-15　腹前外侧壁上份内面观

箭头示白线被神经、血管穿过而致的薄弱

（腹膜及腹膜外脂肪等已剥除）

腹白线系由 3 层腹壁阔肌的腱膜，在两侧腹直肌内侧缘之间交错编织而成。约在白线的中点处有疏松的瘢痕组织区，称脐（umbilicus）。在相互交织的结缔组织纤维束之间，留有若干椭圆形小孔（或裂隙），供血管支及神经支通过（图 5-15）。有时腹膜外蜂窝组织、腹膜外脂肪或甚至小范围腹膜也可经此孔突出至皮下，成为白线疝（图 5-16）。白线在脐上部分较宽，故疝多发生在腹上部分，因而又称上腹部疝。一旦有疝形成，即压迫血管神经而出现症状。

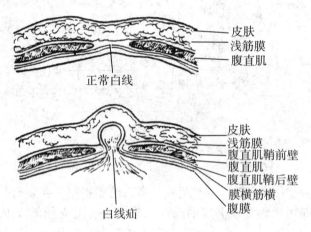

图 5-16　白线疝

腹白线的深面与腹横筋膜相贴，更深层是腹膜前组织和前腹膜壁层。

（七）弓状线

弓状线（arcuate line）又名 Douglas 半月襞，为腹直肌鞘后壁的游离下缘（图 5-8），由腹内斜肌腱膜后叶和腹横肌腱膜形成。此线以下的腹内斜肌腱膜及腹横肌腱膜，均改道行至腹直肌前方，构成腹直肌鞘前壁。如果 2 种腱膜在同一平面改道，则弓状线

颈肩腰腿痛应用解剖学

明显易辨，反之，即可能无明显的弓状线。弓状线通常呈弧形，凹侧向下方，或向下外侧方。绝大部分弓状线（94%）见于脐-耻骨联合连线上、中 1/3 段交点之上、下各 10mm 范围内，距耻骨联合上缘平均 10cm。临床上，可以脐-髂前上棘线与半月线的交点或髂前上棘间线，标示弓状线的所在平面。弓状线通常和腹横筋膜结合。

（八）腹直肌鞘

腹直肌鞘（sheath of rectus abdominis）是腹直肌的腱膜性鞘套，由经过腹直肌前方和后方的腹外斜肌腱膜、腹内斜肌腱膜及腹横肌腱膜所构成。因为左、右侧这三层腱膜的腱膜纤维在中线处编织形成的腹白线，将左、右腹直肌鞘完全隔开，故两鞘不能互通。

然而，腹直肌鞘并非完整，其前、后壁的构成在不同平面也略有不同（图 5-17）。

（1）在肋缘以上，因为腹横肌系横过肋缘后面，腹内斜肌在肋缘止，腹直肌则是直接附于胸廓前面，因而腹直肌后方是没有腹直肌鞘后壁的；腹直肌鞘前壁则仅由腹外斜肌腱膜单独形成，其浅面由胸大肌所覆盖。

（2）在腹上区的上份平面，腹直肌鞘后壁只由腹横肌肌性部构成（少数人兼有腹内斜肌），这是因为腹内斜肌最上份纤维未能到达这一高度的缘故。腹直肌鞘前壁则主要由腹外斜肌腱膜独立形成，或偶有小部分为腹外斜肌肌纤维。

（3）肋缘（腹内斜肌上缘）至髂前上棘间线之间平面，腹直肌鞘前壁由腹外斜肌腱膜和腹内斜肌腱膜的前叶合并形成，后壁由腹内斜肌腱膜后叶及腹横肌腱膜融合构成，其游离下缘即弓状线。但是，在肋缘下 3~4cm 范围内的腹直肌鞘后壁是肌-腱膜性的，即由腹横肌和腹内斜肌腱膜后叶共同形成的，而不纯粹是腱膜性的。

（4）髂前上棘间线以下或脐-耻骨联合上、中 1/3 段交点以下的平面，腹直肌鞘前壁由腹内斜肌腱膜和腹横肌腱膜共同形成，亦可有肌纤维（主要是腹内斜肌肌纤维）参加。腹直肌鞘前壁的浅面覆有腹外斜肌腱膜，它同腹直肌鞘前壁之间隔有疏松结缔组织。虽然如此，通常说腹直肌鞘前壁时，是将腹外斜肌腱膜层也包括在内的。

在这一平面，腹直肌鞘后壁一般阙如，致腹直肌后面与腹横筋膜直接相贴，也有人认为腹直肌在此为分层的腹横筋膜所包蔽。总之，在这一平面，腹直肌后面所邻接的，主要是筋膜而不是腱膜，并且十分邻近腹膜。所以，这一段腹直肌有出血或感染时，病损可刺激腹膜，出现如同腹腔内脏疾患时的症状和体征。

（5）沿半月线处，腹内斜肌腱膜前、后叶与腹外斜肌腱膜和腹横肌腱膜合并的部位，是在前、后叶分叶线的中线侧，换言之，是在半月线的稍内侧处。由此：①正当半月线处，三层扁肌的腱膜仍分层存在。②与腹横肌腱膜合并构成腹直肌鞘后壁以前的腹内斜肌腱膜后叶，成了肋间神经、血管穿入腹直肌鞘的必经之途（图 5-18）。

综合上述，可以看出，腹直肌鞘前壁的组成结构为自上而下渐趋增多，而腹直肌鞘后壁的组成结构是自上而下逐渐减少。

腹直肌鞘前壁有成纵列的小孔，供前皮神经或其内、外侧支和小血管穿行。腹直肌鞘内容物有腹直肌及锥状肌，腹壁上下动静脉，以及第 7~12 肋间神经。

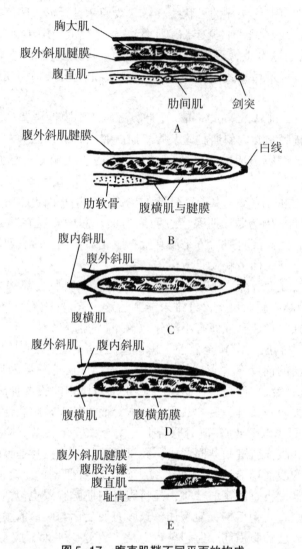

胸大肌
腹外斜肌腱膜
腹直肌
肋间肌　剑突

A

腹外斜肌腱膜
白线
肋软骨　腹横肌与腱膜

B

腹内斜肌
腹外斜肌
腹横肌

C

腹外斜肌　腹内斜肌
腹横肌　腹横筋膜

D

腹外斜肌腱膜
腹股沟镰
腹直肌
耻骨

E

图 5-17　腹直肌鞘不同平面的构成
A. 肋缘以上　B. 腹上区　C. 弓状线上方　D. 弓状线下方　E. 耻骨平面

（九）腹股沟管

腹股沟管（inguinal canal）（图 5-19、图 5-20）位于腹前壁的下部，腹股沟韧带内侧半的稍上方，并非真正的管，而是腹前壁各肌肉之间的一个裂隙。它有内、外 2 个开口及 4 壁。腹股沟管长轴与腹股沟韧带平行，长 3~4cm。腹股沟管内在男性有精索及髂腹股沟神经通过，精索由输精管、输精管动脉、睾丸动脉、蔓状静脉丛、生殖股神经的生殖支、淋巴管及腹膜鞘突的残余部分等所组成；在女性有子宫圆韧带及髂腹股沟神经通过。

内口称为腹股沟管深环（或腹环），位于腹股沟韧带中点上方约 1.5cm 处，为腹横筋膜突向腹股沟管的起始处；深环的环缘与精索内筋膜相移行。环的内侧有腹壁下动脉和凹间韧带经过。

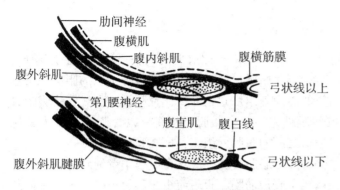

图 5-18　肋间神经和第 1 腰神经的行径

外口即腹股沟管浅环（或皮下环），为腹外斜肌腱膜止点处的裂隙，呈三角形，外侧界为外侧脚，内侧界为内侧脚，上方为脚间韧带，下方为腹股沟反转韧带（见腹外斜肌）。皮下环位于靠近耻骨结节外上方的皮下。从浅环边缘向下延续的筋膜管即精索外筋膜。

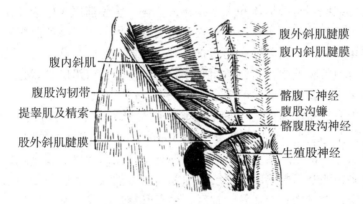

图 5-19　腹股沟管中层

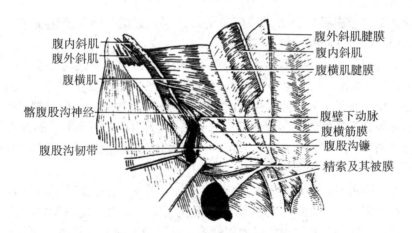

图 5-20　腹股沟管深层

　　腹股沟管的四壁为精索或子宫圆韧带穿经腹股沟管时，其前、后、上、下所连结的结构。前壁是腹外斜肌腱膜和腹内斜肌，后壁是腹横筋膜和腹股沟镰，上壁为腹内斜肌和腹横肌的弓状下缘，下壁为腹股沟韧带。

　　在腹壁下部由于有腹股沟管的存在，致使该部比较薄弱，因此腹腔内容物可由此处突出而形成疝。

五、腹膜外组织

腹膜外组织是腹横筋膜深面的脂肪结缔组织层，此层即间隔腹横筋膜与腹膜壁层，又随腹膜向器官返折延伸至器官，成为器官浆膜层的一部分。腹膜外组织的脂肪含量在腹部各区不等。膈下面和腹白线后方的腹膜外组织致密菲薄，致膈及腹白线同腹膜附着紧密。后腹膜壁层和腹后壁之间的腹膜外组织又名腹膜后组织，以含脂肪量多为其特征。腹前外侧壁腹横筋膜与前腹膜壁层之间的腹膜外组织，即腹膜前组织。

腹膜前组织除髂嵴上方和下腹部者外，脂肪含量一般不多。瘦小者的腹膜前组织可能只是少许结缔组织，薄如膜状，以至于腹横筋膜、腹膜前组织和前腹膜壁层三者如同1层。虽然如此，其腹膜前组织却仍属疏松结缔组织，在疝修复中不应该将它误认为腹横筋膜。腹前外侧壁唯一无腹膜前组织的部位是脐。

下腹部为适应某些器官的形体和大小有较大变化，腹膜前组织较为疏松，脂肪含量也较多，这就使得腹膜壁层易自腹横筋膜及髂筋膜分离。当充盈的膀胱升入固有腹腔时，前腹膜壁层也部分离开腹前壁，随膀胱上升，这样，在耻骨联合上方可有高数厘米的腹前壁暂时没有前腹膜壁层覆盖，从而对尿路阻塞患者，可沿耻骨联合上缘穿刺膀胱排放尿液，而不至于伤及腹膜腔内的器官、组织。

腹膜前组织内有旋髂深血管、腹壁下血管、脐动脉索（脐外侧韧带）和脐尿管索（脐正中韧带）等结构通过，后两种韧带和肝圆韧带的结缔组织在脐的上、下方散布成一片坚韧的纤维层，并常紧贴腹白线，腹膜借助它也同腹白线黏着较紧。腹下区的腹膜前组织中，还有柔弱的脐膀胱筋膜和脐膀胱前筋膜，它们续向膀胱。延伸入精索内筋膜袋内的腹膜前组织，将输精管及血管、神经、淋巴管等连结在一起，成为精索。

六、前腹膜壁层

前腹膜壁层（壁腹膜）是腹前外侧壁的最内层，此层与脐筋膜紧密结合，并同后腹膜壁层、膈腹膜、盆腔膜等相连续。

在下腹部（脐以下），壁腹膜与其浅面的结构一起形成5条凸向腹膜腔的皱襞（图5-21）：位于正中线者（由脐至膀胱尖）为脐正中襞，其中有脐正中韧带，是胚胎期脐尿管的痕迹；位于脐正中襞外侧者为脐内侧襞，内有脐动脉索，是胚胎期脐动脉闭锁后的痕迹；最外侧者为脐外侧襞（腹壁下动脉襞），其中有腹壁下血管。在腹股沟韧带上方，脐外侧襞的内、外侧，分别为腹股沟内、外侧窝，是腹前壁的薄弱部位，腹腔的内容物，可由此突出形成腹股沟疝。

前腹膜壁层由第6~12胸神经前支和第1腰神经前支支配，其节段性支配特征较为明显。当前腹膜壁层被刺激时，疼痛明显且部位明确，有助于定位诊断。腹膜被刺激后，经反射弧而实现的节段性腹壁肌紧张性收缩，即肌卫现象；若刺激弥漫、强烈，会有腹壁肌全面的强直性收缩而出现板样腹。

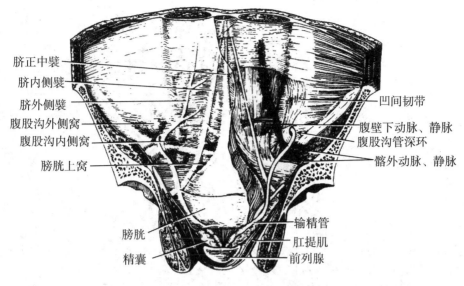

脐正中襞
脐内侧襞
脐外侧襞
腹股沟外侧窝
腹股沟内侧窝
膀胱上窝

凹间韧带
腹壁下动脉、静脉
腹股沟管深环
髂外动脉、静脉

膀胱
精囊

输精管
肛提肌
前列腺

图 5-21　腹前壁内面的皱襞及凹窝

第三节　腹前外侧壁的血管、神经和淋巴引流

腹前外侧壁的动脉、静脉、神经和淋巴结、淋巴管，或在浅筋膜层及其 Camper、Scarpa 筋膜层间通行，或走行于腹内斜肌与腹横肌之间，以及腹膜前组织内，可分浅、深两组。

一、浅组

（一）动脉

浅动脉（图 5-22）包括前皮支（前穿支）、外侧皮支、腹壁浅动脉、旋髂浅动脉和阴部外动脉的分支；这些动脉发自腹壁上、下动脉，肋间后动脉，肋下动脉及股动脉，走行于浅筋膜层中。

前皮支大部分发自腹壁上动脉，小部分自腹壁下动脉分出。它们在腹白线两旁、距半月线 1~2cm 处穿过腹直肌鞘前壁进至皮下，有肋间神经和肋下神经的前皮支（前皮神经）伴行。

外侧皮支是肋间后动脉、肋下动脉的分支，伴肋间神经和肋下神经的外侧皮支穿至浅层，向前下方斜行。

以上穿动脉在腹前外侧壁的支数，约为每半侧 30 支，以前皮支为数较多。穿动脉呈弓形吻合，形成皮下网和乳头层下丛。主要供应上腹部（约在脐平面以上）。

在下腹部则主要来自腹壁浅动脉和旋髂浅动脉，此外尚有阴部外动脉的细小分支。

1. 腹壁浅动脉（superficial epigastric artery）　于腹股沟韧带下方由股动脉发出（图 5-23）。在隐静脉裂孔上部向浅面穿出，经腹股沟韧带中、内 1/3 交点处的前面向内上行进入腹壁，约于脐平面处分支布于浅筋膜和皮肤。在此还与腹壁上动脉和对侧的

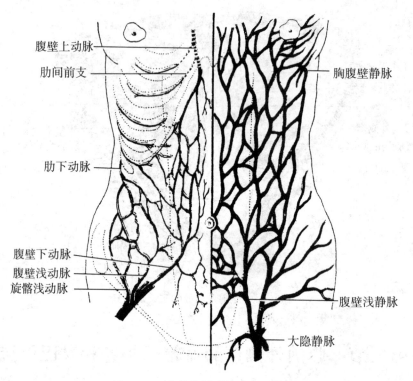

图 5-22　腹前外侧壁的动脉、静脉

腹壁下动脉及同名动脉支吻合。

2. 旋髂浅动脉（superficial iliac circum-flex artery）　在腹股沟韧带下方，直接由股动脉发出，或与腹壁浅动脉共干发出，自隐静脉裂孔穿至皮下。沿腹股沟韧带下缘向外上斜升，至髂前上棘附近，分布于筋膜和皮肤（图 5-23）。

3. 阴部外动脉　有 2～3 支自股动脉分出后，向内经耻骨肌和长收肌的表面，其分支穿出阔筋膜或筛筋膜，一些分支越过精索或子宫圆韧带，分布于阴阜附近的皮肤，与阴茎背动脉（或阴蒂背动脉）吻合。另一些分支，在男性达阴囊前部称为阴囊前支，女性至大阴唇的前部称为阴唇

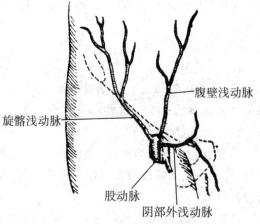

图 5-23　腹股沟区的主要浅动脉

前支，与来自会阴动脉的阴囊后支或阴唇后支吻合（图 5-23）。

（二）静脉

浅组静脉（图 5-22）较丰富，一般与同名浅动脉走行一致，彼此吻合成网，脐区更为发达。这些静脉网经上、下 2 个途径回流：向上经胸腹壁浅静脉注入腋静脉；向下经腹壁浅静脉注入大隐静脉或股静脉，从而构成上、下腔静脉的侧支循环。当上腔静脉

或下腔静脉阻塞时，可借此沟通上、下腔静脉系统之间的联系。此外，脐区的浅静脉还与附脐静脉相吻合，由于附脐静脉注入肝门静脉，故在肝门静脉高压时，肝门静脉的血流可经附脐静脉至脐而入体循环，形成脐周围静脉曲张。

（三）淋巴结和淋巴管

浅组淋巴管起自皮肤的毛细淋巴管网，继而进入浅筋膜并相互吻合成丛，由该丛发出集合淋巴管。腹壁浅层的集合淋巴管有上、下 2 个流向，以脐的稍上方水平为界，上方的集合淋巴管向外上方，经胸侧壁入腋窝，注入腋淋巴结前群；下方的集合淋巴管向下走行，过腹股沟韧带的深面，注入腹股沟浅淋巴结上群内侧部（图 5-24）。

（四）皮神经

腹前外侧壁的浅组神经为外侧皮神经（外侧穿支）和前皮神经（前穿支）。前者发自第 7~11 胸神经前支（第 7~11 肋间神经），后者是第 7~11 肋间神经、肋下神经和髂腹下神经的终末支。它们都行经浅筋膜层，分支支配腹前外侧壁皮肤（图 5-3）。

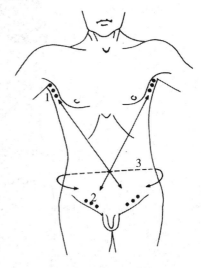

图 5-24　腹前外侧壁的淋巴引流
1. 腋淋巴结　2. 腹股沟浅淋巴结
3. 脐平面

二、深组

（一）动脉

腹前外侧壁的深动脉比较恒定，它们起于 3 种动脉主干，分别从上方、下方和外侧方行抵腹前外侧壁。它们是：自锁骨下动脉分支胸廓内动脉终末所成的腹壁上动脉和肌膈动脉；自主动脉发出的下位肋间后动脉、肋下动脉及 4 对腰动脉（图 5-25）；以及自髂外动脉发起的腹壁下动脉和旋髂深动脉。

1. 腹壁上动脉（superior epigastric artery）　是胸廓内动脉的终末之一，经胸肋三角至腹直肌鞘，于腹直肌深面下行，沿途发出肌支和皮支，前者营养腹直肌，后者穿腹直肌鞘前层至皮下，营养中线附近的皮肤及皮下组织。此外，还有小支穿腹直肌鞘后层，行于肝镰状韧带内，与肝动脉的分支吻合。

2. 肌膈动脉（musculophrenic artery）　是胸廓内动脉的另一终末支，至第 6 肋间隙处分出，经第 7~9 肋软骨的后面，向外下行，至第 9 肋软骨处穿过膈，终于膈的腹腔面。肌膈动脉沿途发支供应膈，并分出至第 7~9 肋间的肋间前动脉，最后与膈下动脉、第 10~11 肋间后动脉及旋髂深动脉的升支吻合。

第 8 肋间前动脉另有分支进入腹直肌鞘，此支在肋缘下 1cm 左右处到达腹直肌上外侧份的后面，供应腹直肌，是腹直肌的重要血供来源之一。

3. 第 9~11 肋间后动脉和肋下动脉　第 9~11 肋间后动脉伴肋间神经，经腹内斜肌与腹横肌之间行向前下方。肋下动脉起始后，行经肾和外侧弓状韧带后方、腰方肌前方，然后穿腹横肌起始腱膜，进入腹内斜肌与腹横肌之间。以上动脉还可随同神经进入腹直肌鞘，同腹壁上、下动脉的外侧支吻合。

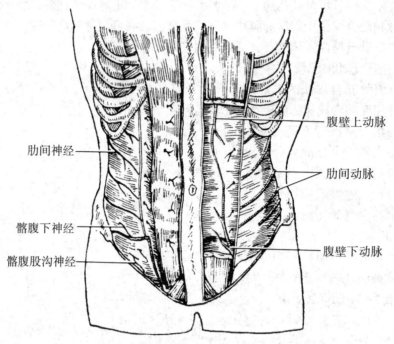

图 5-25　腹前外侧壁的深组动脉、神经

左侧标注（从上到下）：肋间神经、髂腹下神经、髂腹股沟神经

右侧标注（从上到下）：腹壁上动脉、肋间动脉、腹壁下动脉

4. 腰动脉（lumbar artery）　有 4~5 对，穿过腰大肌起始部的纤维性弓，通过腰大肌及腰丛的后方，再穿腹横肌起始腱膜进至腹内斜肌与腹横肌之间。其走行详见腰骶（尾）部。

5. 腹壁下动脉（inferior epigastric artery）　在腹股沟韧带的稍上方，起自髂外动脉末端的前壁。分出后在输精管或子宫圆韧带及腹股沟管腹环的内侧上升，初经腹膜与腹横筋膜之间，然后穿腹横筋膜，经弓状线的腹侧进入腹直肌鞘中，再经腹直肌鞘后叶与腹直肌之间，上升至脐的上部，分成若干小支进入该肌的实质内，与腹壁上动脉及下部肋间动脉吻合。

自腹股沟韧带内侧 1/3 和中 1/3 交界处，向内上与脐的连线，即腹壁下动脉的体表投影。

6. 旋髂深动脉（deep iliac circumflex artery）　与腹壁下动脉在同一高度起自髂外动脉，沿腹股沟韧带的后侧，向外上方达髂前上棘附近，穿腹横肌，沿髂嵴或其稍上方，经腹横肌及腹内斜肌之间，其分支与髂腰动脉吻合，经过中有同名静脉伴行。其肌支至腹部阔肌、腰大肌、髂肌、缝匠肌和阔筋膜张肌。其中较大的一支，自髂前上棘内侧约 2.5cm 处发出，向上经腹内斜肌与腹横肌之间，与腰动脉和腹壁下动脉吻合，特称此支为腹壁外侧动脉或升支，可作为辨认腹内斜肌和腹横肌分界的标志。其皮支至皮下，与旋髂浅动脉、臀上动脉和旋股外侧动脉升支吻合。

（二）静脉

腹前外侧壁的深静脉与深动脉伴行，也十分恒定。

伴腹壁上动脉走行的 2 支腹壁上静脉，经胸廓内静脉汇入上腔静脉系。同腹壁下动脉伴行的 2 支腹壁下静脉位于动脉两侧，经髂外静脉归入下腔静脉系。

诸肋间后静脉及肋下静脉的血液流入奇静脉系。第 1~2 腰静脉终于腰升静脉、奇静脉或半奇静脉；第 3、4 腰静脉汇入下腔静脉；第 5 腰静脉常终于髂腰静脉。腰静脉间有纵行的腰升静脉（腰大肌深方）。

旋髂深静脉终于髂外静脉。

以上静脉之间吻合，是上、下腔静脉系之间的重要侧支途径。

（三）淋巴结与淋巴管

深组的淋巴结主要有腹壁上淋巴结、腹壁下淋巴结和旋髂浅、深淋巴结。

（1）腹壁上淋巴结：位于腹上部深部，沿腹壁上动脉排列，共有 5~6 个，收纳腹上部腹直肌鞘处的集合淋巴管，其输出淋巴管向上注入胸骨旁淋巴结。

（2）腹壁下淋巴结：沿腹壁下动脉排列，有 2~8 个，收纳下腹部腹外斜肌腱膜，腹直肌鞘及腹直肌的集合淋巴管，其输出管向下注入髂外淋巴管。

（3）旋髂浅淋巴结：位于髂前上棘下方，腹直肌与阔筋膜之间，多为 1 个，收纳该部的集合淋巴管，其输出淋巴管注入腹股沟浅淋巴结。

（4）旋髂深淋巴结：沿同名动脉排列，见于髂嵴的前 1/3 部，多为 1~2 个。收纳该部深层的集合淋巴管，其输出管注入髂外淋巴结。

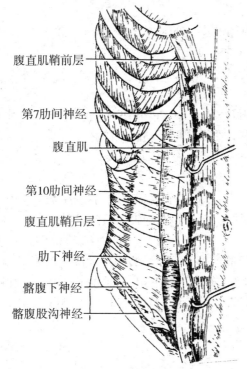

图 5-26　腹前外侧壁的神经

（腹直肌鞘前层、第7肋间神经、腹直肌、第10肋间神经、腹直肌鞘后层、肋下神经、髂腹下神经、髂腹股沟神经）

（5）腹前外侧壁的深淋巴管：起自深筋膜深面各结构的毛细淋巴管网，汇成较粗大的集合淋巴管。其中，部分集合淋巴管穿过深筋膜至皮下组织，汇入腹壁浅层的集合淋巴管。另一部分集合淋巴管伴随腹壁的动脉分支及主干走行，其流向是：腹前外侧壁侧方上部的深层集合淋巴管伴随肌膈动脉分支向内上方，注入胸骨旁淋巴结；下部的深层集合淋巴管伴随旋髂深动脉的分支，沿髂嵴及腹股沟韧带向内下，注入髂外淋巴结；腹前外侧壁前部即中线附近，以脐为界，脐上、下两部的深层集合淋巴管分别沿腹壁上、下动脉向上、下注入胸骨旁淋巴结和髂外淋巴结。

（四）深组神经

深组神经（图 5-26）包括第 7~11 肋间神经、肋下神经和髂腹下神经、髂腹股沟神经，它们支配自皮肤至前腹膜壁层间的全部腹前外侧壁层次。神经走行及分布详见胸部及腰骶部。

第四节　腹部常用穴位断面解剖

本区主要有任脉、足阳明胃经、足少阴肾经、足太阴脾经经过。常用的穴位有中极、气海、关元等。

1. 中极（Zhongji，任脉）（图 5-27）

（1）体表定位：在腹中线上，脐下 4 寸处。

（2）穴位层次：①皮肤：由髂腹下神经分布。②皮下组织：内有上述神经纤维和腹壁浅动脉、静脉。③腹白线或腹直肌。

2. 关元（Guanyuan，任脉）（图 5-27）

（1）体表定位：在腹中线上，脐下 3 寸处。

（2）穴位层次：①皮肤：由肋下神经前皮支的内侧支分布。②皮下组织：内有上述神经分支和腹壁浅动、静脉。③腹白线或腹直肌。

3. 气海（Qihai，任脉）

（1）体表定位：在腹中线上，脐下 1.5 寸处。

（2）穴位层次：①皮肤：由第 11 肋间神经前皮支的内侧皮支分布。②皮下组织：有上述神经分支和腹壁浅动脉、静脉。③腹白线或腹直肌。

4. 天枢（Tianshu，足阳明胃经）

（1）体表定位：脐旁开 2 寸。

（2）穴位层次：①皮肤：由第 10 肋间神经皮支分布。②皮下组织：内有上述神经分支和壁腹浅动脉、静脉。③腹直肌鞘。④腹直肌及腹壁下动脉、静脉。

5. 归来（Guilai，足阳明胃经）

（1）体表定位：脐下 4 寸，旁开 2 寸处。

（2）穴位层次：①皮肤：由髂腹下神经分布。②皮下组织：内有上述神经纤维和腹壁浅动脉、静脉。③腹直肌外侧缘、腹外斜肌、腹内斜肌和腹横肌的腱膜。

6. 气冲（Qichong，足阳明胃经）

（1）体表定位：脐下 5 寸，旁开 2 寸，腹股沟韧带上方，腹壁下动脉之内侧。

（2）穴位层次：①皮肤：由髂腹股沟神经分布。②皮下组织：内有上述神经和腹壁浅动脉、静脉。③腹外斜肌腱膜。④腹内斜肌和腹横肌下部。⑤腹壁下动脉、静脉。

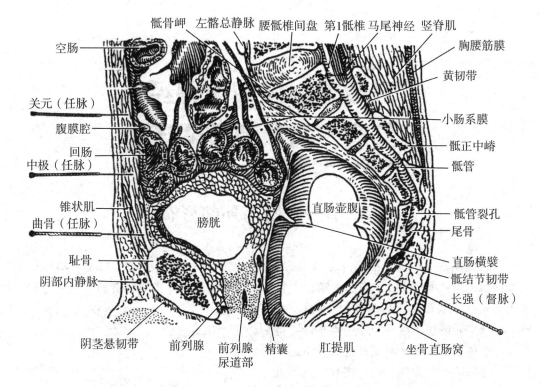

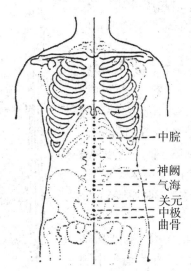

图 5-27　经关元、中极、曲骨穴及长强穴矢状面

第六章　脊髓和脊神经根

第一节　脊髓的外部形态

脊髓（图 6-1）位于椎管内，呈前后稍扁的圆柱形。长度为 42~45cm，最宽处的直径仅为 1cm；重量 35g 左右。上端较大与延髓相续，下端变尖成为脊髓圆锥。脊髓与延髓交界处一般人为地定于第 1 颈神经根根丝上缘平面或寰椎后弓上缘中点平面，也有人以锥体交叉下端平面或枕骨大孔下面为分界。脊髓圆锥的尖端移行为终丝，其下端一般也人为地定于尾神经根起源处的一缘，也有人以圆锥宽度逐渐减少移行于均等宽度的终丝起始处定为脊髓的下端。

脊髓全长粗细不等，有 2 个膨大。颈膨大（cervical enlargement），自第 5 颈节到第 1 胸节，以第 6 颈节最粗，由此膨大发出神经支配上肢；腰骶膨大（lumbosacral enlargement），自第 2 腰节到第 3 骶节，以第 3 腰节最粗（对着 T_{12}），发出神经支配下肢，脊髓膨大的形成是由于脊髓内部的神经元增多所致。

脊髓表面有一些纵行的沟裂，位于腹侧正中线上者最深（约 3mm），称为前正中裂（anterior median fissure）。背侧正中线者较浅，即后正中沟（posterior median sulcus）。此沟的深部有薄的胶质板形成后正中隔（posterior median septum），伸入脊髓约 3mm。在脊髓的后外侧，脊神经后根根丝穿入处有浅沟，即后外侧沟（posterolateral sulcus）。

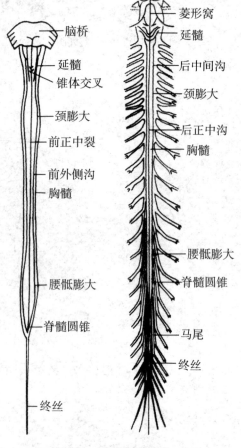

图 6-1　脊髓的外形

同样在前根根丝穿出的地方，有前外侧沟（anterolateral sulcus）。在颈髓和胸髓上部，后正中沟和后外侧沟之间，有一浅沟即后中间沟（posterointer mediate sulcus）。此沟是薄束和楔束间的分界沟。

在前、后外侧沟分别发出成列的根丝，由数个根丝组成 1 个神经根（图 6-2）。在前外侧沟者称前根（anterior root），由传出神经纤维组成；同样，在后外侧沟者称后根（posterior root），由传入神经纤维组成。前、后根在椎间孔处合成脊神经（spinal nerves）。每一后根未与前根合并之前，形成一个膨大，即脊神经节（spinal ganglia）。此节由假单极细胞组成，细胞呈不规则椭圆形，大小悬殊，细胞的突起在神经节内呈"T"形分成 2 支，中枢突经后根进入脊髓，周围突形成周围神经的传入纤维，终于感受器。脊髓全长共发出 31 对脊神经。脊髓内部结构并无区分节段的根据，但与其相连的脊神经根组成 31 对脊神经走出椎间孔，因此，可借相应脊神经根丝的附着将其分为 31 个节段，某一脊髓节段为相应脊神经根丝的上缘到下一脊神经根丝的上缘。这样脊髓全长划分为 31 个节，即 8 个颈节、12 个胸节、5 个腰节、5 个骶节和 1 个尾节。第 1 颈神经自寰椎和枕骨之间穿出，余者从相应的椎间孔穿出。各脊神经根的纤维并不完全与相应脊髓的灰质发生联系，因为前柱运动神经元的轴突有的可向尾侧行，再穿出脊髓，许多后根纤维进入脊髓后，要上、下行一段距离后才进入后柱（大量后索纤维直上行到延髓），存在相当的重叠。在脊髓外面，邻近脊神经的根丛之间也有一些交通支相连。

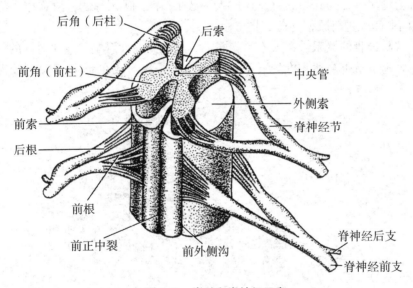

图 6-2　脊髓和脊神经示意

在脊髓颈段上部外侧，前、后根丛之间，还发出一列根丝，联合形成副神经脊根，在脊髓两侧上行，穿枕骨大孔入颅。

从脊髓圆锥尖端延续而来的终丝（图 6-3），大部分为软脊膜包绕神经胶质组成，向下约在 S₂ 下缘平面穿过脊髓蛛网膜囊和硬脊膜囊的下端，然后被硬膜鞘紧密包绕，在骶管内呈扇状放散，末端附着于尾椎背面的骨膜，有稳定脊髓的作用。在硬脊膜囊以内的终丝称内终丝，穿出硬脊膜囊之外的终丝称外终丝。外终丝长相当于内终丝的一

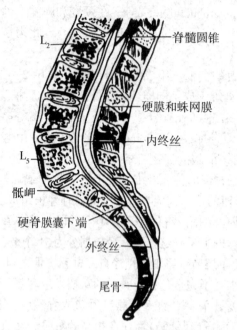

图 6-3　脊髓圆锥，内、外终丝和硬脊膜囊下端

半，内终丝长相当于脊髓长度的 1/3。内终丝上段有脊髓中央管伸入 5~6mm。终丝已无神经组织，主要由软膜构成，偶尔也见正常的神经细胞和神经纤维，这可能是退化的脊髓尾部的残留。终丝表面有一条清楚的前静脉，借此可与脊神经根区别。

在胚胎 3 个月以前，脊髓与脊柱等长，所有脊神经都平伸向外，出相应的椎间孔。从胚胎第 4 个月起，脊髓生长比椎管慢下来，而其头端连结脑处位置固定，结果脊髓相对缩短。脊髓颈上部各节段与相应椎体的位置关系大致相当。但以下的脊髓节段愈益高于相应的椎骨，神经根也向下斜行至相应椎间孔。腰骶尾段的前后根出椎间孔之前，在椎管内垂直下降围绕在终丝的周围，因其形态称为马尾（cauda equina）。在成人一般 L_1 以下已无脊髓，故临床常经 $L_{3~4}$ 或 $L_{4~5}$ 棘突之间的间隙进行腰椎穿刺（图 6-4）。

脊髓下端与椎骨的关系，各人不尽相同，一般认为女性脊髓下端比男性的低。在变异情况下，脊髓下端可高达胸椎的下部或低至 L_3 的下缘，故在 L_3 以下穿刺较为安全。

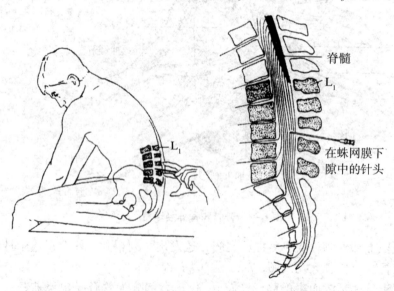

图 6-4　脊髓、马尾与腰椎穿刺的相互关系

因脊髓的长度与脊柱不等，故脊髓的节段与脊柱的节段并不完全对应，了解某节脊髓平对某节椎骨体，对脊柱和脊髓疾患的定位诊断有重要意义。

颈肩腰腿痛应用解剖学

在成人，一般粗略的推算方法是：上颈髓（$C_{1\sim4}$）大致与同序数椎骨相对应；下颈髓（$C_{5\sim8}$）和上胸髓（$T_{1\sim4}$）与同序数椎骨的上方第1节椎体平对；中胸部的脊髓约与同序数椎骨上方第2节椎体平对；下胸部脊髓约与同序数上方第3节椎体平对；腰髓约平对 T_{12} 或 T_{11} 范围；骶髓和尾髓约平对 L_1（图6-5）。

临床检查常用椎骨棘突来定位，但棘突本身位置变化较大，不如椎体位置恒定。椎体虽不能摸到，X线片上却清楚可见。若以棘突定位，需考虑到棘突尖与相应椎体的位置关系。据 Brantigan（1963）的记载：颈椎、腰椎和 $T_{1\sim3}$ 棘突尖平其本身椎体下部，$T_{4\sim7}$ 棘突平下一椎体中部，$T_{8\sim12}$ 棘突接近下一椎体下部。把这些因素考虑进去，仍可应用上面的推算方法去定出脊髓节段的大致位置。

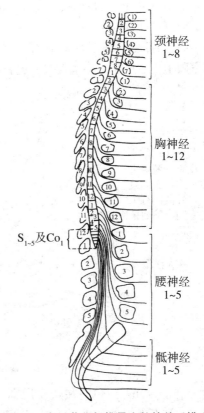

图6-5 脊髓节段与椎骨序数的关系模式

第二节 脊髓内部结构的一般形式

脊髓由灰质和白质构成（图6-2、图6-6）。在脊髓的横切面上，可见中间有呈"H"形的灰质（gray matter），内含大量神经细胞团。灰质内富有血管，除含有大量神经细胞外，还有树突和神经末梢，以及一部分有髓和无髓神经纤维。这些神经纤维或为灰质内神经细胞的轴突，或为白质内的部分轴突终于灰质内，但在灰质中主要是由神经元以及神经胶质细胞胞体和毛细血管形成的一个致密结构。脊髓全部灰质连续成柱状。向前、后伸出部称为灰质前、后柱；横灰质带称为灰连合，灰连合中央有中央管（central canal）。每半边灰质向后延伸的部分，称为后角（posterior horn），又叫后柱（posterior column）。后角与脊髓表面之间隔以薄层白质带，称为背外侧束（dorsolateral fasciculus）。向前延伸的部分为前角（anterior horn），又叫前柱（anterior column）。前、后角之间部为中间灰质，在胸髓和上腰髓有向外突出的灰质，称为侧角（lateral horn），又叫侧柱（lateral column）。在前角与后角之间，小部分灰质伸入白质内，被纵行纤维细束穿行，相互混杂交织，形成网状结构（reticular formation），此结构在颈节最明显。灰质连合由中央管分为灰质前连合

（anterior gray commissure）和灰质后连合（posterior gray commissure）。中央管周围的灰质称为中央胶质（central substantia gelatinosa）。中央管向上通第四脑室，为细长的管道，内含脑脊液，纵贯脊髓全长，其下端在脊髓圆锥内膨大，形成终室（terminal ventricle）。管壁被有脑室膜上皮。成年人终室常被上皮屑所阻塞。

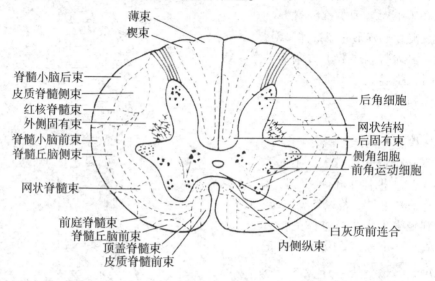

薄束
楔束

脊髓小脑后束
皮质脊髓侧束
红核脊髓束
外侧固有束
脊髓小脑前束
脊髓丘脑侧束

网状脊髓束

前庭脊髓束
脊髓丘脑前束
顶盖脊髓束
皮质脊髓前束

后角细胞
网状结构
后固有束
侧角细胞
前角运动细胞

白灰质前连合
内侧纵束

图6-6 脊髓内部结构模式

白质（white matter）包绕在灰质周围，主要由密集的有髓纤维组成，内含联系脊髓内部的固有束及联系脑的上、下纵行排列的纤维束。可以前、后外侧沟为界，把每半边脊髓白质分为3部：后正中沟和后外侧沟之间部，称为后索（posterior funiculus）；前、后外侧沟之间者，称为外侧索（lateral funiculus）；前外侧沟和前正中裂之间者，称为前索（anterior funiculus），前索和侧索之间无明显界限，此部常合称为前外侧索（anterior lateral funiculus）。在灰质后连合的后方也有一窄条白质，称为白质后连合（posterior white commissure）。白质内的纤维粗细不一，虽多数为有髓纤维，但在白质内还含有支持性的胶质细胞，主要是纤维性的星形细胞。在脊髓的外围，胶质细胞的突起形成浅层胶质鞘，紧附在软膜深面，共同形成软胶质膜。

脊髓各部横切面的形成和大小变化很大，各部灰、白质的比例也不一样（图6-7）。形成差别的主要因素有二：一是不同部分的神经根粗细不同，神经根粗，进入脊髓的纤维多，灰质量也增加，脊髓则增粗，如颈膨大和腰骶膨大。二是脊髓与脑干相延续的上、下行长纤维的数量，越至脊髓上段越增加，白质的量也越多，以第1颈节的纤维为最多。

在颈膨大部含多量的灰质和白质，横径大，外形呈卵圆形，特别是第7、第8颈节。后索被后中间隔分为内侧的薄束和外侧的楔束，网状结构较发达，至上颈节（第1、第2颈节）灰质量虽减少，但白质量增加。

胸髓灰质的含量较少，前、后角均很细弱，但有明显的侧角，白质的量相对增多。

胸髓中部的横切面横径略大于前后径，胸髓的面积小于颈和腰骶膨大部。

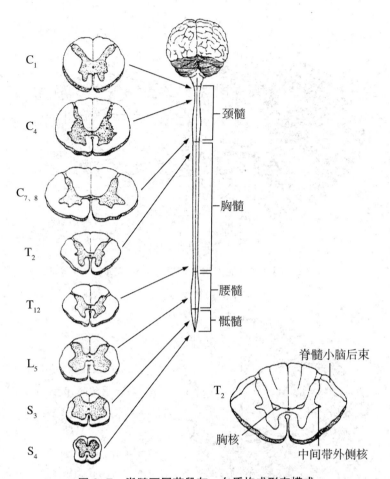

C_1

C_4

$C_{7,8}$

T_2

T_{12}

L_5

S_3

S_4

颈髓

胸髓

腰髓

骶髓

脊髓小脑后束

T_2

胸核

中间带外侧核

图 6-7　脊髓不同节段灰、白质构成形态模式

腰髓灰质量比胸髓增多，白质的量较少。横切面近圆形。

骶髓直径小，灰质的量增多，胶状质粗大，灰质连合宽厚。白质量最少。横切面近四边形。

第三节　脊髓的核团与细胞柱

一、后角（柱）

在横切面上，后角自后向前分为尖、胶状质、头、颈和基部。后角基部连结中间带。颈部较细，位于后角的中部。后角头在背侧，较膨大。胶状质为新月形区，呈帽状冠于后角头的后方。后角尖为一薄带，是在胶状质背侧的弧形区，位居后角的表面。后角内的神经元属感觉性，接受经后根传入脊髓的来自体表、体内和本体的各种感觉纤维。后角的主要核团有以下几个（图 6-8～图 6-10）：

1. 后角缘层（marginal layer of posterior horn）　又称后角边缘核（posteromarginal nucleus），覆盖于后角尖，由大、中、小三型细胞组成。此核占脊髓全长，但在腰骶髓

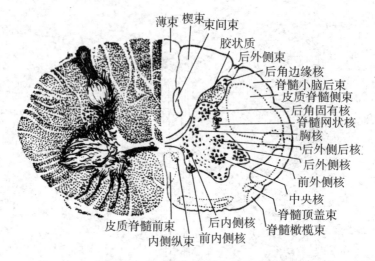

薄束 楔束 束间束
胶状质
后外侧束
后角边缘核
脊髓小脑后束
皮质脊髓侧束
后角固有核
脊髓网状核
胸核
后外侧后核
后外侧核
前外侧核
中央核
脊髓顶盖束
脊髓橄榄束
皮质脊髓前束
后内侧核
内侧纵束 前内侧核

图 6-8　成人第 8 颈脊髓节水平面

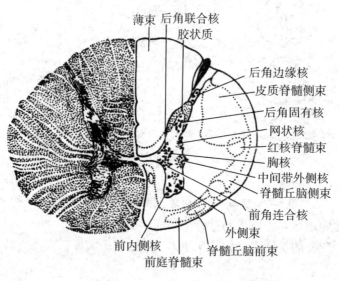

薄束 后角联合核
胶状质
后角边缘核
皮质脊髓侧束
后角固有核
网状核
红核脊髓束
胸核
中间带外侧核
脊髓丘脑侧束
前角连合核
外侧束
前内侧核 脊髓丘脑前束
前庭脊髓束

图 6-9　成人第 5 胸脊髓节水平面

细胞最多，胸髓最少。其树突呈网状，盖于后角的背侧面，轴突进入侧索，参加对侧脊髓丘脑束。

2. 胶状质（substantia gelatinosa）　由大量密集的小卵圆形及多角形细胞组成，贯穿脊髓全长，在腰髓及第 1 颈节最发达，在第 1 颈节与三叉神经脊束核相连。胶状质接受纤细的传导伤害性和温觉的后根纤维，但它不是痛觉通路上的第 1 个突触地点。胶状质内小神经元的轴突主要参与形成背外侧束，它在束中上、下行 1~4 节，发出侧支止于 Ⅱ 和 Ⅲ 层，最后仍进入胶状质。当它们再返回胶状质时，可与自后索进入此区的第 1 级传入纤维形成轴-轴型突触，推测可对感觉性传入进行一定的调节。

3. 后角固有核（nucleus proprius）　此核位于后角头部中央，贯穿脊髓全长，由中型梭形细胞和大多角形细胞组成，这些细胞在腰、骶髓最多。其轴突进入对侧和同侧的白质，形成长的纵行束。

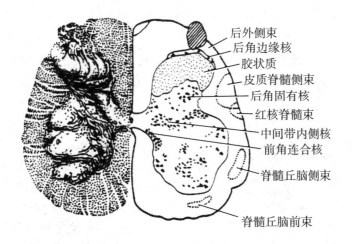

后外侧束
后角边缘核
胶状质
皮质脊髓侧束
后角固有核
红核脊髓束
中间带内侧核
前角连合核
脊髓丘脑侧束

脊髓丘脑前束

图 6-10　成人第 4 腰脊髓节水平面

4. 脊髓网状核　位于后角固有核外侧的网状结构内，由小型和中型细胞组成。此核纵贯脊髓全长，但在上颈节最清楚。

5. 胸核（nucleus thoracicus）　又名背核（nucleus dorsalis），位于后角基部内侧，自第 3 颈节伸至第 3 腰节，以第 11 胸节至第 1 腰节最明显。由大型多极细胞组成，有大的泡状核，位于胞体的一侧，粗大的尼氏体位于胞体的周边。其轴突主要进入同侧侧索，组成脊髓小脑后束。背核中有些细胞是中间神经元。

6. 后角连合核　为一窄带，位于后角基部内侧缘，胸核的后内侧，为中、小型细胞，呈多角形或梭形，占脊髓全长，与周围界限不清。其轴突可能形成前索和后索内的节间联络纤维。

二、中间带

1. 中间带内侧核　为一群小型及中等细胞，呈三角形，位于中间带内侧部，中央管的外侧，占脊髓全长。此核可能接受内脏传入纤维，并传递至内脏运动神经元。

2. 中间带外侧核　此核在中间带外侧的尖端，占据侧角（柱）。中间带外侧核为中等大多极细胞，起自第 8 颈节，向下延续至第 2~3 腰节，属交感神经节前神经元，它们的轴突经前根、交通支，终于交感神经节。在第 2~4 骶节前角基部的外侧面，也有类似但较为分散的细胞，且不形成侧角，发出轴突经前根至盆腔的副交感神经节，称骶副交感核。

三、前角（柱）

前角内含有大、中、小型神经元，在脊髓的全长上，各型细胞皆混合存在。其中大、中型细胞，多为 α 和 γ 运动神经元（前者约占 2/3，后者约占 1/3），发出轴突经前根至骨骼肌。在前角内另有一些小型细胞为中间神经元，其中可能包括 Renshaw 细胞。

1. α 运动神经元　为支配骨骼肌的主要运动神经元，是大多极细胞。它们是脊髓中最大的细胞，这些躯体运动神经元在颈膨大和腰骶膨大部是最大的，在胸节则较小。α 运动神经元发出 α 纤维，经前根至骨骼肌的梭外肌，传送运动冲动，属下运动神经元或 Sherrington "最后公路"，使肌肉保持紧张和产生运动。

2. γ运动神经元　散在于大型前角细胞之间，为中型神经元，发出γ纤维，经前根至骨骼肌的梭内肌，与维持肌张力和腱反射功能有关。它与肌梭内的感觉神经共同组成肌肉张力的监控系统，平稳执行正常反射和随意运动。

3. Renshaw 细胞（图 6-11）　根据生理学最早的观察，Renshaw 细胞位于前角腹内侧部。从电生理的研究上认为 Renshaw 细胞为一种短轴突的具有抑制性功能的小型神经元，它接受α运动神经元轴突返支的突触终末（胆碱能的），而 Renshaw 细胞的轴突终末（甘氨酸能的）又终止于发出返支的同一α运动神经元胞体上，形成抑制性突触，构成 1 个环路，具有反馈抑制α运动神经元活动的作用。当α运动神经元激发骨骼肌活动的同时，通过 Renshaw 细胞的反馈抑制，使α运动神经元自身受到抑制，从而保证肌肉运动的稳定性和准确性。这种细胞的确切位置，尚有争议。

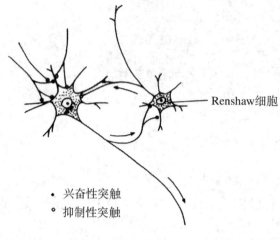

Renshaw细胞

- • 兴奋性突触
- ○ 抑制性突触

图 6-11　Renshaw 细胞

前角运动细胞区分为内、外侧两大群。内侧群见于脊髓全长，支配躯干肌；外侧群在颈膨大和腰骶膨大部最发达，支配四肢肌。前角内、外侧群细胞又各分为若干亚群。内侧群分为前内侧核和后内侧核。前内侧核贯穿脊髓全长，但在第 1、第 2、第 4 颈节，第 1、第 2 胸节，第 3、第 4 腰节和第 2、第 3 骶节最为明显。后内侧核较小，在颈膨大和腰骶膨大部最显著。外侧群在胸节细胞较小，不再分亚群，支配肋间肌和前外侧腹肌。在颈和腰骶膨大部，外侧群扩大，分为许多亚群，有前外侧核、后外核、中央核与后外侧后核。一般认为越靠前角后外侧的细胞群，支配最远端的四肢肌肉，并在 2 个膨大部的尾段发展。从前角最内侧向外这些细胞依次支配脊柱、躯干、肩或腰带、上臂或大腿、前臂或小腿肌，而后后外侧则支配手或足肌。

此外，在脊髓个别节段的前角内，还可看到下列细胞群：①副神经核（脊髓部）位于第 1~5（6）颈节前角内，此核的下部位于前角的外侧部，上至第 1 颈节则居后内侧核的外侧。②膈神经核为中型细胞，居第 3~5 颈节前角内侧群的最内侧部，排成一纵柱，与前正中裂平行，支配膈肌。③前角连合核位于前角内侧，是一狭细的细胞群，为中等梭形细胞，与前角表层平行排列，有时细胞呈三角形或星形。此核见于脊髓全长，在第 5~8 颈节和第 1~2 腰节发育良好，反之在第 2~6 胸节及第 5 腰节以下发育不良。

第四节　脊髓细胞构筑分层

过去多年来，脊髓灰质内细胞核群的命名极不统一，名词混淆且互相矛盾。Rexed

在1952年提出脊髓灰质分层结构的概念，即板层构筑学（laminar architecture）。他根据神经元的形态、大小及排列，认为脊髓灰质内的神经元不是分群存在，而是像大、小脑皮质的细胞一样，可区分为若干板层。Rexed利用猫脊髓灰质的研究材料，把灰质从后向前分成大致平行的9层。各层的边界可以是逐渐移行或截然分开的。从后角尖到后角头为Ⅰ～Ⅳ层。Ⅴ层为后角颈。Ⅵ层为后角基部。Ⅴ、Ⅵ层均又分为内、外两侧部，Ⅵ层在两膨大部发育明显。第Ⅶ层为中间带，在颈膨大和腰骶膨大部扩展入前角内。Ⅷ～Ⅸ层为前角。Ⅷ层在胸髓横过全部前角，但在其他节段仅占前内侧区。Ⅸ层相当于支配骨骼肌的大型运动神经元部位，在各节段形状不同。中央灰质则列为Ⅹ层，它的分层构筑不仅包括了已知的细胞核群，而且各层大致纵贯脊髓的全长。一切高等哺乳类均有类似的分层（图6-12）。

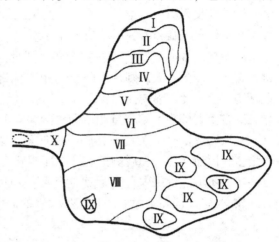

图6-12　成人脊髓第6颈节灰质板层模式

1. Ⅰ层（lamina Ⅰ）　是后角尖端表面包被的薄层灰质，呈弧形，并弯绕到后角头的外侧，构成脊髓灰质最背侧部分。本层相当于边缘层。由于这层贯穿有粗细不等的神经纤维束，故呈现松散的海绵状或网状外观（海绵带），与白质的分界不十分清楚。此层内含小型细胞、中型细胞和少量较大的梭形细胞，后者沿此层的背侧排列。后根外侧部的细纤维亦止于此层内。生理学的研究进一步证明，皮肤伤害性感受器的冲动直接投射到此层和Ⅲ层。本层内有后角边缘核，此核虽可见于脊髓的全长，但在腰骶膨大部最易显示，颈髓次之，胸髓最差。

2. Ⅱ层（lamina Ⅱ）　Rexed及Ralston从细胞形态学的光镜及电镜中观察，认为此层相当于Rolando胶状质，内含密集的小细胞。

3. Ⅲ层（lamina Ⅲ）　呈带状横跨后角。此层细胞体较Ⅱ层的略大，而且细胞大小不等，细胞密度比Ⅱ层稍差，外观较浅。此层富于有髓轴突，有些细胞的树突伸入Ⅱ层和Ⅰ层，也向腹侧伸抵Ⅳ层和Ⅴ层。Ⅲ层细胞的轴突大部分止于灰质，可能属于中间神经元。

4. Ⅳ层（lamina Ⅳ）　位于后角头的中心，是前4层中最宽的1层，其边界有时不明显，细胞排列较稀疏，内有许多纤维。本层混杂有小、中、大不同的各型细胞。Ⅳ层细胞的树突呈放射状伸入胶状质，树突上有许多小棘，大部分树突与一级传入纤维形成突触。Ⅳ层有些细胞的轴突越至对边，上行至丘脑水平。后角固有核大致相当于Ⅲ、Ⅳ层内的大、中型神经元。Ⅳ层在骶节发育最好，在胸节发育最差。

5. Ⅴ层（lamina Ⅴ）　是横位于后角颈的宽层。除胸髓外，此层可分为内大外小的两部分。内侧部占2/3，胞体较小；外侧部占1/3，细胞较稀，胞体较大，内有许多纤维通过，呈网状，在颈髓处明显，形成脊髓网状核，向上至第1～2颈节处最发达。后根纤维及下行传导束的纤维（皮质脊髓束，红核脊髓束）终于此层。

6. Ⅵ层（lamina Ⅵ）　是位于后角基部的宽层，在颈膨大和腰骶膨大部发育最佳，从第4胸节到第2腰节无此层，在骶、尾髓发育较差。在膨大部Ⅵ层分为内小外大的两部分，内侧部占1/3，细胞小而密集；外侧部占2/3，细胞大而稀。来自肌肉的Ⅰ类传入纤维终于内侧部，下行传导束的纤维终于外侧部，自外侧部有一些细胞的轴突进入固有束和外侧索。

7. Ⅶ层（lamina Ⅶ）　相当于中间带，其边界在脊髓各节段不同。在颈膨大和腰骶膨大部，此层向前延展至前角内，内含大量中间神经元。界限明显的核群如胸核、中间带内侧核和中间带外侧核均位于此层内。此层内含大量后根纤维、自脑部的下行纤维和脊髓节段反射弧的中继神经元。从此层细胞发出轴突组成上行传导路，并发出轴突至前根（γ传出纤维和内脏运动的节前纤维）。

8. Ⅷ层（lamina Ⅷ）　在脊髓各节段此层的大小和形态不同。在胸髓横跨前角基部，在颈、腰骶膨大部则仅局限于前角内侧部。此层内混有小、中、大（偶尔见）各型细胞。位于此层靠内侧的神经元发出轴突经白质前连合跨过中线到对侧。某些下行传导束（前庭脊髓束、网状脊髓束和内侧纵束等）的纤维终于此层。

9. Ⅸ层（lamina Ⅸ）　在胸髓占前角最前部，但在颈、腰骶膨大部，由于细胞数量增多，因而向外侧和后侧扩展。支配四肢肌的外侧群边界清楚，而内侧群细胞则与Ⅷ层间边界不清。本层内含α运动神经元、γ运动神经元和许多中间神经元。

10. Ⅹ层（lamina Ⅹ）　位于中央管的周围，包括中央胶质和灰质联合。内含小型

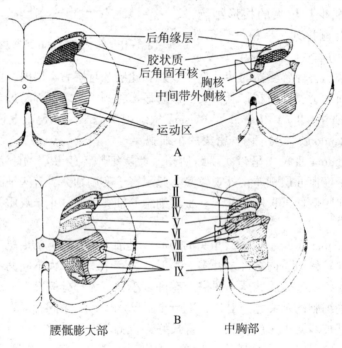

图6-13　脊髓灰质主要核团及 Rexed 分层模式

A. 灰质核团　B. 灰质分层

神经元和胶质细胞。

　　从板层构筑的机能意义来看，Ⅰ~Ⅳ层是脊髓的外部感觉接受区，传导躯干、四肢皮肤感觉的后根纤维主要止于此区。此区参与许多复杂的多突触反射通路，有同侧的，也有对侧的；有节段内的，也有节段间的。此区也是上行传导路的起始区。Ⅴ~Ⅵ层主要接受躯干、四肢本体感觉的后根传入纤维，亦对皮肤刺激起反应，还和皮质脊髓束、红核脊髓束有广泛的联系。这两层对运动的精细调节起重要作用。Ⅶ层与中脑和小脑有往返联系（经脊髓小脑束、脊髓顶盖束、脊髓网状束、小脑红核脊髓束、网状脊髓束和顶盖脊髓束）。因而可能是调节姿势及运动的重要反射中枢。Ⅶ层还与内脏活动有关，其外侧部有交感神经系的节前神经元，其内侧部的一些细胞可能媒介内脏反射的联系。Ⅷ层内含脊髓内部的、大量同侧和对侧的联络神经元。此层还接受内侧纵束、网状脊髓束和前庭脊髓束等下行传导束纤维，调节两侧前角运动神经元的活动，特别是兴奋 γ 运动神经元的活动。Ⅸ层为脊髓的主要运动区，是躯体运动系的最后通路，内含大型 α 运动神经元和较小的 γ 运动神经元，它们的轴突分别支配梭外肌和梭内肌（图 6-13）。

第五节　脊髓的传导束

　　在脊髓白质内，上、下纵行的纤维束各占一个特定的区域。每个纤维束的纤维一般具有共同的起止和走行径路，称为传导束。脊髓传导束分为脑与脊髓之间长距离的上行（感觉性）、下行（运动性）传导束和脊髓内短距离联络性的固有束。由于相邻传导束之间的纤维有较大的重叠和混杂，因此各束之间没有明显的轮廓分界。一般来说，长的纤维束位于脊髓的周边，短的纤维束位于脊髓灰质附近（图 6-14）。

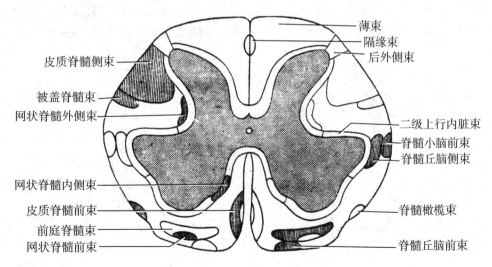

图 6-14　脊髓纤维束（腰髓节水平面）的位置模式

一、上行传导束

上行传导束又称感觉传导束。脊神经中的感觉纤维传导躯体和内脏感觉，经后根进入脊髓时，随即分为外侧和内侧两部分。外侧部为细有髓纤维和细无髓纤维，传导外部感觉及内脏感觉。内侧部主要为有髓的中纤维和粗纤维，传导本体感觉和精细触觉。上行传导束不仅将感觉信息经过中继传至大脑皮质引起意识感觉，也传导感觉信息至脑干及小脑，调节肌肉张力和运动协调等。

1. 薄束（fasciculus gracilis）和楔束（fasciculus cuneatus）　　位于白质后索。薄束紧挨后正中隔的两侧；楔束出现在第4胸髓节以上的后索内，位于薄束的外侧。因此，只有在颈髓及上胸髓的横切面上才能在后索看到位于内侧部的薄束和外侧部的楔束；在中胸部以下，后索全由薄束所占据。两束都由脊神经节内假单极神经元中枢突在同侧后索直接上延（图6-15）。脊神经节细胞的周围突至运动系（肌、腱、关节）和皮肤的感受器，故薄束和楔束传导来自身体同侧的运动器官和皮肤的神经冲动。中枢突经后根的内侧部进入后索，近脊髓时分为很多根丝，沿后外侧沟进入，随后又分为内、外侧两部分。其中一部分后根纤维或其侧支可直接或间接止于前角运动神经元，组成牵张反射弧。后根纤维进入脊髓后，立即又分为1个长升支及1个短降支。后根内侧部分纤维的升支在后索中行走的距离不定，有的一直可以上达延髓，也有的终于不同脊髓节的灰质，当它们刚进入后索时，位置偏于外侧，但因沿途有纤维加入，因此由下部后根进入的纤维逐渐被挤向内侧，从而形成薄束和楔束。两者借后中间隔分开，在脊髓表面以后中间沟为界。其纤维排列，由内向外顺序为来自骶、腰、胸、颈髓节段的纤维（图6-16）。纤维的数目越至上端越多，因此后索的体积在脊髓上部比下部要大，而楔束与薄束也只在第4胸髓节以上可以明显分出。两束的上行支有许多比较短，沿途终于各脊髓节的后角，只有一部分升支可远达延髓的薄束核和楔束核。神经冲动在脑内经过2次换元，传至对侧大脑中央后回的上2/3和邻近的顶叶，引起本体觉（临床称深感觉，即位置觉、运动觉和振动觉）和精细触觉（辨别两点距离和物体纹理粗细的感觉）。其降

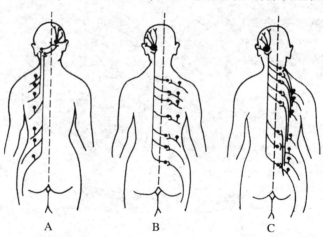

图6-15　感觉传导束

A. 薄束和楔束　B. 脊髓丘脑侧束　C. 脊髓丘脑前束

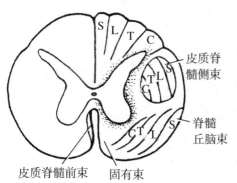

图6-16　脊髓水平面显示主要纤维束内的
节段性排列模式

皮质脊髓侧束

脊髓丘脑束

皮质脊髓前束　　固有束

支在颈部组成束间束（interfascicular fasciculus），位于楔束和薄束之间，在腰部则靠近后正中隔称为隔缘束（septomarginal fasciculus）。其侧支和终支进入灰质，起节间联络作用。

后索病变的特征为：在病变水平以下同侧精细触觉和意识性深感觉减退或消失，而粗触觉，痛、温觉仍存在，因而发生感觉性共济失调。患者如不借助视力（如闭眼或黑夜时）就不知道关节的位置和运动方向。

2. 脊髓丘脑前束（anterior spinothalamic tract）　位于前索。后根纤维进入脊髓同侧的后角，终于Ⅳ～Ⅶ板层，自此发出的2级纤维多数上升1个节后，斜经白质前连合，而至对侧前索形成脊髓丘脑前束。其纤维排列同样来自骶部者位置表浅，来自颈部者位于深部。有少量纤维不交叉，随同侧脊髓丘脑前束上升。至脑干则与脊髓丘脑侧束合并，至中脑则与内侧丘系同路终于丘脑腹后外侧核，有一部分纤维特别是不交叉的纤维终于腹后外侧核与内侧膝状体之间区，自此发出3级纤维终于中央后回和第二躯体感觉区。此束进入脑干其纤维逐渐减少，因为有一部分纤维和侧支终于其背侧的网状结构和外侧网状核（图6-14、图6-17）。

脊髓丘脑前束传导轻触压觉冲动，轻触觉是深触觉（压觉）和辨别觉的辅助感觉。此种感觉在临床有一定的定位价值，因为触觉由后索和脊髓丘脑前束2条径路传导，损伤脊髓丘脑前束对触觉损害很小，可能只是刺激阈的提高。愉快觉和痒觉可能由脊髓丘脑前束传导。损害两侧脊髓丘脑前束，痒觉则消失。

3. 脊髓丘脑侧束（lateral spinothalamic tract）（图6-14、图6-17）　位于外侧索，即脊髓小脑前束的内侧。后根外侧部纤维进入后外侧束分为升、降支，升支上行1～2节。升、降支沿路发出侧支进入灰质，终于Ⅳ～Ⅶ层。有的后根纤维在胶状质中继后，终于Ⅳ～Ⅶ层。始自Ⅳ～Ⅶ层的纤维斜过白质前连合，在本脊髓节内达对侧外侧索的前外侧部上升。此束传导温觉的纤维多集聚于后部；传导痛觉的纤维多集于前部。来自脊髓下部节段的纤维的位置表浅而靠背侧，来自上部节段的纤维的位置较深而靠腹侧。它们按脊髓节自下而上的顺序，由浅入深分层排列。当髓内病变时，痛、温感觉障碍自病变节段逐渐向身体下部扩展。反之，髓外病变时，病变从外向内进展，痛、温感觉障碍自身体下部向上扩展。

脊髓丘脑侧束沿脊髓小脑前束的内侧上升，终于丘脑腹后外侧核和两侧的板内核群。此外还有些终支和侧支终于下丘脑和脑干网状结构，再由这些网状结构神经元发出上行纤维，终于丘脑板内核群。如此痛觉传导径路可能有二：一条是始自Ⅳ～Ⅶ层，而直接终于丘脑腹后外侧核；另一条是在胶状质和脑干网状结构多次转接后终于丘脑板内核群。

切断一侧脊髓丘脑侧束时，产生对侧痛、温觉障碍的平面较受损的相应平面低1～2个脊髓节。此种痛、温觉消失只限于体壁的深部和浅部，内脏痛觉并不受影响，可能内

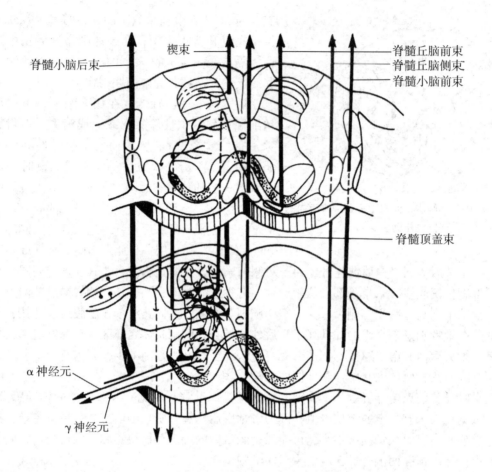

图 6-17　脊髓主要上行传导束

脏的痛觉由两侧传导。经过一段时间后，痛觉常可有恢复，是因存在有不交叉的脊髓丘脑纤维之故。此外有人认为膀胱和尿道的痛觉和胀满觉完全由此束传导，而二者的触压觉可能由后索传导。

4. 脊颈束（spinocervical tract）　位于侧索的背外侧部，传导痛觉和精细触觉。脊颈束起始于后角固有核（相当Ⅲ～Ⅳ层的一部分），其纤维沿同侧外侧索背侧部上升，终于颈外侧核（lateral cervical nucleus），该核为纵行的细胞柱；人的颈外侧核较小，位于第 1~2 颈髓节后角的腹外侧。此核发出的纤维随对侧内侧丘系上升，终于下橄榄核、网状结构、丘脑后核和内侧膝状体大细胞部的内侧部。脊颈束是脊髓传导最快的纤维束，与痛觉冲动的传导有关。

5. 脊髓小脑后束（posterior spinocerebellar tract）（图 6-17）　位于脊髓外侧索表面的后部，主要由不交叉的纤维组成。其粗大纤维始自背核，经同侧外侧索上行，终于小脑的上蚓和下蚓。此束初见于上部腰节，随上升逐渐增大，直到背核的上端（第 8 颈节）。

脊髓骶部和下腰部后根的粗大纤维进入脊髓后，其升支沿后索上升至上腰部，才终于胸核。同样胸髓后根纤维在后索上升数节后，也终于胸核。而颈部纤维上升则终于外侧楔核。躯干和下肢的本体感觉和触压觉（除头颈上肢外）都经脊髓小脑后束传入小脑，此束传导的冲动可能与个别肢体肌的精细运动和姿势的协调有关。

6. 脊髓小脑前束（anterior spinocerebellar tract）　位于脊髓小脑后束的前方侧索的表层。其内侧紧靠脊髓丘脑侧束。二者共同组成前外侧束。脊髓小脑前束的纤维分散而细，始自后角基部和颈的外侧部以及灰质中间带的外侧部，即 V、VI、VII 层的外侧部。起始后大部纤维经白质前连合进入对侧外侧索，形成脊髓小脑前束；小部纤维至同侧脊髓小脑前束。此束初见于下腰部，至上颈部有些纤维与脊髓小脑后束混合，终于小脑前叶。脊髓小脑前束传导的冲动可能与整个身体或整个肢体的姿势调节有关（图 6-14、图 6-17）。

7. 脊髓小脑吻侧束（rostral spinocerbellar tract）　位于颈髓外侧索表浅部分，与部分脊髓小脑前、后束纤维重叠。此束起于同侧颈膨大部 V ~ VII 层灰质的两群神经元，纤维经小脑上、下脚入小脑皮质。脊髓小脑吻侧束的功能与脊髓小脑前束相当，但其传导的是反映上肢活动状况的信息。

8. 脊髓网状束（spinoreticular tract）　始自脊髓各部的后角细胞，其纤维在前外侧索上升。一部分纤维终于延髓外侧网状核，自此发出的纤维经小脑下脚终于小脑前叶和旁正中小叶。外感觉的冲动可能通过此径路传达到小脑。脊髓网状束大部分纤维终于脑干网状结构。脊髓网状纤维是种系发生的古老部分，是维持意识和醒觉状态的重要结构。

9. 脊髓顶盖束（spinotectal tract）　是一小束，位于脊髓小脑前束的内侧，脊髓丘脑侧束的腹侧。其起始于对侧的深部板层，在脊髓前外侧部上升。在脊髓和脑干内与脊髓丘脑束合并，终于中脑上丘的深层及中央灰质外侧区。此束传入的冲动，可引起头颈转向刺激的来源。有人认为此束只是脊髓丘脑束的一部分或其侧支。

10. 脊髓皮质束（spinocoutical tract）　始自全部脊髓节，而大部分纤维始于颈髓。其中一部分上行纤维在脊髓内交叉，大部分纤维经锥体交叉到对侧，随锥体束上升，经内囊终于大脑皮质的深层，可能是通过大脑皮质的反射径路。

11. 脊髓橄榄束（spinoolivary tract）　其纤维起始于脊髓各平面的深部板层，大部分纤维在对侧前索外侧部上升，大部终于背侧和内侧副橄榄核。自此部发出纤维多半交叉后终于小脑蚓部。此束传导皮肤感觉和肌腱的本体感觉。

12. 脊髓前庭束（spinovestibular tract）　其纤维一部分的起始可能与脊髓小脑束相同；一部分纤维是脊髓小脑后束的侧支。此束从腰节开始沿同侧外侧索上升，部分纤维与脊髓小脑后束混合，相当数量的纤维终于前庭外侧核和背核。

13. 脊髓脑桥纤维（spinopontine fiber）　其大部分纤维是脊髓皮质束的侧支，随脊髓皮质束上升，终于脑桥核，此径路可能传导外感觉冲动至小脑。

14. 内脏感觉束（visceral sensory tract）　胸腹内脏的感觉纤维经后根进入脊髓，可能在后角和中间灰质中继后，随脊髓丘脑束上升。成对脏器的痛觉纤维，在对侧前外侧索上行；不成对脏器的痛觉纤维可能在两侧的前外侧索上行；膀胱、直肠的痛觉纤维可能在后索内上行。

二、下行传导束

下行传导束又称运动传导束。下行传导束（图6-18）包括自脑的不同水平（如大脑皮质及脑干等部位）下行至脊髓的纤维束。它们支配躯体运动和内脏活动，有调节肌张力和脊髓反射等功能。人类最大和最重要的下行传导束为锥体束。它起自大脑皮质，支配骨骼肌的随意运动。其余的一些下行传导束对脊髓运动神经元有易化性影响或抑制性影响。

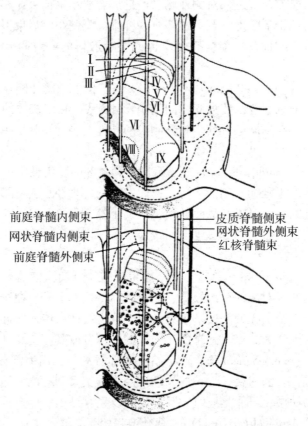

图6-18　主要下行传导束及其终止模式

1. **皮质脊髓束**　又称锥体束，是最大和最重要的下行传导束。其纤维部分始自中央前回（4区）的巨锥体细胞，大部分纤维始于3、1、2区和6区的锥体细胞。此束下降经内囊、大脑脚底、脑桥基底部、延髓锥体进入脊髓。在锥体的下端，约有2/3的纤维交叉形成皮质脊髓侧束；不交叉的纤维沿同侧前索下降，成为皮质脊髓前束；还有不交叉的纤维沿同侧侧索下降，称为前外侧锥体束。

（1）皮质脊髓侧束（lateral corticospinal tract）：占锥体束纤维的75%～90%。位于外侧索的后部，在脊髓小脑后束和外侧固有束之间下降，在腰骶部因脊髓小脑后束尚未出现，此束则位于脊髓外侧索的边缘。由于此束沿路有纤维终于灰质，所以向下逐渐缩小。此束的纤维排列有定位，即由外向内依次为下肢、躯干、上肢和颈部（图6-16）。脊髓外部病变累及皮质脊髓侧束时，同侧下肢最先出现运动障碍，而脊髓内部病变累及该束时，上肢最先受害。

（2）皮质脊髓前束（anterior corticospinal tract）：由锥体束不交叉的纤维组成，在前索靠近前正中裂下降。虽然有的纤维可追查到腰部，但正常此束只能追查到上胸部。其纤维主要终于支配上肢肌和颈肌的运动核。此束只见于人和高级猿类。皮质脊髓前束的大部分纤维终于同侧前角，小部分纤维经白质前连合，终于对侧前角。

（3）前外侧皮质脊髓束（anterolateral corticospinal tract）：此束由较细的不交叉纤维组成，沿侧索的腹侧部下降，终于同侧前角运动细胞。

皮质脊髓侧束的背内侧部终于Ⅳ、Ⅴ和Ⅵ层的一部分；腹内侧部纤维终于Ⅵ和Ⅶ层的背侧部。皮质脊髓侧束的不交叉纤维终于后角底部、中间灰质和前角中央部。有人研究认为，始于中央前回的纤维终于前角底部和中间灰质，而始于中央后回的纤维主要终于后角，特别是后角固有核。皮质脊髓纤维主要终于中间灰质的中间神经元，但有些纤维直接终于前角运动细胞。来自中央前回的纤维终于中轴外的运动神经元。皮质脊髓束的交叉纤维终于分布肢体远侧和近侧肌的神经元，不交叉纤维终于分布到近侧肢体肌的神经元。根据推算，锥体束纤维终于颈髓者占55%，终于胸髓者占20%，终于腰、骶髓者占25%。以上统计说明锥体束控制上肢的纤维远较下肢者为多。锥体束内包含有各种不同直径的纤维，因此纤维的传导速度也不相同。传导速度快的纤维大概来自大脑皮质的大锥体细胞，传导速度慢的纤维，终止区更靠背侧，大概主要影响感觉冲动的中枢传导和脊髓反射。

破坏锥体束导致随意运动的丧失，特别以肢体远端最为显著。对近侧关节和粗大运动的影响不严重，且非永久性的，而手指的动作最不易恢复。当锥体束受损时，通过锥体外系仍可保持一定的运动机能。锥体系缺损时锥体外系则代偿发展。锥体束的损害，人和动物所表现的症状不同。由于皮质脊髓束是一个复合纤维束，其纤维在大脑皮质上有广泛的起源，其中只有一小部分纤维起自4区Betz细胞，大量细纤维来自皮质其他区。由Betz细胞发出的粗纤维可能与肢体远端的精细运动有关，这是锥体束病变的主要症状。至于锥体束更多的细纤维则支配大关节的运动及控制肌张力。如这些纤维受到损害时，可导致肌张力增加和腱反射亢进。总之，锥体束的功能是控制骨骼肌的随意运动。从生理上也证明此束的作用是易化屈肌、抑制伸肌，对脊髓前角中的 α 和 γ 运动神经元均有影响。

2. 网状脊髓束（reticulospinal tract）　根据纤维的起源，可分为2个纤维束，它们均自脑干网状结构下行至脊髓。

（1）脑桥网状脊髓束（网状脊髓侧束）：起自脑桥被盖内侧部细胞（脑桥尾侧和首侧网状核），可能还有部分纤维起自中脑网状结构。此束几乎全部为不交叉纤维，下行于脊髓前索内侧部，见于脊髓全长，纤维止于Ⅷ、Ⅶ层的邻近部分。脑桥网状脊髓束中有少量纤维，在脊髓白质前连合交叉。

（2）延髓网状脊髓束（网状脊髓前束）：起自延髓网状结构的内侧2/3，大量纤维起自巨细胞网状核。此束内含交叉和不交叉2种纤维，下行于脊髓外侧索的前部。延髓网状脊髓束下行于脊髓全长，终于Ⅶ层，部分纤维亦至Ⅷ层及Ⅸ层。

网状脊髓束对脊髓 α 和 γ 运动神经元有易化性和抑制性影响。延髓网状脊髓束有抑制肌梭的作用，脑桥网状脊髓束有易化作用。网状脊髓束借此作用调整腱反射活动。网状脊髓束除影响运动神经元外，还影响感觉冲动的中枢传导。

3. 前庭脊髓束（vestibulospinal tract）（图6-19）

（1）前庭脊髓外侧束：起自前庭外侧核，纤维不交叉，下行于同侧脊髓外侧索的前部。在前庭外侧核内，有明确的定位关系。此核的腹上部发出纤维至颈髓，背下部发出纤维至腰骶髓，中间部发出纤维至胸髓。前庭脊髓外侧束纵贯脊髓全长，在颈节及腰节内终止的纤维数量最多，在胸髓节内只有少量纤维。此束在颈节位于外侧索前部，但在腰骶节则大多数纤维位于前索。此束终于脊髓Ⅷ层内侧部及邻近的Ⅶ层中央部，少数

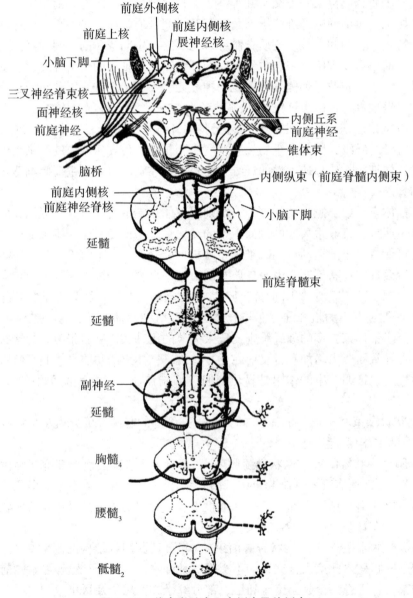

图 6-19　前庭脊髓束、内侧束及外侧束

纤维则止于Ⅸ层。前庭脊髓外侧束可增强同侧肢体的伸肌紧张。电刺激前庭外侧核，易化伸肌神经元，抑制屈肌神经元。

（2）前庭脊髓内侧束：起自前庭内侧核，纤维交叉伴随内侧纵束下行，入脊髓前索的前内侧部，止于颈节和上胸节的Ⅶ、Ⅷ层。此束可对颈肌和上肢肌实施前庭性影响。生理研究认为，此束是单突触直接通路，抑制上颈节运动神经元。

4. 红核脊髓束（rubrospinal tract）（图6-20）　　位于皮质脊髓侧束的腹侧，此束自中脑红核发出后，即交叉至对侧下降至脊髓，止于灰质Ⅴ、Ⅵ层，刺激一侧红核可兴奋对侧屈肌运动神经元，抑制对侧伸肌运动神经元。

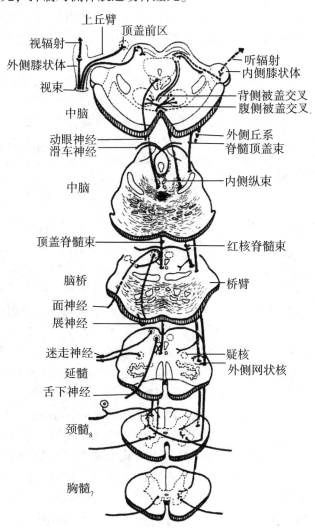

图6-20　红核脊髓束及顶盖脊髓束模式

5. 顶盖脊髓束（tectospinal tract）（图6-20）　　此束纤维起自四叠体上丘，纤维交叉后下行于前索中。

靠近前正中裂，大部分纤维只至上4个颈节，少量纤维至下4个颈节。主要终于Ⅶ、Ⅷ层和部分Ⅵ层。顶盖脊髓束通过中间神经元影响前角运动神经元，可能有完成对视觉、听觉的姿势反射运动的功能。

6. 内侧纵束 （fasciculus longitudinalis） 为一复合下行纤维束总称。此束起自脑干内许多核团，中脑的中介核、网状结构、前庭神经核等。内侧纵束的脑干部，含上、下行纤维；脊髓部则主要为下行纤维。此束下行于脊髓前索的内侧部，靠近前正中裂，又称沟缘束。此束只见于上颈节，多数纤维终于Ⅷ层及部分Ⅵ层。其功能可能是参与头颈肌的共济活动和姿势反射。

7. 橄榄脊髓束 （olivospinal tract） 此束位于脊髓小脑前束的前方，与脊髓橄榄纤维相混合。仅见于颈髓，从第4颈节以下渐消失，主要终于颈髓上段的前角细胞。

8. 孤束核脊髓束 起自孤束核（舌咽、迷走神经的内脏感觉核）。此束主要在同侧下降，可达腰节。在经舌咽和迷走神经传入中枢的内脏冲动，引起脊髓反应方面，孤束核脊髓束可能起主要作用。

9. 下行自主性通路 脊髓的下行自主性通路直接和间接与下丘脑密切关联。下丘脑是调节内脏活动的高级中枢，它除接受低级脑部的影响外，也受大脑皮质某些区域的影响。长期以来被认为下行自主性通路是多突触的通路，弥散分布于脊髓的前索和外侧索，与侧固有束和网状脊髓束密切关联，终止于中间带外侧核。有人已证实有自下丘脑直接投射到脊髓的纤维。

下行自主性通路如发生病变则导致自主神经障碍。如伤及第1~2胸节则出现 Horner 征（同侧），伤后阻断了至瞳孔开大肌、眼睑肌、面部汗腺及球后脂肪的交感神经支配。延髓呼吸中枢的冲动通过孤束核脊髓束和网状脊髓束影响肋间肌、膈肌和支气管平滑肌的活动。支配膀胱和直肠平滑肌的自主性纤维，位于脊髓的前索和外侧索。支配瞳孔开大肌和温度调节的纤维，在脊髓内几无交叉，位于前索和外侧索的前部。

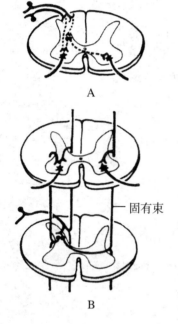

固有束

图6-21 脊髓节内、节间反射模式
A. 节内反射 B. 节间反射

10. 其他下行束 脑干向脊髓各节段还发出下行的胺能通路（aminergic pathways），这主要包括来自蓝斑核的脊髓系统和来自中缝核的中缝脊髓系统，前者以去甲基肾上腺素为递质，后者则是5-羟色胺为递质。它们止于脊髓灰质中间带和前角；中缝脊髓系统还止于脊髓后角表层，这与调节脊髓中传递疼痛信息的神经元功能有关。此外，脊髓白质中还有来自下丘脑的下丘脑脊髓纤维，它们主要止于脊髓灰质中的中间带外侧核和骶副交感核，然而，这些纤维中有的可能是经过脑干或脊髓某些神经元中继以后下行的。

三、固有束

固有束是紧贴灰质表面的白质，由连结脊髓各节段之间的纤维束组成，在脊髓内起联络作用。是脊髓节内和节间反射的重要组成部分（图6-21）。

第六节 脊髓的功能

脑和躯干、四肢间的联系，必须通过脊髓内的各种上、下行纤维束的传导，才能实现各种感觉和运动功能。脊髓除有传导功能外，其本身还能完成许多反射活动。

反射是神经活动的基本形式。脊髓反射是通过脊髓，使机体对内、外环境的各种刺激产生的不随意的反应。参与完成反射活动的全部解剖结构组成神经元环路，即反射弧。一般反射弧由 2 个或 2 个以上的神经元构成。1 个典型的反射弧包括 5 个主要成分：①外周感受器，即位于皮肤、黏膜、运动器和内脏的感觉神经末梢器官，它们接受刺激，并将其转化为神经冲动。②感觉神经元，即脊神经节细胞，它把外周感受器接受的各种刺激经后根传入脊髓。③反射中枢，即脊髓反射的节段中枢，内含中间神经元（有兴奋性和抑制性 2 种），它连结着感觉和运动神经元，起联络和调节作用。通过中间神经元调节的神经元环路才出现适当的反射活动。④运动神经元，即前角运动细胞、中间带外侧核及骶副交感核。它们发出的轴突，经前根外出，控制效应器。⑤效应器，为运动神经元末梢所支配的器官，如肌肉、腺体等，对传来的神经冲动发生适宜的反应。

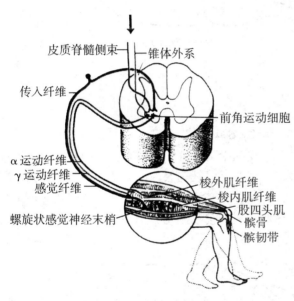

图 6-22 膝跳反射模式

图中标注：
皮质脊髓侧束　锥体外系
传入纤维
α 运动纤维
γ 运动纤维
感觉纤维
螺旋状感觉神经末梢
前角运动细胞
梭外肌纤维
梭内肌纤维
股四头肌
髌骨
髌韧带

最简单的反射弧仅有感觉和运动 2 个神经元即可完成，如膝反射。2 个神经元之间只经 1 个突触联系即可完成，故又称单突触反射。复杂的反射则需经多个神经元之间的突触联系才能完成。故又称多突触反射，绝大多数的脊髓反射都属于此类。

反射弧的各个部分必须保持完整，才能完成正常的反射活动，如果其中任何一个部分中断时，不论发生在何处，都可以使反射消失。脊髓反射还受脑的影响。如当受检查者精神紧张或注意力集中于检查反射部位时，可使脊髓反射受到抑制。检查反射的功能状态对了解脊髓的机能和临床诊断有重要意义。

反射弧仅通过脊髓一个节段即可完成，则称为节段内反射，如膝跳反射；当叩击股四头肌腱所产生的股四头肌短暂收缩时，经股四头肌内的肌梭感受器发出冲动经感觉神经元进入脊髓，再与同节段脊髓前角 α 运动神经元发生突触联系，后者的活动再通过运动神经传出到同一肌肉，引起收缩（图 6-22）。但是最简单的节段内反射也不是孤立的活动，可延伸至 2 个以上的脊髓节段，通过中间神经元的轴突（固有束）把 1 个脊髓节段的感觉神经传入的冲动扩散到上、下相邻的脊髓节段，形成节段间反射。如膝跳反射时，除股四头肌收缩外，还通过其降支联系到脊髓下几个节段引起支配股后肌群的有关神经元的抑制。节段性反射还经常受到脑的下行易化作用而增强，使节段性反射亢进，甚至出现病理反射。由脑下行的纤维，对脊髓还可起抑制作用。

当骨骼肌受到外力牵拉时，引起受牵拉的肌肉收缩，借肌肉的收缩以抵抗牵张，即牵张反射（图6-23）。脊髓的牵张反射主要表现在伸肌，特别是抗重力肌，对维持直立姿势有重要意义。临床上的腱反射亦属牵张反射。

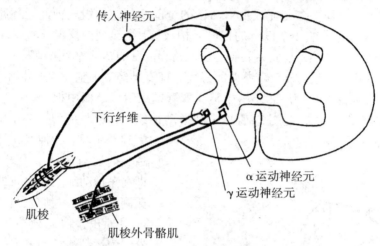

图6-23　牵张反射弧模式

屈肌反射为多突触反射（图6-24）。当皮肤受到伤害性刺激时，受刺激的肢体出现屈曲反应，表现为屈肌收缩，伸肌弛缓，故屈曲反射具有保护性意义。在某些实验情况下，加大刺激强度，除同侧屈肌易化外，对侧伸肌亦活动，表现为同侧肢体从伤害刺激处缩回，同时对侧肢体伸直，称为对侧伸肌反射。该反射通过脊髓内许多神经元联系，包括同侧和对侧节段间的联系。

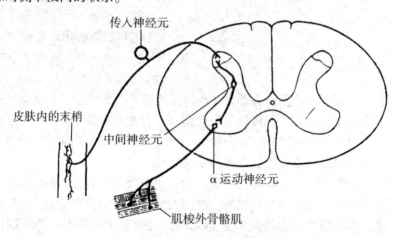

图6-24　屈曲反射弧模式

脊髓内有交感神经和部分副交感神经的节前神经元，因此在脊髓内存在有内脏反射的低级中枢，如血管张力反射、发汗反射、排便反射、勃起反射等。脊髓病变可影响到血压变化、发汗功能、排尿、排便和性功能。

在躯体和内脏之间亦可形成反射。例如，腹部皮肤受到冷或热刺激后，引起胃肠蠕动减弱或加强，血管收缩或舒张的变化；反之，内脏病变时亦可引起相应脊髓节段的肌肉反射性痉挛。

脊髓的反射包括浅反射、深反射和内脏反射 3 种。浅反射是指皮肤受刺激引起的反射活动。深反射是指骨骼肌、肌腱、骨膜和关节受刺激而引起的反射活动。内脏反射是指内脏受刺激而引起的反射活动，在临床上常用以检查患者的浅反射（表 6-1）、深反射（表 6-2）。

表 6-1　常用的浅反射

反射名称	刺激部位	反应	脊髓节定位
上腹壁反射	轻划腹壁上部皮肤	腹壁上部的肌收缩	$T_{7\sim8}$ 节
中腹壁反射	轻划腹壁中部皮肤	腹壁中部的肌收缩	$T_{9\sim10}$ 节
下腹壁反射	轻划腹壁下部皮肤	腹壁下部的肌收缩	$T_{11\sim12}$ 节
提睾反射	轻划股内侧上部皮肤	同侧睾丸上提	$L_{1\sim2}$ 节

表 6-2　常用的深反射

反射名称	刺激部位	反应	脊髓节定位
肱二头肌反射	叩击肱二头肌腱	屈肘	$C_{5\sim6}$ 节
肱三头肌反射	叩击肱三头肌腱	伸肘	$C_{7\sim8}$ 节
膝跳反射	叩击髌韧带	伸膝	$L_{2\sim4}$ 节
跟腱反射	叩击跟腱	踝关节跖屈	$S_{1\sim2}$ 节

第七节　脊髓的被膜

脊髓表面同脑一样也有 3 层被膜包裹，由外向内，依次是硬脊膜、蛛网膜和软脊膜。脊髓借这些被膜受到支持和保护，并通过被膜的血管得到营养。

一、硬脊膜

硬脊膜（spinal dura mater）是脊髓被膜的最外一层（图 6-25）。它松松地包绕着脊髓，形成 1 个长圆筒状的硬脊膜囊。硬脊膜上方附在枕骨大孔的周缘，在此与硬脑膜内层相续，下达 S_2，末端变细包裹终丝，附于尾骨背面，在此与骨膜相融合。

硬脊膜主要由致密结缔组织组成。外面粗糙，有纤维束与硬膜外脂肪组织相连，特别在前正中线上与后纵韧带相连；但在后方与椎弓板和黄韧带之间则无任何联系，而填充着较多脂肪，便于活动。31 对脊神经根穿出硬脊膜囊时，硬脊膜也形成一系列鞘状

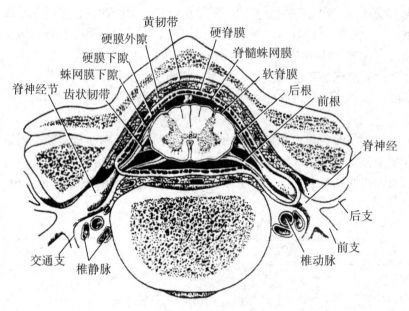

图6-25 脊髓的被膜

突起，包绕着脊神经根直到椎间孔处，与孔周围的结缔组织紧密连结。枕骨大孔和椎间孔周缘是硬脊膜较坚实的附着点，硬脊膜囊借此保持在一定的位置。根据硬脊膜包裹脊髓和脊神经根的不同，可将其分为脊髓硬膜与根硬膜两部分。根硬膜较脊髓硬膜略薄，但在两者交界处，硬膜稍增厚形成一环状狭窄，此处又称硬膜颈环，在椎间孔附近的根硬膜最薄。根硬膜向外延续为脊神经干的神经外膜（图6-26）。

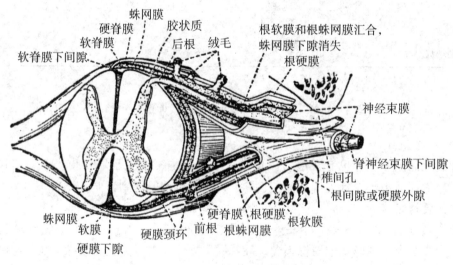

图6-26 脊髓与脊神经根的被膜

硬脊膜囊外面与椎管壁（骨膜和韧带）之间的空隙称硬膜外隙（epidural space）。椎管的硬膜外隙与颅的硬膜外隙互不相通。其又可分前、后、侧4个间隙。前间隙位于椎体和后纵韧带之后，前根附着处硬膜的前方。由于硬脊膜与后纵韧带疏松结合，并与 $C_{2,3}$ 椎体的骨内膜结合，所以前间隙甚窄小。后间隙位于后根硬膜以后与椎弓骨膜和黄韧带之间。颈段的后间隙十分狭小，上颈段或可闭锁，自胸椎向下，后间隙逐渐增宽，中胸段宽 2~4mm，$L_{2~3}$ 段可达 6mm。此间隙内容椎内静脉丛。在中线区血管较少，故为椎管穿刺的良好入路。侧间隙又称根间隙，成对，居前、后根硬膜与椎管之间。此间隙在脑脊液的吸收、硬膜外麻药的吸收（入血管）和渗透（入神经）等方面十分重要。由侧间隙向外，经椎间孔与椎旁间隙相通。硬膜外隙中充有疏松结缔组织、脂肪、淋巴管和椎内静脉丛等，略呈负压。硬膜外隙容积约为 100mL，进行硬膜外麻醉，即将麻醉药注入此腔内，以阻滞脊神经根的传导作用。

硬脊膜内面光滑，与第 2 层被膜脊髓蛛网膜紧密相贴，两者之间的潜在腔隙为硬膜下隙（subdural space），其中仅有少量起润滑作用的浆液，一些部位有小静脉和结缔组织束穿过。

硬脊膜的血管分布较少，主要来自躯干部呈节段分布小动脉的分支。其神经来自各脊神经的脊膜支。

二、脊髓蛛网膜

脊髓蛛网膜（spinal arachnoid mater）是贴在硬脊膜内面的一层薄而半透明的膜，由松散的胶原纤维、弹性纤维和网状纤维组成，呈蛛网状，不伸入脊髓沟裂内。其上方在枕骨大孔处与脑蛛网膜相续，下端在 S_2 平面成一盲端。蛛网膜内面发出许多纤细的结缔组织小梁连于第 3 层被膜软脊膜上，此小梁称蛛网膜小梁。

蛛网膜与软膜之间的空隙，为蛛网膜下隙，其间充满脑脊液。有蛛网膜小梁和脊髓血管通过。此隙上端与颅内蛛网膜下隙相通。在脊髓周围较窄；但在脊髓末端到 S_2 平面处则特别扩大，称终池。此处有大量脑脊液浸泡着马尾，针头刺入时，漂浮的神经根易被推开而不致损伤，容易抽到脑脊液。故常在此处进行腰椎穿刺。

在椎间孔附近，蛛网膜的细胞增生并与软膜融合，因而封闭了蛛网膜下隙。在脊神经根周围的蛛网膜下隙稍膨大，又称"墨水套囊"（因向蛛网膜下隙注射墨汁后，墨汁颗粒常集中于该区而得名）。

中央型椎间盘突出常引起梗阻，脑脊液流动缓慢，甚至潴留，会导致蛛网膜炎，粘连，囊肿形成；侧旁型突出，由于神经根受到长期的压迫，可因局部血液循环和神经组织营养障碍而造成该处水肿、纤维渗出和粘连形成，这种损伤性的炎症反应波及神经根袖处的蛛网膜可引起局部性的蛛网膜炎。此外，胸腰椎手术、脊髓造影、麻醉药物、腰穿损伤出血等均可引起医源性脊髓蛛网膜炎。

三、软脊膜

软脊膜（spinal pia mater）是一富有血管的膜，可分内、外两层。内层是由网状纤维和弹力纤维形成的致密网，紧贴于脊髓表面，并发出纤维隔进入脊髓。血管沿此小隔进出神经组织，它形成血管周围间隙的外壁。血管周围间隙位于血管外膜和软膜延伸部之间，此间隙可延伸到小动脉、静脉移行于毛细血管的地方。软脊膜内层无血管，由脑脊液来营养。软脊膜外层是由胶原纤维束组成的疏松网，并与蛛网膜小梁相连。此层内有脊髓血管，还有不规则的腔隙与蛛网膜下隙相通，向深部通入血管周围间隙。

在脊髓前正中裂两侧软脊膜外层之胶原纤维形成一条纵贯脊髓全长的软膜带，称为软脊膜前纤维索。它横跨前正中裂，不伸入裂内。

对着后正中沟处，有一层不完整的纤维组织片将蛛网膜连于软脊膜，称后隔或蛛网膜下隔，此隔在颈区呈筛状，在胸区则形成一较完全的隔板。脊髓圆锥下端的终丝，也主要由软脊膜形成。

在脊髓的两侧，软脊膜增厚形成2条约与脊髓等长的齿状韧带（denticulat ligament）（图6-27）。此韧带的内侧缘又称附着缘，与脊髓两侧的软脊膜相续，位于脊髓前、后根之间稍偏后方。其外侧缘形成一列三角形的齿尖，齿尖顶着蛛网膜向外连于硬脊膜，齿尖间的外侧缘是游离的，只稍从脊髓突出。最上1个齿尖在第1颈神经根的上方，附着于枕骨大孔边缘稍上的硬膜，最下1个齿尖常在第12胸神经和第1腰神经穿硬脊膜之间，或在第11、12胸神经穿硬膜之间附着于硬脊膜。其他齿尖一般都在上、下脊神经根穿硬脊膜之间（或偏上或偏下）。因此，每侧齿尖的数目常为21个或20个。但两侧齿尖的附着常常不对称，每侧数目也可变动在

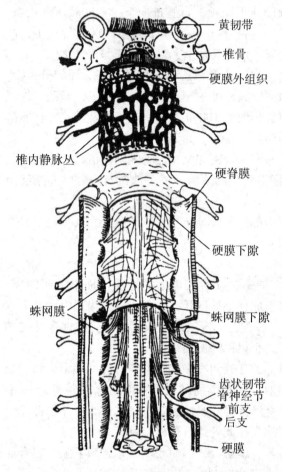

图6-27　脊髓的背膜与齿状韧带

18~24（或15~22）之间。齿状韧带有固定脊髓、防止震荡和突然移位的作用。脊髓两侧借齿状韧带悬系，浮于脑脊液之中，再加上硬膜外隙的脂肪组织形成良好的弹性垫，因此，一般震荡不致损伤脊髓。

由于齿状韧带的附着点偏后，故齿状韧带前方的脊髓约占2/3，其后方的仅约占1/3。副神经脊根在齿状韧带的后方上升。脊髓内部的脊髓丘脑束在齿状韧带附着缘的前方，皮质脊髓侧束在其后方。齿状韧带是行椎管内手术的一个标志。

第八节　脊神经根

一、脊神经根的组成

脊神经根有31对，即颈8对、胸12对、腰5对、骶5对和尾1对。每一脊神经都

由连于脊髓的前根和后根在椎间孔处联合而成。

脊神经的后根，以连续排列成行的根丝附着于脊髓的后外侧沟。人类的后根较前根粗大，这是由于后根的根丝较多，直径较大所致。后根纤维的数目5倍于前根，前根平均含20万条，后根则含100万条。但第1颈神经及尾神经的后根则特别细小，或阙如，其脊神经节亦多不存在。

后根内的神经纤维直径大小不等，其中粗纤维有髓鞘。在有髓纤维间，夹有多数成束的无髓纤维及带菲薄髓鞘的细纤维。有髓纤维与无髓纤维的比例，各后根内均不一致。粗大的有髓纤维，是来自肌和腱内触压觉感受器的传入纤维，细小的无髓纤维及有薄髓鞘的纤维，为温觉和痛觉的传入纤维（图6-28）。后根内主要为传入纤维，但有人提出，还含有来自脊髓中间带细胞发出的传出纤维。这种纤维认为是副交感性的，经后根沿脊神经，分布于皮肤及血管，有使血管扩张的作用。

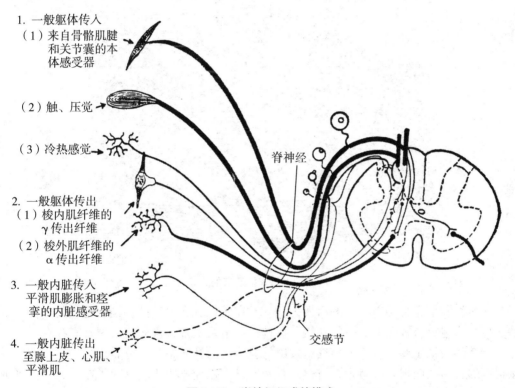

图 6-28　脊神经组成的模式

脊神经节位于脊神经后根上，呈纺锤形膨大，长4~6mm，它的大小常与其所在脊神经后根的粗细成正比。此神经节一般位于椎间孔内，在后根硬脊膜鞘之外。但骶及尾神经的脊神经节，则位于椎管内，骶脊神经节包于硬脊膜鞘向外侧的延长部中，尾脊神经节则包在硬脊膜鞘内。第1颈脊神经节（如有此节存在时）与第2颈脊神经节，则各位于 $C_{1,2}$ 的椎弓上方。

脊神经节（图6-29）的表层，包以结缔组织囊，自囊内面发出结缔组织小梁进入节内，形成网状结构。由结缔组织小梁引进血管，使该神经节得到丰富的血液供应。节内包含许多感觉神经细胞和神经纤维。其中以假单极性神经节细胞为数最多。细胞呈不规则的卵圆形或球形，大小很不一致，可以分为3种，即小细胞、中细胞和大细胞。大细胞发出粗大的有髓纤维，小细胞发出有髓及无髓的细纤维。其中除单极性细胞外，尚有中等大的及小型的多极细胞，有3~8个突起。双极性细胞则为数甚少。

假单极神经元（peudounipolar neuron）　有1个神经突，在离胞体不远处，分为2支，形如"T"或"Y"状。其中1支较细，入脊髓内，为中枢突，另1支粗大，为周围突，向周围分布至感受器。其中枢突组成脊神经后根，穿硬脊膜后，由单干分裂成一列根丝。这些根丝垂直排列呈扇状散开，列于脊髓后外侧沟内。每条脊神经后根的根丝，先组成内侧及外侧两股，然后入脊髓。在脊髓内分为长的升支及短的降支，分别上升或下降，各止于不同水平灰质内的细胞。

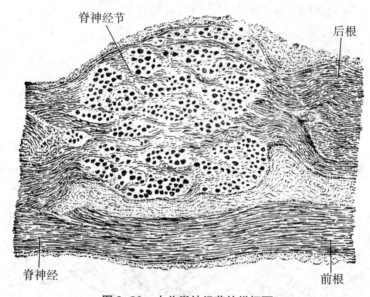

图6-29　小儿脊神经节的纵切面

在自脊髓至脊神经节一段的后根中，有散在的或集合成群的神经细胞，如小神经节状，称此为迷走脊神经节。一般在腰、骶神经后根及上部颈神经后根中常有存在。

脊神经前根主要由脊髓前角细胞发出的躯体运动纤维组成，分布于骨骼肌。胸部及腰上部的脊神经前根内，有来自脊髓灰质侧柱内的交感性内脏运动纤维。第2~4骶神经前根内，有来自脊髓灰质中间带细胞的副交感性内脏运动纤维。交感神经的纤维，广泛分布于身体各部。骶部副交感神经纤维，分布于盆内脏器、结肠左曲以下的肠管及生殖器。前根内的纤维，主要为粗大的及细小的有髓纤维，并有少量中等大的有髓纤维及较少的无髓纤维。这种粗大有髓纤维为躯体运动纤维。细小的有髓纤维可能有2种不同功能：一种为内脏运动神经的节前纤维；另一种为维持骨骼肌肌张力的运动纤维（γ纤维）。而前者仅存在于胸部、腰上部及骶部（第2~4骶神经）的前根内。后者为脊髓前灰柱内小卵圆形细胞发出的纤维，经前根及脊神经，分布于骨骼肌的梭内肌纤维。这种纤维有维持肌张力的作用，与粗纤维所产生的骨骼肌肌纤维的收缩运动则有所不同。

近来研究证明，脊神经前根内亦有传入纤维。这种纤维为一些细小的有髓纤维及细小的无髓纤维，来自脊神经节内的细胞，其中枢突经前根入脊髓，传导痛觉。有人认为某些患者施行后根切除术后仍有痛觉，可能由于有一部分传入纤维从前根进入之故。

脊神经前根纤维，自宽而不明显的脊髓前外侧沟穿出，是几根根丝并排着（成2~3不规则行），而不如后根排列的整齐如线（图6-30）。

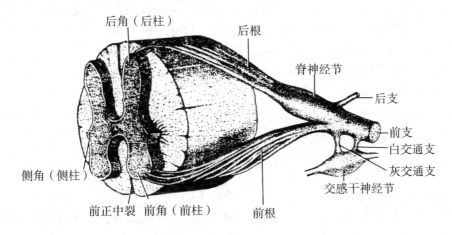

图6-30 脊神经根结合成脊神经模式

前、后根汇合，形成混合性的脊神经总干，内含：①躯体传出纤维：支配骨骼肌的活动。②躯体传入纤维：传导来自皮肤的痛、温、触、压觉和肌肉、关节与韧带的本体感觉。③内脏传出纤维：仅见于第1颈神经至第3腰神经和第2~4骶神经前根内，支配平滑肌、心肌和腺体的活动。④内脏传入纤维：分布于心血管和内脏的感受器，传导内环境变化的各种信息。

后根切断后将会阻断感觉冲动的传入和某些段间反射。由于皮质支配区的重叠，只切断1根不会导致明显感觉减退，必须连续破坏3根才会有皮区的完全感觉丧失。切断后根阻断肌张力的段间反射，将会导致有关肌张力降低或丧失，但仍能收缩。脊神经前根切断后，有关肌肉不能运动而萎缩，如第8颈神经和第1胸神经前根损伤，手的小肌群即萎缩瘫痪，不能随意运动。若损伤其中的内脏传出纤维，也将产生相应的自主神经症状。

二、脊神经根的粗细和方向

脊神经根的粗细，各部不一。颈神经根通常上4条细小，下4条粗大，前根与后根比较，一般后根比前根粗约3倍。后根各个根丝又比前的根丝粗大。但第1颈神经例外，其后根小于前根，并有8%可阙如。第1、第2颈神经的根短，接近水平穿出椎管，第3~8颈神经根向外下斜，其长度和斜度向下逐渐增加，但从脊髓附着平面到其穿出点的距离不会超过一个椎骨的高度。

第1胸神经根较大，其他的胸神经根小。胸神经后根仅比前根稍大，根的长度从上往下逐渐增加。下部胸神经的根贴着脊髓下行，到其穿出椎管处，下行距离至少等于2个椎骨的高度。

下腰神经和上骶神经的根最大，其单个根丝最多。尾神经根最小。腰、骶、尾神经根下行到其各自穿出椎管处，依次逐渐增加其斜度，它的长度也迅速增加。在 L_1 下缘平面脊髓圆锥以下，这些根丝围绕终丝共同形成马尾。

脊神经前、后根合成 1 干后，第 1 颈神经穿行于枕骨与寰椎后弓之间，经椎动脉沟，在椎动脉的下侧穿出。第 2~7 颈神经，经相应椎骨上侧的椎间孔穿出。第 8 颈神经经 $C_7 \sim T_1$ 的椎间孔穿出。自第 1 胸神经以下的各脊神经，都由相应椎骨下侧的椎间孔穿出。极少数情况下，1 个椎间孔内可以通过 2 个神经根，这种畸形如果发生在比较窄小的 $L_5 \sim S_1$ 间的椎间孔，神经受压的可能性就更大，临床常表现为坐骨神经痛，有时与椎间盘突出不易鉴别。

三、脊神经根行程及其与邻近结构的关系

脊神经前根和后根离开脊髓后，即横行或斜行穿过蛛网膜下隙，到达其相应的椎骨平面。在此，前、后根分别穿出蛛网膜囊和硬脊膜囊，然后行于硬膜外隙中。脊神经根在硬膜、蛛网膜囊以内的一段，可称为蛛网膜下隙段，穿出硬脊膜囊的一段，称为硬膜外段。

脊神经根离开脊髓时即包上 1 层软膜，当穿出蛛网膜、硬膜囊时，又带出蛛网膜和硬膜形成 1 鞘。有人认为在前、后根合成脊神经处，这 3 层膜与脊神经的神经内膜、神经束膜和神经外膜相延续。

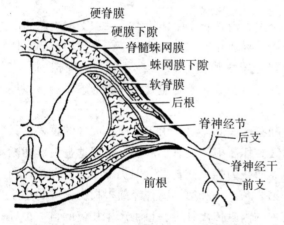

图中标注：
硬脊膜
硬膜下隙
脊髓蛛网膜
蛛网膜下隙
软脊膜
后根
脊神经节
后支
脊神经干
前支
前根

图 6-31 脊髓的被膜与脊神经根的关系

沿神经根周围延伸的蛛网膜下隙一般到脊神经节近端附近即封闭消失（图 6-31），不与脊神经中的神经周围间隙和淋巴管相通。但有时也有变异，可伸展到脊神经节的远侧或脊神经近侧部。这在临床上有一定的重要性，当在脊柱旁注射时，注射药物有可能进入蛛网膜下隙内。

脊神经根蛛网膜下隙段比较松弛，特别在终池内的腰、骶神经根稍呈波形弯曲，允许因脊柱运动而脊髓少许移位时，有一定的伸缩。

脊神经根的硬膜外段较短较直，外面包有蛛网膜与硬脊膜延伸形成的鞘。硬膜鞘紧密连在椎间孔周围，借此固定硬脊膜囊，也保护鞘内的神经根不受牵拉。但此段在椎间孔处最易受压。椎间孔垂直径较长，而水平径则较短。水平径仅比脊神经根鞘大，当有椎间盘退行性变，向一侧突出，椎间关节炎或钩椎关节骨质增生时，可压迫或刺激神经根而产生症状。

颈神经穿出椎间孔时，直接经过其穿出平面椎间盘的后外侧面，因颈神经由相应椎骨上方穿出，当颈神经因椎间盘突出而受压时，受压颈神经的序数比突出的椎间盘的序数多 1 位。腰椎间孔垂直径长，腰神经穿出经过椎间盘上方椎体的后面，故椎间盘突出不会压迫同一平面穿出的神经。腰椎间盘向后外侧突出时，使硬膜外隙变窄，压迫硬膜内面下行靠外侧的脊神经根。如 $L_{4,5}$ 椎间盘突出，压迫的是第 5 腰神经，或第 5 腰神经

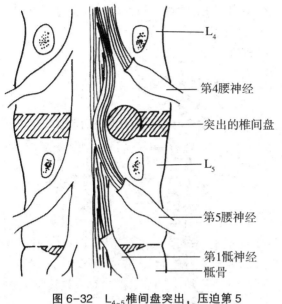

图 6-32 L₄₋₅椎间盘突出，压迫第 5
腰神经和第 1 骶神经

图中标注：L₄、第4腰神经、突出的椎间盘、L₅、第5腰神经、第1骶神经、骶骨

和第 1 骶神经（图 6-32）；如突出较多，可以压迫更多的马尾神经。

通常认为脊柱前屈或后伸时，椎管内的脊髓和硬膜则向上或向下移动。Breig 在研究时（1960，1978）未看到这种情况。他发现当脊柱前屈时，脊髓、硬膜和神经根都变直；脊柱后伸时，椎管缩短，脊髓也缩短（横径同时增加），硬膜皱褶，神经根松弛。这种现象对临床诊断和治疗有一定意义。当突出的椎间盘顶着神经根而尚未造成压迫时，某些动作使脊柱前屈拉直神经根，可产生疼痛。有些作者指出，脊髓和硬膜因脊柱屈伸而运动时，既有成褶也有滑动，以滑动为主。

第九节 脊髓的血供

中枢神经系统是人体代谢最活跃的系统之一。脊髓和脑一样，其机能活动的维持依赖于血液循环携带充足的氧和营养物质。

一、脊髓的动脉

脊髓的动脉血液供应有 2 个来源：一是节段性的脊髓支，二是脊髓前动脉和脊髓后动脉（图 6-33）。

节段性的脊髓支分别起自：在颈部为椎动脉第 2 段（穿经上 6 个颈椎横突孔的一段）、颈升动脉和颈深动脉；在胸部为肋间动脉和肋下动脉；在腰部为腰动脉和髂腰动脉；在盆腔为骶正中动脉和骶外侧动脉。这些动脉发出的脊支经椎间孔进入椎管，一般在椎间孔处分为 3 支：1 支向前到椎体，1 支向后到椎弓，中间的 1 支沿脊神经根行走称根动脉（radicular artery）。31 对根动脉又分前根动脉和后根动脉，分别沿相应脊神经前、后根走行。它们粗细不等，归宿不尽相同，一般分 3 类：有些根动脉分布至脊神经根和硬脊膜，称固有根动脉。有些进入软脊膜，称软膜根动脉，在软膜中分支、吻合，参与构成软脊膜小动脉丛。有些根动脉到达脊髓，称髓动脉。

髓动脉是真正的脊髓营养动脉，不成对，分散地来自不同水平的节段动脉，其发出后沿脊神经前根到脊髓前面与脊髓前正中动脉吻合，称脊髓前支（或前髓动脉）；有的沿脊髓后根与脊髓后外侧动脉吻合，称脊髓后支（或后髓动脉）（图 6-34）。恒定的前髓动脉有 3 支：1 支在第 5、第 6 颈节平面，与脊髓前动脉吻合，但国内报道与第 8 颈神经伴行的前髓动脉较恒定，称颈膨大动脉。另 1 支在第 7 胸节上下。第 3 支为最大的前髓动脉，称大前髓动脉或腰膨大动脉，85%在 $T_9 \sim L_2$ 平面之间，与脊髓前动脉吻合。若大前髓动脉位置较高（$T_{5 \sim 8}$），在脊髓圆锥处可能还有 1 条圆锥动脉。后髓动脉较前髓动脉多，平均为 11 支（5~21 支），但口径较细。

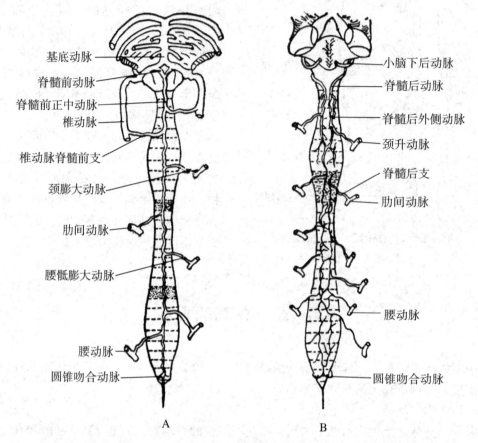

基底动脉
脊髓前动脉
脊髓前正中动脉
椎动脉
椎动脉脊髓前支
颈膨大动脉
肋间动脉
腰骶膨大动脉
腰动脉
圆锥吻合动脉

小脑下后动脉
脊髓后动脉
脊髓后外侧动脉
颈升动脉
脊髓后支
肋间动脉
腰动脉
圆锥吻合动脉

A   B

图 6-33 脊髓的动脉

A. 前面观 B. 后面观

1. 脊髓前动脉（anterior spinal artery）   在桥延沟稍下方起于椎动脉，在延髓前面斜向前下，约至锥体交叉平面与对侧同名支合成 1 条动脉。脊髓前动脉沿前正中裂下降，沿途不断接受前髓动脉补充加强，而延伸到脊髓圆锥，在脊髓下端，脊髓前正中动脉变细，向下延续为终丝动脉，并在脊髓圆锥处向侧方发出圆锥吻合动脉，向后连于脊髓后外侧动脉。圆锥吻合动脉在脊髓动脉造影时是确认圆锥平面的标志之一。脊髓前动脉全长粗细不均，有时在胸区此动脉甚细，以致与脊髓表面的软膜小动脉难于辨别。

脊髓前动脉除发出外侧支参与软膜小动脉丛之外，它呈直角向后发出 250~300 支沟动脉或中央动脉（Crock 等，1977），进入前正中裂，在裂的深部左右交叠地进入相应侧脊髓。腰骶节的沟动脉有时为一短干，在矢状面上分为 2 支，然后分别穿入脊髓左、右侧半。沟动脉入髓后，先穿白质前联合，再弓形向外，至脊髓前角，在此分散成密集的毛细血管网。沟动脉分布到脊髓灰质前 3/4 及部分前索和外侧索（包括皮质脊髓侧束）。同侧上、下沟动脉之间，有较多吻合，但左、右之间吻合甚少。脊髓各段沟动脉数目不等：颈和上胸段每厘米长的脊髓平均有 5~8 条，中胸段有 2~5 条，下胸及腰骶段有 5~12 条。因此，胸髓的每 1 支沟动脉纵向分布约 3cm，颈髓约 1.2cm，腰骶髓约 1.7cm（Turnbull，1971）。

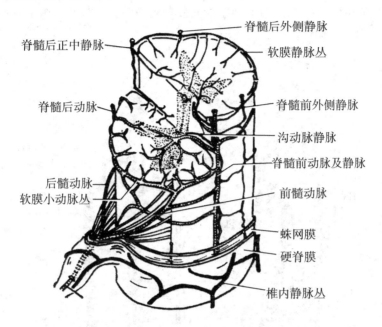

图 6-34　脊髓的血液供应

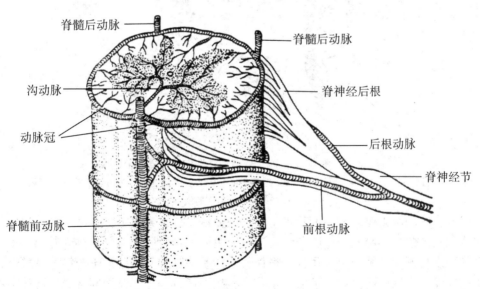

图 6-35　脊髓前、后动脉及根动脉

2. 脊髓后动脉（posterior spinal artery）　起自椎动脉或小脑下后动脉，绕至延髓后外侧，向下延续为脊髓后外侧动脉，沿脊髓后根内侧迂曲行进，沿途接受后髓动脉补充。脊髓后动脉除发支参与软膜小动脉丛外，尚有一些穿支进入脊髓，分布于脊髓后角大部及部分后索。

在脊髓外侧表面软膜内，脊髓前动脉和脊髓后动脉间，还有许多横行吻合动脉称动脉冠（arterial vasocorona）（图6-35），由此发支供应前外侧索的浅部。

脊髓前、后动脉和软膜小动脉的分支穿入脊髓后，分支形成毛细血管网。灰质的毛细血管网较白质的丰富。白质内毛细血管的分布较均匀，而灰质内密度不均，在核周体密集处毛细血管也较稠密。

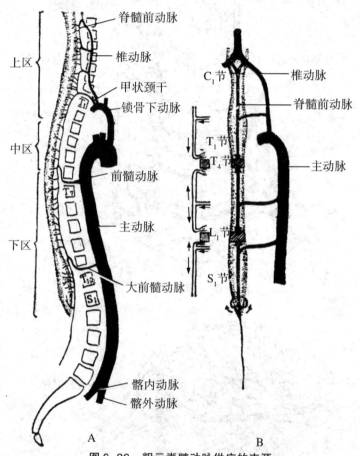

图6-36　粗示脊髓动脉供应的来源

A. 脊髓动脉供应的主要来源及分区　B. 据临床和病理研究，粗示血流主要方向及容易发生缺血性损伤的部位（斜线部分）

根据脊髓动脉来源及分布的特点，脊髓的血液供应大致可分为3区（图6-36）：①上区或颈胸区包括颈髓及上3胸节，血液供应主要来自脊髓前动脉、椎动脉第2段的前髓动脉、来自颈深动脉与第6颈神经根伴行的前髓动脉及起自肋颈干与第8颈神经根伴行的前髓动脉。该区的沟动脉较粗，也较多，故血运较丰富。②中间区或中胸区，相当于第4~8胸节，血液供应主要来自前髓动脉。此区的沟动脉较细，数量也少。解剖、临床和病理研究证实，中胸区对血管闭塞性病损特别敏感。③下区或胸腰区，由下位胸髓至脊髓圆锥，血液供应主要来自大前髓动脉。该区的沟动脉较粗，数量多，与每条马尾神经根相伴的1~2条动脉，在脊髓圆锥处与脊髓纵行动脉干相连结。

一般推断，脊髓前动脉的血流方向是自上而下，脊髓后动脉的血流方向因部位而异。根据脊髓血管分布及血流方向，一般认为上胸髓（T_{1-4}节），尤其是第4胸节和第1腰节的腹侧面，是脊髓易发生缺血性损伤的部位，故称为危险区。当脊髓血管闭塞时病损区发生缺血坏死，可产生类似脊髓横贯损伤的症状。由于脊髓前动脉供应脊髓大部（约相当于脊髓的前3/4），当其闭塞时发生的脊髓前动脉综合征，几乎是临床上唯一可识别的典型的脊髓缺血疾患：在闭塞平面以下出现双侧上运动神经元性瘫痪和分离性感觉障碍（痛温觉受损显著而深感觉保存）等主要症状。

二、脊髓的静脉

脊髓静脉属于椎静脉系，其分布大致与动脉相似（图6-37）。

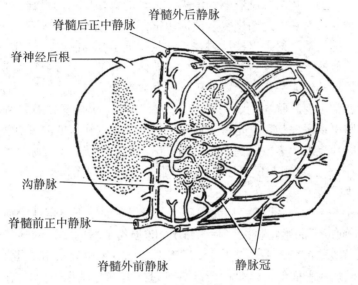

图6-37　脊髓的静脉

在脊髓后面有5～10条后根静脉，在脊髓前面有6～11条前根静脉。后根静脉在后正中沟处，形成纵贯脊髓全长的脊髓后正中静脉；在左、右后外侧沟部，各形成较细而纵行的脊髓后外侧静脉。各前根静脉同样也形成1条脊髓前正中静脉和1对脊髓前外侧静脉。由静脉冠连结各纵行静脉干，形成软脊膜静脉丛。后根静脉收集后索、后角的静脉血，前根静脉通过沟静脉收集沟缘白质和前角内侧部的血液，前角外侧部、侧角、前索和侧索的静脉血则流入静脉冠。

脊髓的静脉血经根静脉进入椎间静脉（节间静脉），而脊髓软脊膜静脉丛与椎间静脉丛也有吻合，故其静脉血也可经椎内静脉丛进入椎间静脉。由于椎内后静脉丛和椎外后静脉丛之间有吻合支，故脊髓静脉血也可经椎外后静脉丛回流。

脊髓的静脉血主要由椎间静脉汇入椎静脉、后肋间静脉、腰静脉和骶外侧静脉，向上可汇入基底静脉和枕窦。

脊髓静脉遭受压迫时，可出现水肿，亦可引起脊髓症状。

第十节 脊髓的病变

一、脊髓横断

脊髓横断后，首先出现脊髓休克。当脊髓与高级中枢的联系离断时，在横断面以下立即出现下述的功能丧失：运动功能、反射、躯体感觉、内脏感觉和肌张力。脊髓休克的原因主要是由于脊髓突然失去高级中枢的控制，如皮质脊髓束、皮质下各种下行传导束，以及网状结构的易化与抑制影响均消失。人类的脊髓休克期最长，平均为 3~6 周。休克期过后，脊髓反射功能逐渐恢复，由简单的屈肌反射至比较复杂的对侧伸肌反射，以后恢复一些脊髓自动反射。这些反射在正常状态下是被抑制的，如 Babinski 征，下肢的髋、膝、踝关节的三屈曲反射及总体反射。总体反射是由于 1 个脊髓节传入冲动扩散到邻近，导致运动神经元在刺激消除后仍继续发放冲动。以后，肌张力逐渐恢复，呈现痉挛。截瘫后，常出现膀胱功能障碍，开始为尿潴留（膀胱壁的逼尿肌瘫痪）及括约肌痉挛，再后则出现尿失禁。这是由于逼尿肌逐渐肥大，在短期内可克服外括约肌的阻力，使尿液间断地流出。多数病例，在后期可出现自动膀胱，即当尿量积存到一定程度时（少于正常尿量），则引起反射性排尿。当骶髓受损时则无自动膀胱。

二、脊髓半横断

出现 Brown-Seguard 综合征，病变同侧。①损伤平面以下痉挛性瘫痪（皮质脊髓束征）。②损伤平面以下深感觉丧失（后索征）。③损伤节段的下运动神经元瘫痪及血管运动障碍（同节段的前角、侧角损伤）。病变对侧痛、温觉丧失（脊髓丘脑束征）。感觉丧失的平面较病变平面低，这是由于纤维在进入脊髓丘脑束以前，先上升 1~3 个脊髓节。

三、前角综合征

前角综合征为前角运动神经元的病变，如脊髓前角灰质炎等病。由于出现下运动神经元瘫痪症状，很快出现肌萎缩，称为弛缓性瘫痪。

四、后索综合征

后索综合征患者会出现深感觉及精细触觉丧失，而痛、温觉保存的症状。如脊髓痨，病变主要在后索及后根。后根症状表现为感觉丧失，伴有自发性疼痛（后根痛）。后索症状表现为感觉性共济失调。由于丧失下肢本体感觉，在黑暗中行走困难；肌张力减退，腱反射消失；Romberg 征阳性。

五、肌萎缩性侧索硬化

肌萎缩性侧索硬化有上、下运动神经元体征的合并存在。退行性变为皮质脊髓束和前角细胞。前角细胞的退行性变好侵犯颈髓，常为双侧性。上肢呈进行性肌萎缩，一般以远端明显，常为手部小肌肉。皮质脊髓束的病变常引起四肢肌的痉挛性瘫痪。

六、联合变性或后侧索硬化

联合变性或后侧索硬化为后索和侧索的合并变性，主要由维生素 B_{12} 缺乏引起。后索病变，出现深感觉障碍，位置觉及振动觉减退或消失，表现为感觉性共济失调。痛觉和温觉或有轻度障碍。皮质脊髓束病变引起四肢痉挛性瘫痪及 Babinski 征。

七、脊髓空洞症

脊髓空洞症为脊髓中央管区胶质细胞增生，胶样性变的中央部分退化而形成空洞。常见于下颈节和上胸节。首先影响经过白质前连合的感觉交叉纤维，表现为双侧性痛、温觉丧失而触觉正常的感觉分离现象。

八、脊髓不同节段损害的特点

脊髓病变时，要求准确地定出其损害平面。各平面损伤的特点如下：

（1）颈髓损伤四肢瘫痪。神经根疼痛部位在颈部及上肢。颈部或上肢以下感觉障碍和大小便障碍。还可伴有 Horner 征。

（2）在高颈节（C_{1-4} 节）损伤，四肢出现上运动神经元瘫痪，伴有膈肌麻痹，呼吸急促而表浅。病变平面以下，全部感觉消失。呈高张力型膀胱功能障碍（尿失禁）。如病变累及枕骨大孔部位则可能出现颅后窝的临床症状，如眩晕、眼球震颤、共济失调、发音困难、吞咽困难及舌肌萎缩等。如病变累及副神经，则出现同侧胸锁乳突肌和斜方肌萎缩。如颈膨大（$C_4 \sim T_1$ 节）损伤，上肢为下运动神经元瘫痪，伴有手肌萎缩。下肢则为上运动神经元瘫痪，病变节段平面以下，各种感觉丧失。膀胱功能障碍时，则尿失禁。常伴有 Horner 征。

（3）胸髓是脊髓中最长的部分，也是发生病变最多的部位。胸髓损害主要表现为胸腹部神经根痛及束带感。如病变在上胸节（T_{2-4} 节），则肋间神经痛为上胸部及肩带区。如在中胸节（T_{5-8} 节），则神经根痛在下胸部及上腹部。如在下胸节（T_{9-12} 节），则神经根痛在下腹部或臀部。病变平面以下，感觉减退或消失。此外，还出现反射的变化及大小便障碍。

（4）腰骶膨大（$L_1 \sim S_2$ 节）损伤，下肢出现下运动神经元瘫痪，肌萎缩，足下垂。损伤平面以下各种感觉减退或消失。大小便由潴留变为失禁。

（5）脊髓圆锥（S_{3-5}、Co 节）支配肛门和外生殖器区的皮肤感觉，损害时则出现会阴区（马鞍区）感觉减退或消失。由于膀胱逼尿肌受来自第 2~4 骶节的副交感神经支配，故脊髓圆锥病变时，导致逼尿肌麻痹，呈无张力型膀胱功能障碍（尿潴留），并伴有性功能障碍。

（6）马尾由腰、骶、尾神经根组成。马尾损害时可出现下肢的下运动神经元瘫痪。两下肢后侧和会阴区有对称或不对称的鞍形感觉障碍或丧失。大小便失禁，伴性功能障碍称为马尾综合征。它与脊髓圆锥损害的临床症状很相似，有时难以区别。

第七章 上 肢

上肢借肩、腋区与颈、胸和背区相连。与下肢相比，骨骼轻巧，关节形式各异，肌肉数多，肌形较小，运动灵活。手又是上肢中重要部分，其运动功能轻巧精细，神经分布特别丰富，是重要的触觉器官。上肢血管神经的配布多以血管神经束的形式，其行程与骨、关节的关系密切。

第一节　体表标志及表面解剖

一、境界与分区
（一）境界
以锁骨上缘外 1/3 段及肩峰至 C_7 棘突连线的外 1/3 段与颈部为界；以三角肌前、后缘上份和腋前、后襞下缘中点的连线与胸、背区为界。

（二）分区
上肢可分为肩、臂、肘、前臂和腕手部。各部又分为若干区（图 7-1）。肩部分为腋区、三角肌区和肩胛区。腋区位于肩关节下方，臂与胸上部之间；三角肌区指该肌所在的区域；肩胛区指肩胛骨后面的区域。臂部介于肩部与肘部之间。上界为腋前、后襞外侧端在臂部的连线；下界为通过肱骨内、外上髁近侧两横指处的环行线。借通过肱骨内、外上髁的垂线分为臂前区和臂后区。肘部介于上臂与前臂之间，肱骨内、外上髁连线上、下各 2 横线的环行线为其上、下界。通过肱骨内、外上髁的垂线将该部分为肘前区和肘后区。前臂部介于肘部与腕手部之间。上界即肘部下界，下界为尺、桡骨茎突近侧两横指的环行线。前臂部通过尺、桡骨茎突向肱骨内、外上髁所作的 2 条连线，划分为前臂前区和前臂后区。腕手部可分为腕掌侧区、腕背侧区（腕区下界为通过豌豆骨远侧的环行线）、手背、手掌、指背侧区、指掌侧区。

临床上为了便于描述，以解剖体位为准，臂可分为前、后、内、外、前外、后外、前内、后内等部位，前臂分为掌侧、背侧、尺侧、桡侧等。

二、体表标志
体表标志见图 7-2、图 7-3。

1. **肩峰（acromion）** 为肩胛冈外侧端的突起，居肩部皮下。与锁骨的肩峰端相关

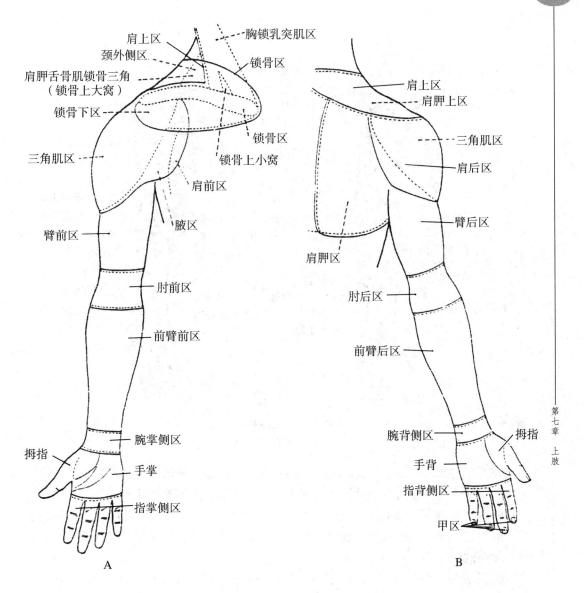

图 7-1　上肢的分区

A. 前面观　B. 后面观

节，有三角肌、斜方肌和喙肩韧带附着。肩峰亦是测量上肢长度的标志。

2. 喙突（coracoid process）　为三角肌前缘所覆盖，位于锁骨外、中 1/3 交界处的下方约一横指处，在此向后深按即能触及。其上有喙肩韧带（coracoacromial ligament）、喙锁韧带（coracoclavicular ligament）、肩胛上横韧带（superior transverse scapular ligament）、喙肱韧带、肩胛下肌、胸小肌、喙肱肌和肱二头肌短头等附着。

3. 肱骨大结节（greater tubercle of humerus）　在肩峰的外下方，是肩部最外的骨点。为冈上肌、冈下肌、小圆肌、喙肱韧带的附着部。正常时，肩峰、肱骨大结节和喙突三者之间呈一等腰三角形。

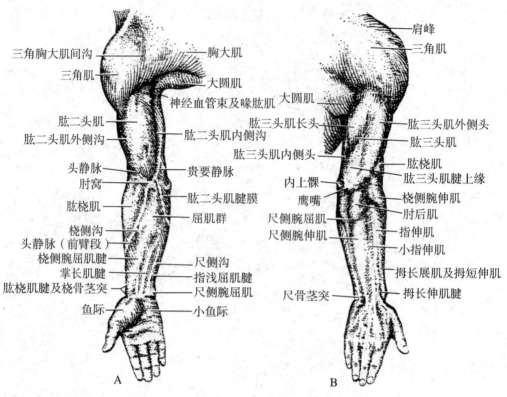

图 7-2　上肢的体表标志

A. 前面观　B. 后面观

4. 肱骨小结节（lesser tubercle of humerus）　在喙突的稍外方，置指尖于该处，旋转肱骨时即可觉其在指下滚动。为大圆肌、肩胛下肌、背阔肌的止点。

5. 三角肌粗隆（deltoid tuberosity）　在臂外侧中份，为三角肌止点。它相当于肱骨干的中点、喙肱肌的止点、肱肌上缘、滋养血管进入肱骨以及桡神经和肱深动脉绕过肱骨背面的位置。

6. 肱骨外上髁（lateral epicondyle of humerus）　肱骨下端外侧的突起，是肱桡肌、旋后肌、肘肌、全部前臂浅层伸肌的起点。

7. 肱骨内上髁（medial epicondyle of humerus）　肱骨下端内侧的突起，是旋前圆肌、桡侧腕屈肌、掌长肌、指浅屈肌、尺侧腕屈肌及尺侧副韧带的附着部。后面有一纵行沟即尺神经沟（sulcus for ulnar nerve），有同名神经通过。

8. 肘后三角　是指正常时肘关节在屈肘呈直角位时，肱骨内、外上髁与尺骨鹰嘴尖端3点成1个尖向远侧的等腰三角形，肘关节伸直时，3点成1条直线。肘关节脱位或骨折时，上述正常关系发生改变。

9. 肘外侧三角　屈肘90°时，肱骨外上髁、桡骨头与尺骨鹰嘴尖端，3点成1个尖向前的三角形。其中央点是肘关节穿刺的进针部位。伸肘时，上述3点间的凹陷称肘后窝，窝的内侧为肘后肌，外侧为桡侧各伸肌。其深面适对肱桡关节，并可触及桡骨头，

颈肩腰腿痛应用解剖学

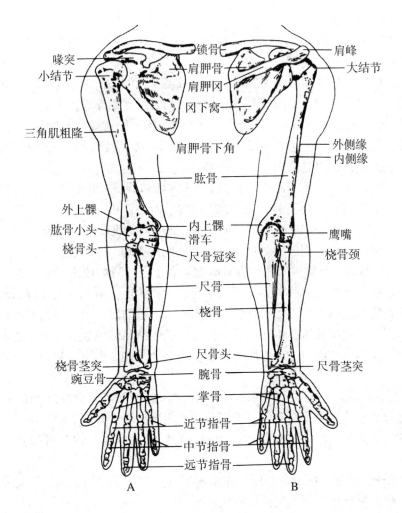

喙突
小结节
三角肌粗隆
外上髁
肱骨小头
桡骨头
桡骨茎突
豌豆骨

锁骨
肩胛骨
肩胛冈
冈下窝
肩胛骨下角
肱骨
内上髁
滑车
尺骨冠突
尺骨
桡骨
尺骨头
腕骨
掌骨
近节指骨
中节指骨
远节指骨

肩峰
大结节
外侧缘
内侧缘
鹰嘴
桡骨颈
尺骨茎突

A   B

图 7-3　上肢的骨性标志（右侧）

A. 前面观　B. 后面观

也是肘关节穿刺的部位，肘关节积液时，该窝可因肿胀而消失。

10. 尺骨鹰嘴（olecranon of ulna）　在肘后方容易摸到，是肱三头肌、尺侧腕屈肌、指深屈肌、肘肌、肘关节尺侧副韧带的附着部。

11. 尺骨头（head of ulna）　在尺骨下端可触及。其前、外、后 3 面有环状关节面，与桡骨的尺切迹相关节。

12. 尺骨茎突（styloid process of ulna）　前臂旋前时，可在尺骨头下方摸到。正常情况下，尺骨茎突比桡骨茎突高 1cm。有腕关节尺侧副韧带附着。

13. 尺骨后缘　前臂背侧皮下由尺骨鹰嘴至尺骨茎突的骨嵴。它是前臂屈肌与伸肌的分界线。

14. 桡骨茎突（styloid process of radius）　为桡骨末端的骨性隆起。有肱桡肌及腕关节桡侧副韧带附着。在桡骨茎突和掌长肌腱之间可摸到桡动脉的搏动。

15. Lister 结节　又称桡骨背侧结节，在腕背部可触及。其桡侧有桡侧腕短伸肌腱，尺侧有拇长伸肌腱越过。

16. 舟骨结节（tubercle of scaphoid bone） 可在腕掌面远侧横纹的桡侧摸到。为腕横韧带与拇短展肌的附着部。

17. 大多角骨结节（tubercle of trapezium bone） 位于舟骨结节远侧 1cm 处。与舟骨结节构成腕管的桡侧缘，有腕横韧带、拇短展肌及拇指对掌肌附着。

18. 豌豆骨（pisiform bone） 位于腕中横纹和腕远侧横纹的尺侧缘。为腕横韧带、尺侧腕屈肌、小指展肌、豆掌韧带及豆钩韧带的附着部。其桡侧可摸到尺动脉的搏动。向下外方为钩骨钩，二者构成腕管的尺侧缘。

19. 三角肌（deltoid） 从前、外、后侧 3 方面包绕肱骨的上端，在肩部形成圆隆的外形。当臂外展时，三角肌前、后缘尤为明显。

20. 肱二头肌（biceps brachii） 当屈肘握拳时，此肌收缩可明显在臂前面见到膨隆的肌腹。在肘窝中央，当屈肘时可明显摸到此肌的肌腱。

21. 肱二头肌内、外侧沟 肱二头肌两侧各有 1 条纵行的浅沟。内侧沟上部作为肱二头肌、喙肱肌与肱三头肌的分界，下部至肘窝，作为肱二头肌与旋前圆肌的分界。内侧沟有上臂血管神经束走行，贵要静脉由此向上汇入腋静脉，也是显露肱动脉及正中神经的良好标志。外侧沟较短、不如内侧沟显著，起于三角肌的止点，终于肘窝，其下部作为肱桡肌、桡侧腕伸肌与肱二头肌的分界。头静脉沿此沟向上，然后沿三角肌前缘注入腋静脉。

22. 肘窝（cubital fossa） 为肘关节前方三角形的凹窝。该窝外侧的隆起为肱桡肌，内侧隆起为旋前圆肌。在窝内可摸到肱二头肌腱。当前臂半屈时，不仅肱二头肌腱可扪及，肱二头肌腱膜亦可于腱的内侧摸到。在肱二头肌腱的内侧可摸到肱动脉的搏动。

23. 腕掌侧的肌腱 握拳屈腕时，在掌侧可以见到位于中间的掌长肌腱，其桡侧为桡侧腕屈肌腱，靠近尺侧缘为尺侧腕屈肌肌腱。

24. 腕背侧的肌腱 拇指伸直、外展时，自桡侧向尺侧可看到拇长展肌、拇短伸肌和拇长伸肌的肌腱。拇长伸肌腱的尺侧为指伸肌腱。

25. 解剖学"鼻烟壶" 位于腕和手背的桡侧，当伸、展拇指时，呈尖向拇指的三角形凹陷，其桡侧界为拇长展肌腱和拇短伸肌腱；尺侧界为拇长伸肌腱，近侧界为桡骨茎突；窝底为手舟骨及大多角骨，并可触及桡动脉搏动。当舟骨骨折时，因肿胀致"鼻烟壶"消失，窝底有压痛。

26. 3 条腕横纹 屈腕时，在腕掌侧出现 2~3 条横行的皮肤皱纹，分别称腕近侧纹、腕中纹和腕远侧纹。腕近侧纹平尺骨头；腕中纹不恒定，约平尺、桡骨茎突；腕远侧纹相当腕中关节线，适平屈肌支持带的近侧缘，其中点正对掌长肌腱隆起，是正中神经入掌处。

27. 3 条掌纹 鱼际纹斜行于鱼际尺侧，其深面有正中神经通过。掌中纹斜行，形式不一，其桡侧端与鱼际纹重叠；该纹与掌中线（腕远侧纹中点至中指近侧横纹中点连线）的交点，标志掌浅弓的顶点。掌远纹横行，适对第 3~5 掌指关节的连线。少数人，此线与掌中纹连成一线，称"通贯手"。

28. 鱼际（thenar） 手掌桡侧隆起，由拇指侧 4 块肌肉（拇外展肌、拇短屈肌、拇指对掌肌、拇收肌）形成。

29. 小鱼际（hypothenar） 手掌尺侧隆起，由小指侧 4 块肌肉（掌短肌、小指展肌、小指短屈肌、小指对掌肌）形成。

三、主要血管、神经干的体表投影

上肢主要血管、神经干的体表投影见图 7-4。

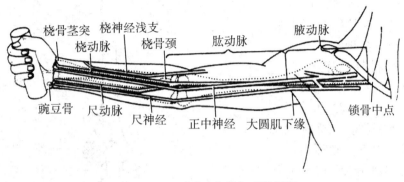

图 7-4　上肢动脉与神经干的投影

1. 腋动脉和肱动脉 上肢外展 90°，掌心向上时，由锁骨中点至肘前横纹中点远侧 2cm 处的连线，即为腋、肱动脉的体表投影，大圆肌下缘为两动脉的分界。

2. 桡动脉 从肘前横纹中点远侧 2cm 处到桡骨茎突前方（桡动脉搏动处）的连线。

3. 尺动脉 从肘前横纹中点远侧 2cm 处至豌豆骨桡侧的连线。

4. 掌浅弓 握拳时，中指尖指向的位置。

5. 掌深弓 在掌浅弓投影近侧的 1cm 处。

6. 正中神经 在臂部与肱动脉一致；在前臂为从肱骨内上髁与肱二头肌腱连线的中点，至腕前远侧横纹中点稍外侧（桡侧腕屈肌腱与掌长肌腱之间）的连线。

7. 尺神经 从腋窝顶，经肱骨内上髁与尺骨鹰嘴间，至豌豆骨桡侧缘的连线。

8. 桡神经 自腋后襞下缘外端与上臂交点处，斜过肱骨后方，至肱骨外上髁的连线。在前臂部自肱骨外上髁至桡骨茎突的连线为桡神经浅支的投影；自肱骨外上髁至前臂背侧中线的中、下 1/3 交界处的连线，为桡神经深支的投影。

第二节　上肢骨

上肢骨由上肢带骨（shoulder girdle）和自由上肢骨组成（图 7-5）。上肢带骨包括肩胛骨和锁骨，自由上肢骨包括肱骨、桡骨、尺骨、腕骨、掌骨和指骨。

一、上肢带骨

1. 肩胛骨（scapula）（图 7-6、图 7-7） 为三角形扁骨，在胸廓的后外侧，第 2 ~7 肋骨之间，底部向上方，尖向下方。可分为 2 面、3 缘、3 个角及 3 个突起。肩胛骨的最大特点是：其各个面、缘、角都有一些强有力的肌肉起始或附着（图7-8、图7-9），各方面都得到很好的保护，骨折时移位也不明显而又有一个较大的活动度。

（1）前面：又称肋面（costal surface），向前内方，与胸廓的后外侧相对。此面微凹，上部较明显，称为肩胛下窝（subscapular fossa）。窝内有数条斜线，自脊柱缘斜向外上方，称为肌附着线，为肩胛下肌的附着部。前面的外侧1/3部分平滑，有1条纵行钝嵴，于肩胛颈附近很明显，向下方则逐渐平浅。此嵴与肩胛骨腋缘之间，有1条浅沟，有肩胛下肌附着。

（2）后面：微凸，有斜向外方的肩胛冈，分为上、下两窝，上方的较小，称为冈上窝（supraspinous fossa），下方的较大，称为冈下窝（infraspinous fossa），均为同名肌的附着部。两窝于肩胛颈附近彼此相通。

（3）上缘（superior borer）：锐薄，近似水平位，自上角达喙突根部。内侧部有肩胛舌骨肌后腹附着。外侧端有一切迹，称为肩胛切迹（scapular notch），肩胛切迹多呈"U"形，上面横过1条短而坚韧的

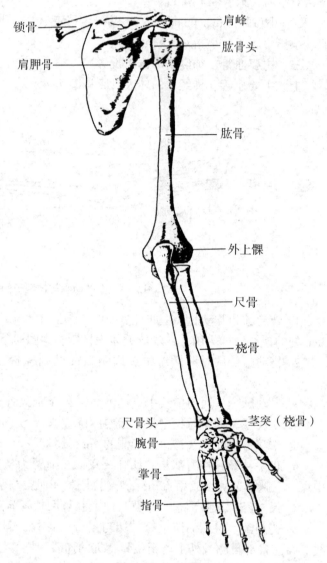

图7-5 上肢骨

肩胛上横韧带。肩胛上动脉和肩胛上神经分别通行韧带的上、下方，有时该韧带可骨化形成骨桥。

（4）内侧缘（medial border）：又称脊柱缘。锐薄，始于上角，终于下角，上部弯曲呈角状，下部凸隆或凹陷，有时也很直。肩胛提肌延续止于内侧缘上部，小菱形肌附着于肩胛冈的平面，大菱形肌附着于冈以下的内侧缘直至下角，前锯肌以线状附着于内侧缘的肋面。

（5）外侧缘（lateral border）：又称腋缘。肥厚而微凹，在其上端有盂下结节，有肱三头肌长头起始。其下方有小圆肌、大圆肌附着。旋肩胛动脉经小圆肌和外侧缘之

颈肩腰腿痛应用解剖学

间，绕至冈下窝，使外侧缘形成一沟。

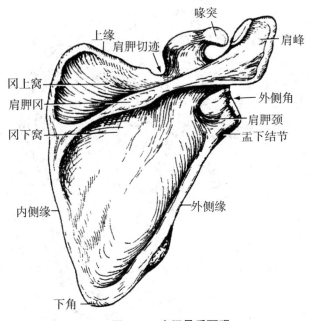

图 7-6　肩胛骨后面观

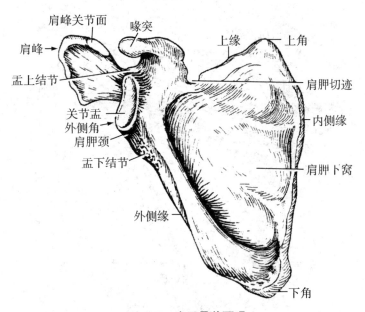

图 7-7　肩胛骨前面观

（6）上角（superior angle）：近似直角，位于上缘与内侧缘的会合处。相当于第 2 肋骨上缘的高处，有肩胛提肌附着。

（7）外侧角（lateral angle）：肥厚，位于上缘与外侧缘的会合处。外侧面有梨形的浅窝，向前外方，称为关节盂（glenoid cavity），与肱骨头相关节。关节盂的上部狭窄，

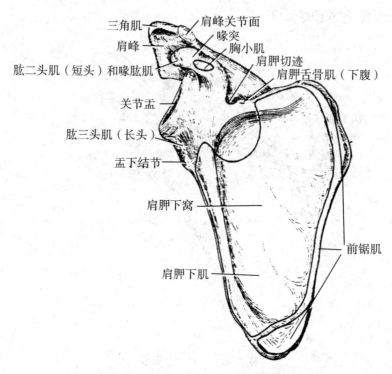

三角肌
肩峰
肱二头肌（短头）和喙肱肌
关节盂
肱三头肌（长头）
盂下结节
肩胛下窝
肩胛下肌
肩峰关节面
喙突
胸小肌
肩胛切迹
肩胛舌骨肌（下腹）
前锯肌

图 7-8　右侧肩胛骨肌肉附着前面观

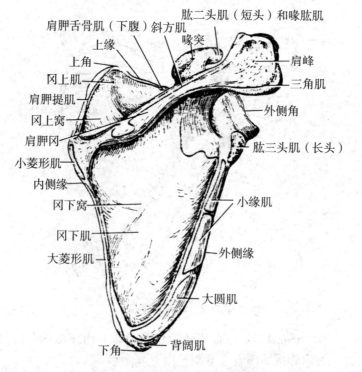

肩胛舌骨肌（下腹）
上缘
上角
冈上肌
肩胛提肌
冈上窝
肩胛冈
小菱形肌
内侧缘
冈下窝
冈下肌
大菱形肌
下角
斜方肌
喙突
肱二头肌（短头）和喙肱肌
肩峰
三角肌
外侧角
肱三头肌（长头）
小缘肌
外侧缘
大圆肌
背阔肌

图 7-9　右侧肩胛骨肌肉附着后面观

下部宽广，周缘耸起，为关节盂唇的附着部；关节盂的上、下方各有一粗面，称为盂上结节（supraglenoid tubercle）与盂下结节（infraglenoid tubercle），分别为肱二头肌长头和肱三头肌长头的附着部。关节盂内下侧较细的部分，称为肩胛颈（neck of scapula）。

（8）下角（inferior angle）：呈锐角，位于内侧缘与外侧缘会合处，相当于第7肋骨或肋间隙的高处，有3块肌肉作用于其上，前锯肌的大部分附于其前面，大圆肌附于其后面，大菱形肌附于其内侧缘附近。

（9）肩胛冈（spine of scapula）：为肩胛骨背面的三角形隆起，尖部向内侧缘，约平对 T_3 棘突，上、下面均凹陷，为冈上、下肌附着处，后缘游离并作嵴状为肩胛冈嵴，在皮下可触及，有三角肌后部纤维，斜方肌和冈上、下筋膜附着。肩胛冈外侧端移行于肩峰。

（10）肩峰：是肩胛冈向外的直接延续，初朝外，继而向前，突出于肩胛盂之上，形成"肩的顶峰"，易触摸，是肩关节脱位、测量上肢及确定肩宽的标志。肩峰形态扁平，有上、下两面及内、外两缘。上面粗糙凸隆，向后上外方，有三角肌附着。下面光滑凹陷。内侧缘较短，前端有一向内上方的卵圆形关节面，称为肩峰关节面（articular facet of acromion），与锁骨的肩峰关节面相接。峰尖有喙肩韧带附着。外侧缘肥厚而凸隆。内、外两缘均移行于肩胛冈的游离缘。

（11）喙突：为弯曲的指状突起，自肩胛颈突向前外方，可分为水平部及升部，两部以直角相遇，喙突是肩关节内侧做弧形切口的标志。

升部呈前后扁平，向内上方。底部宽广。上、下两面分别为肩胛下肌及冈上肌的附着部。内侧缘有肩胛上横韧带和锥状韧带附着，外侧缘为喙肱韧带的附着部。

水平部呈上下扁平，向前外方。上面为胸小肌与斜方韧带的附着部。下面光滑。内侧缘有胸小肌和喙锁韧带附着。外侧缘为喙肩韧带和喙肱韧带的附着部。

肩胛骨的动脉：肩胛上动脉分布至肩胛骨前面。旋肩胛动脉及肩胛上动脉分布到冈下窝，后者也分布到冈上窝。肩峰的动脉来自胸肩峰动脉。

肩胛骨的功能：肩胛骨有很多肌肉附着，借椎肩肌（肩胛提肌、菱形肌及斜方肌）附于颈椎及胸椎，借前锯肌附着于第1~8肋骨，维持肩胛骨的稳定并便利其活动，它在胸壁上的滑动可增大肩关节的活动。肩峰作为肩穹隆的一个主要组成部分，从后上保护肱骨头。

2. 锁骨（clavicle）（图7-10）　为"S"形弯曲的长骨，横跨胸廓的前上部，水平位于颈根部。内侧端接胸骨的锁骨切迹；外侧端与肩胛骨的肩峰关节面相接。可分为内、外两端及中间部。

（1）中间部：介于内、外两端之间的部分，可分为内、外两部。

1）内侧部：呈圆柱形。前面凸隆，于胸骨端附近，被一微嵴分为上、下两面，分别为胸锁乳突肌锁骨部及胸大肌锁骨部的附着处（图7-11）。后面凹陷而光滑，内侧较宽广，有部分胸骨舌骨肌及胸骨甲状肌附着。下面近胸骨端，有卵圆形的粗面，称为肋锁韧带压迹（impression for costoclavicular ligament），有肋锁韧带附着；锁骨中1/3下面有浅纵沟，为锁骨下肌附着处。沟的前、后缘有锁胸筋膜起始。前缘的中部钝圆，形成锁骨下动脉沟的前界。后缘构成锁骨下动脉的后界。

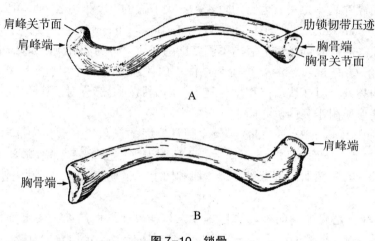

图 7-10 锁骨

A. 下面观　B. 上面观

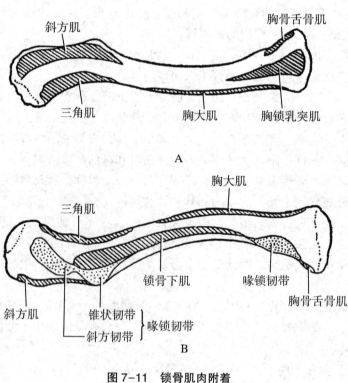

图 7-11 锁骨肌肉附着

A. 前面观　B. 后面观

2）外侧部：扁平，前上面有斜方肌附着，前下面有三角肌附着。下面近后缘处有锥状结节（conoid tubercle）和斜方线（trapezoid line），分别为锥状韧带和斜方韧带附着处。

（2）外侧端或肩峰端（acromial end）：扁平，末端有卵圆形的关节面，向外方并稍向下方，称为肩峰关节面（acromial articular facet），与肩胛骨的肩峰相接。

（3）胸骨端（sternal end）：末端有三角形的关节面，向内下方并稍偏向前方，称为胸骨关节面（sternal articular facet），与胸骨柄的锁骨切迹相关节。

锁骨干较细而弯曲，同时位置表浅，因此易发生骨折，一般多见于外中 1/3 交界处。

锁骨的动脉主要来自肩胛上动脉及肩峰动脉的骨膜动脉及滋养动脉。前者由锁骨中部的后面进入，后者自两端进入，于骨内互相吻合成网。由于血供丰富，因此骨折后易于愈合。

锁骨好似一支持物，能调节上肢的运动，保证上肢做旋转运动，它也好似肱骨的挂架，使肱骨远离胸壁，便利手的活动。锁骨因与肩胛骨相连，使上肢骨骼间接附着于躯干上。正常上肢的方向朝外、下、后。当上肢悬垂时，位于身体重心之后，这样可协助维持身体的直立。锁骨尚保护其下由颈部至腋窝的大血管神经束，它本身尚是许多肌肉的附着处，对于维持正常肩部外观起一定作用。

二、自由上肢骨

1. 肱骨（humerus）（图 7-12）　为上肢骨中最粗最长的管状骨。可分肱骨体及上、下两端。

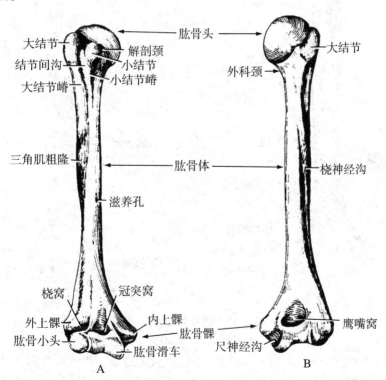

图 7-12　肱骨
A. 前面观　B. 后面观

（1）上端：由肱骨头、解剖颈、外科颈、大结节及小结节组成。

1）肱骨头（head of humerus）：呈半球形，向内上后方。有光滑的关节面，与肩胛骨的关节盂相关节。肱骨头周缘稍细而呈沟状的部分，称为解剖颈（anatomical neck），为肩关节囊的附着部。

2）大结节（greater tubercle）：呈结节状，位于肱骨上端的外侧，以解剖颈与肱骨头的关节面相隔。大结节较粗大，向外侧突出超过肩峰，故使肩部呈圆形，是肩部最外之骨点，转动上肢隔三角肌易触摸。当肩关节脱位时，肱骨头内移，大结节不再是最外骨点，用直尺试验可直接按在肩峰与肱骨外上髁之间。大结节的后上面有 3 个压迹由上往下依次有冈上肌、冈下肌和小圆肌附着（图 7-13）。外侧面可见许多血管通过的小孔。大结节向下方移行于一粗嵴，称为大结节嵴（crest of greater tubercle），有胸大肌腱附着。

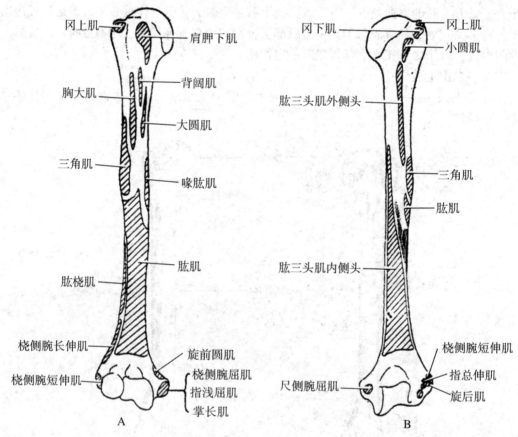

图 7-13　肱骨肌肉附着
A. 前面观　B. 后面观

3）小结节（lesser tubercle）：较大结节小，但较为显著，当上肢在解剖位置时，它位于正前方，适在喙突的外下侧约 3.75cm 处，当向内或向外旋转肱骨时可触到小结节。其内侧面有一压迹，为肩胛下肌的附着部。小结节也向下移行一粗嵴，称为小结节嵴（crest of lesser tubercle），有背阔肌和大圆肌腱附着。由于小结节位于肱二头肌长头腱弯曲的内侧，当屈前臂时可起到滑车作用。此外，当小结节发育良好而有所谓结节上嵴时，往往是造成肱二头肌长头腱磨损的因素。

大、小结节之间有一纵沟，称为结节间沟（intertubercular sulcus），上部较深，下部较浅，并逐渐消失，沟的内侧及外侧界为大、小结节嵴，分别为胸大肌及大圆肌的附着部；沟的底部有背阔肌附着。结节间沟长 3.2（2.1~6.6）cm，结节间沟深 0.4（0.2~0.9）cm。结节间沟内侧壁与沟底的夹角 54.2°（25°~85°），其中 45°~55°者占80.6%。结节间沟的深度与内侧壁角度之间有明显的正相关，即结节沟越深，内侧壁角度也越大；反之，沟浅角度也小。结节间沟是肱骨上端结构中重要内容之一，有肱二头肌长头腱经过，是肱二头肌长头腱断裂或肱二头肌腱鞘炎的好发部位。从局部位置上看，结节间沟与外科颈关系密切。因此，外科颈骨折的畸形愈合或随着年龄增长（通常在 45 岁以后），由于骨质增生而使结节间沟变窄等因素，都将引起结节间沟正常形态的改变，是造成肱二头肌腱鞘炎等的诱发原因。所以，无论是什么原因所引起结节间沟正常解剖形态的破坏，最终的转归都将引起肩痛和肩关节的活动障碍。当肱骨上端 X线旋外位投照时，结节间沟两侧骨嵴与骨皮质增厚相似，诊断时要注意。大、小结节借解剖颈与肱骨头分开。

4）外科颈（surgical neck）：为大、小结节下边较细的部分。此处为密质骨与松质骨的交界处，因此易发生骨折。外科颈有腋神经与旋肱前、后动脉环绕，并与骨密切相贴。

（2）肱骨体（shaft of humerus）：上半部呈圆柱形，下半部呈三棱柱形，可分为三面及三缘。

1）前缘：自大结节嵴达肱骨滑车的外侧缘，中部显著而粗糙，为三角肌的附着部；下部光滑而圆钝，有肱肌附着。

2）内侧缘：自小结节嵴达内上髁，其中、下段均呈嵴状，分别为喙肱肌、肱肌及肱三头肌内侧头的附着部。此缘中部可见滋养孔。

3）外侧缘（lateral border）：始于大结节的后下侧，向下终于外上髁，其上段有小圆肌及肱三头肌外侧头附着；下段显著呈嵴状，为肱桡肌及桡侧腕长伸肌的附着部。

4）前外侧面（anterolateral surface）：介于前缘与外侧缘之间。上部光滑；中部有呈"V"形的粗面，称为三角肌粗隆，有同名肌附着。

5）前内侧面（anteromedial surface）：在前缘与内侧缘之间。上部较窄，构成结节间沟的底部，其余部分均平坦而光滑，为肱肌的附着部。

6）后面：介于内侧缘与外侧缘之间。中部有 1 条自后上斜向前下方的浅沟，称为桡神经沟（sulcus for radial nerve），有同名神经及肱深动脉经过，因此，此处骨折或该部不适当应用止血带及全身麻醉后将臂后部压于手术台边缘时间过久时，均可损伤该神经。桡神经沟的外上侧及下侧，分别为肱三头肌外侧头及内侧头的附着部。

（3）下端：前后扁平，微向前方弯曲，由肱骨小头、肱骨滑车、内上髁及外上髁组成。

1）肱骨小头（capitulum of humerus）：为半球形的突起，位于下端的前外侧，与桡骨头相关节。小头上方有一浅窝，称为桡窝（radial fossa），当肘前屈时，桡骨头的前缘与此窝相接。

2）肱骨滑车（trochlea of humerus）：为滑车状的关节面，位于下端的前面、下面及后面，与尺骨的滑车切迹相关节。滑车的中部较细；内侧缘肥厚，突向下方；外侧缘较薄，与肱骨小头之间有细沟相隔。滑车的上侧，前、后各有 1 窝，前方的呈卵圆形，称为冠突窝（coronoid fossa），当屈肘时，有尺骨冠突嵌入；后方的称为鹰嘴窝（olecranon fossa），当伸肘时，有尺骨鹰嘴的前端嵌入。两窝之间以薄骨板相隔，有时仅隔 1 层纤维组织，而且往往穿孔，称为滑车上孔，此处易发生骨折。

3）内上髁（medial epicondyle）：位于下端的内侧，大而显著。前下面粗糙，为旋前圆肌、桡侧腕屈肌、掌长肌、指浅屈肌、尺侧腕屈肌及尺侧副韧带的附着部。后面光滑，有一纵行浅沟称为尺神经沟，有尺神经通过，当内上髁骨折时，此神经易受损伤。内上髁的上方 5~7cm 处，有时出现向下弯曲的突起，称为髁上突（supracondylar process），其出现率为 2%~2.7%，有旋前圆肌的部分肌纤维及喙肱肌的下部附着。髁上突的末端与内上髁之间，有韧带相连，当韧带骨化时，下方形成一孔，称为肱骨髁上孔，正中神经可能由此通过，因此，可合并正中神经受损症状。

4）外上髁（lateral epicondyle）：较内上髁略小，位于下端的外侧。前外侧面有一浅压迹，为前臂浅层伸肌群的附着部。肱骨外上髁炎（网球肘）时此处疼痛明显。

肱骨呈一定的扭转状态，使上端的关节面向内方；下端的关节面向前内方及后方，其扭转的程度，成年人较小，儿童及胎儿的较大，男性大于女性。

肱骨上端的动脉主要来自旋肱前、后动脉，前者发出分支，经大、小结节进入骨内后，向后内侧进行，并发出分支分布于髓；后者与肩胛下动脉的分支吻合，发出分支分布于肱骨外科颈的内侧面，因此肱骨外科颈血管比较丰富，骨折后较易愈合。肱骨体的动脉主要来自肱动脉及肱深动脉的分支。这些分支经滋养孔进入髓腔后，分为升支及降支。前者迂曲上升，与副滋养动脉及骨膜动脉吻合，后者分为许多分支下降。骨干上 1/3 因有副滋养动脉，因此血液供给较好，而骨干的下段一般无副滋养动脉，血液供给较差，手术时应注意保护主要滋养动脉。肱骨下端的动脉主要来自肱深动脉，尺侧上、下副动脉及桡、尺侧返动脉及骨间动脉。

2. 桡骨（radius）　在前臂的外侧，可分为体和两端（图 7-14~图 7-16）。

（1）上端：包括桡骨头、桡骨颈及桡骨粗隆。

桡骨头（head of radius）呈圆盘状，上面凹陷，称为桡骨头关节凹，与肱骨小头相关节。桡骨头周缘有光滑的关节面，称为环状关节面（articular circumference）；关节面的内侧深而宽广，与尺骨的桡骨切迹相关节，其他部分则浅而狭窄，有环状韧带环绕。桡骨头下侧较细的部分，称为桡骨颈（neck of radius），呈圆柱形，上部有环状韧带，下部为旋后肌的附着部。桡骨颈的内下侧，有一粗隆，称为桡骨粗隆（radial tuberosity），显著的约占 75.4%。粗隆的后部粗糙，有肱二头肌附着（图 7-17、图 7-18），前部光滑。

桡骨头由于正位于自手和前臂传至上臂的力线上，而且当前臂旋转时，桡骨头与桡骨颈又受到冲击，因此，桡骨颈的骨折较为常见。

（2）桡骨体（shaft of radius）：呈三棱柱形，下端较宽大，上端较窄小，正面观时约呈 9.3°的弧度凸向外方。可分为三面及三缘。

1）前面：上部狭窄而凹陷，为拇长屈肌的附着部；下部宽广平坦，有旋前方肌附着。于上、中 1/3 交界处，可见滋养孔。

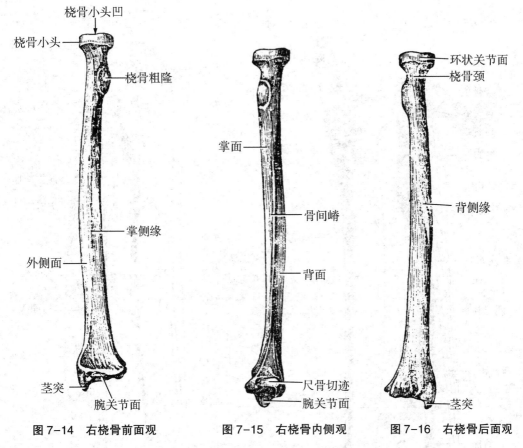

桡骨小头凹
桡骨小头
桡骨粗隆

掌面
骨间嵴
背面

掌侧缘
外侧面

茎突
腕关节面

图 7-14　右桡骨前面观

尺骨切迹
腕关节面

图 7-15　右桡骨内侧观

环状关节面
桡骨颈

背侧缘

茎突

图 7-16　右桡骨后面观

2）后面：上部圆隆光滑；中部凹陷为拇长展肌及拇短伸肌的附着部；下部圆隆而宽广。

3）外侧面：凸隆，上部有旋后肌附着；中部有一卵圆形的粗面，为旋前圆肌的附着部；下部光滑。

4）骨间缘（interosseous border）：介于前、后两面之间，上自桡骨粗隆后缘，向下分为两支，分别移行于尺骨切迹的前后缘。上部钝圆，不明显；下部锐薄而显著，为骨间膜的附着部。

5）前缘（anterior border）：介于外侧面与前面之间，自桡骨粗隆前外侧部的下方，斜向外下方，达桡骨茎突的前缘。上、下部显著，分别为指浅屈肌桡侧头及拇长屈肌的附着部；中部钝圆不明显。

6）后缘（posterior border）：介于外侧面与后面之间，自桡骨粗隆的后面，斜向外下方，除中部明显外，其余均钝圆而不明显。

（3）下端：桡骨下端逐渐变宽，横切面略呈四方形。可分为 5 面，即 2 个关节面和 3 个非关节面。

内侧面有半圆形的凹面，称为尺切迹（ulnar notch），与尺骨头相接。切迹下侧，有一微嵴，为关节盘的附着部。外侧面粗糙，有向下方的锥状突起，称为茎突（styloid

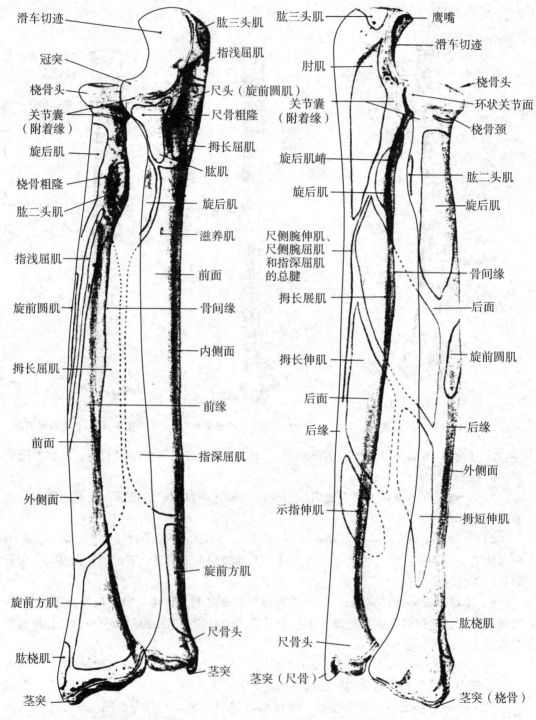

图7-17 桡尺骨（前面）肌肉附着　　图7-18 桡尺骨（后面）肌肉附着

process），其根部及末端，分别为肱桡肌及腕关节桡侧副韧带附着。茎突外侧有2条浅沟，有拇长展肌及拇短伸肌腱通过。后面即背面，有沟和嵴，嵴最明显者相当于中份，称背结节或 Lister 结节，将背面分为较大的外侧份和稍小的内侧份。由外向内有 3 个腱性沟，分别为：①外侧沟阔而浅，有桡侧腕长伸肌腱，桡侧腕短伸肌腱。②中间沟窄而深，斜向外下，有拇长伸肌腱。③内侧沟较阔，有指伸肌腱和示指伸肌腱。沟间的纵嵴为腕背侧韧带的附着部。前面即掌面宽而微凹，有旋前方肌附着。下面为光滑的三角形凹面，称为腕关节面（carpal articular surface），与腕骨相关节。关节面向掌侧倾斜 10° ~ 15°（图 7-19），向尺侧倾斜 20°~25°（图 7-20），当桡骨下端骨折时，关节面的角度即发生改变，若复位不好，可造成腕部功能障碍。

在下端关节面以上 2 ~ 3cm 处是桡骨体坚质骨与松质骨移行处。是桡骨下端薄弱环节，故易发生骨折。

3. 尺骨（ulna） 呈三棱柱形，位于前臂的内侧。可分为体及两端（图 7-21~ 图 7-23）。

（1）上端：粗大，包括鹰嘴、冠突、滑车切迹及尺骨粗隆。

1）滑车切迹（trochlear notch）：为尺骨上端前面的半月形凹陷关节面，与肱骨滑车相关节。切迹中部狭窄，常为鹰嘴骨折发生的部位。

2）鹰嘴（olecranon）：为滑车切迹后上侧的突起。根部较细，向下移行于尺骨体。前面光滑，向前下方，构成滑车切迹的上部及后部。后面光滑呈三角形。上面粗糙，近似四边形，为肱三头肌及关节囊的附着部。内侧面的上部，有一结节，有肘关节尺侧副韧带及尺桡腕屈肌附着（图 7-17、图 7-18）；内侧面的下部光滑，为指深屈肌的附着部。外侧面粗糙而凹陷，为肘肌的附着部。

3）冠突（coronoid process）：为滑车切迹前下方的突起。上面光滑，构成滑车切迹的前下部。此面被一纵嵴分成内、外两部。前面呈三角形，粗糙而凹陷，向下移行于尺骨体的前面。于移行处有一粗隆，称为尺骨粗隆（ulnar tuberosity），为肱肌及骨间膜斜索的附着部。前面的内侧缘锐薄，上端有一结节，有肘关节尺侧副韧带及指浅屈肌附着。结节的下侧为旋前圆肌的附着部，有时拇长屈肌也附着于此。内侧面凹陷，有指深屈肌附着。外侧面有斜方形凹陷的关节面，称为桡切迹（radial notch），与桡骨头相关节。切迹的后下侧，有一纵嵴，称为旋后肌嵴（supinator crest），有同名肌附着。

（2）尺骨体（shaft of ulna）：上部呈三棱柱形，下部为圆柱形，可分为 3 面及 3 缘。

1）前面：上 3/4 宽广而凹陷，为指深屈肌的附着部；下 1/4 狭窄而凸隆，有旋前方肌附着；中部稍偏上侧有 1~3 个以上的滋养孔。

2）后面：向后外方，上部被 1 条自桡切迹后端斜向背侧缘的斜线，分成上小及下大的两部分，前者为肘肌的附着部，后者有拇长展肌、拇长伸肌及示指伸肌附着。

3）内侧面（medial surface）：光滑而凸隆，上 2/3 有指深屈肌附着，下 1/3 直接在皮下易于触及。

4）骨间缘：介于前、后两面之间，上部显著，向上移行于旋后肌嵴；下部逐渐不明显。此缘为骨间膜的附着部。

5）前缘：钝圆，介于前面及内侧面之间，上方起自尺骨粗隆的内上侧，向下终于尺骨茎突的前面，有指深屈肌及旋前方肌附着。

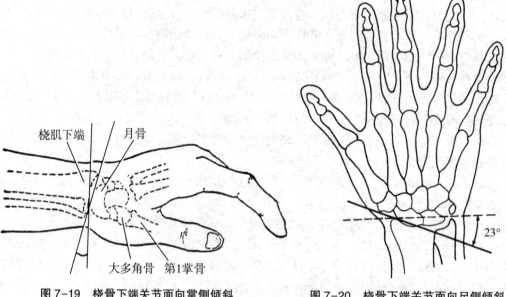

图 7-19　桡骨下端关节面向掌侧倾斜

图 7-20　桡骨下端关节面向尺侧倾斜

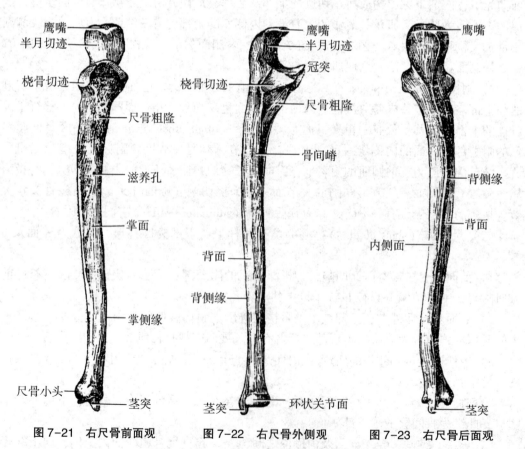

图 7-21　右尺骨前面观　　　图 7-22　右尺骨外侧观　　　图 7-23　右尺骨后面观

6）后缘：钝圆，介于内侧面与后面之间，上方起自鹰嘴尖端的后面，斜向外下方，终于尺骨茎突。此缘上部明显，为尺侧腕伸肌及指深屈肌的附着部；下部不明显。

（3）下端：较狭窄，包括尺骨头及尺骨茎突。

1）尺骨头：膨大呈球形，周缘为平滑的关节面，称为环状关节面（articular circumference），与桡骨的尺切迹相关节。尺骨头的下面光滑，与桡尺远侧关节的关节盘相接。

2）茎突：为呈小锥状的突起，自尺骨下端的后内侧，突向下方。茎突外面有关节盘附着；后面有浅沟，通过尺侧腕伸肌腱。尖端圆隆，有腕关节尺侧副韧带附着。

4. 手骨（bones of hand）　分为腕骨、掌骨及指骨（图7-24、图7-25）。

（1）腕骨（carpal bones）（图7-26、图7-27）：在手腕部，由8块小骨组成，排列成近侧及远侧两列，每列有4块。近侧列自外向内为舟骨、月骨、三角骨及豌豆骨，除豌豆骨外，均与桡骨相关节。远侧列自外向内为大多角骨、小多角骨、头状骨及钩骨，与掌骨相关节。所有腕骨拼在一起时，掌侧面形成一沟，称为腕骨沟（carpal groove），上方由于腕横韧带跨过，而形成一管，称为腕管（carpal canal），有屈肌腱及正中神经通过。腕骨沟的内外侧，各有一隆起，称为腕尺侧隆起及腕桡侧隆起。前者由豌豆骨与钩骨钩构成；后者由舟骨结节及大多角骨结节形成。

腕骨与腕关节的活动有密切的关系，在形态结构上具有共同的特征：①除豌豆骨之外，均为不规则的6面体小骨。其中，近侧、远侧面必为关节面，背侧面形凸且宽于掌侧面，因而形成掌侧凹下的腕骨沟。②每块腕骨的构造常是内部带有小孔的松质骨，而外面有一致密骨质的壳。③这些大小不等的骨，彼此间以韧带紧密相连，使得腕骨间的活动度达到最小限度，这样，外力给予其中一块骨的打击，能平均分配到其他骨块，使打击力大大地减弱，起到缓冲作用。每块腕骨从解剖上又有固有的形态和功能。分述如下：

1）手舟骨（scaphoid bone）：为近侧列腕骨中最大的，形如船形，但不规则，长轴斜向前外下方。近端凸隆的关节面与桡骨相接，远端2个略为平坦的关节面分别与大、小多角骨相连。尺侧亦有2个关节面，近侧者较小，与月骨接触，远侧者大而凹，与头状骨成关节。中部呈窄带状粗糙区即舟骨的腰，其掌面稍凹陷，有较大的滋养孔，为舟骨血管主要进入处，也是桡腕掌侧韧带附着处。稍远侧有一突起，为舟骨结节，有桡横韧带和拇短展肌附着。腰部背面也有数个滋养孔，有桡腕背侧韧带附着。外侧面狭窄而粗糙，有腕关节的腕桡侧副韧带附着。

从舟骨的解剖位置看，与5块骨形成关节，故其表面大部分为关节软骨所覆盖，血管进入较少，仅在背侧和掌侧的小部分有韧带附着和血管进入，故血供较差。舟骨骨折后常有延迟连续或不连接等情况。

2）月骨（lunate bone）：呈半月形，介于舟骨与三角骨之间。远端光滑而凸隆，与桡骨及桡尺远侧关节的关节盘相接。远端凹陷，由向背外方经过的微嵴分成内、外两部，分别与钩骨及头状骨相关节。掌侧面呈三角形，宽广而粗糙。背侧面狭窄而粗糙。掌、背两面分别有桡腕掌侧及背侧韧带附着。内侧面为平滑的四方形关节面，与三角骨相关节。外侧面为半月形的关节面，与手舟骨相关节。

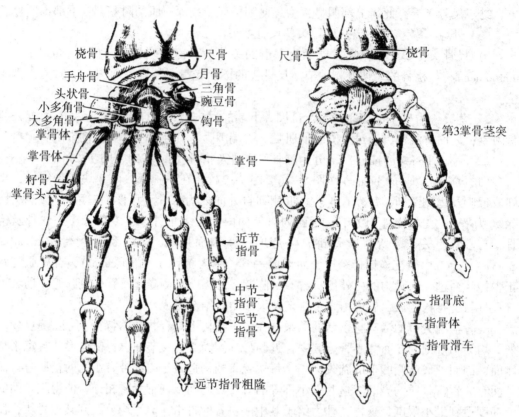

图 7-24　右手骨掌侧面观　　图 7-25　右手骨背侧面观

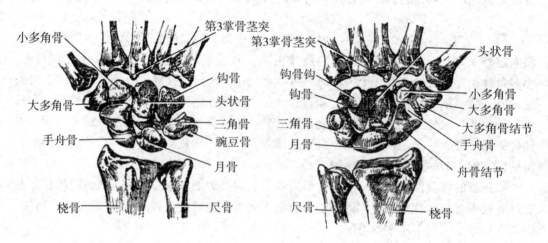

图 7-26　右腕骨背侧面观　　图 7-27　右腕骨掌侧面观

　　在腕骨中，月骨的位置比较不稳定，当手尺偏时，月骨介于头状骨与桡骨之间，易发生脱位；手过度背伸时，月骨也易脱位。月骨血运较差，仅于掌侧和背侧关节囊附着处有 2~3 支小血管进入。月骨活动度很大，因此外伤或其他不明显的原因均易损伤这些血管，造成月骨缺血性坏死。

3）三角骨（triangular bone）：呈锥形，基底向外上方，尖部向内下方。近端的外侧，有小而凸隆的关节面，与关节盘相关节，近端的内侧粗糙，有韧带附着。远端为凹凸不平的三角形关节面，向外下方，与桡骨相关节。掌侧面有卵圆形的关节面，与豌豆骨相关节。内侧面粗糙，呈钝尖形，有腕关节的腕尺侧副韧带附着。

4）豌豆骨：形似豌豆，为腕骨中最小的。掌侧面粗糙而凸隆，为腕横韧带、尺侧腕屈肌、小指展肌、豆掌韧带及豆钩韧带的附着部。背侧面有椭圆形的关节面，与三角骨相关节。

5）大多角骨（trapezium bone）：介于舟骨与第1掌骨之间。近端凹陷，向内上方，与舟骨相关节。远端有鞍状关节面，向外下方，与第1掌骨底形成拇指腕掌关节。掌侧面狭窄，有长嵴状的隆起，称为大多角骨结节，为腕横韧带、拇短展肌及拇指对掌肌的附着部。结节的内侧有一深沟，有桡侧腕屈肌腱通过。背面有2个结节，当中成1条凹沟，有拇长伸肌腱通过。内侧面被一微嵴分为前小后大的两部分：前者平坦，与第2掌骨底相关节；后者凹陷，与小多角骨相关节。外侧面宽广而粗糙，有腕桡侧副韧带附着。

6）小多角骨（trapezoid bone）：为远侧列腕骨中最小的，近似楔形，被第2掌骨底、大多角骨、舟骨及头状骨所包绕。近端微凹，呈方形，与舟骨相关节。远端为鞍状关节面，与第2掌骨底相关节。掌侧面狭窄而凸隆，骨面粗糙，有韧带附着。背侧面宽广而粗糙，也有韧带附着。内侧面光滑而微凹，与头状骨相关节。外侧面凸隆，斜向内下方，与大多角骨相关节。

7）头状骨（capitate bone）：为腕骨中最大的，居腕骨的中央，与第3掌骨底相对应。近端呈球形膨大，称为头状骨头，突入手舟骨和月骨的凹窝内，组成腕中关节的一部分。远端被2条微嵴分成3个关节面：中间的最大，微凹，与第3掌骨底相关节；外侧的狭窄而凹陷，与第2掌骨底相关节；内侧的最小，与第4掌骨底相关节。掌侧面粗糙而凸隆。背侧面宽广而凹陷。内侧面有椭圆形的关节面，上部较深，与钩骨相关节。外侧面的上部，有光滑而凸隆的关节面，与舟骨相关节；下部有平坦光滑的关节面，与小多角骨相关节。

8）钩骨（hamate bone）：呈楔形，介于头状骨与三角骨之间。近端狭窄，有向外上方的关节面，与月骨相关节。远端宽广，被一微嵴分成内、外两部，分别与第5及第4掌骨底相关节。掌侧面呈三角形，上部有弯向外方的扁凸，称为钩骨钩（hamulus of hamate bone）。钩的外侧面凹陷，有指浅、深层屈肌腱通过；内侧面为小指短屈肌及小指对掌肌的附着部；顶部有腕横韧带及尺侧腕屈肌附着。钩骨的背侧面粗糙，呈三角形，有韧带附着。内侧面有关节面，关节面的上部凸隆，下部微凹，与三角骨相关节。外侧面的上部，有长方形的关节面，与头状骨相关节，关节面的掌侧粗糙，有韧带附着。

（2）掌骨（metacarpal bone）：为小管状骨，共有5块，可分为一体及两端（图7-28、图7-29）。

远侧端称为头，有球形的关节面，关节面大部分位于掌侧，小部分在背侧面，与近节指骨底相关节。头两侧各有1个小结节，结节的掌侧有一浅窝，均为掌指关节副韧带的附着部。掌骨的近侧端称为底，底上面有关节面与腕骨相关节，两侧则与相邻的掌骨底相接（第 1 掌骨除外）。头与底之间的部分，称为体，呈棱柱形，微向背侧弯曲；内、外两面均凹陷，有骨间肌附着；背侧面的下部，有三角形的平面，向上移行于钝嵴。

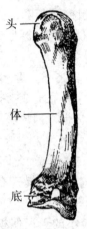

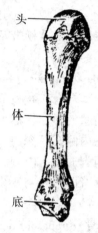

图 7-28　左第 3 掌骨内侧面观　　　　图 7-29　左第 3 掌骨掌侧面观

1）第 1 掌骨（first metacarpal bone）：为掌骨中最短粗的。掌侧面凹陷，向内方，由一钝嵴分成内、外两部。外侧部较大，微向外方倾斜，有拇指对掌肌附着；内侧部较小，斜向内方，可见滋养孔。背侧面宽广平滑。底的上面有鞍状关节面，与大多角骨相关节；两侧无关节面，外侧有小结节，为拇长展肌的附着部，内侧粗糙，有拇短屈肌附着。头呈球形膨大，曲度较其他掌骨的小，但左右径最大，与近节指骨底相关节。头掌侧面的两侧，各有一隆起的关节面，与拇指的 2 个籽骨相接。

2）第 2 掌骨（second metacarpal bone）：为掌骨中最长的。底宽广呈沟状，有 3 个关节面，外侧的呈卵圆形，与大多角骨相关节；中间的接小多角骨；内侧的呈长嵴状，与头状骨相关节。底的背侧面粗糙，为桡侧腕长伸肌及桡侧腕短伸肌的附着部；掌侧面有结节或嵴，有桡侧腕屈肌附着；内侧面有关节面，与第 3 掌骨相关节；外侧面粗糙。体呈三棱柱形，微向背侧弯曲。体的背侧面的上部较宽广，下部逐渐狭窄而成嵴状；外侧面的上部斜向背侧有第 1 背侧骨间肌附着；内侧面的上部也斜向背侧，被一微嵴分为掌侧及背侧两部，分别为第 2 掌侧骨间肌及第 2 背侧骨间肌的附着部。头的两侧各有一结节，有掌指关节的副韧带附着。

3）第 3 掌骨（third metacarpal bone）：较第 2 掌骨短。底上面有关节面与头状骨相关节；背外侧部有一突起，称为茎突；背侧面有一粗面，有桡侧腕短伸肌附着；掌侧面粗糙，为拇收肌，有时也为桡侧腕屈肌的附着部；内侧面有 2 个卵圆形的小关节面，与第 4 掌骨相关节；外侧面有 1 个关节面，与第 2 掌骨底相关节，外侧面可见滋养孔。

4）第 4 掌骨（fourth metacarpal bone）：较第 3 掌骨短而细。底较小，上面有内、外 2 个关节面，内侧的较大而平坦，与钩骨相关节，外侧的较小，与头状骨相关节；内侧面有一凹陷的关节面，接第 5 掌骨；外侧面有 2 个圆形的小关节面，与第 3 掌骨相关节。体近似第 2 掌骨体，有 3 个骨间肌附着，外侧面有滋养孔。

5）第 5 掌骨（fifth metacarpal bone）：较第 4 掌骨短。底的上面呈鞍状，与钩骨相关节；掌侧面粗糙，有韧带附着；内侧有一结节，有尺侧腕伸肌附着；外侧有半月形的关节面，与第 4 掌骨相关节。体的背侧面被一斜线分成内、外两部：内侧部光滑，为背侧骨间肌的附着部；外侧部凹陷。体的外侧面可见滋养孔。

（3）指骨（phalanges of fingers）：为小管状骨，总数有 14 节，其中除拇指只有 2 节外，其他各指均为 3 节，即近节、中节及远节。每节指骨可分为体及两端（图 7-30）。

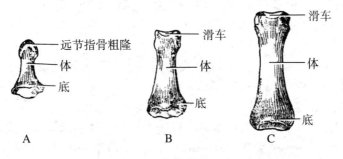

图 7-30 指骨掌侧面观
A. 远节指骨 B. 中节指骨 C. 近节指骨

近侧端较宽广，称为指骨底（base of phalanx），有卵圆形凹陷的关节面，与掌骨头相关节。远侧端较狭窄，呈滑车状，称为指骨滑车（trochlea of phalanx）。介于两端之间的部分，称为指骨体（shaft of phalanx）。体的掌侧面凹陷，背侧面凸隆。

1）近节指骨（proximal phalanx）：最长。基底部较体部宽，是掌指关节囊的附着处，背面中央呈高低不平，是指伸肌腱分裂处的止端，两侧粗糙是骨间肌腱的止端。基底掌面可见许多小的滋养孔，中间凹下以适合于屈肌腱的位置，关节面光滑，卵圆形稍凹入，比掌骨头小。体部横切面呈卵圆形，背侧面平滑且凸，掌面呈凹形，两侧形成嵴而消失于指骨远端，其两侧嵴是屈肌腱附着处。滑车中部凹陷，两侧凸隆，与中节指骨底相关节。

2）中节指骨（middle phalanx）：较近节指骨短。底有 2 个凹陷的关节面，之间以微嵴相隔，与近节指骨相关节。体掌侧面的两侧微凹，为指浅屈肌的附着部。滑车较近节指骨的小，与远节指骨相关节。

3）远节指骨（distal phalanx）：最小，底呈不规则形，与中节指骨相关节，底的掌侧面微凹，为指深屈肌腱的附着部；背侧面为指伸肌腱附着。滑车稍向两侧扩展，无关节面，掌侧面有呈蹄形的粗隆，称为远节指骨粗隆（tuberosity of distal phalanx）。

籽骨（sesamoid bone）为圆结节状的小骨块，包于肌腱及韧带内，其功能为改变压力、减小摩擦及变换肌的牵引方向。手部常出现 5 个，其中 2 个位于拇指掌指关节的掌侧面；1 个在拇指的指间关节，另外 2 个则分别位于第 2 及第 5 掌指关节上，出现于第 3 及第 4 掌指关节的较少见。有时，第 5 掌指关节上也可出现 2 个。

第三节 上肢骨的连结

一、肩

肩关节一般仅指肱骨头与肩胛骨关节盂之间的关节，但肩部的活动并不只限于此关节，实际上是由肩关节、胸锁关节、肩锁关节、肩胛骨与胸壁之间的连结（肩胛胸壁关节）、肩峰下机制（第 2 肩关节）、喙锁机制（喙锁关节）等 6 个关节彼此共同运动，故在讨论肩关节时，应包括上述所有关节。

（一）肩关节

肩关节（shoulder joint），为上肢最大的关节，也是人体最灵活的关节。由肱骨头与肩胛骨的关节盂构成（图 7-31、图 7-32）。

1. 肩胛骨的关节盂 呈梨状，上窄下宽，关节面浅小，向前、外、下，与肱骨头的关节面极不相称。关节盂的表面覆以 1 层透明软骨，其中部较薄，周缘肥厚。关节盂的边缘镶 1 层纤维软骨，名盂唇（glenoid labrum），以增加关节盂的深度，同时也是一

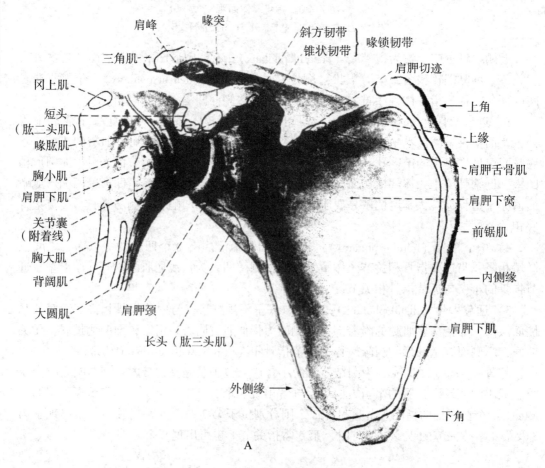

A

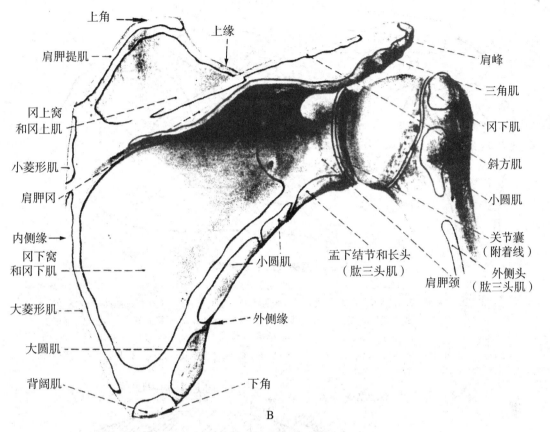

图 7-31　肩胛骨和肱骨上端

A. 前面观　B. 后面观

种弹性垫，在运动时，具有缓冲对关节头撞击的作用（图7-33）。有的作者认为，盂唇仅是关节囊的延续部分，附着于关节盂，其软骨是一种过渡性组织，关节盂唇横切面呈三角形。在儿童，此结构的基底紧密与关节盂的边缘相附着，并与透明软骨相混，而在关节囊边缘则与纤维性关节囊相续。在老年人，盂唇的上部游离似软骨盘，关节盂唇前缘如脱落、缺损或关节囊从关节盂唇边缘撕破，可引起习惯性肩关节脱位。关节盂的上、下各有突起，名盂上、盂下结节，分别为肱二头肌长头及肱三头肌长头附着处。

2. 肱骨头　呈球状，占圆球面积的1/3，关节面向上、内、后，也覆盖一层透明软骨，中部较厚，周缘较薄，关节头比关节窝大，肱骨头关节面角度约为135°，而关节盂的角度仅为75°左右（图7-34），后者仅能容纳关节头1/4～1/3，这种结构特点，一方面使肱骨头有较大的运动幅度，但另一方面使关节的稳固性较差，易导致临床上的一些疾患。肱骨头的后外部如有缺损，亦可引起习惯性肩关节脱位。

构成肩关节的骨性部分可发生畸形，关节盂可圆凸或扁平，肱骨头也可凹进或内翻（图7-35）。

3. 肩峰　位于肱骨头的上后方，朝外、后、下，是防止肱骨头向上脱位的重要结

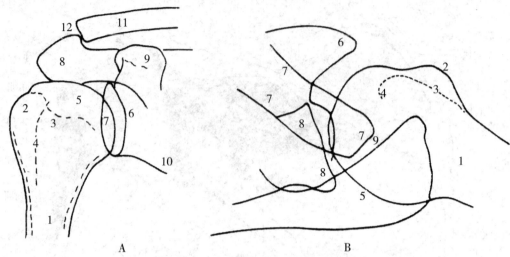

图 7-32　肩关节正常 X 线解剖示意

A. 正位

1. 肱骨干　2. 大结节　3. 小结节　4. 结节间沟（二头肌腱沟）　5. 肱骨头　6. 关节盂前缘　7. 关节盂后缘
8. 肩峰　9. 喙突　10. 肩胛骨腋缘　11. 锁骨　12. 肩锁关节

B. 轴位

1. 肱骨　2. 小结节　3. 结节间沟　4. 大结节　5. 鹰嘴　6. 喙突　7. 锁骨边缘　8. 肩盂　9. 肩锁关节

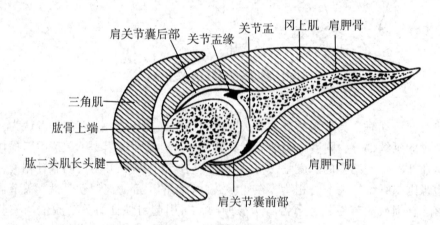

图 7-33　肩肱关节的横切面

构。当肱骨头上抬时，肱骨大结节正位于肩峰之下，除非肩肱关节在后伸位，外力直接朝向肩前及肩顶，否则不易引起肱骨头的损伤。

　　4. 喙突　呈臂状，向前、外、下做拥抱肱骨头的姿势，在喙突与锁骨外 1/3 之间有坚韧的喙锁韧带相连，形成喙锁机制。在喙突与肩峰之间有喙肩韧带，甚为坚韧，其内侧起于喙突上面的外侧，为喙肩弓，是第 2 肩关节的上界，也是防止肱骨头向上、向内脱位的结构。

　　5. 关节囊　其纤维由斜行、纵行及环形纤维构成，关节囊的后下部起于关节盂唇的周缘及相邻关节盂的骨质，其前部起点随滑膜隐窝的有无及大小而不同，如有较大的滑膜隐窝，纤维性关节囊前部不与盂唇相续，而向内伸展至喙突基底，以后借一薄层纤维组织沿肩胛颈前面反折至盂唇；如无滑膜隐窝，关节囊则起于关节盂唇的周缘及邻近骨质。关节囊包绕肱二头肌长头的起始部，并与肱三头肌长头的起始部结合。在远侧，纤维性关节囊的上部止于解剖颈的上部，内侧可达外科颈，在结节间沟的上方，呈桥状跨过。下部止于肱骨干的骨膜，距肱骨头关节软骨一定距离（图7-36、图7-37）。纤维层的内面，被覆一层滑膜，上方起自关节盂的周缘，向下达肱骨的解剖颈，由此返折向上至成骨头的关节软骨边缘，其纤维与关节软骨相混。

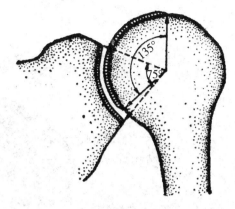

图7-34　肱骨头关节面角度值（135°）与肩胛盂关节面角度值（75°）差异示意

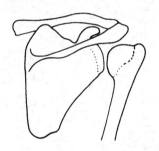 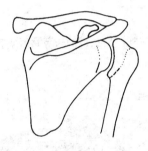 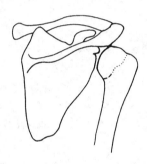

图7-35　肩关节盂及肱骨头畸形

在关节的前部，滑膜甚为松弛，约81.8%的人滑膜沿肩胛颈的前部延长，直至喙突根部，形成滑膜隐窝。突入肩胛下肌腱与关节囊之间，构成肩胛下肌腱下囊（subtendinous bursa of subscapularis）；在结节间沟部亦向下延长，并反转至肱二头肌长头腱，形成结节间滑膜鞘，鞘内有肱二头肌长头腱。

关节囊纤维层甚为松弛，其面积较肱骨头大2倍。在尸体上，这样松弛的组织可以允许肱骨头在任何方向运动，如将肩肱关节周围肌肉除去，可将肱骨头自关节盂向外拉出2cm。三角肌或冈上肌萎缩或瘫痪时，肩肱关节因上臂重力关系，自动形成半脱位。

纤维层被下列肌纤维所构成的肌腱帽加强，上、下部分别有冈上肌腱及肱三头肌长头腱；前、后部分别有肩胛下肌腱及冈下肌腱和小圆肌；前下部只有盂肱韧带的中部覆盖，比较薄弱，因此，肩关节脱位往往在此处发生。肌腱与关节囊纤维彼此紧密融合，一般甚难分开，特别在肱骨结节间沟，更是如此。各肌腱的纤维亦彼此相混，肌腱帽可使肱骨头保持于原位。仅在关节囊下方，有腋神经及旋肱后动脉通过，前者发一关节支至关节囊。

50岁后，肌腱帽的滑膜面的最内侧纤维常发生不完全撕裂、磨损或破碎等病变，有的甚至整层均受到侵犯而发生完全撕裂，缺损近侧的滑膜组织加厚但平滑，形成镰状

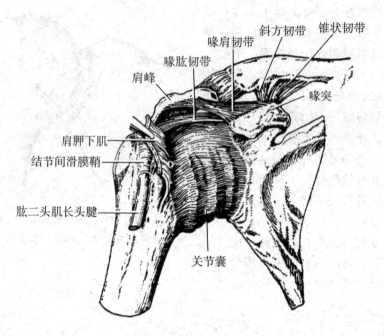

图 7-36　肩关节的关节囊前面观

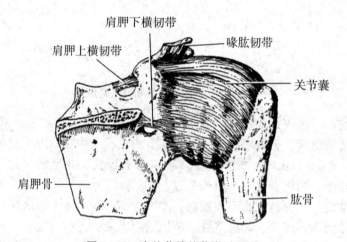

图 7-37　肩关节的关节囊后面观

韧带，这种退行性变随年龄增加而日益加重。

　　引起肌腱帽病变的原因，除了年龄是 1 个因素外，还有关节囊正处于肩峰及肱骨之间，当臂外展时，旋转肌不能将肱骨头固定于关节盂，而使肱骨头向上，顶住肩峰下面，因而容易使其间的软组织受到箝夹，而使肌腱帽重复遭受扭伤。

　　6. 韧带

　　（1）喙肩韧带（coracoacromial ligament）：虽非肩关节本身韧带，但为构成第 2 肩关节上界喙肩弓的组成部分，是肩关节上部强有力的屏障，有防止肱骨头向内上方脱位的作用。其前后部较厚，宽广的基底起自喙突外缘，以后缩窄，在肩锁关节前止于肩峰尖部的前缘，中部纤维甚薄或阙如，因此形成2个纤维束，作分歧状（图7-38）。此韧带将肩峰下滑膜囊自肩锁关节隔开，其下面做成肩峰下滑膜囊后部之顶。臂抬起时，肱骨下的滑膜囊及疏松组织便利肩部浅、深层肌肉滑动。

（2）喙肱韧带（coracohumeral ligament）（图7-36、图7-39）：为一纤维束，贴于关节囊上面，其前缘和上缘游离；后缘和下缘与关节囊结合。可以视作胸小肌的游离部，有15%胸小肌止点与其相续。此韧带起于喙突水平部的外缘，向前下行于冈下肌和肩胛下肌的间隙中，止于肱骨大、小

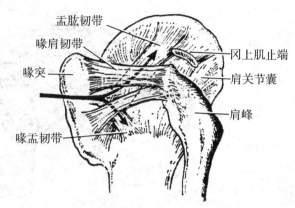

图7-38　喙肩韧带

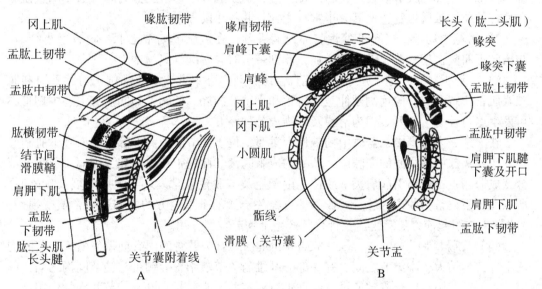

图7-39　肩关节周围结构模式

A. 前面观　B. 断面观

结节及其间的肱骨横韧带。喙肱韧带加强关节的上部，好似肱骨头的悬吊韧带，其近侧纤维在旋外时紧张，有约束旋外的作用，并可使肱骨头不致往上脱位。肩关节周围炎时因韧带挛缩，肱骨头处于旋内位，限制肩肱关节的外展、旋外。

（3）盂肱韧带（glenohumeral ligaments）：位于关节囊前壁的内面，以增强关节囊的前壁。分为上、中、下3束，称为盂肱上韧带、盂肱中韧带及盂肱下韧带。这些韧带仅能在关节囊部看到，有约束肩肱关节旋外的作用（图7-40）。

1）盂肱上韧带：在3束盂肱韧带中最常存在，较细，与肱二头肌长头腱平行，上

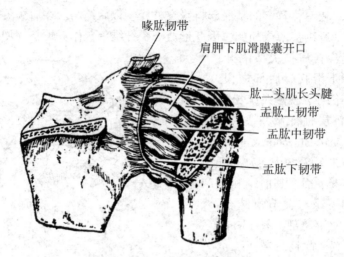

喙肱韧带

肩胛下肌滑膜囊开口

肱二头肌长头腱

盂肱上韧带

盂肱中韧带

盂肱下韧带

图 7-40 盂肱韧带内面观

部起自喙突根部的关节盂边缘，斜向外下方，止于肱骨小结节上方的肱骨头小凹。盂肱上韧带的位置虽属恒定，但其大小常有变异，并随年龄而增厚。

2）盂肱中韧带：多起于盂唇前部及肩胛颈，在盂肱上韧带之下，附着于小结节，与肩胛下肌腱密切相关；随年龄增加，此韧带可有较多纤维组织增生。

3）盂肱下韧带：呈三角形，尖起自盂缘，斜向外下方，基底部位于肩胛下肌和肱三头肌长头腱之间，向远侧延伸至外科颈和小结节内缘。此韧带如同盂肱上、中韧带亦可发生退行性变，主要表现为滑膜及纤维成分加厚。

在上述 3 束韧带中，盂肱中韧带最为重要，位于关节囊的前下部，在肩胛下肌和肱三头肌长头起始部之间的裂隙中，该处构成腋隐窝。此韧带可以阙如，因而关节囊这部分变成薄弱点，容易引起肩关节脱位。由于肩关节脱位经常发生于上肢外展及旋外时，所以肩胛下肌常为脱位的肱骨所撕裂，行经关节囊前下部内方的腋神经亦常遭受损伤。3 束韧带在引起前方盂唇脱落及骨赘的产生上均起重要作用。

（4）肱骨横韧带（transverse humeral ligament）：为肱骨的固有韧带，横跨结节间沟的上方，连结大、小结节之间，有一部分纤维与关节囊结合。韧带与结节间沟之间，围成一管，有肱二头肌长头腱通过。此韧带有固定肱二头肌长头腱于结节间沟的作用。

7. 关节周围的骨骼肌 一般说，在不剧烈运动时，骨骼肌对于维持关节稳定方面并不起多大作用，其主要功能仅为供给关节动力。对其他关节来说，尽管关节周围的肌肉发生瘫痪或萎缩，关节本身并不致引起脱位，但在肩关节则不然，骨骼肌对于关节的稳定起很重要作用。

肩关节肌肉可分为 3 类：

（1）专供动力的肌肉：如胸大肌、斜方肌等，肌纤维较长。此类肌肉瘫痪时，肩肱关节失去一部分运动功能，但不致引起脱位。

（2）主要作用为稳定关节的位置，次要作用为供给关节动力的肌肉：如冈上肌、小圆肌及肩胛下肌，做成肌腱帽，这类肌肉的纤维较短，肌腱与纤维性关节囊紧密相连，二者不易分开。显微镜检查，在肌腱帽的远侧甚难分清肌腱与关节囊部分，由于肌腱止于肱骨结节，如同肩关节本身有收缩力且能控制的韧带。这类肌肉瘫痪时，肩关节脱位现象比较显著，同时亦失去部分动力。肩关节前脱位时，肩胛下肌腱及冈上肌腱亦往往撕裂。据 Schlonsky 对习惯性肩关节前脱位的观察，发现肱骨头后侧缺损和关节囊撕脱并非造成习惯性肩关节脱位的主要原因，关节囊撕脱仅是首次脱位造成的结果。引起肩关节不稳的主要因素是肩胛下肌的长度，如长度加大而显松弛，就有可能引起肩关节不稳。

（3）稳定关节及供给动力并重的肌肉：如三角肌。在此类肌肉瘫痪时，肩关节一方面失去部分动力，同时亦略有脱位现象。

若第 2、3 类肌肉同时瘫痪，不仅肩关节的动力失去大半，而脱位的现象更加显著。

8. 关节周围的滑膜囊（图 7-41）

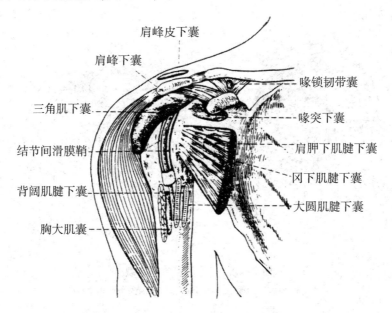

图 7-41　肩关节周围滑液囊模式

（1）肩峰下囊：介于三角肌深面与喙肩弓及肩关节外侧面之间。在儿童，可有一薄隔将它分为肩峰下及三角肌下两部。但在成人二者常互相交通，应视为 1 个整体。肩峰下囊上为肩峰，下为冈上肌腱止点，由于冈上肌腱与关节囊相融合，可视作滑膜囊之底，当臂外展成直角时，肩峰下囊几乎不见。

肩关节周围的肌肉在外层为三角肌、大圆肌等，在内为较小的旋转肌，这两层肌肉的动作是独立而互相合作的。肩峰下囊一方面协助骨骼肌运动顺利进行，另一方面保证肱骨大结节顺利通过肩峰进行外展运动。

肩峰下囊可随年龄增加发生退行性变，囊壁可以增厚，滑膜囊常为厚而平滑的粘连分为数个腔隙。正常时滑膜囊的底坚固附着于大结节的上部、外部及肌腱帽上，并越过结节间沟。肌腱帽完全破裂时，肩肱关节腔直接与肩峰下囊相通，囊腔的所有直径扩大，囊壁亦增厚，此时肱骨头直接位于肩峰下囊顶之下。

值得注意的是，在肌腱帽完全撕裂的患者并不发生肩关节周围炎，这可能由于滑膜囊内的滑液有阻止形成粘连性滑膜囊炎或肌腱炎之故，而后者正是肩关节周围炎形成的条件。

肩峰下区可视作1个功能性关节，或称第2肩关节。上为喙肩弓，包括肩峰、喙突及其间的喙肩韧带，下为肌腱帽及肱骨结节，其间大的肩峰下囊可视为关节腔。此部的病变是肩带最常见者，其共同特点为臂外展时，上方的喙肩弓及下方的肱骨结节间失去正常界限，滑膜囊壁失去正常滑动作用，臂外展60°~120°时引起的肩疼痛弧综合征多由于肩峰下区病变引起。冈上肌腱作为肩峰下囊之底，撕裂时必然减弱滑膜囊的功能，由于失去冈上肌腱支持，肱骨头在关节盂内变为不稳定。

冈上肌腱的断裂是引起肩峰下囊炎最常见的原因，从事体力工作的劳动者，因经常使用肌腱而招致磨损并减弱，更易断裂，可为部分性或为完全性，肌腱的断端可窜入关节腔内（图7-42）。

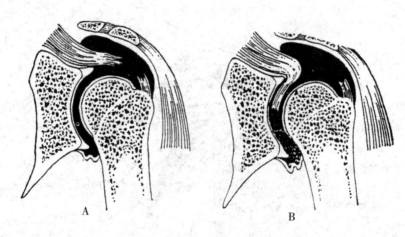

图7-42 冈上肌腱完全断裂

A. 肌腱完全断裂 B. 肌腱断端窜入关节腔内

因冈上肌腱断裂而使肩峰下囊与肩关节的关节囊相通时，肱骨的大结节与肩峰因经常摩擦而硬化，其间的软组织亦逐渐磨损，肱二头肌的长头腱亦可能被累及，遭受磨损。

患肩峰下囊炎时，滑膜囊与肩关节囊相通，臂内收，滑液流入关节内，肿胀不显，而当外展时，液体重新流回滑膜囊，故显隆起。在此种情况下，抬臂时由于肱骨大结节与肩峰的摩擦，外展及旋外动作非常疼痛，但在开始外展与超过直角时，因为大结节不与肩峰接触，疼痛较轻。

（2）肩胛下肌腱下囊：位于肩胛下肌腱的深面，肩胛骨喙突根部的附近，常与关节腔相通。此囊多开口于盂肱中韧带的上下方。

（3）胸大肌腱下囊、背阔肌腱下囊及大圆肌腱下囊：为胸大肌、背阔肌及大圆肌止于肱骨结节间沟两侧的滑膜囊。

（4）喙突下囊：位于胸小肌在喙突止点处，不恒定。

（5）前锯肌腱下囊：在肩胛下角及胸壁之间。

（6）肩峰皮下囊：在肩峰背侧及皮肤之间，其基底附着于肩峰。

（7）结节间滑囊：为关节的滑膜层于结节间沟处向下膨出，内有肱二头肌长头腱通过进入关节腔。

9. 肩关节的血供　有两个来源，一为锁骨下动脉系的甲状颈干发出的肩胛上动脉的分支，可以由冈上肌支、冈下肌支和肩胛下肌支的分支至肩关节。另一为腋动脉分出的旋肱后动脉、旋肱前动脉和肩胛下动脉、旋肩胛动脉的分支。旋肱前动脉绕外科颈前面，喙肱肌及肱二头肌深面，在三角肌深面与旋肱后动脉吻合，并有分支沿肱二头肌长头向上至肩关节。旋肱后动脉沿外科颈后面，经四边孔至三角肌深面，发分支至肩关节。由于旋肱后动脉在三角肌深面发支穿三角肌至肩峰与肩胛上动脉，与胸肩峰动脉的肩峰动脉相吻合，在三角肌深面与旋肱前动脉及肱深动脉的分支相吻合。这样，在肩关节附近来自锁骨下动脉、腋动脉的关节支及肱动脉的分支形成动脉吻合网，对保证肩关节的血液供应有一定的意义。

10. 肩关节的神经支配（图7-43~图7-47）

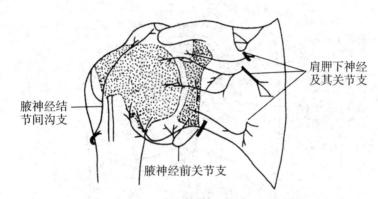

图7-43　肩胛下神经和腋神经关节支示意（右肩关节前面）

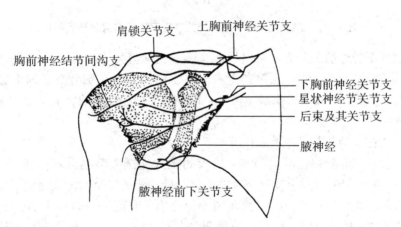

图7-44　胸前神经、腋神经、后束和星状神经节关节支示意（右肩关节前面）

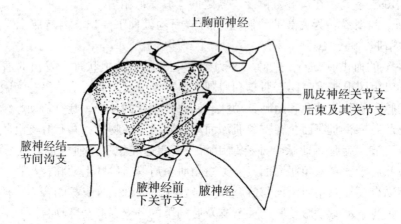

图 7-45　上胸前神经、肌皮神经、腋神经、后束关节支示意（右肩关节前面）

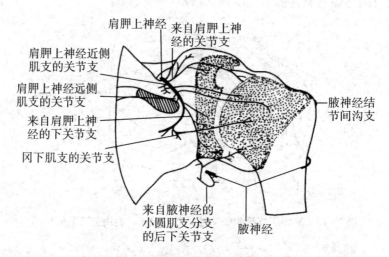

图 7-46　肩胛上神经、腋神经关节支示意（右肩关节后面）

（1）肩胛下神经的关节支：可以是 1~4 支，支配肩关节前面。

（2）胸前神经的关节支：由胸前上神经发出的关节支在锁骨下肌的下方分出，支配关节的上方，沿肱二头肌长头腱至关节；由胸前下神经发出的关节支接受来自星状神经节的交感纤维，支配关节囊的下部。

（3）肌皮神经的关节支：通常有两支至关节前面。

（4）来自后束和腋神经的关节支：后束的关节支至关节囊前面支配关节囊的前、下、内；来自腋神经的上关节支和下关节支以及腋神经的结节间沟支至关节囊。

（5）肩胛上神经的关节支：多数在冈上窝分出，支配关节囊的上后；下关节支发自肩胛上神经进入冈下窝时，由近侧或远侧肌支发出的一支，支配关节囊的后下。

（6）桡神经的关节支：支配关节囊的下部。

11. 肩关节的运动　肩关节为球窝关节，由于关节囊松弛、关节窝平浅等特点，因此，其运动范围很广，为人体运动最灵活的关节。

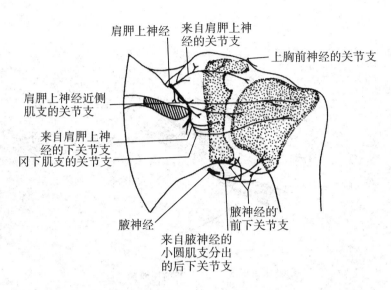

图 7-47　肩胛上神经、腋神经、上胸前神经关节支示意（右肩关节后面）

（1）肩关节的运动轴：主要依下列 3 个运动轴进行运动。

1）沿冠状轴（横贯肱骨头与关节窝中心之间），臂可做屈伸运动。前屈的运动范围约为 70°；后伸时，由于受到关节囊的前臂及肱骨头与喙突相接的限制，故运动范围较小，约为 60°。

2）沿纵贯肱骨头的矢状轴，臂可做内收与外展的运动，此时，肩胛骨固定，肱骨头在关节窝内做上、下滑动。外展时，肱骨头向下方滑动，其运动范围为 100°～120°；内收时，肱骨头则滑向上方，由于受躯干的阻碍，其运动范围约为 20°。

3）沿垂直轴（贯穿肱骨头中心与肱骨小头中心之间），臂可做旋内与旋外的运动。旋内时，肱骨头在关节盂内向后滑动，肱骨大结节和肱骨体向前方转动；旋外时，肱骨头在关节盂内则向前滑动，肱骨大结节和肱骨体向后方转动。当上肢下垂时，旋转运动的范围最大，可达 170°；但当上肢垂直上举时，运动范围最小。女性旋转运动的范围，一般比男性大。

肩关节除了做上述的运动外，还可做环转运动。

（2）肩关节运动的肌群：使肩关节运动的肌肉主要为肩部肌肉，并由臂肌肉协助。肩肱关节正常运动必须具备 2 个条件，首先肩部必须相当稳定，另外肱骨头必须与关节盂密切相接。前者需要良好的肩胛部肌肉，如外展减弱，常由于斜方肌或前锯肌损伤引起，而并非由于三角肌或冈上肌；后者需要肌腱袖完整，以防止肱骨头半脱位。

1）前屈：参加者有三角肌前部纤维、胸大肌锁骨部、喙肱肌及肱二头肌（图 7-48）。当臂前屈，越过胸前壁时，三角肌前部纤维尤为重要。胸大肌锁骨部只协助前屈至水平位置，如臂超过头部，则起后伸作用。胸大肌胸肋部只有当臂处于过度后伸位置时，才起到前屈作用，但到达中立位（臂悬垂贴靠胸臂），此作用即消失。有的作者认为喙肱肌系重要前屈肌，但有的作者认为其前屈作用不如内收作用强。肱二头肌前屈作用较弱。

第七章　上肢

519

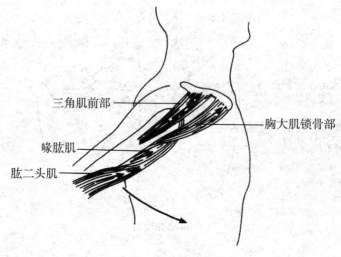

图 7-48　肩关节前屈肌肉

2）后伸：主要为三角肌后部纤维及背阔肌，当臂在屈曲位及休息位之间，胸大肌胸肋部亦起一定作用。大圆肌及肱三头肌长头亦稍能后伸，但其作用不如内收强（图7-49）。

3）外展：参加者只有三角肌中部纤维及冈上肌（图7-50），前者虽系强有力的外展肌，但须冈上肌协助，否则最初外展时，肱骨头将上升，顶于喙肩弓之下，而在外展90°以后，肱骨头易向下半脱位。臂外展时，尚同时伴有肩胛骨旋外，故外展可超过90°。外展时，三角肌中部纤维最起作用。如同时伴有臂旋内、旋外，则其后、前部纤维分别起作用。臂旋外外展较旋内外展更为有力，因在前者，肱二头肌长头亦能协助外展。

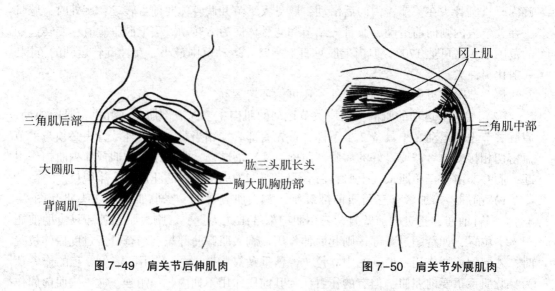

图 7-49　肩关节后伸肌肉　　　　　　　　　图 7-50　肩关节外展肌肉

4）内收：除胸大肌（主要为胸肋部）及背阔肌外，尚有大圆肌、三角肌前、后部

颈肩腰腿痛应用解剖学

纤维，喙肱肌及肱三头肌长头（图7-51）。三角肌后部纤维当臂外展45°时，其内收作用最为显著，而三角肌前部纤维只当同时伴有前屈时，其内收作用才明显。喙肱肌及肱三头肌长头内收作用不强，但如果遇到抵抗并主动内收时则强烈收缩，可以防止胸大肌及背阔肌向下牵引，引起肱骨头脱位。

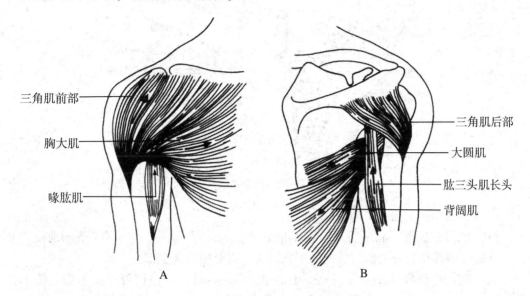

图7-51 肩关节内收肌肉

A. 前面观　B. 后面观

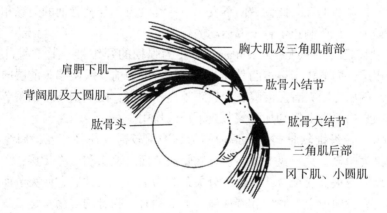

图7-52 肩关节旋内、外肌肉

5）旋外：参加者有冈下肌、小圆肌及三角肌后部纤维（图7-52）。

6）旋内：主要有肩胛下肌，尚有大圆肌、三角肌前部纤维、胸大肌及背阔肌，可能尚有冈上肌，但三角肌、胸大肌及背阔肌只当同时有其他运动时才具旋内作用（图7-52）。冈上肌单独作用可同时外展及稍旋内，但当臂维持在外展位时，并不能防止旋外。

（二）胸锁关节

胸锁关节（sternoclavicular joint）由锁骨的胸骨关节面与胸骨柄的锁骨切迹和第1

肋软骨构成（图7-53）。关节面均覆盖1层纤维软骨，被覆于锁骨胸骨关节面的较厚。关节囊附着于关节的周围，前后壁较薄，上下壁则略厚。

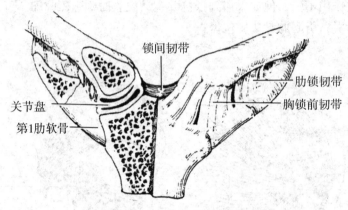

图7-53　胸锁关节

1. 胸锁关节的韧带

（1）胸锁前韧带（anterior sternoclavicular ligament）：宽阔，位于关节囊的前面。上方起自锁骨胸骨端的前上部，斜向内下方，止于胸骨柄的前上部。

（2）胸锁后韧带（posterior sternoclavicular ligament）：较前韧带薄而紧张，位于关节的后面。上方起自锁骨胸骨端的后面，斜向内下方，止于胸骨柄的后上部。

（3）锁间韧带（interclavicular ligament）：较强韧，横过胸骨柄的颈静脉切迹，连结两侧锁骨胸骨端的上缘。此韧带向下发出一些纤维束，与胸骨柄的上缘相连，向上方移行于颈深筋膜。具有制止锁骨下降运动的作用。

（4）肋锁韧带（costoclavicular ligament）：为强韧的纤维带，上方起自锁骨胸骨端的肋锁韧带压迹，向下止于第1肋骨和肋软骨。可分为前、后两层，前层向外上方，后层向内上方。两层之间夹有黏液囊；两层于外侧相结合，内侧则与胸锁关节囊相连。此韧带有制止锁骨内侧端上提和加强关节囊下部的作用。

2. 关节盘　由纤维软骨构成。近似圆形，中部较薄，往往穿孔；周缘肥厚，尤以上缘和后缘更为明显。关节盘上方与锁骨胸骨关节面的上缘和后缘相接；下方与第1肋软骨相连；周缘与关节囊结合，因此，分关节腔为上、下两部。它使关节面之间更为适合，并有防止锁骨向内上方脱位和缓冲肩关节活动时对胸骨的震荡。

3. 周围肌肉　胸锁乳突肌的胸骨头位于关节囊前部的上内侧，与其相贴连。在关节之后有胸骨舌骨肌及胸骨甲状肌，均能辅助加强关节的稳定。锁骨下肌则在其下外侧，对于行经锁骨及第1肋骨间的血管、神经起保护作用，同时可以防止锁骨突然向上。在关节的前下部，尚有胸大肌的胸骨头及锁骨头与其相贴近，加强前部稳定。

4. 胸锁关节的运动　胸锁关节是肩带与躯干相连的唯一关节，肩肱关节无论向何方向运动，均需要胸锁关节的协同，在肩部提高时可使锁骨旋转。该关节是锁骨各种活动的支点，一旦因反复损伤造成关节结构异常而导致不稳定，将严重影响锁骨的上旋、下旋和前、后活动，从而使肩肱关节的运动受限制。其主要沿3个运动轴进行活动。

颈肩腰腿痛应用解剖学

（1）沿纵贯锁骨胸骨端的矢状轴，可做上、下运动，此运动发生在锁骨的胸骨端与关节盘上面之间。耸肩时，锁骨胸骨端的上缘及与其相连的关节盘，被压入胸骨的锁骨切迹内，而锁骨胸骨端的下缘则离开关节盘；上肢下垂时，锁骨胸骨端的下缘紧压关节盘，而锁骨胸骨关节面的其余部分则斜向外方。向上运动主要受肋锁韧带和关节囊下部的限制；向下运动则受锁骨间韧带和胸锁前、后韧带的限制。

（2）沿通过胸骨锁骨切迹附近的垂直轴，可做前、后运动，此运动发生在关节盘与胸骨之间。当肩部向前方运动时，锁骨胸骨端和关节盘沿胸骨向后滑动；向后方运动时，则相反。向前运动主要受胸锁前韧带和肋锁韧带后层的限制；向后则受胸锁后韧带和肋锁韧带前层的限制。

（3）沿横贯锁骨与关节中心的冠状轴，可做旋转运动。

另外，胸锁关节还可做环转运动。于环转运动时，锁骨的胸骨端在原位活动，锁骨的肩峰端则做圆周运动。

5. 胸锁关节的动脉　主要来自胸廓内动脉、胸上动脉和肩胛上动脉的分支。

6. 胸锁关节的神经　来自锁骨上、下神经的分支。

（三）肩锁关节

肩锁关节（acromioclavicular joint）由肩胛骨肩峰关节面和锁骨肩峰关节面构成（图7-54），紧位于皮下，可以摸到，提高肩部时，在两骨连结之间可以看到小凹陷。其关节面均覆盖一层纤维软骨。关节囊松弛，附着于关节面的周缘，上部因有韧带加强而增厚。

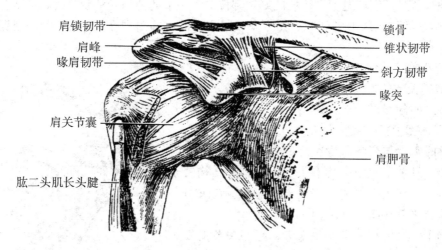

图 7-54　肩锁关节及其韧带前面观

1. 肩锁关节的韧带

（1）肩锁韧带（acromioclavicular ligament）：为关节囊上部增厚部分，呈长方形，连结锁骨肩峰端与肩峰的上面之间。

（2）喙锁韧带：为一强韧的纤维带，连结锁骨下面的喙突粗隆与肩胛骨的喙突，可分为内、外两部。

1）斜方韧带（trapezoid ligament）：居前外侧，较薄，呈斜方形，连结锁骨的喙突粗隆与肩胛骨喙突的上面。前缘游离，被覆于喙肩韧带的上面；后缘较短，与锥状韧带的后外侧部相接。

2）锥状韧带（conoid ligament）：居后内侧，较厚，呈锥状。底部与锁骨下面的后缘相接，尖端连于喙突根部的内侧缘与后缘，有一部分纤维与肩胛上横韧带结合。

喙锁韧带有固定关节的作用，防止锁骨的滑脱，另外，斜方韧带还可防止锁骨的肩峰端向前运动，锥状韧带则限制向后方的运动。

2. 关节盘　呈楔形，边缘较厚，中部略薄，一般位于关节腔的上部，出现率约为20%。关节盘将关节腔分为上、下两部；有时由于盘的中部有孔，关节腔的上下部往往相通。

3. 肩锁关节的运动　肩锁关节属平面关节，由于两关节面不相适合，关节软骨较厚，关节囊松弛和出现关节盘等特点，因此，可向各方做轻微的运动，如上、下、前、后及旋转运动。其稳定靠下列装置维持：①关节囊及其加厚部分形成的肩锁韧带。②三角肌及斜方肌的腱性附着部分。③喙锁韧带。

在肩锁关节完全脱位时，仅修补喙锁韧带并不能防止前后不稳定，必须同时修补关节囊、筋膜及肌肉，切除撕裂的关节盘。肩锁关节完全脱位如未加处理，其后果是肩上举能力削弱，举重能力下降。肩锁关节一方面可使肩胛骨垂直向上向下如耸肩，另一方面可使肩胛骨关节盂向前后活动如向前击拳。肩锁关节常发生机械性紊乱，半脱位后可引起损伤性关节炎或锁骨肩峰端的骨折。

肩锁关节是外伤与退行性疾病的好发部位，该关节的疼痛和活动障碍将影响整个肩部功能。如肩外展的第 1 个 90°，无疼痛或阻碍，而疼痛出现在第 2 个 90°，则提示有肩锁关节紊乱。

4. 肩锁关节的动脉　主要来自肩胛上动脉和胸肩峰动脉。

5. 肩锁关节的神经　主要为肩胛上神经、胸前神经和腋神经的分支。

（四）喙锁关节

正常时锁骨与肩胛骨喙突之间为韧带连结，但有时可形成喙锁关节，两者均有关节面，按其结构属于平面关节，运动幅度不大，与肩锁关节和胸锁关节共同组成联合关节（图 7-55）。

根据个体发生和种系发生来看，喙锁关节的发生不是返祖现象，可能由于从少年时期开始，肩部即长期负重所致。此时喙突尚未完全骨化，原来两端有固定点而横架着的锁骨经常压向喙突根部，由于长期互相摩擦及压力的影响，遂产生喙锁关节，使锁骨中段成为支持点，该关节的关节软骨是由附近结缔组织转变而成。

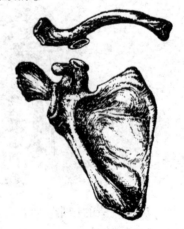

图 7-55　喙锁关节

（五）肩胛骨与胸壁间的连结

肩胛骨与胸壁间的连结亦称肩胛胸壁关节，虽不具关节的结构，在功能上应视为肩

颈肩腰腿痛应用解剖学

关节的一部分。肩胛骨与胸壁间的负压对于保持肩胸连结也有很大作用。

1. 肩胛骨的固有韧带　为连结肩胛骨自身的韧带，共有 3 种（图 7-37）。

1）喙肩韧带：因与肩肱关节关系密切，故归于肩肱关节韧带，已于前述。

2）肩胛上横韧带：为三角形的小韧带。连结肩胛骨背侧面的上缘与喙突根部，横跨肩胛切迹的上方，将切迹围成一孔，有肩胛上神经通过。

3）肩胛下横韧带（inferior transverse scapular ligament）：呈薄膜状，连结肩胛冈的外侧膜与关节盂的周缘，与骨面之间围成一孔，有肩胛上动脉和肩胛上神经通过。

2. 肩胛前间隙　位于肩胛骨前面的肩胛下筋膜及胸壁间的狭窄间隙，肩胛骨即沿此间隙而活动，此间隙又为前锯肌分为彼此独立的两个间隙。后肩胛前间隙位于覆盖肩胛下肌的肩胛下筋膜及前锯肌之间，是腋窝的直接延续，该处充填有大量疏松蜂窝组织，在此间隙内通行的血管、神经，有肩胛下动脉及其分支、肩胛下静脉、肩胛下神经及胸背神经。前肩胛前间隙位于覆盖前锯肌前面的筋膜和贴附于胸壁外面的筋膜之间，是各方均密闭的间隙，其间充填以板样蜂窝组织，可保证肩胛骨沿胸廓活动。

3. 滑膜囊　在前肩胛前间隙常见的 2 个滑膜囊：①前锯肌内囊位于前锯肌深处，适在肩胛骨下角的内侧缘，占 5%。②前锯肌腱下囊，位于前锯肌和胸廓上外侧部之间的蜂窝组织中。上述滑膜囊可形成巨大滑膜囊肿，在肩胛骨运动时，可出现所谓的"肩胛骨破裂声"。

4. 肩胛骨的运动　可分为上提、下抑、旋外、旋内、外展、内收、向前及向后等 8 种运动。锁骨除在旋转运动时发生在肩锁关节处，大都随肩胛骨一起运动。向上旋转时，肩胛骨下角较内角更向外前，致关节盂朝上；向下旋转时相反，关节盂朝下。正常时肩胛骨与肱骨一起运动，当臂外展超过 90° 时，肩胛骨必须向上旋转。臂外展并非沿冠状面，而在其前 30°~45°，称为肩胛面，如臂前屈，关节盂必须朝前（图 7-56）。

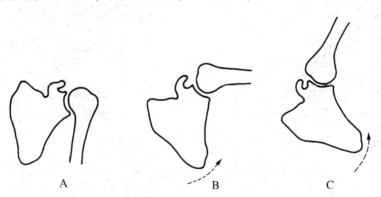

图 7-56　肩胛骨与胸壁间连结的运动

A. 中立位　B. 外展 90°　C. 外展超过 90°

Inman 发现肩关节外展为肩胛骨胸壁运动的 2 倍，即 2∶1。Freedman 发现在肩胛面，两者外展之比为 3∶2。Poppen 发现在外展 30° 以后，两者之比为 5∶4。Lanz 对肩关节的运动分析如表 7-1：

表 7-1 肩关节运动分析

上臂躯干角	=	盂肱成分	+	肩胛胸壁成分
45°		28°		17°
90°		54°		36°
135°		78°		57°
155°		95°		60°

肩关节与肩胛骨运动是相互协调的。Harmon 发现在上臂外展 30° 及前屈 60° 以后，肩胛骨每向上旋转 1°，肩关节即活动 2°，如这个节律因肌肉瘫痪而丧失，肩部运动就要受到很大障碍。

肩胛骨与胸壁之间并无关节结构，任何一块肌肉的收缩难以产生肩胛骨单一方向的运动，因此肩胛骨任何一个方向的运动，均由互相协同又互相拮抗的肌肉共同完成。在有关肩胛骨运动的肌肉中，大都直接附着于肩胛骨上，但少数通过肱骨的运动（如胸大肌、背阔肌）而间接运动。肩胛骨一些肌肉尚同时参与肩胛骨的稳定，使肱骨能顺利运动。由于肩胛骨呈三角形，下述肩胛骨各种运动是以肩胛下角的方向作为标准。

（1）肩胛骨上提：由斜方肌的上部纤维、肩胛提肌及大、小菱形肌作用（图 7-57），斜方肌上部肌束牵拉肩胛骨外侧角，还有旋外作用。肩胛提肌和菱形肌主要作用于肩胛骨内侧缘，使肩胛骨内侧缘升高。

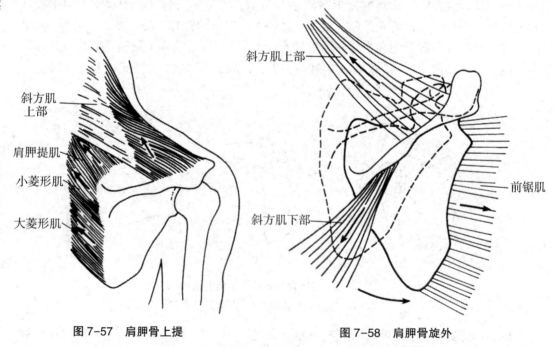

图 7-57 肩胛骨上提   图 7-58 肩胛骨旋外

（2）肩胛骨下抑：重力本身可以降低肩胛骨，特别是其外侧角。参与的肌肉有：

1）胸小肌牵拉肩胛骨下降，并使其外侧角旋下。

2）锁骨下肌牵拉锁骨外侧端向下，由于该肌甚小，故作用也甚小。

3）斜方肌下部肌束使肩胛骨下降并内收。

4）背阔肌与斜方肌下部肌束相似。

5）其他如胸大肌和前锯肌，对肩胛骨的下降也有些作用，但前者只是直接作用于肱骨，间接作用于肩胛骨。

（3）肩胛骨旋外：主要为前锯肌作用，它牵引肩胛骨下角使内缘更向前。协助前锯肌者尚有斜方肌，其上部纤维能提起肩胛骨外侧角，而下部纤维能牵引肩胛冈基底向下（图7-58）。前锯肌单独作用能使肩胛骨旋外，斜方肌单独则不能，但在旋外开始时它能支持肩胛骨外侧角，仅在臂外展45°以后前锯肌开始收缩。因此当斜方肌瘫痪时，肩胛骨最初下垂，臂外展时旋内，仅在前锯肌开始作用后，始抬高并旋外。

（4）肩胛骨旋内：包括附着于肩胛骨脊柱缘的上提肌（肩胛提肌，大、小菱形肌）及附着于肩胛骨及肱骨的下抑肌（胸大、小肌，背阔肌）（图7-59）。

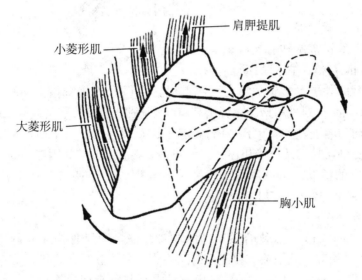

图 7-59　肩胛骨旋内

（5）肩胛骨外展：主要为前锯肌作用，使肩胛骨脊柱缘紧贴胸壁，协助者尚有胸大、小肌。胸小肌与前锯肌在旋转肩胛骨运动中虽然作用相反，前者旋内，后者旋外，但如同时作用，则可使肩胛骨外展。

（6）肩胛骨内收：参与者有斜方肌（特别是其中部纤维），大、小菱形肌及背阔肌（特别是其上部纤维）（图7-60）。

（7）肩胛骨向前：参与肌肉有胸小肌、前锯肌、胸大肌及肩胛提肌。

（8）肩胛骨向后：参与肌肉有整个斜方肌、菱形肌和背阔肌。

肩胛骨的各种运动有赖于许多肌肉的协作来完成，而每个肌肉属于不同的肌群，由不同的神经支配。故单个神经损伤所引起的单个肌肉损伤，对肩胛骨的运动影响并不大。但在肩胛胸壁间的运动中，斜方肌与前锯肌必须完整，斜方肌瘫痪时则肩胛骨内侧角上提，外侧角下降，产生所谓塌肩，前锯肌瘫痪时肩胛骨外侧角旋上便发生困难。

肩关节的运动实际上由肩关节、胸锁关节、肩锁关节及肩胛胸壁间连结，四者互相配合协调，共同作用，形成一个统一体。

臂的外展与前屈，是由肩关节及肩胛胸壁间连结作用，在最初30°外展及60°前屈时，肩胛骨保持稳定或内外摆动是肩关节的作用，以后两关节的动作大小大致为2∶1，即每抬起15°，其中有10°是肩关节作用，5°是肩胛胸壁间连结作用，因此肩关节作用范围为120°，肩胛胸壁间连结运动范围为60°。肩胛骨如固定不动，臂只能主动抬起至90°，被动抬起至120°，其外展减少1/3。

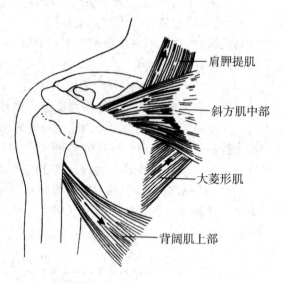

图 7-60　肩胛骨内收

在臂抬起时，锁骨亦起一定作用，肩胛骨在胸壁上的正常旋转有赖胸锁关节及肩锁关节的完整，它们如受到限制，必然影响臂的外展。胸锁关节在臂抬起时，可以允许锁骨抬高40°，即臂每抬起10°，锁骨可抬高4°，锁骨的抬高在臂抬高90°即完成。肩锁关节可以有20°的活动，部分在臂抬起最初30°内发生，部分是在臂抬起135°后发生的，由于锁骨肩峰端借喙锁韧带及肩锁韧带分别与喙突及肩峰相连，锁骨外1/3弯曲、旋转时因喙锁韧带延长，关节可做出较大程度的活动。可以看出，胸锁关节与肩锁关节两者的运动范围相加亦为60°，与肩胛胸壁间连结的活动范围相等。

二、肘关节

肘关节（elbow joint）为复合关节，由肱骨、桡骨和尺骨构成（图7-61、图7-62）。可分为肱尺关节、肱桡关节和桡尺近侧关节3个关节，有共同的关节囊包绕。

1. 肱尺关节（humeroulnar joint）　由肱骨滑车与滑车切迹构成，是肘关节的主要部分。滑车表面覆盖一层透明软骨，其外侧缘较厚，内侧缘略薄。滑车切迹也覆盖一层透明软骨，并由1条横沟分为前后两部。横沟部无关节软骨，仅被覆一层纤维、脂肪组织和滑膜。两关节面均相符合，但全伸肘关节时，肱骨滑车与滑车切迹的内上部之间并不相接；前屈时，则与滑车切迹的外上部不相接。

2. 肱桡关节（humeroradial joint）　由肱骨小头与桡骨头关节凹构成。两关节面相一致，表面覆盖一层透明软骨；于桡骨小头的中部较厚，周缘略薄；于桡骨关节凹则相反。

3. 桡尺近侧关节（proximal radioulnar joint）　由桡骨环状关节面与尺骨的桡骨切迹构成；关节面均覆盖一层透明软骨。

4. 关节囊　其纤维层前后部较薄而松弛，两侧和中部较厚。前壁上方起自肱骨内上髁的前面、桡骨窝及冠突窝的上方，向下止于尺骨冠突的前面和桡骨环状韧带，两侧移行于桡、尺侧副韧带。后壁上方起自肱骨小头后面、肱骨滑车外侧缘、鹰嘴窝及内上髁的后面，向下止于鹰嘴上缘、外侧缘、桡骨环状韧带和尺骨桡骨切迹的后面。两侧壁

颈肩腰腿痛应用解剖学

图中标注：肩胛提肌　斜方肌中部　大菱形肌　背阔肌上部

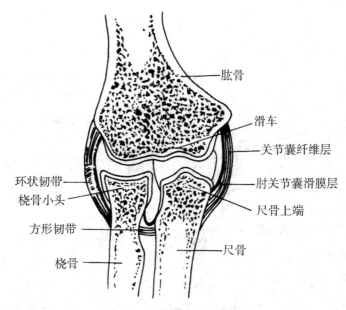

图 7-61 肘关节（冠状切面）

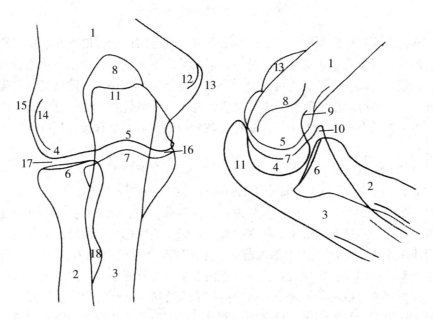

图 7-62 肘关节正、侧位

1. 肱骨干　2. 桡骨　3. 尺骨　4. 肱骨小头　5. 肱骨滑车　6. 桡骨小头　7. 滑车切迹　8. 鹰嘴窝　9. 喙突窝
10. 尺骨冠突　11. 尺骨鹰嘴　12. 肱骨内髁　13. 肱骨内上髁　14. 肱骨外髁　15. 肱骨外上髁　16. 肱尺关节
间隙　17. 肱桡关节间隙　18. 桡骨粗隆

肥厚，形成桡、尺侧副韧带（图 7-63）。

　　由于纤维层的前后壁薄弱，因此，当肘关节受到暴力时，肱骨下端可向前移位，尺骨鹰嘴则向后移，造成临床上常见的肘关节后脱位。

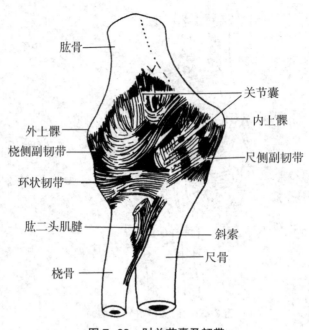

图 7-63　肘关节囊及韧带

肱骨

关节囊
内上髁
外上髁
桡侧副韧带
尺侧副韧带
环状韧带

肱二头肌腱
斜索
尺骨
桡骨

关节囊的滑膜层广阔，除关节软骨的表面外，纤维层内面、鹰嘴窝、冠突窝和桡骨颈等处，均有滑膜覆盖。于关节腔的外侧，滑膜层向下方呈囊状膨出，达桡骨环状韧带的下方，包绕桡骨颈。关节腔内可见滑膜皱襞，分别位于肱桡部、肱尺部、鹰嘴窝和冠突窝等处（图 7-64）。在关节囊纤维层与滑膜之间，特别是鹰嘴窝与冠突窝内均有移动性脂肪，可维持关节内压力的平衡，这种配备颇似膝关节的半月板，具有一定缓冲作用（图 7-65）。

5. 肘关节的韧带

（1）尺侧副韧带（ulnar collateral ligament）（图 7-66）：肥厚，呈三角形。上方起自肱骨内上髁的前面和下面，向下呈放射状，分为前、中、后三部：①前部止于尺骨冠突的尺侧缘，为一坚韧的圆形束，伸肘时显得紧张。前束也是指浅屈肌的起点，有人认为是由指浅屈肌蜕化而成。②中部较薄，止于鹰嘴与冠突之间的骨嵴上。③后部向后方，止于鹰嘴的内侧面；屈肘时紧张，其表面有 1 条斜行纤维束，连结冠突与鹰嘴二者的边缘，称为柯伯（Cooper）韧带。柯伯韧带下缘游离，与骨之间形成一裂隙，当肘关节运动时，滑膜层可经此膨出。尺侧副韧带可以稳定肘关节的内侧，防止肘关节侧屈。

（2）桡侧副韧带（radial collateral ligament）（图 7-67）：肥厚，呈三角形，连结肱骨外上髁的下部与环状韧带之间，后部的部分纤维，则经环状韧带，止于尺骨的旋后肌嵴。此韧带加强关节囊的外侧壁，有防止桡骨头向外侧脱位的作用。此韧带同时是旋后肌及桡侧腕短伸肌的一部分起点。

（3）桡骨环状韧带（annular ligament of radius）（图 7-68）：为一强韧的环状韧带。起自尺骨的桡骨切迹前缘，环绕桡骨头的 4/5，止于尺骨的桡骨切迹后缘，但有少部分纤维紧贴桡骨切迹的下方，继续环绕桡骨，形成一完整的纤维环。韧带的上缘和外侧面

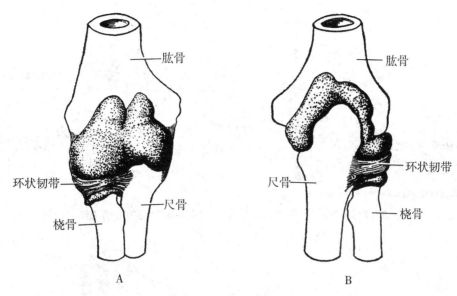

图 7-04 肘关节的滑膜

A. 前面观 B. 后面观

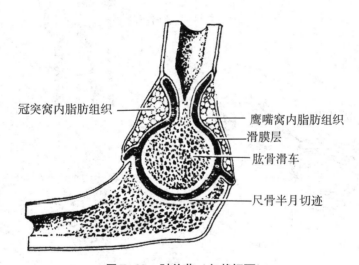

图 7-65 肘关节（矢状切面）

与关节囊结合。环状韧带实际上是呈杯形，上口大，下口小，因此，可防止桡骨头脱出。4 岁以下的儿童，由于桡骨头还未发育完全，桡骨头与桡骨颈的粗细相似，故在伸肘关节而牵拉前臂时，桡骨头可被环状韧带卡住，形成桡骨头半脱位。

（4）方形韧带（quadrate ligament）：薄而松弛，连结桡骨颈和尺骨桡骨切迹的下缘之间，被覆在关节下端的滑膜层表面。此韧带有支撑滑膜的作用。

6. 肘关节的运动　肘关节为蜗状关节，可做屈伸运动（图 7-69），主要由肱桡关节和肱尺关节共同完成。

（1）肱桡关节：虽属球窝关节，但受尺骨的限制只能沿 2 个轴进行运动。在垂直

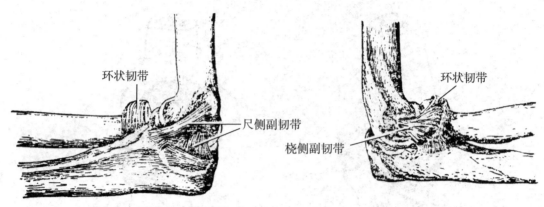

图 7-66　肘关节的尺侧副韧带　　　　图 7-67　肘关节的桡侧副韧带

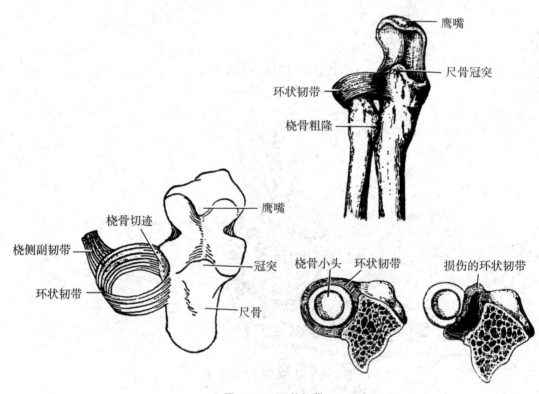

图 7-68　环状韧带

轴上，桡骨围绕尺骨可做旋前和旋后运动。在冠状轴上，桡尺骨可做屈伸运动。

（2）肱尺关节：属屈戍关节，可沿冠状轴做屈伸运动。

（3）桡尺近侧关节：属平面关节，与桡尺远侧关节共同运动。

屈肘有肱肌、肱二头肌、肱桡肌和前臂屈肌的参与。其中以肱肌最为重要，任何情况下屈肘时皆活动。肱二头肌的屈肘情况不同：前臂旋前位时，有强力屈肘作用；半旋前位时，亦有屈肘作用；全旋前位时，屈肘作用微弱。负荷屈肘时，随着负荷增加，肱二头肌活动亦增强。在多数情况下，其长头比短头活动显著。肱桡肌为一辅助屈肌，当

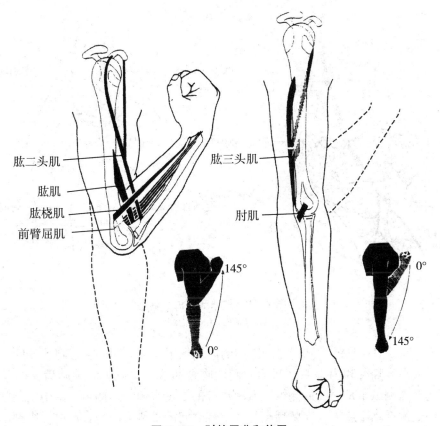

肱二头肌

肱肌

肱桡肌

前臂屈肌

肱三头肌

肘肌

145°

0°

0°

145°

图 7-69　肘的屈曲和伸展

前臂旋前位或半旋前位抗阻力屈肘时（如提物），它才有明显屈肘作用。旋前圆肌的起点距肘关节太近，作用微弱。

　　伸肘关节的肌肉有肱三头肌及肘肌，起于肱骨外上髁的前臂伸肌也起协同作用。

　　肘关节屈伸运动正常范围为：0°（伸）⇌145°（屈）。也有人可过伸5°~10°，称为反肘。后伸时，主要受关节前部的关节囊和肌肉的限制；屈曲时，则受臂的限制。当肘关节全伸和前臂旋后时，前臂与臂之间，不在一条直线上，前臂略偏向外侧，二者之间形成1个向外开放的角，称提携角。此角于女性较为显著，平均为173°，男性为163°。前臂旋前时，此角不明显；屈肘关节时，此角消失。

　　7. 肘关节的血供　主要来自关节周围的动脉网，依动脉网的位置可分为肘前动脉网和肘后动脉网。

　　（1）肘前动脉网（图7-70）：位于肘关节前方，由尺侧下副动脉前支和桡侧返动脉组成。肱动脉在关节间隙水平发出有肱肌关节动脉支参加动脉网。通常供应的情况是桡返动脉前支的关节支粗大，是外上髁前面血液供应的主要来源，与此相反，尺侧返动脉前支的分支细小，分布范围仅是后支的1/3~1/4，内上髁前面的血供来源与尺侧返动脉前支和尺侧下副动脉吻合程度有关。因此内上髁血液供应方式不如外上髁恒定。

　　（2）肘后动脉网（图7-70）：形态结构上较肘前动脉网复杂。此网绕过肘后2沟1

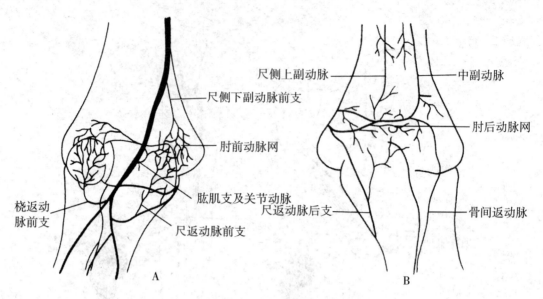

图 7-70　肘关节血供示意

A. 前面观　B. 后面观

窝，形成一个"H"形的动脉网。动脉网的内侧纵干是由尺侧上、下副动脉后支与尺侧返动脉后支在鹰嘴突和内上髁之间的内侧沟吻合而成；尺侧上副动脉后支的关节支明显，因此，内侧纵干是肘后内侧纵区血液供应的主要来源；外侧纵干由中副动脉、骨间返动脉和桡侧返动脉后支，在鹰嘴突与外上髁之间的外侧沟内吻合形成。中副动脉是肱深动脉两终支较重要的一支，沿途发一系列小支，也是外侧纵干的主要血管。因此，外侧纵干是肘后外侧纵区血液供应的主要来源。横干位于鹰嘴窝内，主要由尺侧下副动脉后支和中副动脉吻合而成。明显可见鹰嘴窝是肘后"H"动脉网的汇集点，因而鹰嘴窝的血液供应远较鹰嘴突丰富。

肘关节丰富的动脉吻合，对保证肘关节在各种条件下充分的血液供应，有重要意义。

8. 肘关节的神经支配（图 7-71～图 7-75）

（1）桡神经的关节支：有 2 种情况，一是起自桡神经的关节支：①尺侧副神经支与尺侧上副动脉伴行，穿内侧肌间隔，供应鹰嘴窝肱骨部关节囊。②在关节前方直接起自桡神经的关节支。二是起自桡神经肌支的关节支，可以是内侧头或外侧头的肌支，桡侧腕长伸肌支等。

（2）肌皮神经的关节支：来自肱二头肌支、肱肌支的关节支。

（3）正中神经的关节支：正中神经经旋前圆肌 2 头之间发出的小支返行至关节囊，指浅屈肌支分出的关节支，骨间掌侧神经分出返行的小支。

（4）前臂内侧皮神经的关节支。

（5）尺神经的关节支：一是在关节上方数毫米处发出于关节囊上内侧，来自尺神经的关节支。二是关节邻近发出的关节支。三是尺侧腕屈肌支的关节支。

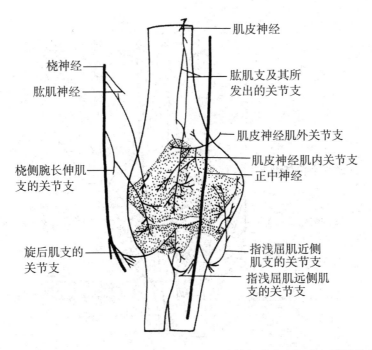

图 7-71　桡神经、桡侧关节支、正中神经、肌皮神经关节支示意（肘关节前面）

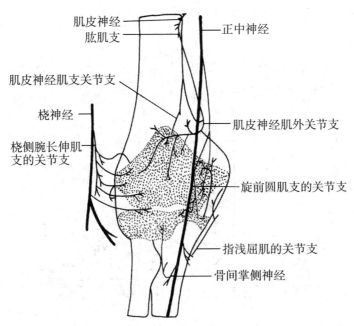

图 7-72　桡神经、桡侧关节支、腕长伸肌关节支、正中神经、旋前圆肌关
　　　　节支、肌皮神经肌支关节支示意（肘关节前面）

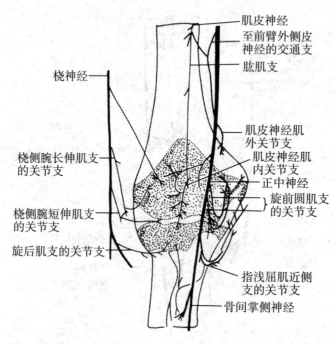

图 7-73　桡神经、桡侧腕长短伸肌、旋后肌支的关节支、肌皮神经肌
支的关节支、骨间掌侧神经的关节支示意（肘关节前面）

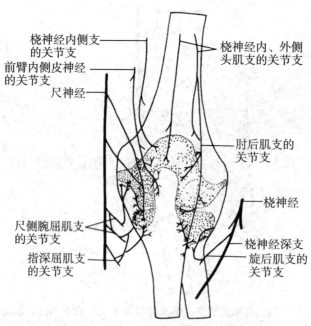

图 7-74　尺神经的关节支、尺侧腕屈肌关节支、桡神经三头肌内侧头及外
侧头肌支的关节支、肘后肌的关节支示意（肘关节后面）

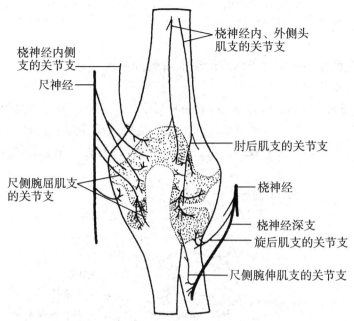

图 7-75　尺神经的关节支，尺侧腕屈肌关节支，桡神经内、
外侧头肌支的关节支示意（肘关节后面）

三、桡骨与尺骨的连结

桡骨与尺骨的连结可分为桡尺近侧关节、前臂骨间膜和桡尺远侧关节 3 部。

1. 桡尺近侧关节　详见肘关节。

2. 前臂骨间膜（interosseous membrane of forearm）（图 7-76）　为坚韧的纤维膜，附于尺桡骨的骨间缘，近侧约始于桡骨粗隆下方 2cm，远侧与桡尺远侧关节囊融合。膜的纤维大半从桡侧斜向下内达尺骨（也有少许纤维呈相反方向走行），力量的传递是从手至桡骨，再经骨间膜达尺骨。骨间膜中部较厚；上、下两端则略薄。于骨间膜的上缘，有一扁带状的纤维索，为斜索（oblique cord），自尺骨粗隆的外侧缘，斜向外下方，至桡骨粗隆的稍下方，有肱二头肌腱纤维与之交织。此索与骨间膜上缘之间，有一卵圆形间隙，有骨间后动脉通过。在骨间膜的下缘也有类似的纤维束，称为下斜韧带，自尺骨下端的稍上方，斜向外下方，至桡骨尺骨切迹后上方的骨间嵴。此韧带的稍上方，有一卵圆形裂孔，有骨间掌侧动脉经过。

骨间膜除供肌肉附着外，对稳定桡尺远侧关节及维持前臂旋转功能起重要作用。前臂旋前或旋后时，前臂骨间膜松弛；前臂于半旋前或半旋后中立位时则紧张，这也是

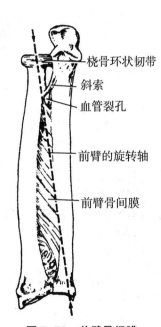

图 7-76　前臂骨间膜

骨间膜的最大宽度。因此处理前臂骨折时,应将前臂固定于半旋前位或半旋后位,谨防骨间膜挛缩,影响愈后前臂的旋转功能。骨间膜骨化、排列不良或过多植骨将使旋前和旋后运动受限。

前臂骨间膜的神经支配:骨间膜的前面有骨间前神经分布,后面的下 1/3 由骨间前、后神经的分支分布。

3. 桡尺远侧关节(distal radioulnar joint)(图 7-77) 由桡骨的尺骨切迹与尺骨头环状关节面之间,和尺骨头与关节盘之间构成。桡骨的尺骨切迹表面,覆盖 1 层软骨;于尺骨头环状关节面和尺骨头表面,浅层被覆 1 层纤维软骨;深层则为透明软骨。

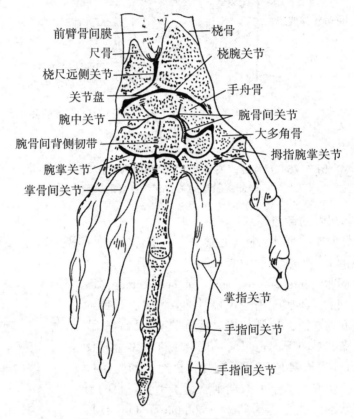

图 7-77 右侧手关节冠状断面后面观

（1）关节囊:很松弛,附着于桡、尺二骨关节面的上方。纤维层的前后壁较厚,滑膜层宽阔而松弛,向上方呈囊状膨出,突向前臂骨间膜下部的前方,形成囊状隐窝。关节腔较宽广,可延伸至尺骨头关节面与关节盘上面之间。

（2）关节盘:呈三角形,由纤维软骨构成。尖部附着于尺骨茎突的外侧;底部与桡骨的尺骨切迹下缘相连,上面光滑而凹陷和桡骨的尺骨切迹共同与尺骨头相关节;下面光滑微凹,与月骨的内侧部(手内收时,与三角骨)相关节,构成桡腕关节的一部分;中部较薄,往往穿孔;周缘肥厚,与关节囊结合。关节盘将桡尺远侧关节腔与桡腕关节腔完全分隔,但于盘的中部穿孔时,二者之间可相通。关节盘有限制桡尺二骨的运动和紧密连结二骨的作用。

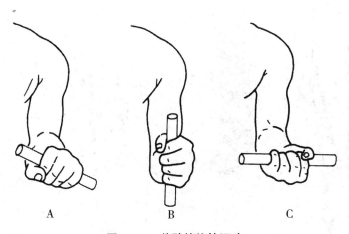

图 7-78　前臂的旋转运动

A. 旋前　B. 中立位　C. 旋后

4. 前臂的旋转运动　由桡尺近侧关节、桡尺远侧关节和前臂骨间膜完成。桡尺近侧关节和桡尺远侧关节虽为 2 个独立的关节，但在运动时则共同活动，属车轴关节。沿贯穿桡骨头中心与关节盘尖部之间的运动轴，桡骨头在尺骨的桡骨切迹和桡骨环韧带上旋转，而桡骨下端和关节盘则围绕尺骨头旋转（图 7-78）。当桡骨向尺骨的前方旋转，出现手背向前，手掌向后，桡骨在尺骨的前方并与尺骨交叉时，称为旋前；相反，当手掌向前，桡尺二骨并列时，称为旋后（图 7-79）。旋前和旋后的运动范围为 140°～150°；若肱骨与肩胛骨也同时旋转时，可增至 360°。使前臂旋前运动的肌肉有旋前圆肌和旋前方肌，也借助于桡侧腕屈肌与肱桡肌，后者当前臂旋后时具有旋前作用。前臂旋后运动的肌肉有肱二头肌和旋后肌；肱二头肌的旋后作用在屈肘与前臂旋前时尤为明显。肱桡肌、拇长屈肌、拇长伸肌也起协助作用。当前臂旋前时，肱桡肌又具有旋后作用

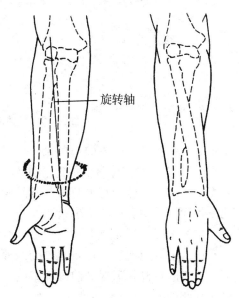

旋转轴

图 7-79　前臂的旋转运动

（图 7-80）。桡尺背侧韧带和腕背侧韧带在旋前时紧张，斜索、前臂骨间膜下部纤维和桡尺掌侧韧带在旋后时紧张。

四、手关节

手关节（joints of hand）包括桡腕关节、腕骨间关节、腕掌关节、掌骨间关节、掌指关节和指骨间关节（图 7-77、图 7-81）。

1. 桡腕关节（radiocarpal joint）　又称腕关节，关节窝光滑而凹陷，由桡骨的腕关节面和关节盘的下面构成。关节头则光滑而凸隆，呈横椭圆形，由手舟骨、月骨和三

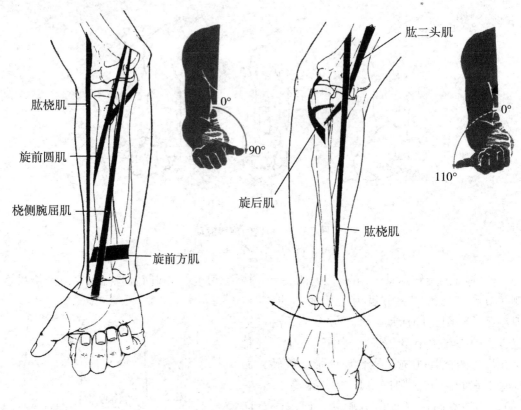

图 7-80　前臂的旋前（左）与旋后（右）

角骨的上面构成。关节面均覆盖一层软骨。

（1）关节囊：薄而松弛，附着于关节的周围。关节腔宽广，与桡尺远侧关节和腕骨间关节之间，分别有关节盘及骨间韧带相隔，因此，彼此不通，但有时由于关节盘穿孔或骨间韧带中有空隙，也可相通。

（2）桡腕关节的韧带（图 7-82）：

1）桡腕掌侧韧带（palmar radiocarpal ligament）：宽阔而坚韧，位于关节囊的前外侧，上方起自桡骨下端的前缘和茎突，斜向内下方，止于手舟骨、月骨、三角骨和头状骨的掌侧面。

2）桡腕背侧韧带（dorsal radiocarpal ligament）：较上述韧带薄弱，位于关节囊的后面，上方起自桡骨下端的后缘，斜向内下方，上于手舟骨、月骨、三角骨，并与腕骨间背侧韧带相移行。

3）腕桡侧副韧带（radial carpal collateral ligament）：上方起自桡骨茎突尖部的前面，分散于手舟骨、头状骨和大多角骨。

4）腕尺侧副韧带（ulnar carpal collateral ligament）：呈扇形、上方起自尺骨茎突，并与关节盘的尖部结合，向下分为 2 部：一部向前外方，止于豌豆骨和腕横韧带上缘的内侧部，另一部则与三角骨的内侧面和背侧面相连。

（3）桡腕关节的运动：见后述。

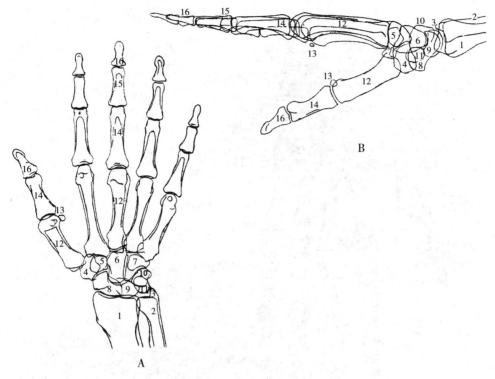

图 7-81　手关节正常 X 线示意图

A. 正位　B. 侧位

1. 桡骨　2. 尺骨　3. 尺骨茎突　4. 大多角骨　5. 小多角骨　6. 头状骨　7. 钩骨　8. 手舟骨　9. 月骨
10. 三角骨　11. 豌豆骨　12. 掌骨　13. 籽骨　14. 近节指骨　15. 中节指骨　16. 远节指骨

（4）桡腕关节的血供及神经支配：其血供主要来自骨间前动脉、桡动脉、尺动脉的腕掌支和腕背支、掌心动脉及掌背动脉等。尺神经的深支和正中神经的骨间前神经，分布到关节的前面；桡神经深支和尺神经的手背支，则分布到关节的后面。

2. 腕骨间关节（intercarpal joints）　为相邻各腕骨之间构成的关节，可分为近侧列腕骨间关节、远侧列腕骨间关节和近侧列与远侧列腕骨之间的腕中关节 3 种（图 7-77）。

（1）近侧列腕骨间关节：由手舟骨与月骨，月骨与三角骨构成。诸骨之间，有下列韧带连结：

1）腕骨间掌侧韧带（palmar intercarpal ligaments）：有 2 条，位于桡腕掌侧韧带的深面，分别连结手舟骨与月骨及月骨与三角骨之间。

2）腕骨间背侧韧带（dorsal intercarpal ligaments）：也有 2 条，分别连结手舟骨与月骨及月骨与三角骨之间。

3）腕骨间骨间韧带（interosseous intercarpal ligaments）：有 2 条，分别介于手舟骨与月骨及月骨与三角骨之间，与骨间掌侧和背侧韧带结合。此韧带与手舟骨、月骨与三角骨的上面，共同构成桡腕关节的关节头。

豌豆骨与三角骨的连结，称为豌豆骨关节（joint of pisiform bone），有独立的关节

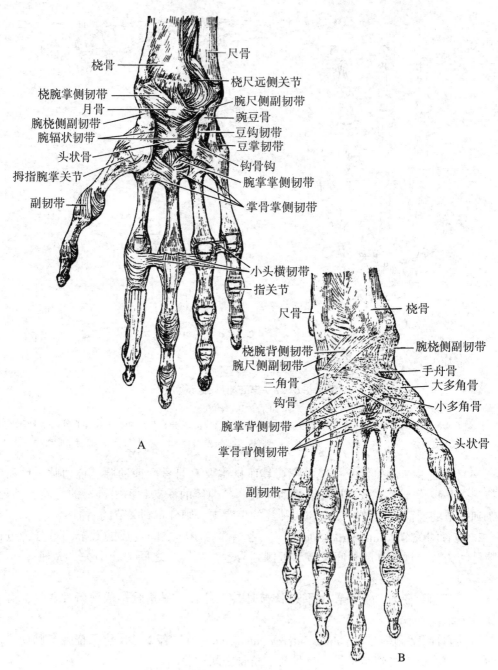

图中标注（A 掌侧面观）：

桡骨　尺骨　桡尺远侧关节　桡腕掌侧韧带　月骨　腕尺侧副韧带　豌豆骨　腕桡侧副韧带　豆钩韧带　腕辐状韧带　豆掌韧带　头状骨　钩骨钩　拇指腕掌关节　腕掌掌侧韧带　副韧带　掌骨掌侧韧带　小头横韧带　指关节

图中标注（B 背侧面观）：

尺骨　桡骨　桡腕背侧韧带　腕桡侧副韧带　腕尺侧副韧带　手舟骨　三角骨　大多角骨　钩骨　小多角骨　腕掌背侧韧带　头状骨　掌骨背侧韧带　副韧带

图 7-82　手关节及其韧带

A. 掌侧面观　　B. 背侧面观

囊和关节腔。关节囊松弛而坚韧，附着于关节面的周缘。关节腔往往与腕关节相通。关节囊周围有豆掌韧带（pisometacarpal ligament）与豆钩韧带（pisohamate ligament），起自豌豆骨，分别止于第 5 掌骨底和钩骨钩。

（2）远侧列腕骨间关节：由大多角骨与小多角骨，小多角骨与头状骨，头状骨与钩骨构成。诸骨之间，借下列韧带连结：

1）腕骨间背侧韧带：共 3 条，分别连结大、小多角骨，小多角骨与头状骨和头状骨与钩骨之间。

2）腕骨间掌侧韧带：有 3 条，分别连结远侧列各腕骨之间，较背侧韧带强韧。

3）腕骨骨间韧带：也有 3 条，较近侧列的腕骨骨间韧带肥厚，介于头状骨与钩骨、头状骨与小多角骨和大、小多角骨之间。

（3）腕中关节（mediocarpal joint）：介于远、近侧两列腕骨之间，由近侧列腕骨的远侧面与远侧列腕骨的近侧面构成，两关节面呈"⌣"状弯曲，可分为内、外两部：内侧部凸向近侧，由头状骨和钩骨的近侧面与手舟骨、月骨和三角骨的远侧面构成，为一变形的椭圆关节；外侧部凸向远侧，由大、小多角骨和手舟骨构成，为一变形的平面关节。

关节囊附着在关节面的周缘，背侧部较掌侧部松弛。关节囊周围有下列韧带：

1）腕辐状韧带（radiate carpal ligament）：位于关节的掌侧面，大部分纤维起自头状骨头，呈放射状，止于手舟骨、月骨和三角骨；另一部分纤维则连结大、小多角骨与手舟骨，以及钩骨与三角骨。

2）腕骨间背侧韧带：也有斜行纤维连结远、近侧两列腕骨，内侧部的较为强韧。

（4）腕骨间关节的关节腔：广阔而不规则，近侧延伸至手舟骨、月骨和三角骨之间以及上述 3 骨的远侧面与远侧列腕骨的近侧面之间；远侧可达远侧列腕骨之间。有时，由于腕骨骨间韧带阙如，关节腔可与桡腕关节或腕掌关节相通。豌豆骨关节腔往往与腕骨间关节相通，已如前述。

（5）腕骨间关节的血供及神经支配：其血供主要来自桡、尺动脉的腕背网、骨间掌侧动脉的腕支、掌深弓的分支及骨间掌、背侧动脉的终支；其神经支配，关节前面主要有骨间掌侧神经、正中神经、尺神经的分支分布；后面则有骨间背侧神经分布。

（6）桡腕关节和腕骨间关节的运动：手部的运动是由于桡腕关节和腕骨间关节共同运动的结果。2 个关节可沿 2 个运动轴共同进行运动。在冠状轴（于桡腕关节为横贯手舟骨、月骨之间，腕骨间关节则通过手舟骨与头状骨之间）上，可做屈伸运动，前者的运动范围为 60°~70°；后者为 45°。在矢状轴（纵贯头状骨）上，可做内收与外展运动，前者的运动范围是 35°~40°；后者为 20°。由于掌侧的韧带比背侧的强，因此，伸腕比屈腕的运动范围小，外展比内收的运动范围小；这也是由于桡骨茎突比尺骨茎突小的关系。桡腕关节的屈腕运动较强，腕骨间关节则以伸腕的运动范围较大。内收运动主要为桡腕关节的运动，外展运动则全部发生在腕骨间关节。除上述运动外，桡腕关节和腕骨间关节还可共同做环转运动。

运动桡腕关节的主要肌肉见图 7-83、图 7-84。

（1）掌屈：主要为桡侧腕屈肌、尺侧腕屈肌，其次是拇长展肌和掌长肌。

（2）背伸：主要为桡侧腕长伸肌、桡侧腕短伸肌和尺侧腕伸肌，其次是指伸肌、示指伸肌、小指伸肌和拇长伸肌。

（3）内收：为尺侧腕屈肌及尺侧腕伸肌的联合作用。

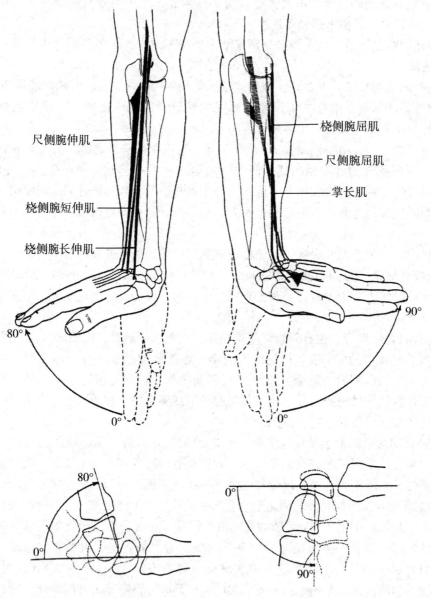

图 7-83　腕的掌屈（右）和背伸（左）运动

（4）外展：主要靠桡侧腕屈肌、桡侧腕长伸肌和桡侧腕短伸肌，其次是拇长展肌、拇短伸肌和拇长伸肌。

3. 腕掌关节（carpometacarpal joints）　由远侧列腕骨的远侧面与掌骨底构成，可分为拇指腕掌关节与第 2~5 腕掌关节 2 种。

（1）拇指腕掌关节（carpometacarpal joint of thumb）：由第 1 掌骨底与大多角骨构成，两关节面均呈鞍状。关节囊肥厚而松弛，附着于关节面的周缘，其外侧部与背部较厚。关节腔宽阔。关节囊被 5 个韧带所增强（图 7-85），即桡侧副韧带、尺侧（前斜）副韧带、背侧（后斜）副韧带及前、后骨间韧带（第 1、2 掌骨间）。前 3 条韧带分别

颈肩腰腿痛应用解剖学

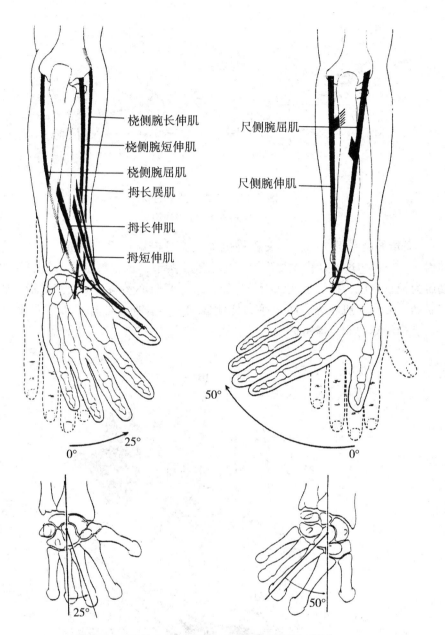

桡侧腕长伸肌

桡侧腕短伸肌

桡侧腕屈肌

拇长展肌

拇长伸肌

拇短伸肌

尺侧腕屈肌

尺侧腕伸肌

25°

0°

50°

0°

25°

50°

图7-84 腕的内收（尺偏）和外展（桡偏）运动

连结大多角骨与第1掌骨底的桡缘及连结大多角骨的掌、背两面与第1掌骨底的尺侧。

拇指腕掌关节的周围有数条肌腱跨过并增强关节。桡侧腕屈肌腱通过大多角骨内面的沟，止于第2掌骨底；拇长屈肌腱及腱鞘跨过关节的尺侧，拇短展肌和拇短屈肌的肌腱性起始部跨过关节的前方；拇长展肌腱跨过关节的桡侧，覆盖着桡侧副韧带并止于第1掌骨底；拇短伸肌腱跨过关节的背面，并覆盖着背侧副韧带。

拇指腕掌关节有2个运动轴：沿横贯第1掌骨底的冠状轴，可做屈伸运动；依纵贯大多角骨的矢状轴可做内收与外展运动。另外，拇指腕掌关节还可做对掌和环转运动。

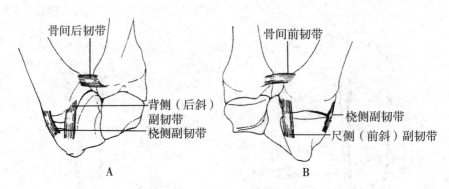

图 7-85　拇指掌关节的韧带

A. 背面观　B. 掌面观

1）拇指伸展（图 7-86）：又称桡侧外展，是拇指在手掌平面上离开示指的运动，范围为 40°~60°。这一动作主要发生于拇指腕掌关节，但也包括掌指关节的伸展。主要运动肌为拇长展肌、拇短展肌和拇长伸肌。拇对掌肌亦参与活动。当拇指伸展时，尺侧腕伸肌和尺侧腕屈肌收缩，防止手向桡侧偏斜。掌长肌亦收缩，以固定手掌的浅部结构。当桡神经麻痹时，拇指伸展即不可能。

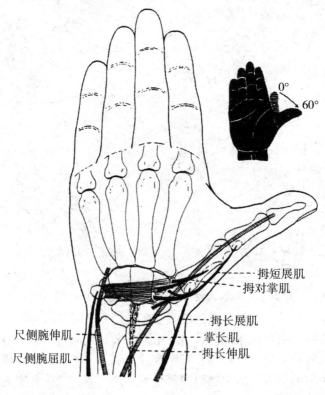

图 7-86　拇指的伸展

颈肩腰腿痛应用解剖学

2）拇指外展（图 7-87）：又称掌侧外展，是拇指在与手掌垂直的平面上离开示指的运动，范围为 0°～90°。这一动作主要发生与拇指腕掌关节，但也包括掌指关节的伸展。主要运动肌为拇长展肌、拇短展肌和拇对掌肌，拇短屈肌稍有活动。此时，桡侧腕长、短伸肌和尺侧腕伸肌收缩，固定腕于伸展位，指伸肌收缩防止手指屈曲，掌长肌亦收缩，以固定手掌的浅层结构。

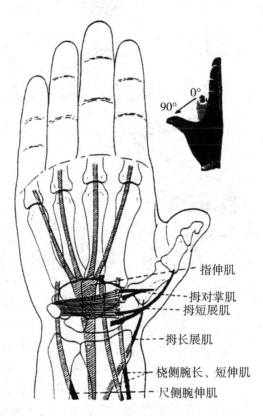

0°
90°

指伸肌
拇对掌肌
拇短展肌
拇长展肌
桡侧腕长、短伸肌
尺侧腕伸肌

图 7-87　拇指的外展

3）拇指内收（图 7-88）：可分 2 种：一种为伸展的拇指在手掌平面上向示指靠拢，称尺侧内收，范围为 0°～60°。一种为外展的拇指在与手掌垂直的平面上向示指靠拢，称掌侧内收，范围为 0°～90°。这 2 种动作主要发生于拇指腕掌关节，但也包括掌指关节的屈曲。内收与对掌的区别是，从掌面看，内收时只能见到指甲的侧面，对掌时则能见到指甲的正面或接近正面。内收动作由拇收肌和拇长伸肌引起，第 1 骨间背侧肌亦参与活动。

4）拇指对掌（图 7-89）：为第 1 掌骨倒向掌心的动作，拇指从伸展位移至各指之前，拇指腹可碰及各指腹。对掌运动包括第 1 掌骨在拇指腕掌关节的伸展、屈曲和旋转，辅以掌指关节的屈曲和外展以及指间关节的伸展。极度对掌时，拇指腹可触及小指腹，但此时伴以小指在掌指关节的屈曲，并增加了掌骨的横弓。从拇指伸展到极度对掌运动范围约为 110°（包括屈曲和旋转）。参与这一动作的肌肉较多。在轻轻对掌动作中，拇对掌肌、拇短展肌和拇收肌在拇长展肌和拇短伸肌的协助下，起着主要作用，以

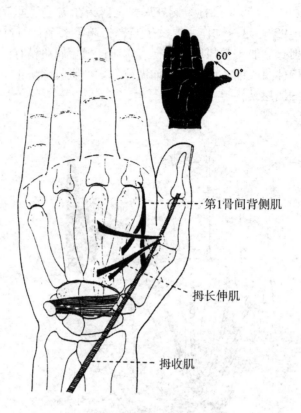

第1骨间背侧肌

拇长伸肌

拇收肌

图 7-88 拇指的内收

拇对掌肌为主。当用力对掌时，拇短屈肌成为主要运动肌，拇长屈肌、拇长伸肌和拇收肌起着重要的辅助作用。同时，小指展肌、小指短屈肌和小指对掌肌亦行收缩。

（2）第 2 至第 5 腕掌关节：由远侧列腕骨与第 2 至第 5 掌骨底构成。相关节的诸骨为：第 2 掌骨底与大、小多角骨；第 3 掌骨底与头状骨；第 4 掌骨底与头状骨及钩骨；第 5 掌骨底与钩骨。

关节囊附着于各关节面的周缘，除第 5 腕掌关节较松弛外，其余的均较紧张。关节腔宽阔，当腕骨骨间韧带阙如时，近侧可与腕中关节相通；远侧则延伸至第 2 至第 5 掌骨底之间；有时，第 4、5 掌骨与钩骨之间，有独立的关节腔。关节囊的周围，有下列韧带：

1）腕掌背侧韧带（dorsal carpometacarpal ligaments）：为数条坚韧的短韧带，分别连结大、小多角骨与第 2 掌骨，小多角骨、头状骨与第 3 掌骨，头状骨、钩骨与第 4 掌骨及钩骨与第 5 掌骨（图 7-82）。

2）腕掌掌侧韧带（palmar carpometacarpal ligaments）：其排列与背侧韧带相似，但连结第 3 掌骨的有 3 条，分别起自大多角骨、头状骨和钩骨（图 7-81）。

3）腕掌骨间韧带（interosseous carpometacarpal ligaments）：为短而强韧的韧带，共有 2 条，分别连结钩骨、头状骨和第 3、第 4 掌骨，以及大多角骨与第 2 掌骨底的外侧缘。

颈肩腰腿痛应用解剖学

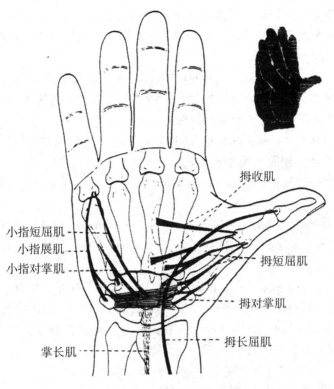

图 7-89 拇指的对掌

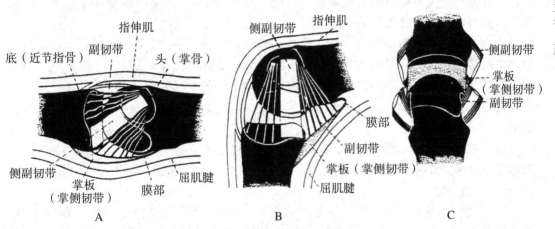

图 7-90 掌指关节模式图

A. 伸展位 B. 屈曲位 C. 背面敞开

　　第5腕掌关节为鞍状关节，关节囊较松弛，故其运动范围比第2、第3和第4腕掌关节大，可做屈伸运动，但屈曲运动受钩骨钩的限制。第2、第3和第4腕掌关节的运动范围极小，只能做轻微的滑动。

　　拇指腕掌关节的血供来自桡动脉的分支、第1掌心动脉和第1掌背动脉；第2腕掌关节来自桡动脉干的分支与骨间掌、背侧动脉；第3腕掌关节来自第1掌背动脉及掌深弓的分支；第4腕掌关节来自掌深弓和第2掌背动脉的分支；第5腕掌关节来自尺动脉的分支及第2掌背动脉的分支。其神经支配：拇指腕掌关节主要为正中神经分布到拇指的分支；第2至第5腕掌关节的神经为尺神经的掌深支、桡神经的骨间背侧神经及正中神经的骨间掌侧神经。

4. 掌骨间关节（intermetacarpal joints）　共有3个，位于第2~5掌骨底之间，由相邻的掌骨底构成。关节面均覆盖一层软骨。各自有关节囊，与腕掌关节囊结合。各关节腔均与腕掌关节相通。关节囊有下列韧带：

（1）掌骨背侧韧带（dorsal metacarpal ligaments）：为横行的短韧带，其厚薄不同，连结于第2~5掌骨底背侧面之间（图7-82）。

（2）掌骨掌侧韧带（palmar metacarpal ligaments）：连结于第2~5掌骨底掌侧面之间（图7-81）。

（3）掌骨骨间韧带（interosseous metacarpal ligaments）：位于各掌骨底侧面之间，附着在掌骨间关节面的远侧端，封闭该关节的远侧端。此韧带位于第4~5掌骨底之间的较薄弱。

5. 掌指关节（metacarpophalangeal joints）　由掌骨头与近节指骨底构成。关节面覆盖一层关节软骨，可分为拇指掌关节与第2~5掌指关节2种（图7-77）。

（1）第2~5掌指关节（图7-90）：关节囊松弛，两侧有侧副韧带和副韧带增强，掌侧有掌板，四周皆有肌腱通过，使关节既灵活又稳固。

1）侧副韧带：起于掌骨头两侧的压迹，斜向掌面，止于近节指骨底的侧方结节，各指的侧副韧带在大小和方位上有差异。关节伸直时，侧副韧带松弛，允许指骨偏位，而以尺偏范围较大；关节屈曲时，由于两关节面接触范围大，又因该韧带越过掌骨头侧方的骨隆起，遂使侧副韧带绷紧，同时限制了手指的侧方运动和回旋运动，使关节趋于稳定。手外伤后，如果将关节制动于伸直位，侧副韧带逐渐挛缩，最终将影响掌指关节的屈曲功能。

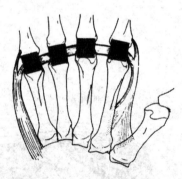

图7-91　掌骨深横韧带

2）副韧带：是一薄层纤维自掌骨头压迹呈扇形放散达掌板侧缘，并与屈肌腱鞘相连。掌指关节屈曲时，此韧带如一吊索悬住掌板，可防止指骨向前脱位。

3）掌板（掌侧韧带）：为一长方形的致密纤维软骨板，远端厚而坚固，附于近节指骨底掌侧，近端薄而松弛，为膜性，附于掌骨颈掌侧并与深筋膜交织。两侧缘与扇形的副韧带相连。当掌指关节屈伸时，只是掌板膜部呈弛张变化，它可允许掌指关节过伸约30°。

4）掌骨深横韧带（图7-91）：连于相邻掌指关节的掌板侧缘，其远缘距指蹼游离缘约10mm，其间充有疏松组织。示指桡侧和小指尺侧的掌板边缘分别与第1骨间背侧肌和小指展肌的纤维相连。指血管神经束和蚓状肌越过该韧带掌侧，骨间肌经过该韧带背侧。掌骨深横韧带保持手指稳定，可限制手指过度散开。类风湿关节炎时，横韧带即失去其正常形态和配列，加上小指展肌挛缩，可导致手指尺偏畸形。

颈肩腰腿痛应用解剖学

掌指关节由于骨折、感染、侧副韧带及关节囊挛缩、肌腱粘连等原因可造成关节僵直。

掌指关节是滑动的球窝关节，指伸直时，能做屈、伸、收、展和环转运动（图7-92）。掌指关节屈曲时，手指的侧方运动和环转运动即大受限制（此时，可提供牢固的抓握功能）。

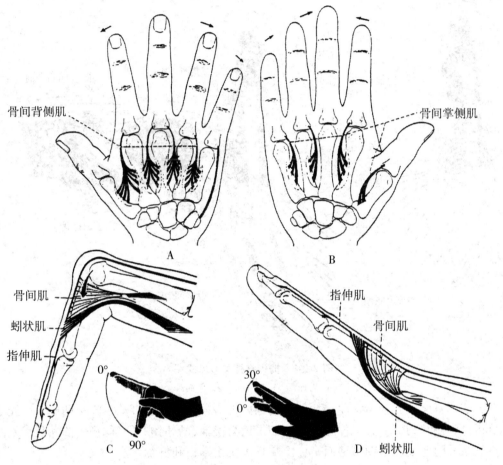

骨间背侧肌　　　　　　　　　　　　　　　　　　骨间掌侧肌

骨间肌

蚓状肌

指伸肌

指伸肌

骨间肌

蚓状肌

图7-92　掌指关节的运动
A. 外展　B. 内收　C. 屈曲　D. 伸展

掌指关节的屈伸程度各指不同，活动范围以小指最大，示指最小，一般为0°~85°。伸展可达30°。

掌指关节的屈肌有骨间肌和蚓状肌，小指还有小指短屈肌和小指展肌，指深、浅屈肌对屈掌指关节起有重要作用。

掌指关节的伸肌有指伸肌和示指、小指伸肌。在指间关节屈曲状态下，骨间肌亦参与活动。

手指外展（散开）的肌肉为骨间背侧肌，辅助肌有指伸肌、示指伸肌、小指伸肌和小指展肌。

手指内收（并拢）的肌肉为骨间掌侧肌。辅助肌为示指伸肌。掌指关节屈位的手内收为骨间掌侧肌及指长屈肌的自然牵引。

　　（2）拇指的掌指关节（图7-93）：类似掌指关节，但掌骨头的突度较小，关节面较宽阔，掌侧面的结节较显著而不规则，两侧各有1块籽骨。拇指掌指关节主要做屈伸运动，亦可做侧方和旋转运动。

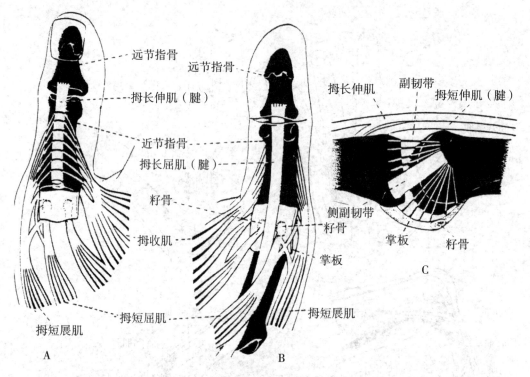

图7-93　拇指掌指关节模式图

A. 背面观　B. 掌面观　C. 侧面观

　　关节囊背面薄，掌面稍厚，两侧有侧副韧带增强。侧副韧带从掌骨头两侧斜行止于近节指骨底侧掌结节。关节伸时，侧副韧带稍为松弛，屈时绷紧。此韧带的断裂多发生于近节指骨附着处。副韧带薄而平，由掌骨头止于掌板和籽骨。

　　掌板广阔附着于近节指骨底掌缘和第1掌骨头掌面，随关节屈曲而移位，屈指时，掌板滑向掌骨体掌面，伸指时滑向远侧。掌板中有2块籽骨，籽骨与掌板合为一体，内、外侧籽骨分别接受拇收肌和拇短屈肌的抵止，该二肌通过籽骨和掌板将力量传递至近节指骨。籽骨远侧的掌板厚而坚硬，近侧的掌板薄而易弯。掌板断裂常发生于近端附着部。

　　关节周围被肌肉增强。在掌面，拇长屈肌腱经过掌板2个籽骨之间的凹沟中，其腱鞘与掌板和籽骨密切相连。在背面，拇长、短伸肌腱腱纤维与囊密切交织，增强关节囊，拇短伸肌止于近节指骨底。拇短展肌斜向桡侧，止于关节囊桡侧面，并有纤维与拇短屈肌腱相连，止于外侧籽骨，因而可使指骨屈曲、外展及旋前；另一部纤维呈扇状越过关节桡侧，像吊带一样止于指背腱膜，从而加强指间关节伸展力量，使捏物有力。拇短屈肌位于拇长屈肌腱桡侧，止于外侧籽骨和近节指骨底的外侧结节。拇收肌腱位于拇长屈肌腱尺侧，止于内侧籽骨和近节指骨底的内侧结节，并有部分纤维参与形成指背腱膜。这样拇指指背腱膜系由拇长伸肌、拇短伸肌、拇短展肌和拇收肌构成，从三方面包围着掌指关节，并借短肌腱系于掌板。

拇指掌指关节主要做屈伸运动（图7-94），但亦可做少许的侧方和旋转运动，尤其当拇指对掌时。屈曲范围为 0°～60°～70°。使关节屈曲的肌肉主要为拇长屈肌和拇短屈肌。伸展范围为 0°～10°～30°。伸展的肌肉主要为拇长伸肌和拇短伸肌。拇短展肌可使近节指骨产生轻度的外展和旋外。

拇指掌指关节的血供来自分布至拇指的动脉分支；第2～5掌指关节则来自指动脉或掌心动脉。其神经支配有：第1掌指关节的神经一般来自正中神经和桡神经的分支；其余的掌指关节来自分布至手指的分支或尺神经分布到骨间肌的分支。

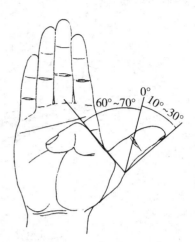

图7-94　拇指掌指关节的屈伸

6. 指间关节（图7-81）　共9个，由各指相邻两节指骨的底与滑车构成，属典型的滑车关节。除拇指外，各指均有近侧和远侧两个指间关节。

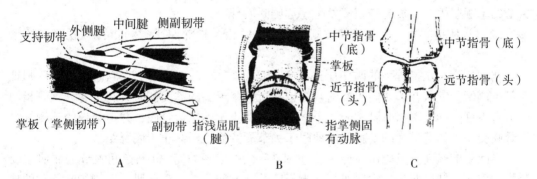

图7-95　近侧指间关节构造模式图

A. 侧面观　B. 掌面观　C. 近节和中节指骨的轴线

（1）近侧指间关节（图7-95）：关节囊松弛，两侧有侧副韧带起自头侧面的圆形压迹，止于底外侧的结节，它不像掌指关节的侧副韧带，关节屈曲时也不紧张。侧副韧带下方的扇形三角区，亦有纤维放散至掌板和结节下部，或称副韧带。

掌板（掌侧韧带）广阔地附着于中节指骨底的掌唇，向近侧形成一游离缘，并与骨膜延续，构成指纤维鞘的底，指血管的分支穿过掌板近缘，经短腱纽滋养屈肌腱。掌板近缘并以两个外侧角牢固地附于近节指骨颈的外侧嵴，此结构可限制关节过度伸展。

掌板扩大了关节腔，允许头沿软骨面做正常滑动，并提供屈肌腱的滑道。当关节屈曲时，关节滑膜沿掌板近缘突出，形成一掌侧滑膜囊，掌板可贴近近节指骨体。关节伸展时，由于短腱纽的牵拉及掌板和屈肌腱的压迫，滑膜囊又被挤向背面。此掌板比掌指

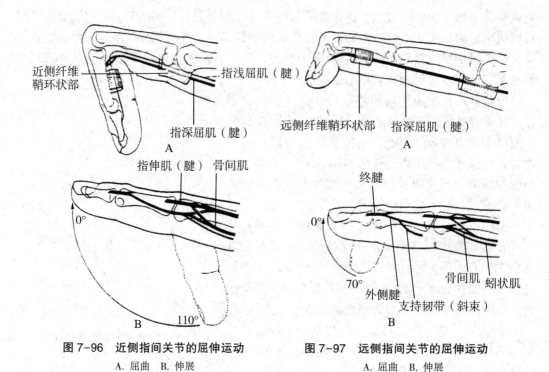

图 7-96　近侧指间关节的屈伸运动

A. 屈曲　B. 伸展

图 7-97　远侧指间关节的屈伸运动

A. 屈曲　B. 伸展

关节的掌板坚固。掌板的破裂多发生于远侧附着部。

（2）远侧指间关节：关节囊被侧副韧带、掌板、指深屈肌腱和指背腱膜终腱所增强。

侧副韧带：从指骨头的两侧压迹抵于底的侧掌结节，掌侧的纤维（副韧带）则抵于掌板侧缘。掌板在远侧附于底的掌缘，在近侧附于头的掌面侧嵴。它可容许远侧指间关节有少许过伸。深屈肌腱常分 2 个终腱呈扇状止于远节指骨底，并与掌板的远侧纤维和骨膜交织。指背腱膜的终腱牢固地附于关节囊背面，延续止于底背结节。

指间关节运动：只能做屈伸运动（图 7-96、图 7-97）。近侧指间关节的屈肌主要为指浅屈肌，辅助肌为指深屈肌。远侧指间关节的屈肌是指深屈肌。近侧指间关节的伸肌主要为骨间肌，辅助肌为指伸肌。远侧指间关节的伸肌主要是蚓状肌和骨间肌。

第四节　上肢的软组织

一、上肢皮肤及浅筋膜

上肢皮肤及浅筋膜在各部、区的，厚薄不一，一般伸侧厚于屈侧。在肩部，腋区皮肤较薄，成人生有腋毛，皮肤内含有大量的皮脂腺和汗腺，皮肤借纤维隔与腋筋膜相连。浅筋膜不明显，与深筋膜紧密相连，有纤维束将其隔为许多独立的小窝，内含有脂肪。三角肌区和肩胛区皮肤较厚，与致密的浅筋膜紧密相连。浅筋膜内有锁骨上神经和腋神经的皮支分布，胆囊、肝、膈疾患时，常通过锁骨上神经的分支锁骨上外侧神经反射至右肩的皮肤，引起该处皮肤过敏。心脏疾患时常通过腋神经下支的皮支臂外侧上皮神经反射至左肩疼痛。臂前区的皮肤较薄且有移动性，浅筋膜薄而疏松。在浅筋膜深部肱二头肌外侧沟下部有头静脉和其伴行的前臂外侧皮神经，于肱二头肌内侧沟的下部有贵要静脉和其伴行的前臂内侧皮神经，静脉和神经在臂部的中点平面出入深筋膜。臂后区皮肤较厚，移动性相当大，浅筋膜比前区致密，有4条皮神经分布，即臂外侧上皮神经、臂外侧下皮神经、臂后皮神经、前臂后皮神经（图7-98）。肘前区的皮肤薄而柔软，浅筋膜疏松，浅静脉和皮神经位于皮下，在外侧有头静脉和前臂外侧皮神经，在内侧有贵要静脉和前臂内侧皮神经。这两条静脉有吻合支互相吻合，这些吻合因位置表浅和比较固定，管径较大，又无神经伴行，临床上常用作静脉穿刺。肘后区皮肤较厚而松

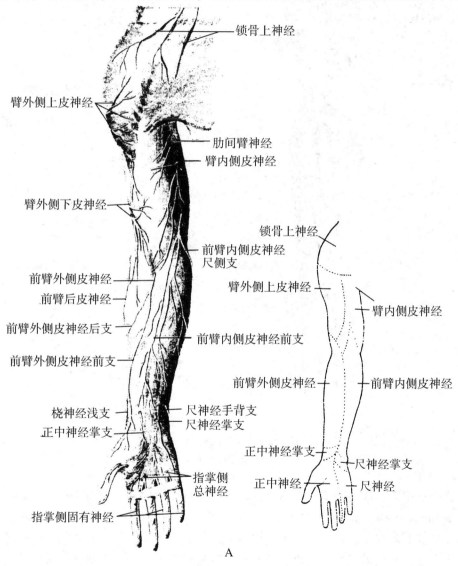

A

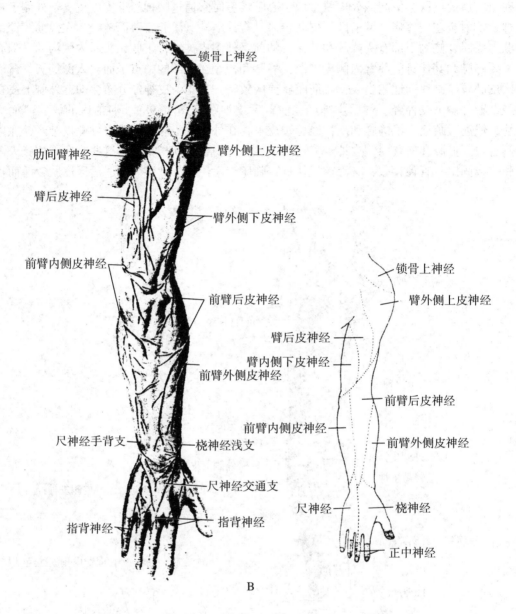

图 7-98　上肢皮神经

A. 前面观　B. 后面观

弛，移动性很大，浅筋膜不甚发达。在皮肤与尺骨鹰嘴之间，常有鹰嘴皮下囊（subcu-taneous bursa of olecranon），囊与关节腔并不交通。前臂前区皮肤较薄，浅筋膜中尺侧有贵要静脉及其属支，以及前臂内侧皮神经；桡侧为头静脉及其属支以及前臂外侧皮神经；正中神经和尺神经的掌支均于屈肌支持带近侧浅出深筋膜。前臂后区皮肤较厚，移动性较前区为小。浅筋膜内有头静脉、贵要静脉的属支及前臂后皮神经，浅静脉彼此吻合成网。腕前区皮肤及浅筋膜薄而松弛，有正中神经、尺神经的掌支，以及前臂内、外侧皮神经的分支分布。掌部皮肤厚而坚韧，角化层较厚，无毛囊及皮脂腺，但汗腺丰富。手掌皮肤具有粗和细的皮纹，其中一些粗而恒定的皮纹的产生和关节活动相适应，因此，手掌皮纹有"皮肤的关节"之称。浅筋膜在鱼际和小鱼际处较薄，但掌心处致密，由纤维隔将皮肤与掌腱膜紧密相连，分隔皮下组织成无数小叶，浅血管、淋巴管和皮神经穿行其间。手背皮肤薄而柔软，有毛和皮脂腺，富有弹性，只有张力线而无皮纹。浅筋膜薄而松弛，移动度较大，故手背炎症时易于肿胀。浅静脉非常丰富，吻合成手背静脉网。手指掌侧皮肤比背侧厚，富有汗腺与指纹，但无皮脂腺。指掌侧有 3 条皮纹：近侧纹适对近节指骨的中部；中、远横纹与指关节相当。指腹处血管和神经末梢非常丰富。指掌侧的皮下组织聚成球，且有纤维隔介于其间，将皮肤连于指屈肌腱鞘。在

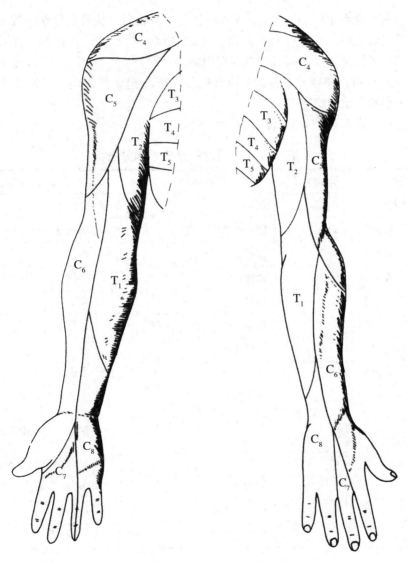

图 7-99　上肢皮肤的神经节段分布

指横纹处,无皮下组织,皮肤与腱鞘直接相连,感染时,常导致腱鞘炎。指背皮肤较薄,皮下脂肪较少,活动度较指掌侧为大。

上肢的皮神经按一定的节段分布于上肢各部的皮肤(图7-99)。上肢皮肤除肩部上份有颈丛的锁骨上神经($C_{3~4}$)和臂部近侧段小部分皮肤有肋间臂神经($T_{2~3}$)分布外,其余大部分均有臂丛各皮支分布。皮神经多行于浅静脉干的浅层,其分布特点:

(1)节段分布:臂、前臂及手的桡侧半,由近及远为第5~7颈神经的前支,尺侧半,由远及近分别为第8颈神经、第1~2胸神经前支。即:①第5颈神经分布于肩、臂外侧。②第6颈神经分布于前臂外侧部。③第7颈神经分布于手的外侧。④第8颈神经分布于手的内侧部。⑤第1胸神经分布于前臂的内侧部。⑥第2胸神经分布于臂内侧部及腋窝处皮肤。

由于肋间臂神经($T_{2~3}$)不属于臂丛的分支,因此当臂丛遭受外伤而致上肢绝大部分的皮肤感觉消失时,而肋间臂神经所分布的区域常可幸免。当乳腺癌有淋巴结转移时,由于压迫了该神经,疼痛可放射到臂内侧。

(2)重叠分布:神经分布方式有重叠现象,彼此起代偿作用,对定位诊断及牵涉性疼痛的识别有一定的临床意义。

上肢皮神经来源和分布的情况详见表7-2。

表7-2 上肢皮神经来源和分布

名称		脊髓节段	所属神经	皮肤分布范围	
锁骨上神经		$C_{3,4}$	颈丛	肩部	
肋间臂神经		$T_{2,3}$	胸神经外侧皮支	腋部、臂近端内侧	
臂	内侧皮神经	C_3、T_1	臂丛	臂部	内侧
	外侧皮神经	$C_{5,6}$	腋神经		外侧
	后皮神经	$C_{5,6}$	桡神经		后面
前臂	内侧皮神经	C_3、T_1	臂丛	前臂部	内侧
	外侧皮神经	$C_{5~7}$	肌皮神经		外侧
	后皮神经	$C_{5~8}$	桡神经		后面
掌皮支		$C_{6~8}$	正中神经	手掌	掌长肌腱桡侧
		C_6	肌皮神经(前臂外侧皮神经)		正中神经掌皮支的桡侧
		C_8	尺神经		尺侧腕屈肌腱桡侧、小鱼际
		C_6	正中神经		鱼际
手背支		$C_{5~8}$	桡神经浅支	手背	桡侧半
		C_8	尺神经手背支		尺侧半

名称	脊髓节段	所属神经	皮肤分布范围	
指掌侧固有神经	C_8	尺神经	指掌侧	小指，环指尺侧半
	$C_{6~8}$	正中神经		拇、示、中指，环指桡侧半
			指背侧	示、中指中、远节，环指中、远节桡侧半
指背神经	$C_{5~8}$	桡神经浅支		拇指、示指近节及中指近节桡侧半
	C_8	尺神经		中指近节尺侧半，环指尺侧半及近节桡侧半，小指

二、上肢深筋膜

上肢深筋膜固定于骨突和骨嵴，并向肌肉之间发出肌间隔，形成肌肉或肌腱的鞘。按部位划分如下：

（一）肩胛筋膜

肩胛筋膜（scapular fascia）覆盖于肩胛骨前后各肌肉的表面，依被其覆盖肌肉的名称而命名，计有：①冈上筋膜（supraspinous fascia），盖于冈上肌的表面，附着于肩胛骨冈上窝的边缘，此层筋膜不甚发达。②冈下筋膜（infraspinous fascia），位于冈下肌和小圆肌的表面，比较发达，具有腱膜性质，附着于冈下窝的边缘，位于冈下肌和小圆肌之间，向深面发出不明显的肌间隔，因而形成冈下肌和小圆肌鞘。③肩胛下肌筋膜（subscapular fascia），被覆肩胛下肌，不甚显著。

（二）三角肌筋膜

三角肌筋膜（deltoid fascia）分为深、浅两层，构成三角肌的筋膜鞘，浅层位于三角肌的表面，较厚，在肌束之前向深部发出小隔，并沿三角肌胸大肌间沟与胸筋膜深层相连，深层位于三角肌和肩关节囊、冈下肌、小圆肌之间，沿三角肌后缘移行于肱三头肌筋膜和冈下肌筋膜。

（三）腋筋膜

腋筋膜（axillary fascia）形成腋窝之底，边缘部较厚，中央部较薄，且有皮神经、浅血管及淋巴管穿过而呈筛状，故名筛状筋膜。腋筋膜与胸肌筋膜、锁胸筋膜、背阔肌筋膜、前锯肌筋膜以及臂部的深筋膜相连续，腋筋膜与锁胸筋膜相连结的部分（胸小肌以下的筋膜）称腋悬韧带（图 7-100）。

（四）臂筋膜

臂的深筋膜比较发达，深筋膜上方移行于三角肌筋膜与腋筋膜，下方与前臂筋膜相连，在臂远侧半的内外两侧，自臂筋膜（brachial fascia）的深面发出纵行的肌间隔，深入臂的屈肌与伸肌之间，附着于肱骨内、外侧缘和肱骨内、外上髁，构成臂内侧肌间隔（medial brachial intermuscular septum）与臂外侧肌间隔（lateral brachial intermuscular septum），借此二肌间隔将臂筋膜分为两个骨筋膜鞘（图 7-101），前鞘内包绕肱二头肌、喙肱肌及肱肌。在肱二头肌与肱肌之间，又以臂筋膜的深层分隔，因此臂筋膜在屈

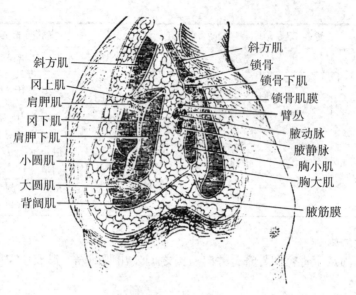

图 7-100 腋窝的矢状面示意

斜方肌
冈上肌
肩胛肌
冈下肌
肩胛下肌
小圆肌
大圆肌
背阔肌

斜方肌
锁骨
锁骨下肌
锁骨肌膜
臂丛
腋动脉
腋静脉
胸小肌
胸大肌
腋筋膜

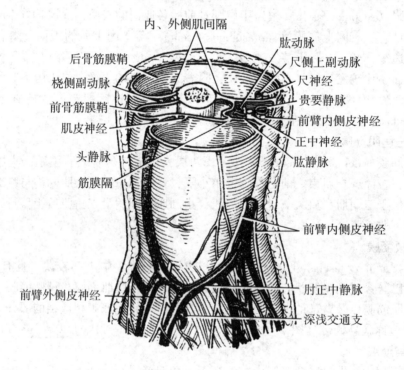

图 7-101 臂部骨筋膜鞘

内、外侧肌间隔

后骨筋膜鞘
桡侧副动脉
前骨筋膜鞘
肌皮神经
头静脉
筋膜隔

肱动脉
尺侧上副动脉
尺神经
贵要静脉
前臂内侧皮神经
正中神经
肱静脉

前臂内侧皮神经

前臂外侧皮神经

肘正中静脉
深浅交通支

肌侧分为两层，但深层很薄，界于肱二头肌与肱肌之间。内侧肌间隔很发达，位于臂的全长，介于肱二头肌与肱三头肌内侧头之间，其前面有肱肌起始，后面有肱三头肌内侧头起始，于其中点处有尺神经和血管穿过。臂外侧肌间隔位于上臂外侧的远侧，其中部位于肱肌和肱三头肌之间，而在臂的远侧 1/3 处位于肱桡肌和肱三头肌之间，后面有肱三头肌外侧头起始，前面有肱肌和肱桡肌起始，于其中部有桡神经穿过（图7-102）。

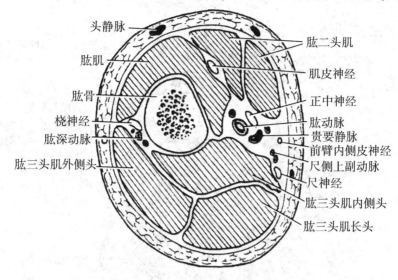

图7-102　臂部中1/3水平面（右侧远侧端）

（五）前臂筋膜

前臂筋膜（antebrachial fascia）发达，向上续于臂筋膜。在肘窝前面，此筋膜被肱二头肌腱膜增强，后面被肱三头肌腱膜增强，在筋膜的深面，前面有前臂浅层屈肌起始，后面有前臂浅层伸肌起始。在前臂的远端，腕关节附近筋膜增厚，形成掌浅横韧带和伸肌支持带及位于掌浅横韧带深面的屈肌支持带。伸肌支持带又称腕背侧韧带（extensor retinaculum）。自伸肌支持带深面向桡、尺骨远侧端背面的隆起发出数个纵隔，伸入到各肌腱之间，与骨膜共同构成6个骨性纤维管，各伸肌腱分别通过其相应的管，每个管内均衬以腱滑膜鞘，即背侧腱滑膜鞘。普通情况下有6个腱滑膜鞘，由桡侧向尺侧计有：第1个鞘内通过拇长展肌和拇短伸肌的肌腱；第2个鞘内通过两个腕伸肌的肌腱；第3个鞘内通过拇长伸肌的肌腱；第4个鞘内通过指伸肌和示指伸肌的肌腱；第5个鞘内通过拇长伸肌的肌腱；第6个鞘内有尺侧腕伸肌的肌腱通过。上述6个腱鞘中拇长伸肌腱鞘经常与桡侧腕伸肌腱鞘相互交通，故平常只有5个独立的腱滑膜鞘。这些腱鞘中，尺侧腕伸肌腱鞘位于尺骨头后面的沟内，小指伸肌腱鞘位于桡尺远侧关节的后面，其余各腱鞘均位于桡骨远侧端的背面。各腱鞘的长度均超越伸肌支持带的近侧和远侧缘。一般成人可超过韧带边缘的近侧和远侧缘约2.5cm（图7-103）。腱鞘外层为纤维性鞘膜，内层为滑膜。滑膜的壁层衬于纤维性鞘膜之内面，反折盖于肌腱上称腱外膜（脏层）。脏壁层两端形成盲囊，其间含有少量滑液，起着润滑和保护肌腱的作用。由于频繁活动引起的过度摩擦和某些部位的骨性隆起或肌腱走向的改变形成角度，加大肌腱和腱鞘的机械性摩擦、刺激，久之，则发生慢性纤维结缔组织增生、增厚、粘连等变化，腱鞘可由正常的0.1cm增厚3~4倍，硬度亦随之增加，甚至可发生软骨性变。由于腱鞘膜增厚而使腱鞘狭窄，腱鞘犹如束带状压迫使邻近未受压肌腱呈葫芦状膨大，或受损部位组织增生变粗形成中间膨大，两端较细呈纺锤形，当肌腱通过狭窄的骨纤维管时可发生弹响或交锁。最常见的发生于第1管，也称为桡骨茎突狭窄性腱鞘炎。

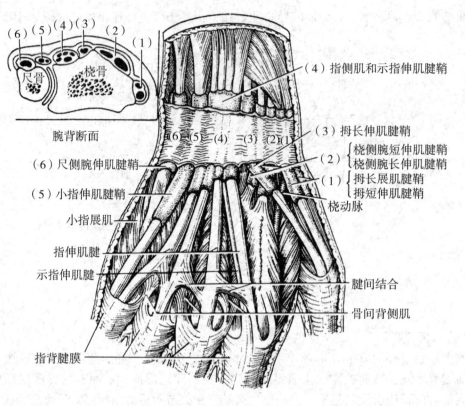

图 7-103 手背深层结构

在腕尺侧，屈肌支持带附着于豌豆骨和钩骨钩，并与掌浅横韧带之间构成腕尺侧管（ulnar carpal canal）（图 7-104），其中有尺动脉和尺神经通过。此管如狭窄，可压迫尺神经引起尺管综合征。最常见的原因为腱鞘囊肿，其他如掌浅横韧带肥厚、骨关节炎、尺动脉栓塞或小鱼际重复损伤均可引起。腕横韧带为坚韧的横行纤维，连结腕尺侧隆起和腕桡侧隆起，该韧带与腕骨沟共同构成 1 个骨性纤维管，即腕管。管内通过指浅屈肌腱、指

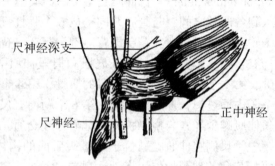

图 7-104 尺管及其内容

深屈肌腱、拇长屈肌腱和正中神经（图 7-105）。此管如狭窄，亦可压迫正中神经，引起腕管综合征。常见原因为屈肌支持带增厚、局部骨折脱位、腱鞘炎、类风湿性关节炎、腱鞘囊肿、异常的肌肉和肌腱占据腕管等。指浅屈肌腱和指深屈肌腱周围包以屈肌总腱鞘，拇长屈肌腱周围包以拇长屈肌腱鞘（图 7-106），前者又称腕尺侧囊，后者又称腕桡侧囊，二囊之间经常互相交通。上述二囊的近侧端超越屈肌支持带近侧缘2.5cm，其中拇长屈肌腱鞘远侧端与拇指的指腱鞘经常相通，这是因为拇指运动灵活，其指腱鞘较长的缘故。屈肌总腱鞘远侧端达掌骨中部，该腱鞘的尺侧经常与小指的指腱鞘交通（只有10%左右不互相交通），这也是由于小指的运动较为灵活的缘故。这种相

互交通的解剖特点说明，拇指和小指腱鞘的感染可以蔓延至腕部。

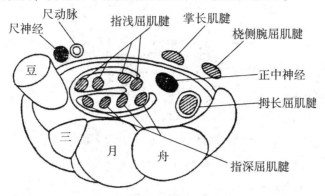

图 7-105　通过腕管的结构

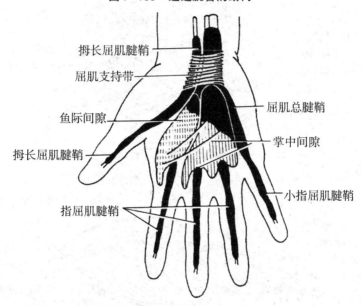

图 7-106　手部腱鞘及筋膜间隙

屈肌支持带在桡侧分为两层，附着于舟骨结节及大多角骨结节，形成腕桡侧管（radial carpal canal）（图 7-107），管内通过桡侧腕屈肌腱及包绕于其周围的腱滑膜鞘。

自前臂筋膜的深面，向深部各肌肉之间发出许多隔障，而形成肌群或各个肌肉的鞘（图 7-108、7-109），各鞘发育程度不一，以尺侧腕屈肌、尺侧腕伸肌和肘肌的纤维鞘比较发达。在前臂远侧端的前面（约在前臂远侧 1/3 处），拇长屈肌和指深屈肌的深面，前臂骨间膜和旋前方肌的浅面之间，有一疏松结缔组织间隙。

（六）手筋膜

手筋膜（fascia of hand）位于手的掌、背两面。掌、背两面的筋膜均分为浅层和深层。

1. **手背面的筋膜**　手背面的浅层筋膜又叫手背筋膜（dorsal fascia of hand），近侧与伸肌支持带相续，远侧与手指的指背腱膜相续，手背筋膜不发达，覆盖各伸肌腱的浅

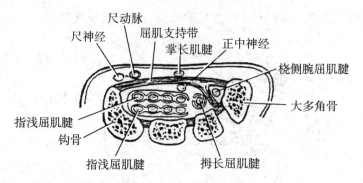

图 7-107　腕桡侧管

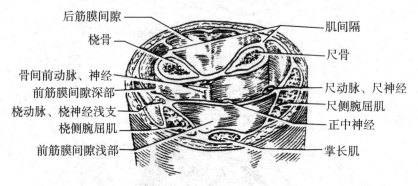

图 7-108　前臂筋膜间隙（右侧远侧端）

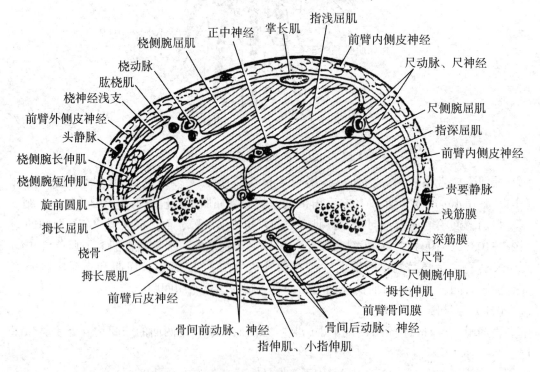

图 7-109　前臂中 1/3 水平面（右侧远侧端）

面。手背面筋膜的深层较发达，称手背深筋膜（deep dorsal fascia of hand）。手背筋膜与手背深筋膜在手的各指蹼处相连，两层筋膜间的间隙内通过指伸肌、示指伸肌和小指伸肌等各肌的肌腱，以及手背的血管和神经等。

指背腱膜（图7-110）主要由指伸肌肌腱延续而来，由骨间肌和蚓状肌的肌腱参加而增强，在第2~5指近节指骨远端背面，指伸肌腱分为3束，中间束最宽大，接受两侧骨间肌和蚓状肌的部分腱纤维，组成一宽阔的中间腱。中间腱紧密连结于近节指间关节的关节囊，然后随着关节囊止于中节指骨底的背侧和背外侧。两侧束比较细小，与骨间肌和蚓状肌的大部分腱纤维组成2个外侧腱。外侧腱与关节囊之间，有疏松结缔组织，经近节指间关节的背外侧，向中节指骨背面集中，在中节指骨背面中部附近，两外侧腱交错编织，构成一终腱。终腱越向远侧越窄细，至中节指骨远端处，与远节指间关节囊紧密连结，随着关节囊终止于远节指骨底的背面及外侧面。

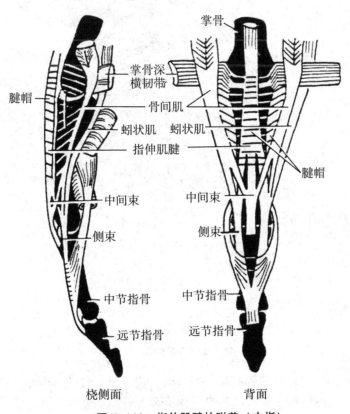

图 7-110　指伸肌腱的附着（中指）

2. 手掌侧面的筋膜　掌侧手筋膜的浅层中部很发达，甚为坚韧，称掌腱膜（palmar aponeurosis），两侧比较薄弱，遮盖鱼际肌和小鱼际肌。掌侧手筋膜的深层较掌腱膜薄弱，称骨间掌侧筋膜。

掌腱膜（图7-111、图7-112）位于手掌中间部皮下脂肪层的深面，为有光泽的腱膜性的纤维组织膜，呈三角形。其尖向近侧端，与屈肌支持带和掌长肌腱相连；底向远侧分为 4 个纵行束至第 2~5 指的近节指骨底。掌腱膜浅层纤维多为纵行纤维，消失于手掌皮肤，深层纤维多为横行纤维。掌腱膜向远侧至各指的掌侧，续于发育很强的指掌侧筋膜。在掌骨头处，由位于指蹼深面的掌浅横韧带与腱膜纵、横纤维束，围成 3 个指蹼间隙。指蹼间隙是指手指的血管、神经穿过的部位，又是手掌、手背与手指三者之间的通道。若掌长肌阙如时，掌腱膜更为发达，直接连于屈肌支持带。掌腱膜向两侧覆盖鱼际肌，名鱼际筋膜，无腱膜性质，仅是一层很薄的结缔组织膜。掌腱膜的作用是协助屈指。外伤或炎症时，可引起掌腱膜挛缩，影响手指运动。

颈肩腰腿痛应用解剖学

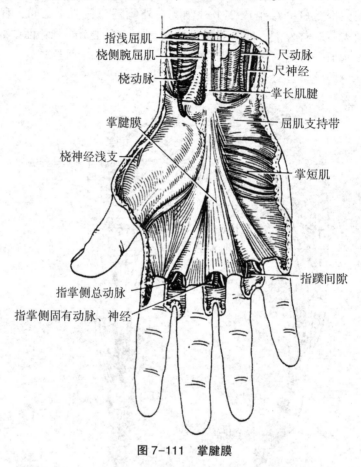

图 7-111　掌腱膜

掌侧手筋膜的深层称骨间掌侧筋膜，很薄弱，覆盖于掌骨的掌侧面，近侧与腕骨掌侧面的韧带相续，远侧移行于掌浅横韧带，深面覆盖骨间肌并和掌骨的骨膜结合，与手背深筋膜（即骨间背侧筋膜）和各个掌骨之间，共同围成 4 个掌骨间隙。各掌骨间隙内含有骨间掌侧肌、骨间背侧肌及神经血管。骨间掌侧筋膜在第 3 掌骨前面处，向桡侧分出一前层，遮盖于拇收肌的前面。

筋膜鞘（fascial sheath）（图 7-113）又称筋膜室或筋膜腔，位于手掌的掌侧面，共有以下几个：

（1）中间鞘：位于掌腱膜与骨间掌侧筋膜之间，掌腱膜的两侧缘与鱼际肌和小鱼际肌筋膜相连的地方，分别向深面发出两个纵隔，即掌外侧间隔及掌内侧间隔，前者附

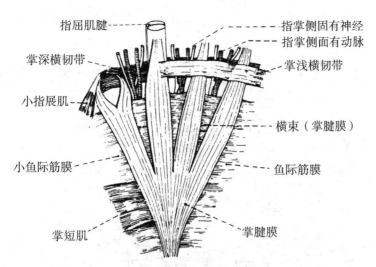

指屈肌腱 —

掌深横韧带 —

小指展肌 —

小鱼际筋膜 —

掌短肌 —

— 指掌侧固有神经
— 指掌侧面有动脉

— 掌浅横韧带

— 横束（掌腱膜）

— 鱼际筋膜

— 掌腱膜

图 7-112　掌腱膜示意

着于第 1 掌骨的掌侧面，后者附于第 5 掌骨的掌侧面。位于掌腱膜深面，骨间掌侧筋膜的浅面，掌内、外侧间隔之间的空隙，就叫中间鞘，其内通过指浅屈肌腱、指深屈肌腱、血管（掌浅弓、掌深弓）及神经，并包含各屈肌腱深面的两个间隙，即掌中间隙和鱼际间隙。

（2）鱼际鞘：又名外侧鞘，指覆盖鱼际肌表面的筋膜和掌外侧间隔与第 1 掌骨骨膜之间所围成的骨性纤维管（或鞘），鞘内含有鱼际诸肌（拇收肌除外）、拇长屈肌腱及腱鞘，以及拇指的血管、神经等。

（3）小鱼际鞘：又名内侧鞘，指覆盖小鱼际表面的筋膜和掌内侧间隔与第 5 掌骨骨膜之间所围成的骨性纤维管，内含有小鱼际诸肌（掌短肌除外）、小指屈肌腱及其腱鞘，以及小指的血管、神经等。

鱼际间隙（图 7-114）或称外侧掌中间隙，位于手掌桡侧的屈肌腱深面的疏松结缔组织内。其前界为掌中隔（掌中隔起自掌腱膜桡侧缘，包绕示指的屈肌腱和第 1 蚓状肌，其深面附着于第 3 掌骨）、示指的屈肌腱、第 1~2 蚓状肌、掌深筋膜（掌腱膜深部的疏松结缔组织）及掌部的神经血管；后界为拇收肌前面的筋膜；桡侧界为拇长屈肌腱及其腱鞘；尺侧界为掌中隔后缘；远侧界沿第 1 蚓状肌鞘及拇收肌远侧缘，达第 1 指蹼；近侧界经屈肌总腱鞘和拇长屈肌腱鞘深部，可达前臂旋前方肌前面的疏松组织间隙。

掌中间隙或称内侧掌中间隙，位于手掌尺侧的屈肌腱深面的疏松结缔组织内，以掌中隔与鱼际间隙分开。前界自桡侧起为中指、环指和小指的屈肌腱，第 3、第 4 蚓状肌和上述结构间的掌深筋膜及手掌的神经血管；后界为掌中隔，第 3、第 4 掌骨和第 3、第 4 掌骨间隙内的骨间肌表面的骨间掌侧筋膜；尺侧界为掌内侧间隔；桡侧界为掌中隔前缘；远侧界沿第 2、第 3、第 4 蚓状肌鞘达第 2、第 3、第 4 指蹼，并与指背相交通；近侧界经屈肌总腱鞘深部，可达前臂旋前方肌表面的间隙。掌中间隙近侧部有少许脂肪组织；远侧部 2 个结缔组织隔分为 3 个小间隙。这 2 个结缔组织隔，居桡侧者较显著，

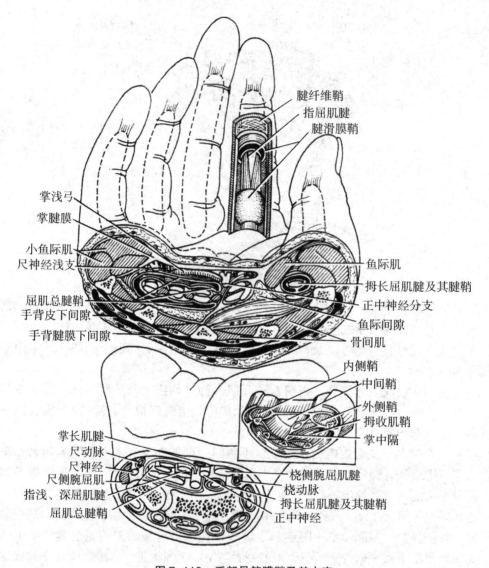

图 7-113　手部骨筋膜鞘及其内容

腱纤维鞘
指屈肌腱
腱滑膜鞘

掌浅弓
掌腱膜
小鱼际肌
尺神经浅支
屈肌总腱鞘
手背皮下间隙
手背腱膜下间隙
鱼际肌
拇长屈肌腱及其腱鞘
正中神经分支
鱼际间隙
骨间肌

内侧鞘
中间鞘
外侧鞘
拇收肌鞘
掌中隔

掌长肌腱
尺动脉
尺神经
尺侧腕屈肌
指浅、深屈肌腱
屈肌总腱鞘
桡侧腕屈肌腱
桡动脉
拇长屈肌腱及其腱鞘
正中神经

其后缘起自骨间掌侧筋膜，前缘界于中指及环指的屈肌腱之间，连于掌深筋膜；居尺侧者较薄弱，前缘界于中指及环指的屈肌腱之间，连于掌深筋膜，后缘也起自骨间掌侧筋膜。上述 3 个小间隙，分别容纳第 3、第 4、第 5 指的屈肌腱及第 3、第 4 蚓状肌。

每个手指的掌侧深筋膜称指掌侧筋膜，其近侧起自掌腱膜的深面，此层筋膜位于手指掌侧面，呈半圆形，止于指骨掌侧面，而与指骨的骨膜构成骨性纤维管。其形成的重要结构是指腱鞘（tendinous sheaths of fingers）。

指腱鞘（图 7-115）包绕指浅、深屈肌腱，由两部分组成：

（1）腱纤维鞘（fibrous sheath of tendon）：由指深筋膜增厚而成，附着于指骨及关节囊的两侧，形成一骨纤维性管道，其纤维分环状部和交叉部。环状纤维增强称为指环

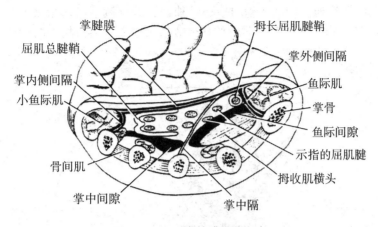

图 7-114　手掌筋膜间隙示意

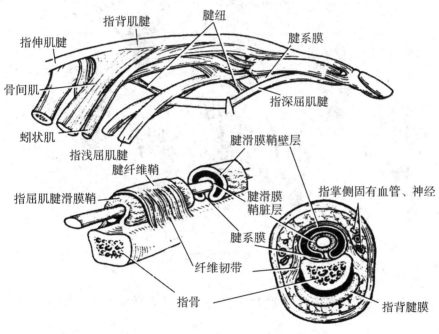

图 7-115　手指屈肌腱（上）及腱鞘（下）

韧带，在指关节处比较薄弱。纤维交叉称为指交叉韧带。腱纤维鞘对肌腱起约束、支持和滑车作用，并增强肌的拉力。

（2）腱滑膜鞘（synovial sheath of tendon）：衬于各指的骨纤维管内，是包绕肌腱的双层套管状的滑膜鞘，分脏、壁两层，两端密闭，脏层包绕肌腱，壁层紧贴纤维鞘的内面。在腱的背侧与指骨间，有腱系膜相连，内有出入肌腱的血管和神经，称为腱纽（vincula tendinum）。拇指的腱滑膜鞘包绕拇长屈肌腱，其余各指的腱滑膜鞘包绕指浅屈肌腱及指深屈肌腱。由于各指的活动度不一样，故各指的指腱鞘的长短也不一样，其中拇指及小指的指腱鞘最长；前者近侧端与腕管内的拇长屈肌腱鞘交通，后者近侧端与腕管内的屈肌总腱鞘交通。中间 3 指的指腱鞘独立，其近侧端与掌指关节线一致（图 7-116）。所有各指的指腱鞘的远侧端均平齐远节指骨底，故远节指骨的远侧部（即指尖）的切口，并不能伤及指腱鞘。

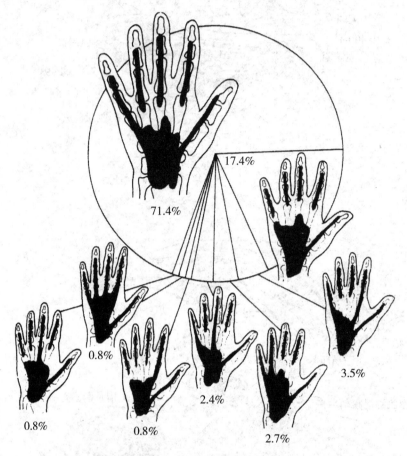

图 7-116 手部的腱滑膜鞘类型

三、上肢肌

上肢肌按其所在部位可分为上肢带肌、臂肌、前臂肌和手肌（图 7-117、图 7-118）。

（一）上肢带肌

上肢带肌（图 7-119、图 7-120）位于肩部皮下，作用于肩关节，并增强肩关节的稳固性，起自上肢带骨（肩胛骨和锁骨），止于肱骨。按其位置分为浅、深两层。浅层为三角肌，深层又分为前组及后组；前组有肩胛下肌、大圆肌，后组有冈上肌、冈下肌和小圆肌。两组之间隔以肩胛骨。

1. 三角肌（deltoid） 是一个底向上而尖向下的三角形肌肉，位于肩部皮下，肩部的膨隆外形即由此肌形成。前缘借三角肌胸大肌间沟与胸大肌锁骨部相隔。后缘游离。三角肌覆盖下的各种结构，前有喙突、喙肱肌、肱二头肌、胸小肌与肩胛下肌；外侧部为冈上肌腱、肩峰下囊及喙肩弓；后部有冈上肌、大圆肌、小圆肌、肱三头肌长

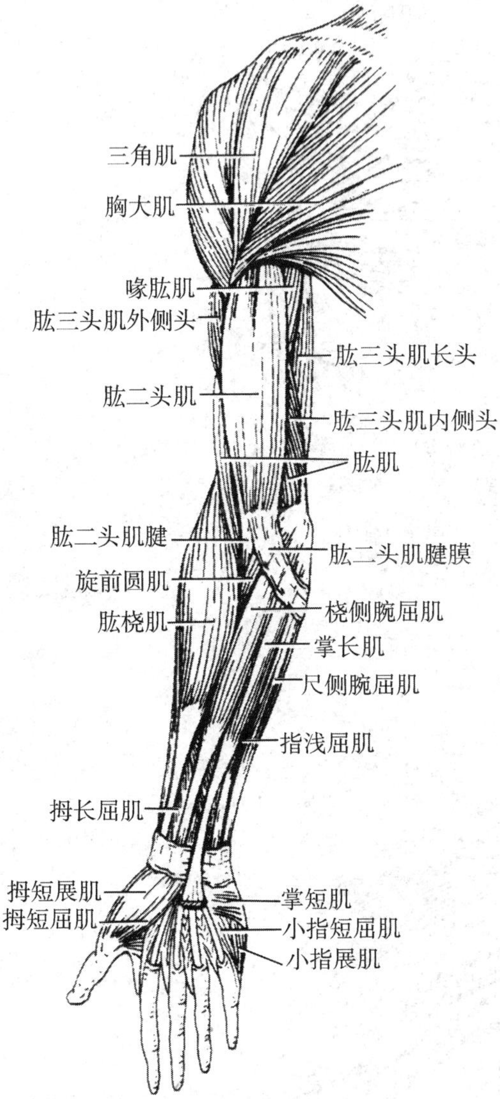
三角肌
胸大肌
喙肱肌
肱三头肌外侧头
肱三头肌长头
肱二头肌
肱三头肌内侧头
肱肌
肱二头肌腱
肱二头肌腱膜
旋前圆肌
桡侧腕屈肌
肱桡肌
掌长肌
尺侧腕屈肌
指浅屈肌
拇长屈肌
拇短展肌
掌短肌
拇短屈肌
小指短屈肌
小指展肌

图 7-117　上肢浅层肌前面观

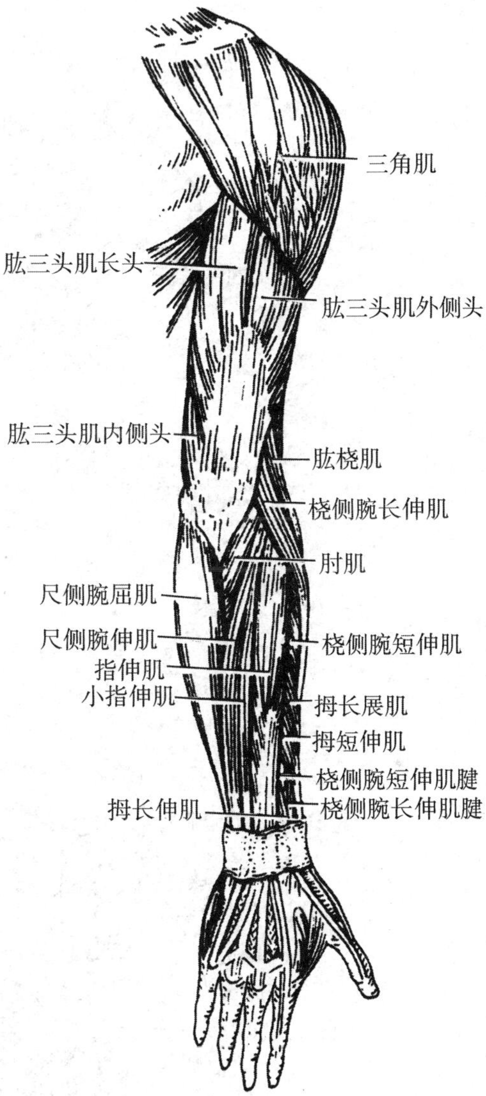
三角肌
肱三头肌长头
肱三头肌外侧头
肱三头肌内侧头
肱桡肌
桡侧腕长伸肌
肘肌
尺侧腕屈肌
尺侧腕伸肌
桡侧腕短伸肌
指伸肌
小指伸肌
拇长展肌
拇短伸肌
桡侧腕短伸肌腱
拇长伸肌
桡侧腕长伸肌腱

图 7-118　上肢浅层肌后面观

头、腋神经、旋肱后动脉及桡神经。恰对斜方肌的止点而起自锁骨外侧 1/3 的前缘、肩峰外侧缘、肩胛冈下唇和冈下筋膜。肌纤维向外下方逐渐集中，止于肱骨体外侧面的三角肌粗隆。该肌的深面，即三角肌筋膜深层与肱骨大结节之间，有一恒定的较大的滑膜囊，称三角肌下囊（subdeltoid bursa），由此囊膨出许多突起，尤其是突入肩峰下面的最明显，称它为肩峰下囊（图 7-121）。该囊约在 40 岁以后容易产生变性、损伤、粘连，因而引起肱骨头上移固定，产生肱骨上举困难，为临床常见的顽固性疾病。三角肌分前、中、后 3 部，中部肌纤维呈多羽状（图 7-122）。因此该肌肥厚有力，但其活动范围有限，收缩时可使肱骨外展 70°。其前部和后部肌束的结构与中部肌束不同，为彼此平行的肌纤维，前部肌束使肱骨前屈及旋内，后部肌束使肱骨后伸及旋外。前部和后

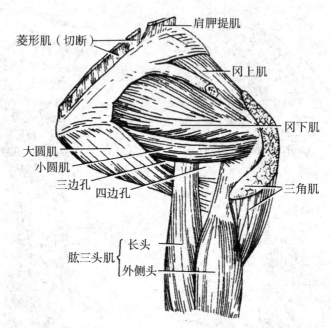

图 7-119　上肢带肌后面观

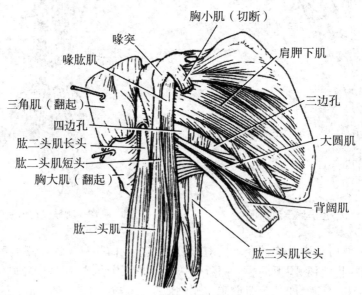

图 7-120　上肢带肌前面观

部肌束的最下部使肱骨内收。总之，最重要的作用是使肩关节外展。

　　三角肌由腋神经（$C_{4\sim6}$）支配（图 7-122）。腋神经损伤，可引起三角肌瘫痪。瘫痪后，上肢弛缓下垂，上臂不能外展，肩关节不稳，发生摇摆现象，久之，肩关节囊及三角肌渐伸长，产生肩关节半脱位或脱位，遂成"方肩"。

　　三角肌也是临床上常用肌内注射的部位。但若注射部位不当可致桡神经损伤，因桡

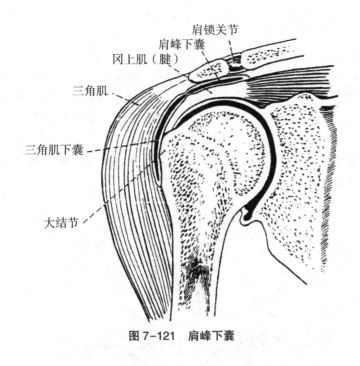

图 7-121　肩峰下囊

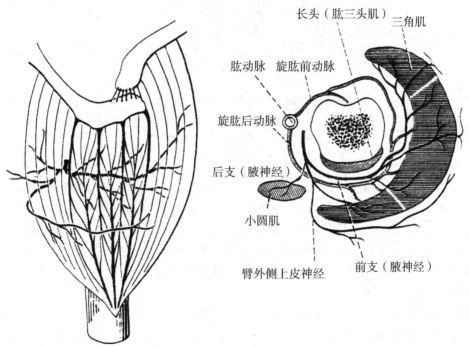

图 7-122　三角肌（左）和腋神经（右）

神经与三角肌后缘中、下 1/3 有关，由于此区肌质也较薄，故被认为是三角肌注射的
"危险区"。从三角肌的厚度以及神经血管的走行，一般认为此肌的上 1/3 和中 1/3，肌
质较厚且无大血管及神经，故可视为是三角肌注射的"绝对安全区"。

三角肌的血供主要来自旋肱前动脉、旋肱后动脉和胸肩峰动脉的三角肌支。从血管口径局部位置，应以旋肱后动脉为主要。其走行和分布范围与腋神经基本相同。

2. 冈上肌（supraspinatus） 位于肩胛骨冈上窝内，斜方肌的深面，为长三角形双羽状肌。起自冈上窝骨面的内侧 2/3 及冈上筋膜，肌束斜向外上方经肩峰及喙肩韧带的深面，止于肱骨大结节最上小骨面，并和肩关节囊结合。该肌与肩峰深面之间隔有大小不定的肩峰下囊。此肌收缩时，使肱骨外展，牵拉肩关节囊，并有使肱骨轻微旋外的作用。过去认为肩关节外展最初 15°由冈上肌完成，然后由三角肌起作用。实际上，肩关节整个外展过程中，必须由冈上肌将肱骨头固定于肩胛骨关节盂，三角肌收缩才能完成外展动作（图 7-123）。

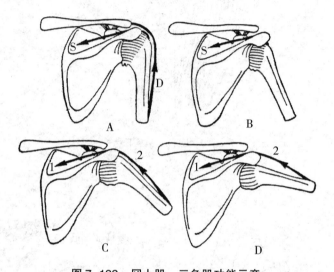

图 7-123 冈上肌、三角肌功能示意
A. 正常状态 B. 冈上肌运动，肩关节外展 15° C. 三角肌运动，肩关节继续外展
D. 三角肌运动，肩关节外展 90°
1. 冈上肌 2. 三角肌

冈上肌被包裹于冈上骨性纤维鞘中，该鞘由肩胛骨的冈上窝和附着于它边缘的冈上筋膜所构成，在冈上肌的前后均有蜂窝组织，外侧部更为明显，其与邻部的交通如下：①冈上肌前下蜂窝组织在肩胛冈外侧缘围绕血管，直接移行于冈下窝的蜂窝组织，从而沟通肩胛骨后面 2 个骨性纤维鞘间隙。②通过围绕肩胛切迹的血管神经而与颈外侧三角深层蜂窝组织相交通。③通过冈上筋膜在肩胛颈附近的菲薄而疏松的结缔组织板与三角肌下间隙及腋窝相交通。

冈上肌主要由肩胛上动脉供血，受肩胛上神经（$C_{4\sim6}$）支配。肩胛上神经经肩胛切迹在肩胛上横韧带深面走行，位置比较固定。由于肩关节运动时，肩胛骨经常旋转，肩胛上神经易受摩擦，引起炎性肿胀及神经通道狭窄。

临床所见，冈上肌在肩部小肌群中较容易发生断裂或退行性变，其原因似可从局部位置和功能上去认识。由于冈上肌腱是肩部四方力量的交叉点，且处于上面是肩峰，下面由肱骨头构成的狭小间隙中，肩关节外展时极易受挤压或损伤，尤其是常需要用肩关节负重的体力劳动者，长期遭受各种劳损而造成缺血性退行性变。这种退行性变现象，并非单独在冈上肌腱发生，而是整个肩袖遭受劳损以致发生退行性变的一部分，不过在冈上肌腱表现得更为明显而已。已被认识是肩关节在外展60°～120°范围时，患者主诉剧烈疼痛，当超过此范围又不感疼痛的"疼痛弧综合征""冈上肌腱炎"或"肩峰下囊炎"的特有体征（图7-124），是与冈上肌腱、肩峰下囊退行性变有关。从解剖位置上看，当肩关节外展超过60°～120°时，正好是冈上肌腱抵触关系解除，故使疼痛减轻或消失。此外，冈上肌腱炎还会发生钙沉积或引起钙化性肌腱炎。

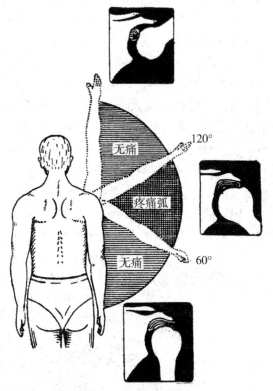

图7-124　肩疼痛弧综合征示意

3. 冈下肌（infraspinatus）　位于肩胛骨背面的冈下窝内，部分被三角肌和斜方肌遮盖，为三角形的扁肌，比冈上肌发达。起自冈下窝的内侧半及冈下筋膜，肌纤维向外逐渐集中，经肩关节囊的后面，止于肱骨大结节中部的小面和关节囊。其腱与关节囊之间，可能有一滑膜囊，即冈下肌腱下囊（subtendinous bursa of infraspinatus）。此肌收缩时，可使肱骨旋外并牵引关节囊。冈下肌受肩胛上神经（$C_{4～6}$）支配。其血供由肩胛上动脉和旋肩胛动脉分支供给。

此肌包绕在冈下骨性纤维鞘中，该鞘由肩胛冈下窝及附着于它边缘的冈下筋膜所构成，远较冈上筋膜为厚。冈下肌前后均有蜂窝组织，向上与冈上肌前下蜂窝组织相通。

4. 小圆肌（teres minor）　位于冈下肌的下方，大部分被三角肌所遮盖，为圆柱形的小肌。起自肩胛骨腋缘的上2/3的背面，肌束向外移行于扁腱，抵止于肱骨大结节的下压迹和肩关节囊。此肌收缩时，拉肱骨向后并使其旋外。小圆肌受腋神经（C_5）支配。其血供为肩胛上动脉和旋肩胛动脉的分支。

小圆肌亦包绕在冈下骨性纤维鞘中，但与冈下肌隔以菲薄筋膜层。冈下间隙肌肉前方的疏松蜂窝组织在肩胛颈处相当发达，由此可与冈上间隙相通；肌肉后方蜂窝组织在外侧沿肌腱走行，可通过不太发达的冈下筋膜与三角肌下间隙相交通。

5. 大圆肌（teres major）　有时和肩胛下肌并成1块肌肉。位于冈下肌和小圆肌的下侧，其下缘为背阔肌上缘遮盖，整个肌肉呈柱形，比小圆肌强大。起自肩胛骨腋缘下部和下角的背面及冈下筋膜。肌束向上外方集中，经过肱三头肌长头的前面。移行于扁腱，于背阔肌腱的下方附着于肱骨小结节嵴。两腱之间夹有背阔肌囊。在该腱与肱骨内侧之间有大圆肌腱下囊（subtendinous bursa of teres major）。大圆肌上缘形成与腋窝相通的三边孔和四边孔的下界（图 7-120）。此肌的作用与背阔肌相似，使肱骨后伸、旋内及内收。大圆肌受肩胛下神经（$C_{5~7}$）支配，其血供由旋肩胛动脉、胸背动脉和旋肱后动脉等分支供给。

6. 肩胛下肌（subscapularis） 位于肩胛下窝内，前面与前锯肌相贴，是肩关节内群肌中较为粗壮的一块，形似三角，故有大三角肌之称。肌纤维起自肩胛骨的前面、肩胛下筋膜和附着于肌线的结缔组织。肌纤维斜向外上方，移行于扁腱，此腱经肩关节囊前面，抵止于肱骨小结节、肱骨小结节嵴的上部及肩关节囊前壁。腱与关节囊前面之间，有一肩胛下肌腱下囊（subtendinous bursa of subscapularis），该囊常与肩关节囊交通。此肌收缩时，使肱骨旋内，当关节运动时，向前牵拉肩关节囊。肩胛下肌受肩胛下神经（$C_{5~7}$）支配，其血供由肩胛下动脉分支供给。

冈上肌、冈下肌、小圆肌与肩胛下肌共同组成肌腱帽（或称肩袖、旋转袖、肌腱袖、腱板），临床上称为肩关节肌内群。彼此交织以扁宽的腱膜形成 1 个半圆马蹄状，牢固地由前、上、后附于关节囊，不易分离（图 7-125）。所谓肩袖间隙，通常是指肩胛下肌止端上缘与冈上肌腱之间而言，由一薄层带弹性的膜、喙肩韧带及关节囊加强肩

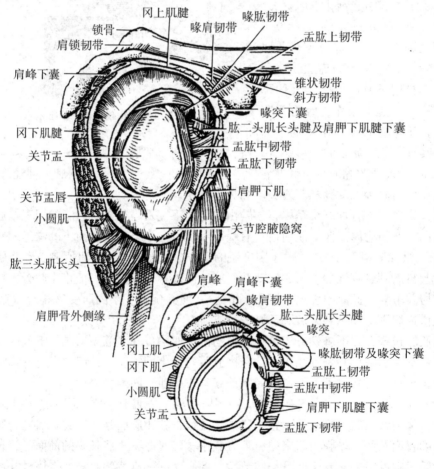

图 7-125　肌腱（肩）袖

袖间隙组织。肩袖对维持肱骨头与关节盂的正常位置即稳定肩关节具有特殊意义。

臂运动时，冈上肌在上，冈下肌及小圆肌在后，肩胛下肌在前悬吊肱骨头，使其固定于关节盂，肩关节外展，肱骨头由关节盂下降时，则冈上肌及肱二头肌长头由上方予以固定。冈上肌及小圆肌在旋外时收缩，肩胛下肌在旋内时收缩。冈上肌最易撕裂，因其位于肌腱帽的顶点，同时又位于肩峰与喙肩韧带之下，抬肩或外展时，经常引起摩擦。40岁后，冈上肌腱常发生退行性变，可能因肌腱过度使用而逐渐脆弱，也可能因为肌腱血供不良引起。冈上肌腱断裂可为部分性或为完全性，而使肩关节腔与肩峰下囊相通。肌腱断端并可窜入关节腔中。冈上肌撕裂后，肱骨头失去支点，尽管三角肌收缩，只能将肱骨头拉向肩峰，肱骨固定于这个位置不能外展，患者虽极力耸肩，但外展最多只能达70°，如帮助患者超过90°，则臂可继续上举。患者臂外展上举时，因失去冈上肌的作用，往往借助健侧上肢的帮助或向前弯腰，使患肢下垂外展至90°；或先耸肩，旋转肩胛骨，然后扭身，使臂外展达90°后才能上举，这种扭转和旋转臂的动作，称为上臂外展韵律紊乱。

肌腱帽撕裂后对臂运动的影响取决于其健康部分是否能固定肱骨头并与三角肌保持平衡。

（二）臂肌

臂肌均为长肌，分前、后两群。前群位于肱骨前面，又分浅层及深层，浅层为肱二头肌、喙肱肌，深层为肱肌；后群位于肱骨后面，只有1层为肱三头肌、肘肌。在前、后两肌群间的肱骨下端，内侧有臂内侧肌间隔相隔，外侧有臂外侧肌间隔相隔。前群属于屈肌，后群属于伸肌。

1. 前群

（1）肱二头肌（biceps brachii）（图7-126）：位于臂前面皮下，小部分被三角肌和胸大肌遮盖。肌腹呈梭形，有长、短两头，长头以长腱起始于肩胛骨的盂上结节及关节盂的后缘，经肱骨结节间沟、结节间韧带的下面穿出肩关节囊。长头肌腱经过结节间沟时，周围包绕结节间腱鞘（intertubercular tendinous sheath）。短头与喙肱肌共同起自肩胛骨喙突尖。长、短两头于肱骨中点处互相结合，形成一纺锤状的肌腹。肌腹向下移行于肌腱和腱膜，肌腱经肘关节的前面，再经旋后肌和旋前圆肌之间向后，抵于桡骨粗隆的后部。肌腱与桡骨粗隆前面之间，有一恒定的滑膜囊即肱二头肌桡骨囊（bicipitoradial bursa）。腱膜离肌腱斜向下方，横架于肘窝上，移行于前臂深筋膜。肱二头肌跨过肩和肘关节。在前臂旋前而同时肘关节处于屈曲状态时，此肌有使前臂旋后的作用，当拧螺丝钉或用拔塞钻将瓶塞拔出的动作，都是肱二头肌的作用，故有"开瓶塞"肌之称。此外还有紧张前臂深筋膜的作用。

由于肱二头肌长头腱与结节间沟特有的解剖关系，故为肱二头肌腱炎、肱二头肌长头腱断裂的好发部位。这与其他部位肌腱断裂常发生在肌肉与肌腱相接处有所不同。常见原因为肩关节周围炎、肱骨头增生性骨疣或骨刺的长期摩擦而使肌腱发生退行性变，或外科颈骨折，复位时对位不良或因年龄增长、骨质增生等因素而导致结节间沟形态的改变，尤其是肩袖所发生的退行性变所累及的肱二头肌长头腱的退化。因此，只有轻微的外力作用或在毫无外伤的情况下，都有可能引起肱二头肌长头腱断裂。一般多见于

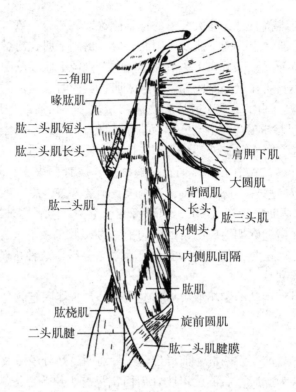

图 7-126　臂部前面浅层肌肉

图中标注：三角肌、喙肱肌、肱二头肌短头、肱二头肌长头、肩胛下肌、大圆肌、背阔肌、肱二头肌、长头、内侧头、肱三头肌、内侧肌间隔、肱肌、肱桡肌、旋前圆肌、二头肌腱、肱二头肌腱膜

40 岁以后的中老年患者。

　　肱二头肌的血供主要来自肱动脉的分支，此外，尚有腋动脉、肱深动脉、尺侧上副动脉及桡侧返动脉的小肌支。受肌皮神经（$C_{5～7}$）支配。

　　（2）喙肱肌（coracobrachialis）（图 7-127）：位于臂上 1/2 的前内侧，肱二头肌短头的深面和内侧，是一块较小的长梭形肌，以短的扁腱与肱二头肌短头合并，同起自喙突尖。肌束斜向下方（稍偏外），附着于肱骨中部的内侧、肱骨小结节嵴的下部和内侧肌间隔。此肌只作用于肩关节，使肱骨前屈和内收。喙肱肌受肌皮神经（$C_{5～7}$）支配。血液供应较多见的是胸外侧动脉的分支，与肌皮神经的肌支共同入肌，此外尚有不稳定的旋肱前动脉、肱动脉、肱深动脉的小分支。

　　（3）肱肌（brachialis）（图 7-127）：位于臂前面的下半部，肱二头肌的深面，为一梭形扁平肌，上端呈"V"形，与三角肌的止端相接。以肌质起于肱骨下 1/2 的前面及内外侧肌间隔。肌纤维向下移行于短

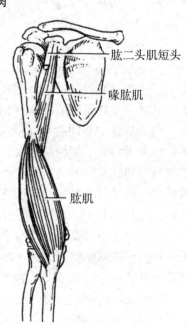

图中标注：肱二头肌短头、喙肱肌、肱肌

图 7-127　喙肱肌和肱肌

腱，经肘关节的前面，穿旋后肌和旋前圆肌之间，附着于尺骨粗隆和肘关节囊。此肌内侧与旋前圆肌相邻；外侧与肱桡肌相接壤，二者之间有桡神经、桡侧返动脉。肱肌有屈

前臂和紧张肘关节囊的作用。受肌皮神经（$C_{5~7}$）支配，其外侧下方的小部分肌束由桡神经支配。肱肌的血供较常见的是直接来自肱动脉的分支和滑车上动脉的分支。

2. 后群

（1）肱三头肌（triceps brachii）（图 7-128）：位于臂后侧皮下，共有长头、外侧头和内侧头 3 个头。长头居中，起自肩胛骨的盂下结节，肌束下行，经小圆肌的前面，大圆肌的后面，然后位于外侧头内侧，并掩盖部分内侧头。外侧头起自肱骨后面上方的外侧，桡神经沟以上的区域和外侧肌间隔的上部，其上部居长头的外侧，下部遮盖内侧头的一部分。内侧头起自肱骨后面桡神经沟以下的内侧和外侧头的外侧，居于皮下。3 个头向下于肱骨头后面的下 1/2 处，移行于扁腱，抵止于尺骨鹰嘴的上缘和两侧缘及前臂深筋膜，内侧头深面的少量肌纤维抵止于肘关节囊。伸肘关节，长头因越过肩关节的后面，可以同时使肱骨后伸及内收。肱三头肌受桡神经（$C_{6~8}$）支配。

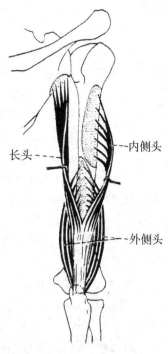

图 7-128　肱三头肌的起止

肱三头肌血液供应是多源性，3 个头有各自的供血系统，长头有来自肱深动脉、旋肩胛动脉穿过三边孔后的分支及旋肱后动脉经四边孔后的分支，其中以肱深动脉的分支为主要，与桡神经的肌支共同入肌；外侧头有来自旋肱前动脉、肱动脉的分支；内侧头有来自肱动脉和尺侧上副动脉的分支。

肱三头肌的主要功能是伸肘关节，尤其当推动物体时，能维持已伸的肘关节继续伸展。当伸肘关节时，长头将肱骨头固定在肩胛盂上，为其他 2 个头收缩建立了固定的支点。此外，由于肱三头肌止端有一部分止于前臂筋膜，因此，当肘关节在直角位伸直时，鹰嘴处的止腱所产生的机械力最大，接近伸直时机械力相对减少，当完全伸直时其止于前臂筋膜的拉力最强，在肘后肌与前臂伸肌的协同下紧锁肘关节，维持其伸直的功能。肘关节在半屈位时，附于鹰嘴的肌腱最易破裂。临床所见搬运工人由于在工作时肘关节必须较长时间处于半屈位，肱三头肌经常在紧张收缩状态，这些因素可能造成肌腱慢性耗损的病理变性，从而引起肱三头肌自发性撕脱。偶尔肱三头肌内侧头发生松弛，与整个肌腹分离，可在肱骨内上髁上发生脱位，造成弹响肘，使尺神经经常遭受摩擦而发生尺神经炎。

（2）肘肌（anconeus）：位于肘关节后面的外侧皮下，为三角形的小肌，上缘与肱三头肌内侧头合并，起自肱骨外上髁和桡侧副韧带，肌纤维成扇形向内，止于尺骨上端（上 1/4）的背面和肘关节囊。此肌有伸肘及牵引肘关节囊的作用。肘肌受桡神经（$C_{5~6}$）支配。

（三）前臂肌

前臂肌位于桡、尺骨的周围，主要作用于肘关节、腕关节和手关节。前臂肌多为长梭形肌，这些肌肉的肌腹位于近侧，向远侧移行于长腱，因此前臂在外形上越向手侧越细。同时，前臂除了屈、伸肌外，还有回旋肌，这对手的灵活运动有着重要的意义。按解剖位置，可将前臂肌分为前群和后群，各群又分为浅、深两层。前群主要为屈肌和旋前肌；后群主要为伸肌及旋后肌。屈肌主要起自肱骨内上髁；伸肌主要起自肱骨外上髁。

前群：浅层 { 第1层：肱桡肌、旋前圆肌、桡侧腕屈肌、掌长肌、尺侧腕屈肌。
第2层：指浅屈肌。

深层 { 第3层：拇长屈肌、指深屈肌。
第4层：旋前方肌。

后群：浅层 由外侧向内侧，计有桡侧腕长伸肌、桡侧腕短伸肌、指伸肌、小指伸肌、尺侧腕伸肌。

深层 旋后肌、拇长展肌、拇短伸肌、拇长伸肌、示指伸肌。

1. 前群

（1）浅层（图7-117）：

1）肱桡肌（brachioradialis）：位于前臂掌侧面的外侧部皮下，为长而扁的梭状肌，其内侧自上而下是肱肌、旋前圆肌和桡侧腕屈肌，其深侧是桡侧腕长伸肌。起自肱骨外上髁上方和外侧肌间隔。肌腹向下移行于肌腱，腱的末端外侧部分被拇长屈肌和拇短伸肌腱掩盖，止于桡骨茎突的基部。由于此肌越过肘关节的前方，起止点又远离肘关节的运动轴。故为一有力的肘关节屈肌。此处该肌能协助已旋前或旋后的前臂回至中立位，即前臂旋前时能旋后，而前臂旋后时又能旋前，起着"桡骨调节器"的作用。肱桡肌受桡神经（C_5、$C_{6~7}$）支配。供应肱桡肌的动脉有来自肱深动脉的前支、桡侧返动脉、桡动脉、肱动脉、骨间返动脉的分支，其中较恒定的为桡侧返动脉和肱深动脉的前支。

2）旋前圆肌（pronator teres）（图7-129）：位于前臂前面上部的皮下，构成肘窝的内侧界，为圆锥状长肌。起点有2个头：一是肱骨头，起自肱骨内上髁、臂内侧肌间隔和前臂深筋膜。另一个是尺骨头，较小，起自尺骨冠突。两头之间通过正中神经，两头在正中神经前面汇合后，肌束斜向外下方，先在肱肌和肱二头肌腱的浅面，后于桡骨掌侧面而形成扁腱，止于桡骨中 1/3 的背面和外侧面。此肌收缩时，主要使前臂旋前和屈肘。旋前圆肌受正中神经（$C_{6~7}$）支配。正中神经有时不发肌支至旋前圆肌，其神经支配可来自肌皮神经。血液供应来自滑车上动脉和尺侧返动脉的肌支。

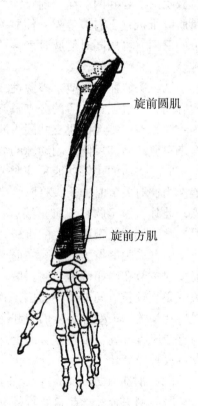

旋前圆肌

旋前方肌

图7-129 旋前圆肌和旋前方肌

3）桡侧腕屈肌（flexor carpi radialis）（图7-130）：位于前臂前面中部皮下，外侧为旋前圆肌和肱桡肌，内侧为掌长肌，是一块典型的梭状肌。它以粗的肌腹，起自肱骨内上髁和前臂筋膜，肌纤维斜向外下方移行于细长的腱。其腱穿过屈肌支持带深面，沿大多角骨沟到手掌，止于第2~3掌骨基底部的掌侧面。肌腱在经过大多角骨沟内时，周围包绕腱滑膜鞘，称桡侧腕屈肌腱鞘（tendinous sheath of flexor carpi radialis）。此肌主要是屈腕关节，但因止点偏外，从而也可使手外展和前臂旋前。桡侧腕屈肌受正中神经（$C_{6~8}$）支配。

4）掌长肌（palmaris longus）：位于前臂前面正中线部位，上述诸肌的内侧，肌腹很小，起自肱骨内上髁和前臂筋膜，肌纤维斜向下方移行于细长的肌腱，经屈肌支持带的浅面和掌腱膜相连。此肌主要是协助其他肌肉屈腕关节，紧张掌腱膜，并稍有使前臂旋前的作用。掌长肌受正中神经（$C_7~T_1$）支配。血供来自尺动脉上段及尺侧返动脉。

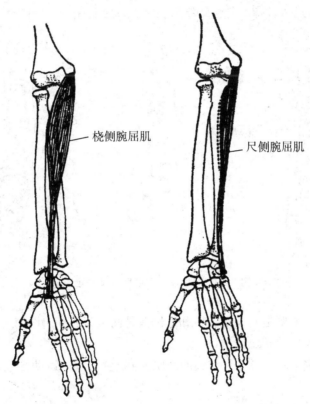

图7-130 桡侧（左）、尺侧（右）腕屈肌

5）尺侧腕屈肌（flexor carpi ulnaris）（图7-130）：位于前臂内侧缘皮下，指浅屈肌的内侧，为长而扁平的半羽状肌。起端有2个头：一个为肱骨头，起自肱骨内上髁和前臂筋膜；另一个为尺骨头，起自尺骨鹰嘴和尺骨背侧缘上2/3。两头之间有尺神经通过。肌纤维向下移行于短腱，经屈肌支持带深面，附着于豌豆骨，并续于豆钩韧带和豆掌韧带，在其止点处，常发现一小滑膜囊，称尺侧腕屈肌囊（bursa of flexor coopiulnaris）。此肌为强大的屈腕肌，同时协助屈肘并使腕向尺侧屈（或倾）。尺侧腕屈肌受

尺神经（$C_7 \sim T_1$）支配。血液供应来自尺侧上副动脉的分支，循尺神经向下行入肌，以及尺侧返动脉的分支。

6）指浅屈肌（flexor digitorum superficialis）：位于前臂第1层诸肌的深面，由前臂深层肌分化而来。起点宽大，分2个头：一个是桡骨头，起自桡骨上1/2的掌侧面（即前臂前面深层各肌起点的上方）；另一个是肱骨头，起自肱骨内上髁和尺骨冠突，2头在中间的腱弓处相互结合。腱弓的深面有正中神经和尺动脉、静脉通过。肌纤维向下移行于4个肌腱，这些肌腱在腕部排列分成2层，至中指和环指的肌腱位于至第2~5指的肌腱浅面。4个肌腱经过腕管和手掌而分别进入第2~5指的骨性纤维管和纤维鞘，各腱于各指的近节指骨中部分成2股，分别抵止于各指的中节指骨底的掌侧面的两缘，同时各股的外侧纤维束绕过指深屈肌腱的背侧面而止于对侧缘，有人称这种互相交叉的纤维为腱交叉（图7-131）。各腱在通过腕管时，与指深屈肌同包以屈肌总腱鞘（common flexor sheath），在进入各指的骨性纤维管时，包以指腱鞘。

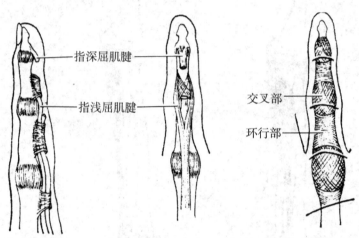

图7-131　指浅、深屈肌腱及纤维腱鞘

此肌收缩时，主要是屈掌指关节和近侧指骨间关节，并协助屈肘、屈腕。指浅屈肌受正中神经（$C_7 \sim T_1$）支配。

血供来自尺侧下副动脉（常与旋前圆肌支共干）、尺侧返动脉及直接起自尺动脉的分支。

（2）深层（图7-132）：

1）拇长屈肌（flexor pollicis longus）：为半羽状肌，位于前臂外侧，肱桡肌和指浅屈肌的深面，紧贴桡骨的前面，其内侧为指深屈肌。起自桡骨前面中部（指浅屈肌起点和旋前方肌止点之间的区域）和邻近的骨间膜，有时有一小肌束起自肱骨内上髁和尺骨。肌纤维向远侧移行于长腱，通过腕管至手，在外侧为拇短屈肌浅头与内侧为拇短屈肌深头和拇收肌之间，进入拇指的骨纤维管止于拇指远节指骨基底部的掌侧。在内侧腕管内时包以拇长屈肌腱鞘（tendinous sheath of flexor pollicis longus）。在拇指骨性纤维管内时，包以拇指腱滑膜鞘。这2个滑膜鞘一般情况下彼此相通。拇长屈肌可视为指深

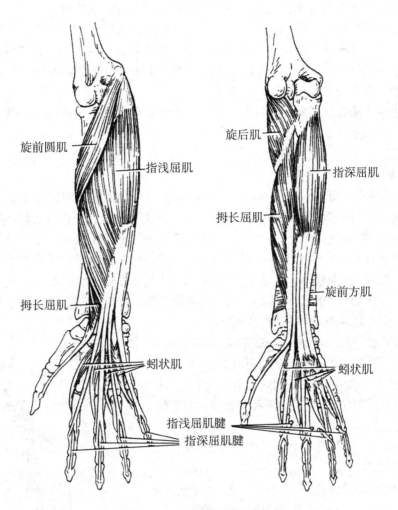

旋前圆肌

指浅屈肌

拇长屈肌

蚓状肌

指浅屈肌腱
指深屈肌腱

旋后肌

指深屈肌

拇长屈肌

旋前方肌

蚓状肌

图 7-132　前臂前群深层肌

屈肌的一部分，在人类有时发现该肌的某些纤维与指深屈肌结合。

此肌收缩时，主要是屈拇指各关节和协助屈腕。拇长屈肌受正中神经（$C_{6\sim8}$）支配。血液供应来自骨间总动脉或者骨间前动脉的分支。

2）指深屈肌（flexor digitorum profundus）：位于前臂内侧，指浅屈肌的深面和尺侧腕屈肌的外侧，肌腹较大，呈梭形。起自旋前方肌起点和肱肌止点之间的尺骨体上 2/3 的前面、前缘、内侧面和邻近的骨间膜，肌纤维向远侧移行于肌腱。此肌肌腱位于指浅屈肌腱的深面，经过腕管时与指浅屈肌腱包于同一个指总屈肌腱鞘内。经过手掌后分别进入指腱滑膜鞘，穿过指浅屈肌腱的两脚之间，止于第 2~5 指的远节指骨底的掌侧面。此肌收缩时，屈第 2~5 指的远节指骨、手关节和腕关节。指深屈肌的桡侧半，由正中神经支配，尺侧半由尺神经支配。至于各神经所支配肌肉的多少，各占多少比例，因人而异，一般是各占 1/2，即正中神经支配至第 2~3 指的肌纤维，尺神经支配止于第 4~5 指的肌纤维。血供有尺侧下副动脉、骨间前动脉、骨间总动脉、尺动脉或尺侧返动脉等的分支。尺侧下副动脉的分支沿尺神经沟下行，至指深屈肌内侧半。

3）旋前方肌（pronator quadratus）：位于前臂前面远侧 1/4，居拇长屈肌和指深屈肌的深面，直接紧贴桡尺骨远侧 1/4 的前面，为 1 个四方形的扁肌。肌纤维起自尺骨下 1/4 的前缘，肌束斜向外方，并微向下方止于桡骨下 1/4 的掌侧面及前缘。此肌收缩时使前臂旋前，受正中神经（$C_{6~8}$）支配。

血液供应可来自桡动脉、尺动脉、骨间后动脉及骨间前动脉的分支。其中骨间前动脉的分支是肌的主要血管。

2. 后群

（1）浅层（图 7-118）：

1）桡侧腕长伸肌（extensor carpi radialis longus）：位于前臂桡侧缘皮下，近侧部大部分在肱桡肌与桡侧腕短伸肌之间的浅面，肌腹呈长纺锤形。于肱桡肌起点的下方起自肱骨外上髁和臂外侧肌间隔。肌纤维向下移行于长腱，该腱自上而下位于拇长展肌腱、拇短伸肌腱和拇长伸肌腱的深面而与之斜向交叉，经伸肌支持带的深面至手背，止于第 2 掌骨底的背侧。此肌收缩时，主要是伸腕，同时协助屈肘和使手外展，并有使前臂旋后的作用。桡侧腕长伸肌受桡神经（$C_{5~7}$）支配。血液供应来自桡侧返动脉及骨间后动脉的分支，其中桡侧返动脉的分支较恒定。

2）桡侧腕短伸肌（extensor carpi radialis brevis）：也是梭形肌，位于前臂外侧皮下，桡侧腕长伸肌的深侧，指伸肌的浅面，肌腹较桡侧腕长伸肌短。起自肱骨外上髁和前臂骨间膜，肌束向下移行长而扁的肌腱，位于桡侧腕长伸肌腱的背内侧，止于第 3 掌骨底的背侧。于其止点处，腱与第 2 掌骨基底部背侧之间，有桡侧腕短伸肌囊（bursa of extensor carpi radialis brevis）。此肌有伸腕并协助使手外展的作用。桡侧腕短伸肌受桡神经支配。血液供应来源同桡侧腕长伸肌。

3）指伸肌（extensor digitorum）（图 7-133）：位于前臂背面皮下，其外侧是桡侧腕短伸肌，内侧是尺侧腕伸肌。起自肱骨外上髁和前臂筋膜，肌纤维向下移行于 4 个并排的长腱，与示指伸肌腱共同通过伸肌支持带深面的骨性纤维管至手背，分别移行于第 2~5 指的指背腱膜，腱膜的两侧部抵止于第 2~5 指远节指骨底的背面，中部抵止于第 2~5 指中节指骨底的背面，各腱于掌骨背面时在掌骨头近侧附近被 3 束斜纤维相连，因而各腱的独立活动受限。此肌有伸指和伸腕的作用，受桡神经（$C_{6~8}$）支配。血液供应来自骨间后动脉及肱深动脉的后支的分支。

4）小指伸肌（extensor digiti minimi）：肌腹细

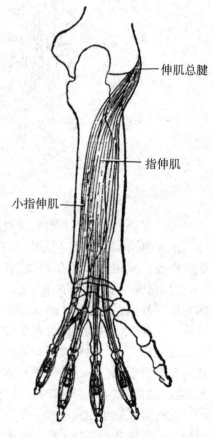

伸肌总腱

指伸肌

小指伸肌

图 7-133 指伸肌

长，为指伸肌的一部分，位于指伸肌的内侧，肌腱在桡尺远位关节背面通过伸肌支持带的深面，在指伸肌至小指的肌腱的内侧移行于指背腱膜，止于小指的中节和远节指骨底的背面。此肌收缩时，有伸小指的作用，主要作用于掌指关节。此肌受桡神经支配。血液供应来自桡侧返动脉和骨间后动脉的分支。

5）尺侧腕伸肌（extensor carpi ulnaris）：位于前臂背面最内侧皮下，其内侧由上而下为肘肌和尺骨后缘，外侧为指伸肌和小指伸肌，为 1 个长的梭形肌。起自肱骨外上髁、前臂筋膜和尺骨后缘，肌纤维向下移行于长腱，在尺骨后面，经伸肌支持带的深面止于第 5 掌骨底的后面。此肌收缩时，有伸腕并使手内收的作用。受桡神经支配。

血液供应来自骨间后动脉、桡侧返动脉的分支。

（2）深层（图 7-134）：

1）旋后肌（supinator）：位于前臂背面上方，紧贴桡骨上 1/3，为短而扁的肌肉，自前而后被肱桡肌、桡侧腕长伸肌、桡侧腕短伸肌、指伸肌和尺侧腕伸肌所遮盖。起自肱骨外上髁（起点处与指伸肌和尺侧腕伸肌结合）、桡骨环状韧带和尺骨旋后肌嵴，肌纤维斜向下外，并向前包绕桡骨上端，止于桡骨上 1/3 的前面。其纤维被桡神经深支（骨间后神经）穿过而分成浅、深两层，两层之间神经通过的裂隙为旋后肌管，在浅层近缘形成旋后肌弓（图 7-135），弓大部分是腱性的，其内半有 70% 是膜性的，当弓极厚、神经间隙窄以及邻近组织有肿瘤、肿胀和前臂过度回旋时，此弓可能造成对桡神经深支的压迫，引起骨间背神经麻痹。旋后肌作用使前臂旋后，其旋后作用比较完善，并不因手的位置而影响其旋后作用。旋后受桡神经（C_{5-8}）支配。血液供应来自桡侧返动脉和骨间后动脉的分支。

2）拇长展肌（abductor pollicis longus）（图 7-136）：位于前臂背面中部，居尺侧腕伸肌、指伸肌的深面和拇短伸肌的上方，为梭形肌。在肘肌和旋后肌止点的下方起自尺骨和桡骨中部的背面及介于二者之间的骨间膜，肌纤维斜向下外方移行于长腱，在前臂下外侧与桡侧腕长、短伸肌腱斜行交叉，经上述两肌腱的浅面下行，经伸肌支持带的深面至手，止于第 1 掌骨底的外侧。此肌收缩时使拇指和全手外展，并使前臂旋后。拇长展肌受桡神经（C_{6-8}）支配。血液供应来自骨间后动脉和桡侧动脉的分支。

3）拇短伸肌（extensor pollicis brevis）：紧贴拇长展肌的外侧，为较小的梭形肌。

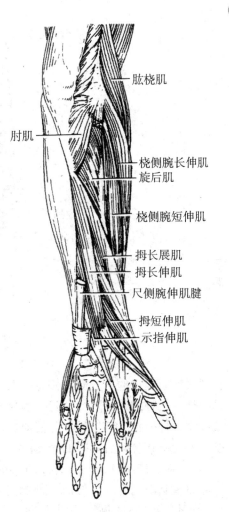

图 7-134　前臂后群深层肌

肱桡肌

肘肌

桡侧腕长伸肌
旋后肌

桡侧腕短伸肌

拇长展肌
拇长伸肌
尺侧腕伸肌腱
拇短伸肌
示指伸肌

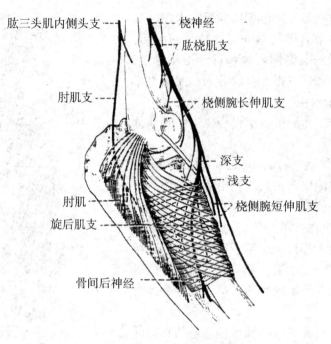

图 7-135 旋后肌支与桡神经深支

在拇长展肌起点的下方起自桡骨背面及邻近的骨间膜，肌纤维向下外方移行于长腱，紧贴拇长展肌腱的外侧下行，其行程与拇长展肌腱相同，止于拇指近节指骨底的背侧。此肌收缩，伸拇指近节指骨，并使拇指外展，拇短伸肌受桡神经（$C_{6~8}$）支配。血供来自桡侧返动脉和骨间后动脉的分支。

4）拇长伸肌（extensor pollicis longus）：位于前臂背面中部、指伸肌和尺侧腕伸肌的深面，其内侧为示指伸肌，外侧自上而下为拇长展肌和拇短伸肌。起自尺骨后面中1/3 和其邻近的骨间膜，肌束斜向下方，在指伸肌腱的外侧移行于长腱，越过桡侧腕短伸肌腱和桡侧腕长伸肌腱的浅面，经伸肌支持带深面，斜向拇指背面，止于拇指远节指骨底的背面。此肌收缩时，使拇指内收，伸指骨间关节，并使前臂旋后。拇长伸肌受桡神经支配，血液供应来自骨间后动脉、桡侧返动脉的分支。

5）示指伸肌（extensor indicis）：位于前臂背面下部、指伸肌的深面，外侧为拇长伸肌，内侧为尺侧腕伸肌。在拇长伸肌起点的下方起自尺骨背面的下部及邻近的骨间膜，肌纤维向下移行于长腱，于指伸肌腱的深面，经伸肌支持带的深面至手背，在指伸肌腱至示指的内侧移行于指背腱膜。此肌的作用为伸示指。示指伸肌受桡神经支配。血液供应来自骨间后动脉和骨间前动脉的分支。

（四）手肌

人类手指的运动最为灵巧多样，除一般屈伸、内收和外展运动外，还有对掌运动。手指活动有很多肌参与，除从前臂来的长肌腱外，还有很多短小的手肌（图 7-137）。这些肌都在手掌面，可分为 3 群：①外侧群：位于拇指侧，包括 4 块肌肉，构成一隆起，称为鱼际（thenar）。②内侧群：位于小指侧，也包括 4 块肌肉，构成小指侧隆起，称为小鱼际（hypothenar）。③中间群：介于上述两群肌肉之间。

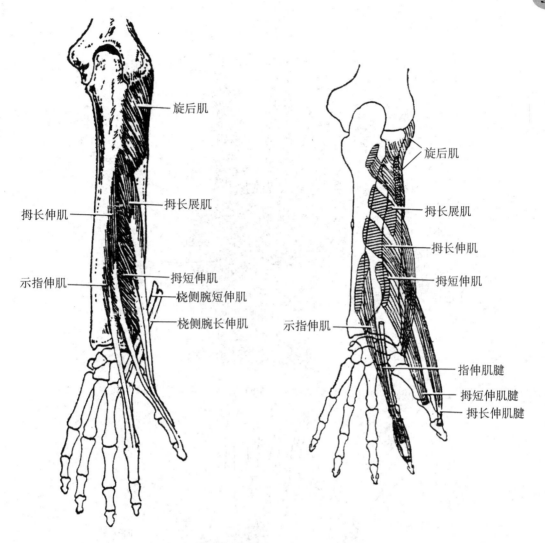

旋后肌

拇长伸肌

示指伸肌

拇长展肌

拇短伸肌
桡侧腕短伸肌
桡侧腕长伸肌

旋后肌

拇长展肌

拇长伸肌

拇短伸肌

示指伸肌

指伸肌腱

拇短伸肌腱

拇长伸肌腱

图 7-136　拇长展肌及拇长、短伸肌

1. 外侧群（图 7-138、图 7-139）

（1）拇短展肌（abductor pollicis brevis）：位于手掌鱼际外侧皮下，拇短屈肌的外侧，遮盖着拇对掌肌和拇短屈肌的一部分，为长三角形的扁肌。起自舟骨结节、大多角骨嵴及屈肌支持带远端外侧半，肌纤维斜向下外方，附着于拇指近侧端指骨底的桡侧和桡侧籽骨。此肌收缩时，使拇指外展。拇短展肌受正中神经（$C_{6\sim7}$）支配。

（2）拇短屈肌（flexor pollicis brevis）：位于鱼际的尺侧，部分位于皮下，部分位于拇收肌和拇对掌肌之间。此肌有深、浅 2 个头：浅头起自屈肌支持带，深头较弱，起于小多角骨和第 2~3 掌骨底，与拇短展肌并列，止于拇指近节指骨底的桡侧缘和桡侧籽骨。此肌收缩时，主要是屈拇指，并协助拇指内收和对掌活动。拇短屈肌受正中神经（$C_{6\sim7}$）支配。

（3）拇对掌肌（opponens pollicis）：位于拇短展肌的深面，较以上两肌为大，为扁

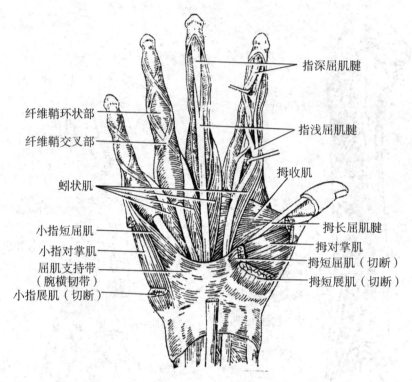

纤维鞘环状部
纤维鞘交叉部
蚓状肌
小指短屈肌
小指对掌肌
屈肌支持带
（腕横韧带）
小指展肌（切断）

指深屈肌腱
指浅屈肌腱
拇收肌
拇长屈肌腱
拇对掌肌
拇短屈肌（切断）
拇短展肌（切断）

图 7-137　手肌前面观

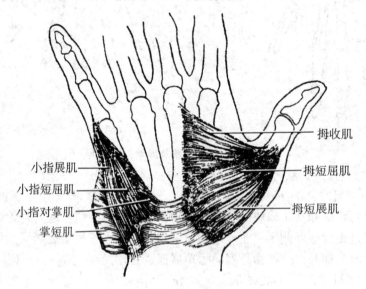

小指展肌
小指短屈肌
小指对掌肌
掌短肌

拇收肌
拇短屈肌
拇短展肌

图 7-138　手的鱼际肌及小鱼际肌

形肌。起自屈肌支持带和大多角骨结节，肌纤维向下外方，止于第 1 掌骨桡侧缘的全长，直至掌骨头。此肌收缩时，牵拉第 1 掌骨向手掌方向移动，产生对掌运动。拇对掌肌受正中神经（$C_{6~7}$）支配。

（4）拇收肌（adductor pollicis）：是外侧群中位置最深的肌，位于拇短屈肌和拇长

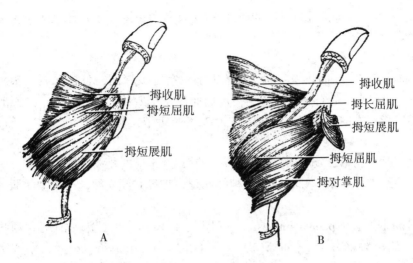

图 1-139　手鱼际肌

A. 浅层　B. 深层

屈肌腱的深面。起点有 2 个头，即斜头和横头。斜头起自头状骨，横头起自头状骨和第 3 掌骨的掌面。斜、横两头的肌束，向桡侧方向集中，止于拇指近节指骨底的尺侧及其籽骨。此肌收缩时，使拇指内收和屈曲。拇收肌受尺神经（$C_8 \sim T_1$）支配。

2. 内侧群（图 7-138）

（1）掌短肌（palmaris brevis）：位于小鱼际的皮下脂肪组织内，为一薄弱的横行肌束，属于已经退化的皮肌。起自屈肌支持带和掌腱膜，肌纤维向尺侧附着于手掌尺侧缘的皮肤。尺神经浅支行经其深面。此肌收缩时，使小鱼际的皮肤产生皱纹。掌短肌受尺神经支配。在豌豆骨桡侧，以手指按压尺神经，可引起掌短肌收缩而可见小鱼际区皮肤出现皱褶，称掌短肌反射（图 7-140）。尺神经损伤后此反射即消失。

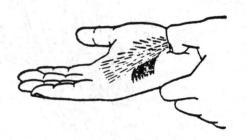

图 7-140　掌短肌反射示意

（2）小指展肌（abductor digiti minimi）：位于手内侧缘的皮下，掌短肌的深面，遮盖小指对掌肌，外侧为小指短屈肌，它与拇短展肌的来源相同。起自豌豆骨和豆钩韧带，肌纤维斜向下内，止于小指近节指骨底的尺侧。一部分移行于小指的指背腱膜。此肌收缩时，使小指外展（即小指远离中指）、屈掌指关节、伸指骨间关节。小指展肌受尺神经（$C_7 \sim T_1$）支配。

（3）小指短屈肌（flexor digiti minimi brevis）：位于小指展肌的桡侧，与拇短屈肌同源，起自钩骨钩和屈肌支持带，止于小指近节指骨底的尺侧。该肌有时阙如。此肌有屈小指并使小指外展的作用。小指短屈肌受尺神经支配。

（4）小指对掌肌（opponens digiti minimi）：位于小指展肌和小指短屈肌的深面，较上述二肌宽大，与拇指同名肌同源。起点与小指短屈肌相同，肌束斜向下内方，止于第

5 掌骨内侧缘的全长。此肌收缩时，可向拇指侧方向牵引第 5 掌骨产生对掌。小指对掌肌受尺神经支配。

3. 中间群

（1）蚓状肌（lumbricales）：位于手掌中部，掌腱膜深面，各指深屈肌腱之间，为 4 条如蚯蚓状的长肌。起自示指、中指指深屈肌腱桡侧及第 4、第 5 指指深屈肌腱相对缘，肌纤维向指端方向移行于肌腱，绕过第 2~5 指近节指骨的桡侧，分别移行于第 2~5 指的指背腱膜。

此肌收缩时，屈第 2~5 指的掌指关节、伸第 2~5 指的指骨间关节。第 1、第 2 蚓状肌受正中神经支配，第 3 蚓状肌由尺神经和正中神经共同支配，第 4 蚓状肌由尺神经支配。

（2）骨间掌侧肌（palmar interossei）（图 7-141）：位于指深屈肌腱和蚓状肌的深面，居第 2~5 掌骨相邻的掌骨间隙内，为 3 条小肌肉。第 1 条肌肉起自第 2 掌骨的尺侧面，第 2、第 3 条肌肉分别起自第 4、第 5 掌骨的桡侧面。第 1 条肌肉的肌腱绕过示指近节指骨的尺侧，第 2、第 3 条肌肉的肌腱绕过第 4、第 5 指近节指肌的桡侧。各肌腱分别抵止于各该指近节指骨底，并平近节指骨处移行于各指的指背腱膜。

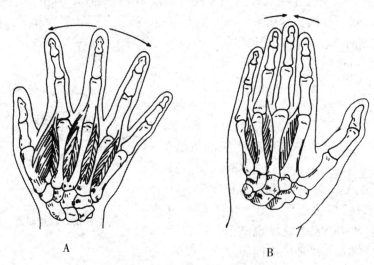

A

B

图 7-141　骨间肌及其作用
A. 骨间背侧肌　B. 骨间掌侧肌

此肌收缩时，使示指、环指和小指产生内收动作（向中指靠拢的动作），并屈上述各指的掌指关节和伸上述各指的指关节。此肌受尺神经支配。

（3）骨间背侧肌（dorsal interossei）：位于 4 个掌骨间隙内，比骨间掌侧肌发达，起自相邻掌骨的对面，肌束向指端移行于肌腱。第 3 掌骨两侧的骨间背侧肌，分别附着于中指近节指骨底的两侧，并移行于它的指背腱膜。第 1 骨间隙内的骨间背侧肌附着于示指近节指骨的桡侧，并移行于该指的指背腱膜。第 4 骨间隙内的骨间背侧肌，附着于环指近节指骨底的尺侧，并移行于该指的指背腱膜。此肌收缩时，可固定中指，使示指和环指外展（即远离中指），屈各该指的掌指关节并伸各该指的指骨间关节。此肌受尺神经支配。

（五）上肢局部结构

1. 腋窝（图7-142）　为锥形的腔隙，位于肩关节下方，臂与胸上部之间。腋窝有前、后、内、外4个壁及一尖一底。前壁由胸大肌及深面的锁骨下肌、胸小肌和锁胸筋膜构成。后壁由肩胛骨、肩胛下肌、大圆肌和背阔肌组成。当臂外展时，前壁和后壁的下缘均可摸到。内侧壁由胸上部第2~6肋与肋间隙和其表面的前锯肌构成。外侧壁狭窄，为肱骨结节间沟和沟内的肱二头肌长头腱及沟两侧的肱骨大小结节嵴构成。腋窝底指腋筋膜和表面的皮肤。腋窝的尖为一三角形间隙，由前方的锁骨、后方的肩胛骨上缘和内侧的第1肋三者所围成。腋窝内的主要内容有腋动静脉、臂丛、腋淋巴结、淋巴管、脂肪组织、结缔组织以及肱二头肌的2个头和喙肱肌起始端等。

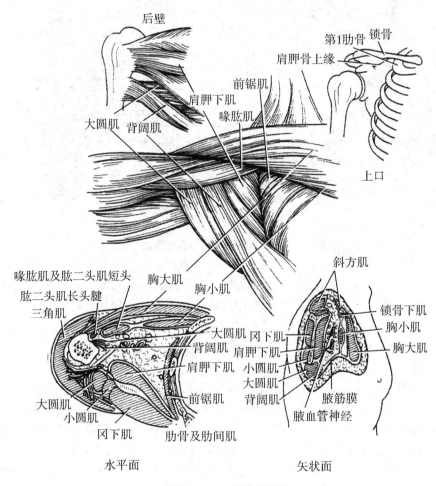

图7-142　腋窝的构成

2. 三角肌胸大肌间沟　三角肌锁骨部和胸大肌的锁骨部，在下方抵止于肱骨处两肌相互紧贴，在上方起自锁骨处彼此逐渐分离，因此在两肌之间形成一狭窄的裂隙。外上方为三角肌的前缘，内下方为胸大肌的上缘，内上方为锁骨的前缘，此三角形的狭窄裂隙适在锁骨和肩胛骨喙突的下方，所以又叫锁骨下窝。此裂隙内有头静脉穿过。

3. 四边孔和三边孔（图7-143）　位于肱骨内侧和肩胛骨外侧缘之间，大圆肌和小圆肌之间的间隙，被肱二头肌长头分隔而成。肱三头肌长头在大圆肌的后方和小圆肌的前方向下，其外侧是四边孔，内侧为三边孔。四边孔又称四边间隙，其上界是肩胛骨腋窝缘、肩关节囊及肩胛骨后面的小圆肌和肩胛骨前面的肩胛下肌，下界为大圆肌，内侧界为肱三头肌长头，外侧界为肱骨外科颈。三边孔又称三边间隙。其上界和下界与四边孔相同，其外侧界为肱三头肌长头。四边孔内通过腋神经及旋肱后动脉，三边孔内通过旋肩胛动脉。

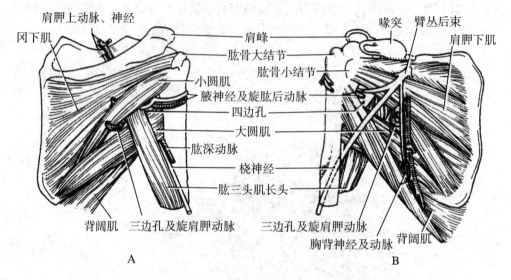

图7-143　腋窝后臂及三边孔、四边孔

A. 前面观　B. 后面观

4. 肱骨肌管　又称桡神经管，在臂后面，肱三头肌各头与肱骨桡神经沟之间。管有上、下两口：上口（入口）位于肱骨上、中1/3交界处的内侧，在大圆肌、背阔肌肌腱下缘的下方，由肱骨和肱三头肌内侧头和外侧头围成；下口（出口）位于肱骨中、下1/3交界处的外侧，位于肱肌与肱桡肌所构成的沟（肘前外侧沟）的深处。肱骨肌管内通过桡神经及肱深动脉。

5. 桡管　桡神经深支自主干分出至进入旋后肌之前的一段所经过的通路，称为桡管，其长度为6.98cm±1.33cm。桡管的前壁和外侧壁为肱桡肌、桡侧腕长伸肌和桡侧腕短伸肌；内侧壁为肱肌、肱二头肌肌腱、旋后肌弓内侧半；后壁为骨，包括肱骨小头、桡骨头和肱桡关节的韧带组织。在桡管内存在有一些腱性结构：①肱桡肌纤维桥：它连于肱肌与肱桡肌表面之间，以腱膜为主，其内混有少许肌纤维。该纤维板与桡神经深支保持有一定的距离。②桡侧腕短伸肌纤维桥：是桡侧腕短伸肌起始部的内侧缘，它起于肱骨外上髁和附近的关节囊处，有的还连于肱二头肌浅面或深面，以及旋后肌表面筋膜，该纤维桥大多数为全腱性。上述两个肌纤维桥均可能压迫桡神经。

6. 旋后肌管　旋后肌以斜穿该肌的桡神经深支为标志，可分为浅、深两部，两部之间神经通过的裂隙为旋后肌管。管的前壁为旋后肌浅部，大部分为肌性，少数近侧半

颈肩腰腿痛应用解剖学

为腱性而远侧半为肌性，管的后壁为旋后肌深部，全为肌性，神经从肌纤维表面越过时，因有些部位有裸区骨面而直接与桡骨上段骨面相贴，特别是神经的内侧部分。旋后肌管的长度与旋后肌浅部的宽度一致，平均为 4.36cm±0.11cm（左 4.46cm±0.16cm；右 4.26cm±0.14cm）。旋后肌管的上口由旋后肌浅部的近侧缘和深部肌纤维围成，浅部近侧缘因呈弓状又称为旋后肌弓（Frohse 腱弓）。当前臂旋后时，旋后肌管的上口由旋后肌浅部的近侧缘和深部肌纤维围成，浅部近侧缘因呈弓状又称为桡神经深支，旋前时，旋后肌弓松弛，神经不受压。旋后肌管的下口由旋后肌浅部的远侧缘和深部肌纤维围成，浅部的远侧缘也形成一个腱弓，但没有近侧缘明显。当前臂从旋前位改为旋后位时，可见旋后肌浅层下缘的肌纤维由斜行改变成近乎垂直的走向。

7. 肘管　在肘后内侧的浅沟内，有尺神经通过。肘管的前壁为肘关节的尺侧副韧带，后壁为连结尺侧腕屈肌 2 个头的三角韧带，内侧壁是肱骨内上髁及尺侧腕屈肌的肱骨头，外侧壁是尺骨鹰嘴和尺侧腕屈肌的尺骨头。肘管内不仅通过尺神经，而且通过尺侧后返动脉，多在尺神经的外侧或前外侧。尺神经的位置接近内上髁及尺侧副韧带，一旦肘后病变引起组织增厚或骨与软骨增生，可使肘管容积变小，发生肘管综合征。

四、上肢血管

（一）上肢动脉

上肢动脉（图 7-144）包括锁骨下动脉至上肢的分支，腋动脉、肱动脉、桡动脉、尺动脉，掌浅弓、掌深弓，及其分支形成的动脉网。

1. 锁骨下动脉至上肢的分支

（1）肩胛上动脉（suprascapular artery）（图 7-145、图 7-146）：自甲状颈干分出后，向外下方经前斜角肌和膈神经的表面，颈内静脉和胸锁乳突肌的后方，至肩胛锁骨三角，经臂丛和锁骨下动脉的前方，锁骨和锁骨下肌的后方，最后，与同名神经伴行，沿肩胛舌骨肌下腹的内侧至肩胛切迹，越过肩胛上横韧带的上方（少数可经过其下方）进入冈上窝，经冈上肌与骨面之间，绕过肩胛颈抵冈下窝。在冈下肌的深面发分支营养该肌，并与肩胛下动脉的旋肩胛动脉和颈横动脉的深支吻合。肩胛上动脉的分支如下：

1）关节支（articular branch）：至肩锁关节和肩关节的小支。

2）肩峰支（acromial branch）：穿斜方肌与胸肩峰动脉的肩峰支吻合构成肩峰动脉网。

3）滋养支：至锁骨的小支。

4）肩胛下支（subscapular branches）：当动脉经过肩胛上横韧带时发出，向下经肩胛下肌与骨面之间，与肩胛下动脉的分支吻合。

5）冈上肌支：在冈上窝处分支，经冈上肌与骨面之间，至冈上肌和骨膜。并有滋养支营养肩胛骨。

6）冈下肌支：至冈下肌、肩胛骨和骨膜。

（2）颈横动脉：见颈部解剖。

2. 腋动脉（axillary artery）　是锁骨下动脉的直接延续。上端以第 1 肋的外缘，下端以大圆肌腱及背阔肌腱的下缘为界，从背阔肌腱下缘向下移行于肱动脉。腋动脉全长借胸小肌可分为 3 段。自第 1 肋骨的外缘到胸小肌上缘处为第 1 段；被胸小肌遮蔽的部

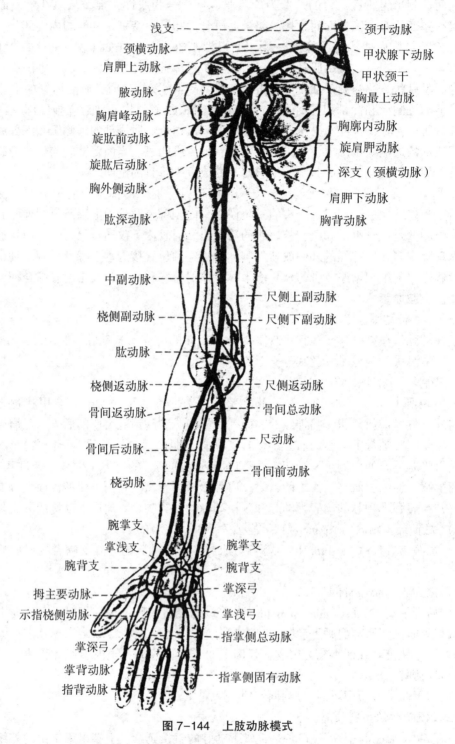

浅支 — — 颈升动脉
颈横动脉 — — 甲状腺下动脉
肩胛上动脉 — — 甲状颈干
腋动脉 — — 胸最上动脉
胸肩峰动脉 — — 胸廓内动脉
旋肱前动脉 — — 旋肩胛动脉
旋肱后动脉 — — 深支（颈横动脉）
胸外侧动脉 — — 肩胛下动脉
肱深动脉 — — 胸背动脉

中副动脉 — — 尺侧上副动脉
桡侧副动脉 — — 尺侧下副动脉
肱动脉 — —
桡侧返动脉 — — 尺侧返动脉
骨间返动脉 — — 骨间总动脉
— — 尺动脉
骨间后动脉 — — 骨间前动脉
桡动脉 — —

腕掌支 — —
掌浅支 — — 腕掌支
腕背支 — — 腕背支
— — 掌深弓
拇主要动脉 — — 掌浅弓
示指桡侧动脉 — — 指掌侧总动脉
掌深弓 — —
掌背动脉 — — 指掌侧固有动脉
指背动脉 — —

图 7-144 上肢动脉模式

分为第 2 段；自胸小肌下缘至大圆肌下缘为第 3 段。

（1）周围关系：

颈肩腰腿痛应用解剖学

1）第1段：位置最深，前方有胸大肌锁骨部、喙锁胸筋膜，以及穿过此部筋膜的血管和神经。其后方邻接第1肋间隙和肋间肌、前锯肌的第1肋尖、胸长神经以及臂丛的内侧束等。腋动脉第1段的内侧与腋静脉伴行。其上外侧与臂丛的后束和外侧束相邻。

2）第2段：前方为胸大肌和胸小肌。其后方为臂丛的后束，在后束的背侧与肩胛下肌相接。腋动脉第2段的内侧为腋静脉，其间隔以臂丛的内侧束。其外侧与臂丛外侧束邻接。

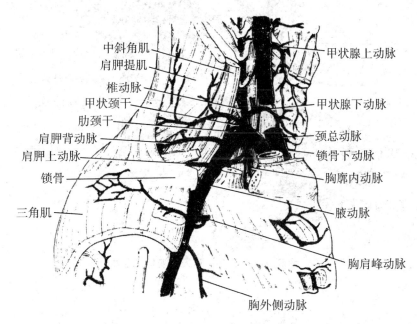

图 7-145　锁骨下动脉及其分支

中斜角肌

肩胛提肌

椎动脉

甲状颈干

肋颈干

肩胛背动脉

肩胛上动脉

锁骨

三角肌

甲状腺上动脉

甲状腺下动脉

颈总动脉

锁骨下动脉

胸廓内动脉

腋动脉

胸肩峰动脉

胸外侧动脉

3）第3段：被臂丛的几个主要分支包围。前方为正中神经内侧根和胸大肌。后方为腋神经、桡神经、肩胛下肌下部及背阔肌和大圆肌的肌腱等。腋动脉第3段的内侧为腋静脉，其间隔以前臂内侧皮神经和尺神经，在腋静脉的内侧还有臂内侧皮神经经过。其外侧与喙肱肌邻接。其间隔以肌皮神经和正中神经外侧根。

（2）分支：自腋动脉分出胸上动脉、胸肩峰动脉、胸外侧动脉、肩胛下动脉、旋肱前动脉以及旋肱后动脉等6支（图7-147）。

1）胸上动脉（superior thoracic artery）：此动脉起自腋动脉第1段，发出后分布至第1~2肋间隙。胸上动脉多数单独起始于腋动脉，与其他动脉共干的比较少。

2）胸肩峰动脉（thoracoacromial artery）：此动脉为一短干，多数起自腋动脉第1段或第2段，偶尔可从第3段发出。自腋动脉分出后，穿出喙锁胸筋膜分为4支，即肩峰支、三角肌支、胸肌支和锁骨支。

肩峰支（acromial branch）：自胸肩峰动脉分出后，向外行于三角肌深侧，越过喙突至肩峰，与旋肱前、后动脉和肩胛上动脉构成肩峰网。

三角肌支（deltoid branch）：伴随头静脉，经三角肌胸大肌间沟，至三角肌的外侧

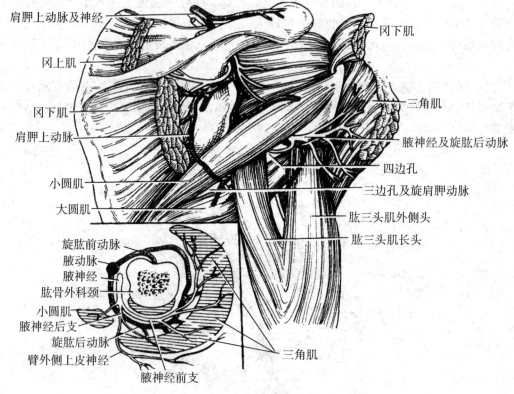

图 7-146　三角肌区及肩胛区的结构

图中标注：

肩胛上动脉及神经　冈上肌　冈下肌　肩胛上动脉　小圆肌　大圆肌

冈下肌　三角肌　腋神经及旋肱后动脉　四边孔　三边孔及旋肩胛动脉　肱三头肌外侧头　肱三头肌长头

旋肱前动脉　腋动脉　腋神经　肱骨外科颈　小圆肌　腋神经后支　旋肱后动脉　臂外侧上皮神经　腋神经前支　三角肌

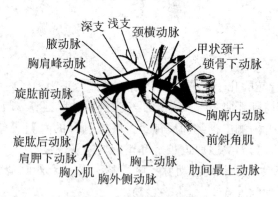

图 7-147　腋动脉分支模式

图中标注：

深支　浅支　颈横动脉　甲状颈干　锁骨下动脉　胸廓内动脉　前斜角肌　肋间最上动脉　胸上动脉　胸外侧动脉　胸小肌　肩胛下动脉　旋肱后动脉　旋肱前动脉　胸肩峰动脉　腋动脉

部及附近皮肤，与旋肱前、后动脉的分支吻合。

胸肌支（pectoral branches）：分出后向下，经胸大、小肌之间至该二肌，并可与胸廓内动脉的肋间支和胸外侧动脉吻合。

锁骨支（clavicular branch）：向内上方至胸锁关节和锁骨下肌，与肩胛上动脉吻合。

3）胸外侧动脉（lateral thoracic artery）：多数起自腋动脉第 2 段，在胸小肌后面下行，至第 2~4 或第 2~5 肋间隙，营养前锯肌和胸肌，并发小支至腋淋巴结和肩胛下肌。在女子有一较大的乳房支，绕胸大肌下缘至乳房。它与胸廓内动脉、肩胛下动脉、肋间后动脉以及胸肩峰动脉的胸肌支等相吻合。

4）肩胛下动脉（subscapular artery）：为一粗大的短干，于肩胛下肌下缘附近起于腋动脉的第3段，发出后向内下方，沿途除发小支至肩胛下肌外，主要分为旋肩胛动脉和胸背动脉。

旋肩胛动脉（circumflex scapular artery）：距肩胛下动脉起始部位2.5～3.7cm处发出，弯向后行，经三边孔至冈下窝，营养冈下肌、肩胛下肌、肩胛骨、大圆肌、小圆肌、三角肌后部和肱三头肌长头等。并与肩胛上动脉和颈横动脉降支吻合。

胸背动脉（thoracodorsal artery）：是肩胛下动脉的直接延续，与胸背神经伴行，至背阔肌，并发小支至附近诸肌。

5）旋肱前动脉（anterior humeral circumflex artery）：此动脉单独起自腋动脉或与其他动脉合干起始。此支较细小，发出后，经喙肱肌和肱二头肌短头与肱骨外科颈之间外行，与旋肱后动脉吻合。至结节间沟处分为升、降二支。升支（肱二头肌支）至肩关节和肱二头肌长头的肌腱；降支（胸肌支）至胸大肌腱。

6）旋肱后动脉（posterior humeral circumflex artery）：此动脉较旋肱前动脉稍大，常与该动脉在同一水平处发出，向后经四边孔，伴随腋神经至三角肌，绕肱骨外科颈的背侧与旋肱前动脉相吻合，并发小支至肱骨大结节、肩关节后部、小圆肌和肱三头肌等。此外，还发出小的肩峰支参加肩峰网。向下发出较大的降支，沿肱三头肌外侧头和长头间或经该肌的实质内向下与肱深动脉的升支吻合。

锁骨下动脉与腋动脉分支之间的吻合具有重要意义。上述两动脉分支间的吻合在以下3个部位较为重要（图7-148）：

在肩胛骨周围的吻合，主要是锁骨下动脉第1段与腋动脉第3段分支间的吻合。即肩胛上动脉和颈横动脉降支与肩胛下动脉的分支在肩胛骨的前、后面有广泛的吻合。

在肩峰部，肩胛上动脉、胸肩峰动脉的肩峰支和旋肱前、后动脉在肩峰构成肩峰动脉网。这个吻合主要是由锁骨下动脉第1段与腋动脉第2、3段的分支所构成。

在胸壁，肋间最上动脉和肋间后动脉（来自胸主动脉和胸廓内动脉）、胸外侧动脉以及肩胛下动脉的分支间，在胸侧壁有广泛的吻合。由于这些吻合的存在，所以结扎锁骨下动脉第1段、第2段或腋动脉第3段（在肩胛下动脉和旋肱前、后动脉发出点以上）时，侧支循环可借上述吻合途径建立。

3. 肱动脉（brachial artery）　是腋动脉的直接延续，自大圆肌腱下缘下行，经肱二头肌内侧沟至桡骨颈水平处分为桡、尺二动脉。肱动脉在臂的近侧部，位于肱骨的内侧，下行渐向前外侧斜行，至肘关节附近，则居于肱骨与肱肌的前面。由于肱动脉位于肱骨下端的前面，所以肱骨髁上骨折时，常伴有肱动脉的损伤。当上肢出血或进行上肢手术时，可在臂的上、中1/3交界处压迫止血（上止血带）。

（1）周围关系：肱动脉的表面，依次由皮肤、浅筋膜和深筋膜遮盖。在肘窝部，除上述结构外，尚有肱二头肌腱腱膜自动脉的前方跨过。肱动脉的后方，邻接桡神经和肱深动脉，并隔此二结构与肱三头肌长头、内侧头以及喙肱肌腱等相邻接。肱动脉的外侧与喙肱肌和肱二头肌内侧缘相接（图7-149）。正中神经在臂的上半部位于动脉的外侧，至臂中部经动脉的前方或后方转到动脉的内侧。在臂的上半部，肱动脉的内侧与贵

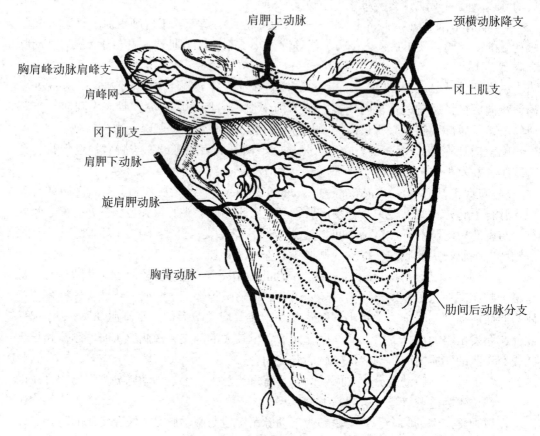

肩胛上动脉
颈横动脉降支
胸肩峰动脉肩峰支
肩峰网
冈上肌支
冈下肌支
肩胛下动脉
旋肩胛动脉
胸背动脉
肋间后动脉分支

图7-148　肩胛骨周围的血管吻合

要静脉伴行，其间隔以尺神经和前臂内侧皮神经（图7-150）；在臂的下半部，其内侧与正中神经相邻。此外，同名静脉在其两侧并行，两静脉间有多数小的横支相连。

（2）分支：肱动脉在经过中分出肱深动脉、滋养动脉、尺侧上副动脉、尺侧下副动脉以及肌支等（图7-151）。

1）肱深动脉（deep brachial artery）：此动脉是肱动脉的最大分支，在大圆肌鞘稍下方起自肱动脉的后内壁，伴随桡神经进入肱骨肌管，并分出以下各支（图7-152）。

肌支（muscular branches）：至三角肌、喙肱肌以及肱三头肌等。

升支（ascending branch）：在肱三头肌长头与外侧头之间上升，与旋肱后动脉的降支吻合。

肱骨滋养动脉（humeral nutrient arteries）：在小结节嵴的下端以下，穿滋养孔入骨内。

中副动脉（middle collateral artery）：与支配肘肌的神经伴行，初经肱三头肌的内、外两头之间，然后，穿内侧头沿骨面下降至肘关节，参加肘关节网。

桡侧副动脉（radial collateral artery）：为肱深动脉的终末支，随桡神经下行，分为掌侧支和背侧支。①掌侧支：与桡神经一起穿臂外侧肌间隔，在肱桡肌与肱肌之间下

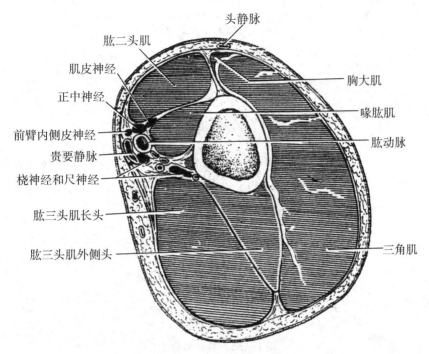

图 7-149 臂上、中 1/3 交界处水平面（右侧）

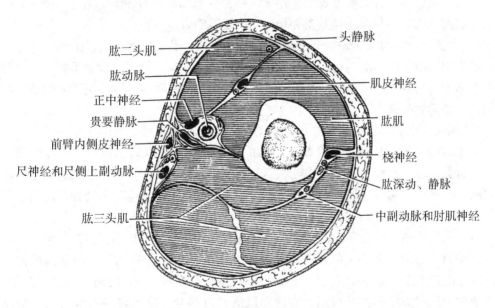

图 7-150 臂中部水平面（右侧）

降，与桡侧返动脉吻合。②背侧支：沿臂外侧肌间隔的背侧下降，参加肘关节网。

2）滋养动脉（nutrient artery）：此动脉约在肱骨中部，自肱动脉发出，进入肱骨滋养孔，营养肱骨。

3）尺侧上副动脉（superior ulnar collateral artery）：此动脉起点在肱深动脉的稍下

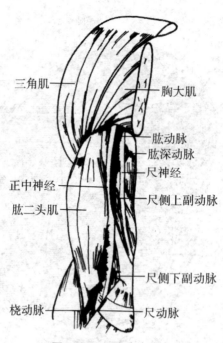

图 7-151　肱动脉分支

左侧边注（竖排）：颈肩腰腿痛应用解剖学

方，或与该动脉共干自肱动脉发出，伴随尺神经穿过臂内侧肌间隔，沿其背侧面下降，至内上髁与鹰嘴之间与尺侧动脉支和尺侧下副动脉吻合。

4）尺侧下副动脉（inferior ulnar collateral artery）：此动脉在肘窝以上约5cm处，自肱动脉发出，沿肱肌前面内行，再分为前、后两支。前支：沿肱肌前面下降，与尺侧返动脉的掌侧支吻合。后支：穿臂内侧肌间隔至肱骨内上髁后方，与尺侧返动脉的背侧支和尺侧上副动脉吻合。

5）肌支：在肱动脉沿途经过中发肌支，至附近诸肌。

4. 桡动脉（radial artery）　是肱动脉的终支之一，较尺动脉稍小，在桡骨颈的稍下方，自肱动脉分出后，向外下先经肱肌与旋前圆肌之间，继而位于桡侧腕屈肌与肱桡肌之间，至桡骨下端斜过拇长展肌和拇短伸肌腱深面至手背，穿第1背侧骨间肌的两头间至手掌，分出拇主要动脉后，即与尺动脉掌深支吻合形成掌深弓。

（1）周围关系：在前臂，自桡骨颈至桡骨茎突的部分，全程与同名静脉伴行，其外侧为肱桡肌。在前臂中1/3部分，桡神经浅支位于桡动脉的外侧。桡动脉的内侧，上1/3邻接旋前圆肌（图7-153），下2/3与桡侧腕屈肌相邻（图7-154）。其后方，自上而下依次为肱二头肌腱、旋后肌、旋前圆肌的止点部分、指浅屈肌的桡骨头、拇长屈肌、旋前方肌以及桡骨下端的掌侧面等。桡动脉的前方，在上部，被肱桡肌遮蔽；在下部，桡动脉位置较浅，仅被皮肤、浅筋膜和深筋膜覆盖。因此，在桡骨下端与桡侧腕屈肌之间容易触到脉搏。

在腕部，桡动脉经桡骨茎突的下方转向外，经腕桡侧副韧带、手舟骨、大多角骨和第1掌骨基底的表面，以及拇长展肌、拇短伸肌腱与桡骨之间，至手背第1骨间隙的近侧

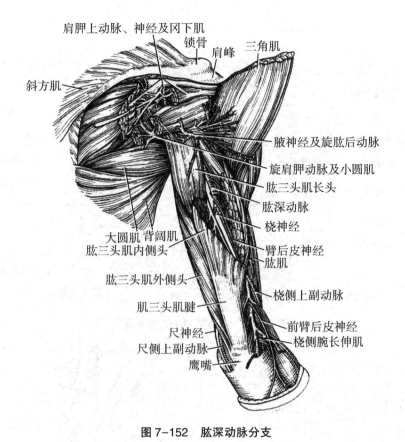

图 7-152 肱深动脉分支

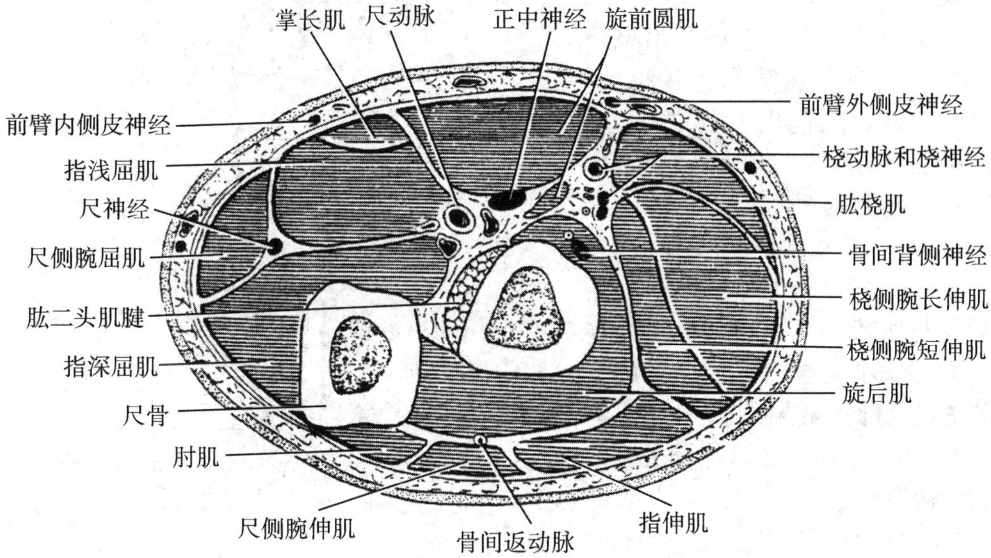

肩胛上动脉、神经及冈下肌
锁骨
肩峰
三角肌
斜方肌
腋神经及旋肱后动脉
旋肩胛动脉及小圆肌
肱三头肌长头
肱深动脉
桡神经
臂后皮神经
肱肌
大圆肌 背阔肌
肱三头肌内侧头
肱三头肌外侧头
肌三头肌腱
桡侧上副动脉
前臂后皮神经
桡侧腕长伸肌
尺神经
尺侧上副动脉
鹰嘴

掌长肌 尺动脉 正中神经 旋前圆肌
前臂内侧皮神经
指浅屈肌
尺神经
尺侧腕屈肌
肱二头肌腱
指深屈肌
尺骨
肘肌
尺侧腕伸肌 骨间返动脉 指伸肌
前臂外侧皮神经
桡动脉和桡神经
肱桡肌
骨间背侧神经
桡侧腕长伸肌
桡侧腕短伸肌
旋后肌

图 7-153 右前臂上 1/3 水平面（平桡骨粗隆处）

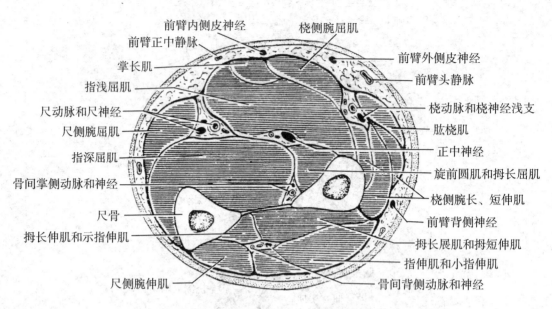

前臂内侧皮神经　　桡侧腕屈肌
前臂正中静脉　　　　　　前臂外侧皮神经
掌长肌　　　　　　　　　前臂头静脉
指浅屈肌
尺动脉和尺神经　　　　　桡动脉和桡神经浅支
尺侧腕屈肌　　　　　　　肱桡肌
指深屈肌　　　　　　　　正中神经
骨间掌侧动脉和神经　　　旋前圆肌和拇长屈肌
尺骨　　　　　　　　　　桡侧腕长、短伸肌
拇长伸肌和示指伸肌　　　前臂背侧神经
尺侧腕伸肌　　　　　　　拇长展肌和拇短伸肌
　　　　　　　　　　　　指伸肌和小指伸肌
　　　　　　　　　　　　骨间背侧动脉和神经

图 7-154　右前臂中 1/3 水平面

端。

在手部，自手背第 1 骨间隙的近侧端，穿经第 1 背侧骨间肌两头至手掌，被拇收肌斜头覆盖，然后经斜头与横头之间，至骨间肌的掌侧，达第 5 掌骨基底，与尺动脉掌深支吻合形成掌深弓。

（2）分支：自桡动脉分出桡侧返动脉、肌支、腕掌支、掌浅支、腕背支、第 1 掌背动脉、拇主要动脉及示指桡侧动脉等 8 支（图 7-155）。

1）桡侧返动脉（radial recurrent artery）：此动脉自桡动脉的起始部发出，向外上方经肱桡肌的尺侧、旋后肌与肱肌的掌侧，与桡神经伴行，沿途发小支至附近诸肌，最后与桡侧副动脉掌侧支吻合。

2）肌支：桡动脉沿途分支至前臂桡侧诸肌。

3）腕掌支（palmar carpal branch）：此支在旋前方肌下缘处自桡动脉分出，经腕骨与指屈肌腱之

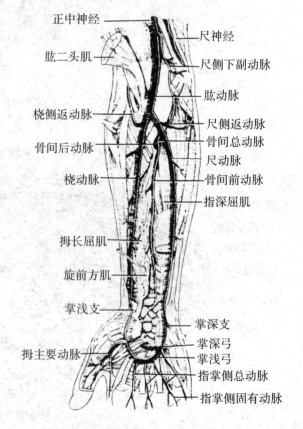

正中神经　　　　　　　尺神经
肱二头肌　　　　　　　尺侧下副动脉
　　　　　　　　　　　肱动脉
桡侧返动脉　　　　　　尺侧返动脉
骨间后动脉　　　　　　骨间总动脉
桡动脉　　　　　　　　尺动脉
　　　　　　　　　　　骨间前动脉
　　　　　　　　　　　指深屈肌
拇长屈肌
旋前方肌
掌浅支　　　　　　　　掌深支
拇主要动脉　　　　　　掌深弓
　　　　　　　　　　　掌浅弓
　　　　　　　　　　　指掌侧总动脉
　　　　　　　　　　　指掌侧固有动脉

图 7-155　桡、尺动脉分布

间向尺侧行，与尺动脉的同名支吻合。

4）掌浅支（superficial palmar branch）：此支当桡动脉转向手背时发出，穿鱼际肌或沿其表面下行，与尺动脉吻合构成掌浅弓。

5）腕背支（dorsal carpal branch）：桡动脉经拇长展肌腱的深侧时发出此支，向尺侧经桡侧腕长、短伸肌和拇长伸肌腱与腕骨背侧面之间，与尺动脉的同名支、骨间掌侧动脉和骨间背侧动脉的终末支吻合，组成腕背网。自此网发出第2～4掌背动脉分别沿相应骨间背侧肌的背面下行，至相应的近节指骨底处各分为二支称为指背动脉，分布至第2～5指相对缘的背侧。小指背侧的尺侧缘，由腕背网单独发一小支营养。指背动脉有时很小，手指的大部分由指掌侧固有动脉供应血液。掌背动脉在掌骨间隙的近侧部，接受来自掌深弓的穿支；在骨间隙的远侧部与来自指掌侧总动脉的穿支吻合。

6）第1掌背动脉（first dorsal metacarpal arteries）：桡动脉即将穿过第1骨间背侧肌时分出此支，沿该肌背侧面下降分为3支，至拇指背侧的两侧缘和示指的桡侧缘。

7）拇主要动脉（principal artery of thumb）：此支于桡动脉转到手掌时发出，向下经拇收肌斜头的深侧，至掌指关节处，分为2支沿拇指的两侧缘下行，分布至拇指掌侧的皮肤和皮下脂肪。它与拇指的其他动脉吻合。

8）示指桡侧动脉（radial artery of index）：此动脉自桡动脉单独起始，或与拇主要动脉共干（若共干时，称该总干为第1掌心动脉）发出，在拇收肌横头与第1骨间背侧肌之间下行，至横头下缘发小支与拇主要动脉和掌浅弓吻合。主干继续沿示指桡侧缘向下至示指末端，与尺侧的指掌侧固有动脉吻合。

桡动脉可在髁间线以上起始于肱动脉或腋动脉。桡动脉在前臂中点或中点以下即可分为口径几乎相等的内、外两支：内侧支至手掌与尺动脉末支组成掌浅弓；外侧支转至前臂桡侧的背面。或桡动脉本干在桡骨茎突近侧绕到前臂的背面。祖国医学所谓的"反关脉"，即指此等异常动脉而言。

5. 尺动脉（ulnar artery） 是肱动脉的终末支之一，比桡动脉稍大，在桡骨颈的稍下方发出，向内下行，经前臂浅层屈肌与深层屈肌之间于尺侧腕屈肌的桡侧（约在前臂的中点处）继续下降达豌豆骨的桡侧，经腕掌侧韧带与腕韧带之间到手掌，终末支与桡动脉掌浅支吻合后形成掌浅弓。

（1）周围关系：在前臂的近侧部，尺动脉经浅、深两层屈肌之间，正中神经自尺神经的内侧跨到它的外侧，其间被旋前圆肌深头隔开，继续向下，位于肱肌和指深屈肌的浅侧。在前臂的远侧部，尺动脉位置较浅，沿指深屈肌的表面，经尺侧腕屈肌与指浅屈肌之间下行。尺神经的掌皮支自尺动脉的远侧段跨过（图7-153、图7-154）。

在腕部和手掌，尺动脉自豌豆骨和尺神经的桡侧，腕掌侧韧带和腕横韧带之间下行，经掌短肌与小鱼际肌之间至手掌，末端与桡动脉掌浅支吻合形成掌浅弓。

（2）分支：自尺动脉发出尺侧返动脉、骨间总动脉、肌支、腕掌支、腕背支以及掌深支等（图7-155）。

1）尺侧返动脉（ulnar recurrent artery）：此动脉是尺动脉的第1个分支，自肘关节的稍下方发出。在肱肌与旋前圆肌之间上升，分为掌侧支（前支）和背侧支（后支）。

前支：较细，经旋前圆肌与肱肌之间向内上方斜升，达内上髁掌侧，与尺侧下副动脉吻合。并发小支至旋前圆肌和肱肌。

后支：较前支稍大，向上至肱骨内上髁的背侧，穿经尺侧腕屈肌两头间，与尺神经伴行，发小支至附近诸肌。其末支与尺侧下副动脉吻合。

2）骨间总动脉（common interosseous artery）：此动脉起点在尺侧返动脉的稍下方，是粗而短的干，向外下斜降，至前臂骨间膜上缘分为骨间前动脉和骨间后动脉两大支。

骨间前动脉（anterior interosseous artery）：在指深屈肌与拇长屈肌之间，伴随同名静脉和神经沿骨间膜的前方下降，自旋前方肌上缘至该肌的背侧，穿前臂骨间膜远侧端的裂孔达腕背侧，参加腕背侧网。其分支如下：①肌支：至附近诸肌。②滋养动脉：至桡、尺二骨。③正中动脉：为一细支，自骨间前动脉的起始部发出，伴随正中神经下降，有时此动脉较大，向下达手掌与掌浅弓吻合；或形成1~2支指掌侧总动脉而终。

骨间后动脉（posterior interosseous artery）：较骨间前动脉稍小，自骨间膜上缘与斜索之间至前臂后侧，穿旋后肌与拇长展肌之间下行，经前臂深、浅两层伸肌之间与骨间后神经伴行，至前臂下部与骨间前动脉吻合，末支加入腕背网。沿途除发肌支外，还发出骨间返动脉（recurrent interosseous artery）。后者，当骨间后动脉穿过旋后肌时发出，向上经旋后肌表面或其实质至肘深侧，过鹰嘴与外上髁之间达肘后与中副动脉吻合（图7-156）。

3）肌支：尺动脉沿途发肌支至前臂尺侧诸肌。

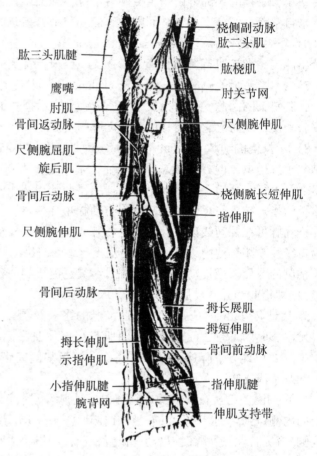

图7-156　骨间后动脉分支

4）腕掌支（palmar carpal branch）：此支自尺动脉发出，经指深屈肌腱的深侧向外，与桡动脉掌支吻合。此外，与骨间前动脉的小支和掌深弓的返支，共同组成腕掌侧网。自此网发小支至桡骨下端、腕骨和腕部关节等。

5）腕背支（dorsal carpal branch）：为1小支，在腕横韧带的近侧缘处，自尺动脉发出，向内经尺侧腕屈肌腱与尺骨下端之间至腕背侧参加腕背侧网。

6）掌深支（deep palmar branch）：此支自尺动脉发出后，经小指展肌与小指短屈肌之间至手掌深部，与桡动脉末端会合组成掌深弓。

6. 掌浅弓和掌深弓

（1）掌浅弓（superficial palmar arch）：通常是由尺动脉末端和桡动脉掌浅支（前者为主）所组成。

1）位置：掌浅弓位于掌腱膜及掌短肌的深侧，小指短屈肌、正中神经和尺神经的指掌侧总神经、指屈肌腱和蚓状肌等结构的浅侧。弓的凸侧向手指，凹侧向腕部。自弓的凸侧发出 3 条指掌侧总动脉，至第 2~5 指相对缘的掌侧；还发出小指尺掌侧动脉，至小指的尺侧缘。

2）分支：自掌浅弓除发出一些小的肌支和皮支外，主要发出 3 条指掌侧总动脉和小指尺掌侧动脉（图 7-157）。

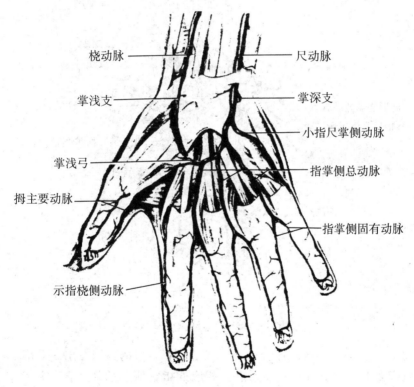

图 7-157　掌浅弓分支

指掌侧总动脉（common palmar digital arteries）：共 3 条，自弓的凸侧发出，沿第 2~4 骨间隙及相应的蚓状肌表面下行，约至掌指关节附近，接受掌深弓的掌心动脉和来自掌背动脉的穿支，然后再下行一短距离即分为二支指掌侧固有动脉（proper palmar digital arteries），分别至第 2~5 指的相对缘，沿指掌侧腱鞘的两侧，与同名神经和静脉伴行（神经位于动脉的掌侧），至指的末端与对侧同名动脉互相吻合。

小指尺掌侧动脉：直接自掌浅弓发出，沿小鱼际肌表面下降，至小指的尺侧缘。

手是劳动器官，由于抓握功能，使手掌易受压迫，指掌侧总动脉接受掌心动脉和掌背动脉的穿支，在手掌或指掌侧受压迫的情况下，仍可得到充分的血液供应。

（2）掌深弓（deep palmar arch）：由桡动脉末端和尺动脉掌深支吻合构成。

1）位置：掌深弓位置较深，位于指深、浅屈肌腱、蚓状肌、拇短屈肌浅头和小指短屈肌与骨间肌之间，横位于第1掌骨间隙基底至第5掌骨基底间。弓的凸侧向手指，自弓发出3条掌心动脉，凹侧向腕部，与尺神经深支伴行。

2）分支：自掌深弓发出掌心动脉、返支和穿支（图7-158）。

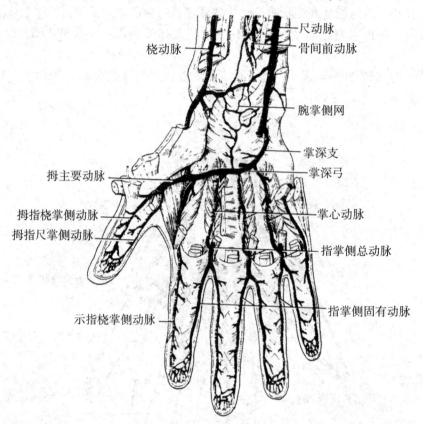

图 7-158　手掌动脉（深层）

掌心动脉（palmar metacarpal artery）：有3条，自弓的凸侧发出，沿第2~4掌骨间隙的骨间肌表面下降，至掌指关节附近与相应的指掌侧总动脉吻合，并发小支至骨间肌、掌骨和蚓状肌。

返支：自弓的凹侧发出，向腕部行进，参加腕掌侧网。

穿支（perforating branches）：自掌深弓直接发出，一般为3支，穿过第2~4骨间背侧肌两头间至手背，与相应的掌背动脉吻合。

7. 上肢的动脉网

（1）肩峰网（acromial rete）：在肩峰的周围，由肩胛上动脉的肩峰支、胸肩峰动脉的肩峰支与旋肱后动脉的分支吻合而成。

（2）肘关节网（cubital articular rete）（图7-159）：由肱深动脉的桡侧副动脉和中

副动脉、肱动脉的尺侧上副动脉和尺侧下副动脉、桡侧返动脉、尺侧返动脉和骨间返动脉等吻合形成。此网位于肘关节周围，在背侧发育较好，分为浅、深两网：浅网位于肱三头肌腱的表面；深网位于肱三头肌腱与关节囊之间。若结扎肱动脉时，可通过此网建立侧支循环。

（3）腕掌网（palmar carpal rete）：此网较细小，为桡、尺动脉的腕掌支、骨间前动脉和骨间后动脉的末支组成（图7-155）。

（4）腕背网（dorsal carpal rete）：此网位于腕骨的背侧面（图7-160），由桡尺动脉的腕背支、骨间前动脉和骨间后动脉的末支组成。自此网发出3条掌背动脉，至第2~5指相邻缘的背侧。

由于掌浅弓和掌深弓是由桡、尺

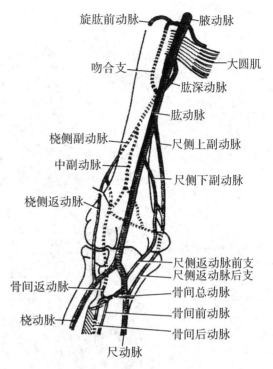

图 7-159 肘关节动脉网

二动脉的分支合成，故损伤该弓时，仅结扎其中的一支动脉，不能达到止血的目的。由于腕掌网和腕背网的存在，所以在腕关节以上将桡、尺动脉均结扎，往往也不能完全止血。若用压迫方法止血失败，同时又不能迅速找到血管断端，即应施行肱动脉结扎术，结扎部位宜在肱深动脉发出点以下或尺侧上副动脉发出部位的远侧进行。

（二）上肢静脉

上肢静脉分为浅静脉和深静脉。浅静脉位于皮下浅筋膜中，深筋膜的表面，不与动脉伴行；而深静脉与同名动脉伴行。深、浅静脉间有广泛的交通，并且二者都有瓣膜，深静脉的瓣膜比浅静脉多（图7-161）。

1. 上肢浅静脉 包括手的浅静脉、前臂和臂的浅静脉两部分（图7-162）。

（1）手的浅静脉：指背静脉沿指背两侧向近侧上升，彼此由一些斜行交通支互相连接。相邻指的指背静脉彼此汇合形成掌背静脉（dorsal metacarpal vein）。掌背静脉在手背中部互相连接组成手背静脉网（dorsal venous rete of hand），网的桡侧部与示指桡侧的指背静脉和拇指的指背静脉相连，向近侧上升延续于头静脉。手背静脉网的尺侧部接受小指尺侧的指背静脉，向上延续形成贵要静脉。在手背静脉网和头静脉间常有一交通支相连（图7-163）。

指背静脉与指掌侧静脉间以掌骨头间静脉相连。掌骨头间静脉经掌骨头之间至手掌。指掌侧静脉向近侧与手掌侧静脉丛相连，此丛位于掌腱膜的表面，并伸展到鱼际和小鱼际。

（2）前臂和臂的浅静脉：包括头静脉、贵要静脉和前臂正中静脉及其属支等（图7

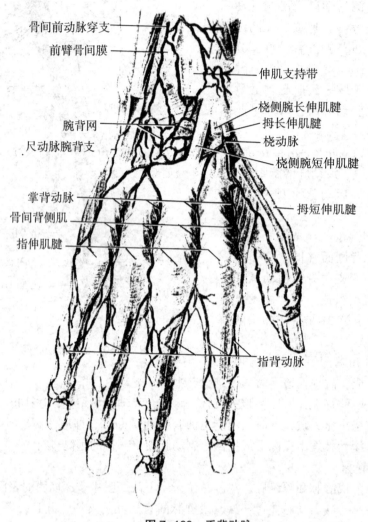

骨间前动脉穿支
前臂骨间膜
伸肌支持带
桡侧腕长伸肌腱
拇长伸肌腱
腕背网
尺动脉腕背支
桡动脉
桡侧腕短伸肌腱
掌背动脉
骨间背侧肌
拇短伸肌腱
指伸肌腱
指背动脉

图 7-160　手背动脉

1）头静脉（cephalic vein）：自手背静脉网桡侧部起始，向上绕过前臂桡侧缘至前臂掌侧面，沿途可接受掌、背两面的属支。在肘窝的稍下方，自头静脉分出一支，斜向内上方与贵要静脉相连，称为肘正中静脉（median cubital vein）。此静脉于肘窝中部接受来自深静脉的交通支，故此静脉虽位于皮下，但较固定，临床上常在此处进行输血、输液或一般静脉注射。头静脉在肘窝处，沿肱桡肌与肱二头肌之间向外上，经前臂外侧皮神经的表面，沿肱二头肌外侧缘继续上升，至臂的上 1/3 处，头静脉位于三角肌和胸大肌之间的沟内，与胸肩峰动脉的三角肌支伴行。然后进入锁骨下窝，经胸大肌锁骨头的后面，穿过喙锁胸筋膜，过腋动脉的前面，至锁骨的稍下方注入腋静脉（图7-166）。有时以一小支经锁骨表面与颈外静脉相交通。头静脉在分出肘正中静脉以前可有 1~2 对瓣膜。肘正中静脉内可见 1~3 对瓣膜。但上述二静脉内的瓣膜也可不存在。

肘正中静脉有时很大，可将头静脉的全部或大部分血引流到贵要静脉，致使头静脉

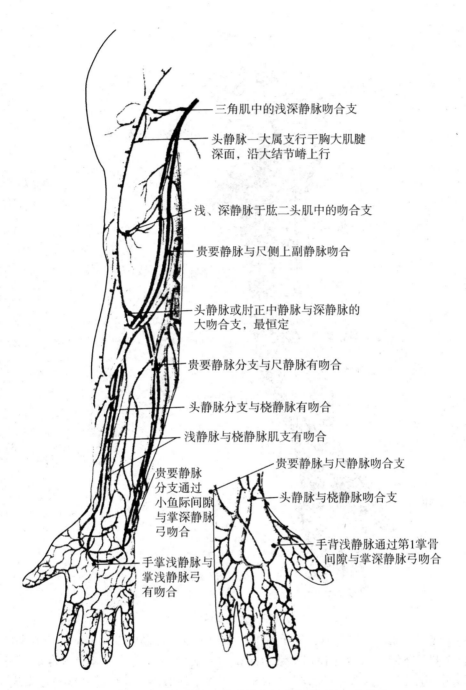

图 7-161　上肢浅深静脉的交通与静脉瓣的配布模式

的上段消失或很小。肘正中静脉多为一支，也可出现二支或阙如。

副头静脉（accessory cephalic vein）起自前臂背侧的一个属支或自手背静脉网的尺侧部起始，向上至肘窝以下注入头静脉。

2）贵要静脉（basilic vein）：自手背静脉网的尺侧部起始，在前臂后面的尺侧上升，至肘窝以下转向前面，于此接受肘正中静脉，再向上经肱二头肌与旋前圆肌之间的

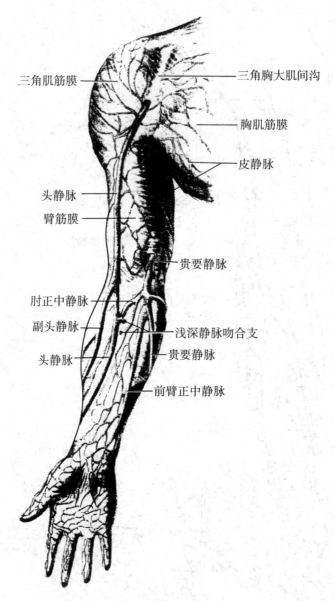

图 7-162　上肢浅静脉

沟内，继沿肱二头肌内侧缘上升，约至臂的中点稍下方穿深筋膜至臂深部，在肱动脉内侧上升至大圆肌下缘，与腋静脉相延续。前臂内侧皮神经于贵要静脉穿入深筋膜处浅出，并与此静脉伴行（图 7-165、图 7-166）。贵要静脉收纳肘正中静脉以前可出现 1~3 对瓣膜，阙如者也不少见。

3）前臂正中静脉（median antebrachial vein）：起始于手掌静脉丛，是不甚恒定的细支，沿前臂掌侧面，经头静脉与贵要静脉之间上升，末端注入肘正中静脉或贵要静脉（图 7-164）。前臂正中静脉可见 1~4 支，也可阙如。有时，在肘窝以下向上呈叉状分为两支，分别与头静脉和贵要静脉相连，与头静脉相连的叫头正中静脉，与贵要静脉相连的叫贵要正中静脉。

图中标注：
三角肌筋膜　三角胸大肌间沟
胸肌筋膜
皮静脉
头静脉
臂筋膜
贵要静脉
肘正中静脉
副头静脉　浅深静脉吻合支
头静脉　贵要静脉
前臂正中静脉

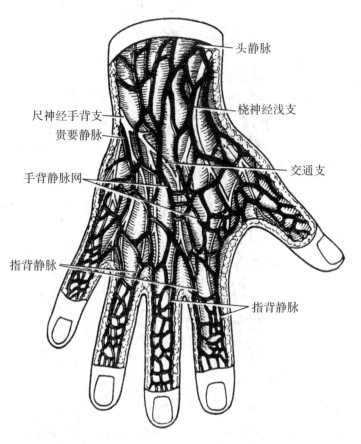

头静脉

桡神经浅支

尺神经手背支

贵要静脉

交通支

手背静脉网

指背静脉

指背静脉

图 7-163　手背浅静脉

上肢浅静脉在其穿入深筋膜以前，于活体上均可看见，尤其在瘦弱的肢体上更易观察。为了使浅静脉显示清楚，可使上肢取下垂位，同时在臂部缚以止血带，并反复握拳数次，使静脉充分充盈，这样，上肢浅静脉暴露更为明显。

2. 上肢深静脉　与同名动脉伴行，一般为两支，位于同名动脉的两侧，两支间并有多数小的横支互相连结。上肢的大部分静脉血由浅静脉引流，深静脉的引流量较小。

（1）手的深静脉：手背深静脉网（deep dorsal venous rete of hand）位于伸肌腱的深侧，伴随腕背动脉网的分支。该网的静脉血经浅网及桡动脉的伴行静脉注入臂静脉。并通过手背静脉网的属支——掌背静脉（dorsal metacarpal vein）与掌深静脉弓及掌心静脉吻合。掌浅静脉弓（superficial palmar venous arch）和掌深静脉弓（deep palmar venous arch）均为双静脉弓，分别与动脉的掌浅弓和掌深弓伴行，它们的属支均与动脉弓的分支同名，即指掌侧总静脉汇入掌浅静脉弓；掌心静脉（palmar metacarpal vein）注入掌深静脉弓。指掌侧固有静脉与同名动脉伴行，向近侧汇入指掌侧总静脉。

（2）前臂和臂的深静脉：

1）桡静脉（radial veins）：起自手背深静脉网，有两支，与桡动脉伴行，向上至肘窝与尺静脉汇合组成肱静脉。

2）尺静脉（ulnar veins）：比桡静脉稍大，接受来自掌深静脉弓的属支，在腕部与

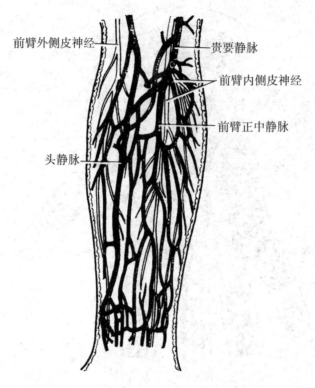

前臂外侧皮神经

贵要静脉

前臂内侧皮神经

前臂正中静脉

头静脉

图 7-164　前臂浅静脉

浅静脉相交通，至肘窝附近，收纳骨间前静脉和骨间后静脉，并以较大的交通支与肘正中静脉相连。

3）肱静脉（brachial veins）：有两条，与同名动脉伴行，两静脉之间以多数横支互相吻合，并接受同名动脉分支所伴行的静脉，至肩胛下肌或大圆肌下缘处，肱静脉的内侧支接受贵要静脉并与外侧支汇合，然后延续于腋静脉。

4）腋静脉（axillary vein）：较粗大，接受上肢深、浅静脉的血液。通常在大圆肌下缘处，由肱静脉内侧支延续而成（图 7-166）。经腋腔至第 1 肋外侧缘处移行于锁骨下静脉。腋静脉位于腋动脉的内侧，二者之间有胸前内侧神经、臂丛内侧束、尺神经以及前臂内侧皮神经通过。在腋静脉的内侧有臂内侧皮神经伴行。腋淋巴外侧组沿腋静脉的内侧和背侧排列。腋静脉的属支几乎全部是成对的，如胸肩峰静脉（thoracoacromial vein）、胸外侧静脉（lateral thoracic vein）、肩胛下静脉（subscapular vein）以及旋肱静脉等，均与同名动脉伴行，汇入腋静脉。胸外侧静脉较同名动脉粗，收集范围较广，有下列静脉汇入：①胸腹壁静脉（thoracoepigastric veins），起于腹壁浅静脉（股静脉属支），沿躯干侧壁上升，至腋窝合于胸外侧静脉。此静脉为上、下腔静脉间较大的侧副支，构成上、下腔静脉系间的吻合。②肋腋静脉，起自上位 6~7 个肋间隙的肋间静脉，穿过前锯肌的起始部，注入胸腹壁静脉或胸外侧静脉。③乳晕静脉丛（areolar venous plexus），是乳头周围的浅丛，由乳房的浅静脉构成。

腋静脉的管壁与喙锁胸筋膜结合，因而内腔常保持扩张状态，故该静脉损伤后，易

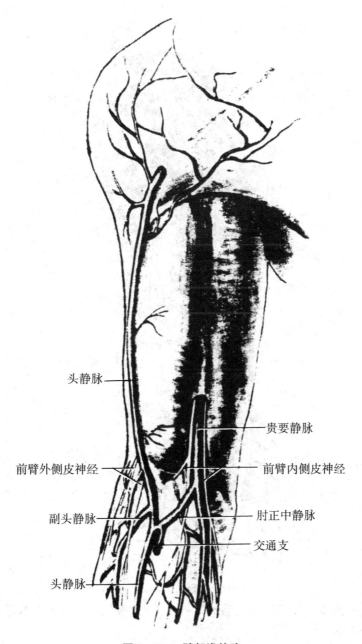

头静脉

贵要静脉

前臂外侧皮神经

前臂内侧皮神经

副头静脉

肘正中静脉

交通支

头静脉

图 7-165　臂部浅静脉

于发生空气栓塞。

5）锁骨下静脉（subclavian vein）：为腋静脉向上的延续，起于第 1 肋骨的外侧缘，至胸锁关节后面与颈内静脉结合形成头臂静脉。锁骨下静脉前面有锁骨和锁骨下肌；其后上方与锁骨下动脉相接，但二者之间隔以前斜角肌；膈神经自其后方通过；锁骨下静脉的下方与第 1 肋骨上面的浅沟接触。

锁骨下静脉的始末两端都有瓣膜。静脉在经过中与周围结构密切结合，其管壁与颈深筋膜、第 1 肋骨膜、前斜角肌肌腱以及锁骨下肌的筋膜鞘等结合，所以当吸气或臂上

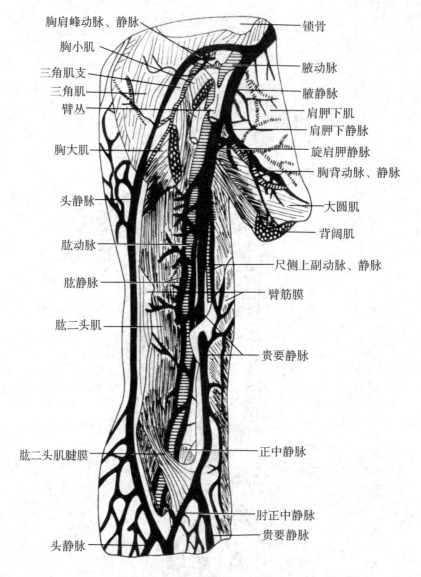

胸肩峰动脉、静脉　　　　　　　　　　　锁骨

胸小肌

三角肌支　　　　　　　　　　　　　　　腋动脉

三角肌　　　　　　　　　　　　　　　　腋静脉

臂丛　　　　　　　　　　　　　　　　　肩胛下肌

　　　　　　　　　　　　　　　　　　　肩胛下静脉

胸大肌　　　　　　　　　　　　　　　　旋肩胛静脉

　　　　　　　　　　　　　　　　　　　胸背动脉、静脉

　　　　　　　　　　　　　　　　　　　大圆肌

头静脉　　　　　　　　　　　　　　　　背阔肌

肱动脉　　　　　　　　　　　　　　　　尺侧上副动脉、静脉

肱静脉　　　　　　　　　　　　　　　　臂筋膜

肱二头肌

　　　　　　　　　　　　　　　　　　　贵要静脉

肱二头肌腱膜　　　　　　　　　　　　　正中静脉

　　　　　　　　　　　　　　　　　　　肘正中静脉

　　　　　　　　　　　　　　　　　　　贵要静脉

头静脉

图 7-166　臂部的静脉（前面）

举时，可使锁骨下静脉管径加大。手术时若伤及此静脉，可发生空气栓塞，此时如上提锁骨，可使静脉的伤口扩大。

锁骨下静脉与颈内静脉交角处，左侧接受胸导管，右侧有右淋巴导管注入。锁骨下静脉与同名动脉不同，锁骨下动脉发出很多分支，而锁骨下静脉通常仅有颈外静脉汇入，偶尔接受肩胛上静脉和颈横静脉。

锁骨下静脉插管至上腔静脉也是监测中心静脉压和进行静脉高营养疗法的途径之一。

由于锁骨下静脉较粗，血流量较多，若灌注高渗溶液，血栓形成的发生率远比外周静脉小。使用锁骨下静脉导管的病人可以走动。进行锁骨下静脉穿刺置管术时，宜自右侧进入，因为右侧头臂静脉短，向下直通上腔静脉。

锁骨下静脉全长近 2/3 位于锁—肋—斜角肌三角内。该三角的前界是锁骨内侧端；下界为第1肋的上面；后方是前斜角肌。锁骨下静脉被锁骨的内侧端覆盖。在前斜角肌内侧缘处锁骨下静脉与颈内静脉结合形成头臂静脉。锁骨下部的静脉穿刺和导管插入术，通过腋静脉终末部容易完成。腋静脉—锁骨下静脉的连接处和锁骨下静脉借前斜角肌与锁骨下动脉和臂丛分隔。所以靠近腋静脉—锁骨下静脉连接处，进行静脉穿刺，比在腋窝外侧部穿刺较为安全，因为前者有前斜角肌保护神经和血管，而后者，正中神经、尺神经、桡神经和腋动脉均与腋静脉相邻接。成人锁骨下静脉长3~4cm，直径为1~2cm。在前斜角肌止点的内侧，膈神经、胸廓内动脉和胸膜顶均位于锁骨下静脉的后方。

五、上肢的淋巴结和淋巴管

（一）上肢的淋巴结

上肢的淋巴结可分为中间群和终末群。中间群淋巴结又分为浅、深两组（图7-167、图7-168）：浅组包括肘浅淋巴结和锁骨下淋巴结；深组由前臂淋巴结、肘深淋巴

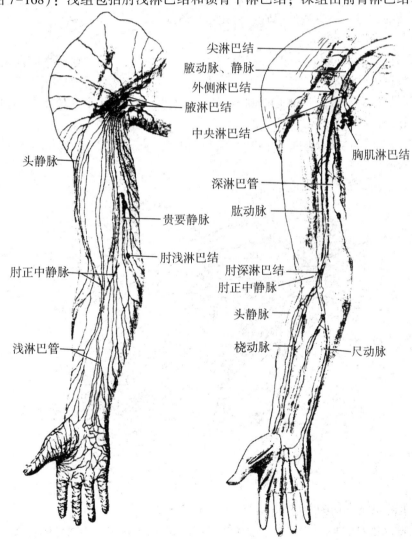

图7-167 上肢的浅淋巴管和淋巴结　　图7-168 上肢的深淋巴管和淋巴结

结和臂淋巴结组成。终末群淋巴结主要位于腋窝，故称为腋淋巴结，根据配布位置不同，此群淋巴结又可分为 5 组，即：外侧组、前组、后组、中央组及尖组等。

1. 中间群淋巴结

（1）浅组：

1）肘浅淋巴结（superficial cubital lymph nodes）：或称滑车上淋巴结（supratrochlear lymph nodes）（图 7-167），1 个或 2 个，位于肱骨内上髁上方，深筋膜的表面，贵要静脉的尺侧，接受尺侧两个半手指和前臂尺侧半部分浅淋巴管，其输出管随贵要静脉穿深筋膜与深部淋巴管相连。因此，尺侧两个半手指发炎时，此组淋巴结首先受累。

2）锁骨下淋巴结（infraclavicular node）：又称三角胸肌淋巴结，位于三角肌胸大肌间沟内，接受桡侧两个半手指、上肢背侧及外侧的一小部分浅淋巴管，此组淋巴结位于三角肌胸大肌三角内，头静脉上端附近，锁骨的稍下方，它的输出管，穿喙锁胸筋膜注入腋淋巴结的尖组，极少数淋巴管，可越过锁骨注入颈深下淋巴结。

（2）深组（图 7-168）：

1）前臂淋巴结（antebrachial lymph nodes）：沿尺动脉、桡动脉和骨间前动脉配布的小淋巴，数目极不恒定。

2）肘深淋巴结（deep cubital lymph nodes）：很小，有 1~2 个，位于肘窝血管的附近，即肱动脉分叉处。

3）臂淋巴结（brachial lymph nodes）：极不恒定，偶尔可在肱动脉上段附近发现，其输出管至腋淋巴结。

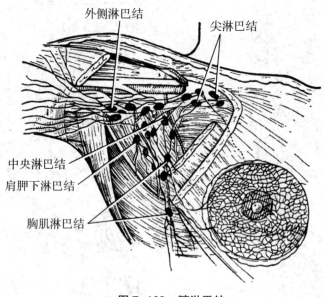

图 7-169　腋淋巴结

上述 3 组淋巴结，均为上肢深淋巴管的中间淋巴结。

2. 终末群淋巴结（腋淋巴结）　腋淋巴结（axillary lymph nodes）（图 7-169）是上肢最大的一组淋巴结，有 20~30 个。根据其位置和收集区域可分为 5 组，各组间没有

颈肩腰腿痛应用解剖学

明确的分界。

1) 外侧组：为外侧淋巴结，沿腋静脉的尺侧和背侧排列，有 4~6 个小淋巴结，接受全部上肢的淋巴管（沿头静脉而行的部分淋巴管除外），其输出管注入腋淋巴结的中央组和尖组，部分输出管可直接汇入颈深下淋巴结。

2) 前组或胸肌组：为胸肌淋巴结，位于胸小肌下缘，沿肩胛下血管排列，有 4~5 个淋巴结。其输入管为来自脐以上躯干前壁和外侧壁的淋巴管以及乳腺中央部和外侧部的淋巴管；输出管至中央组和尖组淋巴结。

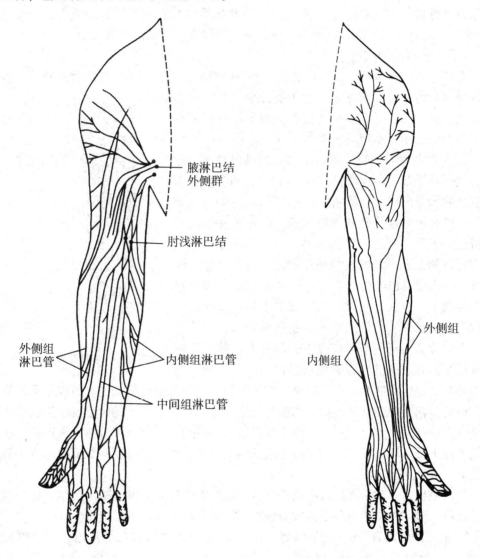

图 7-170　上肢掌侧浅淋巴管和淋巴结示意　　　图 7-171　上肢背侧浅淋巴管示意

3) 后组或肩胛下组：为肩胛下淋巴结，位于腋窝后壁下缘，沿胸外侧动脉排列，有 6~7 个淋巴结组成。其输入管来自项下部和躯干背面（髂嵴以上的部分）的皮肤和肌的淋巴管；输出管至中央组和尖组淋巴结。

4）中央组：为中央淋巴结，位于腋窝底的脂肪组织内，有3~4个较大的淋巴结。收纳上述3组淋巴结的输出管，本组淋巴结的输出管注入尖组。

5）尖组：为尖淋巴结，位于胸小肌上缘以上或该肌上部的后面，有6~12个淋巴结，沿腋静脉的内侧排列，向上可伸展至腋窝尖部。此组淋巴结除接受腋淋巴结其他4组的淋巴输出管外，尚有锁骨下淋巴结的输出管以及乳腺上部和周围淋巴管注入。尖组淋巴结的输出管组成锁骨下干（subclavian trunk）。左锁骨下干注入胸导管或直接注入左锁骨下静脉；右锁骨下干直接注入右颈静脉角或与右颈干结合组成右胸导管（right lymphatic duct）。尖组淋巴结的少数淋巴输出管，常注入颈深下淋巴结。

（二）上肢的淋巴管

上肢的淋巴管可分为浅、深两层，上肢的浅淋巴管，除了手及前臂背侧外，多与上肢浅静脉伴行。而上肢深淋巴管主要沿血管神经束上行。浅、深淋巴管都直接或间接注入腋淋巴结，但在上肢各部的配布并不相同（图7-170、图7-171）。

1. 上肢的浅淋巴管　手指掌侧面的淋巴管丛，比手指背侧和手背的均较致密（图7-172）。自指掌侧淋巴管丛起始的淋巴管，沿各指的两侧缘向近侧，至指蹼处，接受手掌远侧部的淋巴管后，达手背并与指背侧淋巴管相连。拇指、示指和中指的一部分淋巴管，沿前臂桡侧上升，至三角肌止点附近，大部分穿过深筋膜，注入腋淋巴结的外侧组。少数淋巴管，继续沿头静脉向上，至锁骨下淋巴结，或向上经锁骨表面注入颈深下淋巴结。尺侧两个半手指的淋巴管，向上与前臂贵要静脉伴行，至肘窝以上，部分淋巴管注入肘浅淋巴结。其余的淋巴管和肘浅淋巴结的输出管，与

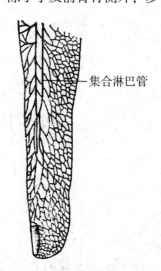

集合淋巴管

图7-172　手指侧缘的集合淋巴管

贵要静脉共同穿深筋膜，汇入腋淋巴结外侧组，或与深淋巴管相连。另外，手掌侧的一组淋巴管，向上至前臂掌侧面，与前臂正中静脉伴行至肘部，继续上行，沿肱二头肌内侧缘，至腋前襞，穿过深筋膜，终于腋淋巴结外侧组。手背及腕背侧的淋巴管，在前臂背侧平行上升一段以后，逐渐绕过上肢的内侧缘或外侧缘，分别与贵要静脉或头静脉伴行的淋巴管相连。

三角肌部前面和后面的浅淋巴管，分别经腋前襞和腋后襞至腋淋巴结。肩胛部的浅淋巴管注入腋淋巴结的肩胛下组或与颈横动脉伴行终于颈深下淋巴结。

2. 上肢深淋巴管　起始于手的深组织，收集骨、关节和肌的淋巴，与前臂和臂的血管、神经束伴行，向上终于腋淋巴结外侧组。深淋巴管途中可经前臂淋巴结、肘深淋巴结以及臂淋巴结等中间组淋巴结。据观察，自正中神经和尺神经内均有淋巴管导出，注入脊神经节周围间隙内。

肩部诸肌的淋巴管主要注入腋淋巴结的肩胛下组。胸肌的淋巴管，注入腋淋巴结的胸肌组和尖组。

上肢的深淋巴管比浅淋巴管的数目少，二者之间可互相交通。

六、上肢神经

上肢神经（图7-173）主要为臂丛（brachial plexus），其次有自颈丛及胸神经来的分支（详见颈部、胸部解剖）。臂丛（图7-174）由下位4个颈神经（$C_{5\sim8}$）的前支与第1胸神经前支的大部分所组成，偶尔也有第4颈神经和第2胸神经分支参加。臂丛的表面投影大致相当于胸锁乳突肌后缘中点经锁骨中点稍外转向三角肌胸大肌间隙。其在颈部的走行及分支详见颈部神经。臂丛支配上肢的神经分支如下：

（一）臂丛在锁骨上部发出至上肢的分支

肩胛上神经（suprascapular nerve）（图7-175）由第5、6颈神经的纤维组成，50%的情况，有第4颈神经来的纤维参加。此神经起于臂丛的上干，位于臂丛的上侧，向下外方行，与肩胛骨的上缘平行，经斜方肌及肩胛舌骨肌的深侧，至肩胛切迹处，与肩胛上动脉邻接。此动脉经肩胛横韧带上侧至冈上窝，然后转至冈下窝。而肩胛上神经则经肩胛横韧带下侧至冈上窝。在此，该神经发支支配冈上肌、肩关节及肩锁关节。继而伴肩胛上动脉绕过肩胛颈切迹至冈下窝，支配冈下肌。在冈下窝内，可能分出到肩关节的小支。

在肩胛上神经起点和行程中，其走行于肩胛切迹、肩胛颈切迹的位置相对较固定，所以在肩带肌以及肩胛骨运动时很易受到牵拉，凡上肢过度前伸或超体位交叉内收（如排球运动时做的扣球动作、拔河时的拉物动作等），均超越正常运动幅度，都有可能使肩胛上神经过度紧张，导致肩胛上神经损伤，使其支配肌肉产生疼痛。Kopell（1959）提出冻结肩和肩部疼痛疾病中，肩胛上神经综合征是病因之一。

（二）臂丛在锁骨下部发出至上肢的分支

臂丛在锁骨以下发出的分支（图7-176），均起于臂丛的3束，可分为前组和后组2种分支。前组起于内侧束者，为胸前神经内侧支、正中神经内侧根、尺神经、臂内侧皮神经及前臂内侧皮神经；后组起于后束者，计有桡神经、腋神经、2条肩胛下神经及胸背神经。上述这些分支中，有五大支，即正中神经、肌皮神经、尺神经、桡神经及腋神经为臂丛终末支（图7-98、图7-177）。

1. 臂内侧皮神经（medial brachial cutaneous nerve）　是臂丛到臂诸长神经中的最短小者，起于内侧束。有90%的情况，此神经中含有第8颈神经及第1胸神经的纤维（有时只有第1胸神经的纤维）。此神经先经过腋动脉、静脉之间，继行于腋静脉内侧，与肋间臂神经相交通。沿着肱动脉及贵要静脉内侧向远侧行，约到上臂中点处，穿深筋膜至浅筋膜内，分布于臂内侧下1/3的皮肤。末梢支达内上髁及鹰嘴附近，并有支与前臂内侧皮神经的后支交通。此神经有时阙如，则由肋间臂神经或桡神经的臂后皮神经的分支所代替。

2. 前臂内侧皮神经（medial antebrachial cutaneous nerve）　起于内侧束，包含第8颈神经与第1胸神经的纤维。经过腋动脉、静脉之间达臂。位于肱动脉前面转至其内侧，在臂的中下1/3交界处，该神经与贵要静脉共同穿臂深筋膜，至浅筋膜，分为前支（掌侧支）及后支（尺侧支）。其分支有如下几个：

（1）臂部皮支（cutaneous branches of arm）：有1支或数小支，自神经干的近侧段发出，分布于肱二头肌表面的皮肤。

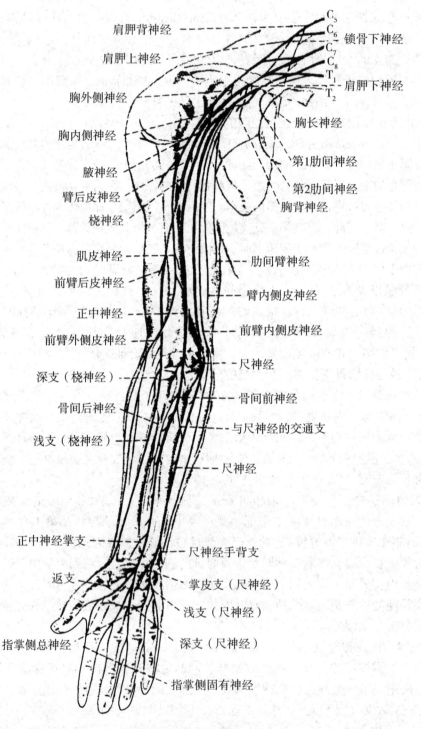

肩胛背神经

肩胛上神经

胸外侧神经

胸内侧神经

腋神经

臂后皮神经

桡神经

肌皮神经

前臂后皮神经

正中神经

前臂外侧皮神经

深支（桡神经）

骨间后神经

浅支（桡神经）

正中神经掌支

返支

指掌侧总神经

C_5

C_6 锁骨下神经

C_7

C_8

T_1 肩胛下神经

T_2

胸长神经

第1肋间神经

第2肋间神经

胸背神经

肋间臂神经

臂内侧皮神经

前臂内侧皮神经

尺神经

骨间前神经

与尺神经的交通支

尺神经

尺神经手背支

掌皮支（尺神经）

浅支（尺神经）

深支（尺神经）

指掌侧固有神经

图 7-173　上肢神经模式

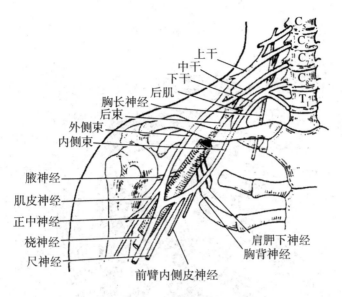

图 7-174　臂丛组成模式

（2）前支（掌侧支）（anterior branch）：较尺侧支大，在贵要、正中静脉的前侧或后侧经过，分成几支分布于前臂前面内侧部的皮肤，下至腕的尺侧部。它与尺神经在前臂部的分支、尺神经掌皮支间有交通。

（3）后支（尺侧支）（posterior branch）：斜向后下方，于贵要静脉的内侧，经肱骨内上髁的前面，在前臂浅层屈肌及旋前圆肌起始部的前面下降。分支分布于前臂后内侧部的皮肤。后支可与臂内侧皮神经、前臂后皮神经及尺神经手背支间发生交通。

3. 肩胛下神经（subscapular nerves）　有上、下 2 支，起于后束。

（1）上肩胛下神经：含有第 5、第 6 颈神经的纤维（有时亦有第 4 颈神经的纤维参加）。位于腋窝上后部，常为 2 支，下降分布于肩胛下肌上部。

（2）下肩胛下神经：由第 5、第 6 颈神经的纤维构成。自后束发出，有时与腋神经共干。此神经经肩胛下动脉后侧至大圆肌，并终于该肌；有 1～2 个分支，至肩胛下肌腋窝缘附近，进入并支配该肌下部。

（三）臂丛的上肢终末支

臂丛的上肢终末支见图 7-174、图 7-177。

1. 肌皮神经（musculocutaneous nerve）（图 7-178）　于胸小肌下缘自臂丛外侧束发出，其中包含第 5、6 颈神经的纤维；均有 50% 的情况，此神经可有第 4 及第 7 颈神经的纤维参加。此神经初位于腋动脉的外侧，穿过喙肱肌，向下外侧行；于肱二头肌与肱肌之间达臂外侧缘，沿肱二头肌外侧沟向远侧行；在肘关节的稍上方，于肱二头肌腱的外侧，穿深筋膜，继续下降于前臂，成为皮神经，称为前臂外侧皮神经。

肌皮神经在上臂经过中，发肌支支配上臂诸肌。至喙肱肌的肌支，主要来自第 7 颈神经的纤维；肌皮神经尚未穿入该肌时即已分出；此肌支有时直接起于外侧束。至肱二头肌 2 个头和肱肌的肌支，在肌皮神经穿过喙肱肌后，在肱二头肌与肱肌之间时发出。

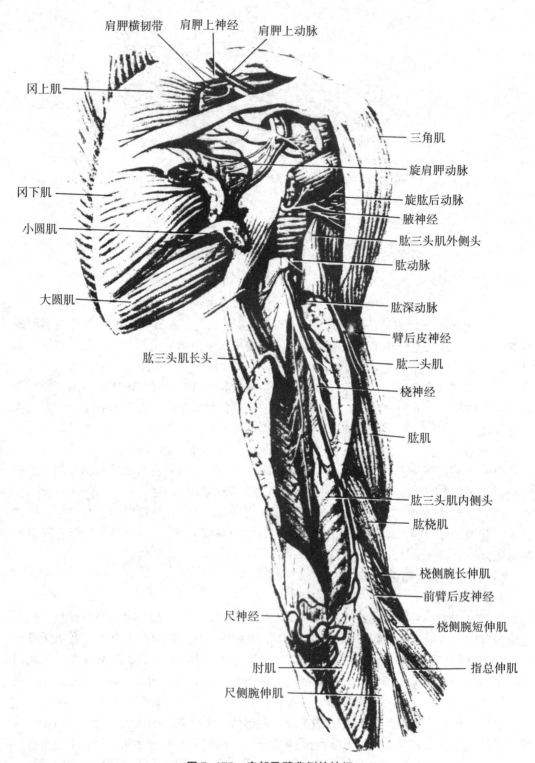

图 7-175　肩部及臂背侧的神经

肩胛横韧带　肩胛上神经　肩胛上动脉

冈上肌

三角肌

旋肩胛动脉

旋肱后动脉

腋神经

肱三头肌外侧头

肱动脉

冈下肌

小圆肌

大圆肌

肱深动脉

臂后皮神经

肱二头肌

桡神经

肱肌

肱三头肌长头

肱三头肌内侧头

肱桡肌

桡侧腕长伸肌

前臂后皮神经

尺神经

桡侧腕短伸肌

肘肌

指总伸肌

尺侧腕伸肌

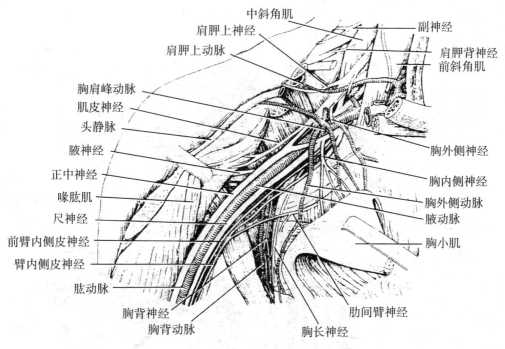

中斜角肌
肩胛上神经
肩胛上动脉

副神经
肩胛背神经
前斜角肌

胸肩峰动脉
肌皮神经
头静脉
腋神经
正中神经
喙肱肌
尺神经
前臂内侧皮神经
臂内侧皮神经
肱动脉

胸外侧神经
胸内侧神经
胸外侧动脉
腋动脉
胸小肌

胸背神经
胸背动脉

肋间臂神经
胸长神经

图 7-176　右臂丛及分支

至肱肌的肌支，还分出细支至肘关节。肌皮神经亦有细小分支随肱骨的滋养动脉入肱骨。

　　前臂外侧皮神经（lateral antebrachial cutaneous nerve）（图 7-98）经头正中静脉及头静脉下侧，沿前臂外侧下降，分为前、后两支：前支沿前臂前面的外侧行，并分布于这部分的皮肤，其终末支可达到腕以下鱼际中部的皮肤。在腕稍上方处，接受桡神经浅支的交通支。在此交通支连结点以下，发腕关节支至腕关节。后支较小，向后下方行，经肱骨外上髁前方。分布于前臂后部外侧的皮肤，达腕背部，并与桡神经的浅支及前臂后皮神经（posterior antebrachial cutaneous nerve）下部分支相交通。

　　肌皮神经单独受损伤情形极少见，一般引起损伤的原因，如肱骨头骨折或脱位、腋动脉瘤的压迫、熟睡时枕压臂部过重、脊髓或臂丛发生病变等；至于刺伤、弹伤等，也可直接损伤神经。肌皮神经损伤后的症状，为喙肱肌、肱二头肌、肱肌的瘫痪及萎缩。运动障碍表现为前臂屈曲无力，是由于肱二头肌及肱肌瘫痪所致。因肱桡肌健全，所以前臂还能稍微屈曲。肱二头肌腱反射消失，前臂外侧感觉丧失。

　　2. 正中神经（median nerve）（图 7-179）　以两根起于臂丛，其中一根起于内侧束，另一根起于外侧束。两根于胸小肌下缘，在腋动脉下部的前侧或外侧合成一干。此神经由第 6、7、8 颈神经及第 1 胸神经的纤维组成，有时第 5 颈神经的纤维也加入其中。在臂上半，与肱动脉伴行，平喙肱肌抵止处，越过动脉居其内侧，贴肱肌前方入肘窝。神经在肘窝随肱动脉深行，前方被肘正中静脉、臂内侧皮神经和肱二头肌腱膜所掩盖，后方隔肱肌与肘关节相对，外为肱二头肌腱，内为旋前圆肌。神经继而穿旋前圆肌

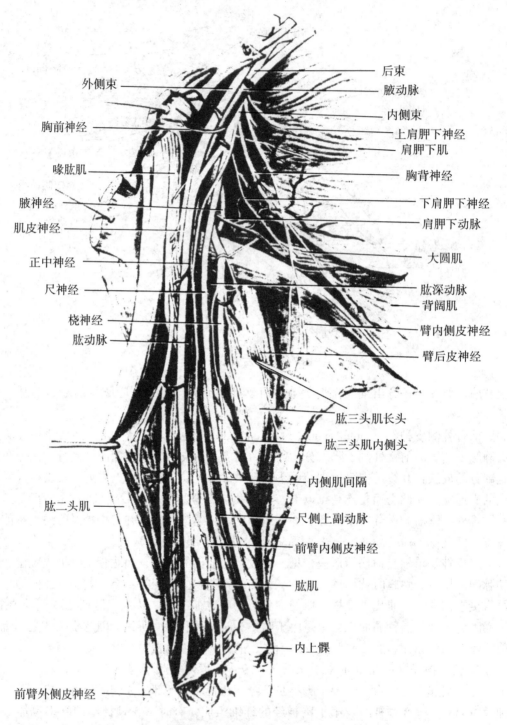

外侧束

后束

腋动脉

内侧束

胸前神经

上肩胛下神经

肩胛下肌

喙肱肌

胸背神经

腋神经

下肩胛下神经

肌皮神经

肩胛下动脉

正中神经

大圆肌

尺神经

肱深动脉

背阔肌

桡神经

臂内侧皮神经

肱动脉

臂后皮神经

肱三头肌长头

肱三头肌内侧头

肱二头肌

内侧肌间隔

尺侧上副动脉

前臂内侧皮神经

肱肌

内上髁

前臂外侧皮神经

图 7-177　右腋窝及臂的神经

肱头与尺头之间出现于前臂，通过指浅屈肌腱弓下方，行于指浅、深屈肌之间达腕。在

颈肩腰腿痛应用解剖学

腕横韧带上方，正中神经从指浅屈肌腱桡侧缘下方出现，居指浅屈肌腱与桡侧腕屈肌腱之间，在掌长肌腱的深面略偏桡侧。最后随屈肌腱经过腕管达手掌，分肌支和皮支而终止。在腕前正中神经位置最浅，是正中神经进行局部浸润麻醉最适合的解剖位置。

正中神经在臂一般不发分支；只有少数在臂经过中接受从肌皮神经来的交通支。在肘关节上方，分出至旋前圆肌的肌支。在肘关节前侧，可发1~2关节支，分布于肘关节，并有支至桡尺近侧关节。

（1）至旋前圆肌的肌支：一般于肘窝上方由正中神经干发出，在该肌的外侧缘穿入肌内。肌支有1~3支，以2支者较多。

（2）至桡侧腕屈肌、掌长肌及指浅屈肌的肌支：一般在旋前圆肌支的下方近肘关节处发出。至桡侧腕屈肌的肌支数目，多数只1支；至指浅屈肌的多为1~2支。

（3）骨间前神经（anterior interosseous nerve）：当正中神经穿过旋前圆肌两头之间时，由神经干的背侧发出。与骨间前动脉伴行，于前臂骨间膜掌侧，经指深屈肌与拇长屈肌之间下降，达旋前方肌的深侧进入该肌；并发关节支分布到腕关节及腕骨间关节。骨间前神经在其起始部，发支支配指深屈肌桡侧半部及拇长屈肌的全部；正中神经至指深屈肌的肌支，在该肌内可与尺神经支配该肌的肌支结合。

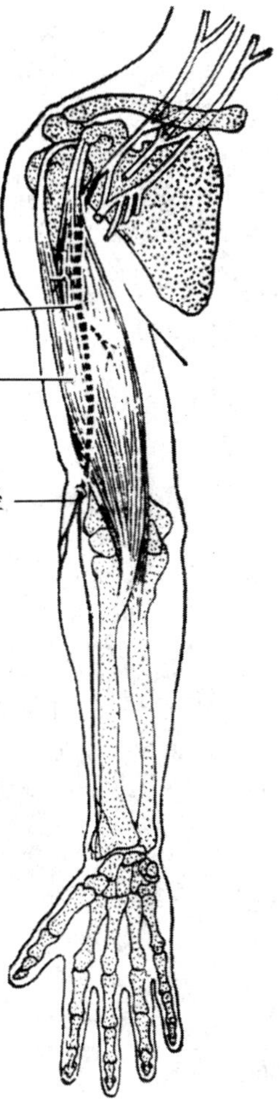

图7-178　肌皮神经的分布

肌皮神经

肱二头肌

前臂外侧皮神经

骨间前神经发有小支，分布于前臂骨间膜、骨间前动脉、营养动脉，以及桡骨、尺骨、腕骨的骨膜。

一般认为，骨间前神经仅支配前臂掌侧的深层屈肌，但至指浅屈肌的肌支，有时也可以发自骨间前神经。至指深屈肌及拇长屈肌的肌支，亦可自正中神经干发出。

支配指深屈肌的肌支数，有3~5支。至拇长屈肌以2支者多见。至旋前方肌的多为1支。

（4）掌皮支：是一小支，在腕横韧带的近侧发出。经桡侧腕屈肌及掌长肌之间下降，跨过腕横韧带表面，穿出深筋膜，分为内、外两支。内侧支分布于手掌中部的皮肤，与尺神经的掌皮支吻合；外侧支分布于鱼际的皮肤，与桡神经浅支及前臂外侧皮神经的前支结合。

（5）指掌侧总神经（common palmar digital nerves）（图7-180）：正中神经经腕横韧带深侧入手掌，分为3条指掌侧总神经，位于掌腱膜与掌浅弓的深侧，指屈肌腱的表

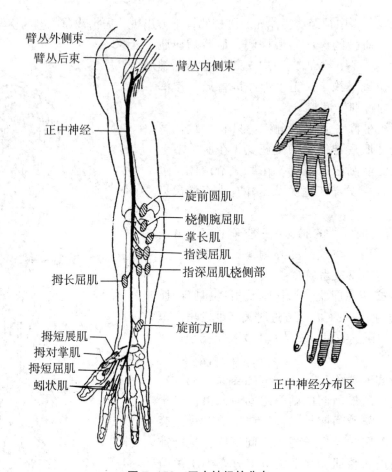

图中标注（从上到下，从左到右）：
臂丛外侧束　臂丛后束　臂丛内侧束　正中神经　旋前圆肌　桡侧腕屈肌　掌长肌　指浅屈肌　指深屈肌桡侧部　拇长屈肌　旋前方肌　拇短展肌　拇对掌肌　拇短屈肌　蚓状肌　正中神经分布区

图 7-179　正中神经的分布

面。

1）第 1 指掌侧总神经：发出返支支配鱼际诸肌，即拇短展肌、拇指对掌肌及拇短屈肌（浅头）。此神经有细支可与尺神经的掌深支交通（图 1-181）。这种交通有人称为鱼际袢（ansa thenar）。经此袢使鱼际肌获得正中神经与尺神经的双重神经支配。

第 1 指掌侧总神经的末端分为 3 支，即指掌侧固有神经（proper palmar digital nerve）（图 7-180）。3 支中最外侧 1 支，分布于拇指的桡侧缘，达远侧端的皮肤，分细支分布于拇指指端掌面及远节背侧的皮肤；中间的指掌侧固有神经，分布于拇指尺侧缘的皮肤，亦有分支至拇指远节背面皮肤；内侧的指掌侧固有神经，分布于第 2 指掌面桡侧缘的皮肤，并分支至第 1 蚓状肌，此外亦有分支，分布于第 2 指中节及远节背侧的皮肤。

2）第 2、第 3 指掌侧总神经：第 2 指掌侧总神经至第 2~3 指之间，分支至第 2 蚓状肌。第 3 指掌侧总神经至第 3~4 指之间，有时发支至第 3 蚓状肌。此两支指掌侧总神经，在掌指关节的近侧，各分为两条指掌侧固有神经，分布于示指、中指与环指相对缘的皮肤；并有分支至示指中节及远节背面和环指中节及远节背侧桡侧的皮肤。第 3 指掌侧总神经与尺神经之间有交通支。

（6）正中神经有不定的血管支分布于桡动脉、尺动脉及其分支。

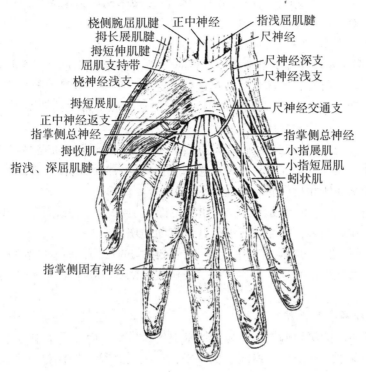

桡侧腕屈肌腱　正中神经　　指浅屈肌腱
拇长展肌腱　　　　　　　　　尺神经
拇短伸肌腱　　　　　　　　　尺神经深支
屈肌支持带　　　　　　　　　尺神经浅支
桡神经浅支
拇短展肌　　　　　　　　　　尺神经交通支
正中神经返支　　　　　　　　指掌侧总神经
指掌侧总神经　　　　　　　　小指展肌
拇收肌　　　　　　　　　　　小指短肌
指浅、深屈肌腱　　　　　　　蚓状肌

指掌侧固有神经

图 7-180　手的神经（掌面浅层）

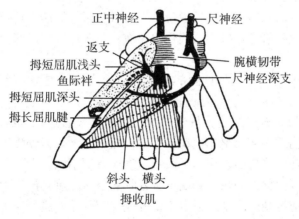

正中神经　　　尺神经
返支
拇短屈肌浅头　　　　　腕横韧带
鱼际袢　　　　　　　　尺神经深支
拇短屈肌深头
拇长屈肌腱

斜头　横头
拇收肌

图 7-181　鱼际袢

正中神经的易损部位：

1）在臂上部：正中神经行于肱二头肌内侧沟的血管神经束中，位置表浅，易受损伤，如切割伤、止血带较长时间的压迫、为控制出血嵌夹或结扎肱动脉时误将正中神经夹于其中等。

2）动脉瘤的压迫：正中神经内、外侧根围拥着腋动脉，患腋动脉瘤时，易造成对正中神经的压迫。

3）肱骨三角肌止点以下骨折：上骨折片被胸大肌等牵向内侧，易损伤正中神经。

4）在肘部：肱骨髁上骨折时，肱骨上骨折片被牵向前，虽隔以肱肌，但有时锐利的折片可造成对神经和血管的牵拉、压缩、划破，甚至断裂。肘关节后脱位亦可造成对正中神经的牵拉损伤。

5）肱骨存在异常的髁上棘和髁上韧带时，正中神经伴随肱动脉有时先向后行绕过骨纤维性孔，再前行回到肘部前方，在这种情况下，神经易受到摩擦、损伤，引起分布区的感觉异常和疼痛，并随前臂屈曲和旋前而加重。髁上棘常为双侧性，可借 X 线确认，应与外生骨疣或骨软骨瘤鉴别。

6）在前臂：正中神经穿出旋前圆肌后，直接通过指浅屈肌腱弓下方，此弓架于尺、桡骨之间，在少数情况下，神经可受到坚韧的腱弓的限制和压迫，而引起骨间前神经炎，导致拇长屈肌和指深屈肌示指头的麻痹。

7）正中神经行于前臂的指浅、深屈肌之间，但它借分支攀附于指浅屈肌的深面，当术中翻开指浅屈肌时，神经随肌移位，注意勿损伤神经。

8）桡骨下端骨折可引起正中神经原发的或继发的损伤，原发损伤发生于骨折的当时，神经可强力地成角跨过骨折片；继发损伤或因桡骨下端不完全复位，或因骨痂隆起的摩擦等。

9）正中神经于腕上方位置表浅，介于内侧的指浅屈肌、外侧的桡侧腕屈肌腱之间，居于掌长肌腱的深面偏桡侧，易受切割损伤。另一方面，手术中应悉心将正中神经与掌长肌腱相鉴别。神经口径扁圆，色泽粉红，上有血管，居深位。掌长肌腱扁而薄，色亮白，无明显滋养血管，居浅位正中。

10）正中神经通行于腕管中，由于种种原因受到损伤产生腕管综合征。如腕部急性屈曲和过伸，腕管内压增大；月骨脱位、手舟骨骨折、屈肌支持带肥厚、肥大性腕关节炎和腱鞘炎等导致腕管容积减小；腕管内出血；脂肪瘤和纤维瘤侵袭正中神经以及其他不明原因等。

11）正中神经返支行于鱼际近侧部皮下，易受浅部切割伤。手术切口时，不宜做垂直切口以免损伤返支而招致鱼际肌的麻痹。

12）其他损伤如开放性损伤、贯通伤等。正中神经有运动纤维、感觉纤维和交感神经纤维，所以损伤后必然会出现运动、感觉和血管舒缩及营养障碍。由于正中神经行程远，故损伤后的功能障碍因损伤的平面、程度而有所不同。

正中神经的周围性损伤如在近侧端（所有肌支分出之前）出现时，则因旋前肌群受累，而使前臂的旋前运动受限制；但由于桡神经支配的肱桡肌作用，仍然可使前臂成半旋前位。因屈腕肌受正中神经支配，屈腕和腕外展的运动减弱；而尺神经支配的指深屈肌尺侧部及尺侧腕屈肌正常，因此当屈腕时向尺侧倾斜。手部发生的症状（图 7-182）：拇指伸直稍带内收，这是因拇长、短屈肌及拇短展肌丧失作用所致。鱼际肌萎缩，引起鱼际塌陷，手掌显现平坦。拇指对掌肌瘫痪，拇指无法对掌。由于指屈肌瘫痪，示指及中指的关节不能随意屈曲，致使该二指陷于无用。环指和小指的屈曲，只因浅屈肌丧失作用而变弱。所有这些症状统称为"猿手"。患者握拳时拇指不能触及中指背面，握持无力。伸展的示指不能屈曲，不能将指尖触及拇指。令做两手合抱交叉试验，患者病侧的示指和中指不能屈曲合抱。

正中神经遭受损伤后，常有强烈的血管收缩及营养障碍，皮肤干燥、发绀、发冷、开裂，有时出现角化情形，指甲起嵴而脆，肌萎缩。在正中神经皮支所分布的区域内，有不同程度的感觉障碍，以示指和中指的末端最为常见。正中神经损伤大多出现疼痛，特别是在不完全损伤时尤为剧烈，与坐骨神经不完全损伤之灼痛相类似。

3. 尺神经（ulnar nerve）（图7-177、图7-183）　起于臂丛内侧束，包含第7、第8颈神经及第1胸神经的纤维。自胸小肌下缘发出，经腋窝于腋动脉与腋静脉之间向下行。至上臂上部，位于肱动脉内侧。在喙肱肌止点处，与尺侧上副动脉伴行，穿臂内侧肌间隔，自隔的前侧达其后侧。然后沿肱三头肌内侧头的前面下降到肘后侧，于肱骨内上髁及尺骨鹰嘴之间，经内上髁后下侧的尺神经沟，在沟内，尺神经通过"肘管"离开臂部，经尺侧腕屈肌两头之间至前臂。继续沿前臂内侧下降，在前臂上半部，位于指深屈肌的表面，被尺侧腕屈肌遮蔽；下半部则位于尺侧腕屈肌的桡侧，仅被皮肤及固有

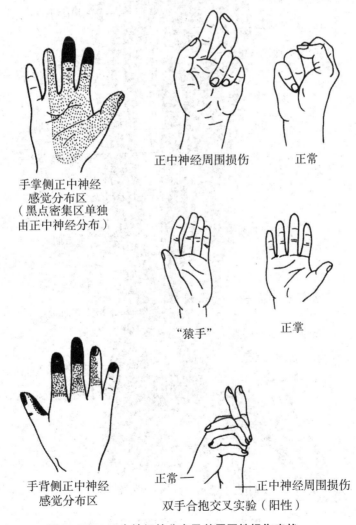

手掌侧正中神经
感觉分布区
（黑点密集区单独
由正中神经分布）

正中神经周围损伤　　正常

"猿手"　　正掌

手背侧正中神经
感觉分布区

正常——　——正中神经周围损伤
双手合抱交叉实验（阳性）

图7-182　正中神经的分布及其周围性损伤症状

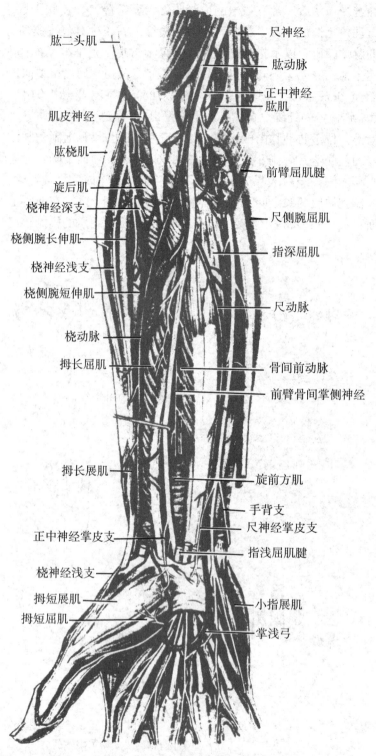

肱二头肌

肌皮神经

肱桡肌

旋后肌

桡神经深支

桡侧腕长伸肌

桡神经浅支

桡侧腕短伸肌

桡动脉

拇长屈肌

拇长展肌

正中神经掌皮支

桡神经浅支

拇短展肌

拇短屈肌

尺神经

肱动脉

正中神经
肱肌

前臂屈肌腱

尺侧腕屈肌

指深屈肌

尺动脉

骨间前动脉

前臂骨间掌侧神经

旋前方肌

手背支
尺神经掌皮支

指浅屈肌腱

小指展肌

掌浅弓

图 7-183　前臂掌侧及手掌的神经

筋膜覆盖。继而越过横韧带的浅面，但在腕掌侧韧带的深面，经豌豆骨桡侧入手掌，分为掌深支及掌浅支（图7-184）。尺动脉在前臂中、上 1/3 的交界处，与尺神经伴行向下到手掌，神经位于动脉的尺侧。

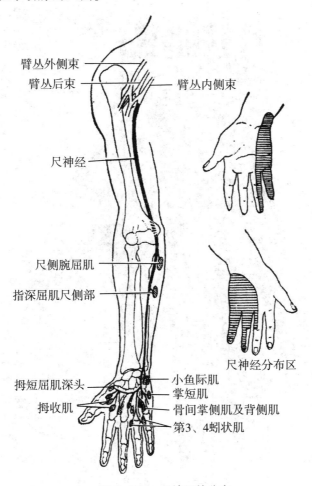

图 7-184 尺神经的分布

尺神经的分支：

（1）经肘关节时，发 2~3 细支，至肘关节。

（2）在前臂上部近肘关节处，分出 2 支肌支，1 支至尺侧腕屈肌，另 1 支至指深屈肌尺侧部。至指深屈肌的肌支数，1 支者多见；至尺侧腕屈肌者为 1~2 支。

（3）尺神经掌支（palmar branch of ulnar nerve）：在前臂中点发出，沿尺动脉掌侧下降，穿浅筋膜分布于手掌小鱼际的皮肤，有时支配掌短肌，并与前臂内侧皮神经及正中神经的掌侧皮支结合。

（4）尺神经手背支（dorsal branch of ulnar nerve）（图7-185）：在腕关节近侧约 5cm，自尺神经发出。经尺侧腕屈肌腱及尺骨之间，转向背侧，下行达手背。于此发多数小支至皮肤，并与臂内侧皮神经及桡神经的浅支结合。于腕关节背侧分为 3 条指背神经（dorsal digital nerve）：1 支达小指的尺侧缘，1 支分布于环指与小指背侧的两相对缘，

1支分布于环指与中指的相对缘。其分布于小指背侧的神经，到达远节指骨的基底；环指背侧的神经，到达中节指骨的基底。该两指背侧的其余部分，由尺神经的指掌侧总神经支配；而环指中节及远节背侧的桡侧半部，则由正中神经的指掌侧固有神经支配。

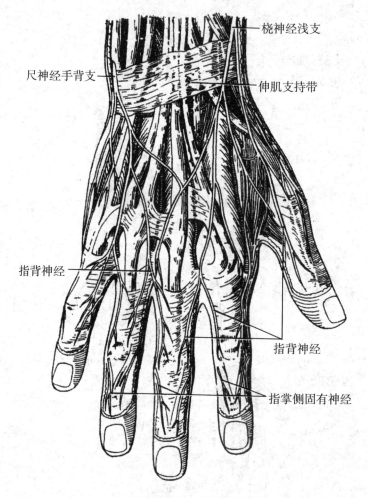

图7-185　手背面的神经

（5）浅支（superficial branch）（图7-180）：分为2支，1支为指掌侧固有神经，分布于第5指掌侧的尺侧缘。1支为指掌侧总神经，在掌腱膜深侧，该支又分为2支，分布于环指与小指掌侧的相对缘，并转至背侧，分布于该两指中及远节背侧的皮肤。掌浅支发支支配掌短肌，并分支与正中神经结合。

（6）深支（deep branch）（图7-186）：与尺动脉的深支伴行，经小指展肌与小指短屈肌之间，穿小指对掌肌，与掌深弓的经过一致，形成神经弓。此弓在掌深弓的近侧，在指屈肌腱及其腱鞘的深侧；自此弓的起始处，发支支配小鱼际诸肌（即小指展肌、小指短屈肌、小指对掌肌）；在弓经过中发支至背侧骨间肌（4块）及掌侧骨间肌（3块），第3、4蚓状肌；终末支分布于拇收肌及拇短屈肌（深头）；并发关节支至腕关节。第3蚓状肌除有尺神经分支分布外，还可能接受正中神经的1分支。

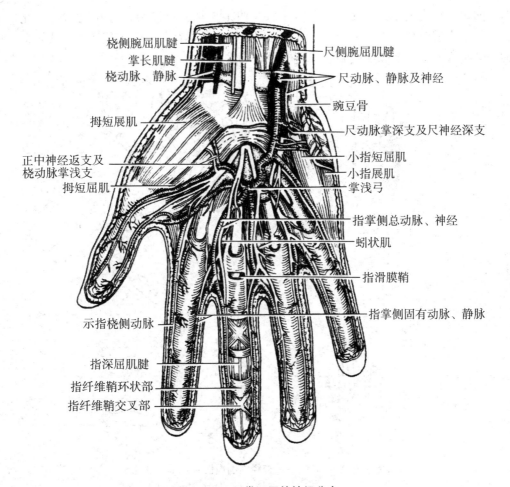

桡侧腕屈肌腱
掌长肌腱
桡动脉、静脉
拇短展肌
正中神经返支及
桡动脉掌浅支
拇短屈肌
示指桡侧动脉
指深屈肌腱
指纤维鞘环状部
指纤维鞘交叉部

尺侧腕屈肌腱
尺动脉、静脉及神经
豌豆骨
尺动脉掌深支及尺神经深支
小指短屈肌
小指展肌
掌浅弓
指掌侧总动脉、神经
蚓状肌
指滑膜鞘
指掌侧固有动脉、静脉

图 7-186　手掌深层的神经分布

（7）尺神经在前臂及手掌发出血管支，至尺动脉及手掌动脉。

尺神经损伤的易损部位：

1）神经在臂部的位置表浅，易受切割伤、压迫伤、打击伤等。由于其行于血管神经束中，也可受腋、肱动脉瘤的压迫。

2）臂内侧肌间隔上方薄弱狭窄，下端强韧宽阔，正常时神经由前向后跨过或通过隔的上端。为了需要，欲使尺神经通过内上髁前方时，必须尽可能向上游离尺神经，使神经全部皆居于隔的前方，避免使神经跨过坚固的隔的边缘而受到磨损和压迫。

3）尺神经行于内上髁后方时，居浅位，易受切割伤、压迫伤、打击伤等。肱骨内上髁骨折、肘关节炎及肘关节后脱位时，也常损伤尺神经，或为当时的原发性损伤，或为延期的继发性受累。

4）肘管综合征：尺神经经过肘部时，从臂的伸侧进入前臂的屈侧，通过一骨纤维性管即肘管，继行于尺侧腕屈肌肱头与尺头之间，此二头借一腱膜弓掩于神经后方。肘关节炎症、骨质增生、尺侧副韧带增厚、软组织瘤等均可形成对尺神经的压迫。此外，肘屈曲时，腱膜被拉紧，肘管容积减小，屈曲 135°时，腱膜弓即被拉长 40%。此狭窄的解剖学通道对神经压迫可产生肘管综合征，明显的体征是尺侧腕屈肌软弱或轻瘫，尺神经分布区皮肤呈现麻木或刺痛，随屈肘而加重。

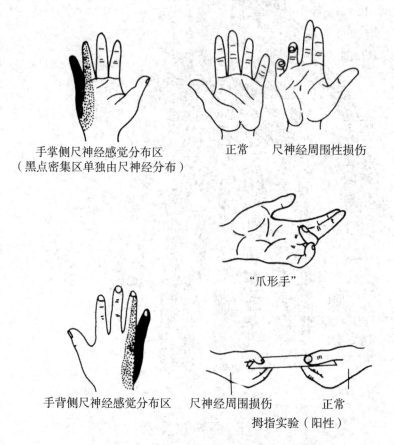

手掌侧尺神经感觉分布区
（黑点密集区单独由尺神经分布）

正常　　尺神经周围性损伤

"爪形手"

手背侧尺神经感觉分布区　　尺神经周围损伤　　　正常

拇指实验（阳性）

图 7-187　尺神经的分布及其周围性损伤症状

　　5）尺神经在腕部仅被腕掌侧深筋膜所掩盖，位置浅在，易受切割伤。通过尺管时，神经由于腕部骨折、肿瘤和使用劳动工具有震荡压迫等可产生尺管综合征。小鱼际肌、骨间肌和拇收肌可出现麻痹和消瘦，但不伴有皮肤感觉障碍。尺神经在肘以上受损伤后所表现的运动障碍，为屈腕作用减弱，是由于尺侧腕屈肌及指深屈肌尺侧部瘫痪所致；同时手向尺侧屈的作用亦见消失。手部损伤的主要表现为"爪形手"（图 7-187），即因拇收肌瘫痪，拇指丧失内收能力。嘱患者做拇指试验：用拇指及示指拿纸片时，拇指不能内收，而其第 2 指节骨显示屈曲的特征姿势，并且夹持的肌力非常薄弱。小鱼际诸肌及骨间肌（尤其第 1 骨间肌）瘫痪，并发生显著萎缩，小指和环指丧失握持能力；又因骨间肌与第 3、第 4 蚓状肌的瘫痪，使小指和环指的指关节弯曲，不能伸直，但两指的掌指关节却不能屈，而呈过度伸直状态。示指和中指因第 1、第 2 蚓状肌受正中神经的支配，故功能丧失较少。因拇收肌、骨间肌及小指展肌的瘫痪，使各手指不能内收和外展，为尺神经损伤后最重要的特征。此外，在尺神经损伤后，小鱼际、小指全部及环指尺侧都可能有感觉丧失现象，其中以小指最为明显。血管运动与营养性改变：小鱼

颈肩腰腿痛应用解剖学

际肌及小指皮肤干燥、发冷，有时变色。小指指甲发生畸形。

4. 桡神经（radial nerve）（图 7-188）　为臂丛中较大的分支，其中含有第 5~8 颈神经的纤维，第 1 胸神经的纤维亦可加入其中。起于臂丛后束，在腋窝内位于腋动脉的背侧，经肩胛下肌、背阔肌及大圆肌的前面，到臂与肱深动脉伴行，沿肱骨后面的桡神经沟，经肱骨肌管转至外侧，穿过臂外侧肌间隔，至肘前外侧沟（在肱肌与肱桡肌之间）下降。于肘前外侧沟内，有肱深动脉的分支桡侧副动脉与之伴行。在肱骨外上髁前面分为浅、深两终支。其分支如下：

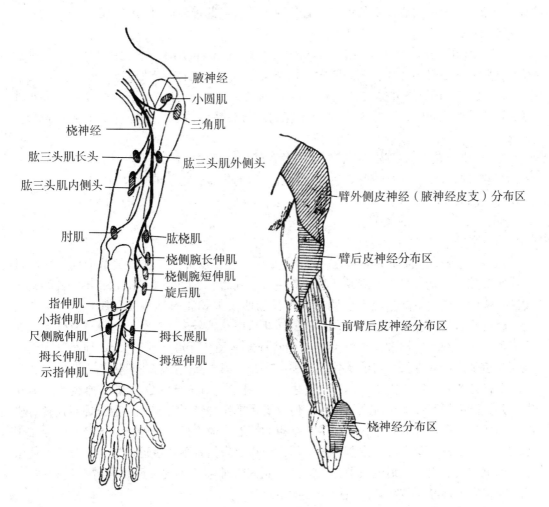

图 7-188　桡神经的分布

（1）至肱三头肌长头及内侧头的肌支：为桡神经在腋窝内发出的分支；至长头的肌支，发出后立即进入其中；至内侧头者，在不同高处进入肌内，其中一支细长，与尺神经伴行，直达臂的下 1/3，才入内侧头，称此为副尺神经。肱三头肌长头肌支数以 2~3 支居多；内侧头为 1 支或 3 支。

（2）至肱三头肌外侧头、内侧头及肘肌的肌支：由桡神经经过肱骨肌管时发出，分别至肱三头肌的外侧头及内侧头。至肘肌者为一细长支，与肱深动脉的一分支伴行，穿肱三头肌内侧头，于肘关节的后侧入肘肌。肱三头肌外侧头的肌支数以 1 支较多。

（3）至肱桡肌、桡侧腕长伸肌及肱肌外侧部的肌支：这些肌支在桡神经穿过臂外侧肌间隔后，在肘前外侧沟内发出。至肱桡肌的肌支数以 2~3 支者居多，至桡侧腕长伸肌者常为 1~2 支。

（4）臂后皮神经（posterior brachial cutaneous nerve）：为桡神经在腋窝内发出的细支，横过背阔肌腱，经肋间臂神经后侧，绕肱三头肌长头下行，穿深筋膜至臂的后内侧；分布于臂后三角肌以下的皮肤，直达肘关节。当此神经横过肋间臂神经时，发一交通支与之连接。

（5）前臂后皮神经（posterior antebrachial cutaneous nerve）（图 7-189）：当桡神经经肱骨肌管内时发出，经肱三头肌内、外两头之间，在近肘关节处，分为上、下两支。

1）上支（即臂下外侧皮神经）：较小，于三角肌的肱骨止点下侧，穿肱三头肌外侧头及臂外侧肌间隔，下降至肘关节的前面，与头静脉靠近，支配臂下半部外侧的皮肤。

2）下支：较大，穿肱三头肌外侧头及臂外侧肌间隔，沿臂外侧下降。经外上髁后侧，至前臂的背侧，分布于前臂后部直到腕关节的皮肤，可与前臂内侧皮神经及前臂外侧皮神经的后支交通。

（6）关节支：至肘关节。

（7）终支：

1）浅支（superficial branch）：较深支为小，属于皮神经。在肘关节前面下降，被肱桡肌覆盖，经旋后肌及桡侧返动脉的掌侧，至旋后肌下降，与桡动脉邻接，神经列于动脉的桡侧。继续下降，经旋前圆肌、指浅屈肌及拇长屈肌掌侧面，约在腕以上 7cm 处，经肱桡肌腱的深侧，转向前臂背侧，在此与桡动脉分离。浅支转至前臂背侧后，穿深筋膜，跨过腕背侧韧带，分为 4~5 支指背神经（图 7-190）。第 1 指背神经支配拇指桡侧及鱼际附近的皮肤，与前臂外侧皮神经交通。第 2 支支配拇指尺侧的皮肤。第 3 支支配示指外侧缘。第 4 支支配示指与中指的相对缘。第 5 支除发一至尺神经的交通支外，并支配中指及环指相对缘的皮肤；但此支常被尺神经手背支来的指背神经代替。桡神经及尺神经在指背的分布，各占两个半指的情形为最多见。这些指背神经，其分布于拇指者，达甲根；示指者达中节指骨中部；中指及环指者不超过近侧指间关节。上述诸指背远侧剩余的皮肤，则由正中神经诸指掌侧固有神经的小支支配。桡神经指背神经，常与前臂后皮神经及前臂外侧皮神经之支结合。

桡神经浅支在穿过肱桡肌与桡侧腕长伸肌肌腹肌腱交界处可能发生卡压征。桡神经浅支夹在肱肌腱与桡侧腕长伸肌腱之间。肌腱致密坚实，无伸缩性，故当剧烈运动肌肉强烈收缩时，有可能发生机械性桡神经浅支卡压；或其他诱因造成肌腱粘连或神经周围结缔组织增生亦有可能发生神经卡压征。当手部握拳、屈腕、前臂旋前时，桡神经浅支

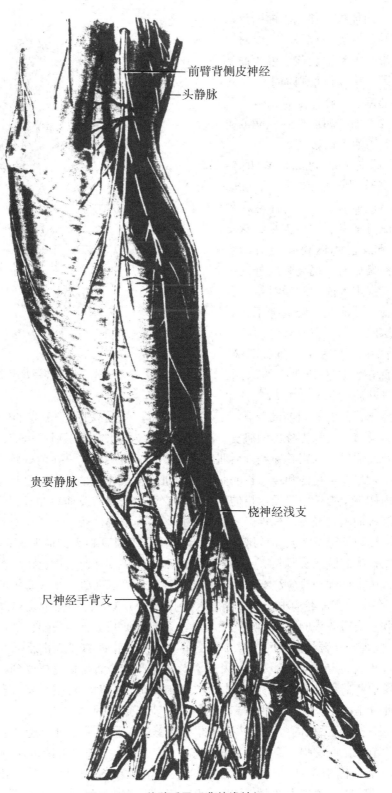

前臂背侧皮神经

头静脉

贵要静脉

桡神经浅支

尺神经手背支

图 7-189 前臂后及手背的浅神经

被拉紧；而伸指、伸腕、前臂旋后时，桡神经浅支则放松。反复对该神经的牵拉、摩擦是该病发生的解剖学原因，局部损伤则加重了该神经的局部粘连。临床上若出现手腕桡背侧的疼痛，如能想到该病的可能性，就可避免误诊。

2）深支（deep branch）（图7-191）：又称骨间后神经（posterior interosseous nerve）。当桡神经在外上髁前侧分成深、浅两支后，深支在肘关节及桡侧返动脉的前侧经过，继穿旋后肌，绕桡骨的外侧向后。深支在进入前臂时通过桡管及旋后肌管，至前臂背侧下降于深层肌与浅层肌之间，在此有骨间后动脉与之伴行。下达拇短伸肌下缘，则穿入深层，在拇长伸肌的深侧，沿前臂骨间膜后下降，并与自骨间

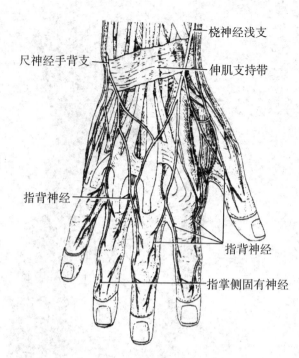

图7-190　手的神经背面观

膜掌侧穿至背侧的骨间前动脉伴行，最后达腕背，形成如神经节状的膨大，发出关节支，入腕关节。由深支分出的肌支：在肘前，深支尚未穿入旋后肌以前，发出桡侧腕短伸肌支及旋后肌支；当其穿经旋后肌时，又发另一旋后肌支。在前臂后侧深、浅两层伸肌之间，发出3个短的和2个长的肌支；短肌支至指伸肌、小指伸肌及尺侧腕伸肌；长肌支的内侧支至拇长伸肌及示指伸肌；外侧支至拇长展肌及拇短伸肌。

上肢各周围神经，以桡神经最易受外伤。易损伤部位：

1）桡神经行于腋区和臂腋角处，有时可因背阔肌和大圆肌坚固的腱性压迫而受损，如拐杖瘫。肱三头肌长头支、内侧头支和外侧头支在此区中已由桡神经本干发出一段距离，游离桡神经时应注意这些分支。桡神经也可因肱骨上1/3骨折而受累。

2）在肱骨桡神经沟中，桡神经最常随肱骨中1/3骨折而受牵拉和割裂伤。主干损伤时，肱三头肌各头的肌支和前臂后皮神经多已从此平面上方发出，故可免受损伤。

3）桡神经穿臂外侧肌间隔时，恰位于三角肌于肱骨中部抵止后下方，于此改变行程，位置相当固定并与肱骨外侧面相贴。桡神经于此位置可因骨折受到损伤，也可蒙受直接的压迫和器物打击伤。当以臂枕于头下睡眠时，有时神经受到牵拉和压迫可引起睡眠瘫。此种情况下，肱三头肌肌支和桡神经皮支可不受损。

4）在通过旋后肌的行程中，桡神经深支密切与骨相关，可随桡骨上1/3骨折或桡尺近侧关节脱位而受损。有时脂肪瘤和桡骨粗隆滑囊炎等也可造成对神经的压迫和损伤。桡神经在不同部位的损伤，有不同的症状。在腋部伤及桡神经时，出现上肢伸肌及前臂旋后肌瘫痪，表现为伸肘、伸腕、伸指近节、伸拇指、前臂旋后等运动发生障碍。

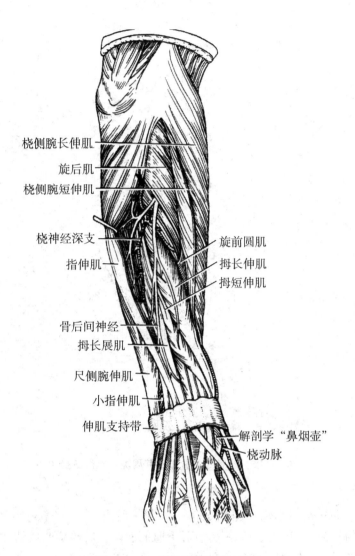

桡侧腕长伸肌
旋后肌
桡侧腕短伸肌

桡神经深支
指伸肌

旋前圆肌
拇长伸肌
拇短伸肌

骨后间神经
拇长展肌
尺侧腕伸肌
小指伸肌
伸肌支持带

解剖学"鼻烟壶"
桡动脉

图 7-191　前臂背侧深层的神经

肱三头肌反射消失。手部呈"垂腕"状态，腕部及手指屈曲，手指近节不能自主伸直（手指远侧两节，因蚓状肌及骨间肌无损害，故尚可伸直）（图 7-192）。

　　桡神经损伤最多见的部位在臂部，于发出至肱桡肌支的上方，常由于肱骨骨折而引起。由于伸腕及伸指肌的瘫痪，故发生"垂腕"症状，表现为不能自主伸腕、伸指及伸拇指；并由于肱桡肌及旋后肌瘫痪，所以屈前臂及旋后功能减弱。但因至肱三头肌支无损害，故该肌的活动和肱三头肌反射均正常。

　　桡神经深支的损伤，有时可因前臂的病变而受到损伤，如前臂的脂肪瘤、纤维瘤及滑囊炎等，故神经麻痹是逐渐地形成的，临床症状是不能伸指及伸拇指，前臂伸指肌可发生萎缩，而伸腕的功能无障碍。

　　由于神经分布相互重叠，桡神经损伤后的感觉丧失并不显著，仅在手背、拇指和第1、第 2 掌骨间隙虎口的极小部分有轻微障碍。少有疼痛感觉。单独桡神经深支损伤，

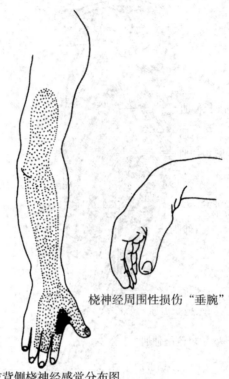

桡神经周围性损伤"垂腕"

上肢背侧桡神经感觉分布图
（黑点密集区单独由桡神经分布）

图 7-192　桡神经的分布及其周围性损伤症状

无皮肤感觉障碍。

5. 腋神经（axillary nerve）（图 7-193）　　起于后束，包含第 5、6 颈神经的纤维。初位于桡神经的外侧，腋动脉的后侧，肩胛下肌的前侧，后与旋肱后动脉伴行，穿四边孔，绕肱骨的外科颈向后进，在三角肌的深侧，分为前、后两支。

（1）前支：与旋肱后动脉伴行，绕肱骨外科颈，发分支至三角肌，并有穿过该肌达到皮下的细支，分布于覆盖三角肌表面的皮肤。

（2）后支：有皮支为臂外侧上皮神经（superior lateral brachial cutaneous nerve）绕三角肌后缘，穿深筋膜至皮下，分布于三角肌后下部及覆盖肱三头肌长头附近的皮肤。心脏疾患时常通过此神经反射至左肩疼痛。其肌支分布于三角肌的后部；另以一支至小圆肌（此支在入肌之前，有一神经节状的膨大）。

腋神经由其干上发关节支，于肩胛下肌下侧入肩关节。

腋神经易受损伤的部位：①腋神经行于腋区时，可受压迫损伤，如拐杖瘫。②臂外展、旋外、肱骨头下脱位时，腋神经跨过肱骨头，易受牵拉损伤。③肱骨外科颈骨折时，腋神经易受损。用手法按摩矫正脱位和骨折时，也可损伤腋神经。④肩部手术中，对三角肌的不正确切口，可损伤腋神经上下支。

腋神经损伤的症状为：①三角肌瘫痪：臂不能外展，但日后补偿运动可勉强代偿原

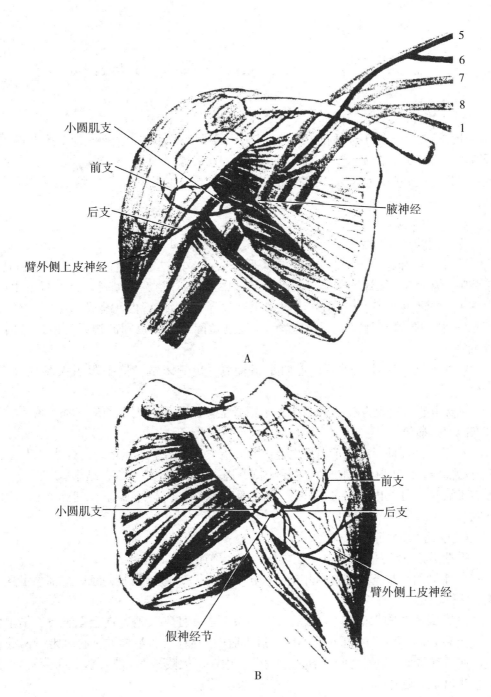

小圆肌支

前支

后支

臂外侧上皮神经

腋神经

5
6
7
8
1

A

前支

后支

小圆肌支

臂外侧上皮神经

假神经节

B

图 7-193 腋神经的起源、走行、分支

A. 前面观　B. 后面观

有功能。②小圆肌瘫痪：旋外无力。③完全损伤时即发生肌肉萎缩与变性。④三角肌隆起区感觉丧失，神经炎时则有疼痛。

第五节 上肢经脉、经筋的有关解剖

一、上肢经脉、经筋的循行

十二经脉中 6 条手经循行于上肢，其中 3 条阴经分布在内侧面，即臂的内侧、前臂及手的掌面，太阴在前缘，厥阴在中线，少阴在后缘（图 7-194）；3 条阳经分布在外侧面，即臂的外侧、前臂及手的背面，阳明在前缘，少阳在中线，太阳在后缘（图 7-195）。

（一）手太阴

手太阴肺经主要循行于上肢内侧前缘，经筋分布其外部。

1. 手太阴肺经　起始于中焦，向下联络大肠，回过来沿着胃上口，穿过膈肌，属于肺脏。从肺系-气管、喉咙部横出腋下（中府、云门），下循臂内侧，行于手少阴、手厥阴经之前（天府、侠白），下过肘中（尺泽），沿前臂内侧桡骨边缘（孔最），进入寸口-桡动脉搏动处（经渠、太渊），经过鱼际，沿着鱼际的边缘，出拇指内侧端（少商）。

腕部支脉从腕后（列缺）走向示指桡侧，出其末端，接手阳明大肠经（图 7-196）。

本经异常可表现为缺盆部（相当于锁骨上窝）及手臂内侧前缘疼痛、麻木，肩背部寒冷、疼痛等。

2. 手太阴经筋　起始于大指之上，沿大指上行，结于鱼际之后；行寸口动脉外侧，上行沿前臂，结于肘中；向上经过臂内侧，进入腋下，出缺盆部，结于肩峰前方；其上方结于缺盆，向下内行结于胸里；分散通过膈部，会合于膈下，到达季胁（图 7-197）。

（二）手厥阴

手厥阴心包经主要分布在上肢内侧中间，经筋分布其外部。

1. 手厥阴心包经　从胸中开始，浅出属于心包，通过膈肌，经历胸部、上腹和下腹，络于三焦。

（1）胸部支脉：沿着胸内出胁部，当腋下三寸处（天池）向上至腋下，沿上臂内侧（天泉），于手太阴、手少阴之间，进入肘中（曲泽），沿前臂下行，走行两筋 [桡侧腕屈肌腱与掌长肌腱之间（郄门、间使、内关、大陵）]，进入掌中（劳宫），沿中指桡侧出于末端（中冲）。

（2）掌中支脉：从掌中分出，沿环指出于末端，接手少阳三焦经（图 7-198）。

本经异常可表现为心中热，前臂和肘弯挛强拘急，腋窝部肿胀，掌心热，甚至胸中满闷、心跳不宁、心痛。

2. 手厥阴经筋　起始于中指，与手太阴经筋并行，结于肘部内侧；上经臂的内侧，结于腋下，分散前后挟在胁旁。分支进入腋内，散布于胸中，结于膈部（图 7-199）。

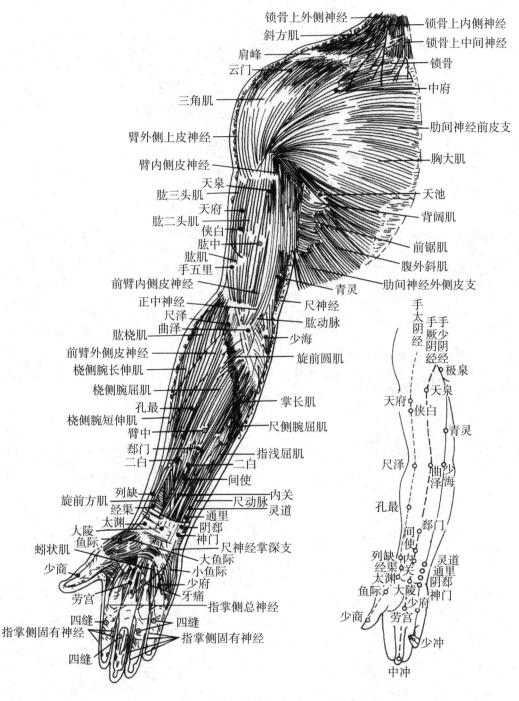

图 7-194　上肢前面穴位与浅层肌及皮神经的关系

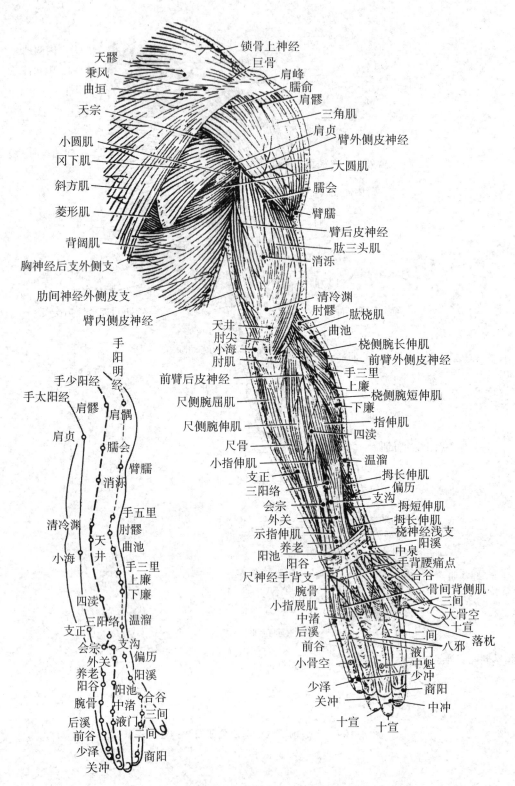

图 7-195　上肢后面穴位与浅层肌及皮神经的关系

锁骨上神经
巨骨
肩峰
臑俞
肩髎
三角肌
肩贞
臂外侧皮神经
大圆肌
臑会
臂臑
臂后皮神经
肱三头肌
消泺
清冷渊
肘髎　肱桡肌
曲池
桡侧腕长伸肌
前臂外侧皮神经
手三里
上廉
桡侧腕短伸肌
下廉
指伸肌
四渎
温溜
拇长伸肌
偏历
支沟
拇短伸肌
拇长伸肌
桡神经浅支
阳溪
中泉
手背腰痛点
合谷
骨间背侧肌
三间
大骨空
十宣
二间
落枕
八邪
液门
中魁
少冲
商阳
中冲

天髎
秉风
曲垣
天宗
小圆肌
冈下肌
斜方肌
菱形肌
背阔肌
胸神经后支外侧支
肋间神经外侧皮支
臂内侧皮神经

天井
肘尖
小海
肘肌
前臂后皮神经
尺侧腕屈肌
尺侧腕伸肌
尺骨
小指伸肌
支正
三阳络
会宗
外关
示指伸肌
阳池
阳谷
尺神经手背支
腕骨
小指展肌
中渚
后溪
前谷
小骨空
少泽
关冲
十宣

手阳明经
手少阳经
手太阳经
肩髎
肩贞
肩髃
臑会
臂臑
消泺
清冷渊
手五里
肘髎
天井
曲池
小海
手三里
上廉
四渎
下廉
三阳络
温溜
支正
支沟
会宗
偏历
外关
阳溪
养老
阳池
阳谷
腕骨
中渚
后溪
液门
前谷
合谷
少泽
三间
关冲
二间
商阳

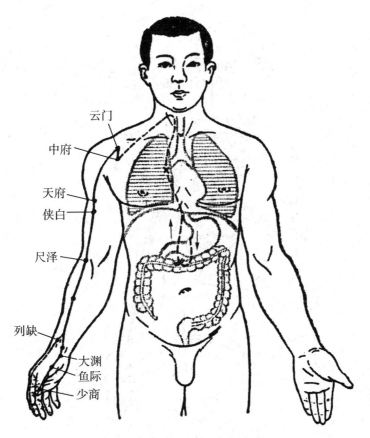

图 7-196　手太阴肺经

（三）手少阴

手少阴心经主要分布在上肢内侧后缘，经筋分布其外。

1. 手少阴心经　从心中开始，出来属于心脏的系带（心与其他脏器相联系的部位），下过膈肌，络于小肠。

（1）上行支脉：从心脏的系带部向上，挟食管旁，连接于眼与脑的系带（目系）。

（2）外行主干：从心系（即心脏的系带）上行至肺，向下出于腋下（极泉），沿臂内侧后缘，走手太阴、手厥阴经之后（青灵），下向肘内（少海），沿前臂内侧后缘（灵道、通里、阴郄、神门），到掌后豌豆骨部进入掌内后边（少府），沿小指的桡侧出于末端（少冲），接手太阳小肠经（图 7-200）。

本经异常可表现为臂、前臂内侧后边厥冷、疼痛、麻木等。

2. 手少阴经筋　起始于手小指内侧，结于腕后豌豆骨处；向上结于肘内侧；上入腋内，交手太阴经筋，伏行于乳里，结于胸中；沿膈向下，联系于脐部（图 7-201）。

（四）手阳明

手阳明大肠经主要分布在上肢外侧前缘，经筋分布其外部。

1. 手阳明大肠经　从示指末端（商阳）起始，沿示指桡侧缘（二间、三间），出第 1、2 掌骨间（合谷），进入两筋（拇长伸肌腱和拇短伸肌腱）之间（阳溪），沿前臂

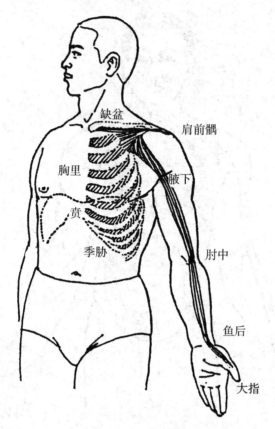

图 7-197 手太阴经筋分布

桡侧（偏历、温溜、下廉、上廉、手三里），进入肘外侧（曲池、肘髎），经臂外侧前边（手五里、臂臑），上肩、出肩峰部前边（肩髎、巨骨，会秉风），向上交会顶部（会大椎），下入缺盆部（锁骨上窝），络于肺，通过横隔，属于大肠。

　　颈部支脉从缺盆部上行颈旁（天鼎、扶突），通过面颊，进入下牙槽，出来挟口旁（会地仓），交会人中部（会水沟），左脉向右，右脉向左，上夹鼻孔旁（口禾髎、迎香）接足阳明胃经（图 7-202）。

　　本经异常可表现为肩前、上臂部痛，大指侧的次指（示指）痛而运动不灵。

　　2. 手阳明经筋　　起始于示指桡侧端，结于腕背部；向上沿前臂，结于肘外侧；上经臂外侧，结于肩峰部。分支绕肩胛部，挟脊柱两旁；直行的从肩峰部上颈。分支上向面颊，结于鼻旁颧部；直行的走手太阳经筋前方，上额角，散络头部，下向对侧颌部（图 7-203）。

　　（五）手少阳

　　手少阳三焦经主要分布在上肢外侧中间，经筋分布其外部。

　　1. 手少阳三焦经　　起于环指末端（关冲），上行小指与环指之间（液门），沿着手背（中渚、阳池），出于前臂背侧两骨（尺骨、桡骨）之间（外关、支沟、会宗、三阳络、四渎），向上通过肘尖（天井），沿臂外侧（清冷渊、消泺），向上通过肩部（臑

颈肩腰腿痛应用解剖学

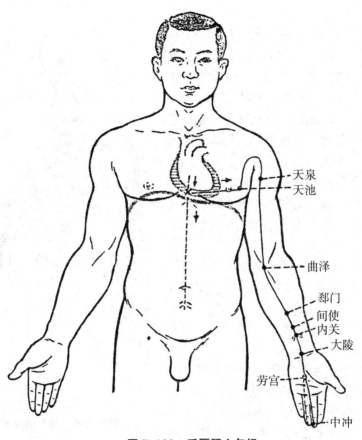

图 7-198　手厥阴心包经

右侧标注（从上到下）：天泉、天池、曲泽、郄门、间使、内关、大陵、劳宫、中冲

俞、肩髎），交出足少阳经的后面（天髎、会秉风、肩井、大椎），进入缺盆（锁骨上窝），分布于膻中（纵隔中），散络于心包，通过膈肌，广泛遍属于上、中、下三焦。

（1）胸中的支脉：从膻中上行，出锁骨上窝，上行颈旁，联系耳后（天牖、翳风、瘈脉、颅息）直上出耳上方（角孙、会颔厌、悬厘、上关），弯下向面颊，至眼下（颧髎）。

（2）耳部支脉：从耳后进入耳中，出走耳前（耳和髎、耳门、会听），经过上关前，交面颊，到外眼角（丝竹空，会瞳子髎）接足少阳胆经（图 7-204）。

此外，三焦下合于足太阳膀胱经的委阳穴。

本经异常可表现为耳聋、耳鸣，耳后、肩部、臂、肘弯、前臂外侧均可发生疼痛，小指侧的环指运用欠灵活等。

2. 手少阳经筋　起始于第 4 指末端，结于腕背；上沿前臂外侧，结于肘尖部；向上绕行于臂外侧，上肩部，走向颈部，会合手太阳经筋。其分支当下颌角部进入，联系于舌根；一支向上至下颌关节处，沿耳前，连接目外眦，上达颞部，结于额角（图 7-205）。

（六）手太阳

手太阳小肠经主要分布在上肢外侧后缘，手太阳经筋分布其外部。

1. 手太阳小肠经　从小指外侧末端开始（少泽），沿手背尺侧（前谷、后溪），上向腕部（腕骨、阳谷），出尺骨头部（养老），直上沿尺骨下边（支正），出于肘内侧当肱骨内上髁和尺骨鹰嘴之间（小海），向上沿臂外后廉，出肩关节部（肩贞、臑俞），绕肩胛（天宗、秉风、曲垣），交会肩上（肩外俞、肩中俞；会附分、大杼、大椎），进入缺盆（锁骨上窝），络于心，沿食管，通过膈肌，到胃（会上脘、中脘），属于小肠。

（1）颈部支脉：从缺盆上行沿颈旁（天窗、天容），上向面颊（颧髎），到外眼角（会瞳子髎），弯向后（会耳和髎），进入耳中（听宫）。

（2）面颊部支脉：从面颊部分出，上向颧骨，靠鼻旁到内眼角（会睛明），接足太阳膀胱经（图7-206）。

本经异常可表现为肩胛骨、臂、前臂的外侧后面疼痛。

2. 手太阳经筋　起始于手小指的上边，结于腕背；上沿前臂内侧，结于肱骨内上髁后，以手弹该骨处，有感传可及手小指之上；进入后，结于腋下。其分支走腋后侧，向上绕肩胛

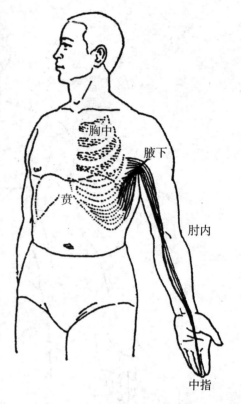

图7-199　手厥阴经筋分布

部，沿着颈旁出走足太阳经筋的前方，结于耳后乳突部；分支进入耳中；直行的出于耳上，向下结于下颌处，上方的连属于眼外眦（图7-207）。

二、上肢常用穴位断面解剖

（一）肩部

本区主要有手三阳经循行。常用穴位有肩贞、肩髃、肩髎、肩井、巨骨、肩前、臑俞、曲垣、天宗、秉风等。

1. 肩贞（Jianzhen，手太阳小肠经）（图7-208）

（1）体表定位：肩部后下方，腋后襞下缘外端1寸处。

（2）穴位层次：①皮肤：由肋间臂神经分布。②皮下组织：有上述皮神经的分支通过。③三角肌后部。④肱三头肌长头。⑤大圆肌。⑥背阔肌腱。⑦腋窝。

2. 肩髎（Jianliao，手少阳三焦经）（图7-208）

（1）体表定位：肩部，肩峰后下方，肩髃穴后约1寸处。

（2）穴位层次：①皮肤：由锁骨上外侧神经分布。②皮下组织：有上述皮神经的分支通过。③三角肌后份。④小圆肌。⑤腋神经及旋肱后动、静脉。⑥大圆肌。⑦背阔肌腱。⑧腋窝。

颈肩腰腿痛应用解剖学

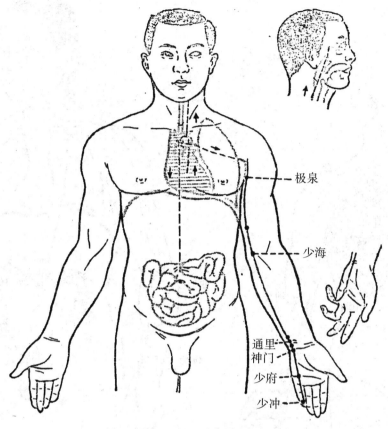

极泉

少海

通里
神门
少府
少冲

图 7-200　手少阴心经

3. 肩髃（Jianyu，手阳明大肠经）（图 7-208）

（1）体表定位：肩端，三角肌上缘中点，肩胛骨肩峰与肱骨大结节之间。

（2）穴位层次：①皮肤：由锁骨上外侧神经分布。②皮下组织：有上述皮神经的分支通过。③三角肌。④三角肌下囊。⑤冈上肌腱。

4. 肩井（Jianjing，足少阳胆经）（图 7-209）

（1）体表定位：在肩上，当大椎穴与肩峰连线之中点取穴。

（2）穴位层次：①皮肤：由锁骨上外侧神经分布。②皮下组织：内有上述皮神经的分布。③斜方肌。

5. 巨骨（Jugu，手阳明大肠经）（图 7-210）

（1）体表定位：肩锁关节内侧，肩胛冈与锁骨肩峰端之间的凹陷中。

（2）穴位层次：①皮肤：由锁骨上外侧神经分布。②皮下组织：有上述皮神经的分支通过。③肩锁韧带。④冈上肌。

6. 肩前（Jianqian，奇穴）（图 7-208）

（1）体表定位：三角肌前部，腋前襞下缘外侧端与肩髃穴连线的中点。

（2）穴位层次：①皮肤：由锁骨上神经支配。②皮下组织：有上述皮神经的分支通过。③三角肌前部。④肱二头肌长头肌腱。

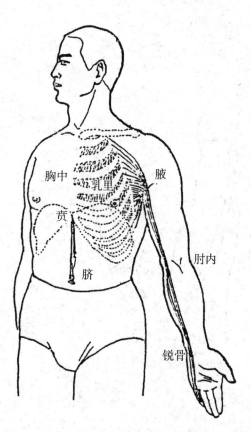

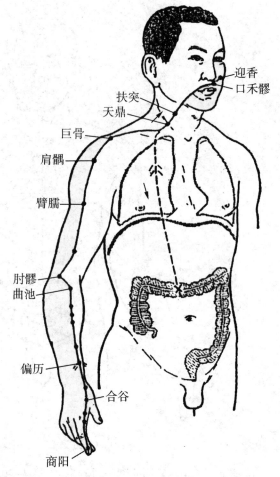

图 7-201　手少阴经筋分布 　　　　　图 7-202　手阳明大肠经

7. 臑俞（Naoshu，手太阳小肠经）（图 7-211）

（1）体表定位：位于肩部后面，腋后襞外端直上，肩胛冈下缘处。

（2）穴位层次：①皮肤：由锁骨上外侧神经支分布。②皮下组织：有上述皮神经的分支通过。③三角肌后部。④冈下肌。⑤肩关节囊壁。⑥肩关节腔。

8. 曲垣（Quyuan，手太阳小肠经）（图 7-212）

（1）体表定位：在肩胛骨冈上窝内侧端，约当肩峰后端与第 2 胸椎棘突连线的中点处。

（2）穴位层次：①皮肤：由第 1、2、3 胸神经后支的皮支重叠分布。②皮下组织：有上述皮神经的分支通过。③斜方肌。④冈上肌。

9. 天宗（Tianzong，手太阳小肠经）（图 7-213）

（1）体表定位：在肩胛骨冈下窝内，相当于肩胛下角与肩胛冈间垂直连线的中、上 1/3 交界处。

（2）穴位层次：①皮肤：由第 3、4、5 胸神经后支的皮支重叠分支。②皮下组织：有上述皮神经的分支通过。③斜方肌下缘。④冈下肌。⑤深面为肩胛骨冈下窝的骨面。

颈肩腰腿痛应用解剖学

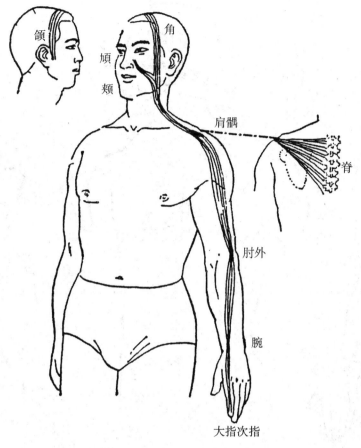

图 7-203　手阳明经筋分布

10. 秉风（Bingfeng，手太阳小肠经）（图 7-214）

（1）体表定位：在肩胛骨冈上窝中点，当天宗穴直上，举臂有凹陷处。

（2）穴位层次：①皮肤。②皮下组织。③三角肌下缘。④斜方肌。⑤冈上肌。⑥肩胛骨面。

（二）腋区

本区主要有手少阴心经循行。常用穴位有极泉。

1. 极泉（Jiquan，手少阴心经）（图 7-208）

（1）体表定位：腋窝中央，腋动脉的后方。

（2）穴位层次：①皮肤：由第 2 肋间神经外侧支分布。②皮下组织：有上述皮神经的分支通过。③腋筋膜及腋窝。④背阔肌腱。⑤大圆肌。

（三）上臂部

本区有手三阳经、手三阴经循行。常用穴位有臂臑等。

1. 臂臑（Binao，手阳明大肠经）（图 7-215）

（1）体表定位：臂外侧上部，曲池与肩髃连线上，曲池上 7 寸处，相当于三角肌下端。

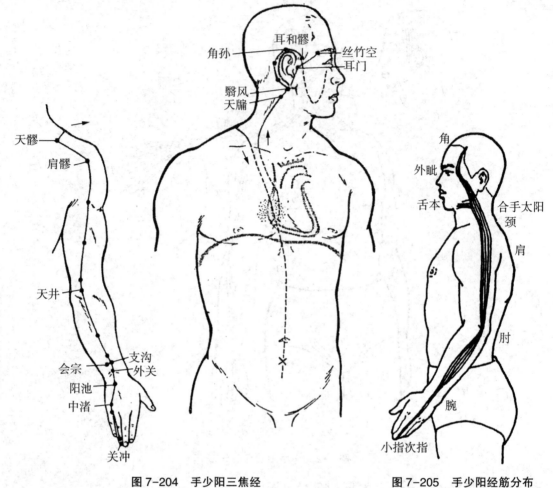

左侧标注（图7-204）：
天髎
肩髎
天井
会宗
支沟
外关
阳池
中渚
关冲

中间人体标注：
角孙
耳和髎
丝竹空
耳门
翳风
天牖

图 7-204　手少阳三焦经

右侧标注（图7-205）：
角
外眦
舌本
合手太阳
颈
肩
肘
腕
小指次指

图 7-205　手少阳经筋分布

（2）穴位层次：①皮肤：由臂外侧皮神经分布。②皮下组织：有上述皮神经的分支通过。③三角肌。

（四）肘部

本区有手三阳经、手三阴经循行。常用穴位有曲池、肘髎、天井、少海等。

1. 曲池（Quchi，手阳明大肠经）（图7-216）

1）体表定位：肘关节前外侧，肘横纹桡侧端与肱骨外上髁连线之中点。

（2）穴位层次：①皮肤：由前臂后皮神经分布。②皮下组织：有上述皮神经的分支通过。③桡侧腕长伸肌及桡侧腕短伸肌。④肱桡肌。⑤桡神经干及桡侧副动脉、静脉前支。⑥肱肌。

2. 肘髎（Zhouliao，手阳明大肠经）（图7-217）

（1）体表定位：在肱骨外上髁上1寸，肱骨边缘处。相当于曲池穴外上方1寸许。

（2）穴位层次：①皮肤：由前臂后皮神经分布。②皮下组织：有上述皮神经的分支通过。③肱三头肌。

3. 天井（Tianjing，手少阳三焦经）（图7-217）

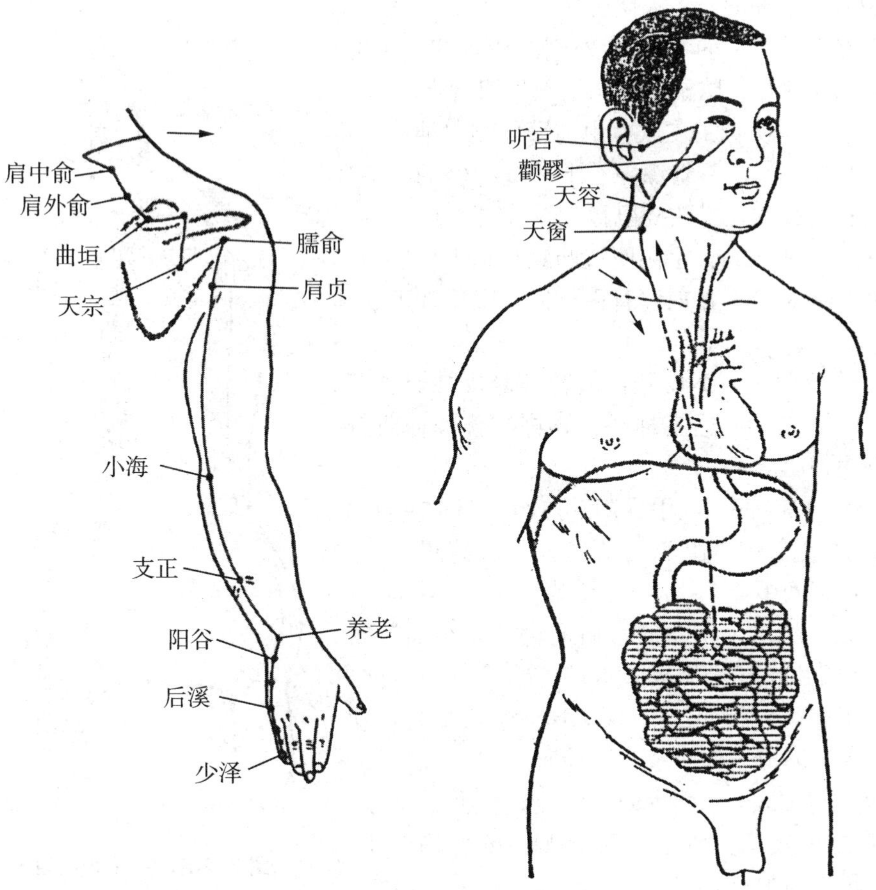

图 7-206　手太阳小肠经

（1）体表定位：位于尺骨鹰嘴上 1 寸处的凹陷之中。

（2）穴位层次：①皮肤：由前臂后皮神经分布。②皮下组织：有上述皮神经的分支通过。③肱三头肌。

4. 少海（Shaohai，手少阴心经）（图 7-216）

（1）体表定位：肱骨内上髁与肱二头肌腱尺侧缘间连线中点，相当于肘横纹尺侧端。

（2）穴位层次：①皮肤：由前臂内侧皮神经前支分布。②皮下组织：有上述皮神经的分支通过。③旋前圆肌。④正中神经干及尺侧返动脉、静脉之间。⑤肱肌。

（五）前臂部

本区有手三阳经、手三阴经经过。常用穴位有内关、列缺、温溜、外关、支沟等。

1. 内关（Neiguan，手厥阴心包经）（图 7-218）

（1）体表定位：位于前臂掌侧，腕横纹上 2 寸，桡侧腕屈肌腱与掌长肌腱之间。

（2）穴位层次：①皮肤：由前臂内侧皮神经及前臂外侧皮神经双重分布。②皮下组织：有上述皮神经的分支通过。③桡侧腕屈肌腱与掌长肌腱之间。④指浅屈肌。⑤正中神经干及前臂骨间前动脉尺侧。⑥指深屈肌。⑦旋前方肌。⑧前臂骨间膜。

2. 列缺（Lieque，手太阴肺经）（图 7-219）

（1）体表定位：前臂下端外侧，桡骨茎突上方，距腕横纹 1.5 寸处，肱桡肌腱与拇长展肌腱之间。

（2）穴位层次：①皮肤：由前臂外侧皮神经及桡神经浅支分布。②皮下组织：有上述皮神经的分支通过。③拇长展肌腱。④肱桡肌腱。⑤旋前方肌。

3. 温溜（Wenliu，手阳明大肠经）（图 7-220）

（1）体表定位：在前臂背面桡侧，阳溪穴上 5 寸处。

（2）穴位层次：①皮肤：前臂外侧皮神经支配。②皮下组织：内有上述皮神经。③桡侧腕长伸肌腱。④桡侧腕短伸肌。

4. 外关（Waiguan，手少阳三焦经）（图 7-218）

（1）体表定位：位于前臂背侧，腕背横纹上 2 寸，桡、尺骨间中点。

（2）穴位层次：①皮肤：由前臂后皮神经分布。②皮下组织：由上述皮神经分布。③小指伸肌和指伸肌。④桡神经深支及同名动、静脉的桡侧。⑤拇长伸肌及示指伸肌。

5. 支沟（Zhigou，手少阳三焦经）（图 7-221）

（1）体表穴位：位于前臂背侧，腕背横纹上 3 寸，桡、尺骨间中点。

（2）穴位层次：①皮肤：由前臂后皮神经分布。②皮下组织：有上述皮神经的分支通过。③小指伸肌。④拇长伸肌。⑤桡神经深支及同名动脉、静脉桡侧。⑥前臂骨间膜。

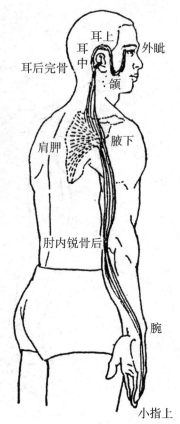

图 7-207　手太阳经筋分布

（六）腕部

本区有手三阳经、手三阴经循行。常用穴位有阳池、大陵、太渊、阳溪等。

1. 阳池（Yangchi，手少阳三焦经）（图 7-222）

（1）体表定位：位于腕背横纹上，指伸肌腱与小指肌腱之间，相当于第 3、4 掌骨间直上。

（2）穴位层次：①皮肤：由尺神经手背支及前臂后皮神经双重分布。②皮下组织：有上述皮神经的分支和贵要静脉通过。③指伸肌腱和小指肌腱之间。

2. 大陵（Daling，手厥阴心包经）（图 7-222）

（1）体表定位：在腕横纹正中，桡侧腕屈肌腱与掌长肌腱之间。

（2）穴位层次：①皮肤：由正中神经掌支分布。②皮下组织：有上述皮神经的分支通过。③桡侧腕屈肌腱与掌长肌腱之间。④正中神经干。⑤拇长屈肌腱与指浅、深屈肌腱之间。

3. 太渊（Taiyuan，手太阴肺经）（图 7-222）

颈肩腰腿痛应用解剖学

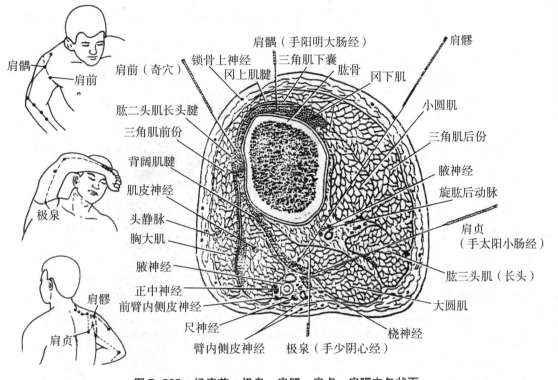

肩髃（手阳明大肠经）　　肩髎

锁骨上神经　三角肌下囊　　　肱骨　冈下肌

冈上肌腱

肩髃　　　肩前（奇穴）

肩前

小圆肌

肱二头肌长头腱

三角肌前份　　　　　　　　　　　　　三角肌后份

背阔肌腱　　　　　　　　　　　　　　腋神经

肌皮神经　　　　　　　　　　　　　　旋肱后动脉

头静脉

胸大肌　　　　　　　　　　　　　　　肩贞

极泉　　　　　　　　　　　　　　　　（手太阳小肠经）

腋神经　　　　　　　　　　　　　　　肱三头肌（长头）

正中神经

前臂内侧皮神经　　　　　　　　　　　大圆肌

尺神经

肩髎　　　　　　　　　　　　　　　　桡神经

肩贞　　臂内侧皮神经　　极泉（手少阴心经）

图 7-208　经肩前、极泉、肩髃、肩贞、肩髎穴矢状面

（1）体表定位：腕横纹上，桡侧腕屈肌腱与拇长展肌腱之间的凹陷中。

（2）穴位层次：①皮肤：由前臂外侧皮神经分布。②皮下组织：除上述皮神经外，还有桡神经浅支、头静脉及桡动脉的掌浅支通过。③桡侧腕屈肌腱与拇长展肌腱之间。④桡动脉、静脉。

4. 阳溪（Yangxi，手阳明大肠经）（图 7-222）

（1）体表定位：位于腕关节背部桡侧，拇短伸肌腱与拇长伸肌腱之间的凹陷中。

（2）穴位层次：①皮肤：由桡神经浅支分布。②皮下组织：有上述皮神经的分支通过。③拇短伸肌腱与拇长伸肌腱之间。④桡侧腕长伸肌腱的前面。

（七）手部

本区有手三阳经、手三阴经循行。常用穴位有合谷、中渚、后溪、外劳宫、八邪、十宣、劳宫等。

1. 合谷（Hegu，手阳明大肠经）（图 7-223）

（1）体表定位：位于手背，第 1、2 掌骨间，相当于第 2 掌骨桡侧缘中点。

（2）穴位层次：①皮肤：由桡神经浅支分布。②皮下组织：有上述皮神经分支通过。③第 1 骨间背侧肌。④拇收肌。

2. 中渚（Zhongzhu，手少阳三焦经）（图 7-224）

（1）体表定位：位于手背，第 4、5 掌骨小头间稍上方的凹陷中。

（2）穴位层次：①皮肤：由位于第 4、5 掌骨间背侧的指背神经分布。②皮下组织：有上述皮神经的分支及手背静脉网通过。③掌背动脉的桡侧。④第 4 骨间背侧肌。

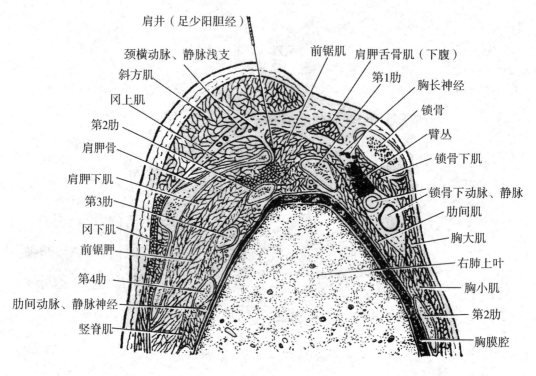

肩井（足少阳胆经）

颈横动脉、静脉浅支　　　　前锯肌　　肩胛舌骨肌（下腹）

斜方肌　　　　　　　　　　　　　　　第1肋　　胸长神经

冈上肌　　　　　　　　　　　　　　　　　　　锁骨

第2肋　　　　　　　　　　　　　　　　　　臂丛

肩胛骨　　　　　　　　　　　　　　　　　锁骨下肌

肩胛下肌　　　　　　　　　　　　　　　锁骨下动脉、静脉

第3肋　　　　　　　　　　　　　　　　肋间肌

冈下肌　　　　　　　　　　　　　　　胸大肌

前锯肌　　　　　　　　　　　　　　右肺上叶

第4肋　　　　　　　　　　　　　　胸小肌

肋间动脉、静脉神经　　　　　　　　第2肋

竖脊肌　　　　　　　　　　　　　胸膜腔

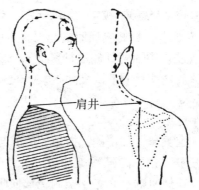

肩井

图 7-209　经肩井穴矢状面

3. 后溪（Houxi，手太阳小肠经）（图 7-224）

（1）体表定位：位于手内缘，第 5 掌骨头内上方，相当于掌横纹内侧端赤白肉际处。

（2）穴位层次：①皮肤：由尺神经手背支和掌支双重分布。②皮下组织：有上述皮神经的分支通过。③小指展肌。④小指短屈肌。⑤小指尺侧缘的指掌侧固有神经和指掌侧固有动脉位于穴位的掌侧。

4. 外劳宫（落枕）（Wailaogong，奇穴）（图 7-224）

（1）体表定位：位于手背，第 2、3 掌骨间的中、下 1/3 交界处。

（2）穴位层次：①皮肤：由桡神经手背支分布。②皮下组织：有上述皮神经及手背静脉网通过。③于掌背动脉尺侧通过。④第 2 骨间背侧肌。

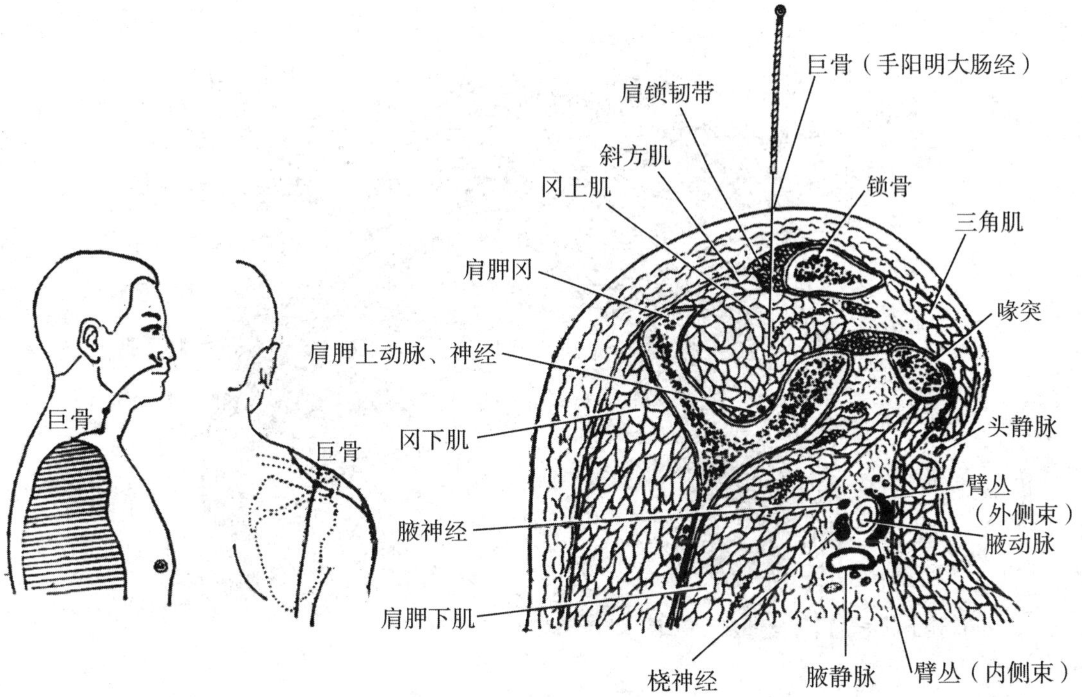

图 7-210　经巨骨穴矢状面

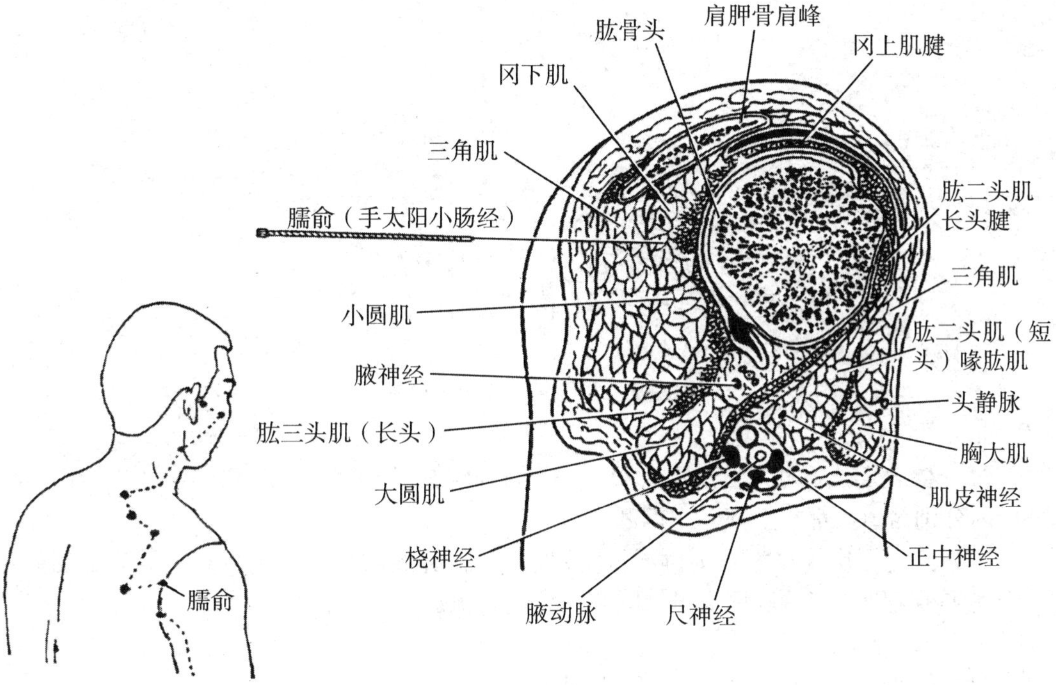

巨骨（手阳明大肠经）
肩锁韧带
斜方肌
冈上肌
肩胛冈
锁骨
三角肌
喙突
肩胛上动脉、神经
头静脉
冈下肌
臂丛（外侧束）
腋动脉
腋神经
桡神经
腋静脉
臂丛（内侧束）
肩胛下肌
巨骨

图 7-211　经臑俞穴矢状面

肱骨头
肩胛骨肩峰
冈上肌腱
冈下肌
三角肌
臑俞（手太阳小肠经）
肱二头肌长头腱
三角肌
小圆肌
肱二头肌（短头）喙肱肌
腋神经
头静脉
肱三头肌（长头）
胸大肌
大圆肌
肌皮神经
桡神经
正中神经
腋动脉
尺神经
臑俞

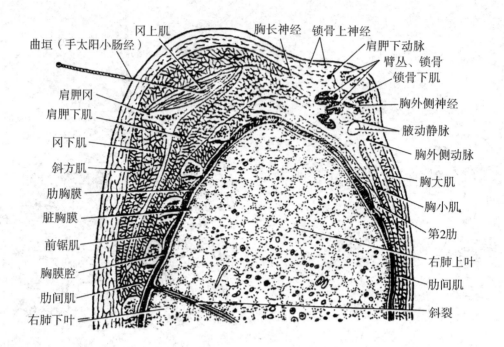

图中标注（顺时针方向）：

曲垣（手太阳小肠经）　冈上肌　胸长神经　锁骨上神经　肩胛下动脉　臂丛、锁骨　锁骨下肌　胸外侧神经　腋动静脉　胸外侧动脉　胸大肌　胸小肌　第2肋　右肺上叶　肋间肌　斜裂

肩胛冈　肩胛下肌　冈下肌　斜方肌　肋胸膜　脏胸膜　前锯肌　胸膜腔　肋间肌　右肺下叶

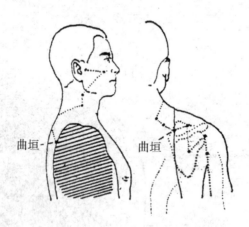

曲垣　　曲垣

图 7-212　经曲垣穴矢状面

5. 八邪（Baxie，奇穴）

（1）体表定位：分别位于手背第 1~5 掌骨间的赤白肉际，左、右共 8 穴（注：从外向内分别名曰大都、上都、中都和下都）。

（2）穴位层次（以大都为例）：①皮肤：由桡神经的指背神经分布。②皮下组织：有上述皮神经及手背静脉网通过。③第 1 骨间背侧肌。④拇收肌。

6. 十宣（Shixuan，奇穴）

（1）体表定位：两手十指尖端，距指甲约 0.1 寸处。

（2）穴位层次：①皮肤：拇指、示和中指由正中神经分布，环指由正中神经及尺神经双重分布，小指由尺神经分布。②皮下组织：由许多致密结缔组织纤维索将皮肤连

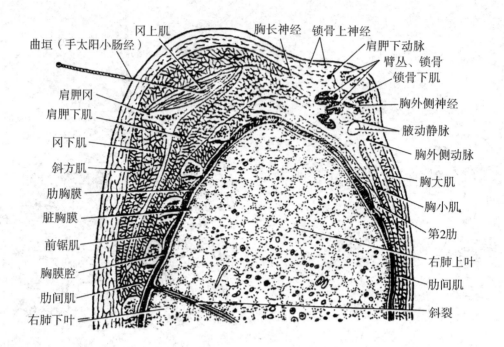

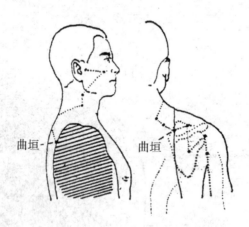

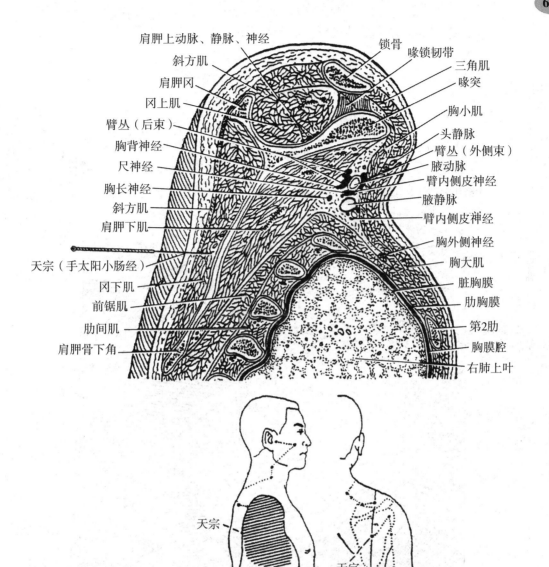

图 7-213　经天宗穴矢状面

于末节指骨骨膜，并将皮下组织分隔成若干小叶。

7. 劳宫（Laogong，手厥阴心包经）（图 7-224）

（1）体表定位：在掌横纹稍上方，第 2、3 掌骨间，靠近第 3 掌骨处。

（2）穴位层次：①皮肤：由正中神经掌支分布。②皮下组织：内有许多纤维束将皮肤紧密地连于掌腱膜上，并将皮下脂肪分隔成若干小隔，上述皮神经穿行于其中。③掌腱膜。④指浅、深屈肌腱。⑤第 1 骨间掌侧肌和第 2 骨间背侧肌。

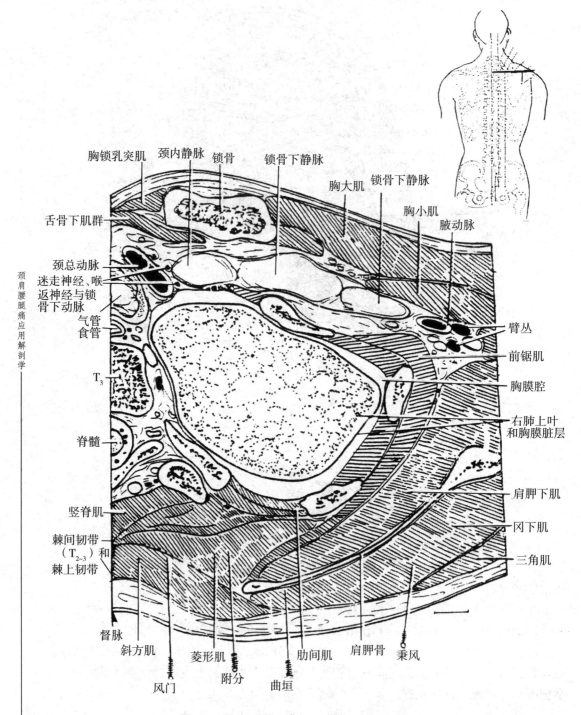

胸锁乳突肌　颈内静脉　锁骨　锁骨下静脉　胸大肌　锁骨下静脉　胸小肌　腋动脉

舌骨下肌群

颈总动脉

迷走神经、喉
返神经与锁
骨下动脉

气管
食管

T₃

脊髓

竖脊肌

棘间韧带
（T₂₋₃）和
棘上韧带

臂丛

前锯肌

胸膜腔

右肺上叶
和胸膜脏层

肩胛下肌

冈下肌

三角肌

督脉
斜方肌
菱形肌
附分
肋间肌
肩胛骨
秉风
风门
曲垣

图 7-214　经秉风、曲垣、附分、风门穴水平面

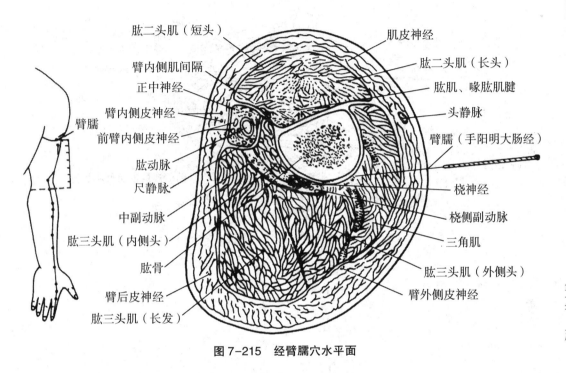

肱二头肌（短头）
臂内侧肌间隔
正中神经
臂内侧皮神经
前臂内侧皮神经
肱动脉
尺静脉
中副动脉
肱三头肌（内侧头）
肱骨
臂后皮神经
肱三头肌（长发）

肌皮神经
肱二头肌（长头）
肱肌、喙肱肌腱
头静脉
臂臑（手阳明大肠经）
桡神经
桡侧副动脉
三角肌
肱三头肌（外侧头）
臂外侧皮神经

臂臑

图 7-215　经臂臑穴水平面

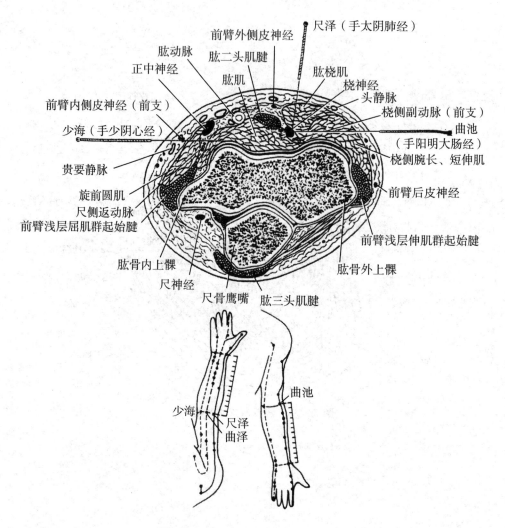

前臂外侧皮神经　尺泽（手太阴肺经）
肱动脉　肱二头肌腱
正中神经　肱肌　肱桡肌
桡神经
前臂内侧皮神经（前支）　头静脉
桡侧副动脉（前支）
少海（手少阴心经）　曲池
（手阳明大肠经）
贵要静脉　桡侧腕长、短伸肌
旋前圆肌　前臂后皮神经
尺侧返动脉
前臂浅层屈肌群起始腱　前臂浅层伸肌群起始腱
肱骨内上髁　肱骨外上髁
尺神经
尺骨鹰嘴　肱三头肌腱

少海　曲池
尺泽
曲泽

图 7-216　经曲池、尺泽、少海穴水平面

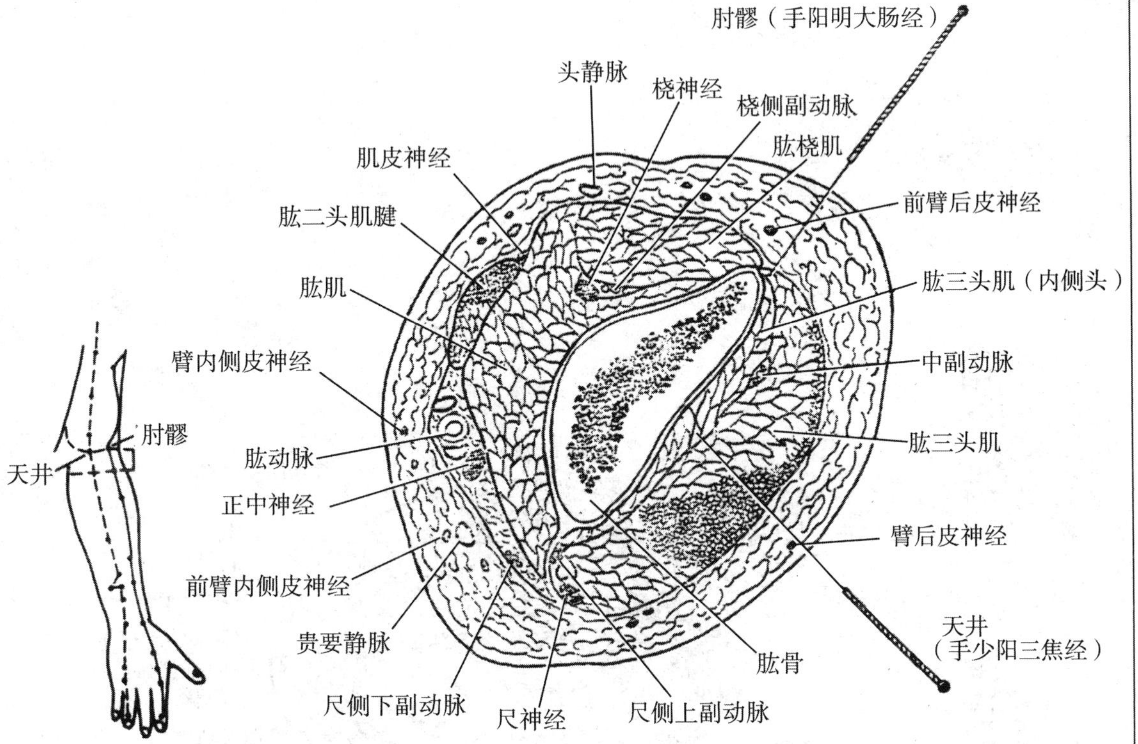

肘髎（手阳明大肠经）

头静脉

桡神经

桡侧副动脉

肱桡肌

肌皮神经

肱二头肌腱

前臂后皮神经

肱肌

肱三头肌（内侧头）

臂内侧皮神经

中副动脉

肱动脉

肱三头肌

正中神经

前臂内侧皮神经

臂后皮神经

贵要静脉

肱骨

天井

尺侧下副动脉

尺神经

尺侧上副动脉

（手少阳三焦经）

肘髎

天井

图 7-217　经肘髎、天井穴水平面

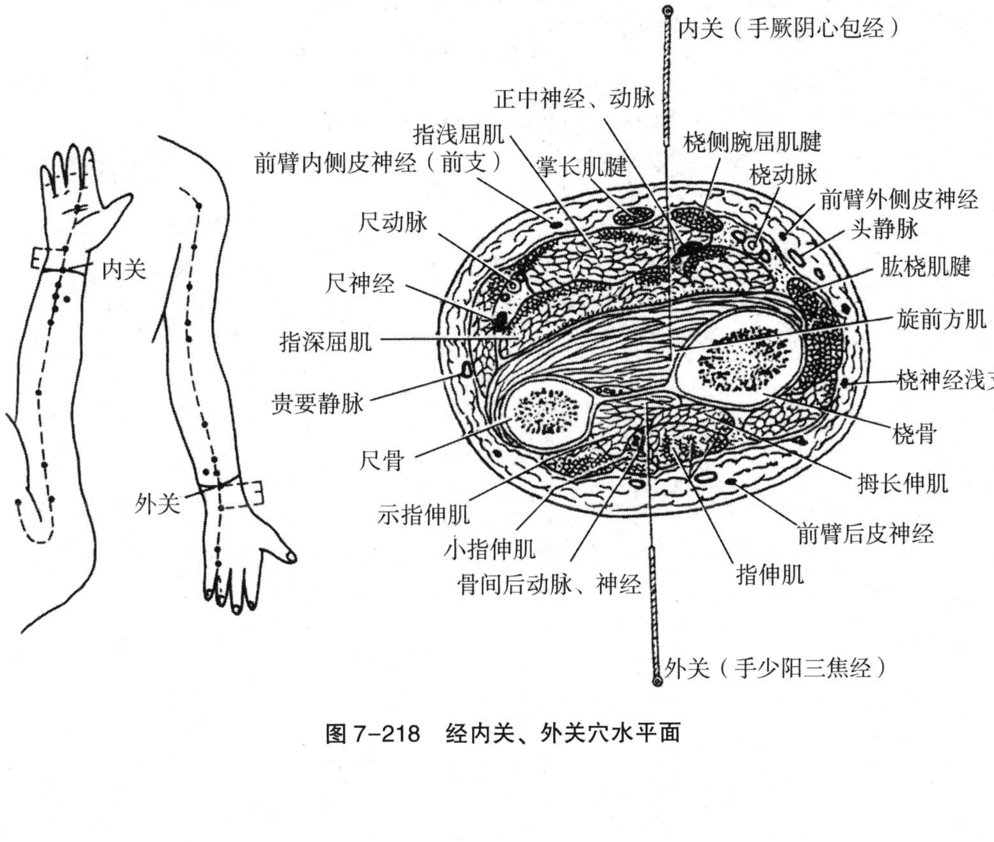

内关（手厥阴心包经）

正中神经、动脉

指浅屈肌

桡侧腕屈肌腱

前臂内侧皮神经（前支）

掌长肌腱

桡动脉

尺动脉

前臂外侧皮神经

头静脉

尺神经

肱桡肌腱

指深屈肌

旋前方肌

贵要静脉

桡神经浅支

尺骨

桡骨

示指伸肌

拇长伸肌

小指伸肌

前臂后皮神经

骨间后动脉、神经

指伸肌

内关

外关

外关（手少阳三焦经）

图 7-218　经内关、外关穴水平面

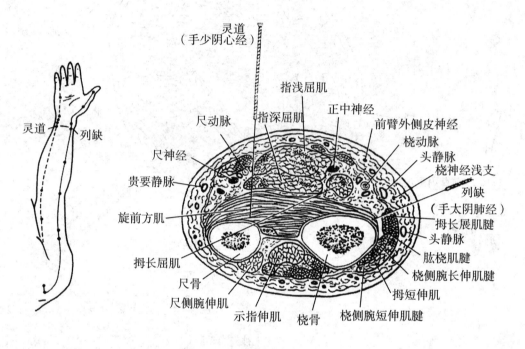

灵道
（手少阴心经）

指浅屈肌

指深屈肌

正中神经

前臂外侧皮神经

尺动脉

桡动脉

尺神经

头静脉

桡神经浅支

贵要静脉

列缺
（手太阴肺经）

旋前方肌

拇长展肌腱

头静脉

肱桡肌腱

拇长屈肌

桡侧腕长伸肌腱

尺骨

拇短伸肌

尺侧腕伸肌

示指伸肌

桡骨

桡侧腕短伸肌腱

灵道

列缺

图 7-219　经列缺、灵道穴水平面

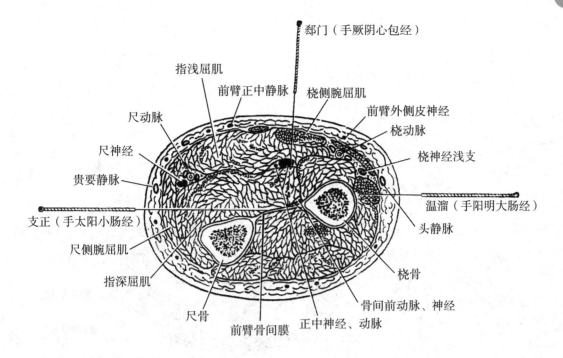

郄门（手厥阴心包经）

指浅屈肌

前臂正中静脉

桡侧腕屈肌

前臂外侧皮神经

桡动脉

桡神经浅支

尺动脉

尺神经

贵要静脉

温溜（手阳明大肠经）

支正（手太阳小肠经）

头静脉

尺侧腕屈肌

指深屈肌

桡骨

尺骨

骨间前动脉、神经

前臂骨间膜

正中神经、动脉

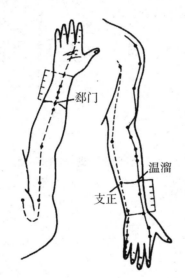

郄门

温溜

支正

图 7-220　经郄门、温溜、支正穴水平面

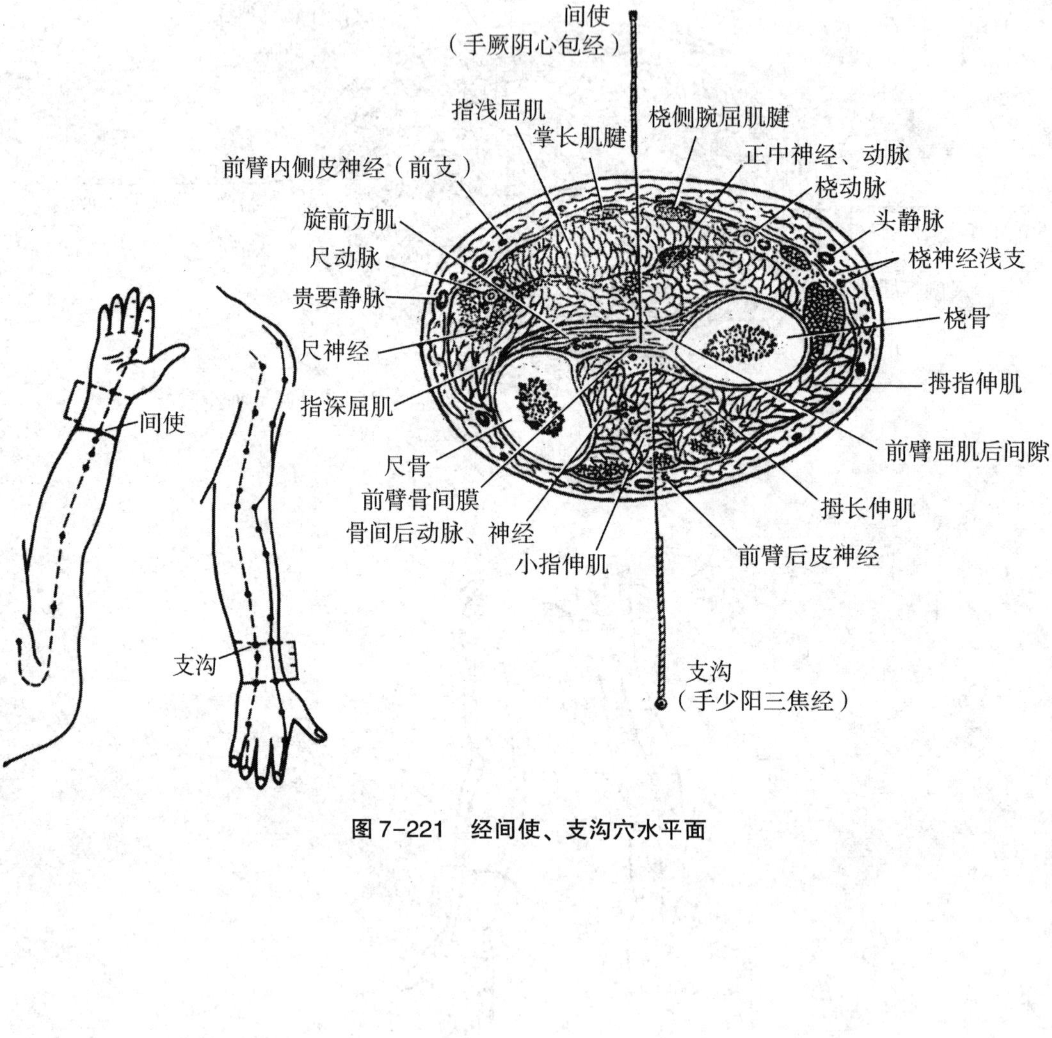

间使
（手厥阴心包经）

指浅屈肌
掌长肌腱
桡侧腕屈肌腱
正中神经、动脉
桡动脉
头静脉
桡神经浅支
桡骨
拇指伸肌
前臂屈肌后间隙
拇长伸肌
前臂后皮神经
小指伸肌

前臂内侧皮神经（前支）
旋前方肌
尺动脉
贵要静脉
尺神经
指深屈肌
尺骨
前臂骨间膜
骨间后动脉、神经

间使

支沟

支沟
（手少阳三焦经）

图 7-221　经间使、支沟穴水平面

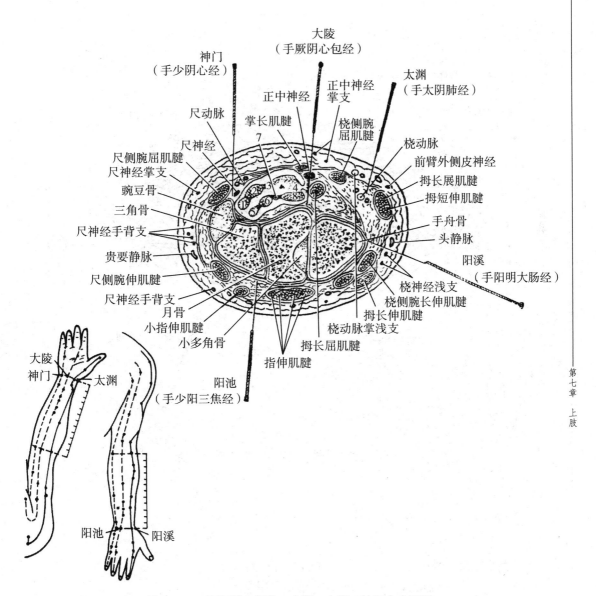

图 7-222　经阳溪、阳池、太渊、大陵、神门穴水平面

1、2、3、4. 指浅屈肌腱　5、6、7、8. 指深屈肌腱

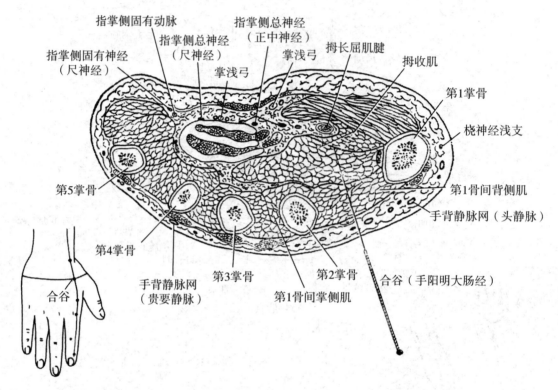

指掌侧固有动脉　　指掌侧总神经
　　　　　　　　　（正中神经）
指掌侧总神经
　（尺神经）　　　拇长屈肌腱
指掌侧固有神经　　　掌浅弓　　拇收肌
　（尺神经）
　　　　　　掌浅弓　　　　　　第1掌骨

桡神经浅支

第5掌骨

第1骨间背侧肌

第4掌骨　　　　　　　　　　　手背静脉网（头静脉）

手背静脉网　　第3掌骨　　第2掌骨　合谷（手阳明大肠经）
（贵要静脉）
　　　　　第1骨间掌侧肌

合谷

图7-223　经合谷穴水平面

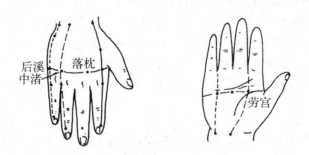

指掌侧固有神经
指掌侧固有动脉
指掌侧固有神经
（尺神经）
小指短屈肌
小指展肌
后溪
（手太阳小肠经）
指背神经（尺神经）
第5掌骨
第3掌骨掌侧肌
第4掌骨
中渚
（手少阳三焦经）
第4骨间背侧肌
指掌侧总动脉
掌腱膜
劳宫（手厥阴心包经）
指浅、深屈肌腱
指掌侧固有神经（正中神经）
第2掌骨
第1骨间背侧肌
第2蚓状肌
第2骨间背侧肌
第1骨间掌侧肌
指背神经（桡神经）
落枕（奇穴）
第2骨间掌侧肌
第3掌骨
第3骨间背侧肌

后溪
中渚
落枕
劳宫

图 7-224　经劳宫、外劳宫、中渚、后溪穴横断面

第八章 下 肢

下肢借肢带与躯干相连，主要功能是支持体重和完成直立行走。下肢骨骼的组成和排列与上肢骨骼相似，但由于功能的不同，两者在形态结构方面有较大的差异。上肢骨骼主要适应灵巧运动，其形体细短而轻巧；而下肢骨骼则承担着负重功能，以形态上粗壮、结构上稳定为特征。关节的辅助装置强而坚韧，稳固性大于灵活性。下肢肌肉主要功能为移动身体和维持直立姿势，较上肢不同，下肢肌肉强大有力、筋膜强厚、附着点面积大、止点附着处距离关节较远。由于适应人体直立姿势及行走时力的平衡，肌肉发育不均衡，作用于髋关节的肌肉，内收肌强于外展肌，旋外肌多于旋内肌。在踝关节周围的肌肉中，后群特别强大，使小腿骨与足骨保持一定角度。足则以足弓的结构适应其功能。下肢的神经主要来自腰丛和骶丛。下肢的深滑膜囊较多，多位于肌腱与骨面之间，但也有相当恒定的皮下滑膜囊，膝关节周围深滑膜囊特别多。踝部与足部滑膜囊较少。滑膜囊对肌腱运动有一定辅助作用，但也常为病变所在部位。下肢动脉与全身各部的血管供应规律基本相同，有一条主要动脉干，以最近的途径分布到所供应的区域，行程位于屈曲或安全隐蔽的部位。下肢静脉同上肢静脉一样有深、浅两组。深组静脉与同名动脉伴行，位于肌间隙内，回流至髂内、外静脉；浅层静脉位于皮下，在一定部位注入深静脉，下肢静脉内有静脉瓣，多见于各静脉的末端及静脉与属支或交通支相连接部位的下方。对控制血流方向起重要作用。下肢淋巴管也分浅、深两组，浅组淋巴管多沿浅静脉干的方向走行，深组淋巴管则沿动脉干走行，彼此间有丰富的吻合。

第一节 体表标志及表面解剖

一、境界与分区

（一）境界

下肢前方以腹股沟与腹部分界，外侧和后方以髂嵴与腰、骶尾部分界，内侧与会阴部相连。

（二）分区

下肢可分为臀、股、膝、小腿、踝和足等部，除臀部外，其余各部又可分为若干区（图8-1）。臀部为髋骨后外侧面近似方形的区域，其上界为髂嵴，下界为臀沟，内侧界为骶、尾骨的外侧缘，外侧界为髂前上棘至股骨大转子之间的连线。股部前上方借腹股沟与腹部分界，后方以臀沟与臀部分界，内侧与会阴相邻；股部的下界为经髌底上方两横指处的环行线。由股骨内、外上髁各做一纵行线，将股部分为股前区及股后区。膝部介于股部与小腿之间，其上界即股部的下界，下界为平胫骨粗隆的环行线，通过股骨内、外上髁的纵行线，可将膝部分为膝前区和膝后区。小腿介于膝部与踝部之间，其上界为膝部的下界，下界为内、外踝基部的环行线。经内、外踝最突出点所做的纵行线，将小腿分为小腿前区和小腿后区。踝前区上界即小腿的下界，下界为内、外踝尖经前、后的连线，余为足部。

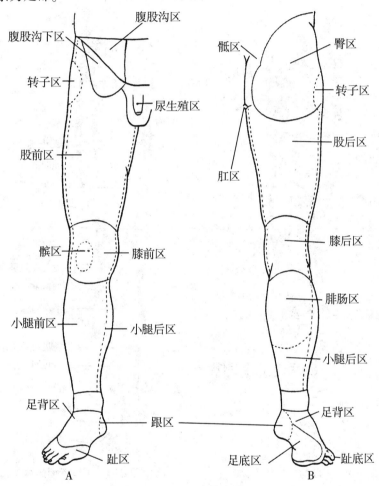

图 8-1　下肢的分区

A. 前面　B. 后面

二、体表标志

下肢体表标志见图 8-2、图 8-3。

（一）骨性标志

1. 髂嵴（iliac crest）　位于腰部与臀部的交界处，全长均可触及，其前端为髂前上棘，后端为髂后上棘，髂嵴的最高点为髂结节。髂嵴于竖脊肌外侧缘附近有臀上皮神经越过。其肌肉附着详见腰骶尾部。

2. 髂前上棘（anterior superior iliac spine）　位于腹股沟外端或髂嵴的前端，为缝匠肌、阔筋膜张肌及腹股沟韧带的附着部，可作为测量下肢长度的标志。

3. 坐骨结节（ischial tuberosity）　由于臀大肌下缘的覆盖，在直立位时，须用重力按压方可摸到；在大腿屈曲位时，由于坐骨结节滑出臀大肌下缘，可清晰地被摸到。结节的上部被横嵴分为上、下两部：上部为半膜肌的附着部，下部有股二头肌及半腱肌附着。坐骨结节的下部粗糙不平，有大收肌附着。坐骨结节的上缘、内侧缘及外侧缘，分别为下孖肌、骶结节韧带及股方肌的附着部。

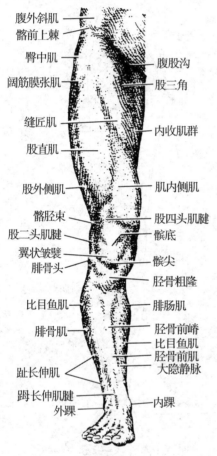

图 8-2　下肢前面的体表标志

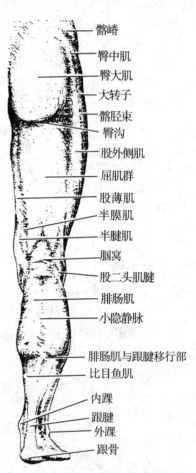

图 8-3　下肢后面的体表标志

4. 股骨大转子（greater trochanter of femur）　相当于一侧髂前上棘与坐骨结节连线之中点，其顶端距髂嵴约一手掌宽。当臀中肌特别发达突出时，大转子处呈一凹陷，以手按此处，屈伸下肢，即可感到大转子的滑动。由于阔筋膜张肌居大转子和髂嵴间，当大腿内收时，阔筋膜紧张，大转子上缘不易摸到；外展时，阔筋膜松弛，大转子比较容易摸到。大转子外侧面有臀中肌附着：上缘为梨状肌附着；下缘呈嵴状，有股外侧肌附着；前缘有臀小肌附着。

5. 股骨头（femoral head）　在髂前上棘至耻骨联合上缘连线（腹股沟）的中点，

稍下向后重扪（同时旋转大腿）可以摸清。股骨头疾患时此处有压痛。

6. 收肌结节（adductor tubercle）　股骨下端的收肌结节相当于股骨髁线平面，用指尖沿股的内侧缘向下，首先所摸到的骨性隆起即收肌结节。有大收肌附着。

7. 髌骨（patella）　位于膝前，浅居皮下，其底、尖、两侧缘常作为测量标志。髌骨上缘及内、外侧缘有股四头肌腱附着，髌尖（apex of patella）有髌韧带附着。

8. 股骨髁　位于大腿下端的两侧，浅居皮下，外侧髁（lateral condyle）较内侧髁（medial condyle）显著。屈曲时能摸到髁面，两髁分别向内侧和外侧的最突出部，为股骨内上髁和外上髁，内上髁的上方有收肌结节，标志着滑膜囊可到达的高度。内上髁为膝关节胫侧副韧带的附着部，外上髁有膝关节腓侧副韧带附着。

9. 胫骨髁　在髌韧带两侧可以摸到。内侧髁的后面有半膜肌腱附着，外侧髁有髂胫束附着。

10. 胫骨粗隆（tibial tuberosity）　位于髌韧带下端，胫骨前缘上端。上部有髌韧带附着。

11. 胫骨前缘　是胫骨前方的一个锐缘，微弯行，直至踝部。

12. 胫骨内侧缘　由内侧髁的后面，向下达内踝的后缘。上部有膝关节胫侧副韧带及比目鱼肌附着。

13. 胫骨内侧面　位于皮下，介于胫骨前缘与内侧缘之间。上部有缝匠肌、股薄肌及半腱肌附着。

14. 腓骨头（fibular head）　位于胫骨外侧髁的后外侧，其下方为腓骨颈，有腓总神经绕过。头的外侧面为股二头肌及膝关节腓侧副韧带的附着部。

15. 腓骨体（shaft of fibula）　上 3/4 被肌肉紧紧包围，用力深按可触得，下 1/4 位于皮下。腓骨体前面有趾伸肌、第 3 腓骨肌及踇长伸肌附着，后面有比目鱼肌及踇长屈肌附着，外侧面上部有腓骨长肌附着，下部有腓骨短肌附着。

16. 内踝（medial malleolus）和外踝（lateral malleolus）　为胫骨和腓骨的下端，位于踝关节内侧和外侧，外踝的尖端低于内踝。

17. 足的骨性标志　①跟骨结节位于足跟，有跟腱附着。②载距突可在内踝下方扪到。③舟骨粗隆位于载距突前方，为胫骨后肌腱的附着部。④第 5 跖骨粗隆可在足外侧缘中部扪到，有腓骨短肌附着。⑤在足背可以扪到除跟骨以外的全部足骨。

（二）肌性标志

1. 臀部　身体直立时，臀部向后凸的隆起为臀大肌（gluteus maximus）的轮廓。臀大肌的下缘与臀沟并不一致，而是从内上向外下斜行交叉过臀沟的中部。大腿主动旋内时，髂前上棘的下外侧出现一隆起，此隆起系阔筋膜张肌和深层的臀中、小肌。

2. 大腿部　用力伸下肢时，在大腿外侧可见髂胫束张于皮下，尤其在下段更为明显；在大腿前面中、下部尖向上的三角形隆起为股四头肌的轮廓，其内下部为股内侧肌，外上部为股外侧肌。隆起的内侧缘为缝匠肌，大腿前面的内上区为内收肌群。膝关节屈曲时，可在腘窝两侧摸到外侧的股二头肌腱，内侧的半腱肌和半膜肌肌腱。

3. 膝部　膝关节伸直时，在髌骨内、外侧缘与股骨内、外侧髁间各有一沟，称髌骨内侧沟和髌骨外侧沟，当膝关节内有渗出液时，上述二沟消失，甚至膨隆。由髌尖向下与胫骨粗隆间的隆起为髌韧带的轮廓。髌韧带两侧的隆起为脂肪垫的位置，其两侧的凹陷为"膝眼"，经此可触及膝关节的关节面，其近胫骨关节面处为两侧半月板压痛检查部位。

4. 小腿部　小腿前方胫骨前缘外侧为小腿前群肌，后方大的隆起为小腿三头肌，隆起下方细窄的为跟腱，跟腱内、外侧的深沟分别称为跟腱内侧沟和跟腱外侧沟。跟腱内侧沟中有胫骨后肌腱、趾长屈肌腱、踇长屈肌腱及胫后血管和胫神经，跟腱外侧沟内有腓骨长、短肌的肌腱。

5. 足部　足背屈时，自内向外侧可见胫骨前肌腱、踇长伸肌腱和趾长伸肌腱，有些人在外侧还可见第3腓骨肌腱。

三、体表投影

1. 臀上动脉、静脉及神经　自髂后上棘至股骨大转子尖连线的上、中 1/3 交点，即为臀上动脉、静脉及神经出盆处的投影。

2. 臀下动脉、静脉及神经　自髂后上棘与坐骨结节连线的中点，即为臀下动脉、静脉及神经出盆处的投影。

3. 坐骨神经（sciatic nerve）　髂后上棘与坐骨结节连线中点至股骨大转子尖连线的内、中 1/3 交界处，坐骨结节与股骨大转子连线的中点，至股骨两髁之间的中点，此 3 点的连线，即为坐骨神经在臀部与股后区行径的投影。

4. 股动脉（femoral artery）　屈髋稍外展、旋外，由髂前上棘至耻骨联合连线的中点及收肌结节连线的上 2/3 段，即为股动脉的投影。

5. 腘动脉（popliteal artery）　平股部的中、下 1/3 交点作一环线，此线与股后正中线相交处内侧约 2.5cm 处为起点，该点至腘窝中点的连线，即为腘动脉斜行段的投影。经腘窝中点向下的垂线，为腘动脉垂直段的投影。

6. 胫前动脉（anterior tibial artery）　胫骨粗隆与腓骨头连线的中点与内、外踝经足背连线的中点，此两点的连线，为胫前动脉的投影。

7. 胫后动脉（posterior tibial artery）　腘窝中点下方 7~8cm 处为起点，该点至内踝后缘与跟腱内缘之间连线的中点，即为胫后动脉的投影。

8. 足背动脉（dorsal artery of foot）　内、外踝经足背连线的中点与第 1、2 跖骨底之间的连线，即为足背动脉的投影。

第二节　下肢骨

下肢骨由下肢带骨和自由下肢骨组成。下肢带骨即髋骨，由髂骨、耻骨和坐骨合成。自由下肢骨包括股骨、髌骨、胫骨、腓骨、跗骨及跖骨和趾骨（图 8-4）。

一、下肢带骨

下肢带骨（pelvic girdle）由一对髋骨（hip bone）（图 8-5、图 8-6）构成。髋骨为扁板状骨块，中部略窄，上、下两端宽广，位于躯干下端的两侧。髋骨由髂骨、坐骨及耻骨三部组成，幼年时，三骨彼此分离（图 8-7），16 岁左右各骨在髋臼处相互结

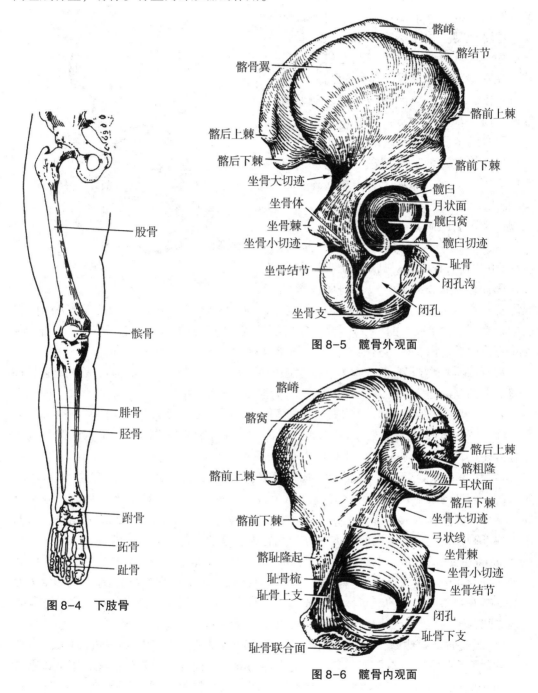

合。髋骨居于躯干与下肢之间，有传达躯干重力于下肢的作用，其内侧面与骶、尾骨共同组成骨盆，有保护骨盆内部脏器的作用。

图 8-5　髋骨外观面

图 8-6　髋骨内观面

图 8-4　下肢骨

1. 髂骨（ilium）　位于髋骨的上部，呈长方形，可分为髂骨体、髂骨翼。

（1）髂骨体（body of ilium）：位于髂骨的下部，构成髋臼的上半部。

（2）髂骨翼（ala of ilium）：为髂骨上部宽广的部分，中部较薄，周缘肥厚；可分为两面及三缘。

1）上缘：称为髂嵴呈"S"状弯曲，前部凹向内方，后部凹向外方；前后部略厚，中部较薄。由于髂嵴位置表浅，骨质厚而松，又具有肌肉附着多及血供丰富等特点，常用于植骨取材。髂嵴的前缘向前下方突出，称为髂前上棘，是缝匠肌及阔筋膜张肌一部分的起点；腹股沟韧带横过它与耻骨结节之间；在它的下方约5cm处有股外侧皮神经的后支越过；髂嵴的后端突向后下方，称为髂后上棘（posterior superior iliac spine），有骶结节韧带、骶髂后长韧带及多裂肌附着。髂嵴的内、外两缘均呈锐线，称为内唇（inner lip）及外唇（outer lip），前者为腹横肌及腰方肌的附着部，后者有阔筋膜张肌、腹外斜肌及背阔肌附着。两唇之间，有1条不明显的隆线，称为中间线（intermediate line），为腹内斜肌的附着部（图8-8、图8-9）。此线前后部较宽，中部较细。外侧唇（距髂前上棘5～7cm处）向后突出，称为髂结节，为髂嵴最高点。

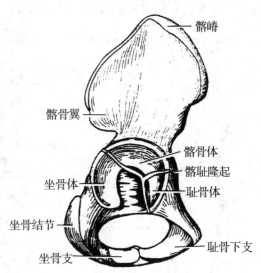

图8-7　6岁幼儿髋骨

2）前缘：上方起自髂前上棘，下达髋臼的边缘；上部凹陷，下部形成一隆起，称为髂前下棘（anterior inferior iliac spine），为股直肌直头的附着部。

3）后缘：上方起自髂后上棘，向下移行于坐骨体的后缘。上部形成一锐薄的突起，称为髂后下棘（posterior inferior iliac spine），有骶结节韧带附着；下部凹陷，构成坐骨大切迹（greater sciatic notch）的上半部。

4）臀面（外侧面）：前部凸隆，向前外方；后部凹陷，向后外方，有前、下、后3条粗线。前方的线最长，称为臀前线（anterior gluteal line），自髂前上棘后侧，弓状弯向后下方，终于坐骨大切迹的上部。下方的线称为臀下线（inferior gluteal line），自髂前上棘下侧，也呈弓状弯向后下方，终于坐骨大切迹的中部。后方的线最短，称为臀后线（posterior gluteal line），上自髂后上棘前侧，向下达髂后下棘的前方。这3条臀线将外侧面分为4区，均为臀肌的附着部（图8-8）。臀下线与髋臼缘之间的窄长部位为股直肌反折头和髂股韧带的起点，臀前线与臀下线之间的区域为臀小肌起点，臀前线与臀后线之间为臀中肌起点，臀后线后方为臀大肌与骶结节韧带起点。

5）骶盆面（内侧面）：可分为前、后两部。前部凹陷，称为髂窝（iliac fossa），构成大骨盆的后外侧壁，有髂肌附着；窝的上界为髂嵴，前界为髂骨的前缘，下方以弓状线（arcuate line）与髂骨体为界；内侧面的后部，有粗糙的耳状关节面，称耳状面（auricular surface），与骶骨的耳状面相关节。耳状面的前上部宽广，后下部狭窄；前缘及下缘均锐薄，有骶髂前韧带附着；前方及下方有浅沟围绕，称为附关节沟，为骶髂前韧带的附着部；后上方有一粗面，称为髂粗隆（iliac tuberosity），有部分竖脊肌、多裂

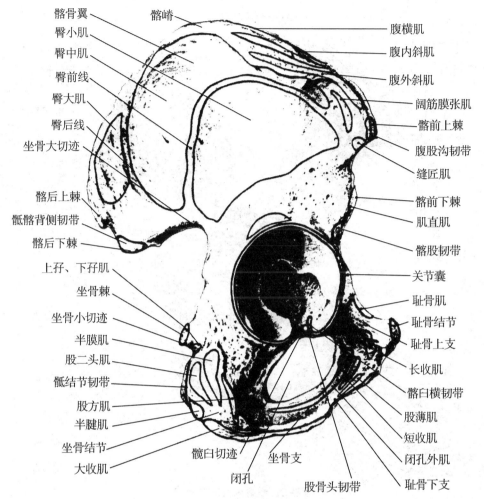

髂骨翼
臀小肌
臀中肌
臀前线
臀大肌
臀后线
坐骨大切迹

髂后上棘
骶髂背侧韧带
髂后下棘

上孖、下孖肌
坐骨棘
坐骨小切迹
半膜肌
股二头肌
骶结节韧带
股方肌
半腱肌
坐骨结节
大收肌

髂嵴

髋臼切迹   坐骨支
闭孔   股骨头韧带

腹横肌
腹内斜肌
腹外斜肌
阔筋膜张肌
髂前上棘
腹股沟韧带
缝匠肌
髂前下棘
肌直肌
髂股韧带
关节囊
耻骨肌
耻骨结节
耻骨上支
长收肌
髂臼横韧带
股薄肌
短收肌
闭孔外肌
耻骨下支

图 8-8　髋骨外面肌肉附着

肌、骶髂骨间韧带及骶髂后短韧带附着。

2. 坐骨（ischium）　位于髋骨的后下部，可分为坐骨体、坐骨上支及坐骨下支。

（1）坐骨体（body of ischium）：为坐骨上部肥厚的部分，构成髋臼的后下部，是坐位时支持身体重量的部分，可分为三面及两缘。内侧面构成小骨盆侧壁的一部，有闭孔内肌附着。外侧面有闭孔外肌等附着。后面宽广，为髋关节囊的附着部。此面的下侧有一宽切迹，称为闭孔切迹（obturator notch）。前缘锐薄，对向闭孔。后缘的上部向上移行于髂骨后缘，构成坐骨大切迹的下半部；后缘的下部有三角形的突起，称为坐骨棘（ischial spine），有尾骨肌、肛提肌、上孖肌及骶棘韧带附着。

（2）坐骨上支（superior ramus of ischium）：位于坐骨体的下方。前缘锐薄，形成闭孔的后界。后缘肥厚，向上移行于坐骨棘，形成一深切迹，称为坐骨小切迹（lesser sciatic notch）。坐骨上支的下端向前移行于坐骨下支。

（3）坐骨下支（inferior ramus of ischium）：自坐骨上支的下端弯向前上内方。上缘锐薄，构成闭孔的下界。坐骨下支的前端移行于耻骨下支。

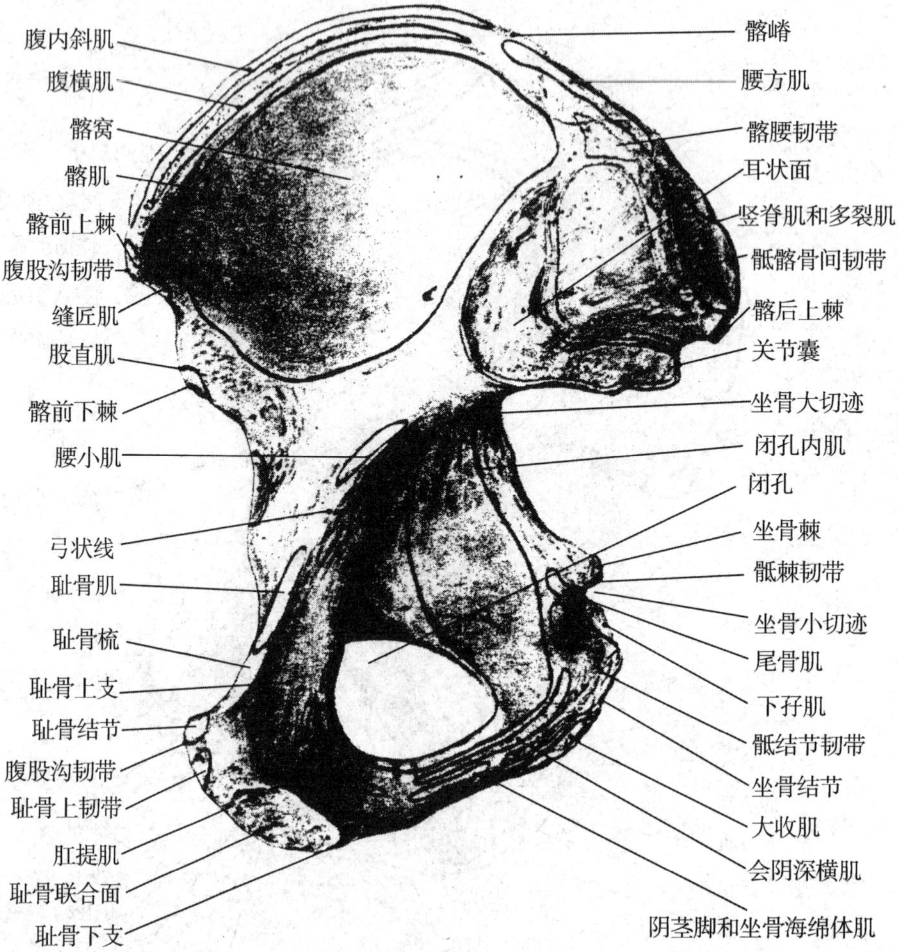
腹内斜肌
腹横肌
髂窝
髂肌
髂前上棘
腹股沟韧带
缝匠肌
股直肌
髂前下棘
腰小肌
弓状线
耻骨肌
耻骨梳
耻骨上支
耻骨结节
腹股沟韧带
耻骨上韧带
肛提肌
耻骨联合面
耻骨下支
髂嵴
腰方肌
髂腰韧带
耳状面
竖脊肌和多裂肌
骶髂骨间韧带
髂后上棘
关节囊
坐骨大切迹
闭孔内肌
闭孔
坐骨棘
骶棘韧带
坐骨小切迹
尾骨肌
下孖肌
骶结节韧带
坐骨结节
大收肌
会阴深横肌
阴茎脚和坐骨海绵体肌

图 8-9　髋骨内面肌肉附着

在坐骨支移行处的后部，骨质粗糙而肥厚，称为坐骨结节。结节的上部被横嵴分为上、下两部：上部为半膜肌的附着部，下部有股二头肌及半腱肌附着。坐骨结节的下部粗糙不平，有大收肌附着。坐骨结节的上缘、内侧缘及外侧缘，分别为下孖肌、骶结节韧带及股方肌的附着部。

3. 耻骨（pubis）　位于髋骨的前下部，可分为耻骨体、耻骨上支及耻骨下支。

（1）耻骨体（body of pubis）：肥厚，连结髂骨体与坐骨体，构成髋臼的前下部。与髂骨体的结合处，骨面粗糙而隆起，称为髂耻隆起（iliopubic eminence）。

（2）耻骨上支（superior ramus of pubis）：自耻骨体水平伸向前内下方，其内侧端移行于耻骨下支。可分为三面及两缘。前面呈三角形，其外侧部有长收肌及闭孔外肌附着。后面构成小骨盆的前壁，为肛提肌及闭孔内肌等的附着部。下面有一深沟，称为闭孔沟（obturator groove），有闭孔血管及神经通过。耻骨上支的上缘锐薄，称为耻骨梳（pecten pubis），为腹股沟镰、腔隙韧带及反转韧带的附着部。耻骨梳向前终于小结节，称为耻骨结节（pubic tubercle），有腹股沟镰附着；向后经髂耻隆起，移行于弓状线。耻骨上支的前缘，称为闭孔嵴（obturator crest），自耻骨结节向后，终于髋臼切迹，有耻股韧带附着。

（3）耻骨下支（inferior ramus of pubis）：薄而平坦，自耻骨上支的内侧端，向下方弯曲，可分为前、后两面及内、外两缘。前面为短收肌、长收肌、股薄肌及闭孔外肌的附着部。后面有闭孔内肌等附着。内侧缘为股薄肌的附着部，与对侧同名缘共同构成耻骨弓。外侧缘围成闭孔的一部分。

耻骨上、下支的内侧，有长卵圆形的粗面，称为耻骨联合面（symphysial surface）与对侧的同名面相接。

4. 髋臼（acetabulum）　为髋骨外侧面中部的半球形深窝，向前外方及下方，由髂骨体、坐骨体及耻骨体构成，与股骨头相关节。髋臼的中央深而粗糙，称为髋臼窝（acetabular fossa），被股骨头韧带所占据。这里骨壁很薄，可因疾病的破坏或外伤而被股骨头贯穿。窝的周围有平滑的半月形关节面，称为月状面，上部较宽广，前后端略窄。髋臼的边缘呈堤状，为关节唇的附着部。边缘的下部有一切迹，称为髋臼切迹（acetabular notch），为股骨头韧带的附着处。

髋臼的上部厚而坚硬，形成一个强有力的支重点，此部如发育不良，可致先天性脱位。负重线从坐骨大切迹之前向上延至骶髂关节，在直立时可将躯干的重量传达至股骨头。髋臼的后下部至坐骨结节部分形成另一有力的支重点，在坐位时传达身体的重量。

髋臼上1/3最重要，是髋关节主要负重区，作为髋臼顶，厚而坚硬，髋臼后1/3能维持关节稳定，较厚。此两部分均须有相当暴力才能引起骨折。髋关节后面与坐骨神经贴近，此部骨折移位或在手术时，神经易遭受损伤。髋臼下1/3（或内壁）与上、后部比较，显得较薄，造成骨折需要的暴力也较小，此部如发生断裂，对以后髋关节功能影响较小。

5. 闭孔（obturator foramen）　为坐骨与耻骨之间的卵圆形大孔。上界为耻骨上支的下面；下界为坐骨下支的上缘；内侧界为耻骨下支的外侧缘；外侧界为坐骨上支的前缘、坐骨体的前缘及髋臼切迹的边缘。闭孔的边缘锐利，为闭孔膜的附着部。

闭孔被闭孔膜所覆盖，只在上部相当于闭孔切迹部分留有一个小缺口，参与形成闭孔管。闭孔管为一纤维性管道，上界为耻骨上支下缘的闭孔沟，下界为硬而无弹性的闭孔膜，长2~3cm，从骨盆前壁斜向前、下、内，终于耻骨肌的深面。闭孔动脉、静脉及闭孔神经由此通过。

闭孔管的内口充填以脂肪组织，正常仅可容纳指尖。女性患者因多次妊娠，盆壁腹膜和筋膜组织松弛，特别是久病衰弱的老年人，因失去腹膜外脂肪组织的衬垫作用，再合并有慢性咳嗽、习惯性便秘等腹内压增高因素，更易诱发闭孔疝，容易发生绞窄，肠管坏死率可高达50%。闭孔神经痛常是最早期出现的症状。

髋骨的动脉：①髂骨的动脉主要来自髂腰动脉、旋髂深动脉、闭孔动脉及臀部的动脉等分支。②坐骨的动脉来自闭孔动脉、旋股内侧动脉及旋股外侧动脉等的分支。③耻骨的动脉来自闭孔动脉、旋股内侧动脉及旋股外侧动脉的分支。

二、自由下肢骨

1. 股骨（femur）　为人体中最长与最大的管状骨，其长度约占身高的1/4。可分为体及上、下两端（图8-10）。

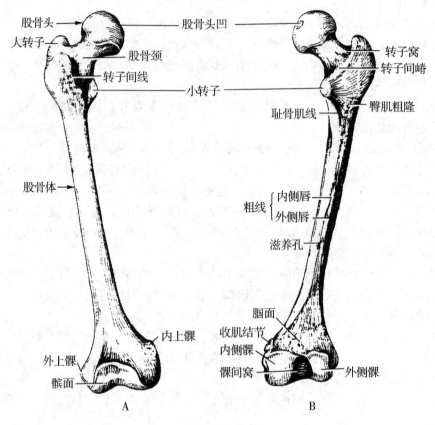

图 8-10 股骨

A. 前面观 B. 后面观

（1）上端：向前内上方弯曲，由股骨头、股骨颈、大转子及小转子构成。

1）股骨头：膨大呈球形，向内上方并稍向前方，有光滑的关节面，与髋臼相关节。头的中央稍靠下侧，有一小窝，称为股骨头凹（fovea of femoral head），为股骨头韧带的附着部，股骨头可由此获得少量血供。

2）股骨颈（neck of femur）：为股骨头下侧较细的部分，向前内上方。股骨颈的下端接股骨干，颈干之间形成一角度，为颈干角，可以增加下肢运动范围，并使躯干的力量传至较宽的股骨基底部。股骨颈干角，儿童平均为151.70°，成人为131.87°（男性为132.12°，女性为127.70°）。X线平均角度为135.05°。如超过140°为髋外翻，小于110°为髋内翻（图8-11）。髋内翻时股骨颈较正常为短，大转子的位置较正常为高。如自大转子尖端，画一水平线向内，它与股骨头关节面相交之点位于股骨头凹之上，同时股骨干也上移。在髋外翻时，股骨颈较正常为长，自大转子尖端向内所画的水平线，与股骨头关节面相交点在股骨头凹之下。在髋部矫形手术时，应维持正常颈干角，再根据股骨力线的方向矫正，这样的位置最适于负重。如自股骨头中心沿股骨颈画一条轴线，其与股骨两髁间的连线，并不在一平面上，在正常情况下前者在后者之前，它们之间形成一角度，为前倾角（图8-12）。前倾角平均为13.14°，新生儿的前倾角为20°，随着

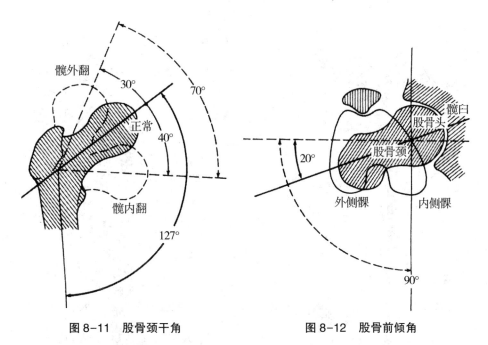

图 8-11　股骨颈干角　　　　　图 8-12　股骨前倾角

年龄的增加，角度逐渐减小。

3）大转子（greater trochanter）：为方形的隆起，位于体与颈连结处的外侧。外侧面有 1 条自后上方斜向前下方的微嵴，为臀中肌的附着部（图 8-13~图 8-15）。内侧面有 1 个深窝，称为转子窝（trochanteric fossa），有闭孔外肌肌腱附着。大转子的外缘，为梨状肌的附着部。下缘有股外侧肌附着。前缘为臀小肌的附着部。后缘移行于转子间嵴。

4）小转子（lesser trochanter）：为圆锥形的突起，位于颈与体连结处的后内侧。前面有髂腰肌附着。

在大、小转子的前、后两面，均有 1 条隆线，前者称为转子间线（intertrochanteric line），自大转子的内上侧斜向内下方，经小转子的下侧，终于体的后面，为髂股韧带的附着部；后者称为转子间嵴（intertrochanteric crest），始于大转子的后上侧，斜向内下方，终于小转子。在转子间嵴中部的上侧，有一结节，为股方肌的附着部。

股骨转子部的结构主要是骨松质，周围有丰富的肌肉层，血运充沛，其营养远较股骨头优越。

5）供养股骨上端的动脉：

A. 股骨头韧带动脉：为闭孔动脉或旋股内侧动脉的分支，沿股骨头韧带至股骨头。对这些动脉的供血范围目前尚有争论，有人认为这些动脉进入骨内，成为股骨头在生长期主要的血液来源，同时也与成年人股骨头的血液供给有关，但有些人则反对上述看法。

B. 支持带动脉：发自旋股内、外侧动脉等，位于股骨颈附近的滑膜所形成的支持带内，为生长期的股骨头及成年人的股骨头、股骨颈的主要血液来源。损伤时，可导致严重的供血障碍。

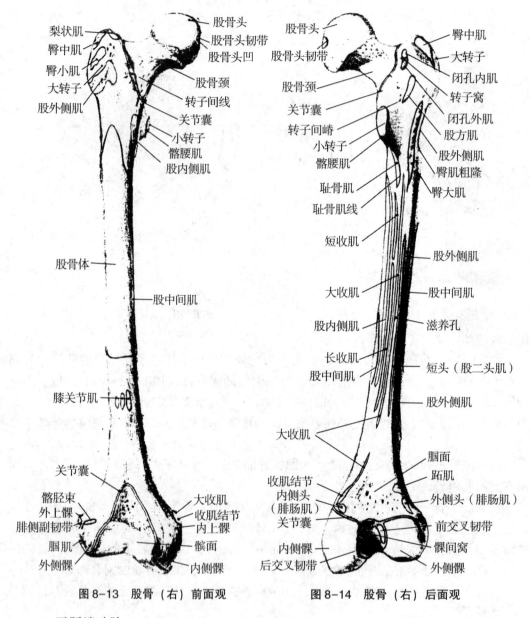

图 8-13 股骨（右）前面观 　　图 8-14 股骨（右）后面观

C. 干骺端动脉。

D. 滋养动脉：成年人的滋养动脉可分布到股骨头及股骨颈，为股骨近侧端血液来源之一，但在儿童中，上述动脉则不穿过骺软骨板分布到股骨头及股骨颈，因此，对股骨近侧端的血液供给不占重要地位。

（2）股骨体（shaft of femur）：上部呈圆柱形，下部逐渐呈三棱柱形，微向后方弯曲。上、下两端较粗，中部略细。前面圆隆而光滑。前面和外侧面的上 3/4 部有股中间肌附着，前面下部有膝关节肌附着。后面的中部有 1 条纵嵴，称为粗线（linea aspera），此粗线分为内侧唇（medial lip）及外侧唇（lateral lip），为肌肉和肌间隔附着处。二唇

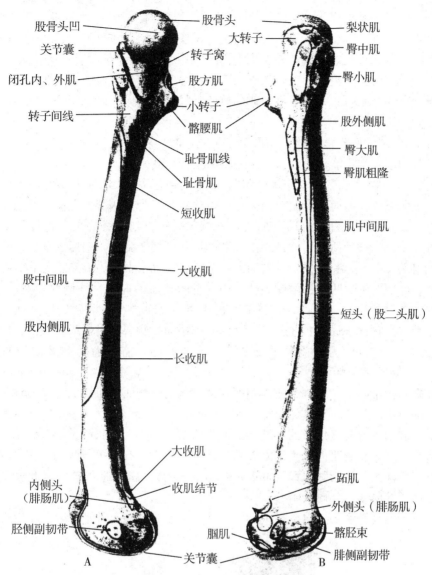

图 8-15　股骨（右）侧面观

A. 内侧面　B. 外侧面

向上方逐渐分开，外侧唇终于一粗糙部，称为臀肌粗隆（gluteal tuberosity），有臀大肌附着。内侧唇则分为两条线，一部终于小转子，称为耻骨肌线（pectineal line），为耻骨肌的附着部；另一部止于转子间线。二唇向下方也逐渐分开，外侧唇较为显著，经外上髁线终于外上髁；内侧唇经内上髁线移行于内上髁，两唇间形成一个三角形平面，称为腘面（popliteal surface）。股骨粗线的上、下两端附近都有滋养孔。

　　短收肌、股内侧肌、股外侧肌、长收肌、大收肌和股二头肌短头在股骨体上皆有一线性起始或抵止（图 8-14）。短收肌抵于耻骨肌线下方，延及粗线上部。股内侧肌的起始线自转子间线下端，经耻骨肌线和粗线内侧唇，向下达内上髁线的上部。股外侧肌的起始线自大转子根部前方，经臀肌粗隆外侧缘，向下达粗线外侧唇。大收肌的抵止线自臀肌粗隆内侧缘，经粗线达内上髁线的上部，其余纤维形成一坚固的腱止于收肌结节，并发一腱膜止于内上髁线的下部，长收肌起于粗线内侧唇的中、下部，介于股内侧肌和大收肌之间。股二头肌短头起于粗线外侧唇的中、下部，介于股骨内侧肌和大收肌之间。股二头肌短头起于粗线外侧唇的中、下部，介于股骨内侧肌和大收肌之间。股二头肌短头起于粗线外侧唇的中、下部和股外侧肌间隔。股内、外侧肌间隔分别附着于粗线的内、外侧唇。

股骨干有1~3条滋养动脉，发自第1、2或第3穿动脉。当损伤到主要的滋养动脉，而骨膜的血管又不能代偿时，骨可发生缺血性坏死。

（3）下端：膨大，有内、外两个髁状突，均突向后方，称为内侧髁与外侧髁。外侧髁较内侧髁宽广，前面较突出，而内侧髁较狭长。股骨外侧髁的位置及其前凸的特点是阻止髌骨向外脱位最好的屏障；如股骨外侧髁太短，则膝将外翻，髌骨不易保持原位。股骨外侧髁的形状便于屈伸，而内侧髁的形状则便于旋转。两髁的前面、后面及下面均为光滑的关节面。其中，两髁前面的关节面相连而成髌面（patellar surface），与髌骨相关节。髌面的中部凹陷，两侧微凸，内侧部较狭窄而偏斜，外侧部较宽广而平坦。此面有内、外两条浅沟，伸膝时，与半月板相接。介于内、外两髁后面之间，有一深窝，称为髁间窝（intercondylar fossa）。窝的外侧壁为外侧髁的内侧面，微凹，后部有前交叉韧带附着；内侧壁为内侧髁的外侧面，也略凹陷，前部为后交叉韧带的附着部（图8-16）。髁间窝与腘面之间，有1条横隆线，称为髁间线（intercondylar line），有关节囊及腘斜韧带附着。内侧髁的内侧面及外侧髁的外侧面均粗糙而凸隆，称为内上髁（medial epicondyle）与外上髁（lateral epicondyle）。内上髁较大，为膝关节胫侧副韧带的附着部；髁的顶部有三角形的小结节，即收肌结节，有大收肌肌腱附着；结节的后面有三角形小面，为腓肠肌内侧头的附着部。外上髁较小，有膝关节腓侧副韧带附着；髁的下侧有1条深沟，称为腘肌沟（groove for popliteus），屈膝时肌腱经过此处；髁的上侧有一粗面，有腓肠肌外侧头附着。

股骨下端的动脉主要来自膝最上动脉、膝上内动脉、膝上外动脉及膝中动脉等的分

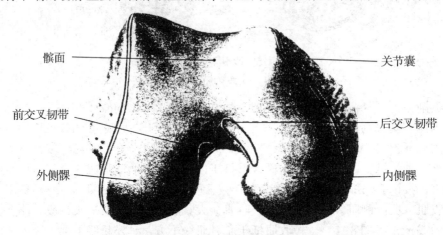

图8-16　右股骨远端下面观

支，这些分支经附近的血管孔进入骨内。股骨下端的血液供给丰富，侧支循环很多，任何骨折均不会引起骨的缺血性坏死。

2. 髌骨（图8-17）　为人体内最大的籽骨，有维护膝关节正常功能的作用。全骨扁平，呈三角形，位于膝关节前方的股四头肌腱中。前面粗糙而凸隆，有许多血管孔。后面光滑，为关节面，由1条纵行钝嵴分此面为内、外两部：外侧部宽阔，内侧部狭窄，与股骨下端的

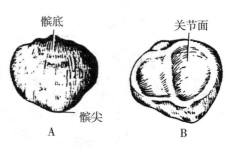

图8-17　髌骨（右侧）

A. 前面观　B. 后面观

髌面相关节。髌骨的上缘称为髌底（base of patella），宽广而肥厚，有股直肌腱及股外侧肌腱附着。髌骨的内、外两缘均锐薄，有股四头肌腱和髌内、外侧支持带附着。两缘向下移行于髌尖，其下部有髌韧带附着。

髌骨的存在可保护膝关节，特别是保护股骨髌面和股骨髁；髌骨可使髌韧带远离轴线，增加股四头肌的作用力矩（图8-18），减少伸膝时所需力量；髌骨还可保护膝关节在半屈位时的稳定性，防止膝关节的异常内收、外展及前后活动。

髌骨的位置表浅，可因外力直接的打击而发生粉碎性骨折；也可由于间接暴力而引起横形骨折。

髌骨的血管孔主要位于髌骨前面上、下1/4区域的骨面垂直沟内。后面的血管孔或分散于整个非关节面的骨面上，或分布于内侧关节面下缘附近。髌骨底的血管孔多排列于关节面上缘附近的骨面上。

3. 胫骨（tibia）　为三棱柱形的长管状骨，居小腿的内侧，可分为一体及两端（图8-19）。

（1）上端：膨大，又称胫骨平台，提供广阔负荷面以传递身体重力。内、外两侧突出，称为内侧髁与外侧髁，前

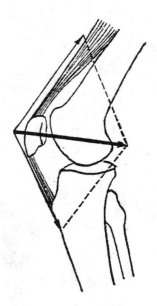

图8-18　髌骨增加股四头肌的作用力矩

者较大，后者较突出。两髁上面，均有凹陷的卵圆形关节面，称为上关节面（superior articular surface），与股骨的同名髁相关节，左、右上关节面之间，骨面粗糙，中间有一隆起，称为髁间隆起（intercondylar eminence），其尖端有内、外两个小结节，称为髁间内侧结节（medial intercondylar tubercle）与髁间外侧结节（lateral intercondylar tubercle）。髁间隆起的前后侧各有一窝，称为髁间前窝与髁间后窝，为膝关节前、后交叉韧带及半月板的附着部（图8-20）。内侧髁后内面有深沟，有半膜肌腱附着，沟的上唇有关节囊及胫侧副韧带附着；内侧髁内前面分布有许多血管孔，此处为髌内侧支持带附着处。外侧髁前外面有一明显压迹，为髂胫束抵止处。后外面有一小关节面，向后外下方，称为腓关节面（fibular articular facet），与腓骨头相关节。腓关节面上方和内侧有腘肌腱通行的沟；腓关节面前上方与腓骨头一起，为股二头肌的抵止处；稍下方有趾长伸

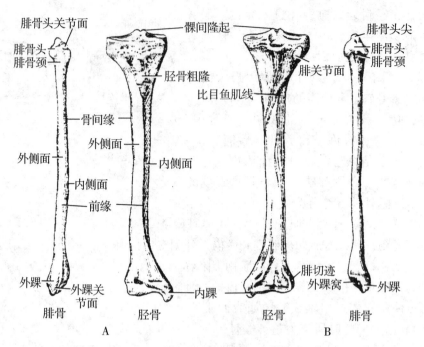

图 8-19　胫骨和腓骨（右侧）

A. 前面观　B. 后面观

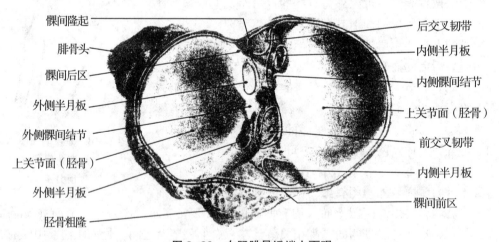

图 8-20　右胫腓骨近端上面观

肌和腓骨长肌最上纤维起始点。胫骨上端与体相接处的前面，有 1 个三角形粗隆，称为胫骨粗隆。粗隆被微嵴分为上、下两部，此嵴为髌线所在部位。上部有髌韧带附着；下部粗糙，位于皮下，有髌下皮下囊和纤维脂肪组织充填其间。

胫骨内、外两髁，由于松质多而密质少，因此，为膝关节内骨折的易发部位。胫骨平台、髁间隆起和髁间结节的高低位置关系对关节运动及损伤较为重要。

（2）胫骨体（shaft of tibia）：呈三棱柱形，可分为三面及三缘。

1）三缘：①前缘（anterior border）或前嵴位于皮下，自胫骨粗隆的外侧缘，弯向

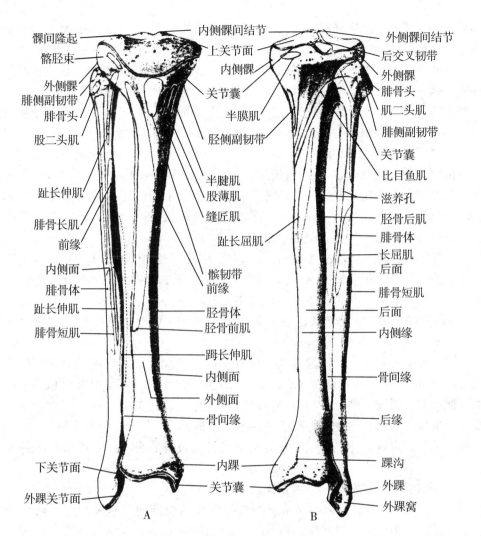

图 8-21　胫骨和腓骨

A. 前面观　　B. 后面观

内下方，终于内踝的前缘。有小腿深筋膜附着。②内侧缘（medial border）起于内侧髁的后面，向下达内踝的后缘，上部有腘肌筋膜、膝关节胫侧副韧带后纤维和半膜肌附着，中部有比目鱼肌起始和小腿横隔附着，下部有胫骨后肌腱通过（图 8-21）。③外侧缘或骨间缘（interosseous border），自腓关节面的前侧向下终于腓切迹的前缘，为小腿骨间膜的附着部。

　　2）三面：①内侧面（medial surface）介于内侧缘与前缘之间，向前内方。上部紧靠内侧缘处，有胫侧副韧带前部纤维抵止，稍前区域，有缝匠肌、股薄肌及半腱肌附着。②外侧面（lateral surface）位于前缘与骨间缘之间，向前外方。上 2/3 部微凹，为胫骨前肌的附着部。下部微凸，朝向前方，没有肌肉附着，但由内向外依次为胫骨前肌、踇长伸肌、胫前血管和神经、趾长伸肌和第 3 腓骨肌跨过。③后面，在骨间缘与内侧缘之间，上部有自腓关节面斜向内下方的微嵴，称为比目鱼肌线（soleal line），有比目鱼肌及腘筋膜和小腿横筋膜附着。自比目鱼肌线的中部向下发出一纵嵴，分胫骨后面为内、外两部，分别为趾长屈肌及胫骨后肌的附着部；比目鱼肌线的稍下方有滋养孔。后面下 1/4 部没有肌肉附着，但紧贴骨面有胫骨后肌腱走向内踝后方的深沟，趾长屈肌由内向外跨过胫骨后肌，胫后血管神经及蹬长屈肌腱贴于后面外侧部。

胫骨体中、下 1/3 交界处较细，为骨折好发部位。另外，胫骨体并非完全垂直，上部略弯向内方，下部则弯向外方，因此，整复骨折时，须注意此点。

（3）下端：膨大而成四角形，较上端小，可分为 5 个面。前面的下部微凹，为踝关节囊的附着部。后面有内、外两条沟，内侧沟较深，称为踝沟（malleolar sulcus），有胫骨后肌腱及趾长屈肌腱经过；外侧沟平浅，通过蹬长屈肌腱。外侧面呈三角形，有一切迹，称为腓切迹（fibular notch），与腓骨下端相接。内侧面凸隆，向下发出一短突，称为内踝。内踝的外侧面光滑，称为内踝关节面（articular facet of medial malleolus），与距骨相关节；内踝的内侧面凸隆，向上移行于胫骨体的内侧面；内踝的下缘有一切迹，为踝关节三角韧带的附着部（图 8-22）。胫骨下端的下面称为下关节面（inferor articular surface），呈四边形，与距骨相关节。

4. 腓骨（fibula） 为细长的管状骨，较胫骨细，居小腿的外侧，可分为一体及上、下两端（图 8-19）。

（1）上端：略膨大，称为腓骨头。腓骨头的内侧面，有圆形的关节面，称为腓骨头关节面（articular surface of fibular head），向前上内方与胫骨腓关节面相关节；腓骨头的外侧面有一粗隆；腓骨头的顶部呈结节状，称为腓骨头尖（apex of fibular head），粗隆及尖为股二头肌及膝关节腓侧副韧带的附着部。

腓骨头后面有腓总神经越过，腓骨头下方骨折或骨骺分离时，能引起腓总神经损伤。

（2）腓骨体：呈三棱柱形，有四面及四缘。

1）四缘：①前缘（anterior border）自腓骨头的前面向下达外踝的后缘，上部锐薄，下部钝圆，为小腿前肌间隔的附着部。②骨间缘（interosseous border）锐薄，向上与前缘相合，向下与内侧嵴相接，有小腿骨间膜附着。③内侧嵴（medial crest）起于腓骨头的内侧，向下移行于外踝的前缘，上下部锐薄，中部钝圆。④后缘（posterior border）自腓骨头的后面，达腓骨的踝沟的内侧，上部钝圆，下部锐薄，为小腿后肌间隔的附着部。

2）四面：①前面（anterior surface）介于骨间缘与前缘之间，上窄下宽，有趾长伸肌、第 3 腓骨肌及蹬长伸肌附着。②后面（posterior surface）位于内侧嵴和后缘之间，由于发生扭转，因此，上部向后方，下部则向内方，有比目鱼肌、蹬长屈肌附着。此面的中部可见滋养孔。③内侧面（medial surface）介于骨间缘与内侧嵴之间，上下较窄，中部略宽而微凹，为胫骨后肌的附着部。④外侧面（lateral surface）呈沟状，在前缘与后缘之间，由于出现扭转，因此，上部向外方，下部则向后方。此面的上部有腓骨长肌附着；下部为腓骨短肌的附着部（图 8-21）。

（3）下端或外踝：呈锥形，比内踝长而显著。内侧面的前上部有微凹的三角形关节面，称为外踝关节面（articular facet of lateral malleolus）；后下部有一窝，为胫腓后韧

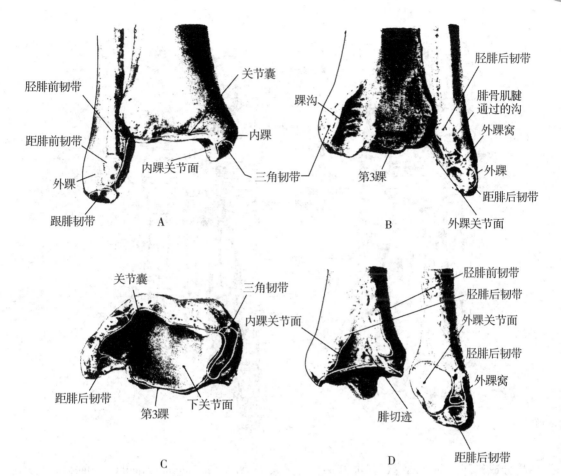

图 8-22　胫腓骨下端

A. 前面观　B. 后面观　C. 下面观　D. 相对面观

带与距腓后韧带的附着部。外侧面凸隆，居皮下。外踝的前缘粗糙，有距腓前韧带、胫腓前韧带及跟腓韧带附着。后缘呈浅沟状，称为踝沟，有腓骨长、短肌腱通过（图 8-22）。外踝构成踝关节窝的外侧壁，加上前后缘的韧带和肌腱，对于维持踝关节的稳定性，防止过度内、外翻起到非常重要的作用。

5. 足骨　分为跗骨、跖骨及趾骨（图 8-23、图 8-24）。

（1）跗骨（tarsal bones）：共有 7 块，分为近侧及远侧两列。近侧列有距骨、跟骨及足舟骨，远侧列有内侧、中间、外侧楔骨及骰骨。

1）距骨（talus）：位于胫、腓骨与跟骨之间。上有 5 个关节面，衔接踝、距跟、距跟舟 3 个关节，75%的表面为关节软骨覆盖，无肌肉附着。距骨位于足纵弓的顶点，是足的支持与活动中心，可完成足的背伸、跖屈、内收、外展和内、外翻等动作，损伤后治疗不当或复位不佳，易呈半脱位状态，影响足弓的维持，并产生疼痛及活动障碍。距骨分头、颈、体三部（图 8-25）。

A. 距骨头（head of talus）：为距骨前端呈圆形的部分，前面有一关节面，由两条

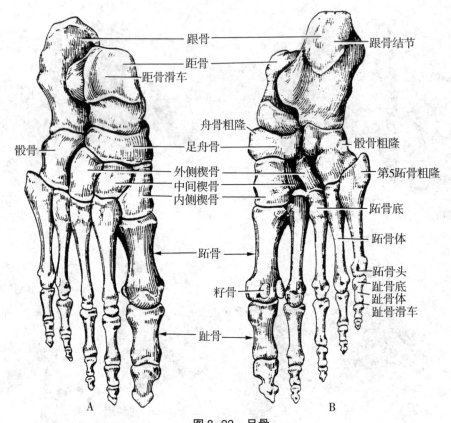

图 8-23　足骨

A. 上面观　B. 下面观

微嵴分成三部，前面凸隆，呈卵圆形，称为舟关节面（navicular articular surface），与足舟骨相关节；内下部称为中跟关节面（middle calcanean articular surface）；介于上述两部分之间的较小，称为前跟关节面（anterior calcanean articular surface）。分别与跟骨的相应关节面相关节。

B. 距骨体（body of talus）：近似四方形，可分为上、下、内、外四面。①上面覆以滑车关节面，在横径上微凸，纵径上则微凹，与胫骨下关节面形成关节。②下面有一凹陷的菱形关节面，称为后跟关节面（posterior calcanean articular surface），与跟骨形成关节。③内侧面的上部，有半月形的关节面，称为内踝面（medial malleolar facet），与内踝形成关节，内侧面的下部粗糙，为踝关节三角韧带深层纤维的附着部，并有许多血管孔。④外侧面有三角形的关节面，称为外踝面（lateral malleolar facet），与外踝形成关节。此面的尖端向外方突出，称为距骨外侧突（lateral process of talus）。距骨体的上面、内踝关节面及外踝关节面共同构成距骨滑车（trochlea of talus）。距骨体的后端突向后下方，称距骨后突（posterior process of talus），其后面有一条斜沟，称为姆长屈肌腱沟（sulcus for tendon of flexor hallucis longus），此沟分距骨后突为内、外两个结节，称为内侧结节（medial tubercle）及外侧结节（lateral tubercle）。内侧结节有三角韧带胫距后部附着，外侧结节有距腓后韧带附着。

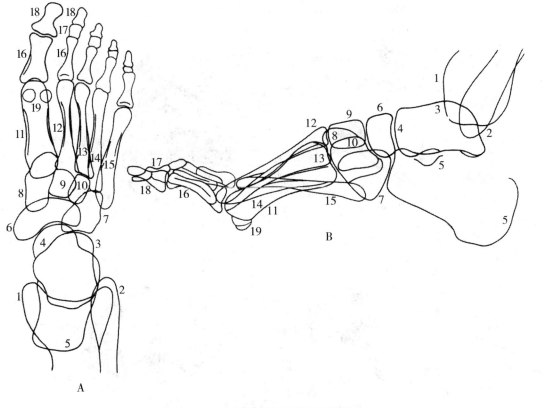

图 8-24　足正常 X 线解剖示意图

A. 正位　B. 侧位

1. 内踝　2. 外踝　3. 距骨滑车　4. 距骨头　5. 跟骨　6. 足舟骨　7. 骰骨　8. 内侧楔骨　9. 中间楔骨

10. 外侧楔骨　11~15. 第 1~5 跖骨　16. 近节趾骨　17. 中节趾骨　18. 远节趾骨　19. 籽骨

C. 距骨颈（neck of talus）：介于头与体之间的狭细部分。其上、内、外侧面粗糙，有滋养孔，其中颈下面的滋养孔最多最大。下面有一条自后内方向前外方经过的深沟，称为距骨沟（sulcus of talus），此沟与跟骨沟之间形成跗骨窦（tarsal sinus）和跗骨管。

距骨的动脉主要来自跗骨窦动脉及跗骨管动脉，前者主要为足背动脉、外踝的动脉分支及腓动脉的穿支；后者为胫后动脉的分支。距骨体的动脉，分别从距骨体的前下面、前外侧面、内侧面、距骨颈的下面及距骨后突进入骨内。距骨头的动脉分别沿着距骨颈的上面及外下侧分布到距骨头。距骨骨折、脱位及三关节固定术后，可发生距骨体的缺血性坏死。

2）跟骨（calcaneus）：为足骨中最大的，近似长方形，位于距骨的下方。跟骨后部肥大的部分，称为跟骨体（body of calcaneus），体的后端突出，称为跟骨结节（calcaneal tuberosity）。跟骨可分为上、下、前、后及内、外六面（图 8-26、图 8-27）。

A. 上面：其中部有卵圆形凸隆的关节面，称为后距关节面（posterior talar articular surface），与距骨体的后跟关节面相关节。后距关节面的前侧，有一深沟，称为跟骨沟（calcaneal sulcus），与距骨沟相合构成跗骨窦和跗骨管。沟的底部粗糙，为距跟骨间韧

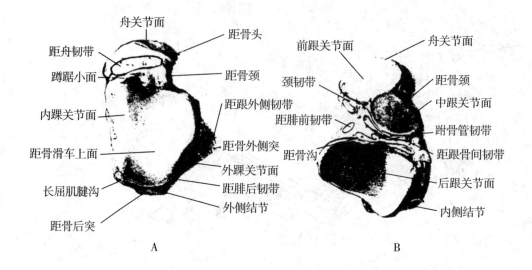

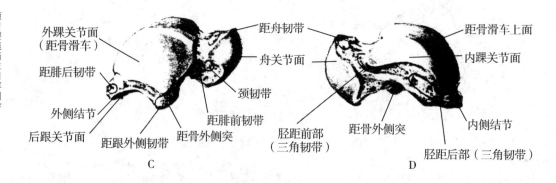

图 8-25　距骨

A. 背面观　B. 底面观　C. 内侧面观　D. 外侧面观

带及趾短伸肌的附着部。跟骨上面的内侧，有扁平的突起，称为载距突（sustentaculum tali），支持距骨颈，同时为跟舟足底韧带附着处。载距突上面有凹陷的关节面，称为中距关节面（middle talar articular surface），与距骨头的中跟关节面形成关节。跟骨上面的前侧，有一小关节面，称为前距关节面（anterior talar articular surface），与距骨头的前跟关节面形成关节。

　　B. 下面：狭窄而粗糙，中部有足底长韧带和足底方肌附着。前端有圆形的隆起，称跟骨小结节，为跟骰足底韧带的附着部。

　　C. 内侧面：凹陷，于载距突的下面，有自后上方向前下方经过的浅沟，称为拇长屈肌腱沟，与距骨后缘的同名沟延续，有拇长屈肌腱通过。

　　D. 外侧面：宽广而平滑，前部有一结节，称为腓骨肌滑车（peroneal trochlea）。滑车后下方的斜沟，称为腓骨长肌腱沟（sulcus for tendon of peroneus longus），有同名肌腱通过。腓骨肌滑车前上方的浅沟，供腓骨短肌腱通过。腓骨肌滑车后上方约 1cm 处有一骨性隆起，为跟腓韧带附着部。

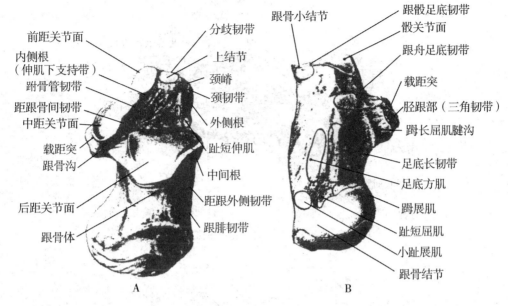

A

B

图 8-26　跟骨（右）

A. 上面观　B. 下面观

E. 前面：呈方形，有一鞍状关节面，称为骰关节面（cuboid articular surface），与骰骨相关节。

F. 后面：凸隆，呈卵圆形，可分为三部：上部光滑借跟腱囊和脂肪组织与跟腱相隔；中部宽广粗糙，为跟腱的附着部；下部斜向前下方，移行于跟骨结节，居于皮下。跟骨结节的下面有内、外两突，内侧者较大，称为跟骨结节内侧突（medial process of calcaneal tuberosity），有跛展肌、趾短屈肌附着；外侧的较小而显著，称为跟骨结节外侧突（lateral process of calcaneal tuberosity），为小趾展肌的附着部。

3）足舟骨（navicular bone）：呈舟形，介于距骨头与 3 块楔骨之间，分为上、下、内、外及前、后面（图 8-28）。

前面凸隆，由 2 条微嵴分成 3 个关节面，分别与 3 个楔骨相关节。后面有卵圆形凹陷的关节面，接距骨头。上面粗糙而凸隆，有距舟背侧韧带、楔舟背侧韧带和骰舟背侧韧带附着。内侧面有一向下方的圆形粗隆，称为舟骨粗隆（tuberosity of navicular bone），为胫骨后肌腱的附着部。下面粗糙凹陷，借一沟与舟骨粗隆分隔，胫骨后肌腱的一部通过此沟，并抵于楔骨和 3 个跖骨底。下面的外侧有跟舟足底韧带、楔舟足底韧带和骰舟足底韧带抵止，外侧面粗糙，有时出现一关节面，与骰骨形成关节。在平足症，由距骨而来的重力，同时向前将重力传达至 3 个楔骨。

4）楔骨：有 3 个，均呈楔形，位于足舟骨与第 1、2 及第 3 跖骨之间。

A. 内侧楔骨（medial cuneiform bone）（图 8-29）：最长，基底向下，尖向上。远侧有肾形的关节面，与第 1 跖骨底相关节。近侧有梨形的关节面，与足舟骨相关节。内侧面粗糙，有一浅沟，通过胫骨前肌腱。外侧面凹陷，沿其上缘及后缘有关节面，与中

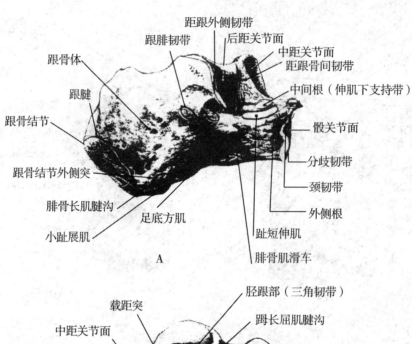

距跟外侧韧带
跟腓韧带
跟骨体
跟腱
跟骨结节
后距关节面
中距关节面
距跟骨间韧带
中间根（伸肌下支持带）
骰关节面
分歧韧带
颈韧带
外侧根
跟骨结节外侧突
腓骨长肌腱沟
足底方肌
小趾展肌
趾短伸肌
腓骨肌滑车

A

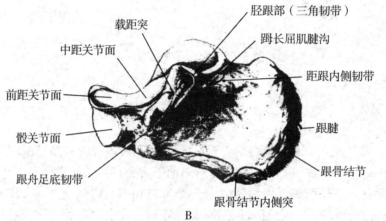

载距突
胫跟部（三角韧带）
中距关节面
姆长屈肌腱沟
前距关节面
距跟内侧韧带
骰关节面
跟腱
跟舟足底韧带
跟骨结节
跟骨结节内侧突

B

图 8-27　跟骨（右）

A. 外侧面观　B. 内侧面观

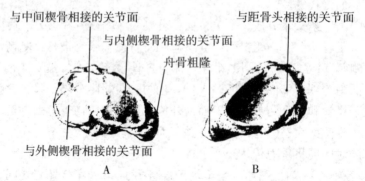

与中间楔骨相接的关节面
与距骨头相接的关节面
与内侧楔骨相接的关节面
舟骨粗隆
与外侧楔骨相接的关节面

A　　　　　　　　B

图 8-28　足舟骨（右）

A. 前面观　B. 后面观

间楔骨相关节，此面的前端与第 2 跖骨相接。其余部分粗糙，借强大的楔间足底韧带与中间楔骨相连。背面狭窄粗糙，有楔舟背侧韧带和楔间背侧韧带附着。跖面粗糙，有腓骨长肌、胫骨前肌及部分胫骨后肌腱附着。

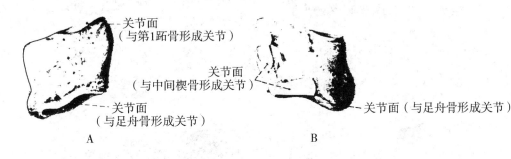

关节面
（与第1跖骨形成关节）

关节面
（与中间楔骨形成关节）

关节面（与足舟骨形成关节）

关节面
（与足舟骨形成关节）

A   B

图 8-29　内侧楔骨（右）
A. 内侧面观　B. 外侧面观

B. 中间楔骨（intermediate cuneiform bone）（图 8-30）：最短，在内侧楔骨的外侧，基底向上，尖向下，远侧有平滑的关节面，与第 2 跖骨底形成关节。近侧有三角形凹陷的关节面，与足舟骨形成关节。内侧面的上缘及后缘，有一关节面，与内侧楔骨形成关节。外侧面的后缘处，也有关节面，与外侧楔骨形成关节，其余骨面粗糙，借楔间足底韧带连于外侧楔骨。背侧粗糙，有楔舟背侧韧带、跗跖背侧韧带和楔间背侧韧带附着。跖侧面有胫骨后肌腱抵止。

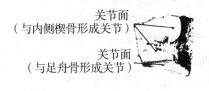

关节面
（与内侧楔骨形成关节）

关节面
（与足舟骨形成关节）

关节面（与外侧楔骨相关节）

A   B

图 8-30　中间楔骨（右）
A. 内侧面观　B. 外侧面观

C. 外侧楔骨（lateral cuneiform bone）（图 8-31）：介于中间楔骨与骰骨之间，基底向上，尖向下。远、近侧均有三角形的关节面，分别与第 3 跖骨及足舟骨相关节。内侧面的后缘有关节面，与中间楔骨相关节；内侧面的前缘也有不规则的关节面，接第 2 跖骨底。外侧面的后上部有一关节面，与骰骨相关节；外侧面的前上部也有小关节面，接第 4 跖骨底的内侧。内、外侧面的其余骨面有强的楔间足底韧带、楔骰足底韧带附着，它们对维持足的横弓起重要作用。背侧面粗糙，呈长方形，有楔舟背侧韧带、跗跖背侧韧带和楔间背侧韧带附着；跖侧面钝圆，有一束胫骨后肌腱抵止和踇短屈肌腱起始。

5）骰骨（cuboid bone）（图 8-32）：呈不规则的立方形，居足的外侧缘。远侧面由一垂直的微嵴，分为内、外两个关节面，分别与第 4 及第 5 跖骨底形成关节。近侧面近似四角形，有鞍状的关节面，与跟骨骰关节面形成关节。内侧面的中部有卵圆形的关

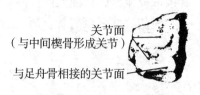
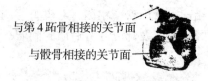

关节面
（与中间楔骨形成关节）

与足舟骨相接的关节面

A

与第4跖骨相接的关节面

与骰骨相接的关节面

B

图 8-31　外侧楔骨（右）
A. 内侧面观　B. 外侧面观

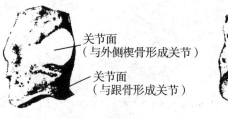
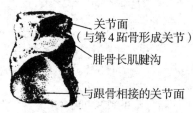

关节面
（与外侧楔骨形成关节）

关节面
（与跟骨形成关节）

A

关节面
（与第4跖骨形成关节）

腓骨长肌腱沟

与跟骨相接的关节面

B

图 8-32　骰骨（右）
A. 内侧面观　B. 外侧面观

节面，与外侧楔骨相关节，其后方有时也有关节面，接足舟骨；内侧面的其余部分粗糙，为骨间韧带的附着部。外侧面狭窄，可见一深切迹达下缘，为腓骨长肌腱沟的起始。背侧面粗糙，朝向外方，有跟骰背侧韧带、骰舟背侧韧带、楔骰背侧韧带和跗跖背侧韧带附着。跖侧有一锐嵴，为足底长韧带的附着部，此嵴向外方终于一粗隆，称为骰骨粗隆（tuberosity of cuboid bone）。嵴的近侧部有胫骨后肌腱抵止和姆短屈肌起始；锐嵴的远侧，有一条斜向前内方的浅沟，称为腓骨长肌腱沟，有同名肌腱通过。

（2）跖骨（metatarsal bones）（图 8-33）：为短管状骨，共有 5 个，位于跗骨与趾骨之间，各跖骨的近端略膨大，呈楔形，称为跖骨底（base of metatarsal bone）。底的后面与跗骨形成关节，两侧与相邻的跖骨相接，上、下面均粗糙，为韧带的附着部。跖骨的远端，称为跖骨头（head of metatarsal bone），有凸隆的关节面，与近节趾骨底相关节。跖骨头的两侧微凹，周围呈结节状，为跖趾关节侧副韧带的附着部。跖骨头与跖骨底之间的部分，称为跖骨体（shaft of metatarsal bone）。体的上面两端较窄，中部略宽，体的内外两面均较上面宽广，三面均有肌附着。

1）第 1 跖骨（first metatarsal bone）：最短且最坚硬，在负重上最重要。底的后面有一鞍状的关节面，与内侧楔骨相关节。底的下面有一粗隆，称为第 1 跖骨粗隆（tuberosity of metatarsal bone），为腓骨长肌及部分胫骨前肌的附着部。底部的外侧，有时也可出现关节面，与第 2 跖骨相关节。头的下面左右各有一小关节面，与籽骨相接，体呈三棱形。背面平滑微凸，跖面纵向凹陷，容有姆长屈肌和姆短屈肌。外侧面呈三角形，有第 1 骨间背侧肌和姆收肌斜头附着。

2）第 2 跖骨（second metatarsal bone）：最长，底有 4 个关节面，内侧的与内侧楔

颈肩腰腿痛应用解剖学

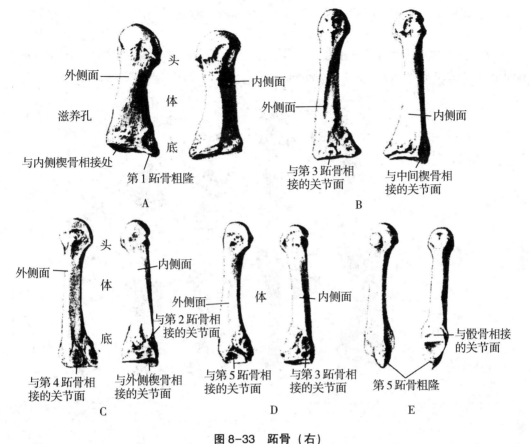

外侧面 —

滋养孔

与内侧楔骨相接处

头
体
底

— 内侧面

外侧面 —

— 内侧面

第1跖骨粗隆

A

与第3跖骨相接的关节面

与中间楔骨相接的关节面

B

外侧面 —

头
体
底

— 内侧面

外侧面 —

体

— 内侧面

与第4跖骨相接的关节面

与外侧楔骨相接的关节面

与第2跖骨相接的关节面

与第5跖骨相接的关节面

与第3跖骨相接的关节面

与骰骨相接的关节面

第5跖骨粗隆

C

D

E

图 8-33 跖骨（右）

A. 第 1 跖骨　B. 第 2 跖骨　C. 第 3 跖骨　D. 第 4 跖骨　E. 第 5 跖骨

骨相接。外侧的上、下各有一个关节面，每一个关节面被一条微嵴又分为两个，后方的两个关节面与外侧楔骨相关节，前方的 2 个则与第 3 跖骨相接，底后面的关节面与中间楔骨相关节。头接趾骨。体的内侧面和外侧面分别有第 1 骨间背侧肌外侧头和第 2 骨间背侧肌内侧头起始。

3）第 3 跖骨（third metatarsal bone）：较第 2 跖骨短。底的后面有三角形的关节面，与外侧楔骨相关节。底的内侧有 2 个小关节面，与第 2 跖骨相关节。底的外侧有 1 个关节面，接第 4 跖骨。体的内侧面有第 2 骨间背侧肌外侧头和第 1 骨间足底肌起始，体外侧面有第 3 骨间足底肌内侧头起始。

4）第 4 跖骨（fourth metatarsal bone）：底的后面有四边形的关节面，与骰骨相关节。底的内侧，前、后各有一个关节面，分别与第 3 跖骨与外侧楔骨相关节；后一个关节面有时阙如。体的内侧面有第 3 骨间背侧肌外侧头和第 2 骨间足底肌起始，体的外侧面有第 4 骨间背侧肌内侧头起始。

5）第 5 跖骨（fifth metatarsal bone）：较第 1 跖骨略长。底的后面，有三角形的关节面，与骰骨相关节。底的内侧，接第 4 跖骨。底的外侧，有一乳头状突起，称为第 5 跖骨粗隆（tuberosity of fifth metatarsal bone），为腓骨短肌的附着部。底的下面，有一浅沟，有小趾展肌腱通过。体的内面有第4骨间背侧肌外侧头和第3骨间足底肌起始。

（3）趾骨（phalanges of toes）（图8-34）：总数为14个，除姆趾为2节外，其他各趾均为3节。每节趾骨与指骨相似，也分为趾骨底（base of phalanx）、趾骨体（shaft of phalanx）及趾骨滑车（trochlea of phalanx）或趾骨头三部分。

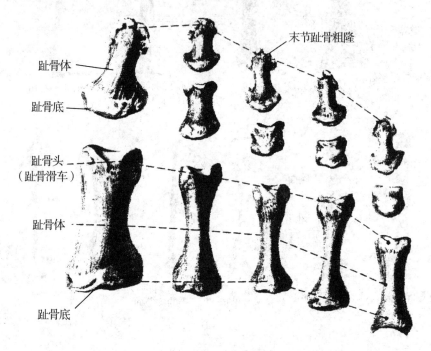

图8-34　趾骨

1）近节趾骨（proximal phalanx）：最长，底的后面有卵圆形凹陷的关节面，与跖骨头相关节。远侧端呈滑车状，中部凹陷，两侧凸隆，接中节趾骨底。体扁细，上面凸隆，下面凹陷。

2）中节趾骨（middle phalanx）：短小。底有2个凹陷的关节面，与近节趾骨相关节。趾骨滑车接远节趾骨。

3）远节趾骨（distal phalanx）：底较宽，接中节趾骨。前端较宽广，下面粗糙，称为远节趾骨粗隆（tuberosity of distal phalanx）。

近节趾骨底的内侧有姆展肌和部分姆短屈肌抵止；底的外侧有姆收肌和部分姆短屈肌抵止。第2~4趾近节趾骨底的内侧，有蚓状肌抵止；底的两侧，各有骨间肌的抵止。第5趾近节趾骨底的内侧有一骨间肌的抵止；底的外侧有小趾短屈肌和小趾展肌的抵止。

中节趾骨底的跖面的一侧有趾短屈肌肌腱抵止，底的背面有趾短伸肌肌腱抵止。

姆趾远节趾骨底的跖面有姆长屈肌肌腱抵止，底的背面有姆长伸肌肌腱抵止。外侧四趾远节趾骨底的跖面有趾长屈肌肌腱抵止，底的背面有趾长伸肌肌腱抵止。

此外，外侧四趾近节和中节趾骨两侧缘有屈肌纤维鞘附着。所有趾骨关节面的边缘分别有跖趾关节及趾间关节的关节囊和韧带附着。

第三节　下肢骨的连结

下肢骨的连结包括下肢带连结和自由下肢骨连结。

一、下肢带连结

下肢带连结可分为骶髂关节、髋骨与脊柱的韧带联合、耻骨联合、髋骨的固有韧带及骨盆。

（一）骶髂关节

骶髂关节（sacroiliac joint）（图 8-35）由髂骨与骶骨的耳状面构成。关节面粗糙不平，表面被覆一层软骨，于骶骨的较厚，浅层为纤维软骨，深层为透明软骨；于髂骨的较薄，由纤维软骨构成。

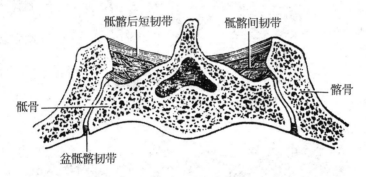

骶髂后短韧带　　骶髂间韧带

骶骨　　　　　　　　　　　　　　　　髂骨

盆骶髂韧带

图 8-35　骶髂关节

1. 关节囊　很紧张，附着于关节面的周缘。关节腔狭小，呈裂隙状，老年人由于纤维或纤维软骨的充填，使部分关节腔发生闭锁。另外，于骶外侧嵴、髂后上棘及髂粗隆之间，常出现副关节腔。

2. 骶髂关节的韧带（图 8-36）

（1）骶髂前韧带（anterior sacroiliac ligaments）：为覆盖于骶髂关节囊前方宽而薄的韧带，连结骶骨骨盆面的侧缘与髂骨的附关节沟之间。老年人可能出现钙化而影响 X 线对关节腔的观察。

（2）骶髂后韧带（posterior sacroiliac ligaments）：位于骶髂骨间韧带后方，张于骶粗隆与髂粗隆之间，可分为长、短两部分。骶髂后短韧带起自髂粗隆和髂后下棘，斜向下内止于第 1、2 骶外侧嵴和骶中间嵴；骶髂后长韧带起自髂后上棘，向下分为内、外两束，内侧束止于第 2~4 骶中间嵴，外侧束贴于骶结节韧带背侧而附着于坐骨结节。有加强骶结节韧带的作用。

（3）骶髂骨间韧带（interosseous sacroiliac ligaments）：很坚韧，被骶髂后韧带覆盖，连结髂粗隆与骶粗隆之间，该韧带紧贴于骶髂关节滑膜的后方，因而亦可视为特别增厚的纤维性关节囊。由纵横交错的短纤维构成，几乎填满了关节背侧介于骶、髂二骨之间的深窝。它是全身最为坚韧的韧带，即使骶髂关节十分严重的扭伤时，往往是韧带

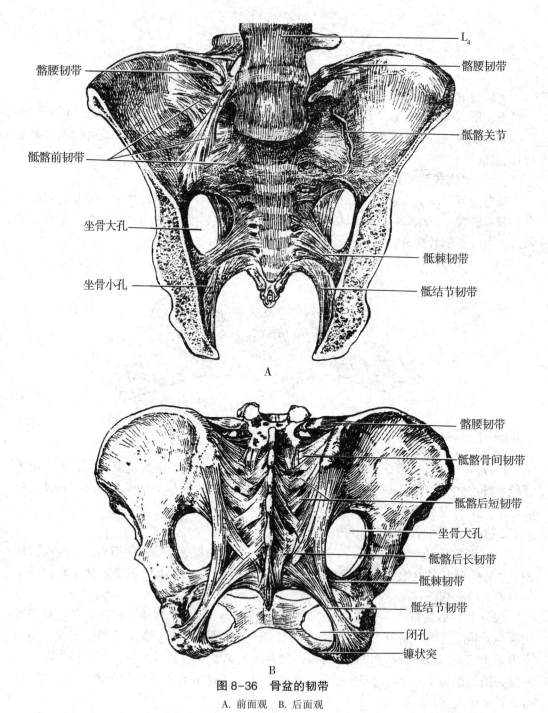

髂腰韧带

髂腰韧带

骶髂关节

髂腰韧带

L₄

骶髂前韧带

坐骨大孔

骶棘韧带

坐骨小孔

骶结节韧带

A

髂腰韧带

骶髂骨间韧带

骶髂后短韧带

坐骨大孔

骶髂后长韧带

骶棘韧带

骶结节韧带

闭孔

镰状突

B

图 8-36　骨盆的韧带

A. 前面观　B. 后面观

未断而骨质被撕脱。

3. 骶髂关节的运动　可做轻微的上、下及前、后运动。于前后运动时，伴随关节的旋转运动。在步行或跳跃时，此关节可展开，因此，有缓冲自下肢上传的冲击力和震荡的作用。妊娠妇女的骶髂关节运动范围可增加。

4. 骶髂关节的动脉　主要来自臀上动脉、髂腰动脉与骶外侧动脉。

5. 骶髂关节的神经　分布到骶髂关节前面的，主要为第 5 腰神经与第 1 骶神经的前支，下面有臀上神经和第 2 骶神经的后支，第 5 腰神经后支与第 1 骶神经则分布到关节的后面。

在不良位置和肌肉不平衡的情况下，身体的负重会引起骶髂关节的扭伤，亦可使韧带变为松弛；如此损伤的机会增多，这种扭伤亦可发生在腰骶关节。由于骶髂关节面凸凹不平，周围韧带多，各种暴力均可使关节面移位及韧带损伤。韧带或肌肉损伤后，局部血肿如不予以积极治疗，则可产生纤维性变，以致在肌肉、韧带或关节中发生粘连，引起慢性腰痛。

骶髂关节有疾患时，压痛点多限于患侧髂骨后缘，疼痛向臀部、大腿、小腿后侧和外侧放射，患者为了减轻疼痛，背部肌肉特别挛缩，亦是引起脊柱侧凸的原因。

老年人在骶髂关节的下部，常有骨质增生，关节本身亦可骨化或融合。腰骶干位于骶髂关节下 1/3 的前方，其间只隔以关节囊，因此骶髂关节的骨质增生或炎症可刺激神经引起坐骨神经痛。骶髂关节周围的松质骨是骨结核的好发部位。

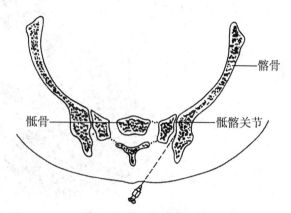

图 8-37　骶髂关节封闭进针途径

对骶髂关节进行封闭时，可在 $S_{1\sim2}$ 平面，在棘突旁开 2cm 处，相当于骶后孔部位，与皮肤成 45°，针头在骶骨与髂后上棘之间，经骶髂后韧带，即可至骶髂关节后缘（图 8-37）。

（二）髋骨与脊柱的韧带联合

髋骨与脊柱间的韧带（图 8-36、图 8-38）主要连结骶骨与坐骨和髂骨与腰椎之间，有骶结节韧带、骶棘韧带和髂腰韧带。

1. 骶结节韧带（sacrotuberous ligament）　为强韧的扇状韧带，位于骨盆的后下部。起自髂后下棘、骶骨下部的外侧缘和尾骨的上部，斜向外下方，经骶棘韧带的后方，止于坐骨结节的内侧缘，有一部分纤维则呈钩状，继续延伸至坐骨下支，称为镰状突（falciform process）。

2. 骶棘韧带（sacrospinous ligament）　位于骶结节韧带的前方，较薄，呈三角形。起自骶骨和尾骨的外侧缘，向外方与骶结节韧带交叉后，止于坐骨棘。

骶结节韧带及骶棘韧带使骶骨稳定于坐骨结节及坐骨棘上，防止骶骨在髂骨上向后转动。骶结节韧带及骶棘韧带与坐骨大、小切迹之间，围成坐骨大孔（greater sciatic foramen）和坐骨小孔（lesser sciatic foramen）。坐骨大孔的上界和前界为坐骨大切迹；后界和内侧界为骶结节韧带；骶棘韧带和坐骨棘则构成其下界。坐骨大孔有梨状肌、臀上动脉和静脉、臀上神经、坐骨神经、股后皮神经、臀下动脉和静脉及臀下神经等通过。

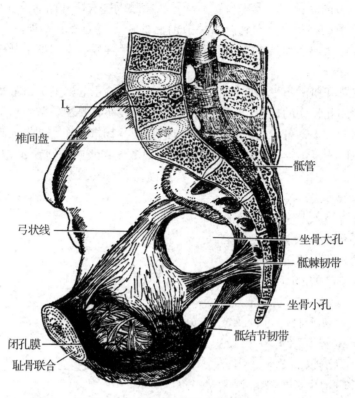

图8-38　骨盆的韧带内侧面观

坐骨小孔的前界为坐骨体，上界为坐骨棘和骶棘韧带；骶结节韧带则构成其下界。此孔通过闭孔内肌肌腱、阴部内动脉和静脉及阴部神经等。

3. 髂腰韧带（iliolumbar ligament）　为肥厚而强韧的三角形韧带。起自 L_5 横突前面、横突尖部的后面及 L_4 横突的前面和下缘，呈放射状止于髂嵴的内唇。

4. 骶腰韧带（sacrolumbar ligament）　为髂腰韧带的一部分，起自 L_5 椎体与横突，止于髂窝与骶骨底。

（三）耻骨联合

耻骨联合（pubic symphysis）（图8-39）位于左、右髋骨的耻骨联合面之间，两面均粗糙，被覆薄层的透明软骨，两面之间借耻骨间盘相连。

1. 耻骨联合的韧带

（1）耻骨上韧带（superior pubic ligament）：连结两侧耻骨结节之间，中部与耻骨间盘结合。此韧带有加强耻骨联合上部的作用。

（2）耻骨前韧带（anterior pubic liga-

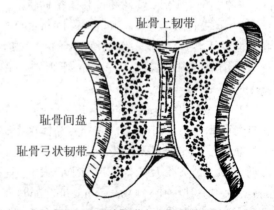

图8-39　耻骨联合（冠状切面）

颈肩腰腿痛应用解剖学

ment）：肥厚而强韧，位于耻骨联合的前面，由相互交错的斜行纤维构成，与腹直肌和腹外斜肌纤维相混。

（3）耻骨弓状韧带（arcuate pubic ligament）：较肥厚，呈弓状跨越耻骨联合的下方，连结两侧的耻骨下支之间。上面与耻骨间盘结合；下面游离，与尿生殖膈之间以裂隙相隔，有血管通过。

2. 耻骨间盘（interpubic disc）　由纤维软骨构成，与被覆在联合面的软骨紧密相连。前部较厚；后部较薄。女性略厚于男性。于软骨板的后上部，有一矢状位的纵形裂隙，称为耻骨联合腔，往往出现于 10 岁以后，女性的较大，于孕妇和经产妇更为明显。耻骨间盘与椎间纤维软骨盘相似，唯有一甚小的滑膜腔，而无髓核。

3. 耻骨联合的运动　于孕妇或分娩过程中，由于耻骨联合的软骨变松软，耻骨联合可出现轻度的分离，使骨盆发生短暂性的扩大。

耻骨联合的动脉主要来自阴部内动脉的分支、闭孔动脉的耻支、腹壁下动脉的耻支、旋股内侧动脉的升支及阴部外动脉的升支。神经由阴部神经和生殖股神经之分支支配。

女性在妊娠末期和分娩后以及男性泌尿系手术后，可发生耻骨软骨炎或非化脓性耻骨骨炎，其特点为耻骨联合区剧痛和显著压痛，一侧或两侧耻骨骨质吸收破坏，病变能"自限"和"自愈"。可能因妊娠后期，雌激素分泌旺盛，骨盆充血，韧带和关节松弛，因而耻骨联合易受损伤之故。泌尿系手术引起血液循环障碍，局部缺血，亦可发生骨质坏死。

（四）髋骨的固有韧带

闭孔膜（obturator membrane）（图 8-40）为一薄层纤维膜，附着于闭孔的周缘，除上部与闭孔沟之间围成闭膜管（obturator canal）外，其余则全部封闭闭孔。

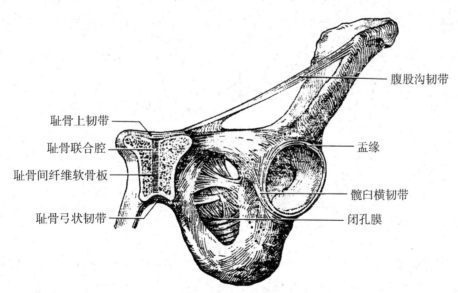

图 8-40　耻骨联合的冠状面前下侧观

耻骨上韧带

耻骨联合腔

耻骨间纤维软骨板

耻骨弓状韧带

腹股沟韧带

盂缘

髋臼横韧带

闭孔膜

第八章　下肢

（五）骨盆

骨盆（图8-41、图8-42）由左、右髋骨，骶骨及尾骨构成。骨盆以界线为界，分为上方的大骨盆和下方的小骨盆。界线（terminal line）是由骶骨的岬向两侧经弓状线、耻骨梳、耻骨结节至耻骨联合上缘构成的环形线。

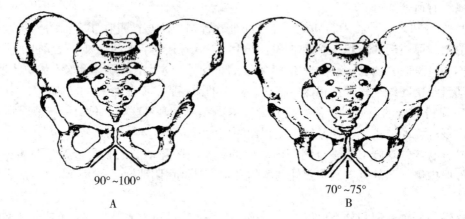

$90° \sim 100°$ $70° \sim 75°$

A   B

图 8-41 骨盆

A. 女性   B. 男性

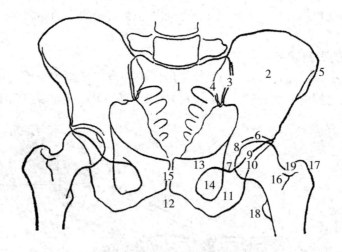

图 8-42 骨盆的 X 线解剖

1. 骶骨 2. 髂骨 3. 骶髂关节前侧部分 4. 骶髂关节后侧部分 5. 髂前上棘 6. 髋臼 7. köhler 泪滴 8. 股骨头凹 9. 髋臼前缘 10. 髋臼后缘 11. 坐骨 12. 耻骨下角 13. 耻骨上支 14. 闭孔 15. 耻骨联合 16. 股骨颈 17. 大转子 18. 小转子 19. 转子间窝

1. **大骨盆（greater pelvis）** 位于界线上方及左右髂窝之间，由 L_5 及髂骨翼构成。后壁为 L_5；两侧壁为髂窝；前方开放；下部逐渐变窄，移行于小骨盆。

2. **小骨盆（lesser pelvis）** 位于界线的下方，由骶骨、尾骨、髂骨、坐骨及耻骨构成，可分为骨盆上口、骨盆腔及骨盆下口。

（1）骨盆上口（pelvic inlet）：近似心形。前方以耻骨梳为界，后界为骶骨底的前缘，两侧为弓状线。

（2）骨盆腔（pelvic cavity）：为短而弯曲的空腔，前浅后深。前方为左、右耻骨，后方为骶骨及尾骨，两侧为髂骨及坐骨。

（3）骨盆下口（pelvic outlet）：形状不规则，较上口狭窄。后方为尾骨尖，两侧以左、右骶结节韧带及坐骨结节为界，前方为坐骨下支、耻骨下支及耻骨弓状韧带。在骨盆下口的地方，介于两侧坐骨下支及两侧耻骨下支之间，有一深切迹，称为耻骨弓。男性的呈锐角（为70°~75°），女性呈钝角（为90°~100°）。

骨盆的性别差异如表8-1所示。

表8-1 男女骨盆比较表

项　目	男　性	女　性
骨盆全形	高而狭窄	低而宽阔
大骨盆	较狭窄	较宽广
骨盆上口	较小，呈心形	较大，近似环形
骨盆腔	高而窄，呈漏斗形	短而宽，呈圆桶形
骨盆下口	较小	较大
骶骨	较狭长，弯曲度较大	较宽短，弯曲度较小
骶骨岬	显著	不显著
髂骨翼	峭立	近似水平位
髂嵴	弯曲度较大	弯曲度较小
髂窝	较深	较浅
坐骨大切迹	窄而深	宽而浅
坐骨结节	内翻	外翻
坐骨结节间的距离	较短	较长
耻骨结节间的距离	较短	较长
耻骨角（耻骨弓角）	70°~75°	90°~100°
耻骨联合	狭而长	宽而短
髋臼	较大	较小
髋臼间距离	较小	较大
闭孔	呈乱圆形	呈三角形

骨盆是躯干与自由下肢骨之间的骨性成分，起着传导重力和支持、保护盆腔脏器的作用。人体直立时，体重自 L_5、骶骨经两侧的骶髂关节、髋臼传导至两侧的股骨头，再由股骨头往下到达下肢，这种弓形力传递线称为股骶弓，当人坐位时，重力由骶髂关节传导至两侧坐骨结节，此种弓形的力传递线称坐骶弓（图8-43）。骨盆前部有两条约

束弓，以防止上述两弓向两侧分开。一条在耻骨联合处连结两侧耻骨上支，可防止股骶弓被压挤；另一条为两侧耻骨、坐骨下支连成的耻骨弓，可约束坐骶弓不致散开。约束弓不如重力弓坚韧有力，外伤时，约束弓的耻骨上支较下支更易骨折。

骨盆的位置，因人体姿势的不同而变动，人体直立时，骨盆向前方倾斜，骨盆上口平面与水平面形成一定的角度，称为骨盆倾斜度，男性为 50°～55°，女性约为 60°。骨盆下口平面与水平面之间形成约 15°的角。由于骨盆向前方倾斜，使耻骨联合的后面向

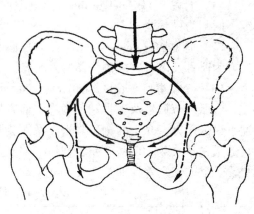

图 8-43　骨盆的力传导方向

后上方，骶骨及尾骨向前下方。骨盆倾斜度的增减将影响脊柱的弯曲，例如，倾斜度增大，重心前移，必然导致腰曲前凸增大；反之，倾斜度减小，导致腰曲减小。

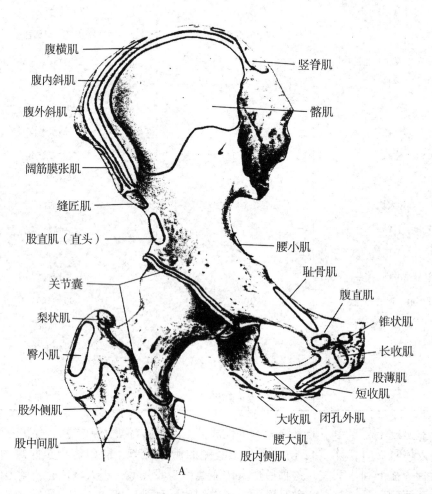

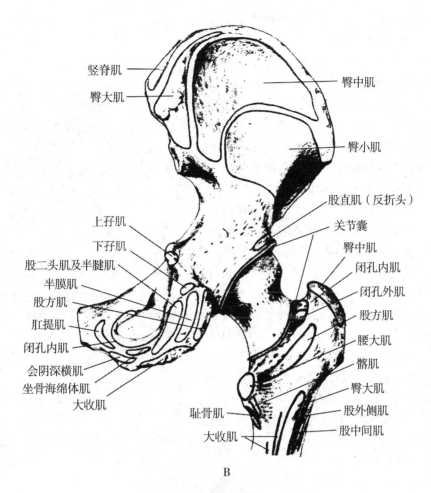

竖脊肌
臀大肌
臀中肌
臀小肌
股直肌（反折头）
关节囊
臀中肌
闭孔内肌
闭孔外肌
股方肌
腰大肌
髂肌
臀大肌
股外侧肌
股中间肌
上孖肌
下孖肌
股二头肌及半腱肌
半膜肌
股方肌
肛提肌
闭孔内肌
会阴深横肌
坐骨海绵体肌
大收肌
耻骨肌
大收肌
B

图 8-44　髋骨和股骨上端

A. 前面观　B. 后面观

二、自由下肢骨的连结

（一）髋关节

髋关节（hip joint）由股骨头与髋臼构成（图 8-44、图 8-45），是典型的杵臼关节。髋关节的构造既坚固又灵活，其主要功能为负重，将躯干的重量传达至下肢，能进行相当范围的运动，并减轻震荡。其特点是：①髋臼周边有软骨性髋臼唇使之加深加宽，并超出半圆。②股骨头呈球状，与髋臼相匹配。③股骨头凹处有股骨头韧带与髋臼相连，增加其稳固性。④股骨颈狭长，与股骨干形成角度，具有力学意义及增加髋的活动范围。⑤周围有紧张而强大的韧带保护。⑥周围有丰厚的肌肉覆盖。因此，髋关节远较肩关节稳定，脱位机会少。髋关节位于全身的中部，担负因杠杆作用而产生的强大压力。

1. 髋臼（acetabulum）（图 8-46）　是容纳股骨头的深窝，开口向前、外和下方，由髂骨、坐骨和耻骨组成。

骨性髋臼中央为髋臼窝，骨质较薄，如暴力作用于大转子外侧，使股骨头撞击该处，有可能引起骨折而形成髋关节的中心脱位。同理，人工股骨头的研磨，也会引起该处破裂而脱位。髋臼窝内有纤维弹性脂肪垫［又称哈佛森腺（Haversian gland）］，可随关节内压力的增减而被挤出或吸入，以维持关节内压力的平衡，外有滑膜覆盖，这种结构特点使股骨头韧带在髋关节内有相当的自由活动余地。

髋臼窝之外是鞍形软骨覆盖的关节面。在髋臼的内下方软骨阙如，形成髋臼切迹。切迹有横韧带封闭，两者间留有间隙，有股骨头韧带动脉及神经进入关节内。髋臼边缘有唇状骨性突起，可对抗股骨头在人体直立时所产生的压力和屈髋时产生的应变力。骨唇上紧贴有坚韧而可动的纤维软骨构成的髋臼唇，该髋臼唇呈环状与横韧带相连。髋臼唇的存在使髋臼加深、加宽，单纯性骨性髋臼只能容纳股骨头的2/5，而髋臼唇本身则包绕股骨头1/4以上，二者共同作用使髋臼紧抱股骨头2/3以上，增加了髋关节的稳定性。髋臼唇在后上方加厚并有滑膜覆盖，但在外上方则有一定的可动

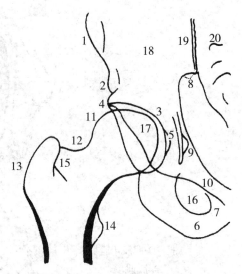

图 8-45 髋部前后位 X 线像

1. 髂前上棘 2. 髂前下棘 3. 髋臼 4. 髋臼缘 5. 髋臼窝 6. 坐骨结节 7. 坐骨支 8. 坐骨大切迹 9. 坐骨棘 10. 耻骨上支 11. 股骨头 12. 股骨颈 13. 大转子 14. 小转子 15. 转子窝 16. 闭孔 17. 股骨头凹 18. 髂骨翼 19. 骶髂关节 20. 骶骨

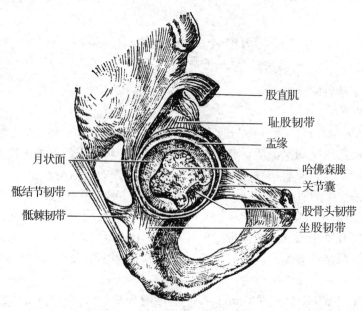

月状面　股直肌
　　　　耻股韧带
　　　　盂缘
髂结节韧带　哈佛森腺
骶棘韧带　关节囊
　　　　股骨头韧带
　　　　坐股韧带

图 8-46 髋臼及附近的韧带外面观

颈肩腰腿痛应用解剖学

性。先天性髋关节脱位中，可动性的髋臼唇如转进关节腔内，会妨碍股骨头纳入。

2. 股骨头　朝上内前，除顶部稍显扁平外，全体呈球状。股骨头除股骨头凹外，均为关节软骨覆盖，但其厚度并非均匀一致，上方负重部最厚。与髋臼相比，股骨头的关节面较大，可以增加活动范围；覆盖髋臼的软骨则少得多，髋臼窝内有脂肪垫，覆以滑膜，因此在任何位置上，股骨头总有一部分与髋臼的软组织相对，而非与关节软骨相对。在传达关节应力时，股骨头的下内面因不接触关节软骨而不参与。股骨头的前部、上部，还有后部的一小部分边缘，关节软骨突出至髋臼外面，仅在极度屈伸时，股骨头周围的软骨面始与髋臼软骨面相接。股骨头凹中附有股骨头韧带，该韧带与横跨髋臼切迹的髋臼横韧带相连。

3. 关节囊（图 8-47）　厚而坚韧。于髋臼处，起自髋臼的周缘与髋臼横韧带。在股骨上，前、后面分别附着于转子间线与转子间嵴的内侧（离转子间嵴约 1cm 处），上、下方则分别止于大转子和小转子附近。因此，股骨颈的前面完全在关节囊内；后面仅包罩股骨颈的内侧 2/3。故股骨颈骨折可分为囊内、囊外骨折。

关节囊的纤维层，可分为浅层的纵形层与深层的环形层，前者有一部分纤维与坐股韧带及耻股韧带结合。纤维层的前部与上部较厚，后部和下部则较薄。由于关节囊的后下方和内下方较薄，又无坚韧的韧带与肌肉加强，因此，形成薄弱点。在暴力的作用下发生的髋关节脱位，股骨头即经此处脱出，造成常见的髋关节后脱位。

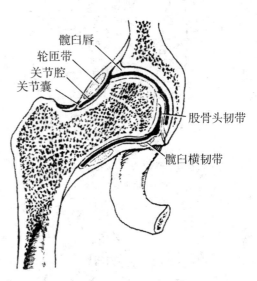

图 8-47　髋关节（冠状面）

髋臼唇
轮匝带
关节腔
关节囊
股骨头韧带
髋臼横韧带

滑膜衬于关节囊的内部，覆盖盂缘的两面、髋臼窝的脂肪垫及股骨头韧带。滑膜反折至股骨头的关节边缘。髋关节的滑膜构成皱襞，或称 Weibrecht 支持带，内侧与外侧皱襞恒定，前皱襞不恒定。这些皱襞具双重作用，一方面是血管的径路，供应股骨头及股骨颈的血管由此潜行入骨内，另一方面又可作为关节内韧带。髋关节穿刺时，前侧宜在腹股沟韧带上方及股动脉外侧，后侧宜在髂后下棘及大转子连线中点稍外进入（图 8-48）。股骨颈骨折时，如滑膜完整未损伤襞内的血管时，对于骨折的愈合将起良好的作用。

4. 髋关节的韧带（图 8-47、图 8-49）

（1）髂股韧带（iliofemoral ligament）：长而坚韧，呈倒置的"V"形，位于关节囊的前面，在股直肌的深面，并紧与其贴连，上方起自髂前下棘的下方，向外下方呈扇形分散，止于股骨的转子间线。此韧带的内侧部和外侧部较厚，中间部则较薄弱，有时成为一孔，在此髂腰肌下滑膜囊即与关节腔相通。内侧部的纤维呈垂直方向，附着于转子间线的下部；外侧部的纤维斜行达转子间线的上部。此韧带限制大腿过度的后伸；其外

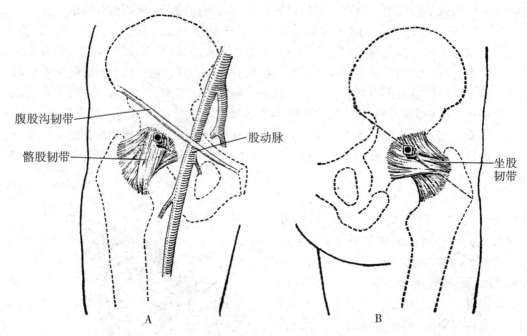

图 8-48　髋关节穿刺部位

A. 前侧观　B. 后侧观

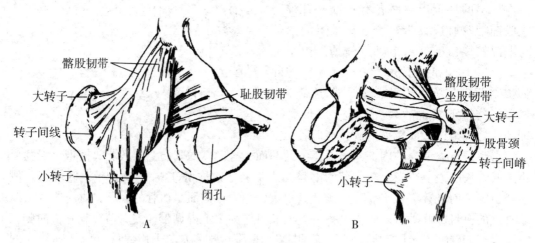

图 8-49　髋关节

A. 前面观　B. 后面观

侧部可以防止伸直的肢体内收、旋内及屈曲肢体旋外；其内侧部主要防止过伸。在髋关节所有动作中，除屈曲外，髂股韧带均维持一定紧张状态。整复髋关节脱位时，即利用此韧带作为支点。

（2）耻股韧带（pubofemoral ligament）：呈三角形，起自髂耻隆起、耻骨上支、闭孔嵴及闭孔膜，斜向外下方，移行于关节囊及髂股韧带的内侧部。此韧带限制大腿外展及旋外运动。

（3）坐股韧带（ischiofemoral ligament）：较薄，位于关节的后面，起自髋臼的后部与下部，向外上方，经股骨颈的后面，一部分纤维移行于轮匝带；另一部分则附着于股骨大转子的根部。此韧带限制大腿的内收及旋内运动。

（4）轮匝带（zona orbicularis）：呈环形，紧贴滑膜层的外面，由关节囊纤维层的环形纤维构成，环绕股骨颈的中部。其外侧部肥厚，略向关节腔突出。此韧带有一部纤维分别与耻股韧带及坐股韧带结合，但不直接附着在骨面上。

（5）股骨头韧带（ligament of head of femur）：为关节囊内扁平的三角形纤维带。基底部附着于髋臼横韧带及髋臼切迹两侧；尖部连结股骨头凹的前上部。韧带周围有滑膜包绕。此韧带的发育程度因人而异，有时可完全阙如。其功能目前尚有争论，有人认为是营养股骨头的血管经过之途径；有的则反对上述观点；另外，有人提出此韧带起着关节垫（articular pad）的作用等。当大腿前屈及内收时，此韧带紧张；外展时则变松弛。

（6）髋臼横韧带（transverse acetabular ligament）：也在关节囊内，很坚韧，呈桥状横跨髋臼切迹的两端，二者间围成一孔，有股骨头韧带、血管和神经通过。此韧带与关节囊及股骨头韧带结合。

根据髋关节周围的韧带配布，可以发现关节囊的内下侧与后下侧比较薄弱，股骨头脱位往往在此处发生。关节囊在屈曲、内收及轻度旋内时最为松弛。

5. 滑膜囊（图8-50）　主要为髂耻囊，通过髂股韧带与耻股韧带的小孔，位于髂腰肌腱与髂耻隆起及关节囊之间，80%与关节囊相通。在臀大肌腱膜与大转子之间有1个很大的臀大肌转子囊，该囊下方有2~3个小的臀肌股骨囊，位于臀肌粗隆附近与臀大肌肌腱之间。在坐骨结节部也有1个滑液囊，称为臀大肌坐骨囊。这些滑膜囊均直接或间接有助于髋关节的运动，减少肌腱与关节的摩擦。

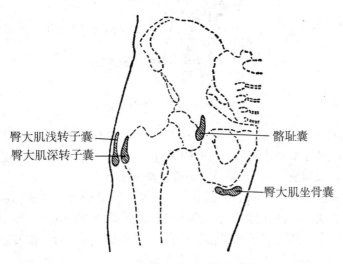

臀大肌浅转子囊
臀大肌深转子囊
髂耻囊
臀大肌坐骨囊

图8-50　髋关节附近的滑膜囊

6. 髋关节的血供　主要来自旋股内侧动脉、旋股外侧动脉、闭孔动脉和股骨滋养动脉。此外髂内动脉发出的营养支及臀上动脉的深支还供应髋臼的上部和关节囊的上部，臀下动脉的关节支供应髋臼的后下部及其邻近的关节囊。

旋股内、外侧动脉起始于股深动脉，旋股内侧动脉深支绕股骨颈后方，沿转子间嵴上行。旋股外侧动脉的升支绕股骨颈前方走行，两者发出分支于大转子处形成吻合，并有分支经股骨颈基底部穿髋关节囊至股骨颈，供应股骨颈和股骨头的部分血液，其中以旋股内侧动脉的终支最为重要（图8-51）。闭孔动脉出闭膜管后，行于闭孔外肌深面，发出髋臼支经髋臼孔进入髋臼，再分为两支：一支分布于髋臼窝的软组织；另一支经股骨头韧带分布于股骨头，此支可因发育不全而阙如，即使存在，其血液也仅供应股骨头凹的有限区域，故股骨头的血供比股骨颈少，若股骨颈骨折的部位越高，近侧段缺血越严重，因而极易引起不愈合及股骨头坏死。

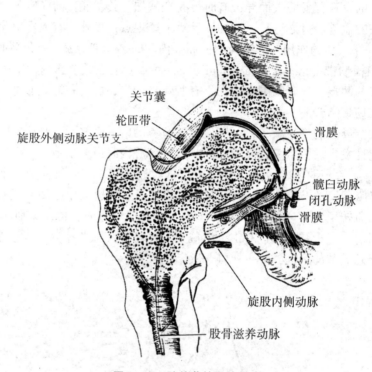

图8-51　髋关节的血液供应

7. 髋关节的神经支配　支配髋关节的感觉神经有不同来源，前、后方各有两条，前方的神经来自股神经及闭孔神经，后方的来自臀上神经及坐骨神经的股方肌支（图8-52）。Gardner发现关节支一般较细，其分布重叠现象不似其他大关节显著，许多分支常随血管一同进入。股神经发出的关节支，主要来自耻骨肌支，其次为股四头肌支，在关节囊前方支配近侧的内面及远侧的外面；另有副股神经的耻骨肌支发出的关节支。股神经关节支主要分布于髂股韧带的下部，但也分布于关节囊的后上部及耻股韧带。由闭孔神经或副闭孔神经发出的关节支分布于关节囊的内侧，终于耻股韧带。由臀上神经发出的关节支分布于关节囊后方的上部及外部，至股方肌的支则稀疏分布于关节囊的后部（图8-53）。

由于闭孔神经及股神经亦同时支配膝关节，故当髋关节发生病变时，常引起膝关节反射性痛，须加以鉴别。髋关节结核的患者早期呈屈曲及外展畸形，在此位置，关节囊

颈肩腰腿痛应用解剖学

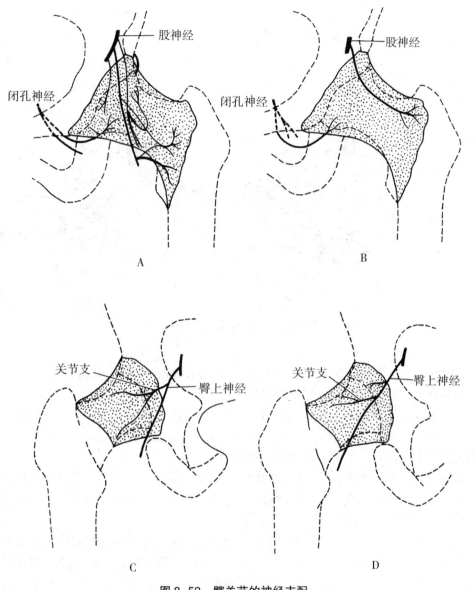

图 8-52 髋关节的神经支配

A. B. 前面观 C. D. 后面观

最松弛，但以后因闭孔神经受到刺激而变为内收畸形，在此位置最易脱位。

对髋关节顽固性疼痛，如对成人股骨头缺血性坏死可以考虑切断闭孔神经干或是后支，如同时切断至股方肌的支则效果更佳，切断闭孔神经后对内收肌的影响一般不甚严重，但由于髋关节具多源性神经分布，故其疗效并不理想。

8. 髋关节的运动　髋关节可沿 3 个轴运动：①沿冠状轴（经过髋臼中心与股骨头中心之间）做屈、伸运动。②沿矢状轴（经过股骨头中心）做内收、外展运动。③沿垂直轴（经过股骨头中心与髁间窝之间）做旋内、旋外运动。

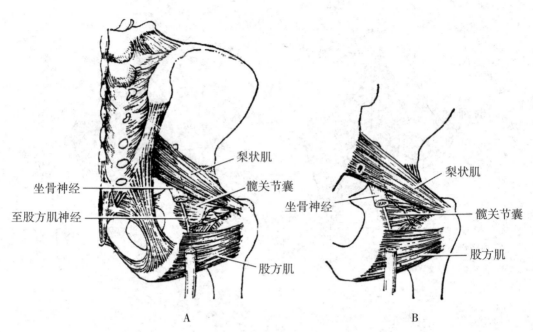

图 8-53　髋关节囊后侧神经支配

A. 来自至股方肌神经　　B. 来自坐骨神经

髋关节的中心位是髋关节伸直，髌骨向上，无外展或内收，也无旋转。

各种运动的动力肌肉及管制结构如下：

（1）前屈（图 8-54）：屈曲范围决定于膝的姿势。膝伸直时，由于腘绳肌（股二头肌、半腱肌、半膜肌）紧张，主动屈曲可达 80°，被动屈曲约 120°。膝屈曲时，腘绳肌松弛，主动屈曲可达 125°，被动屈曲可超过 140°。

髋屈肌位于髋关节额状面上屈伸轴的前方，有髂腰肌、股直肌、阔筋膜张肌、缝匠肌和耻骨肌。其中最强有力的为髂腰肌。除上述外，还有一些辅助屈肌，如臀中、小肌前部纤维、长收肌、股薄肌等。

（2）后伸（图 8-54）：因受髂股韧带和髋屈肌紧张的限制，伸展范围比屈曲范围小，主动伸展一般为 20°，强力被动伸展时可达 30°。膝屈曲状态下后伸大腿比膝伸直时后伸大腿的范围稍小，这是由于腘绳肌的收缩效应大部分用于屈膝动作上。应当注意，髋的伸展可因骨盆前倾，腰椎过度前凸而增大。

髋伸肌居髋关节额状面上屈伸轴的后方，可分两组。一组由骨盆外后面抵于股骨，有臀大肌和臀中肌后部纤维；另组由坐骨结节抵于膝部，有腘绳肌和大收肌。

（3）外展（图 8-55）：范围 0°~60°，极度外展时，骨盆向支持侧倾斜 45°，脊柱亦弯向支持侧。实际上，一侧下肢外展必伴对侧下肢类似的外展，在外展 30°后更为明显。此时，两侧髂前上棘连线变得倾斜。髂股韧带、耻股韧带和股收肌可限制下肢外展。外展达极度时，股骨颈和大转子将碰撞髋臼缘而发生交锁。为此，大腿旋外时，大转子才不起阻碍作用。舞蹈家和运动员大腿外展可达 120°~130°，双腿形成近 180°的大劈腿动作，已不限于单纯外展，而伴以骨盆前倾、腰椎过伸，大腿实际上居于外展旋外

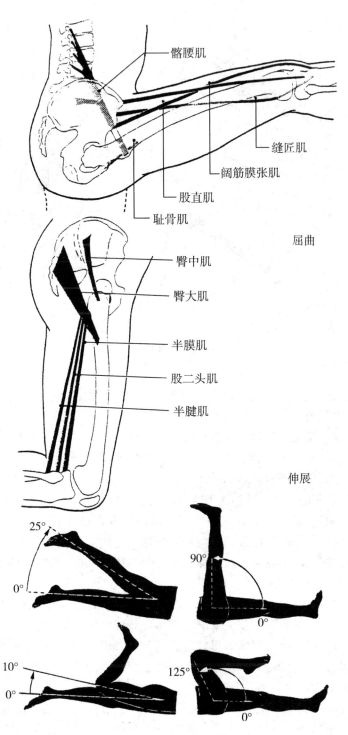

髂腰肌

缝匠肌

阔筋膜张肌

股直肌

耻骨肌

屈曲

臀中肌

臀大肌

半膜肌

股二头肌

半腱肌

伸展

25°

0°

90°

0°

10°

0°

125°

0°

图 8-54　髋的屈曲和伸展

屈曲位。

　　参与外展的肌肉为臀中肌、臀小肌和阔筋膜张肌，臀大肌上部纤维和梨状肌亦起辅助作用。

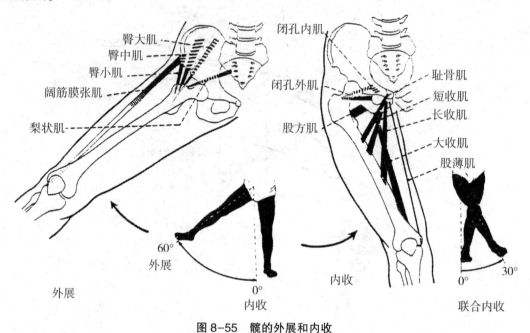

图 8-55　髋的外展和内收

（4）内收（图 8-55）：范围为 0°~60°。两下肢相贴时，不发生内收。当一侧下肢跨越支持腿的前方或后方向对侧运动时，则为内收兼屈曲或内收兼伸展的联合运动；联合运动的最大内收范围为 0°~30°。

髋内收肌位于髋关节矢状面内侧、矢状轴内下方，呈扇状由骨盆行向大腿或小腿。包括耻骨肌、长收肌、短收肌、大收肌和股薄肌。此外，臀大肌、股方肌、闭孔内肌、闭孔外肌和腘绳肌也有内收大腿的作用。

（5）旋外（图 8-56）：范围为 0°~60°。旋外为梨状肌，闭孔内肌，上、下孖肌，股方肌，闭孔外肌，臀大肌后部，内收肌上部及缝匠肌的作用。屈髋时髂腰肌亦起作用。旋外受髂股韧带外侧部的限制，但较旋内活动范围大。髋关节的旋外肌较旋内肌数量多，力量强，这是因为在直立及行走过程中，需要采取"八"字姿势，使身体更好保持稳定。

（6）旋内（图 8-56）：范围为 0°~30°。旋内为臀中、小肌前部及阔筋膜张肌的作用。屈髋时，旋内受坐股韧带及关节囊后部螺旋状纤维本身的限制；伸髋时则受髂股韧带内侧部的限制。髂腰肌在屈髋时虽有旋外的作用，但在站立时，旋转的轴线经过股骨头与髁间窝，而非经过大转子，髂腰肌的止点位于轴线的外侧，尚有旋内作用。

（二）膝关节

膝关节（knee joint）为人体中较大而复杂的关节，由三部分构成：即股骨的内、外侧髁与半月板的上面，胫骨的内、外侧髁与半月板的下面，以及股骨的髌面与髌骨的关节面之间。各关节面均覆盖一层软骨，其厚薄各部不同，于髌面的中部较厚，周缘较薄；于胫骨外侧髁的较厚，内侧髁的较薄；而被覆于股骨两髁的则最厚。膝关节与其他滑膜关节一样，关节软骨是关节的核心，其主要功能是：①把施加于关节上的载荷扩散

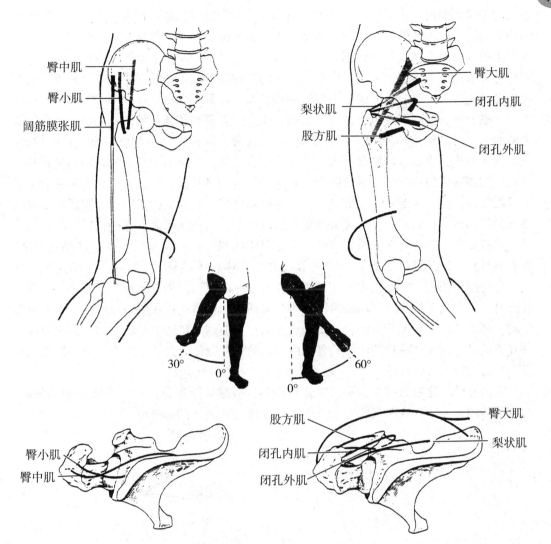

臀中肌
臀小肌
阔筋膜张肌

臀大肌
闭孔内肌
梨状肌
股方肌
闭孔外肌

30°   0°

0°   60°

臀小肌
臀中肌

股方肌
闭孔内肌
闭孔外肌

臀大肌
梨状肌

图 8-56 髋的旋内（左）和旋外（右）

到较大的区域，以减少接触应力。②使对应的关节面能以最小的摩擦和磨损进行相对运动。关节软骨的固体基质是由胶原纤维（占 60%），同与水亲和力很强的原纤维间糖蛋白凝胶（占 40%）及软骨细胞（少于 2%）组成的，合计占总重量的 20%～40%，其余的重量为水分，占 60%～80%。部分水分在承载时可被挤出去。关节软骨的固体有机基质（胶原和糖蛋白）和自由流动的间质水可看作是双相模型。它具有渗透性和黏弹性。关节活动时，关节软骨面之间产生相互压缩和放松作用。压缩时，基质内液体溢出；放松时，液体进入基质内。如此反复交替进行，以保持关节软骨细胞的营养供给。这种营养供给渠道遭到破坏，即可发生软骨基质改变，进而使软骨细胞退化和死亡，产生骨关节退行性改变。关节软骨的修复和再生能力有限，如果承受应力太大，就可能发生破坏，破坏进程与下述条件有关：①承受的应力值。②承受应力峰值的总数。③胶原、糖蛋白基质的分子和显微结构。关节腔内衬有滑膜，并构成许多滑膜囊，膝关节周围尚有强大的韧带和肌肉，使其稳定性增加。肌肉为其动力稳定装置；韧带、关节囊等则为静力稳定装置。膝外侧的稳定结构包括前、中、后三部。前1/3部从髌骨及髌韧带外缘至髂胫束前缘，由囊韧带和髌外侧支持带组成，两者融为一层，上续股外侧肌扩张部，下附胫骨关节缘。中1/3部由髂胫束及其深面的囊韧带组成，近侧附于股骨外侧髁，远侧抵于胫骨关节缘，是一强大的静力支持结构，尤其在膝屈曲30°时。后1/3部由腘弓状韧带，腘肌腱、腓副韧带组成，并接受股二头肌、腘肌和腓肠肌外侧头的动力增强。膝内侧面的支持结构亦分前、中、后三部。前1/3部由薄的囊韧带和膝内侧支持带构成，两者融为一体，上续股内侧肌扩张部，下附胫骨关节缘。中1/3部由较强的囊韧带和浅层的胫侧副韧带组成，两者紧密融合，囊韧带与内侧半月板相连，可分为半月板股部和半月板胫部。后1/3部，囊韧带较厚，名为后斜韧带，它的支持机能由半膜肌腱及其腱膜和腘斜韧带而得到增强。膝关节主要为屈戍关节，但在屈膝时，亦能做轻度磨动与旋转。其特点是：①主要活动为屈与伸，但也可以沿纵轴做一定旋转活动。②结构复杂，含有半月板、交叉韧带等成分。③关节前方有人体最大的籽骨-髌骨，以加强关节功能。④滑膜面积大，病变也多。⑤膝关节位居下肢的枢纽，仍以负重为主要功能。膝在伸直时，具有最大稳定性，屈曲时又有相当灵活性，以适应在不平地面的走、跑、跳等活动，膝关节不如髋关节灵活，主要为屈伸运动，但因其位居下肢的中枢，其上方股骨和其下的胫骨是人体最长的两个长骨，由于长的杠杆臂使膝关节受力重，劳损及创伤机会多，居所有关节之首位。

膝的外形可比喻为一个象头，髌骨是额部，髌腱如同象鼻，髌下脂肪垫如同象腿，两侧关节隙是象牙，股四头肌内、外侧头好比象的耳朵（图8-57）。

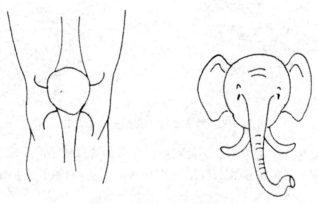

图8-57　膝部体表形态

1. 膝关节的骨性结构（图8-58~图8-60）

（1）股骨远端：向两侧及后方膨大，分别形成半球形的股骨内侧髁和外侧髁。两髁末端侧向及前后向均为弧形的关节面。两髁关节面于前方连合。形成一个矢状位浅凹，即关节软骨髌面，伸膝时可以容纳髌骨。股骨外侧髁扁平但髌面较大而高起，比内侧髁约高起0.5cm，以便容纳关节面较大的髌骨外侧部，并防止髌骨向外脱位（图8-61）。股骨外侧髁的矢状面和横轴几乎呈垂直位，故外侧髁为摇椅式活动，适于屈伸。股骨内侧髁关节面长而狭，且较外侧软骨面更向后凸，面积比外侧髁小而且低。关节面

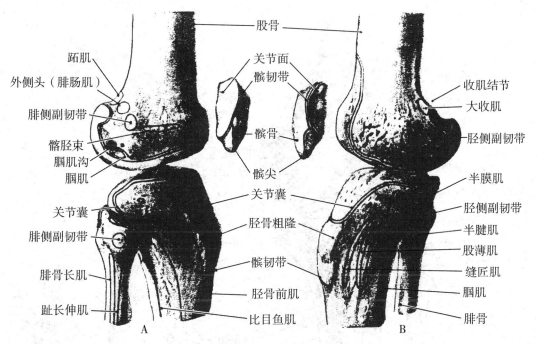

图 8-58　股骨远端和胫腓骨近端（右侧）
A. 内面观　B. 外面观

的矢状线与关节面横轴呈 120°交角，较外侧髁的 100°为大（图 8-62）。故内侧髁不但有前后向的屈伸活动，还有旋转活动。内、外两髁中间以髁间窝相连。髁间窝骨皮质厚而粗糙。前交叉韧带附着于外侧髁内面的后部；而后交叉韧带附着于股骨内侧髁外面的前部。髁间窝与腘平面之间有一条髁间线，有腘斜韧带及关节囊附着。腘平面为股骨粗线内、外侧唇及髁间线所围成的三角形平面，位于股骨体下端的后面，粗线处有滋养动脉进入。股骨两髁的侧面粗糙不平，高出部分为内、外上髁，其后面的粗糙处为胫、腓侧副韧带附着处。内上髁上方三角形粗面供内收肌腱附着，称为收肌结节。其后上面的三角形小面为腓肠肌内侧头附着部。外上髁较小，其下有一深沟，称为腘肌沟，腘肌腱由此经过。腓肠肌外侧头附于后上方，腘肌腱位于前下，腓侧副韧带位于其间，并越过腘肌腱（图 8-63）。

　　股骨远端的骨骺是人体中最大的骨骺。下肢长度的增长主要发生在股骨下端及胫骨上端。股骨下端生长率占整个股骨的 71%，占整个下肢的 37%；而胫骨上端生长率占整个胫骨的 57%，占整个下肢的 28%，即膝关节占下肢生长率的 65%。这是人体生长最活跃的一个部位，因而也是肿瘤、畸形及骨病的高发区。

　　（2）胫骨近端：宽厚，称为胫骨髁，横切面呈三角形。其上面亦称胫骨平台，向后倾斜 20°，并且向两侧膨大形成胫骨内、外侧髁，与股骨下端内、外侧髁分别对应，以增加膝关节的稳定。胫骨两髁关节面与股骨两髁不完全相称，其间有半月板，覆盖约2/3 的胫骨关节面。胫骨近端主要为松质骨，是关节内骨折易发处。内侧髁骨小梁较外侧髁稀少、疏松，内侧平台又呈凹陷形，承接圆凸的股骨内髁；再加上内侧半月板耐磨

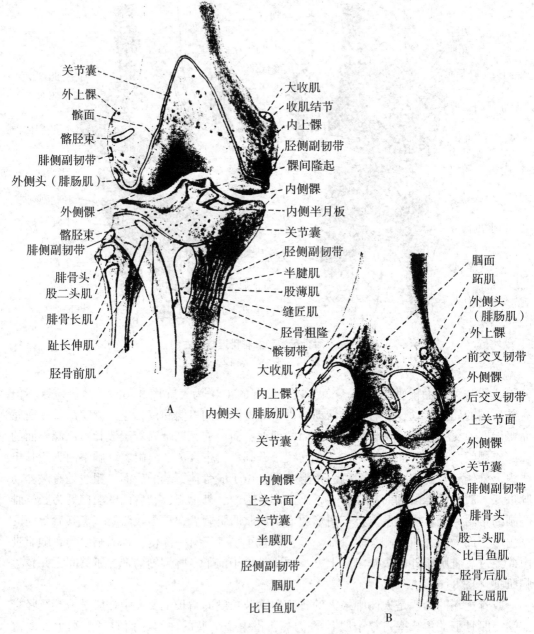

图 8-59　股骨远端和胫腓骨近端

A. 前面观　B. 后面观

损能力不如外侧，故随年龄老化而易形成膝内翻。胫骨两髁之间有髁间隆起，由两个胫骨髁间结节构成，又称内、外髁间嵴，呈圆锥状，其高低常有变异。一个在前外侧，另一个在后内侧，它们不是交叉韧带的附着点。它们的作用是限制膝关节的侧向移动，还可使股骨在胫骨上旋转时升高，而使韧带紧张，从而限制其过度旋转。隆起的前后形成平坦的粗面，是髁间前后区，为前、后交叉韧带及半月板附着处。胫骨后面上部有比目

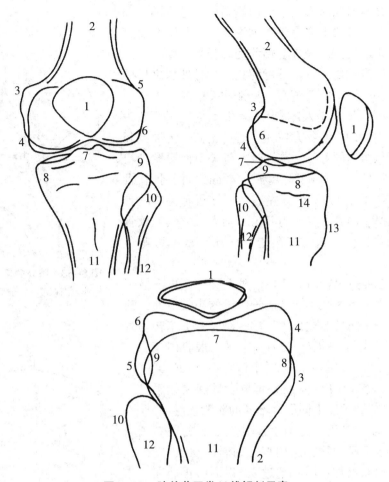

图 8-60　膝关节正常 X 线解剖示意

A. 前面观　B. 后面观

1. 髌骨　2. 股骨　3. 内上髁　4. 内侧髁（股骨）　5. 外上髁　6. 外侧髁（股骨）　7. 髁间隆起　8. 内侧髁（胫骨）　9. 外侧髁（胫骨）　10. 腓骨头　11. 胫骨干　12. 腓骨干　13. 胫骨粗隆　14. 胫骨骺线

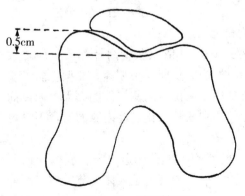

图 8-61　髌股轴位观

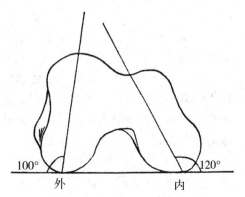

图 8-62　股骨内外髁轴线

鱼肌线。该线从腓关节面向下向内侧斜行，适将腘肌和比目鱼肌分开。该线下方有较大的滋养孔，其营养血管由此进入，走向远侧。胫骨上端前侧有胫骨粗隆，为髌韧带附着处，它们之间有髌下滑膜囊。胫骨外髁之后外侧面有一个小的圆形腓关节面，与腓骨头相接。

（3）髌骨：髌骨是人体最大的籽骨。它位于股四头肌腱中，集中股四头肌各方拉力，通过髌韧带传导到胫骨。其周围软组织附着已于前述。髌骨关节面居髌尖粗面的上方，一般关节软骨厚度为 2~4mm，而髌骨软骨厚度为其 2~3 倍，可达 7mm 左右，人体所有关节软骨中以此为最厚。因其所受压力及剪力均大，故髌骨软骨化发生率很高，随着人的年龄老化，几乎是不可避免的。

髌骨关节面以纵行嵴分为内、外两部分，再由横嵴等分为上、中、下 3 区，加上髌骨内缘的小关节面，共分为 7 区（图 8-64）。这是由于髌骨绕股骨滑车转动时彼此适应而形成的。伸膝 30° 时，下区与股骨滑车相接触；60° 时中区接触；90° 时上区接触；120° 或以上时主要是髌骨内侧小关节面与股骨髁相接触（图 8-65）。伸膝角度不同则有不同的髌股接触面。当伸膝 0° 位时，它几乎受纳了髌骨上 2/3 的关节面。髌股关节接触面积，从伸直位到屈曲 90°，随屈膝角度增加而增加；屈膝超过 90° 以后，再屈曲时，则随屈膝角度增加而接触面积减少。当屈膝 90° 时，髌股关节接触面积最大约为 5cm²。膝屈曲时，髌骨在股骨滑车上的移行轨迹，由外上向内下滑动；反之则呈相反方向。轨迹长约 7cm（图 8-66）。

膝完全伸直时，髌骨的下缘与股骨滑车的内髁软骨嵴相平，髌骨的中部与股骨外髁软骨嵴相平。Wiberg 依照髌骨内外侧关节面之大小，把髌骨分为 3 型。Ⅰ 型：髌骨嵴位于中央，内外侧关节面几乎相等。Ⅱ 型：髌骨嵴偏于内侧，外侧面比内侧面大，多数人属此型。Ⅲ 型：嵴位于内侧，外侧面大，内侧面小且呈直角，称为猎人帽状，此型最易发生髌骨外移和软骨软化。此内侧面发育不良可能与股内侧肌，尤其斜束纤维发育不良有关（图 8-67）。

2. 关节囊　膝关节囊由外层的纤维膜和内层的滑膜构成，构造复杂，囊壁薄而坚韧，但大部分被周围的韧带、肌腱和肌肉增强。膝关节的滑膜也是人体关节中最广阔最复杂的结构。

膝关节囊的形态，犹如连结股骨和胫骨的一个圆筒，但筒的后壁向前凹入，成一中

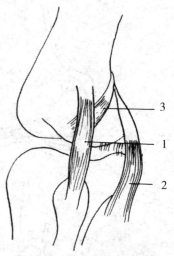

图 8-63　膝外侧韧带和肌腱
1. 腓侧副韧带　2. 腓肠肌外侧头
3. 腘肌腱

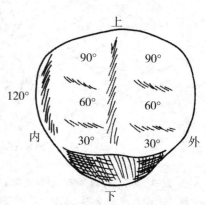

图 8-64　髌骨关节面及在不同屈膝角度时的接触区

颈肩腰腿痛应用解剖学

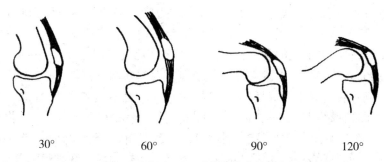

30° 60° 90° 120°

图 8-65　伸膝角度不同则髌股关节接触面不同

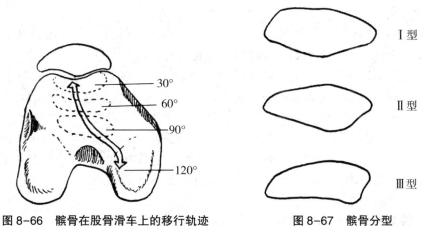

图 8-66　髌骨在股骨滑车上的移行轨迹

Ⅰ型

Ⅱ型

Ⅲ型

图 8-67　髌骨分型

隔，几乎把关节腔分成内、外两半。筒的前壁有一圆窝容纳髌骨。

（1）关节囊在股骨髁和胫骨髁的附着（图 8-68）：

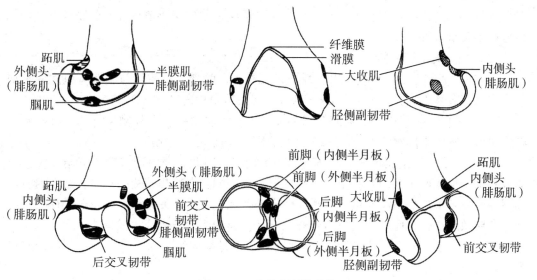

图 8-68　膝关节囊的附着

1）在前方：囊附着于股骨髌面上方浅窝的边缘，关节囊的滑膜由此向上突出，形成髌上囊，有膝关节肌抵于囊顶。髌上囊前壁与股内、外侧肌疏松相贴，此囊仅由滑膜形成，没有纤维膜。关节囊的滑膜自髌向下抵于胫骨关节面远侧3～6mm。在髌骨和髌韧带两侧，关节囊被髌内、外侧支持带所增强，而髌外侧支持带又被髂胫束增强。

2）在两侧：囊附着于构成髌旁隐窝的股骨髌面边缘，继沿股骨髁关节面边缘后行，高出关节面边缘约12.5mm，内、外上髁居关节囊之外。囊向下抵于胫骨髁关节面远方3～6mm。在内侧面，囊与胫侧副韧带后部交织；在内上髁与内侧半月板凸缘之间，囊增厚形成内侧关节囊韧带，居胫侧副韧带深层。在外侧面，纤维膜附着于腘肌起点的上方，滑膜附着于腘肌起点的下方。因之，腘肌腱居于纤维性关节囊之内，但腓侧副韧带与关节囊分离。

3）在后方：囊附着于股骨髁关节面后上缘，恰在腓肠肌两个头起始处下方，因之，囊衬于肌肉深面并把肌肉与股骨髁分开。囊在此区增厚形成所谓"髁板"（condylar plate）。在髁间切迹处，滑膜沿股骨髁关节面后缘，向前达切迹深部，附于两髁对面。在股骨内侧髁外面，囊附于后交叉韧带起点下方，在外侧髁内面，囊附着于前交叉韧带起点下方与关节面之间。

囊从股骨向下附于胫骨。在两侧止于胫骨关节面远方3～6mm处。但在中央部，滑膜沿胫骨髁间后窝边缘向前凹入，然后行于两个髁间结节中间，达髁间前窝，并包绕前交叉韧带的抵止处，因之，前、后交叉韧带及其在股骨和胫骨的起止皆被滑膜所包裹，换言之，皆居于膝关节腔之外。

膝关节囊后壁，上方被腓肠肌两个头增强，中部被腘斜韧带增强，在腘斜韧带之下，关节囊被由关节腔内出现的腘肌腱所贯穿。

膝关节囊的纤维膜，深面附着于内、外侧半月板周缘，连结半月板与胫骨的纤维常称冠状韧带。

股骨下端的骺线位于膝关节腔中，只有它的两侧部位于关节囊外。胫腓骨上端的骺线皆位于关节囊外。

（2）关节囊滑膜的特殊分布：

1）在关节前上方：滑膜突出于纤维膜之外，在股骨下端前面与股四头肌之间形成一个隐窝，名髌上囊（suprapatellar bursa），与关节腔相通。

2）在后壁：滑膜围绕腘肌腱并随其突出于纤维膜之外，在外侧半月板后缘与腘肌腱之间形成腘肌下隐窝。有10%的人，此隐窝与胫腓关节腔相通。

3）在髌下方：滑膜借髌下脂体与髌韧带相隔，因此，滑膜覆盖着髌下脂体突入于关节腔中，形成两个大的翼状襞。于两个翼状襞中间，滑膜集聚成一长带，连于股骨髁间切迹前方，形成髌下滑膜襞。当滑膜襞有外伤或炎症时，发生水肿、增厚，就会失去弹性，导致纤维化，此即膝关节滑膜襞综合征，表现为膝部疼痛、弹响或不稳。

4）在两侧：滑膜衬于关节囊内面并附着于半月板周缘，而半月板上、下面没有滑膜覆盖。

（3）滑膜与交叉韧带的关系：前、后交叉韧带被从后方凹入的滑膜所包绕，滑膜从前方及两侧覆盖着韧带。在后方，滑膜从后交叉韧带两侧反折到邻近的纤维囊上，纤维囊后部中央没有滑膜衬贴。因之，膝交叉韧带属于滑膜外纤维膜内的结构，容藏在双层滑膜皱襞内。实际上，交叉韧带如同外部韧带，增厚关节囊壁，不过这种增厚发生在膝的中央部。

3. 膝关节腔　由股骨、胫骨、髌骨的关节面和周围的滑膜围成。在全身187个滑膜关节中，膝关节的滑膜是全身关节中面积最大者，本身形成一些皱襞和绒毛，分泌滑液。滑膜中分布有丰富的感觉神经终末，受到刺激时引起疼痛。

（1）膝关节腔的分布：胚胎期间，膝关节腔可分内、外髁两部。内、外髁部中间有一隔障，此隔上缘前方游离，自髌骨下缘起始，向后附于股骨髁间切迹前缘；下缘附于胫骨髁间结节。出生前，膝关节腔即由此两部分构成，前大后小。出生后，髌部与髁部之间的界限逐渐消失，中隔的前缘留有翼状襞的痕迹，同时在中隔上出现一个裂隙，这样，隔即分为前、后两部，前部为髌下滑膜襞，后部即膝前、后交叉韧带。

成人膝关节腔可分三部，即内、外髁部和一个髌部（图8-69）。内、外髁部以髁间隔为界，髌部与髁部之间借髌下滑膜襞和翼状襞上方的裂隙相通。因之，内、外髁部之间也借髌部和髁间隔上的裂隙相通。除此之外，两个髁部没有别的通路。

1）髌部：除髌上囊外，尚包括前上内侧隐窝、前上外侧隐窝、前下内侧隐窝和前下外侧隐窝。

髌上囊从髌底向上延伸6~7cm，80%以上的人，髌上囊与膝关节腔相交通。

髌股关节的4个隐窝由髌股关节周围的滑膜形成，滑膜从髌骨侧缘和股四头肌扩张部移行于股骨髁前面。这里的滑膜最易暴露，膝关节镜检查和膝关节腔穿刺常于膝前外侧髌韧带旁进行。临床上，髌股关节由于先天异常、外伤等原因，髌股关节滑膜皱襞可嵌入髌骨和股骨髌面之间，产生髌股关节滑膜嵌入症，引起关节疼痛（半蹲痛、跳起痛、髌骨压痛、抗阻伸膝痛），运动员有时发生此症，为膝关节内紊乱的重要原因之一。

2）内、外髁部：因有半月板介于其间，每部又分为上、下两部。上、下部只能借半月板凹游离缘相交通。半月板外缘则有冠状韧带附着于胫骨关节缘下方约6mm处。内、外髁部在股骨髁后方也存在两个隐窝，即后上内侧隐窝和后上外侧隐窝，两窝借后交叉韧带和板股后韧带分开。有炎症时，这两部分可以分隔。

膝关节腔中充有滑液，滑液保持关节面润滑并供应软骨以适当营养。正常情况下，膝关节内仅有0.13~3.5mL的滑液，关节腔内处于负压状态，为-784.5~-1 176.7Pa（-8~-12cmH$_2$O），故不易抽出液体。

在病理条件下，如关节炎症、积血、积脓或关节出血，关节腔容易增大，液体可蓄积于髌上囊及上述各隐窝中。液体在腔内的分布依膝关节的位置而变化。伸膝时，液体蓄积于髌上囊和膝前隐窝中；屈膝时，髌上囊由于股四头肌腱的压迫，液体则推移于膝后隐窝中；半屈位时，膝关节腔容量最大，可容88mL液体，此时，腔内液体处于最小张力下，患者感到疼痛最小，因此，有渗出性膝关节炎的患者经常采取半屈位。

膝关节炎症时，膝前部和后部的隐窝可因炎症而相互隔开，液体被阻遏。因此，仅切开关节囊前壁不能充分排脓，必须同时切开后隐窝。

膝关节后隐窝常与周围滑膜囊相交通。如膝后内侧隐窝可与腓肠肌内侧头滑膜囊和

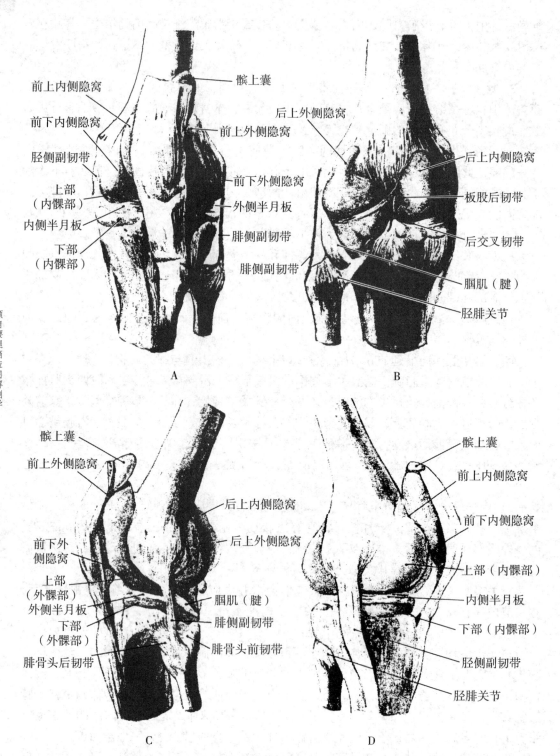

图 8-69　膝关节腔

A. 前面观　B. 后面观　C. 外侧面观　D. 内侧面观

半膜肌滑膜囊相通，膝后外侧隐窝可与腘肌下隐窝相通。因此，膝化脓性关节炎时，脓液可以扩散至膝周围的滑膜囊，常常形成关节旁脓肿。

4. 膝关节内脂肪垫　在关节囊的纤维层与滑膜层之间，常有一层脂肪，这些脂肪组织充填关节面不相适应的空间，形成脂肪垫，以利关节活动。

（1）髌下脂体：充填于股骨髁下部，胫骨髁间前窝、髌骨及髌韧带后方的空隙内。呈四角锥体形，底栖于髌韧带深面，向上可延及髌关节面中点，向两侧可超出髌骨侧缘1cm。此体上覆滑膜，脂肪连同滑膜突向关节腔内，呈游离翼状突起充填于前部空隙，称此突起为翼状襞。

髌下脂体具有衬垫及润滑作用。股四头肌腱收缩时，脂肪垫内的压力随之升高，成为坚硬的实体，充填于关节面不相适合的多余空间，以限制膝关节的过度活动，能防止摩擦及刺激，并吸收震荡。

髌下脂体的疾患常为引起膝内紊乱的原因，常见者为嵌夹、压迫、出血及肥大等。

（2）前髌上脂肪垫：位于股四头肌腱之后与髌上囊前壁之间。

（3）后髌上脂肪垫：在股骨下端前面骨膜与髌上囊后壁之间。

（4）腘脂肪垫：位于腘肌腱滑膜囊之前。

5. 膝关节的半月板（图8-70）　半月板为两个半月形的纤维软骨盘，介于股骨和胫骨之间，为膝关节的缓冲装置，并弥补膝关节面的不相适应。每个半月板断面呈三角形，有3个面：边缘面如圆柱状，肥厚而凸隆，与关节囊纤维膜深面相贴，滑膜附于其上、下缘，并有冠状韧带连于胫骨髁边缘；上面光滑凹陷，可加深胫骨平台深度，与股骨髁相接；下面平坦光滑，栖于胫骨平台上。半月板内缘锐薄而凹入。每一半月板约覆盖胫骨平台的2/3区。

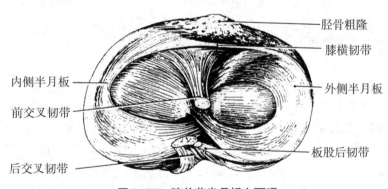

图8-70　膝关节半月板上面观

半月板实际上仅表层覆以纤维软骨，其内部混有大量弹力纤维和胶原纤维，纤维排列方式与半月板功能直接相关。主要是环形排列，少量纤维呈放射状垂直于股胫面，使半月板既抗剪力又具有抗压力的作用。但有时因卷曲而易折断。半月板由膝关节血管支获得丰富血运。膝下外侧动脉沿外侧半月板而行，膝下内侧动脉沿内侧半月板下方而行，但半月板仅周边部血运良好，血管网由邻近关节囊及滑膜进入半月板上下面和周边凸缘，并向内伸入短距离，中央部及凹缘实际缺乏血管，营养来自滑膜。

半月板的神经随血管而分布。神经装置由有髓及无髓神经纤维组成，分布半月板的前、后角及半月板体部的边缘表面。

（1）内侧半月板（medial meniscus）：如"C"形或半月形，比外侧半月板大而薄，开口很大。后部宽阔，前部狭窄，前角附着于髁间前窝，在前交叉韧带附着部前方。此角于髌韧带上部内侧可触知，其后纤维与膝横韧带相延续。后角附着于髁间后窝，恰在后交叉韧带附着部前方，半月板周缘与内侧关节囊韧带结合。

（2）外侧半月板（lateral meniscus）：近似环形，有前、后两角，两角之间有一较小的开口。中部宽阔，前后部较窄。前角附着于外侧髁间结节前方，恰在前交叉韧带附着部后外侧，并有一部分与前交叉韧带结合（占65%）。后角紧附于外侧髁间结节后方，内侧半月板附着处之前。

外侧半月板后端发出一坚韧的斜行纤维束，附着于股骨外侧髁，与后交叉韧带相贴。此韧带如在后交叉韧带之后，称板股后韧带（posterior meniscofemoral ligament）；如在后交叉韧带之前，则称板股前韧带（anterior meniscofemoral ligament）。半月板板股韧带出现率为98.67%。其中板股后韧带的出现率为94.7%，板股前韧带出现率为13.0%。只有板股后韧带而无板股前韧带的占85.7%。

如将内、外侧半月板进行比较，可以看出，它们的形状、大小、宽度及附着点均不同，在与关节囊的关系上也有区别。内侧半月板与关节囊紧密相连，外伤时较易破裂。外侧半月板与关节囊之间隔以腘肌腱，活动较自如。内侧半月板所围绕的圆形区较外侧半月板大得多，故股骨与胫骨内侧髁的接触面较外侧者为大。因板股韧带的存在，使外侧半月板与股骨之间联系较为密切。

（3）半月板的功能：

1）使股骨髁和胫骨髁的关节面更相适合：屈伸运动时，关节面移位的变化可得到补偿。半月板宛如一活动的楔状体，正好弥补股骨与胫骨间的不相称，可以防止关节囊及滑膜窜入并嵌夹于关节面中间。胫骨髁的加深使膝关节更加稳定，并可减少来自关节侧方的打击。

2）对股骨髁和胫骨髁关节面起保护作用：半月板可视为缓冲装置，吸收向下传递的震荡，这种衬垫作用，特别在从高处落下承担较大压力时如此。此时，半月板的厚度可从5mm压缩至2.5mm，压力被半月板吸收，如同弹簧储存能量，并将压力分散到较大平面，但依然保持弹性。当运动朝相反方向进行时，能量又被半月板的弹回力量所释放，因此，使步态具有一定弹性。半月板尚可保护关节边缘，膝被压缩时，半月板厚的周围部对关节边缘起弹性保护作用，并能更好地支持滑膜囊，使其免遭压迫。关节屈曲时，半月板向后滑动，可保护关节的后缘。

3）增强滑润，减少摩擦：半月板表面布有滑液，具有滑润作用，以减少与股骨髁和胫骨平台之间的摩擦。犹如一列滚珠，有助于膝的屈伸和旋转；又像车轮下的垫木，起急刹车作用，防止股骨在胫骨上向前滑动。

4）调节关节内压：当膝关节压力减小时，半月板向内移动，压力加大时向外移动，使关节内压获得平衡。

（4）半月板的稳定结构（图8-71）：半月板随膝关节运动而移位，它本身借下列

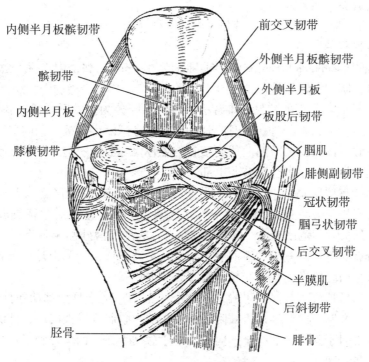

内侧半月板髌韧带

前交叉韧带

髌韧带

外侧半月板髌韧带

内侧半月板

外侧半月板

膝横韧带

板股后韧带

腘肌

腓侧副韧带

冠状韧带

腘弓状韧带

后交叉韧带

半膜肌

后斜韧带

胫骨

腓骨

图 8-71　半月板的稳定结构

装置得到稳定。

1）前、后角韧带：两半月板前、后角借韧带附着于胫骨髁间区而不附着于关节面上，可增加牢固性。内侧半月板开口大，前、后角距离远，外侧半月板如环形，两角距离近。因之，外侧半月板比内侧半月板运动灵活。

2）膝横韧带（transverse ligament of knee）：在多数例中，两半月板前角借膝横韧带相连，而膝横韧带借髌下脂体中一些纤维束附于髌骨上。

3）关节囊韧带：半月板周缘与关节囊韧带相连，其中，外侧关节囊韧带后 1/3 部坚韧，称后斜韧带，它的一部分纤维附于外侧半月板后角。内侧关节囊韧带后 1/3 部称腘弓状韧带，借一部分纤维与内侧半月板后角相连。

4）冠状韧带：半月板周缘借斜行而松弛的冠状韧带连于胫骨关节面周缘，使半月板较稳固地栖于胫骨平台上。冠状韧带并与关节囊交织。

5）内、外侧半月板髌韧带：为关节囊的增厚，其纤维将两半月板外缘连结到髌骨外缘上，伸膝时，可牵半月板向前。

6）胫侧副韧带（tibial collateral ligament）：其后上斜部和后下斜部纤维紧密与内侧半月板后外缘相连，前纵部则借疏松组织与内侧半月板和关节囊相隔。这样，内侧半月板既牢固附着，又能做有限的运动。

7）腘肌（popliteus）：外侧半月板不与腓侧副韧带相连，中间隔以腘肌腱及腘肌下隐窝。这一重要特征使外侧半月板可做较大范围的运动。但腘肌及其筋膜连同腘弓状韧带发出一些纤维连于外侧半月板后缘，当小腿旋内时，它们的纤维可拽外侧半月板向后，避免使它嵌夹于两骨髁间。

8）板股后韧带：为后交叉韧带分离出的纤维连于外侧半月板后角，膝运动时可帮助外侧半月板移位。

9）半膜肌（semimembranosus）：半膜肌抵于胫骨内侧髁，中途发一些纤维附于内侧半月板后缘，膝屈曲时可拽内侧半月板向后。

（5）膝运动时半月板的移位：半月板将膝关节腔分为上、下两部。膝屈伸运动时，半月板固定在胫骨上，随胫骨一道对股骨运动，股骨髁沿半月板上面向前、后滚动，运动发生于关节腔上部。膝关节屈曲位旋转时，半月板与股骨一道对胫骨运动，半月板在胫骨上面滑动，运动发生于膝关节腔下部。

膝关节由伸直位屈曲时，股骨髁与胫骨平台的接触点向后移位，半月板亦向后移动，半月板后半压于股骨髁和胫骨平台后部之间。内侧半月板后移范围较小，一般为6mm，外侧半月板后移范围较大，一般为12mm。这是因为外侧半月板前、后角在胫骨髁间区的附着点靠近，内侧半月板前后角附着点距离很远；外侧半月板与腓侧副韧带分离，内侧半月板与胫侧副韧带连结较为紧密。

半月板的向后移位一方面由于股骨髁这个"轮子"将半月板被动地推向后，同时，还被一些结构所牵制：内侧半月板被附于其后缘的半膜肌纤维拽向后，外侧半月板被腘肌和腘弓状韧带附于其后缘的纤维拽向后。板股后韧带亦帮助牵外侧半月板向后，防止其卷入股骨、胫骨间。

当膝开始屈曲时，半月板不动，仅当屈曲20°后半月板才后移。屈90°时，半月板后部即夹于股骨髁和胫骨平台间。外侧半月板后移距离较大，一直持续到充分屈曲前。如果进一步过屈，两半月板后段即突出胫骨平台后缘至少10mm，其形状亦相应发生改变，外侧半月板尤甚。这样，半月板可免于压在两髁间。然而髌韧带、膝关节囊、绷紧的交叉韧带以及骨骼、肌肉等因素将阻止膝进一步屈曲，使半月板不致受到损害。日常生活中半月板移位范围比上述要小，只有当关节负重或蒙受异常应力时才发生对半月板的压迫。半月板向后运动时变形扭曲程度较大。

膝屈曲时，股骨髁关节面的弧度半径最小，半月板仅部分与股骨两髁接触，加上腓侧副韧带松弛，这样，膝关节便失去牢固的稳定而允许做轻度的内收、外展和不同程度的旋转运动。

膝关节由屈曲位伸直时，股骨髁和胫骨髁接触点向前移动。半月板亦被动地被股骨髁推向前，其前半正好嵌于股骨髁和胫骨平台前部之间。半月板虽像垫于车轮前后的楔子，但因其表面光滑，犹如在冰面上急刹车失效那样被推向前。同时，半月板髌韧带和膝横韧带因髌骨向前移动所牵引，亦拉半月板向前。外侧半月板后角也被板股后韧带随后交叉韧带绷紧所产生的张力拉向前方。

小腿轴性旋转时，半月板准确地随股骨髁移位，从中立位开始，两个半月板在胫骨平台上朝相反的方向活动。

小腿旋外时，外侧半月板移至胫骨平台前部，内侧半月板移至胫骨平台后部。旋内时，内侧半月板移至前部，外侧半月板移至后部。外侧半月板的全部运动范围为内侧半月板的两倍。由于旋转轴靠近股骨内侧髁，所以内侧髁所画的弧度小，内侧半月板运动范围也小。在运动时，半月板对其前后角的附着点再度发生扭转。

轴性旋转时，半月板的移位大部分被股骨髁推进，但也有一些结构，如半月板髌韧带、板股后韧带、腘弓状韧带、半膜肌等纤维可帮助牵拉半月板向前、后运动。

（6）半月板损伤：半月板损伤多见于 45 岁以下的运动员、搬运工人和矿工等，男性略多于女性。常由于在膝屈曲或半屈状态下扭转暴力引起的。内侧半月板损伤多于外侧半月侧。一般地说，当膝做屈伸运动时，如果半月板不能随股骨髁在胫骨平台上运动，即可受到损伤。例如踢足球时，膝屈曲和外展状态下，内侧半月板向膝的中央和后方移位。此时，足固定于地面，如果上身突然向对侧扭转，股骨内髁急骤旋内并伸直，内侧半月板即被嵌夹于股骨髁和胫骨平台之间受到碾轧，在强度旋内牵拉下即产生破裂。其他如蹲位或盘腿坐位进行运动时，也可产生此种情况。如膝关节处于半屈曲和内收位时（如跪位），股骨下端突然旋外伸直，外侧半月板也可发生破裂。因此，半月板产生破裂的机理必须具有下列因素：

1）膝关节处于半屈曲位时，关节韧带肌肉松弛，半月板产生移位。

2）足部固定，膝关节内收、外展，同时做旋转活动。

3）半月板卡在股骨髁和胫骨平台中间时，忽然伸直和旋转膝关节。

人体如过度负重、肌肉发育不良或平时甚少锻炼，一旦剧烈活动时，均易引起半月板损伤。

内侧半月板较大，与韧带连结紧密，活动范围小，因此，其损伤机会比外侧半月板多，但据临床观察，外侧半月板损伤的机会也不少。

半月板受伤后，关节间隙有压痛；关节积液和积血，产生肿胀，膝关节不能伸直；或伸直前有"咔嗒"声；如破裂移位的半月板游离于关节间隙，影响关节活动，产生关节交错；有时有滑落感，走路时感到关节不平。如有软骨片游离于关节，做膝关节过伸实验，将引起剧烈疼痛。半月板后角破裂时，膝关节过屈试验也将引起剧烈疼痛。

半月板依损伤程度、位置及与滑膜的关系，其预后有所不同，如本身破裂、嵌顿、发生关节交错，则须手术整复或切除，半月板切除后，如关节韧带及肌肉装置良好，膝关节仍可恢复正常功能。

6. 韧带

（1）髌韧带（patellar ligament）（图 8-72）：肥厚而坚韧，位于关节囊的前部，为股四头肌腱延续的部分。上方起自髌尖和髌关节面的下方，向下止于胫骨粗隆及胫骨前缘的上部，其内、外两缘分别移行于髌内侧支持带和髌外侧支持带。韧带与关节囊的滑膜之间，有髌下脂体（infrapatellar fat pad）；与胫骨之间则以髌下深囊相隔。伸膝时，此韧带松弛，屈膝时则紧张。

（2）髌内侧支持带（medial patellar retinaculum）（图 8-72、图 8-73）：为股内侧肌肌腱的一部分。起自股内侧肌肌腱及髌底，沿髌韧带的内侧向下，止于胫骨上端的内侧面。

（3）髌外侧支持带（lateral patellar retinaculum）：为股外侧肌肌腱的一部分。起自股外侧肌肌腱及髌底，沿髌韧带的外侧向下，止于胫骨上端的外侧面。此韧带的外侧与髂胫束结合。

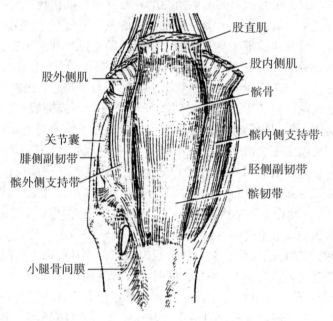

图 8-72　膝关节韧带前面观

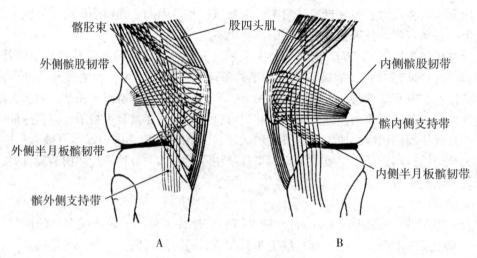

图 8-73　髌骨的稳定结构

A. 外侧面观　B. 内侧面观

　　髌内、外侧支持带，可防止髌骨向外脱位，其中，以髌内侧支持带的作用更为重要。

　　(4) 腘斜韧带 (oblique popliteal ligament) (图 8-74)：扁宽，位于关节的后面，为半膜肌肌腱的延续部分。起自胫骨内侧髁的后部，沿关节囊的后部斜向外上方，止于股骨外上髁。有一部分纤维与关节囊后部的纤维层结合。此韧带有防止膝关节过度前伸的作用。

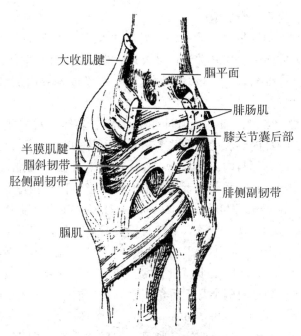

图 8-74　膝关节韧带后面观

（5）腘弓状韧带（arcuate popliteal ligamnt）：位于关节的后外侧。起自腓骨头后面，斜向后上方，分为前、后两层，前部与腓肠肌的外侧头结合；后部则附着于胫骨髁间后窝的后缘。

（6）胫侧副韧带（图 8-75）：居膝关节内侧。过去将此韧带分为浅、深两层。近年来，胫侧副韧带专指浅层而言，深层则称为内侧关节囊韧带。

胫侧副韧带起自股骨内上髁收肌结节下方，止于胫骨内面关节缘下方 4～5cm 处，韧带的前部与髌内侧支持带结合。很坚韧，呈扁宽三角形，基底向前，尖向后。基底部纤维纵行，长约 10cm，向下稍前，称为前纵部。前纵部与胫骨上端之间有膝下内动脉和神经通过，并常有一滑膜囊。关节屈曲时，韧带可向后滑动 4mm。鹅足斜跨其下部，并有鹅足囊介于其间。后部位于关节线上下，由短纤维构成，分为后上斜部和后下斜部。后上斜部起于前纵部上端后缘，斜向后下，止于胫骨内侧髁后缘，并向后延展，附着于内侧半月板后缘。后下斜部起于前纵部下端后缘，斜向后上，越过半膜肌腱，止点与后上斜部相同。因之，胫侧副韧带在内侧半月板表面的部分最宽。胫侧副韧带与深面的关节囊韧带似乎紧密融合，但一些地方彼此分开，损伤时它们可在不同平面撕裂。胫侧副韧带在保持膝关节内侧的稳定性和调节关节的活动上起重要作用，其松紧度随关节屈、伸变化而异。当膝关节全伸位即中立位为 0°时，韧带全部绷紧，膝关节屈曲 120°～150°时（即全屈位），韧带前纵部紧张，后上斜部松弛；膝半屈曲位时（60°～75°）韧带大部松弛，此时小腿可有少许外展和旋转活动。由于它和内侧半月板密切相连，可稍限制半月板的活动范围。胫侧副韧带处于紧张状态时，其传入神经冲动可促使膝关节周围的肌肉呈现反射性收缩，增强膝关节的稳定性。

胫侧副韧带在膝关节屈伸时向前或向后滑动，在韧带与胫骨之间有时发生摩擦，刺激附近脂肪、神经、血管及滑膜囊。

胫侧副韧带较腓侧副韧带更容易损伤，因正常人的膝关节有约10°的外翻角，而膝部外侧容易招致外力的撞击，使膝关节过度外展，以致损伤胫侧副韧带。外力较轻时可发生韧带劳损或部分纤维撕裂，严重时可发生完全撕裂或合并内侧半月板撕裂或撕脱，甚至可影响前交叉韧带。

（7）内侧关节囊韧带（medial capsular ligament）：较短，构成关节囊的一部分。起自股骨内侧髁，止于胫骨内侧髁内面和关节边缘，可分为前、中、后三部。前部伸膝时略松弛，屈膝时紧张。中部与内侧半月板相连，可分半月板股部和半月板胫部。前者稍紧张，使半月板与股骨紧密联系，后者稍松弛，可使半月板与胫骨平台之间产生活动。

（8）后斜韧带（posterior oblique ligament）（图8-75）：近端附于收肌结节，远端附于胫骨和关节囊的后面。有3个臂：上臂与后关节囊和腘斜韧带相续；中央臂附于胫骨后关节缘及半膜肌上缘中点；下臂不明显，附着于半膜肌腱鞘。后斜韧带对膝关节起静力和动力稳定作用。膝屈曲时，半膜肌收缩，使后斜韧带紧张尤其是中央臂，可稳定膝于屈曲姿势，并向外牵拉内侧半月板后角，使其避免嵌于两骨髁中间。

（9）腓侧副韧带（fibular collateral ligament）（图8-74）：为一长约5cm的强韧圆索，位于关节的外侧。上附股骨外侧髁、紧靠腘肌腱沟上方，向下后止于腓骨头稍前。全长不与关节囊相连，在韧带与关节囊之间，隔以腘肌腱及其滑膜囊，并有膝下外侧动脉、静脉和神经通过。腓侧副韧带大部被股二头肌腱掩盖。腓侧副韧带对膝的稳定不像胫侧副韧带那么重要。膝全伸时，韧带紧张，斜向下后，因其位于膝横轴后方，还可防止膝过伸。膝屈曲时，腓侧副韧带松弛，方向指向下前。此时，小腿可有少量旋转活动。但股二头肌腱可牵拉韧带向后，避免其过度松弛。

腓侧副韧带在膝伸直时因关节囊和肌肉的保护，不易受损。膝屈曲时，腓侧副韧带

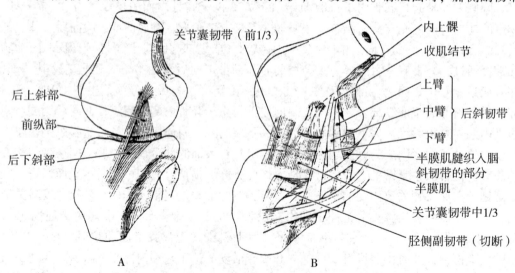

图8-75 膝内侧面的稳定结构

A. 后斜韧带 B. 胫侧副韧带

松弛，髂胫束和股二头肌的紧张亦可防止关节内收，腓侧副韧带损伤机会也少。除非暴力加于膝关节内侧，或小腿强度内收，方能引起腓侧副韧带断裂。轻者韧带劳损，重者韧带自腓骨头撕脱或发生撕脱骨折。多合并外侧关节囊、髂胫束、股二头肌、腓肠肌外侧头等撕裂。腓总神经亦可受到牵扯或断裂，产生所谓韧带-腓总神经综合征。

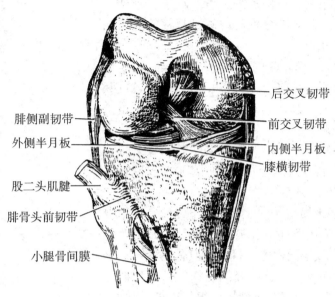

图 8-76　膝关节内部结构前面观

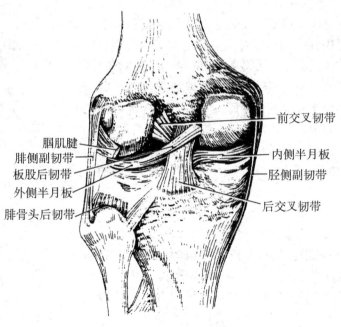

图 8-77　膝关节内部结构后面观

（10）膝交叉韧带（cruciate ligaments of knee）（图8-76、图8-77）：位于关节囊内，为连结股骨与胫骨之间的强韧带，可分为前、后两条，彼此相互交叉。

1）前交叉韧带（anterior cruciate ligament）：起自胫骨髁间前窝的内侧，斜向后外上方，止于股骨外侧髁内侧面的上部。此韧带分别与内侧半月板的前角和外侧半月板的前角结合。

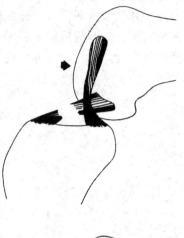

2）后交叉韧带（posterior cruciate ligament）：居前交叉韧带的后内侧，较前交叉韧带短而强韧。起自胫骨髁间后窝与外侧半月板的后角，斜向内上方，止于股骨内侧髁的外侧面。

膝交叉韧带的主要功能为紧接胫、股两骨，防止胫骨沿股骨向前后方移位。前交叉韧带限制胫骨前移；后交叉韧带则制止胫骨后移。

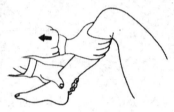

1）前交叉韧带损伤（图8-78）：单纯前交叉韧带损伤可发生于非负重条件下膝强力过伸时（如用力踢时未遇到抵抗），或小腿固定，暴力使股骨向后时。单纯前交叉韧带损伤少，多合并胫侧副韧带、半月板的损伤，此三结构的复合伤在膝部韧带损伤中最为常见。

图8-78　前交叉韧带损伤

损伤多发生于韧带中部，少数发生于股骨附着点撕脱骨折或胫骨附着点撕脱骨折。

2）后交叉韧带损伤（图8-79）：屈膝位时，胫骨上端受到由前向后的外力，可发生单纯后交叉韧带损伤。由于屈膝位时后关节囊松弛，除非胫骨向后移位明显，否则，后关节囊损伤机会较少。如果后关节囊损伤，血肿可经裂孔进入腓肠肌或比目鱼肌，引起跟腱紧张，有时可误诊为小腿深静脉栓塞。外力作用于膝上方迫使膝关节过伸时，也可损伤后关节囊和后交叉韧带。

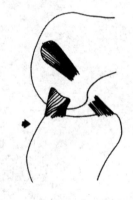

交叉韧带损伤后，关节内积血、疼痛、活动受限，前交叉韧带损伤则前抽屉试验阳性，后交叉韧带损伤则后抽屉试验阳性。

（11）膝横韧带（图8-70）：呈圆索状，横行连结两个半月板的前角，其出现率为55.53%。

（12）板股后韧带：起自外侧半月板的后缘，沿后交叉韧带的后方，斜向内上方，止于股骨内侧髁。

（13）板股前韧带：起自外侧半月板的后部，沿后交叉韧带的前方，斜向内上方，止于股骨内侧髁。

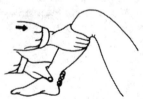

图8-79　后交叉韧带损伤

当足部固定而屈膝时，板股后韧带与板股前韧带可推动外侧半月板的后端，向前内方移动，减少股骨外侧髁对外侧半月板的压迫。另外，上述两条韧带还有防止因腘肌收缩，向后方牵拉外侧半月板的作用。

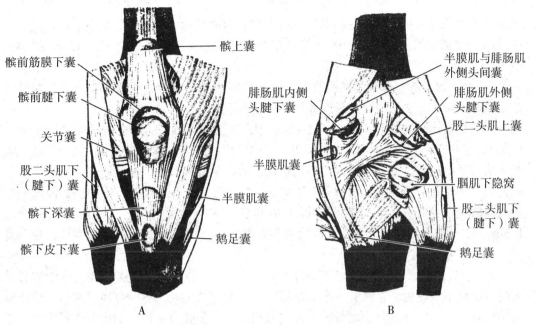

髌上囊

髌前筋膜下囊

髌前腱下囊

关节囊

股二头肌下
（腱下）囊

髌下深囊

髌下皮下囊

半膜肌与腓肠肌
外侧头间囊

腓肠肌内侧
头腱下囊

腓肠肌外侧
头腱下囊

股二头肌上囊

半膜肌囊

腘肌下隐窝

股二头肌下
（腱下）囊

半膜肌囊

鹅足囊

鹅足囊

A

B

图 8-80　膝关节周围滑膜囊（一）

A. 前面观　B. 后面观

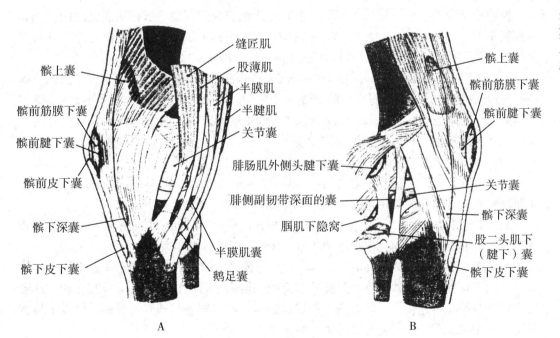

髌上囊

髌前筋膜下囊

髌前腱下囊

髌前皮下囊

髌下深囊

髌下皮下囊

缝匠肌

股薄肌

半膜肌

半腱肌

关节囊

腓肠肌外侧头腱下囊

腓侧副韧带深面的囊

腘肌下隐窝

半膜肌囊

鹅足囊

髌上囊

髌前筋膜下囊

髌前腱下囊

关节囊

髌下深囊

股二头肌下
（腱下）囊

髌下皮下囊

A

B

图 8-81　膝关节周围滑膜囊（二）

A. 内侧面观　B. 外侧面观

7. 膝关节周围的滑膜囊（图8-80、8-81） 膝关节承负重荷，运动量大。肌肉和肌腱布满四周，因之，滑膜囊较多。滑膜囊的存在对肌腱运动起缓冲作用，与关节腔相通的滑膜囊同时可扩大滑膜分泌和散热的面积，但滑膜囊也常为病变发生的部位。

（1）膝前侧滑膜囊：位于髌骨及髌韧带周围，有4个，即髌上囊、髌前皮下囊、髌下皮下囊和髌下深囊。

1）髌上囊：为膝部最大的滑膜囊，位于髌底上方及股四头肌腱深面，通常与膝关节滑膜腔广阔相通，可视为关节滑膜腔的一部分。

髌上囊高出髌底6~7cm，位于股四头肌腱与股骨前面之间。囊前壁紧密贴附腱的中央部，两侧借少量脂肪与股内侧肌和股外侧肌相贴；后方借脂肪垫覆于股骨前面；囊的上缘和两侧接受少许来自股四头肌的迷离肌束，称膝关节肌或滑膜张肌，可向上牵引髌上囊。80%的人囊下方与膝关节广泛交通，20%的人此通道被一残留的胚胎隔或完整的膜与膝关节腔分开。此纤维环称髌上滑膜襞，在两侧特别显著，它距髌底侧缘约1.5cm。由于髌上囊向上延伸，当膝前方手术时，切口即使距髌骨上缘相当远，也容易进入膝关节腔。

2）髌前皮下囊（subcutaneous prepatellar bursa）：相当于鹰嘴皮下囊，位于髌骨前方的深层皮下组织内，在髌骨下半和髌韧带上半与皮肤之间。有时可高过髌骨，位于股四头肌腱前方。膝伸直时，髌骨前方的皮肤很松弛；屈膝时，松弛的皮肤变得紧张，皱褶消失。髌前皮下囊的存在可使膝前皮肤自由滑动，免受摩擦。由于囊位置表浅，膝前面如经常遭受压迫和摩擦，皮下囊可肿大。

髌前皮下囊的位置有浅、深不同。有时位于阔筋膜的深面与股四头肌腱之间，称髌前筋膜下囊（subfascial prepatellar bursa），有时位于股四头肌腱覆盖髌骨上的部分与髌骨骨膜之间，称髌前腱下囊（subtendinous prepatellar bursa）。

3）髌下皮下囊（subcutaneous infrapatellar bursa）：在胫骨粗隆下半与皮肤之间，跪位时与地面接触者即为胫骨粗隆、髌韧带及髌尖等部位。此时，髌下皮下囊可减少摩擦。

4）髌下深囊（deep infrapatellar bursa）：位于髌韧带深面与胫骨之间，是恒定的大囊，在胚胎时期即出现，不与关节腔相通。

（2）膝外侧滑膜囊：

1）股二头肌下（腱下）囊（inferior subtendinous bursa of biceps femoris）：在股二头肌腱附着点与腓侧副韧带之间，通常新生儿即出现。

2）腓肠肌外侧头腱下囊（subtendinous bursa of lateral head of gastrocnemius）：在腓肠肌外侧头起始处的深面，出现率为1/6，有时与膝关节腔相通。

3）腘肌下隐窝（subpopliteal recess）：常为膝关节滑膜的延伸，此囊介于腘肌起始部、外侧半月板、胫骨外侧髁和胫腓关节之间。恰靠半月板边缘，与关节腔交通。此囊可使膝关节腔在半月板上、下相通。腘肌腱借伸展的滑膜囊与外侧半月板、胫骨上端及胫腓关节相隔。有时，此囊与胫腓关节腔相通。

4）腓侧副韧带与腘肌腱之间的滑膜囊。

（3）膝内侧滑膜囊：

1）鹅足囊（anserine bursa）：位于缝匠肌腱、股薄肌腱、半腱肌腱与胫侧副韧带之间，由于此三肌腱借致密的纤维膜相连，形似鹅足，故名。此囊大而恒定，胎儿时即出现。

2）半膜肌囊（bursa of semimembranosus）：位于半膜肌腱附着点与胫骨内侧髁和腓肠肌内侧头之间，有时与膝关节腔相通，或与腓肠肌内侧头腱下囊相通。

3）腓肠肌内侧头腱下囊（subtendinous bursa of medial head of gastrocnemius）：位于腓肠肌内侧头深面与覆盖股骨内侧髁的关节囊之间，与膝关节腔的内髁部相通，还与半膜肌囊相通。

4）胫侧副韧带深面与关节囊之间，胫侧副韧带与内侧半月板之间，胫侧副韧带与胫骨之间有一些小囊存在。

5）腓肠肌内侧头浅面与半膜肌腱之间，半膜肌腱与胫侧副韧带之间，有时亦存在滑膜囊。

膝关节滑膜囊数量之多少依人有所不同，记述也不一致，此与肌肉发达程度、囊的交通融合情况不一有关。

腘窝囊肿（popliteal cyst）又称腘窝滑囊炎（popliteal synovitis）常继发于膝关节病变，因关节积液、压力增高、滑膜向后突出而成。囊肿通关节者，名滑膜憩室，不通者为滑囊炎。在腓肠肌与半膜肌间的滑膜憩室占全部腘窝滑膜憩室的70%，一般发生于腘窝后内侧，与腓肠肌及半膜肌的腱性部密切相关。开口的位置相当于腓肠肌、半膜肌滑液囊与关节囊的交通口，紧贴腓肠肌内侧头之下。

8. 膝关节的血供　膝关节的血供十分丰富，有股动脉发出的旋股外侧动脉降支、膝降动脉，腘动脉发出的膝上内、外侧动脉，膝中动脉和膝下内、外侧动脉、胫前返动脉以及股深动脉发出的第3穿支等，这些血管分支在膝关节区构成动脉网，包括髌网、股骨外侧髁和内侧髁网、髌下网、半月板周围网、髌韧带网、滑膜网等。

由膝关节近侧与远侧的动脉网和动脉分支所构成的吻合支不但是关节结构的营养来源，而且在腘动脉主干发生血运障碍时，还是侧支循环的主要途径。膝关节区有很多侧支循环途径，其中最主要的有两条：一条是膝上侧副弓，由膝降动脉及与髌网有广泛吻合的膝关节动脉所构成；另一条为股深动脉侧副弓，由股深动脉的第3穿支动脉和旋股外侧动脉降支与膝关节动脉的近侧支的吻合支所构成。膝关节的穿刺应在髌骨两侧1.5～2cm和半月板上方2～3cm处进行，这里碰到的血管最少。

9. 膝关节的神经支配　膝关节前部由股神经的肌支、闭孔神经前支及隐神经支配；后部由坐骨神经及其分支胫神经和腓总神经以及闭孔神经的后支支配。罕见情况下，副闭孔神经亦参与。在膝关节前内侧和后外侧有很多分支，但在关节前面的上外侧部，神经分支较少。

根据Gardner描述，来自股神经的膝关节支起自隐神经及至股四头肌的肌支，其中起自隐神经者，支配膝关节的前内侧，至股中间肌的分支支配髌上部，至股外侧肌的分支支配前外侧，这些分支常互相吻合并重叠分布。

闭孔神经后支的分支沿股动脉及腘动脉至膝关节，主要分布于膝关节囊的后内侧。来自胫神经的分支一般为单一大支，分布于膝关节囊的后侧。来自腓总神经的分支亦常为单一支，分布于关节囊的前外侧。恰在腓总神经分为腓浅、深神经的部位，发出的返支主要分布于胫骨的前外面及胫腓关节，但也有一些小支至膝关节，支配髌下脂肪垫及邻近关节囊。

因膝关节支有多种来源，切断神经治疗膝关节的慢性顽固性疼痛，即按照疼痛部位切断一个或一个以上的神经分支，止痛效果往往不够完全。

10. 膝关节的运动

（1）膝关节的单一运动：膝关节主要沿两个轴进行运动。在冠状轴（横贯股骨的内、外侧髁之间）上可做屈伸运动，其运动范围约130°；屈膝时，髌韧带和膝交叉韧带均紧张，两侧副韧带则松弛，此运动主要受大腿后部的限制；伸膝时，除髌韧带外，所有的韧带均紧张，此运动主要受膝交叉韧带和副韧带的限制。在垂直轴（通过关节中心的内侧）上，小腿可做旋内与旋外的运动，于屈膝呈90°时，其运动范围最大，旋内约30°，旋外约40°。膝关节的屈伸运动伴随有小腿的旋转运动。屈膝时，伴随小腿旋内，伸膝时则相反。

膝关节运动时，髌骨也随之移动。于膝关节半屈时，髌骨与股骨的髌面相接，强度屈膝时，则下降而对着髁间窝；伸膝时，髌上移，仅其下部与股骨的髌面相接；旋转运动时，髌的位置不动。

膝关节的半月板也随关节的运动而移动，于屈膝时，两个半月板均后移；伸膝则前移。

1）屈曲（图8-82）：主要运动肌为股后肌群（股二头肌、半腱肌、半膜肌），辅助肌有股薄肌、缝匠肌、腓肠肌和腘肌。除股二头肌短头和腘肌外，均为双关节肌。股后肌群兼为伸髋肌和屈膝肌，其屈膝作用随髋的位置而定。髋屈曲时，股后肌群起止距离增大，肌肉变得紧张；屈髋40°时，股后肌群稍增长，只有膝稍屈曲才保持其原有距离；屈髋90°时，股后肌群紧张，即使屈膝90°，仍不能补偿肌肉增长的距离。屈髋超过90°时，膝则停留在屈曲位，很难做到充分伸展，只有经训练的运动员、舞蹈家等借股后肌群的弹性才能将膝保持充分伸直。缺乏锻炼的人，股后肌群因屈髋而受到牵拉，屈膝效能越为明显。站立时股后肌群在腓肠肌协同下对抗股四头肌，一同稳定膝关节，其中股二头肌和半腱肌电位活动较大。由蹲位起立时，股二头肌和半腱肌拉小腿上端向后，间接参加膝的伸直。腓肠肌在膝屈伸动作中，如站立、下蹲及由蹲位起立时，均出现电位活动。身体前倾时，电位活动更为明显。腓肠肌瘫痪可引起膝反弓，但如股后肌群瘫痪而腓肠肌良好时，则可防止膝反弓。

2）伸展（图8-82）：主要运动肌为股四头肌。股四头肌横截总面积约为148cm^2，收缩距离为8cm，可产生42kg之力，为屈膝肌力的3倍。跳跃瞬间髌韧带承受的拉力约为285kg。除股直肌为双关节肌，兼具屈髋、伸膝功能外，余均只有伸膝作用。由于髂前上棘至股骨髌面的距离在屈髋时比伸髋时为短，因此，屈髋伸膝时，股直肌相对松弛，不如其他三肌的伸膝效能，但在行走中，支撑腿将离地时，股直肌可提供动力，当腿向前摆动时，股直肌又迅速使髋屈曲和膝伸直。股内侧肌在完成伸膝最后10°～15°时在扣锁机制中起重要作用。在下肢支撑体重时，股四头肌与股后肌群共同稳定膝关节，在行走时的摆动中期，虽有小腿的惯力作用，但股四头肌的伸膝作用也较重要。

当膝关节伸直至最后10°～15°时，股骨内侧髁发生旋内，胫骨相对旋外，每伸直1°

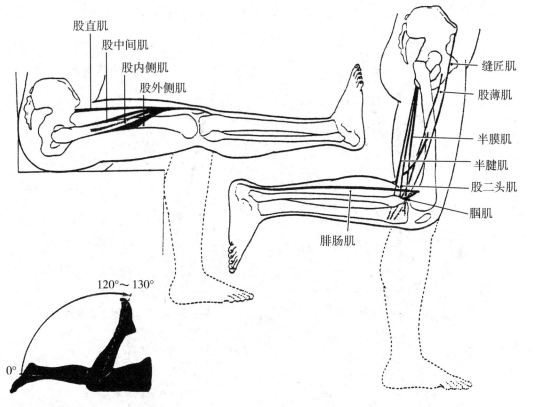

股直肌
股中间肌
股内侧肌
股外侧肌

缝匠肌
股薄肌
半膜肌
半腱肌
股二头肌
腘肌

腓肠肌

120°～130°

0°

图 8-82　膝的屈曲（右）和伸展（左）

股骨约有 0.5°的旋内。膝完全伸直时，这一旋转活动也停止，共旋内 5°～10°。这一过程有如拧紧螺丝钉的作用，称为扣锁机制（mechanism of screw hole）。扣锁机制完成后，膝关节非常稳定，一切收展、旋转活动都不可能发生。此时，股骨内、外侧髁，半月板与胫骨内、外侧髁关节面间接触最广，胫、腓侧副韧带及交叉韧带最紧张，承受压力也最大。

3）旋内与旋外（图 8-83）：旋内与旋外仅能发生于膝屈曲状态，这是由于：①膝屈曲时，具有较短曲率半径的股骨髁后部与胫骨平台相贴，从而膝周围的韧带稍为松弛，赋予膝以活动的余地。②随膝的屈曲，胫骨髁间结节恰好与股骨髁间切迹相对，并活动于髁间切迹的间隙中。当膝伸展时，胫骨髁间结节的任何活动将被股骨髁阻止。

膝旋外稍大于旋内，是受交叉韧带的影响。膝中立位上面观时，前交叉韧带居前外方，后交叉韧带居后内方。小腿旋外时，两交叉韧带分开且变得松弛，胫骨可稍离开股骨。小腿旋内时，两交叉韧带轴缘相贴，互相勾绕、绷紧，胫骨紧压于股骨上，因之，限制小腿旋内。膝交叉韧带的损伤将引起小腿旋转异常。

膝的屈肌同时也是小腿回旋肌，依位置可分两群。旋内肌计有缝匠肌、股薄肌、半腱肌、半膜肌、腘肌和腓肠肌外侧头。旋外肌计有股二头肌、阔筋膜张肌和腓肠肌内侧头。

（2）日常活动：

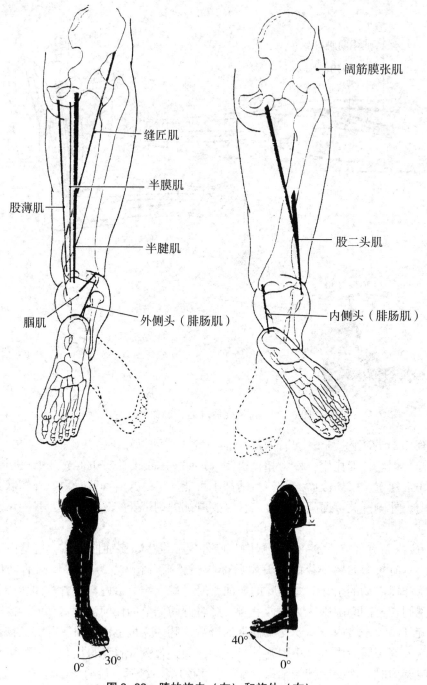

阔筋膜张肌

缝匠肌

半膜肌

股薄肌

半腱肌

股二头肌

腘肌

外侧头（腓肠肌）

内侧头（腓肠肌）

40°

0°

0°　30°

图 8-83　膝的旋内（左）和旋外（右）

1）站立：安静站立时，髋膝处于伸直位，即 0°。身体重力线自膝、踝关节轴稍前方垂直于地面。此时肌肉仅有少量活动，其首要作用是关节的紧密嵌合，这也有赖于骨面的稳定和韧带的紧张。伸膝肌和屈膝肌随时调节人体位置并维持伸直位，如身体重心线前移，则腘绳肌收缩，重心线后移，股四头肌等收缩。

2）行走：行走的步态周期（即从一足跟着地到下一次此足跟着地）包括着地支撑期及着地摆动期。

支撑期：自足跟着地起至足趾离地，又可分为 4 个阶段：足跟着地至足放平为足跟着地期；足放平到足跟离地为站立中期；全足着地，足跟离地，膝关屈曲，为推离期；身体向对侧倾斜，对侧足跟着地，自足跟离地至足趾着地，身体因足蹬地而前进最快为加速期。该期身体重量靠支撑腿来支持，此时伸膝肌、屈膝肌、髋部肌肉和小腿肌肉皆收缩以维持膝关节稳定。腓肠肌则在支撑末期提足蹬地以推动身体前进（图 8-84～图 8-86）。

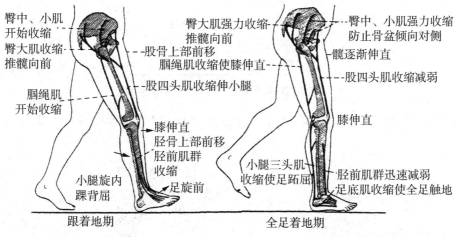

图 8-84　跟着地期（左）和全足着地期（右）下肢关节和肌肉的运动

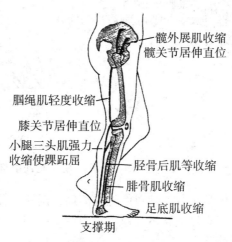

图 8-85　支撑中期下肢关节和肌肉的运动

摆动期：自足趾离地到足跟着地，可分为 3 期：从膝髋屈曲足上提到膝关节达最大屈曲约 70°，为摆动前期；继续屈髋，膝渐伸而向前摆动，超越对侧肢体，至髋关节达最大屈曲度为摆动中期或超越期；最后膝渐伸直，足跟着地称摆动后期。在摆动期，摆

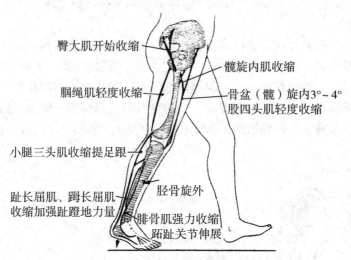

图 8-86　距离地期下肢关节和肌肉的运动

动腿主要靠髋屈曲带动下肢向前，屈膝及伸膝主要靠重力及摆动来完成（图 8-87～图 8-89）。

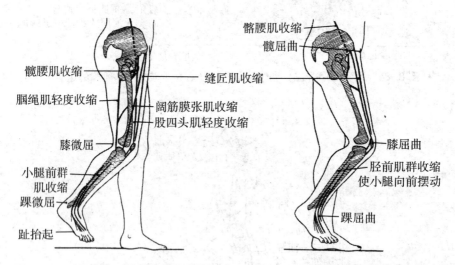

图 8-87　后摆动期下肢关节和肌肉的运动　　图 8-88　摆动中期下肢关节和肌肉的运动

在步态周期中，从一侧足跟着地到对侧足趾离地，两腿支撑体重为双支撑期；当一侧足趾离地到足跟着地，仅靠对侧肢体支撑体重为单支撑期。每个步态周期有两次双支撑期和两次单支撑期，交替前进。

在整个常速步态周期中，膝关节始终未完全伸直，这可减轻震荡，增加灵活度，故膝周肌肉完整协调尤为重要。如某一膝关节疼痛，则其支撑期缩短；股四头肌无力则不能主动加速，股四头肌无力伴膝关节不能伸直者，则需扶大腿而行；屈膝肌无力则摆动末期不能减速。

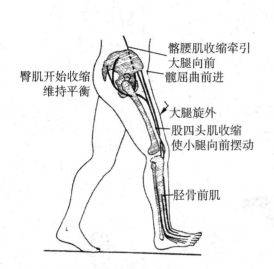

臀肌开始收缩
维持平衡

髂腰肌收缩牵引
大腿向前
髋屈曲前进

大腿旋外

股四头肌收缩
使小腿向前摆动

胫骨前肌

图 8-89　前摆动期下肢关节和肌肉的运动

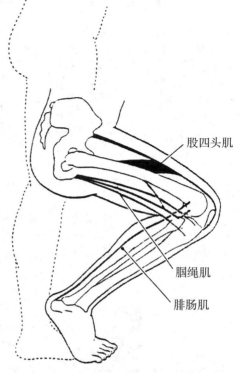

股四头肌

腘绳肌

腓肠肌

图 8-90　下蹲及起立时膝周围肌肉的活动

3）上、下楼梯：要产生体重的升降，双支撑期长，肌肉收缩力大而参加的肌肉广泛。上楼主要是膝部伸肌起作用，下楼则伸膝屈膝肌皆起控制屈膝屈髋作用。

4）跑和跳：跑没有双支撑期而有双摆动期（腾空），支撑腿的伸膝和足蹬地同时进行。跳是由髋膝从屈曲位伸直而踝从背伸位跖屈，使身体腾空前进。膝关节在运动中宜平衡稳定，否则易损伤韧带。

5）下蹲及起立（图 8-90）：下蹲时主要支配肌是股四头肌而不是腘绳肌，因为顺重力运动时，股四头肌收缩抵抗重力，从而维持关节的稳定。同时，腓肠肌亦收缩。

由蹲位起立时，股四头肌、腘绳肌和腓肠肌皆收缩。

日常活动中，膝关节活动范围大多在 0°～45°，髌股关节压力主要来自股四头肌收缩。股四头肌腱和髌韧带分别牵拉髌骨上下极，二者力量相等，方向相反。二力的矢量和即为髌股关节压力。站立时，屈膝 30° 位，髌股间压力和体重相等；60° 时为体重的 4 倍，90° 时等于体重的 6 倍（图 8-91）。行走时，髌股间压力约为体重的 1.5 倍。上、下楼梯时，其间压力约为体重的 3.3 倍。下蹲站立时，压力可达体重的 8 倍（图 8-92）。

半月板直接与力跨膝传递有关。伸膝时有 50% 压力负荷是通过半月板传递的，而屈膝时达到 85%。半月板具有分散和吸收震荡的能力。正常时吸收震荡的能力比切去半月板时高 20%。半月板减少了凸的股骨髁与相对平的胫骨平台间的不吻合，增加了膝关节的稳定性，尤其是可防止侧移。半月板还具有搅拌作用，使滑液在关节面及半月

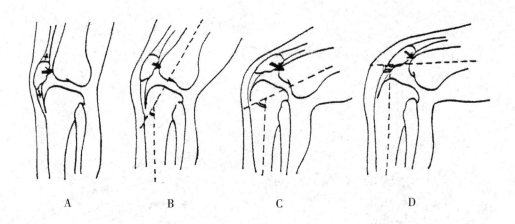

图 8-91　屈膝不同角度时髌股间的压力

A. 向上牵拉髌骨的二力的矢量和即髌股关节间压力　　B. 屈膝 30°位站立时髌股间压力等于体重（W）

C. 屈膝 60°位站立，髌股间压力为体重 4 倍（4W）　　D. 屈膝 90°位站立，髌骨间压力为体重 6 倍（6W）

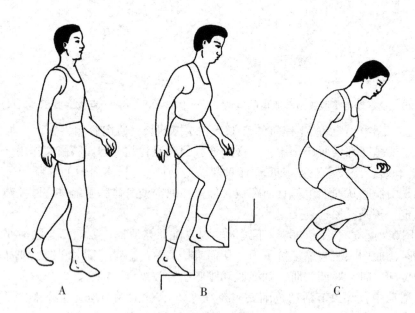

图 8-92　不同动作时髌股间的压力

A. 行走时髌股间压力为体重 1.5 倍（1.5W）　　B. 上下楼梯时髌股间压力为 3.3W

C. 下蹲站起时髌股间压力为 8W

板上形成一层薄的液膜，对关节起润滑作用。外侧半月板切除之后，股胫关节接触面积减少 30%~50%，内侧半月板切除后减少可达 50%~70%，易于导致膝关节退行性改变。

（三）胫骨与腓骨的连结

胫骨与腓骨的连结可分为胫腓关节、小腿骨间膜及胫腓连结。

1. 胫腓关节（tibiofibular joint）（图 8-93）　由腓骨头关节面与胫骨的腓骨关节面

构成。两关节面不一致，表面均覆盖一层软骨。关节囊附着于两骨关节面的周缘，前壁较厚，后壁较薄。关节腔有时通过腘肌囊与膝关节相通。关节囊的周围有韧带加强。前面为腓骨头前韧带，位于股二头肌腱的深部，起自腓骨头前面，斜向内上方，止于胫骨外侧髁的前面；后面为腓骨头后韧带，肥厚而强韧，起自腓骨头后面，斜向上方，止于胫骨外侧髁的后面，并有腘肌腱加强。关节的稳定性有赖于胫腓骨间膜的纤维，胫腓关节可做少许上、下及旋转运动。

腓骨头虽然正常时为韧带所固定，但其位置并不很固定，如韧带损伤，易向前、后，在胫骨周围转动。踝关节背屈或跖屈引起胫、腓骨下端分离或接近时，胫腓关节亦可稍做磨动运动。胫腓关节可以向前、后脱位，前脱位为后脱位的 2 倍，向上脱位甚为罕见。脱位时，腓总神经可能遭受损伤。

胫腓关节主要由膝下外动脉及胫前、后返动脉供血，并受来自胫神经分布到腘肌的分支及用腓神经的分支支配。

2. 小腿骨间膜（crural interosseous membrane）（图 8-93） 为一坚韧的纤维膜，连结胫、腓二骨的骨间嵴之间，大部分纤维起自胫骨，斜向外下方，止于腓骨，小部分则自胫骨斜向外上方，达腓骨。上端宽而较薄，有一卵圆形孔，通过胫前动脉；下端狭窄而略厚，移行于胫腓韧带联合的骨间韧带，也有一小孔，通过腓动脉的穿支。

骨间膜除连结胫、腓二骨之外，还有传递重力的作用，当重力到达胫骨时，一部分即借骨间膜传至腓骨。

小腿骨间膜的神经主要来自小腿骨间神经。

3. 胫腓连结（tibiofibular syndesmosis）由胫骨的腓切迹与腓骨下端的内侧面构成。两面均覆盖一层骨膜，并借下列的韧带紧密相连。

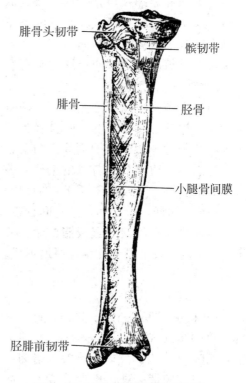

图 8-93　右胫腓韧带联合前面观

（1）胫腓前韧带（anterior tibiofibular ligament）：为一坚韧的三角形韧带，位于胫、腓二骨的前面。起自胫骨下端踝关节的边缘，斜向外下方，止于腓骨下端的前缘及附近的骨面上。韧带的前部与跟腓前韧带的起始部相移行；后部接骨间韧带。

（2）胫腓后韧带（posterior tibiofibular ligament）：较胫腓前韧带强韧，连结胫、腓二骨下端的后面。前部与骨间韧带相连，下部与胫腓横韧带结合。

（3）骨间韧带（interosseous ligament）：由许多强韧的短纤维构成，连结胫、腓二骨下端的相接面之间，向上移行于小腿骨间膜。

（4）胫腓横韧带（transverse tibiofibular ligament）：为一强韧的索状韧带，起自胫骨

后面的下缘，斜向前外下方，止于外踝的内侧面。此韧带对保持踝关节的稳固性，防止胫腓骨沿距骨上面向前脱位，有重要的作用。

胫腓连结的动脉主要来自腓动脉及其穿支，有时也来自胫前动脉或外踝前动脉。

胫腓连结的神经与踝关节相同。

（四）足关节

足关节（joints of foot）（图8-94）包括距小腿关节、跗骨间关节、跗跖关节、跖骨间关节、跖趾关节及趾骨间关节6种。

1. 距小腿关节（踝关节）（talocrural joint）　是由胫、腓骨的下端和距骨的滑车所构成（图8-95）。胫骨的下关节面及其内踝和后踝，与腓骨的外踝共同构成一关节窝，称为踝穴，距骨的滑车嵌合在踝穴中，在关节的周围有一系列的韧带及软组织加固，使得该关节有着独特的结构及运动形式。

（1）关节囊：前后松弛薄弱，两侧较紧张，被韧带增强。上方起自胫骨下关节面和胫骨踝关节面的周缘，向下止于距骨滑车的边缘及距骨颈的上面。关节囊的滑膜层，除被覆于纤维层的内面外，还沿胫、腓二骨之间，达骨间韧带。在关节面之间有滑膜皱襞及脂肪垫。关节的韧带均由关节囊的纤维增厚所形成。二者无明显分界。

（2）韧带（图8-96）：

1）内侧韧带（medial ligament）：又称三角韧带（deltoid ligament），是踝关节内侧唯一的韧带，又是踝关节诸韧带中最坚韧的韧带，对防止踝关节外翻起到重要的作用。起自内踝，呈扇形向下，止于舟骨、距骨和跟骨。根据其纤维走向及止点的不同，可分为下列4部。

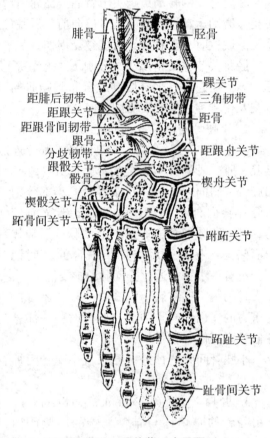

图8-94　足关节（水平面）

腓骨　胫骨　踝关节　距腓后韧带　三角韧带　距跟关节　距骨　距跟骨间韧带　距跟舟关节　跟骨　分歧韧带　跟骰关节　楔舟关节　骰骨　楔骰关节　跗跖关节　跖骨间关节　跖趾关节　趾骨间关节

胫距前部（anterior tibiotalar part）：位于胫舟部的深层，自内踝前缘向前下止于距骨颈后部，恰在距骨内踝关节面的前方。有些纤维越过距舟关节至足舟骨。

胫距后部（posterior tibiotalar part）：相当于外侧的距腓后韧带，但较短。起自内踝外面的窝，向后附于距骨内侧面及距骨后突内侧结节。

胫舟部（tibionavicular part）：位于前部浅层，起自内踝前缘，斜向前下，止于舟骨粗隆和跟舟跖侧韧带内侧缘。

胫跟部（tibiocalcaneal part）：位于中部浅层，肥厚而坚韧，起自内踝尖，向下止于

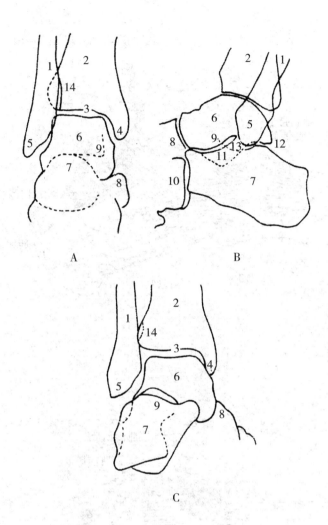

图 8-95　踝关节 X 线解剖示意

A. 正位　B. 侧位　C. 斜位

1. 腓骨　2. 胫骨　3. 踝关节　4. 内踝　5. 外踝　6. 距骨　7. 跟骨　8. 足舟骨　9. 跟距关节
10. 骰骨　11. 载距突　12. 距骨后突　13. 距骨外侧突　14. 下胫腓关节

跟骨载距突，此韧带有防止足向后脱位的作用。

2）距腓前韧带（anterior talofibular ligament）：位于关节的外侧，起自外踝前缘，水平走向前内，止于距骨颈外面，紧靠距骨外踝关节面前方。较为软弱，于足跖屈及内翻时容易损伤。

3）距腓后韧带（posterior talofibular ligament）：为外侧三束韧带中最强者，位置较深。起自外踝内面的指状窝，水平向后内，经距骨后面，止于距骨后突外侧结节，较三角韧带的胫距后部长，两者均与踇长屈肌腱鞘融合。此韧带在外踝的附着点甚为坚固，因之，距骨与外踝难于分离。当足极度背屈、内翻或踝关节完全脱位时，此韧带受到最大应力。

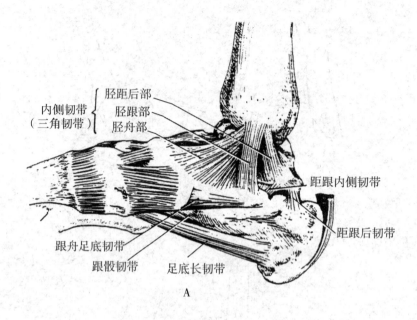

内侧韧带
（三角韧带）{ 胫距后部
胫跟部
胫舟部

距跟内侧韧带

距跟后韧带

跟舟足底韧带

跟骰韧带

足底长韧带

A

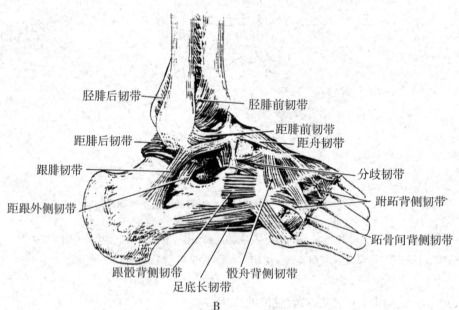

胫腓后韧带

胫腓前韧带

距腓后韧带

距腓前韧带

距舟韧带

跟腓韧带

分歧韧带

距跟外侧韧带

跗跖背侧韧带

跖骨间背侧韧带

跟骰背侧韧带

骰舟背侧韧带

足底长韧带

B

图 8-96 距小腿关节与跗骨间关节及其韧带
A. 内侧面观　B. 外侧面观

4）跟腓韧带（calcaneofibular ligament）：为一强韧的圆形纤维索，起自外踝尖前方的压迹，行向后下方，达跟骨外面中部的结节。腓骨长、短肌腱跨过它的表面。当足内翻时，容易扭伤此韧带。

5）前韧带：是一薄而宽的膜状层，为关节囊前部增厚而形成。由胫骨下关节面前缘向下外止于距骨颈上面。

6）后韧带：十分菲薄，亦为关节囊后部增厚而形成。由内、外踝后缘向中央集合，再向下抵于距骨后突后内侧结节。

以上的韧带对维持踝关节的稳定性起到了重要作用。同一般的屈戌关节一样，踝关节囊增厚所成的韧带也是两侧坚韧，前后薄弱。Leonard 指出，当小腿与足在 90°位内翻而引起的损伤，多直接伤及跟腓韧带。在跖屈位内翻而引起的损伤，多直接伤及距腓前韧带，这种损伤最为常见。

由于踝关节后方除跟腱止于跟骨外，其余肌腱均止于跗骨间关节之前，这种结构使关节没有一个肌腱装置去对抗胫腓下端向前移位。而人体在足趾站立时，身体重量使这种向前脱位的倾向大为增加，故只有靠骨骼及韧带的对抗才可以防止前脱位。因此，踝关节中一般韧带的方向是向下、向后。例如内侧的跟胫韧带、三角韧带的后部纤维，外侧的跟腓韧带和距腓后韧带的方向均朝后，而且都较坚韧，有防止小腿骨骼向前移位的作用。而距腓前韧带与三角韧带之前部纤维均十分薄弱，作用较小。

（3）踝关节的血供：踝关节的血供来自胫前、后动脉，腓动脉的穿支和外踝后动脉等。

（4）踝关节的神经：踝关节的神经主要来自胫神经、腓深神经、隐神经及腓肠神经等。

（5）踝关节的运动：踝关节为屈戌关节，距骨连同全足沿横贯距骨体的横轴上，做背屈（伸）与跖屈的运动。足与小腿之间，在正常位置时成直角，当足背向上方运动，小腿前部与足背之间的角度减少时，称为背屈（伸）；跖屈时则相反。足背屈的运动范围为 26°~27°，主要受三角韧带（前部的纤维除外）、踝关节外侧部的韧带（中部与后部）和关节囊后壁等限制，小腿三头肌和跟腱的紧张也限制足的背屈；足跖屈的运动范围为 41°~43°，主要受三角韧带前部、踝关节外侧部的韧带（前部与后部）及关节囊的前壁和内侧壁的限制，踝背屈肌（胫骨前肌、趾长伸肌和跗长伸肌）亦紧张。

除上述运动外，于足跖屈时，踝关节还可做轻度的旋转、内收、外展及侧方运动。由于距骨体前宽后窄，于足背屈时，距骨体的前部进入踝穴，关节稳固，不能内收与外展；相反，当足跖屈时，距骨体后部进入踝穴，踝关节松动而出现侧方运动，因此，踝关节容易发生损伤，其中以内翻损伤最多见。

运动踝关节的肌群（图 8-97）有以下 2 种。

1）跖屈肌群：主要跖屈肌肉是腓肠肌和比目鱼肌，其他如胫骨后肌、跗长屈肌、趾长屈肌、腓骨长肌和腓骨短肌对足的跖屈也起一定辅助作用。

2）背屈肌群：主要背屈肌肉是胫骨前肌和第 3 腓骨肌，跗长伸肌和趾长伸肌对于足的背屈也有辅助作用。

2. 跗骨间关节（intertarsal joints）　各相邻跗骨间相互形成关节，除具有关节囊和副韧带外，由于足功能的需要，不少关节间有骨间韧带，以加强跗骨间关节的牢固性，但也限制了各关节的活动。跗骨间关节包括距跟关节、距跟舟关节、跟骰关节、跗横关节、楔舟关节、楔间关节、舟骰关节与楔骰关节 8 种。

（1）距跟关节（talocalcaneal joint）（图 8-98）：又称距下关节。由距骨的跟骨后关节面与跟骨的后关节面构成。关节囊薄而松弛，附着于关节面的周缘，纤维层内面衬覆

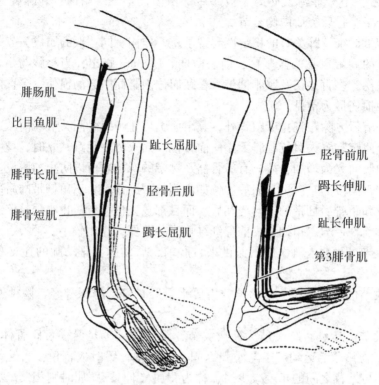

腓肠肌
比目鱼肌
趾长屈肌
腓骨长肌
胫骨后肌
腓骨短肌
蹬长屈肌
胫骨前肌
蹬长伸肌
趾长伸肌
第3腓骨肌

图 8-97　踝的背屈肌（右）和跖屈肌（左）

一层滑膜，有独立的关节腔。关节囊的周围有下列韧带（图 8-96）。

1）距跟前韧带（anterior talocalcaneal ligament）：位于跗骨窦入口的后侧，连结距、跟二骨之间。

2）距跟后韧带（posterior talocalcaneal ligament）：起自距骨后突及蹬长屈肌腱沟的下缘，止于跟骨后关节面的后侧。

3）距跟内侧韧带（medial talocalcaneal ligament）：细而强韧，起自距骨后突的内侧（内侧结节），斜向前下方，止于跟骨载距突的后部。此韧带与三角韧带结合，并构成蹬长屈肌腱沟底壁的一部分。

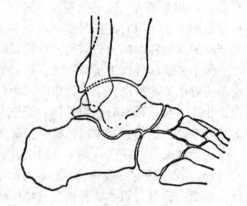

图 8-98　距下关节及跗横关节

4）距跟外侧韧带（lateral talocalcaneal ligament）：扁而短，位于跟腓韧带的前上方。起自距骨外侧突，向后下方，止于跟骨的外侧面。此韧带有防止足向后脱位的作用。

距跟关节的运动与距跟舟关节有密切关系，将于距跟舟关节叙述。

距跟关节的血供主要来自胫后动脉分布到跗骨窦的分支、足背动脉分布到跗骨的分支、外踝的动脉及腓动脉分布到跗骨窦的分支。

距跟关节的神经主要来自腓深神经、足背外侧皮神经，当出现副腓深神经时，也分布到此关节上。

（2）距跟舟关节（talocalcaneonavicular joint）：关节头为距骨头的舟关节面；关节窝由舟骨的后关节面、跟骨的前距关节面和中距关节面及跟舟足底韧带的上面构成。关节囊附着于关节软骨的周缘，后部较厚。关节周围有下列韧带。

1）距跟骨间韧带（interosseous talocalcaneal ligament）（图8-94）：是由许多强韧的纤维束构成，位于跗骨窦内。起自跗骨窦的顶部，斜向外下方，止于跟骨后距关节面的前方，与距跟关节囊的前壁相移行。此韧带可防止足向后脱位。

2）跟舟足底韧带（plantar calcaneonavicular ligament）（图8-95）：强韧而肥厚，由纤维软骨构成。起自跟骨载距突前缘，止于足舟骨的下面和侧面。其内侧缘与三角韧带的前部纤维相移行；外侧缘与分歧韧带跟舟部的前缘结合；韧带上面有三角形的纤维软骨关节面，构成距跟舟关节窝的一部分，与距骨头相接；下面与胫骨后肌腱相接，该腱有支持韧带的作用。此韧带对距骨头有支持作用。若胫骨后肌瘫痪，由于韧带失去胫骨后肌腱的支持，又长期受距骨头的压迫，可引起平足症。因此，此韧带是维持足弓的重要结构。

3）分歧韧带（bifurcated ligament）（图8-96）：为一强韧的韧带，后方起自跟骨前距关节面的外侧，向前分为内、外二部。内侧部称为跟舟韧带（calcaneonavicular ligament），很强韧，起自跟骨上面，斜向前内方，止于足舟骨的外侧面，此韧带的上、下方，分别与跟舟背侧韧带及跟舟足底韧带结合。外侧部称为跟骰韧带（calcaneocuboid ligament），向前附着于骰骨的上面。

4）距舟（背侧）韧带（talonavicular ligament）（图8-96）：宽而薄，起自距骨颈上面和外侧面，止于足舟骨的上面。

距跟关节与距跟舟关节均可做一定范围的滑动及旋转运动，但在运动时，两个关节共同形成联合关节，沿共同的运动轴贯穿跟骨后面与距骨颈上面和外侧面之间，跟骨与足舟骨连同其他全部足骨在距骨上做内翻与外翻运动。当足的内侧缘提起，足的外侧缘降下，足的跖侧面向内侧时，称为足的内翻；当足内侧缘降下，外侧缘提起，称为足的外翻。内翻的运动范围为35°~40°，于足跖屈时，可增加其运动范围，内翻主要受距跟骨间韧带外侧部的限制。外翻的运动范围为22°~25°。主要受三角韧带的限制。

足内翻肌主要有胫骨后肌和胫骨前肌，蹬长屈肌和趾长屈肌对足内翻起辅助作用。足外翻肌主要为腓骨长肌、腓骨短肌和第3腓骨肌，辅以趾长伸肌（图8-99）。

距跟舟关节的血供主要来自足底内侧动脉的分支与足背动脉的分支。受腓深神经的外侧终支支配。

（3）跟骰关节（calcaneocuboid joint）（图8-94）：由跟骨的骰骨关节面与骰骨的后关节面构成。关节囊附着于关节软骨的边缘。关节腔有时与距跟舟关节相通。关节的周围有下列韧带。

1）分歧韧带的跟骰韧带。

2）跟骰背侧韧带（dorsal calcaneocuboid ligament）（图8-96）：连结跟、骰二骨的

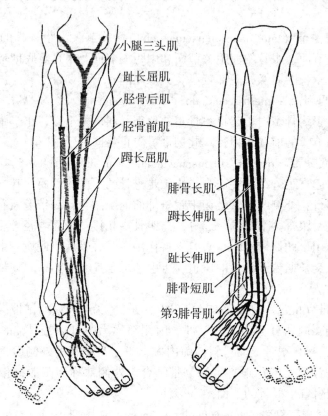

下肢足部

小腿三头肌
趾长屈肌
胫骨后肌
胫骨前肌
姆长屈肌

腓骨长肌
姆长伸肌

趾长伸肌

腓骨短肌

第3腓骨肌

图 8-99　足的外翻肌（右）与内翻肌（左）

上面。

3）足底长韧带（long plantar ligament）（图 8-100）：强韧而肥厚，后部起自跟骨下面的跟骨结节内外侧突的前方，大部分纤维向前，附着于骰骨下面的锐嵴上；另一部分纤维则向前内方，跨过骰骨的腓骨长肌腱沟，止于第 2 至第 4 跖骨底。此韧带对维持足的外侧纵弓有重要的作用。

4）跟骰足底韧带（plantar calcaneocuboid ligament）：为短宽而强韧的纤维带，起自跟骨下面前端的圆形隆起，斜向前内方，止于骰骨下面。此韧带也有维持足外侧纵弓的作用。

于足内、外翻时，跟骰关节可出现轻微的滑动与旋转。

跟骰关节的血供主要来自足底的动脉及足背动脉分布到跗骨和跖骨的分支。

跟骰关节的神经主要来自腓深神经，足背外侧皮神经或足底外侧神经。

（4）跗横关节（transverse tarsal joint）（图 8-94）：由跟骰关节及距跟舟关节联合构成。关节线弯曲如横置的"S"形，内侧部凸向前方，外侧部则凸向后方。由于两关节的关节腔互不相通，因此，在解剖学上实为两个独立的关节。临床上常沿此关节线施行截肢手术。

（5）楔舟关节（cuneonavicular joint）（图 8-94）：由足舟骨的前关节面与 3 个楔骨的后关节面构成。关节囊附着于关节面的周缘。关节腔与第 2、第 3 跗跖关节及第 1、第 2 跖骨间关节相通。关节的周围有下列韧带：

1）楔舟背侧韧带（dorsal cuneonavicular ligaments）：为 3 条细而强韧的韧带，起自足舟骨上面与骰骨背侧韧带之间，向前外方，止于 3 个楔骨的上面。

2）楔舟足底韧带（plantar cuneonavicular ligaments）（图 8-100）：位于足的跖侧，连结足舟骨的下面与 3 个楔骨下面之间。

（6）舟骰关节：通常为韧带联合，但形成关节者也并不少见，位于舟骨的外侧缘与骰骨的内侧缘之间。关节囊与楔舟关节相移行，二者的关节腔也相互交通。关节周围有下列韧带。

1）骰舟背侧韧带（dorsal cuboideonavicular ligaments）（图 8-96）：起自足舟骨的上面，斜向前外方，止于骰骨上面。

2）骰舟足底韧带（plantar cuboideonavicular ligament）（图 8-100）：为一强韧的韧带，起自足舟骨的下面，向外方，止于骰骨的内侧面及下面。

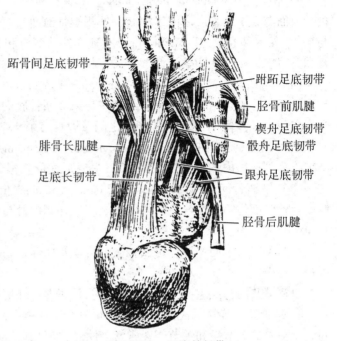

跖骨间足底韧带 ——

—— 跗跖足底韧带

—— 胫骨前肌腱

—— 楔舟足底韧带

腓骨长肌腱 ——

—— 骰舟足底韧带

足底长韧带 ——

—— 跟舟足底韧带

—— 胫骨后肌腱

图 8-100　足底的韧带

3）骰舟骨间韧带：为强韧的横行韧带，连结骰、足舟二骨的相对面之间。其后部纤维可延伸至足跖下面，并斜向后外方，与跟骰足底韧带结合。

（7）楔骰关节（cuneocuboid joint）与楔间关节（图 8-94）：前者位于外侧楔骨的外侧面与骰骨的内侧面之间；后者介于 3 个楔骨之间。有共同的关节囊与关节腔，并与楔舟关节相通。关节周围有下列韧带。

1）楔骰背侧韧带（dorsal cuneocuboid ligament）：连结骰骨与外侧楔骨上面之间。

2）楔间背侧韧带（dorsal intercuneiform ligament）：有 2 条，连结楔骨的上面之间。

3）楔骰足底韧带（plantar cuneocuboid ligament）：连结外侧楔骨的尖部与骰骨的内侧面之间，后方与骰舟足底韧带结合。

4）楔间足底韧带（plantar intercuneiform ligaments）：很强韧，连结内侧楔骨底部与中间楔骨尖部之间。

5）楔骰骨间韧带（interosseous cuneocuboid ligament）：位于外侧楔骨与骰骨之间，连结两骨的相对面，与楔骰背侧及足底韧带结合。

6）楔间骨间韧带（interosseous intercuneiform ligaments）：为 2 条强韧的韧带，连结

3 个楔骨的相对面之间。

楔骰关节与楔间关节的动脉主要来自跖骨及足底的动脉。

楔骰关节与楔间关节的神经主要为腓深神经及足底内、外侧神经。

楔舟关节、舟骰关节、楔骰关节及楔间关节，只能在起跑或跳跃时，做轻微的滑动。

3. 跗跖关节（tarsometatarsal joints）（图 8-94） 由三个部分组成，分别位于内侧楔骨前面与第 1 跖骨底之间，中间、外侧楔骨前面与第 2、第 3 跖骨底之间及骰骨前面与第 4、第 5 跖骨底之间。第一部分有独立的关节囊和关节腔；第二和第三部分的关节囊和关节腔，则与楔间关节及楔舟关节相通。关节周围有下列韧带：

（1）跗跖背侧韧带（dorsal tarsometatarsal ligaments）（图 8-96）：由一些扁宽的纤维束组成，分别连结内侧楔骨的外侧缘与第 2 跖骨底的内侧缘之间，中间楔骨与第 2 跖骨底之间，外侧楔骨与第 2~4 跖骨之间及骰骨与第 4、第 5 跖骨底之间。

（2）跗跖足底韧带（plantar tarsometatarsal ligaments）（图 8-100）：为一强韧的纤维束，分别连结内侧楔骨与第 2、第 3 跖骨底之间及骰骨与第 4、第 5 跖骨底之间。

（3）楔跖骨间韧带（interosseous cuneometatarsal ligaments）：有 3 条，分别连结内侧楔骨外侧面与第 2 跖骨底的内侧面之间；外侧楔骨与第 2 跖骨底之间及外侧楔骨与第 3、4 跖骨底之间。

跗跖关节为平面关节，可做轻微的滑动及屈伸运动，靠内侧及外侧的跗跖关节还可做轻微的内收与外展运动。

跗跖关节的神经主要来自腓深神经、足底内、外侧神经及足背中间皮神经。

4. 跖骨间关节（intermetatarsal joints）（图 8-94） 有 3 个，位于第 2~5 跖骨底之间。无独立的关节囊和关节腔，常常与跗跖关节相通。关节周围有下列韧带（图 8-96、8-100）。

（1）跖骨背侧韧带（dorsal metatarsal ligaments）：呈膜状，连结第 2~5 跖骨底的上面。

（2）跖骨足底韧带（plantar metatarsal ligaments）：很强韧，连结第 2~5 跖骨的下面。

（3）跖骨骨间韧带（interosseous metatarsal ligaments）：由横行强韧的纤维束构成，连结第 2~5 跖骨底相对面的粗糙部。

跖骨间关节只能做轻微的滑动。

跖骨间关节的动脉与神经：与跗跖关节相似，但此关节的神经分布较少；第 4、5 跖骨之间的跖间关节的神经来自足背中间皮神经。

5. 跖趾关节（metatarsophalangeal joints）（图 8-101） 由跖骨头与近节趾骨底构成。关节囊松弛，上面较薄，可借小滑液囊与趾长伸肌腱分离，下面较厚，附着于关节的周缘。关节周围有下列韧带。

（1）侧副韧带（collateral ligaments）：位于关节的两侧，强韧而肥厚。起自跖骨头两侧的背结节，斜向前下方，止于近节趾骨底的两侧及足底韧带。

（2）跖骨深横韧带（deep transverse metatarsal ligament）：为 4 个短而宽的扁平束，

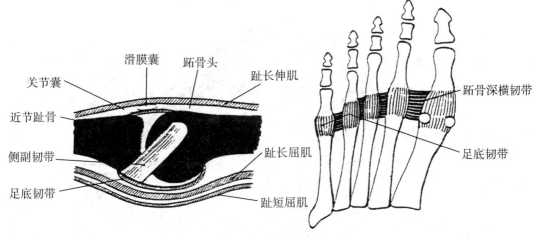

图 8-101　跖趾关节韧带示意

连结于相邻跖骨头的下面，与跖趾关节的足底韧带结合。跖骨深横韧带的背面有足的骨间肌通过，韧带的跖面有蚓状肌、趾底动脉和趾底总神经通过。此韧带类似手的掌骨深横韧带，与手不同的是，在第1、2跖骨头之间此韧带也存在，因此，跚趾不如拇指运动灵活，而且跖骨深横韧带与跖趾关节的足底韧带结合。

　　（3）足底韧带（plantar joints）：肥厚，位于关节的下面，介于两侧副韧带之间，并与侧副韧带相连。足底韧带与跖骨头连结较松，但紧密连结于趾骨底，它们的边缘还与跖骨深横韧带相延续。足底韧带跖面有一沟，供足趾屈肌腱通过，足趾腱滑膜鞘与沟的两边相连。

　　跖趾关节为椭圆关节，可做屈伸及轻微的内收与外展运动。屈趾的运动范围较大，但受伸肌肌腱及背侧韧带的限制；伸趾的范围较小，主要受屈肌肌腱和侧副韧带等的限制；内收与外展则受侧副韧带的限制。

　　于第1跖趾关节下面的两侧，各有半球形的籽骨，借短纤维连结于跖、趾两骨上，并与跖骨深横韧带及侧副韧带相连。

　　跖趾关节运动的肌群（图8-102）主要有伸肌和屈肌两组。

　　1）伸肌：跖趾关节的伸肌有4块，2个足外肌即趾长伸肌和跚长伸肌，2个足内肌即趾短伸肌和跚短伸肌。

　　2）屈肌：跖趾关节的屈肌有趾长屈肌、足底方肌、趾短屈肌、骨间肌和蚓状肌，在小趾，还有小趾短屈肌参与。跚趾的屈肌为跚长屈肌和跚短屈肌。

　　足趾内收肌：使跚趾内收的肌肉为跚收肌（横头和斜头），使第3~5趾内收的肌肉分别为第1~3骨间足底肌。

　　足趾外展肌：使跚趾外展的肌肉为跚展肌，使第3、4趾外展的肌肉为第3、4骨间背侧肌，使小趾外展的肌肉为小趾展肌。作用于第2趾的肌肉（向内、向外）为第1、2骨间背侧肌。

　　跖趾关节的动脉主要来自跖骨的动脉及趾的动脉。

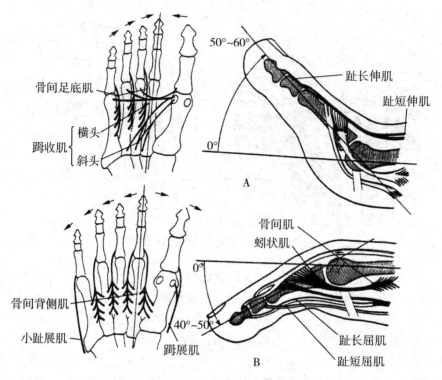

骨间足底肌

蹋收肌 { 横头 斜头

50°~60°

趾长伸肌

趾短伸肌

A

骨间肌
蚓状肌

0°

骨间背侧肌

小趾展肌

40°~50°

蹋展肌

B

趾长屈肌
趾短屈肌

图 8-102　跖趾关节的运动

A. 伸展　B. 屈曲

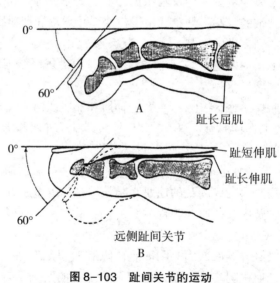

0°

60°

A

趾长屈肌

0°

趾短伸肌

趾长伸肌

60°

远侧趾间关节

B

图 8-103　趾间关节的运动

A. 屈曲　B. 伸展

跖趾关节的下面主要由趾底固有神经分布，第1跖趾关节的上面有腓深神经及足背内侧皮神经，第2跖趾关节的上面有腓深神经，第4、第5跖趾关节的上面则有足背外侧皮神经分布。

6. 趾骨间关节（interphalangeal joints of foot） 共有9个，由远位趾骨底与近位趾骨滑车构成。有关节囊及下列韧带。

（1）侧副韧带：强韧，位于关节的两侧，连结近位趾骨滑车与远位趾骨底之间。

（2）背侧韧带：为关节上面的膜状韧带，两侧与侧副韧带结合。

（3）足底韧带：为关节下面的纤维软骨板，两侧与侧副韧带结合，与骨面之间有短纤维相连。

趾骨间关节为屈戌关节，可做屈、伸运动，屈曲运动范围较大。伸展运动则受屈肌腱及足底韧带的限制。近侧趾骨间关节屈肌为趾短屈肌，辅助肌为趾长屈肌。伸肌为蹬短伸肌、骨间肌和蚓状肌。远侧趾骨间关节屈肌为趾长屈肌，伸肌为趾长伸肌（图8-103）。

趾关节的动脉主要来自趾的动脉，神经来自腓深神经及足背内侧皮神经。

（五）足弓

足背的跗骨、跖骨及其连结的韧带，形成凸向上方的弓，称为足弓（arch of foot）（图8-104）。足弓可分为纵弓和横弓。

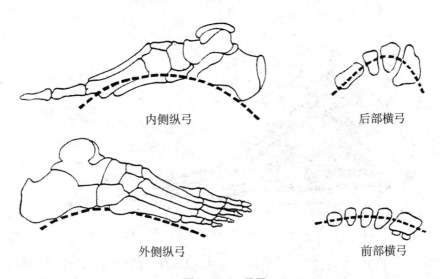

内侧纵弓　　后部横弓

外侧纵弓　　前部横弓

图8-104　足弓

1. 纵弓　又分为内侧纵弓与外侧纵弓两部。

（1）内侧纵弓：由跟骨、距骨、足舟骨、3块楔骨、第1~3跖骨及籽骨构成。弓的最高点为距骨头。于直立姿势时，有前、后2个支点（负重点），前支点为第1跖骨头，后支点位于跟结节的下面。内侧纵弓主要由胫骨后肌、趾长屈肌、蹬长屈肌、足底方肌、足底腱膜及跟舟足底韧带等结构维持（图8-105）。由于此弓的曲度较大，而且弹性较强，故有缓冲震荡的作用。

（2）外侧纵弓：由跟骨、骰骨及第4～5跖骨构成。弓的最高点在骰骨，其前端的承重点在第5跖骨头。维持外侧纵弓的结构主要有腓骨长肌、小趾的肌群、足底长韧带及跟骰足底韧带等（图8-106）。此弓曲度较小，弹性较弱，主要与维持身体的直立姿势有关。

内侧纵弓的高径男性平均为47.27mm；女性为40.8mm。外侧纵弓的高径男性平均为22.68mm；女性为21.01mm。

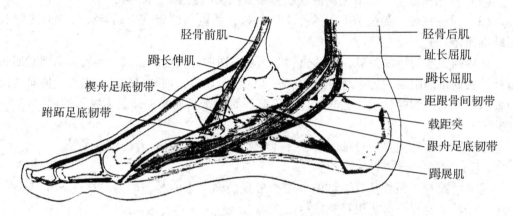

胫骨前肌　　　　　胫骨后肌
姆长伸肌　　　　　趾长屈肌
楔舟足底韧带　　　姆长屈肌
跗跖足底韧带　　　距跟骨间韧带
　　　　　　　　　载距突
　　　　　　　　　跟舟足底韧带
　　　　　　　　　姆展肌

图8-105　纵持内侧纵弓的韧带和肌肉

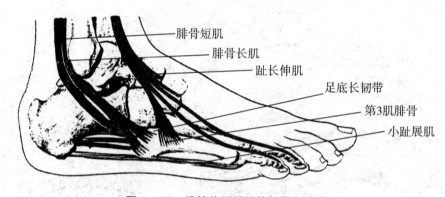

腓骨短肌
腓骨长肌
趾长伸肌
足底长韧带
第3肌腓骨
小趾展肌

图8-106　维持外侧纵弓的韧带和肌肉

2. 横弓：由骰骨、3块楔骨和距骨构成，最高点在中间楔骨。又可分为横弓前部及横弓后部。其宽度男性为6.6～9.8cm；女性为6.3～8.8cm。横弓主要由胫骨前肌、腓骨长肌及姆收肌的横头等结构维持。

足弓具有弹性作用，可缓冲行走时对身体所产生的震荡，同时还有保护足底的血管和神经避免受压迫等作用。如维持足弓的组织过度劳损、先天性软组织发育不良或骨折损伤等，均可导致足弓塌陷，形成扁平足。

第四节　下肢软组织

一、皮肤

臀部的皮肤较厚，富于皮脂腺和汗腺。臀部皮肤神经分布：臀上皮神经（第1~3腰神经后支）和臀中皮神经（第1~3骶神经的后支）分布该部上内 1/4 区；臀下皮神经（股后皮神经臀支）分布下内 1/4 区；上外 1/4 区由髂腹下神经的外侧支和第 12 胸神经的前支分布；下外 1/4 则由股外侧皮神经分布（图 8-107）。股部皮肤内侧较薄，皮脂腺较多，外侧和后侧较厚。股部皮肤神经分布：髂腹股沟神经分布于股内侧部皮肤；生殖股神经股支分布于腹股沟韧带中点下方的皮肤；股外侧皮神经分布于股外侧面

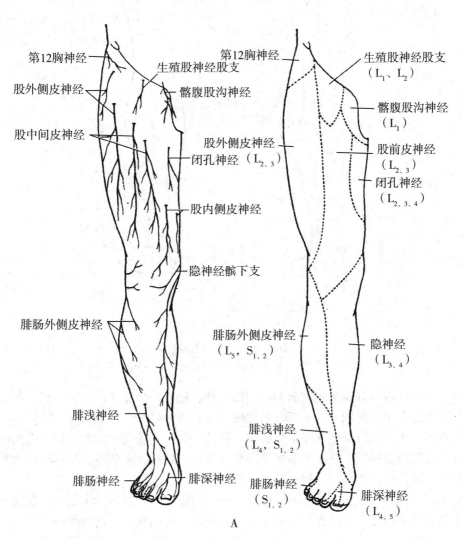

第12胸神经

生殖股神经股支

髂腹股沟神经

股外侧皮神经

股中间皮神经

闭孔神经（L₂、₃）

股内侧皮神经

隐神经髌下支

腓肠外侧皮神经

腓浅神经

腓肠神经　腓深神经

第12胸神经

生殖股神经股支（L₁、L₂）

髂腹股沟神经（L₁）

股外侧皮神经

股前皮神经（L₂、₃）

闭孔神经（L₂、₃、₄）

腓肠外侧皮神经（L₅，S₁、₂）

隐神经（L₃、₄）

腓浅神经（L₄，S₁、₂）

腓肠神经（S₁、₂）

腓深神经（L₄、₅）

A

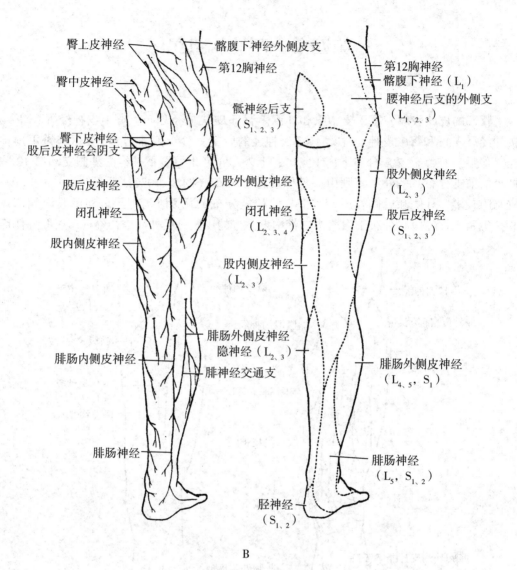

臀上皮神经
臀中皮神经
臀下皮神经
股后皮神经会阴支
股后皮神经
闭孔神经
股内侧皮神经
腓肠内侧皮神经
腓肠神经

髂腹下神经外侧皮支
第12胸神经
骶神经后支
（$S_{1、2、3}$）
股外侧皮神经
闭孔神经
（$L_{2、3、4}$）
股内侧皮神经
（$L_{2、3}$）
腓肠外侧皮神经
隐神经（$L_{2、3}$）
腓神经交通支

第12胸神经
髂腹下神经（L_1）
腰神经后支的外侧支
（$L_{1、2、3}$）
股外侧皮神经
（$L_{2、3}$）
股后皮神经
（$S_{1、2、3}$）
腓肠外侧皮神经
（$L_{4、5}$，S_1）
腓肠神经
（L_5，$S_{1、2}$）
胫神经
（$S_{1、2}$）

B

图 8-107　下肢皮神经

A. 前面观　B. 后面观

的皮肤；股前皮神经分布于股前面和内侧部皮肤；隐神经分布于股前区下部内侧面；闭孔神经皮支分布于股内侧中、上部分的皮肤；股后皮神经分布于股后区皮肤。

膝前区的皮肤薄而松弛，皮下脂肪少，移动性大。皮肤与髌韧带之间，有髌前皮下囊。分布有股前皮神经、腓肠外侧皮神经和隐神经。膝后区皮肤薄，易移动，股后皮神经的末支、隐神经以及腓肠外侧皮神经等皆分布于此区。

小腿前区皮肤移动性小，血液供应差，损伤后创口愈合较慢。小腿后区皮肤血供丰富。小腿皮肤神经分布：隐神经分布于小腿内侧面、前面和足背内侧缘的皮肤。小腿外侧皮神经分布于小腿外侧面皮肤。腓浅神经分布于小腿下外侧皮肤之后。腓肠神经分布于小腿后面外下部。

踝前区与足背的皮肤薄、移动性大。足底皮肤由于各区负重和承受的压力不同，其结构亦有不同，在重力支持点的足跟、踇趾基底及足外侧缘特别增厚，有时角化层形成胼胝，其他部分则较薄，并很敏感，富有汗腺。浅筋膜内致密的纤维束将皮肤与足底深筋膜紧密相连。足趾的皮肤背侧较薄，含有皮脂腺，活动度较大。跖侧皮肤较厚，深面有小的纤维束，将皮肤连在骨膜或腱鞘上，尤其在趾间关节处，结合更为紧密。足背皮肤神经支配有足背内侧皮神经、足背中间皮神经、足背外侧皮神经。足底皮肤神经分布有发自胫神经的跟内侧支分布足底内侧，足底内侧神经分布足底内侧 2/3，足底外侧神经分布外侧 1/3。

下肢皮肤的神经节段来自第 12 胸节至第 3 骶节（图 8-108）。

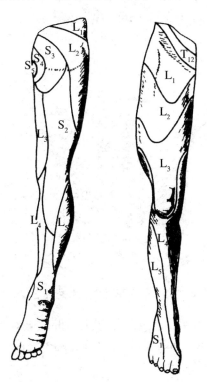

图 8-108　下肢皮肤的脊神经节段分布

二、下肢筋膜

（一）盆筋膜、髂筋膜和臀部筋膜

1. 盆筋膜（pelvic fascia）　为腹内筋膜的直接延续（图 8-109）。按其部位不同可分为：

（1）盆壁筋膜：覆盖于盆壁内面。位于骶骨前方的部分，称骶前筋膜。位于梨状肌与闭孔内肌表面的部分，分别称梨状肌筋膜和闭孔筋膜。盆壁筋膜在耻骨盆面至坐骨棘之间明显增厚，形成盆筋膜腱弓（tendinous arch of pelvic fascia）或肛提肌腱弓，为肛提肌起端及盆膈上筋膜的附着处。

（2）盆膈上筋膜（superior fascia of pelvic diaphragm）：覆盖于肛提肌与尾骨肌上面

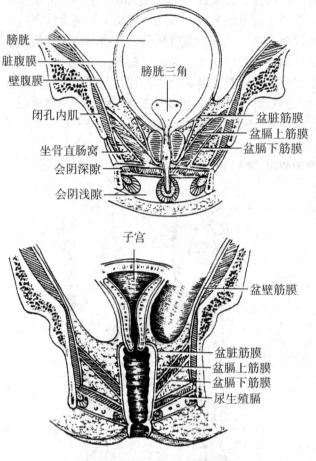

图 8-109　盆筋膜（男、女盆腔冠状面）

膀胱
脏腹膜
壁腹膜
膀胱三角
闭孔内肌
坐骨直肠窝
会阴深隙
会阴浅隙
盆脏筋膜
盆膈上筋膜
盆膈下筋膜

子宫
盆壁筋膜
盆脏筋膜
盆膈上筋膜
盆膈下筋膜
尿生殖膈

的部分，是盆壁筋膜向下的延续，盆膈上筋膜向盆腔内脏器周围移行为盆脏筋膜。盆膈下筋膜（inferior fascia of pelvic diaphragm）又称盆膈外筋膜，覆盖于肛提肌与尾骨肌的下面，为臀筋膜向会阴的直接延续。

（3）盆脏筋膜：包绕盆内脏器表面，是盆膈上筋膜向脏器的延续，在脏器周围分别形成筋膜鞘、筋膜隔及韧带等，具有支持和固定脏器的作用。

2. 髂筋膜（iliac fascia）　遮盖髂腰肌表面，发育良好，属于腹内筋膜的一部分。该筋膜的上内侧与腰大肌筋膜延续，并与腰方肌筋膜相结合；内侧附着于骶骨翼和腰椎体的侧面；下内侧抵止于弓状线；外侧附着于髂嵴内唇。髂筋膜与髂窝和脊柱腰部共同形成一筋膜鞘，鞘内包含髂腰肌。该筋膜伴随髂腰肌经腹股沟韧带深面向股部延伸至股部，直达股骨小转子。经髂耻沟前面时，同时遮盖耻骨肌，称此处的筋膜为髂耻筋膜。临床上，腰大肌脓肿时，脓液可沿髂筋膜的深面，经髂腰肌的骨性纤维鞘内下降，继经腹股沟韧带深面、股血管的外侧达股上部。若此鞘被脓液穿破，则脓液可沿股动脉下降，经长收肌的深面，流向大腿内侧。

3. 臀部筋膜（gluteal fascia）　臀部浅筋膜较发达，有许多纤维束连结皮肤与深筋膜，其间充满较厚的皮下脂肪，与臀大肌共同形成臀部的凸隆外形。而后下部厚而致密，形成脂肪垫，承受坐位时的压力。

臀部的深筋膜称臀筋膜，上方附着于髂嵴外唇，并和腰筋膜相延续，向下续于阔筋膜。臀筋膜在臀大肌上缘分为两层包绕臀大肌，由筋膜的深面向臀大肌的肌束间发出许多小的纤维隔，分隔各个肌束，故筋膜与肌肉结合紧密，其内侧与骶骨背面结合，外侧移行于阔筋膜，并参与髂胫束的形成。臀筋膜损伤时，可引起腰腿痛，是腰腿痛的病因之一，称臀筋膜综合征。

（二）大腿筋膜

1. 浅筋膜　一般含脂肪组织较多，向上续于腹壁的浅筋膜，向下续于小腿的浅筋膜，在腹股沟韧带稍下方，浅筋膜分为深、浅两层。浅层含有脂肪，深层为膜性层，向上分别与腹前壁的浅筋膜浅层（Camper 筋膜）和浅筋膜深层（Scarpa 筋膜）相续。膜性层菲薄，在腹股沟韧带下方约一横指处，与阔筋膜相融合。向内侧沿精索的外侧斜行，附着于耻骨结节、耻骨弓，最后与会阴浅筋膜、阴茎筋膜和阴囊内膜相续。在大腿浅筋膜与深筋膜之间，含有皮静脉、皮神经和淋巴结等（图 8-110）。

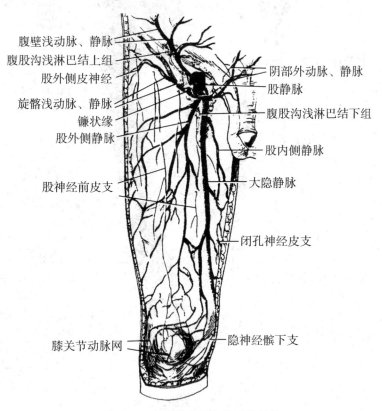

图 8-110　股前内侧区的浅部结构

2. 深筋膜　又称大腿固有筋膜或阔筋膜，为全身最厚的筋膜，与全身其他处的深筋膜一样，附着于下肢的骨性部分及韧带，上端附于髂前上棘、腹股沟韧带、耻骨结节、耻骨联合、耻骨弓、坐骨结节、骶结节韧带、骶正中嵴、髂嵴外唇，并延续于臀筋膜；下端附着胫骨内、外髁，胫骨粗隆和膝关节周围的其他韧带和肌腱，并有一部分移行于小腿深筋膜和腘筋膜。阔筋膜在大腿内侧比较薄弱，而在大腿外侧甚为发达，外侧部的由两层较薄的环形纤维，当中夹以坚韧的纵行纤维而成为一纵行的带状腱膜，称髂胫束（iliotibial tract）或髂胫韧带（图8-111）。其上方起自髂嵴外唇（前方至髂前上

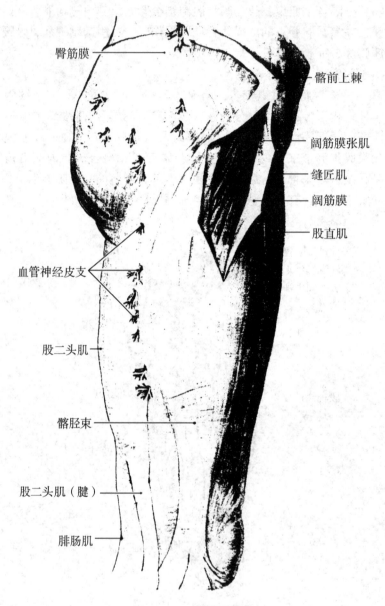

图 8-111　大腿深筋膜

棘，后方至髂结节），越过大转子后方，附着于股骨粗线与外侧肌间隔密切相连，向下止于胫骨外侧髁，一部分纤维延续于髌外侧支持带。此束前部纤维为阔筋膜张肌的腱膜，后部纤维为臀大肌肌腱的延续部分。实际上，髂胫束为阔筋膜张肌与臀大肌的结合腱。髂胫束向下之纤维除止于胫骨外侧髁外，尚止于腓骨头及膝关节囊。髂胫束对于维

持人的直立姿势相当重要。髂胫束挛缩是脊髓灰质炎较常见的后遗症，可引起髋关节屈曲、外展、旋外，以及膝关节屈曲、外翻、小腿旋外畸形，由此并能产生足部代偿性马蹄内翻畸形；不仅如此，髂胫束还能导致骨盆倾斜和代偿性脊柱侧凸。双侧髂胫束挛缩可引起腰前凸明显加大。

胫骨旋内时，髂胫束明显紧张，膝关节屈曲并胫骨强力旋内时，可引起髂胫束损伤，有时伴有胫侧副韧带及前交叉韧带损伤。

膝关节伸直时，髂胫束位于膝关节横轴之前，但在屈曲时，位于此轴之后。髂胫束与股骨外侧髁及胫骨粗隆不直接相连，屈伸时前后滑动，股骨外上髁为骨性突起，恰位于髂胫束之后。膝关节屈伸时，髂胫束必须在其上滑动。外上髁尖端可有一滑膜囊，膝关节长期屈伸运动，使髂胫束重复在外上髁上滑动，日久，髂胫束及骨膜遭受摩擦刺激或滑膜囊发生炎症，屈伸时产生响声，引起疼痛，即所谓髂胫束摩擦综合征，患者习惯于伸直膝关节，以减少摩擦引起的疼痛。髂胫束下部过于挛缩或有附着于髌骨外方止点的异常时，往往可能是髌骨向外脱位的原因。

3. 大腿的筋膜鞘　自阔筋膜的深面向肌肉深部发出 3 个肌间隔达股骨粗线，分隔大腿的各群肌肉，形成数个骨筋膜鞘（图 8-112），自大腿外侧的筋膜沿股外侧肌与股二头肌之间向深部发出的一层厚的筋膜突，称为股外侧肌间隔（lateral femoral intermuscular septum），分隔大腿股前肌群（屈髋肌）和股后肌群（伸髋肌），该肌间隔比较发达，抵止于股骨粗线的外侧唇。在大腿内侧，自阔筋膜向深部发出一筋膜突，称为股内侧肌间隔（medial femoral intermuscular septum），介于股内侧肌与内收肌之间，较薄弱，抵止于股骨粗线的内侧唇。在大腿后面还有一后肌间隔，此隔不显著，界于大收肌与半膜肌之间，分隔髋收肌和髋伸肌群。因而包绕大腿周围的阔筋膜，被这 3 个肌间隔分隔成 3 个骨筋膜鞘，前骨筋膜鞘内有屈髋肌和伸膝肌（缝匠肌、股四头肌），受股神经支配。后骨筋膜鞘内有伸髋肌和屈膝肌（半腱肌、半膜肌和股二头肌），受坐骨神经支配。内侧骨筋膜鞘内有收肌群，受闭孔神经支配。这些鞘分别由阔筋膜肌间隔和股骨骨膜形成，其性质属于骨性纤维鞘，各鞘之间不完全独立，而是互相交通，故某一鞘内发生感染，其脓液可蔓延至其他各鞘。大腿骨筋膜鞘虽然比小腿的骨筋膜鞘容积较大，但如组织压急剧上升，亦可引起微循环及神经传导障碍，终至肌肉缺血性坏死，即所谓筋膜室综合征。

4. 隐静脉裂孔（saphenous hiatus）（图 8-113）　又称卵圆窝，位于耻骨结节下外方 3~4cm 处，或腹股沟韧带中、内 1/3 交界处的下方约一横指处，为阔筋膜形成一卵圆形的薄弱区。阔筋膜在包绕缝匠肌、阔筋膜张肌、股薄肌和股血管处，分为深、浅 2 层：浅层位于上述诸肌和股血管的浅面；深层位于上述诸肌和股血管的深面，遮盖髂腰肌止端和耻骨肌，故又称此层筋膜为耻骨肌筋膜。由于大隐静脉于此穿过阔筋膜浅层而注入股静脉，使隐静脉裂孔产生一锐利的下缘和外侧缘。外侧缘明显，呈镰状，又称镰状缘（falciform margin）。镰状缘向上续于上缘，向下续于下缘。上缘又称上角（superior cornu），上角向内延伸附着于耻骨结节，并与腹股沟韧带及腔隙韧带相接。下缘又称下角，续于阔筋膜深层（即耻骨肌筋膜）。隐静脉裂孔的内侧缘不明显，为阔筋膜深、浅两层相互结合的地方。遮盖隐静脉裂孔的阔筋膜浅层，除被大隐静脉贯穿外，还被许

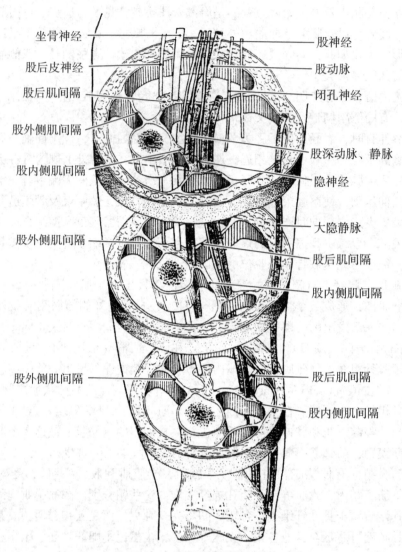

坐骨神经

股后皮神经

股后肌间隔

股外侧肌间隔

股内侧肌间隔

股外侧肌间隔

股外侧肌间隔

股神经

股动脉

闭孔神经

股深动脉、静脉

隐神经

大隐静脉

股后肌间隔

股内侧肌间隔

股后肌间隔

股内侧肌间隔

图 8-112　股部筋膜鞘模式

多血管、淋巴管及神经穿过，因此比较疏松如筛状，称筛筋膜（cribriform fascia），又称隐静脉裂孔筛状板，为股管的底。

5. 腘筋膜（popliteal fascia）　位于膝关节的后面，是大腿阔筋膜的延续，并向下移行于小腿的深筋膜，分深、浅两层。浅层遮盖腘窝的浅面，其深面有腘血管及神经通过，腘筋膜被小隐静脉和其他皮下静脉、淋巴管以及股后皮神经穿过。该层筋膜纤维多为横行。深层遮盖腘肌，该层筋膜的外侧较薄弱，内侧特别坚韧，并多属垂直纤维，这是由于半腱肌的肌腱，借此筋膜抵止于胫骨比目鱼肌线的缘故。由于此筋膜由纵行与横行纤维交互编织而成，所以非常致密。当此部化脓感染时，脓液被筋膜封盖，使腔隙压力增大，患者极为疼痛。

（三）小腿筋膜

小腿筋膜（crural fascia）前区浅筋膜疏松且含少量脂肪，弹性差。轻度水肿时，

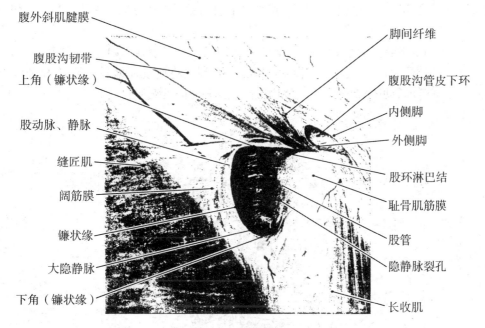

腹外斜肌腱膜

腹股沟韧带

上角（镰状缘）

股动脉、静脉

缝匠肌

阔筋膜

镰状缘

大隐静脉

下角（镰状缘）

脚间纤维

腹股沟管皮下环

内侧脚

外侧脚

股环淋巴结

耻骨肌筋膜

股管

隐静脉裂孔

长收肌

图 8-113　腹股沟下区局部解剖

临床多在内踝上方指压检查，易显压痕。内有大隐静脉及其属支、隐神经、腓浅神经等。小腿后区浅筋膜较大腿部薄，内有小隐静脉，腓肠内、外侧皮神经及腓肠神经等。

　　小腿深筋膜较致密，上方续于阔筋膜和腘筋膜，附着于膝关节周围的骨突和韧带，即髌骨，髌韧带，胫骨粗隆，胫骨内、外侧髁和腓骨头；筋膜的下方于踝关节周围增厚，形成踝关节周围的肌腱支持带。筋膜的上部较厚，有股二头肌、半腱肌、半膜肌和股薄肌的肌腱纤维增强，并且有胫骨前肌和趾长伸肌起始于其深面。筋膜的前内侧面与胫骨内面的骨膜相结合。筋膜的前外侧面和后面均包绕小腿的肌肉。在小腿的外侧面，由筋膜深面向腓骨的前缘和后缘发出两个肌间隔，前方的叫小腿前肌间隔（anterior crural intermuscular septum），介于趾长伸肌与腓骨长、短肌之间；后方的叫小腿后肌间隔（posterior crural intermuscular septum），分隔腓骨长、短肌和𧿹长屈肌。小腿深筋膜的外侧部分，前、后肌间隔和腓骨外侧面的骨膜共同形成小腿外侧骨筋膜鞘（图 8-114），鞘内含有腓骨长、短肌及腓浅神经。小腿前面的肌群与后面的肌群借小腿骨间膜隔开，骨间膜的前面，胫骨前外侧面的骨膜，小腿深筋膜的前部和前肌间隔，共同围成小腿前骨筋膜鞘，鞘内含有胫骨前肌、𧿹长伸肌、趾长伸肌、第 3 腓骨肌、胫前动脉和静脉及腓深神经。骨间膜的后面，胫、腓骨后面的骨膜，后肌间隔和小腿深筋膜的后面所形成小腿后骨筋膜鞘，鞘内含有小腿屈肌群。

　　小腿后骨筋膜鞘又被小腿后筋膜隔分成浅、深区。浅区在小腿上中部较大，其中存在着腓肠肌和比目鱼肌肌腹。在小腿下 1/3 部，间隙变窄，仅围有跟腱。后深区前界为胫、腓骨和小腿骨间膜，后界为小腿横隔，比目鱼肌的广泛起点围绕此区的近端，并提供了胫后血管和胫神经的通道。后深区中包含有上方的腘肌，内侧的趾长屈肌、外侧的𧿹长屈肌和中间的胫骨后肌。趾长屈肌和𧿹长屈肌行于后深区的浅层中，胫后动脉、静脉和胫神经经比目鱼肌腱弓深面亦进入此层。腘肌和胫骨后肌位于后深区的深层，紧贴小腿骨间膜。

　　小腿筋膜间隔的特点是壁较坚韧，缺乏弹性，极少伸缩余地。因此，间隔中结构一旦发生感染，栓塞、骨折后血肿等原因引起压力升高，将产生血液循环障碍和神经变性，即出现小腿筋膜间隔综合征。其中小腿前间隔综合征发病率较高。

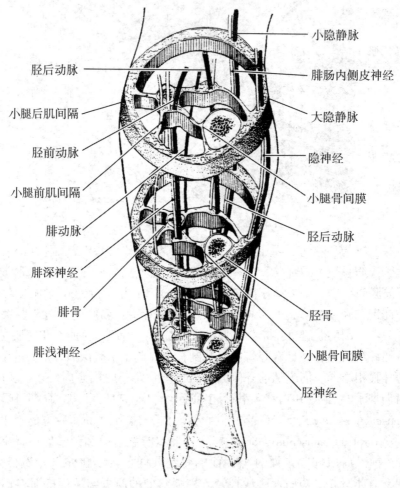

胫后动脉

小腿后肌间隔

胫前动脉

小腿前肌间隔

腓动脉

腓深神经

腓骨

腓浅神经

小隐静脉

腓肠内侧皮神经

大隐静脉

隐神经

小腿骨间膜

胫后动脉

胫骨

小腿骨间膜

胫神经

图 8-114　小腿筋膜鞘模式

（四）踝关节周围的深筋膜

　　踝关节周围的深筋膜向上续于小腿深筋膜，向下移行于足深筋膜。由于小腿诸肌的肌腱经过踝关节周围而抵止于足部，故踝关节周围的深筋膜有限制各肌腱的作用，因此深筋膜增厚，形成以下各种支持带。

　　1. 伸肌上支持带（superior extensor retinaculum）　位于踝关节稍上方，为小腿筋膜的横行纤维增厚而成，外侧附着于腓骨前嵴，内侧附着于胫骨前嵴。上支持带上方延续小腿深筋膜，下缘借深筋膜与伸肌下支持带上束相隔（图 8-115）。伸肌上支持带深面通行有内侧的胫骨前肌腱、中间的𧿹长伸肌腱和外侧的趾长伸肌腱及第 3 腓骨肌腱。只

颈肩腰腿痛应用解剖学

有胫骨前肌腱鞘延伸于上支持带平面，上支持带形成一管将其包裹，其他肌腱及胫前血管和腓深神经皆行于上支持带深面。

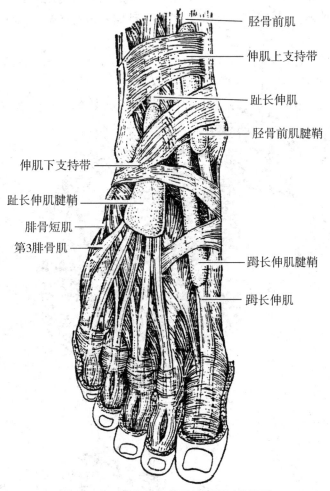

胫骨前肌

伸肌上支持带

趾长伸肌

胫骨前肌腱鞘

伸肌下支持带

趾长伸肌腱鞘

腓骨短肌

第3腓骨肌

𧿹长伸肌腱鞘

𧿹长伸肌

图 8-115　踝前侧韧带及其下通过的肌腱

2. 伸肌下支持带（inferior extensor retinaculum）　位于踝关节的前方及足背，呈"Y"形，由外侧的干和内侧的上束、下束组成。干向内上方延伸，与水平面形成约60°角，在距腓前韧带前方跨过跗骨窦，于此分两层包绕第3腓骨肌和趾长伸肌腱。达足内缘时，干分叉为上、下两束。上束劈为深、浅两层包裹𧿹长伸肌腱，两层汇合走向上内，行于胫前动脉和静脉和腓深神经浅面、胫骨前肌深面到达内踝前缘；下束向内下行，跨过𧿹长伸肌腱、足背动脉和静脉、腓深神经和胫骨前肌腱浅面，抵于足底腱膜内缘。

在足背外侧，干借3个根抵于跟骨和距骨。外侧根即浅层纤维，从肌腱浅面向后下行，降到跟骨外面，或逐渐织入深筋膜，并与腓骨肌下支持带相续。中间根和内侧根来自趾长伸肌腱深面干的深支，中间根为一强束，向下抵于跟骨上面、距跟前韧带抵止后方，内侧根绕过距骨颈，进入跗骨管，与跗骨管韧带一道抵止于跗骨管的底（跟骨沟）。伸肌下支持带除对伸肌起约束作用外，由于其中间和内侧根抵于跗骨窦和跗骨管，因此，还可帮助距跟前韧带限制足的内翻运动（图 8-116）。

3. 屈肌支持带（flexor retinaculum）（图 8-117） 位于踝关节内侧，起于内踝后下方，抵止于跟骨内侧面，它与内踝、跟骨内侧面之间共同构成踝管。支持带向深部发出 3 个纤维隔，将踝管分隔成 4 个骨纤维性管，其内容纳的结构由前向后依次有：①胫

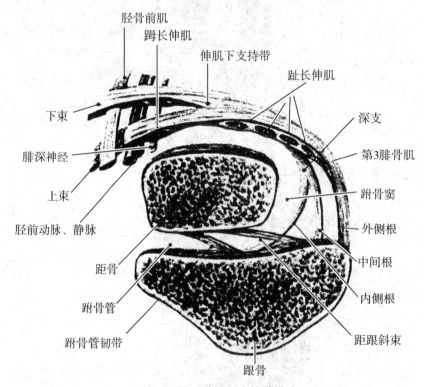

图 8-116　伸肌下支持带模式

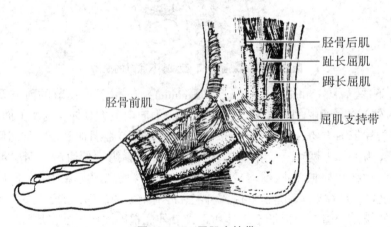

图 8-117　屈肌支持带

骨后肌腱。②趾长屈肌腱。③胫后动脉、静脉及胫神经。④跗长屈肌腱。上述各肌腱均被有腱鞘。踝管内有疏松结缔组织，是小腿后区通向足底的重要径路。小腿或足底感染时，可经踝管相互蔓延。踝后区的外伤、出血或肿胀均可压迫踝管的内容物，引起踝管

颈肩腰腿痛应用解剖学

综合征。

4. 腓骨肌上支持带（superior peroneal retinaculum）（图 8-118）　位于踝关节的外侧面，起自外踝后缘，止于跟骨外侧面，固定腓骨长、短肌的肌腱，该韧带向上与小腿外侧筋膜相续，向下移行于腓骨肌下支持带。

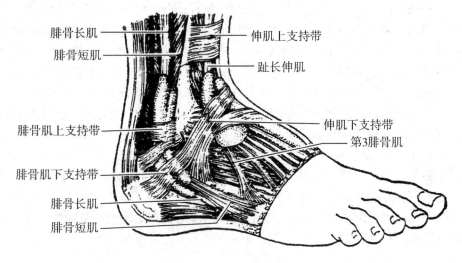

图 8-118　腓骨肌支持带

5. 腓骨肌下支持带（inferior peroneal retinaculum）　位于跟骨外侧面，前上方续于伸肌下支持带的外侧束，后下方附着于跟骨前部的外侧面，自其深面向跟骨发一纤维隔，分隔腓骨长、短肌的肌腱。

（五）足部深筋膜

足部深筋膜分为足背筋膜与足底筋膜。

1. 足背筋膜（dorsal fascia of foot）　分深、浅两层。浅层是小腿深筋膜的延续，近侧直接与伸肌下支持带相续，此层筋膜很薄，但甚坚韧，与足两侧的骨膜结合。深层称足骨间肌背侧筋膜，遮盖骨间肌的背面，与跖骨背面的骨膜相结合。深、浅两层筋膜之间，共同构成的间隙称足背间隙，其内通过趾长伸肌腱、趾短伸肌和其腱、腓深神经及足背动脉和静脉。

2. 足底筋膜　分为深、浅两层。浅层覆盖在足底肌表面，中间部增厚称足底腱膜（plantar aponeurosis）（图 8-119）；深层覆盖在骨间肌的跖侧叫骨间跖侧筋膜。足底腱膜与手掌腱膜相似，但比较发达而坚韧，纤维多为纵行。足底腱膜在作用上与保持足纵弓有密切关系。足底腱膜可分为三部分，即中间部、外侧部、内侧部。中间部最厚，呈三角形，其后端狭窄，

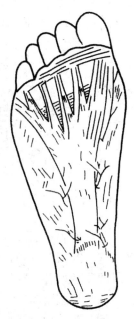

图 8-119　足底腱膜
（跖腱膜）

且最厚，可达 2mm 左右，起自跟骨内侧结节的前方，其起点位于趾短屈肌起点的近侧，其深面与趾短屈肌密切结合。此部向前逐渐增宽、变薄，于跖骨头处分成 5 束，分别伸

向第 1~5 趾。平跖趾关节处，各束又分为深、浅两层。浅层止于足底前端的皮肤。各束的深层又分为两束，分别向深处包绕各趾的屈肌腱，并向前移行于各趾的腱纤维鞘。此部除纵行纤维外，还有横行纤维及斜行纤维；足底腱膜的外侧部覆盖于小趾展肌的浅面，也是近端厚，远端薄，在跟骨内侧结节（有时是外侧结节）和第 5 跖骨基底部之间形成一坚韧的腱索，有时腱索的一部分属于肌性成分，特称为小趾跖骨展肌。一般认为腱索（或肌）对维持第 5 跖骨的形状和方位有关。外侧部的内侧与足底腱膜中间部相连，其外侧与足背筋膜相续。足底腱膜内侧部最薄，覆盖于𧿹展肌浅面，此部的近侧与屈肌支持带相续，内侧与足背筋膜相续，外侧移行于足底腱膜的中间部。

自足底腱膜的浅面向皮肤发出许多纤维束，穿过皮下脂肪组织而终止于皮肤。在足底内、外侧沟处，自足底腱膜的深面向足底肌深部发出两个肌间隔，分别止于第 1、5 跖骨。这两个肌间隔将足底中间肌隆起与两侧肌隆起隔开，于是在足底形成三个骨纤维鞘（图 8-120）。内侧鞘容纳𧿹展肌、𧿹短屈肌、𧿹长屈肌腱以及分布于各肌的血管、神经。中间鞘容纳趾短屈肌、足底方肌、𧿹收肌、趾长屈肌腱、蚓状肌以及足底动脉弓，足底外侧神经的深支等。外侧鞘容纳小趾展肌、小趾短屈肌以及分布各肌的血管、神经等。足底腱膜是维持足弓的重要结构，同时亦可保护足底的关节和维持深部肌和肌腱的正常活动。足底腱膜如缩短，使足弓弧度增大而成弓形足。

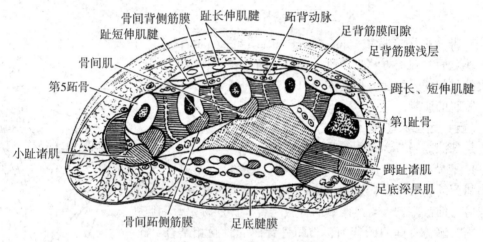

图 8-120　足中部冠状切面

足底筋膜深层（即骨间跖侧筋膜）覆盖骨间肌的跖侧面，与跖骨跖侧面的骨膜结合，这层筋膜与骨间背侧筋膜及相邻两侧的跖骨共同构成 4 个跖骨间隙。各个间隙内含有骨间肌及血管、神经。

三、下肢肌肉

下肢肌的功能为移动身体和维持直立姿势。与上肢肌比较有如下特点：①下肢肌强大有力，筋膜较厚，肌的起点附着面积大，止点附着处离关节较远。②下肢带肌只作用于髋关节。③由于维持身体的直立姿势，肌的发育不均衡，在髋关节周围的肌肉中，内收和旋外大腿的肌肉比较发达；在踝关节周围的肌肉中，后群特别强大，使小腿骨与足骨保持一定角度，以维持平衡。④由于行走的影响，维持足弓的肌肉和使足内翻与外翻的肌肉也很发达。⑤下肢肌受第 2~5 腰神经、第 1~2 骶神经的前支支配。

下肢肌（图 8-121、图 8-122）分为髋肌、大腿肌、小腿肌和足肌。

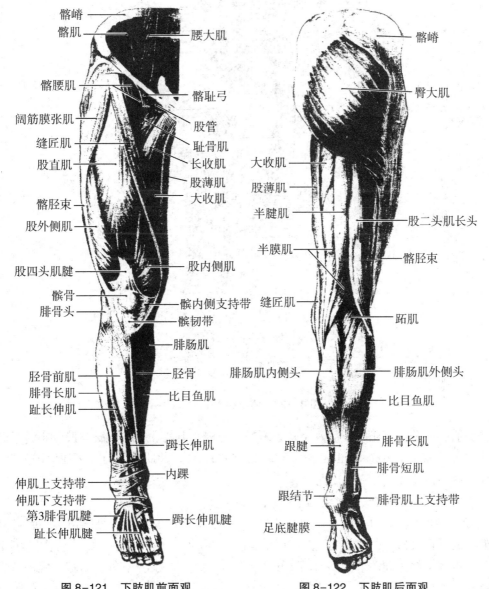

髂嵴
髂肌
腰大肌
髂腰肌
髂耻弓
阔筋膜张肌
股管
缝匠肌
耻骨肌
股直肌
长收肌
股薄肌
大收肌
髂胫束
股外侧肌
股四头肌腱
股内侧肌
髌骨
髌内侧支持带
腓骨头
髌韧带
腓肠肌
胫骨前肌
胫骨
腓骨长肌
比目鱼肌
趾长伸肌
踇长伸肌
内踝
伸肌上支持带
伸肌下支持带
第3腓骨肌腱
踇长伸肌腱
趾长伸肌腱

髂嵴
臀大肌
大收肌
股薄肌
半腱肌
股二头肌长头
半膜肌
髂胫束
缝匠肌
跖肌
腓肠肌内侧头
腓肠肌外侧头
比目鱼肌
跟腱
腓骨长肌
腓骨短肌
跟结节
腓骨肌上支持带
足底腱膜

图 8-121　下肢肌前面观　　　　图 8-122　下肢肌后面观

（一）髋肌

髋肌部分起自躯干骨，部分起自骨盆，分别包绕髋关节的四周，止于股骨。按其位置，可分为两群，位于骨盆内者叫髋内肌，位于骨盆外者叫髋外肌。

1. 髋内肌（图 8-123）　包括腰大肌、腰小肌、髂肌、梨状肌、闭孔内肌、尾骨肌，其中尾骨肌、腰大肌、腰小肌详见腰骶部。

（1）髂肌（iliacus）：位于髂窝内，与该窝形状相似，为扇形的扁肌，绝大部分肌束起自髂窝，部分起自髂筋膜、髂前下棘和骶骨翼。肌束向下逐渐集中，部分肌纤维编

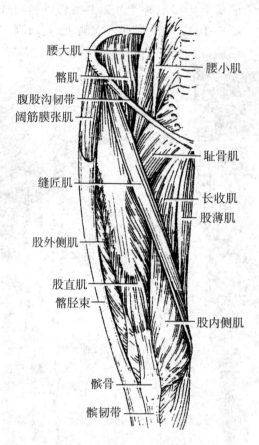

腰大肌　　　　　　　　　　　　　　　　腰小肌
髂肌
腹股沟韧带
阔筋膜张肌　　　　　　　　　　　　　　耻骨肌
缝匠肌　　　　　　　　　　　　　　　　长收肌
　　　　　　　　　　　　　　　　　　　股薄肌
股外侧肌
股直肌
髂胫束　　　　　　　　　　　　　　　　股内侧肌
髌骨
髌韧带

图 8-123　髋肌和大腿肌前群

入腰大肌，部分肌纤维止于股骨小转子及髋关节囊，其抵止处，肌腱与股骨小转子间有一不恒定的髂肌腱下囊（subtendinous bursa of iliacus）。此肌收缩时，可屈大腿并旋外。髂肌受腰丛的肌支（$L_{1\sim4}$）支配。

　　腰大肌与髂肌常合称为髂腰肌（iliopsoas）。

　　（2）梨状肌（piriformis）（图 8-124）：位于小骨盆的后壁，呈三角形，起自骶骨两侧部的盆面（$S_{2\sim5}$椎体），骶前孔外侧的部分。肌纤维向外集中，经坐骨大孔出小骨盆至臀深部，绕过髋关节囊的后面，止于大转子尖端。在其止点处，肌腱与髋关节囊之间，有一不恒定的滑膜囊，称为梨状肌囊（bursa of piriformis）（图 8-125）。此肌收缩时，使大腿旋外并外展。梨状肌受骶丛的肌支（$S_{1\sim3}$）支配。当蹲位站立时，突然过度向外旋转下肢，可使梨状肌发生扭曲损伤。扛物负重过度外展旋外下肢时，可致梨状肌腱损伤，肌肉发生保护性痉挛，可刺激或压迫梨状肌上、下孔的神经、血管。

　　（3）闭孔内肌（obturator internus）（图 8-124）：位于小骨盆的侧壁，为三角形的扁肌，起自闭孔筋膜的内面及其周围的骨面。该肌的上缘和闭孔筋膜的上缘与耻骨上支下面相应的闭孔沟围成一管，称为闭膜管，其中通过闭孔神经及血管。肌束向后逐渐集中，穿过坐骨小孔出小骨盆，沿该孔向外侧作直角弯曲，然后向外经梨状肌与股方肌之

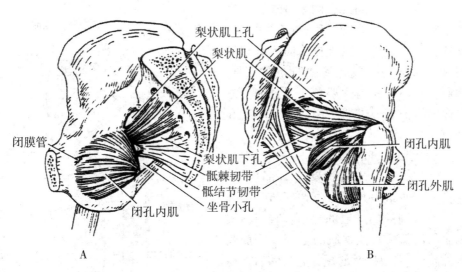

图 8-124　梨状肌和闭孔内、外肌

A. 前面观　B. 后面观

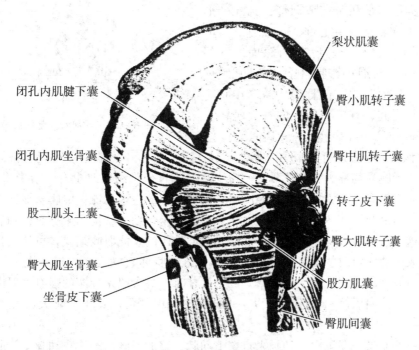

图 8-125　臀区滑膜囊

间和髋关节囊的后面，止于转子窝。此肌的上方与下方各有一个小肌肉，上方的称上孖肌（gemellus superior），起自坐骨棘；下方的叫下孖肌（gemellus inferior），起自坐骨结节，两肌的肌纤维加入闭孔内肌的肌腱，止于转子窝。闭孔内肌绕过坐骨小切迹处，有一恒定的闭孔内肌坐骨囊（sciatic bursa of obturator internus）（图 8-125）。此肌收缩时，使大腿旋外。闭孔内肌受骶丛的分支（$L_4 \sim S_2$）支配。

2. 髋外肌（图8-126、图8-127）　这群肌肉主要位于臀部，故又称臀肌，按其位置的深浅，分为3层：浅层自前向后有阔筋膜张肌和臀大肌；中层有臀中肌、梨状肌、闭孔内肌（后两个肌肉主要位于骨盆内，故已述于髋内肌）和股方肌；深层有臀小肌和闭孔外肌。

（1）臀大肌（gluteus maximus）（图8-126、图8-128）：几乎占据整个臀部皮下，与臀部皮下脂肪组织共同形成臀部凸隆的外形，为一不规则的四方形的扁肌，较厚，覆盖臀中肌的后部及其他臀肌的全部（阔筋膜张肌除外）。此肌以广泛的短腱起自髂后上棘到尾骨尖之间的部位，计有臀后线以后的髂骨背面，骶骨下面和尾骨背面以及两骨之间的韧带、胸腰筋膜和骶结节韧带，肌纤维平行斜向外下方，至股骨上部，止点有二：上部（大部分）移行于髂胫束的深面，下部（小部分）止于股骨的臀肌粗隆。该肌在跨过股骨大转子外面时，已被腱膜代替。在此腱膜与大转子之间，有1个很大的臀大肌转子囊（trochanteric bursa of gluteus maximus）（图

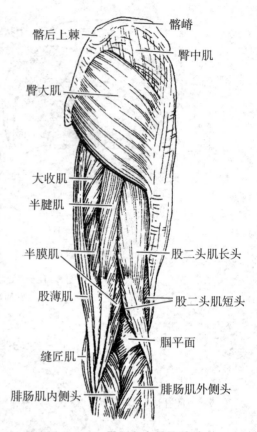

图8-126　臀肌和大腿肌后群

（图中标注：髂嵴、臀中肌、髂后上棘、臀大肌、大收肌、半腱肌、半膜肌、股薄肌、缝匠肌、腓肠肌内侧头、股二头肌长头、股二头肌短头、腘平面、腓肠肌外侧头）

8-125），该囊的下方还有数个小滑膜囊（2~3个）均位于臀肌粗隆附近与臀大肌肌腱之间，这些滑膜囊均称为臀肌股骨囊。臀大肌在越过坐骨结节时也有一滑囊将其分开，称为臀大肌坐骨囊。滑膜囊有保护及减少骨突被摩擦的生理功能。滑膜囊被压迫或过分受到刺激，易引起炎症。当身体站立时，该肌遮盖坐骨结节，但当坐下时，则后者不被遮盖，从这一点也可说明肌纤维是不能经受长期挤压的。此肌收缩时，可伸大腿，并稍旋外；当大腿被固定时，则使骨盆向后倾斜，维持身体直立姿势。慢步在平地上行走时，臀大肌并不起太大作用，但如攀登或上楼梯时，臀大肌是伸髋的强有力肌肉。臀大肌瘫痪时，身体向后倾斜，患者常以一手扶托患侧臀部帮助行走。臀大肌受臀下神经（骶丛 L_5~S_2）支配。

臀大肌的血供为多源性，动脉来自臀下动脉，臀上动脉，第1穿动脉，旋股内、外侧动脉。前三者为主要动脉（图8-129）。

（2）阔筋膜张肌（tensor fasciae latae）（图8-123）：位于大腿的前外侧，在缝匠肌和臀中肌之间，借短的腱膜起自髂前上棘，肌腹呈梭形，藏于阔筋膜两层之间，在股骨上中1/3交界处，移行于髂胫束，束的下端止于胫骨外侧髁，其作用为紧张阔筋膜，前屈大腿并稍旋内。其血供主要为来自前方的旋股外侧动脉升支，臀上动脉深支亦分支至该肌。阔筋膜受臀上神经支配。

颈肩腰腿痛应用解剖学

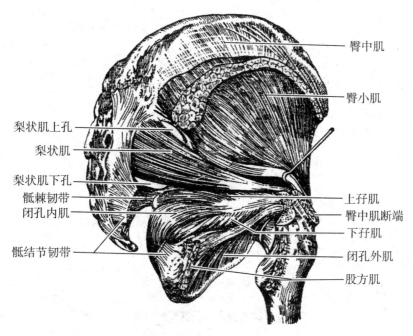

臀中肌

臀小肌

梨状肌上孔

梨状肌

梨状肌下孔

骶棘韧带

闭孔内肌

上孖肌

臀中肌断端

下孖肌

闭孔外肌

股方肌

骶结节韧带

图 8-127　髋外肌

（3）臀中肌（gluteus medius）（图 8-130）：前上部位于皮下，后下部位于臀大肌的下面，其前方为阔筋膜张肌，后方为梨状肌。全肌呈扇形，肌纤维起自臀前线以上，臀后线以前的髂骨背面，髂嵴外唇和阔筋膜。纤维向下集中形成短腱，止于股骨大转子尖端的上面和外侧面。在止端肌腱与股骨大转子之间，有一个臀中肌浅转子囊（supelficial trochanteric bursae of gluteus medius）。该肌肌腱与梨状肌肌腱之间，也常出现一个滑膜囊，称为臀中肌深转子囊。此肌的前部肌纤维收缩时，使大腿旋内；后部肌纤维收缩时，则使大腿旋外；整个肌肉收缩可使大腿外展。当大腿被固定时，则使骨盆侧倾，行走时每迈一步，肌的止端即行固定，将躯干拉于着地的下肢上。臀中肌在一足负重时对固定髋关节起重要作用，在髋关节后伸动作也起作用。臀中肌背面有臀上血管的浅支，臀下和旋股外侧血管的分支，深面有臀上血管的深支分布。臀中肌受臀上神经（$L_4 \sim S_1$）支配。

（4）臀小肌（gluteus minimus）（图 8-131）：位于臀中肌的深面，前部肌纤维与臀中肌的肌纤维相结合，起自臀前线以下，髋臼以上的髂骨背面，渐成扁腱，止于大转子的上面和外侧面。此肌在形态、功能、止点和神经支配等都与臀中肌相同，故可视为臀中肌的一部分，其抵止处有一不恒定的臀小肌转子囊（trochanteric bursa of gluteus minimus），有利于外展及旋内髋关节。两侧下肢站立时，臀中、小肌能防止股骨头自髋臼脱出。一侧下肢站立时，站立侧臀中、小肌能防止骨盆朝对侧下倾。肢体下垂时，臀中、小肌起悬挂作用，可防止肢体坠落和关节囊扩张。正常时，如一侧下肢屈髋、屈膝离地，另一侧下肢站立，骨盆即向站侧倾斜，站侧髂前上棘降低，此即 Trendelenburg征阴性（图 8-132）。如站侧有髋脱位、股骨颈骨折或臀肌瘫痪时，骨盆不向站侧倾斜

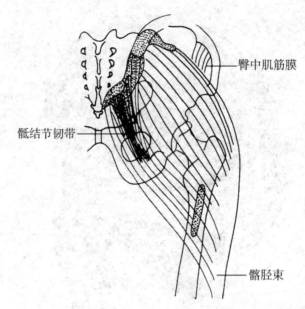

图 8-128　臀大肌及其骨骼附着点

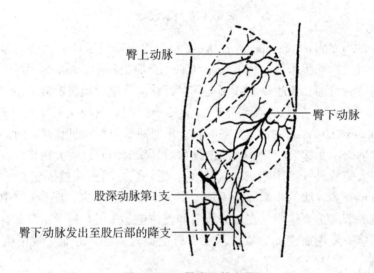

图 8-129　臀大肌的血供

而向对侧倾斜，结果站侧髂前上棘升高，此即 Trendelenburg 征阳性。臀中、小肌瘫痪时，在悬垂姿势下，有倾向使关节囊扩张，股骨头极易自髋臼脱出。患侧站立时，骨盆摇摆不稳，患侧 Trendelenbarg 征阳性，身体重心移向站立侧下肢，健侧坐、耻骨支朝向小转子。患者跛行，上、下楼梯困难或不可能。这种情况是由大转子上升，肌纤维松弛，遂使臀肌收缩无力，结果骨盆和大转子不能紧紧靠拢，重力不能通过髋臼和股骨头。

　　（5）股方肌（quadratus femoris）（图 8-130）：位于臀大肌的深侧，闭孔外肌的浅面，上方为闭孔内肌，下方为大收肌的上缘部，全肌为扁长方形，起自坐骨结节的外侧面，肌纤维向后方集中至坐骨结节外侧缘，并靠近半膜肌的起始腱，而后肌纤维折成水

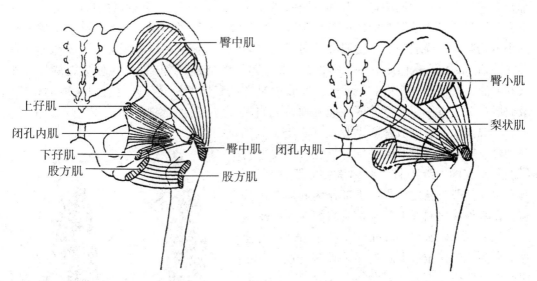

图 8-130 臀中肌　　　　　　　图 8-131 臀小肌

平向外伸展，止于转子间嵴和大转子。其作用使大腿旋外。股方肌的血供为多源性，其中主要为旋股内侧动脉升支，其他尚有臀下动脉的外旋支、股深动脉第 1 穿动脉的深支。股方肌的神经支配，来自坐骨神经肌支。

（6）闭孔外肌（obturator externus）（图 8-124）：位于耻骨肌和短收肌的深侧，股方肌的前面，起自闭孔膜外面和闭孔周围的耻骨和坐骨骨面，为三角形的扁肌，肌纤维向后外方集中，绕过髋关节的下面而转向髋关节的背面，止于转子窝。止端肌腱与股骨颈的背面之间，夹有髋关节囊的突出部分。其作用是使大腿旋外。闭孔外肌受闭孔神经的支配。

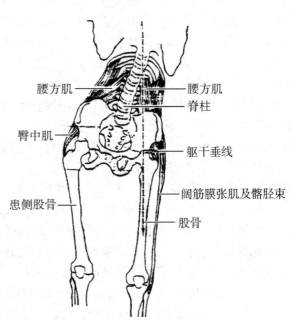

图 8-132 Trendelenburg 征

（二）大腿肌

　　大腿肌由三群组成，分别位于股骨的前面、内侧和后面，即股前群、股内侧群和股后群。三群肌肉之间，隔以明显的内侧和外侧肌间隔，及不明显的后肌间隔。股前肌群有：①浅层：缝匠肌。②深层：股四头肌。股内侧肌群有：①浅层：耻骨肌、长收肌、股薄肌。②深层：短收肌、大收肌。股后肌群有股二头肌、半腱肌、半膜肌。

　　1. 股前肌群（图 8-123）

　　（1）缝匠肌（sartorius）：位于大腿前面及内侧面的皮下，是全身最长的肌肉，为细长的带形肌。在腹股沟韧带及阔筋膜张肌之间起自髂前上棘，肌纤维自外上方斜向内下方，绕过股骨内收肌结节的后方至小腿，止于胫骨粗隆的内缘，胫骨前缘上端的内侧和小腿筋膜。止端肌腱与半腱肌和股薄肌的上端肌腱之间有一滑膜囊称为缝匠肌腱下囊（subtendinous bursa of sartorius），此囊经常与鹅足囊交通。缝匠肌作用使大腿旋外、外展和前屈，并使小腿旋内和屈曲，该肌收缩时产生姿势很像缝鞋匠缝鞋时采取的姿势，故此肌命名为缝匠肌。供养缝匠肌的血管来自股动脉、股深动脉、旋股外侧动脉及其降支、旋髂浅动脉、膝最上动脉及腘动脉等。缝匠肌受股神经的分支支配。缝匠肌为股部重要的肌性标志，其上端作为股三角之外界，下部作为收肌管的顶盖，在其外缘之斜线上可寻找股前侧各皮神经。

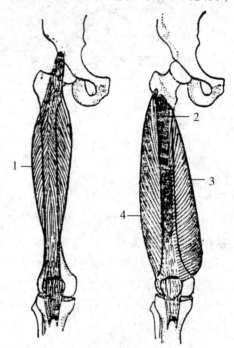

图 8-133　股四头肌前面观
1. 股直肌　2. 股中间肌
3. 股内侧肌　4. 股外侧肌

（2）股四头肌（quadriceps femoris）：为全身最大的肌肉，位于大腿前面及外侧的皮下，由四面包绕股骨全长的绝大部分，仅在股骨后面，粗线的内、外侧唇之间，尚留有小的空隙。起点有4个头组成，其中1个头（股直肌）起自髂前下棘，其余3个头均起自股骨。4个头于股骨下端合成一扁腱，跨过膝关节前面而止于胫骨粗隆，于扁腱的深面，正对股骨下端的前面，腱内包绕1个全身最大的籽骨，即髌骨。肌腱的髌上部称股四头肌腱，髌骨下部即髌韧带（patellar ligament）。此肌为强大的小腿伸肌，此外股直肌还有前屈大腿的作用。股四头肌受股神经的分支支配，现将此肌的4个头分述于下（图8-133）：

1）股直肌（rectus femoris）：为股四头肌的中部肌束，位于大腿前面皮下，股中间肌的前面，为典型的纺锤形双羽状肌，它以大而圆的直头起自髂前下棘，薄而扁的反折头起自髋臼上方的沟内和髋关节纤维囊。两头以锐角合并，向下呈腱膜状延伸到肌质上部前面。下端借股四头肌肌腱止于髌骨的上缘。

2）股外侧肌（vastus lateralis）：位于大腿的外侧，股直肌和股中间肌的外侧，阔筋膜张肌和髂胫束的内侧，为4个头中最宽阔者，覆盖于大腿的后及外侧面，此肌内侧上部的肌束与股中间肌肌束相连，起自股骨大转子根部、股骨粗线的外侧唇、外侧肌间隔，下端借股四头肌腱抵止于髌骨的外侧缘和上缘。

3）股内侧肌（vastus medialis）：位于大腿的前内侧，拢抱股骨的内侧及股中间肌内侧缘的前面，下部肌束与股中间肌结合，后面与长收肌及大收肌毗邻。起自股骨粗线的内侧唇和内侧肌间隔，肌纤维斜向前下方，上部肌束较倾斜，下部肌束近似水平。此肌大部分肌束止于股四头肌腱及髌骨的内侧缘，小部分止于髌骨上缘，部分止于膝关节囊，并有小部分肌束移行于髌骨内侧支持带。此肌除有伸小腿及牵引膝关节囊的作用外，还有限制髌骨向外的作用。

4）股中间肌（vastus intermedius）：位于股直肌的深面，其内侧为股内侧肌，外侧为股外侧肌，大部分肌束位于股骨前面，小部分位于股骨的外侧面，外侧与股外侧肌结合，内侧一部分与股内侧肌结合。起自转子间线以下至股骨下 1/4 以上的股骨前面，肌束向下借股四头肌肌腱止于髌骨的上缘，此肌下部深面的少许肌束，分别止于髌骨上缘和膝关节囊的上部和两侧，特称这部分肌束为膝关节肌（articularis genus）。其作用为伸小腿和向上牵引膝关节囊。

股四头肌滑膜囊中股直肌囊不恒定，位于股直肌起始腱和髋臼上缘之间。此外，还有髌前皮下囊、髌前腱下囊、髌下深囊及髌下皮下囊、胫骨粗隆皮下囊、髌上囊。

供养股四头肌的血管为股动脉的分支。

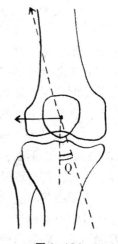

图 8-134
股四头肌牵拉角 Q
角及向外的分力

在股四头肌的 4 个组成部分中，股内侧肌最为重要，可以维持髌骨的位置，不但参与小腿整个伸直过程，特别在伸直最后 10°~15°时尤为重要，这最后几度包括拧紧动作，是全部伸直过程的最重要阶段。因此股内侧肌对膝关节起稳定作用，保护关节免受损伤，有人甚至将股内侧肌视为膝关节的钥匙。在股四头肌萎缩患者，如股内侧肌不恢复，最后 10°~15°的伸直运动将难以达到。股内侧肌萎缩可以认为是膝关节器质性病变的标志。

股四头肌腱、髌骨及髌韧带共同构成膝关节伸直装置。

杜心如等将股四头肌周围的疏松结缔组织及脂肪、股四头肌各肌间的肌间隙、髌上囊及其深面的脂肪垫，称为股四头肌滑动装置。外伤、骨折及肌肉撕裂均可损伤此滑动装置，导致股四头肌粘连，使膝关节伸屈受限。

从髂前上棘到髌骨中点连线代表股四头肌牵拉力线，从髌骨中点到胫骨粗隆连线与股四头肌拉力线相交所成的角，即为 Q 角，称为股四头肌牵拉角（图 8-134）。正常情况男性 Q 角小于 10°，女性可小于 15°，大于此则属异常。Q 角越大，使髌骨外移的分力就越大。

2. 股内侧群（图 8-135）　大腿内侧群肌肉，起于闭孔外面周围的耻骨和坐骨支，抵止于股骨粗线内侧唇的全长和胫骨粗隆内侧。此群肌肉的功能为内收大腿和使大腿旋外。除耻骨肌一部分由股神经支配外，其余均由闭孔神经支配。

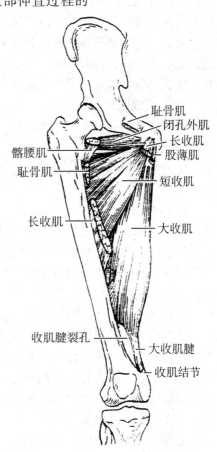

图 8-135　大腿肌内侧群（深层）

耻骨肌
闭孔外肌
长收肌
股薄肌
短收肌
大收肌
大收肌腱
收肌结节

髂腰肌
耻骨肌
长收肌
收肌腱裂孔

（1）耻骨肌（pectineus）：为长方形的短肌，位于大腿上部前面的皮下、髂腰肌的内侧、长收肌的外侧，其深面紧贴短收肌和闭孔外肌。此肌为股三角的后壁，并与髂腰肌共同形成髂耻窝。起自耻骨梳和耻骨上支，肌束斜向后下外方，绕过股骨颈向后，借扁腱止于股骨小转子以下的耻骨肌线（pectineal line）。腱之深面有小的耻骨肌囊。此肌收缩时，使大腿屈曲、内收和旋外。耻骨肌由股动脉和闭孔动脉分支供养，接受股神经和闭孔神经分支的支配。

（2）长收肌（adductor longus）：位于大腿上部前内侧的皮下、耻骨肌的内侧，上部居短收肌的前面，下部位于大收肌的前面，为一长三角形的扁肌，构成股三角的内侧界。以短腱起自耻骨结节下方和耻骨上支前面，肌束斜向外下方，逐渐移行于宽阔的扁腱，止于股骨粗线内侧唇中1/3。该肌在大腿外展时可经过皮肤扪到其起点，可作为确定耻骨结节的标志。此肌收缩时，使大腿内收并旋外。供养长收肌的血管来自股动脉、股深动脉、旋股内侧动脉、阴部外深动脉和阴部外浅动脉等的分支。长收肌受闭孔神经的前支（$L_{2~3}$）支配。

（3）股薄肌（gracilis）：位于大腿最内侧的皮下，覆盖大收肌，为带状长肌，与长收肌起点并列，借宽腱起于耻骨下支的前面（耻骨联合附近）。肌束向下移行于长腱，经股骨内上髁和膝关节后方的内侧，在缝匠肌腱的深面止于胫骨粗隆内侧，腱的深面有一滑膜囊，称为鹅足囊。此肌收缩时，使大腿内收，屈小腿并使屈曲的小腿旋内。供养股薄肌的血管来自股深动脉、旋股内侧动脉、股动脉、第1穿动脉、腘动脉、膝最上动脉和闭孔动脉。股薄肌受闭孔神经前支（$L_{2~4}$）支配。

（4）短收肌（adductor brevis）：位于大腿前内侧的上方，位于长收肌和耻骨肌的深侧、大收肌的前面、耻骨肌的内侧，为近似三角形的扁肌。在长收肌和股薄肌起点的外侧起自耻骨下支，其肌束向下方逐渐变宽阔，抵止于股骨粗线的上1/3。此肌收缩时，使大腿屈曲并内收。它接受闭孔神经前支（$L_{2~4}$）支配，由股动脉和闭孔动脉分支供养。

（5）大收肌（adductor magnus）：位于大腿的内侧，其前面上方为短收肌，下方为长收肌，其内侧为股薄肌，后面紧贴半腱肌、半膜肌和股二头肌，为内收肌中最宽大的三角形肌肉。起自坐骨结节、坐骨支和耻骨下支的前面，肌束呈放射状，斜向外下方，上部肌束几乎呈水平方向，越向下侧越倾斜，分为前、后两层。前层止于股骨粗线内侧唇的全长，后层移行于短腱向下止于股骨内上髁（收肌结节）。此腱与股骨之间有一裂孔，为收肌（股腘）管的下口，称为收肌腱裂孔（adductor tendinous opening）。股动脉、静脉即由此孔通过，移行为腘动脉、静脉。此肌收缩时，使大腿内收，上部肌束还有使大腿旋外的作用。供养大收肌的血管，在上1/3段主要来自闭孔动脉、旋股内侧动脉；在中1/3段来自旋股内侧动脉、穿动脉和膝降动脉；在下1/3段主要来自股动脉，其余尚有膝上内动脉、膝降动脉和股深动脉。大收肌受闭孔神经后支（$L_{2~3}$）和坐骨神经的分支（$L_{4~5}$）支配。

3. 股后肌群（图8-126、图8-136）　大腿后部由3块肌肉构成，其共同的起点为坐骨结节，向下跨过髋关节和膝关节的后面，分别止于胫骨和腓骨的上端。其作用是伸大腿、屈小腿，当膝关节在屈曲状时，止于胫骨上端者（半腱肌和半膜肌）使小腿旋内，止于腓骨上端者（股二头肌）使小腿旋外，这 3 块肌肉均由坐骨神经支配。

（1）股二头肌（biceps femoris）：位于大腿后外侧的皮下，其内侧为半腱肌。肌的长头起自坐骨结节，短头起自股骨粗线的外侧唇和外侧肌间隔，肌束自各起点起始后向下方移行于肌腱，肌腱越过腓侧副韧带的外侧，止于腓骨头。腱与腓侧副韧带之间有一恒定的股二头肌下腱下囊（inferior subtendinous bursa of biceps femoris）。此肌的作用为伸大腿、屈小腿，并使小腿旋外。股二头肌腱（图 8-137）是膝外侧重要的稳定结构，在跨过腓侧副韧带之前，分浅、中、深 3 层。浅层位于腓侧副韧带浅面，扩展成前、中、后 3 部。前部纤维较薄，呈扇形散开，沿小腿下降约 15cm，与小腿前筋膜交织。并发出一些深纤维，在胫骨前肌深面与深层融

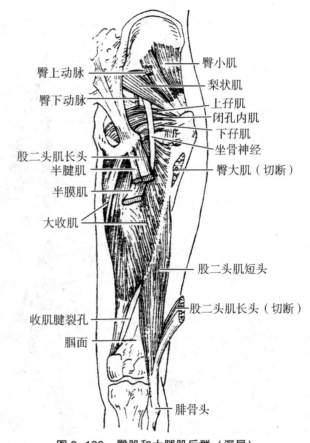

图 8-136　臀肌和大腿肌后群（深层）

合，抵于胫骨髁间外侧结节（Gerdy 结节）；中部纤维附于腓副韧带下部和腓骨头，并与腓骨长肌筋膜交织；后部纤维与小腿后面筋膜交织。中层较薄，围绕腓侧副韧带远侧 1/4，并借滑膜囊与之相隔，但常有一纤维束抵于韧带后缘。深层居腓侧副韧带深面，在腓骨头上方分叉。一分叉向前，与浅层融合，抵于胫骨髁间外侧结节，并有纤维增强胫腓关节囊前壁和膝关节囊后外面，另一分叉抵于腓骨头上面。

股二头肌腱维持膝外侧的稳定。具体为：浅层起屈曲杠杆和小腿旋外肌的作用，其前部纤维坚韧，有强大旋外力量，浅层被牵拉时使小腿屈曲和旋外。中层围拥着腓侧副韧带，膝屈曲时，可向后牵拉变松的腓侧副韧带使之紧张，而有助于膝的稳定。腱的深层居膝关节冠状轴后方，被牵拉时引起膝关节屈曲。同时向后牵拉膝关节囊，防止囊被嵌夹于股、胫二骨之间。供养股二头肌的血管主要来源于穿动脉，此外尚有旋股内侧动脉、臀下动脉、股动脉和腘动脉（图 8-138）。

（2）半腱肌（semitendinosus）：位于大腿后内侧的皮下，其深面为半膜肌。为一三角形的扁肌，其外侧与股二头肌毗邻，与股二头肌长头共同起自坐骨结节，肌束向下逐渐集中移行于一长腱，该腱经过股骨内侧髁后面（腓肠肌内侧头的内侧），在股薄肌和缝匠肌的肌腱深面及下方，止于胫骨粗隆内侧，上述 3 个肌肉的止端腱相互结合，其外形如鹅掌，在这 3 个肌腱的深面，与胫侧副韧带之间，有 1 个大的滑膜囊，故叫鹅足

图中标注：
臀上动脉
臀下动脉
股二头肌长头
半腱肌
半膜肌
大收肌
收肌腱裂孔
腘面

臀小肌
梨状肌
上孖肌
闭孔内肌
下孖肌
坐骨神经
臀大肌（切断）
股二头肌短头
股二头肌长头（切断）
腓骨头

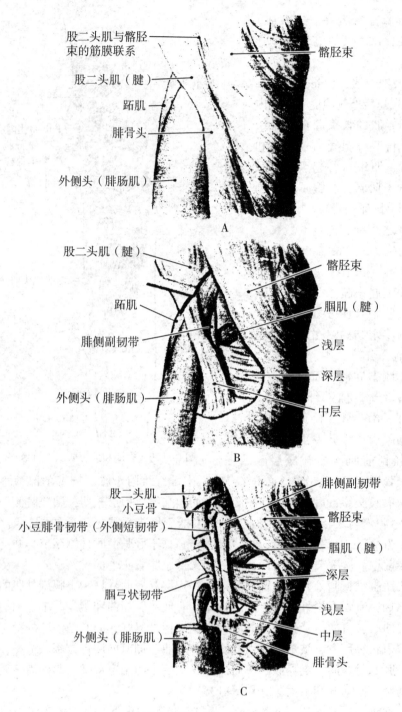

股二头肌与髂胫束的筋膜联系

股二头肌（腱）

跖肌

腓骨头

外侧头（腓肠肌）

髂胫束

A

股二头肌（腱）

跖肌

腓侧副韧带

外侧头（腓肠肌）

髂胫束

腘肌（腱）

浅层

深层

中层

B

股二头肌

小豆骨

小豆腓骨韧带（外侧短韧带）

腘弓状韧带

外侧头（腓肠肌）

腓侧副韧带

髂胫束

腘肌（腱）

深层

浅层

中层

腓骨头

C

图 8-137　股二头肌腱

A. 股二头肌腱浅层　B. 股二头肌腱中层　C. 股二头肌腱深层

囊，该囊经常与缝匠肌腱下囊相通。此肌的作用为伸大腿，屈小腿，并使小腿旋内。供养半腱肌的血管，主要来自穿动脉和旋股内侧动脉，少数来源于臀下动脉、股深动脉、臀下动脉股动脉和腘动脉。

（3）半膜肌（semimembranosus）：位于大腿后内侧皮下，半腱肌的内侧，为梭形肌，以较长的腱膜起自坐骨结节。肌束向下集中于一短的肌腱，经膝关节的后内侧，半腱肌腱的深面至小腿，其止点有三：腘斜韧带、胫骨髁下缘和腘肌筋膜；止点处有半膜肌囊，此囊常与膝关节滑膜囊相交通。此肌的作用除伸大腿、屈小腿及使小腿旋内以外，在屈小腿时，还可向前牵引膝关节囊。供养半膜肌的血管主要来源于股深动脉大收肌支和穿动脉，此外尚有来自旋股内侧动脉、臀下动脉、股动脉及腘动脉。

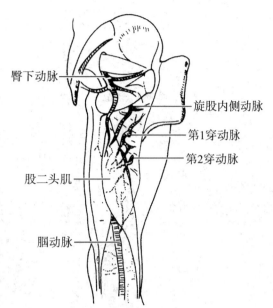

图 8-138　股二头肌的动脉

（三）小腿肌

小腿肌分为前群、外侧群和后群，因小腿旋转机能甚微，所以在小腿缺乏旋转肌，其旋转机能来自大腿肌，小腿肌肉的数目较前臂为少。

（1）前群：为足的伸肌，有胫骨前肌、踇长伸肌、趾长伸肌。

（2）后群：为足的屈肌，分浅、深两层，浅层为腓肠肌、比目鱼肌、跖肌；深层有腘肌、趾长屈肌、胫骨后肌、踇长屈肌。

（3）外侧群：为足外翻肌，有腓骨长肌、腓骨短肌。

1. 前群（图 8-139）

（1）胫骨前肌（tibialis anterior）：位于小腿前外侧皮下，紧贴胫骨的外面，其外侧的上方与趾长伸肌，下方与踇长伸肌相邻。此为三角形的长肌，起自胫骨外侧面的上 2/3，及其邻近的小腿骨间膜和小腿筋膜。肌束向下移行于长腱，经过伸肌上支持带和伸肌下支持带深面的内侧管至足背，绕过足的内侧缘，止于内侧楔骨及第 1 跖骨基底部。在此腱抵止处的深面，常有一胫骨前肌腱下囊（subtendinous bursa of tibialis anterior）。当足背屈时可在小腿下 1/3 的前面扪及肌腱隆起，可超越胫骨前缘，跖屈时则回缩。此肌的作用为伸足（背屈），使足内翻及内收。胫骨前肌的血供来自胫前动脉，受腓深神经支配（L_4~S_2）。

（2）踇长伸肌（extensor hallucis longus）：位于胫骨前肌和趾长伸肌之间，其上端被该两肌遮盖，下端位于皮下，为半羽状肌，起于排骨内侧面下 2/3 及其邻近的骨间膜，肌束向下移行于一长腱，经过伸肌下支持带深面的中间管至足背内侧，止于踇趾远节趾骨基底部的背面。肌腱与内侧楔跖关节囊之间，有踇长伸肌腱下囊。此肌的作用为伸踇趾及足，并使足内翻。踇长伸肌的血供主要来自胫前动脉，下部亦接受胫后动脉的穿支。踇长伸肌受 1 排深神经支配。

（3）趾长伸肌（extensor digitorum longus）：位于小腿前外侧皮下，其内侧上方为胫

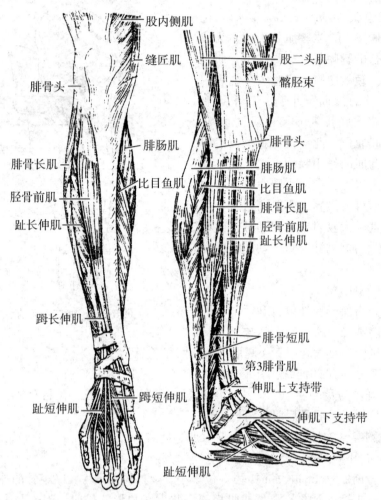

图 8-139　小腿肌前群（左）和外侧群（右）

骨前肌，下方为踇长伸肌。此肌为半羽状肌，起于腓骨前缘和邻近骨间膜、胫骨上端、前肌间隔及小腿深筋膜，肌束向下移行于一长的总腱，经伸肌下支持带的外侧管至足背，分为 5 个腱；内侧四腱分别止于第 2~5 趾的远节趾骨及中节趾骨的基底部的背面（与手的指总伸肌腱抵止情况相同，即各有两个侧束抵止于远节趾骨基底部的背侧，中间束抵止于中节趾骨基底部背面）（图 8-140），最外侧一个腱抵止于第 5 跖骨基底部的背侧，此腱只见于人类，称第 3 腓骨肌（peroneus tertius）。趾长伸肌有伸足、伸趾的作用。第 3 腓骨肌使足背屈、外翻和外展。趾长伸肌的血供主要来自胫前动脉的分支，除营养肌肉外，末梢还分布到腓骨内侧面上部的骨膜，此外肌肉下部尚有胫后动脉的穿支供给。趾长伸肌受腓深神经支配。

　　2. 后群（图 8-141）　　小腿后部肌肉在人类特别发达，这是由于此肌群对维持人体直立姿势有关，特别是小腿三头肌更是发达。小腿三头肌与臀大肌、股四头肌 3 块肌肉对控制下肢关节的屈曲作用方面，有突出的重要性。

后群肌肉通常分为浅、深两层：浅层为腓肠肌和比目鱼肌（合称小腿三头肌）及跖肌；深层是小腿前面 3 个伸肌的拮抗肌，即胫骨后肌、蹞长屈肌、趾长屈肌及腘肌。

（1）浅层：

1）腓肠肌（gastrocnemius）：位于小腿后面皮下，比目鱼肌的表面，当以足尖站立时可在小腿后面看到其隆起的肌腹轮廓。有内、外两个头：外侧头在腘肌腱及膝关节腓侧副韧带附着点上方起自股骨外上髁；内侧头较高，起自股骨内上髁。由两个头起始的肌束向下，于小腿的中部相互结合，移行于较厚的腱膜，此腱膜再与比目鱼肌腱膜结合，构成一个粗大的肌腱，即跟腱（tendo calcaneus），抵止于跟骨结节。在其两个起点的深面各有一滑膜囊，内侧头深面的滑膜囊常与膝关节

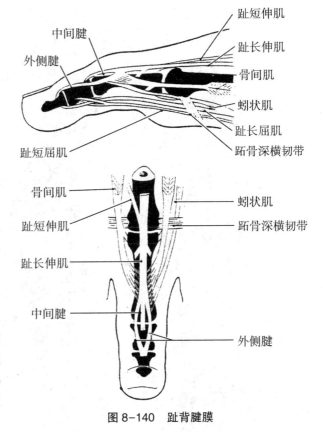

图 8-140 趾背腱膜

（图中标注：中间腱、外侧腱、趾短屈肌、趾短伸肌、趾长伸肌、骨间肌、蚓状肌、趾长屈肌、跖骨深横韧带；骨间肌、趾短伸肌、趾长伸肌、中间腱、蚓状肌、跖骨深横韧带、外侧腱）

滑膜囊相交通，故膝关节内的积液或脓液可进入此囊。外侧头内常发现一籽骨（内侧头内较少见），发生率为 10%～30%，其中 70%～80% 为双侧性。大小变异较大，位置不定，可以发生骨性关节炎或骨软骨病。应与关节内游离体、骨折、髁旁或半月板钙化、骨化、淋巴结或血管钙化相区别。有时该籽骨可压迫腓总神经造成麻痹。于跟腱的浅面可有一皮下滑膜囊。此肌的作用为屈小腿，使足跖屈并稍使足内翻，其内、外侧头还可旋内、旋外小腿。肌电观察，下肢站立支撑体重时出现电位，表明腓肠肌拉大腿下端向后，协同股后肌对抗股四头肌以强固膝关节。下蹲时膝关节屈曲，起立时膝关节伸直及小腿旋内、旋外时，腓肠肌都出现电位活动，这说明腓肠肌不仅能屈膝，而且能协助股四头肌产生伸膝作用。腓肠肌在行走及站立时能提足向上，直立时，腓肠肌和比目鱼肌都参加强固膝关节，并调节小腿与足的位置。腓肠肌的血供直接起自腘动脉，内侧头的血供主要为腓肠内侧动脉，外侧头的血供主要为腓肠外侧的动脉。腓肠肌受胫神经（$L_4 \sim S_3$）支配。

2）比目鱼肌（soleus）：位于腓肠肌的深面，其形如比目鱼状，故名。起自腓骨上端、腓骨头、比目鱼肌腱弓、胫骨比目鱼肌线和胫骨体后面内侧缘中 1/13，肌束向下移行于一腱，为构成跟腱的主要部分。此肌的作用较腓肠肌强大。其抵止处的深面，常有一恒定的跟腱囊（bursa of tendo calcaneus）。此肌作用为使足跖屈。供养比目鱼肌的

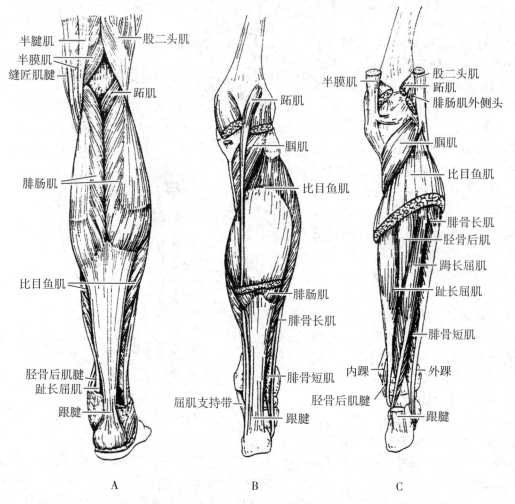

图 8-141　小腿肌后群

A. 浅层　B. 中层　C. 深层

血管主要有腘动脉、胫后动脉、腓动脉等。比目鱼肌受胫神经支配。

3）跖肌（plantaris）：位于腓肠肌外侧头与比目鱼肌之间，肌腹呈细小的梭形，但腱可达一足之长。在腓肠肌外侧头的上方，起自股骨外上髁及膝关节囊，向下移行于跟腱的内侧或单独抵止于跟骨。在哺乳动物如猴、兔、犬等，此肌是一个很大的肌肉，行于跟骨后面的沟内，抵止于各趾，有屈趾作用。在人类该肌已经退化并被分为小腿部及跖部：①小腿部分即跖肌，与上肢掌长肌相似，止点常有变化，也可全肌阙如。②跖部，为足底腱膜。此肌的功能意义不大，当膝关节屈曲时，可向后牵引膝关节囊。跖肌的血供来自胫后动脉的分支。跖肌受胫神经支配。

（2）深层：

1）胫骨后肌（tibialis posterior）：位于小腿三头肌的深面，趾长屈肌和跗长屈肌之间，为深层 3 个肌肉中最长的羽状肌。起自小腿骨间膜上 2/3 及邻近的胫腓骨骨面，肌束向下移行于长的肌腱，该腱向内下方行于趾长屈肌的深面，经过屈肌支持带深面、内踝后面的沟内，穿过单独的骨性纤维管至足内侧缘。其腱分叉如指状，主要抵止于舟骨粗隆（结节）及内侧、中间、外侧楔骨的基底面。在腱与足舟骨之间，常有胫骨后肌腱下囊（subtendinous bursa of tibialis posterior），肌腱内常有籽骨。此肌为后群肌肉中最强大的足内翻肌，对足的前半部来说，又是足最强大的内收肌，此外还有维持足纵弓及使足跖屈的作用。胫骨后肌的血供主要来自胫后动脉。胫骨后肌受胫神经支配。

2）蹈长屈肌（flexor hallucis longus）：位于小腿后面的外侧，小腿三头肌的深面，其内侧为胫骨后肌，外侧为腓骨长、短肌，为深层肌肉中最大的羽状肌，肌腹遮盖胫骨后肌的大部分。肌纤维起自腓骨后面下 2/3 及其邻近的小腿骨间膜，其外侧还起自腓骨肌后面的后肌间隔，在踝关节后面，内、外踝连线的中点，经屈肌支持带深面单独的骨性纤维管至足底，在足底与趾长屈肌腱交叉，行于趾长屈肌腱的表面，在蹈短屈肌两头之间，止于蹈趾末节趾骨基底部。此肌有屈蹈趾，使足跖屈及内翻的作用。足内侧纵弓较高，与该肌的牵引也有关系。蹈长屈肌的血供和神经支配分别来自胫后动脉和胫神经的一个或多个分支，神经和血管伴行进入肌肉。

3）趾长屈肌（flexor digitorum longus）：位于胫骨后面，蹈长屈肌和胫骨后肌的内侧，小腿三头肌的深面，为羽状肌。起自胫骨后面中 1/3 及小腿深筋膜深层，肌束向下移行于较长的肌腱，在胫骨下端后面与胫骨后肌腱交叉，此肌腱在胫骨后肌腱的后面，经内踝的后面，再在胫骨后肌腱与蹈长屈肌腱之间，穿过屈肌支持带深面单独的骨性纤维管而到达足底。在足底从蹈长屈肌腱的底面与之交叉并接受起自蹈长屈肌腱的副纤维束。足底方肌附着于趾长屈肌腱的腓侧缘。趾长屈肌肌腱向前分成 4 个腱，分别至第 2~5 趾，穿过趾短屈肌的肌腱，止于末节趾骨的基底部。此肌有屈第 2~5 趾，并有使足跖屈及内翻的作用。趾长屈肌的血供和神经支配来自胫后动脉和胫神经。

（4）腘肌（popliteus）：位于腓肠肌的深面，胫骨上端的后面，为扁平的小三角形肌，以细腱起自股骨外上髁，此外还以肌束自关节囊起始，肌束斜向内下方，经腓侧副韧带和外侧半月板之间到达胫骨上端的后面，止于胫骨比目鱼肌线以上的骨面。在腱起始处与膝关节囊之间，有一恒定的腘肌囊，此囊常与膝关节滑膜囊交通。此肌有屈膝关节，使小腿旋内并紧张膝关节囊的作用，在膝关节半屈旋外时处于紧张状态，例如登高、下坡时，此肌皆有明显的作用。腘肌的血供和神经分别来自腘动脉和胫神经的小分支。

3. 外侧群（图 8-139）　这群肌肉位于腓骨的外侧面，与前群肌肉之间隔以前外侧肌间隔，与后群肌肉之间隔以后外侧肌间隔。共有两块肌肉。

（1）腓骨长肌（peroneus longus）：位于小腿外侧皮下，紧贴腓骨的外侧面，下方遮盖腓骨短肌，其前面有趾长伸肌，后面为比目鱼肌，属于双羽状肌。起自腓骨头、腓骨上 2/3 的外侧面和小腿深筋膜，肌束向下移行于长的肌腱，经腓骨短肌的后面，行于外踝的后方，经腓骨肌上支持带的深面，继经跟骨外侧面的滑车突下方，再经腓骨肌下支持带深面的骨性纤维管弯至足底。在足底经过骰骨跖侧面的腓骨长肌腱沟，至足内侧缘止于内侧楔骨和第 1 跖骨基底部跖侧面的外侧，此腱于经过骰骨的腓骨长肌腱沟的一段时，有一小纤维软骨，有时变成籽骨。此肌腱在功能上与胫骨前肌腱共同形成一环形缰绳，对维持足的横弓及调节足内翻和外翻有着密切关系。此肌收缩时，使足外翻、跖屈及足外展。腓骨长肌的血供来自胫前动脉，受腓浅神经支配。

（2）腓骨短肌（peroneus brevis）：位于腓骨长肌的深面，为双羽状肌，较腓骨长肌短。起自腓骨外侧面下 2/3 及前、后肌间隔，上部肌束被腓骨长肌遮盖，其肌腱与腓骨长肌腱一同下降，先居其内，后居其前，然后行至外踝后方、腓骨肌上支持带的深面，沿着跟骨外侧面向前行，止于第 5 跖骨粗隆。其作用使足外翻、跖屈及足外展。腓骨短肌的血供来自胫前和腓浅动脉。由腓浅神经支配。

（四）足肌

足的功用，在人类主要是支持体重和行走，而前者尤为重要，故足肌的主要功能在于维持足弓。因小腿三头肌借跟腱作用于足跟，有使足弓拉平的作用，所以足肌都是跟腱的对抗肌。临床上所见小腿三头肌瘫痪后不仅形成仰足（或称钩足）畸形，而且足弓也有显著增高。由于足趾不能对跖，故足部没有对跖肌，除此以外，足肌与手肌在配布及层次上大同小异。

1. 足背肌（图 8-139） 人类手背没有与足背肌相类似的肌肉。足背肌肉不发达，为足背固有肌，由两块肌肉构成。

（1）趾短伸肌（extensor digitorum brevis）：位于足背皮下，趾长伸肌腱的深面，为弱小的扁肌。足背外侧比较隆起，就是由于该肌存在的缘故。在跗骨窦入口的前方起自跟骨前端的上面和外侧面及伸肌下支持带，肌束起始后向前内方走行，移行于细腱，腱与趾长伸肌腱斜行交叉，分别移行于第 2~4 趾的趾背腱膜。此肌收缩时，可伸中间 3 趾，并向外侧牵引。趾短伸肌的血供为足背动脉发出的跗外侧动脉。趾短伸肌受腓深神经支配。

（2）踇短伸肌（extensor hallucis brevis）：位于趾短伸肌的内侧，起点与趾短伸肌同，为弱小的梭形扁肌，肌纤维斜向前内方，移行于细腱，抵止于踇趾近节趾骨基底部的背面。其作用为伸踇趾。踇短伸肌的血供也为跗外侧动脉。踇短伸肌受腓深神经支配。

2. 足底肌（图 8-142） 在分类上与手掌肌类似，也分为 3 群，即内侧群、外侧群及中间群。这些肌肉大部分都有维持足弓的作用。

（1）内侧群：

1）踇展肌（abductor hallucis）：位于足底内侧缘皮下，其外侧为踇短屈肌，属于羽状肌。主要起自跟骨结节的内侧及舟骨粗隆，部分肌束起自足底腱膜和屈肌支持带，肌束向前移行于坚韧的肌腱。其腱与踇短屈肌内侧腹结合，止于近节趾骨基底部的踇侧。腱内常有一籽骨存在。此肌收缩时，使踇趾远离中趾而外展，对维持足弓也起主要作用。踇展肌受足底内侧神经支配。踇展肌的后部深面，为足底血管、神经进入足底的门户，暴露足底血管神经根部时，须切断此肌。

2）踇短屈肌（flexor hallucis brevis）：位于足内侧缘前端的皮下，踇展肌腱的外侧及深面，直接与第 1 跖骨相贴。起于内侧楔骨的底面、胫骨后肌的肌腱和足底面的各个肌腱，肌束向前分成两个肌腹，两肌腹之间的底面有踇长屈肌腱经过。内侧肌腹与踇展肌合成一腱，止于踇趾近节趾骨基底部踇面的内侧；外侧肌腹与踇收肌斜头合成一腱，

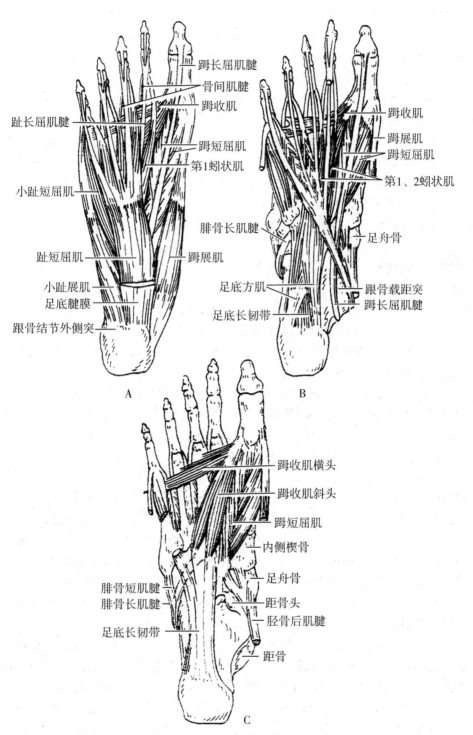

蹈长屈肌腱
骨间肌腱
蹈收肌
趾长屈肌腱
蹈短屈肌
第1蚓状肌
小趾短屈肌
趾短屈肌
蹈展肌
小趾展肌
足底腱膜
跟骨结节外侧突

蹈收肌
蹈展肌
蹈短屈肌
第1、2蚓状肌
腓骨长肌腱
足舟骨
足底方肌
跟骨载距突
蹈长屈肌腱
足底长韧带

A　　　　　　　　　　B

蹈收肌横头
蹈收肌斜头
蹈短屈肌
内侧楔骨
足舟骨
距骨头
胫骨后肌腱
距骨
腓骨短肌腱
腓骨长肌腱
足底长韧带

C

图 8-142　足底肌

A. 浅层　B. 中层　C. 深层

抵止于蹞趾近节趾骨基底部蹞面的外侧，这两个腱内各包含一玉米粒大小的扁形籽骨，两籽骨之间借纤维软骨相连，在其跖面形成一沟，沟内有蹞屈肌腱经过，故该沟可起滑囊作用。此肌除有维持足弓的作用外，还可屈蹞趾的近节趾骨。蹞短屈肌受足底内侧及外侧神经支配。

3）蹞收肌（adductor hallucis）：位于足底中部，分为斜头及横头，斜头位于趾长屈肌腱，蚓状肌和足底方肌的深面，其深面紧贴骨间肌。斜头呈纺锤形，肌纤维起自足底长韧带、腓骨长肌腱、外侧楔骨跖面和第2~3跖骨基底部的跖面，肌纤维斜向前内方与蹞短屈肌内侧腹合成一腱，止于蹞趾近节趾骨基底部跖侧面的外侧；横头较弱，位于趾长屈肌腱和蚓状肌的深面，横列于第2~5跖骨头的跖面，此部有时可以单独成为一个肌肉，即所谓足横肌。横头以单独肌束起自第3~5跖趾关节囊，肌纤维横行向内，至蹞趾近节趾骨后面，移行于斜头的肌腱。此肌的作用是向足底正中线牵引蹞趾，并屈蹞趾。

蹞收肌受足底外侧神经（$S_{2~3}$）支配。

（2）外侧群：

1）小趾展肌（abductor digiti minimi）：位于足的外侧缘，足底腱膜的深面，前端位于小趾短屈肌的外侧。起自跟骨结节的跖侧，肌纤维向前移行于两个短腱，外侧腱抵止于第5跖骨粗隆，内侧腱止于小趾近节趾骨基底部跖侧面。其作用为外展及屈小趾。小趾展肌受足底外侧神经（$S_{1,2}$）支配。

2）小趾短屈肌（flexor digiti minimi brevis）：位于足外侧缘的前端，深面与第5跖骨侧面紧贴，外侧部分为小趾展肌遮盖，为一小纺锤形肌肉。起自第5跖骨基底部的跖面和足底长韧带，抵止于小趾近节趾骨基底部跖侧面的内侧。此肌有屈小趾近节趾骨的作用。小趾短屈肌受足底外侧神经（$S_{1,2}$）支配。

（3）中间群：

1）趾短屈肌（flexor digitorum brevis）：位于足底中部，与上肢的指浅屈肌相当，在足底腱膜的深面，呈梭形，与足底腱膜关系密切。起自跟骨结节及足底腱膜，肌纤维向前移行于4个肌腱，分别至第2~5趾。趾短屈肌受足底内侧神经（$L_5~S_1$）支配。

2）足底方肌（quadratus plantae）：在足底中部，位于趾短屈肌的深面，属于斜方形的小扁肌。大部分起自跟骨底面的外侧，小部分起自内侧，肌纤维斜向前内方，止于趾长屈肌腱的外侧缘。其作用为增强至第3~4趾的趾长屈肌腱，协助后者向正后方屈足趾。足底方肌受足底外侧神经支配。

3）蚓状肌（lumbricales）：一般有4条，位于足底腱膜前端的深面，趾长屈肌腱之间，其形状如蚯蚓，故称为蚓状肌。第1条蚓状肌起自屈第2趾的趾长屈肌腱内侧缘，其余3条，起自屈第2~5趾的趾长屈肌腱的相对缘。各腱分别沿跖骨深横韧带的跖面绕过第2~5趾的近节趾骨基底部的内侧，移行于各相当趾的趾背腱膜，此肌的各肌腱与跖趾关节囊之间有蚓状肌囊。其作用为屈跖趾关节，伸趾关节，并使各趾内收。第1~2蚓状肌由足底内侧神经支配，第3~4蚓状肌由足底外侧神经支配。

4）骨间肌（interossei）：位于跖骨间隙内，与手的骨间肌相似，也有7条肌肉，即3条骨间足底肌和4条骨间背侧肌。

骨间足底肌（plantar interossei）：位于第 2~5 跖骨间隙内，骨间背侧肌的外侧，该肌起自第 3~5 跖骨近侧端的内侧面，肌腱向前绕过第 3~5 趾的近节趾骨基底部的内侧，止于第 3~5 趾的近节趾骨基底部，其中部分腱纤维移行于趾背腱膜。其作用为屈跖趾关节，伸趾关节，使第 3~5 趾内收。

骨间背侧肌（dorsal interossei）：位于 4 个跖骨间隙内，每条肌肉起自相邻二跖骨的侧面，第 1 骨间背侧肌的肌腱向前，绕过第 2 趾近节趾骨的内侧面，部分抵止于该节趾骨基底部的内侧，部分移行于趾背腱膜。其作用为屈跖趾关节，伸趾关节，使第 2 趾内收。第 2~4 骨间背侧肌分别绕过第 2~4 趾近节趾骨的外侧，部分止于该节趾骨基底部的外侧，部分止于趾背腱膜，屈第 2~4 趾跖趾关节，伸趾关节，并使第 2~4 趾外展。以上二肌均受腓深神经和足底外侧神经支配。

（五）下肢的局部结构

1. 梨状肌上孔和梨状肌下孔　梨状肌穿坐骨大孔，将其分为梨状肌上孔（suprapiriform foramen）和梨状肌下孔（infrapiriform foramen）（图 8-143），梨状肌上孔位于梨状肌上缘与坐骨大孔上缘之间；梨状肌下孔位于梨状肌下缘与坐骨大孔下缘之间。两孔为臀部和下肢的某些神经、血管穿出骨盆之处，故确定其位置有重要临床意义。自髂后上棘与尾骨尖连线的中点，到股骨大转子的连线，为梨状肌下缘的体表投影。孔内穿行的结构（图 8-144）为：梨状肌上孔由外侧至内侧依次为臀上神经、臀上动脉及臀上静脉；梨状肌下孔由外侧至内侧大致为坐骨神经、股后皮神经、臀下神经、臀下动脉、臀下静脉、阴部内动脉、静脉及阴部神经。由于梨状肌变异或损伤等，可压迫和刺激梨状肌上、下孔的神经、血管，尤其以坐骨神经痛的表现为突出，称梨状肌综合征。部分妇女的慢性附件炎或骶髂关节的病损从骨盆波及梨状肌，以致无菌性炎症影响到梨状肌上、下孔通过的神经，也出现相应的梨状肌损伤的症状。盆腔内容物偶尔经此孔脱出而形成疝。

第八章　下肢

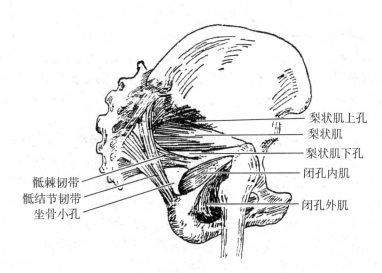

图 8-143　梨状肌上、下孔的形成

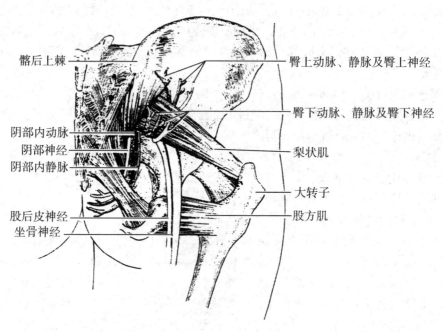

左侧标注（从上到下）：
髂后上棘
阴部内动脉
阴部神经
阴部内静脉
股后皮神经
坐骨神经

右侧标注（从上到下）：
臀上动脉、静脉及臀上神经
臀下动脉、静脉及臀下神经
梨状肌
大转子
股方肌

图 8-144　臀部的血管、神经

2. 闭膜管（obturator canal）　位于耻骨上支的下方，由耻骨闭孔沟与闭孔内肌围成，孔的方向是自外上向前下方，长 2~2.5cm，有内、外二口，内口由闭孔沟的起端与闭孔内肌及其筋膜围成；外口位于耻骨肌的深面，由闭孔沟的末端与闭孔外肌及其筋膜围成。管内通过闭孔神经及血管。闭膜管的狭窄可导致闭孔神经卡压，引起该神经支配的肌肉及相应区域的疼痛与不适。

3. 股三角（femoral triangle）　位于大腿前上方的内侧，为一三角形区域，三角的底边向上，为腹股沟韧带；三角的尖向下，为长收肌和缝匠肌的交角，距腹股沟韧带下方 10~15cm，其外侧界为缝匠肌内侧缘，内侧界为长收肌外侧缘。股三角的底呈沟状，内侧为耻骨肌和长收肌，外侧为髂腰肌和股内侧肌，耻骨肌与髂腰肌所围成的沟称髂耻沟。股三角内有股鞘、股管、股神经、股动脉、股静脉、淋巴管、淋巴结以及脂肪组织等，临床上经此区可进行股动脉压迫止血、插管造影、股神经阻滞麻醉或股静脉穿刺等（图 8-145）。

（1）股鞘（femoral sheath）：为腹横筋膜与髂筋膜向下延续包绕股动脉、静脉上部形成的筋膜鞘，呈漏斗形，长 3~4cm，向下与股血管的外膜融合为血管鞘。股鞘内有两条纵行的纤维隔，将鞘腔分为三部分：外侧部容纳股动脉，中间部容纳股静脉，内侧部称股管（图 8-146）。

（2）股管（femoral canal）：位于股鞘内侧份，为一小的间隙，长 1~1.5cm，男女无明显差异。是腹横筋膜向下突出的漏斗形的盲囊。其前界为腹股沟韧带及镰状缘上角和筛筋膜；后界为耻骨梳韧带、耻骨肌及其筋膜；内侧界为腔隙韧带及股鞘内侧壁；外侧界为股静脉内侧的纤维隔。股管的上口称股环（femoral ring），呈卵圆形，由腹股沟韧带、腔隙韧带、耻骨梳韧带和股静脉内侧的纤维隔所围成。股环上面覆盖有薄层疏松

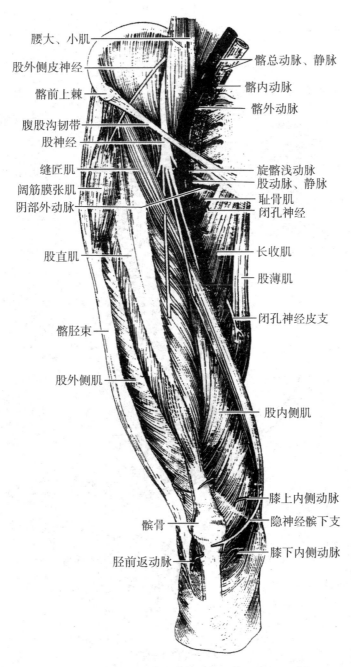

腰大、小肌

股外侧皮神经

髂前上棘

腹股沟韧带

股神经

缝匠肌

阔筋膜张肌

阴部外动脉

股直肌

髂胫束

股外侧肌

髌骨

胫前返动脉

髂总动脉、静脉

髂内动脉

髂外动脉

旋髂浅动脉

股动脉、静脉

耻骨肌

闭孔神经

长收肌

股薄肌

闭孔神经皮支

股内侧肌

膝上内侧动脉

隐神经髌下支

膝下内侧动脉

图 8-145 股前区浅层肌与血管、神经

结缔组织膜，称为股环隔或内筛板。股环隔的上面衬有腹膜，呈一小凹，称为股凹，距股环约 1cm。当腹压增高，腹内脏器可被推向股凹，经股环至股管于隐静脉裂孔处突出，形成股疝（图 8-147）。

4. 肌腔隙（lacuna musculorum）与血管腔隙（lacuna vasorum） 位于腹股沟韧带的深面。髂筋膜的一部分附着在腹股沟韧带与髂耻隆起之间，形成髂耻弓（iliopectineal

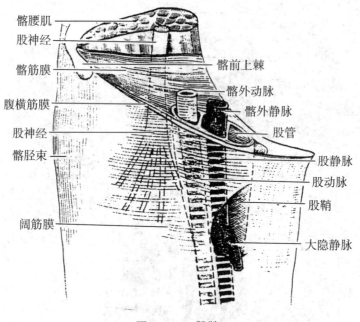

图 8-146 股鞘

图中标注（从上到下，左侧）：髂腰肌、股神经、髂筋膜、腹横筋膜、股神经、髂胫束、阔筋膜

图中标注（右侧）：髂前上棘、髂外动脉、髂外静脉、股管、股静脉、股动脉、股鞘、大隐静脉

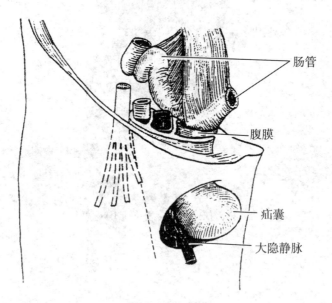

图 8-147 股疝

图中标注：肠管、腹膜、疝囊、大隐静脉

arch）。由髂耻弓将腹股沟韧带与髋骨之间的空隙分为内侧的血管腔隙和外侧肌腔隙（图 8-148）。血管腔隙较小，其前上界为腹股沟韧带，后下界为耻骨肌筋膜和耻骨上韧带（或称 Cooper 韧带），内侧界为腔隙韧带（陷窝韧带），外侧界即髂耻弓。腔隙内通过股鞘、股动脉、股静脉、股管、生殖股神经的股支及淋巴管等。肌腔隙较血管腔隙大，前上界为腹股沟韧带，后下界及外侧界为髂骨，内侧界为髂耻弓，腔隙内通过髂腰肌、股外侧皮神经及股神经等。

5. 收肌管（adductor canal） 又名亨特（Hunter）管，位于大腿中部缝匠肌的深面，为肌肉之间的三棱形间隙，其前壁为缝匠肌深面的股收肌腱板，由大收肌浅层的肌腱和长收肌肌腱的下端分出的腱纤维构成。此腱板由上述二肌起始后，向外附着于股内侧肌；管的外侧壁为股内侧肌，管的后壁为大收肌。管有上、下、前三口，上口称上收肌腱裂孔（superior adductor tendinous opening），位于股骨前内侧面，该孔前界为股收肌腱板的近侧缘，外界为股内侧肌，后上界为长收肌；下口称下收肌腱裂孔（inferior adductor tendinous opening），是大收肌抵止于股骨粗线内侧唇与抵止于内上髁两个腱束间的裂隙，股血管经此入于大腿后面；前口是股收肌腱板上

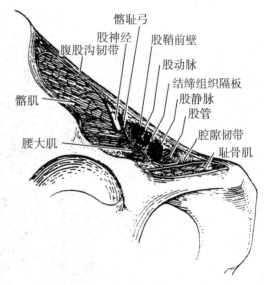

图 8-148 肌腔隙及血管腔隙

的裂隙，隐神经及膝最上动脉由此出管。此管的长短，视其起自长收肌和大收肌的腱纤维的多少而定，一般长 6~7cm。管内通过股血管和隐神经（图 8-149）。

6. 鹅足区 李汉云定为前以胫骨粗隆内缘为界，后至胫骨的内侧缘，上距胫骨平台 5cm，下距胫骨平台 9cm 之间的区域。在此区域内有大腿肌前群的缝匠肌、内侧群的股薄肌、后群的半腱肌和胫侧副韧带附着。3 条肌腱互相连结成两层：浅层是缝匠肌腱膜；深层为互相连结的股薄肌和半腱肌腱，紧贴骨面的是胫侧副韧带。在股薄肌和半腱肌腱与胫侧副韧带之间有 1 个 32mm×25mm 的腱滑膜囊，也叫鹅足囊。鹅足囊的滑膜后层紧贴于胫侧副韧带的表面，前层多数紧贴于股薄肌和半腱肌腱的深面；有少数，前层滑膜覆盖于股薄肌腱的前、后和外侧面，使股薄肌腱的鹅足囊段形成腱滑膜鞘的形式。在鹅足区内，缝匠肌腱浅面有筋膜覆盖，深面是股薄肌和半腱肌腱，不与骨性结构直接接触，故不容易发生损伤。股薄肌和股骨内上髁处互相接近，在绕胫骨内侧髁时，两肌腱均贴近骨面。当肌肉收缩时，两肌腱均有可能与骨面发生摩擦，尤其是股薄肌。胫骨内侧髁下方的股薄肌和半腱肌腱，是鹅足区最易发生损伤的部位。

7. 腘窝 位于膝关节的后面，呈菱形，由上、下两个三角组成，上三角位于膝关节平面上方，其内侧界为半膜肌和半腱肌，外侧界为股二头肌短头及长头；下三角位于膝关节平面下方，其内侧界为腓肠肌内侧头，外侧界为腓肠肌外侧头及跖肌肌腹。腘窝的底由三部分组成，由上而下为股骨下端的腘平面、膝关节囊和腘肌及腘肌表面的腘肌筋膜。腘窝的后面被腘筋膜封闭，窝内通过腘血管、腓总神经、胫神经，并含有脂肪组织和淋巴结（图 8-150）。

8. 腘肌内侧沟和腘肌外侧沟 腘肌内侧沟位于腘窝的内侧，为半膜肌与腓肠肌内侧头之间的浅沟；腘肌外侧沟由股二头肌与腓肠肌外侧头围成。

9. 小腿腘管 位于小腿后面浅层肌与深层肌之间，其前方为胫骨后肌，后方为比

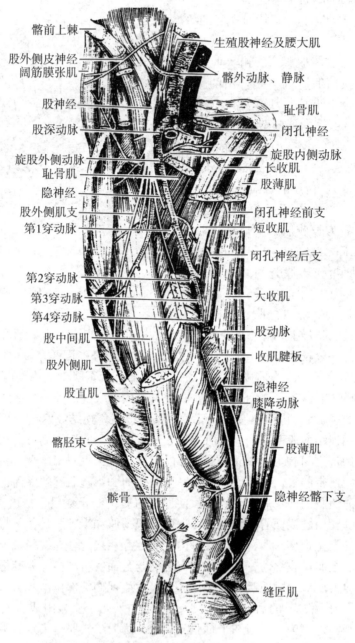

图 8-149　股前区深层肌与血管、神经

目鱼肌，内侧为趾长屈肌，外侧为姆长屈肌。其入口由腘肌和比目鱼肌腱弓围成；出口有二：即前口与下口，前口位于腘肌下缘，为小腿骨间膜上方的裂孔；下口位于比目鱼肌内侧缘移行于跟腱处和胫骨后肌之间，管内通过胫后动脉、胫后静脉和胫神经。

10. 肌腓骨下管　为小腿腘管的分支，介于姆长屈肌与腓骨之间，管内有腓动脉和其伴行静脉通过。

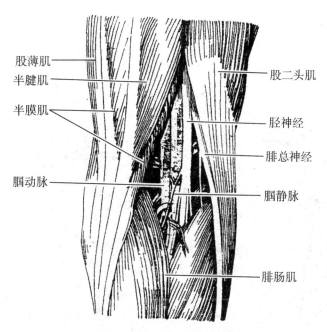

图 8-150　腘窝的血管及神经

11. 足底内侧沟和足底外侧沟　均位于足底。前者位于足底内侧隆起与中间隆起之间，其深面通过足底内侧血管及神经；后者位于足底外侧隆起与中间隆起之间，其深面通过足底外侧血管及神经。

四、下肢血管

（一）下肢动脉

下肢的动脉（图 8-151）主要为髂内动脉发出的闭孔动脉、臀上动脉、臀下动脉，髂外动脉发出的旋髂深动脉，股动脉、腘动脉、胫后动脉、胫前动脉、足背动脉及其分支构成的下肢动脉网。

1. 髂内动脉至下肢的分支（图 8-152）

（1）髂腰动脉（iliolumbar artery）：分出髂支至髂肌及邻近骨膜。其走行详见腰骶部。

（2）闭孔动脉（obturator artery）：是髂内动脉前干的分支，沿骨盆侧壁行向前下，经盆内筋膜与腹膜之间，输精管或子宫圆韧带自其内侧跨过，闭孔神经位于动脉的上方，静脉居其下方（也可以在动脉的上方），至闭孔上部进入闭膜管，出骨盆至股部，分为前、后两终支。

1）耻骨支（pubic branch）：闭孔动脉在盆部发出，走在闭孔内肌上缘，至耻骨联合后方，并与对侧同名支以及腹壁下动脉的耻骨支吻合。

2）髂支（iliac branch）：自闭孔动脉发出后，上升，经髂肌与髂骨之间，营养该二结构，与髂腰动脉吻合。

3）前支（anterior branch）：出闭膜管后发出，是闭孔动脉的终支之一，在闭孔膜的外面与闭孔外肌之间，沿闭孔前缘下降，与闭孔动脉的后支吻合形成动脉环，并与旋

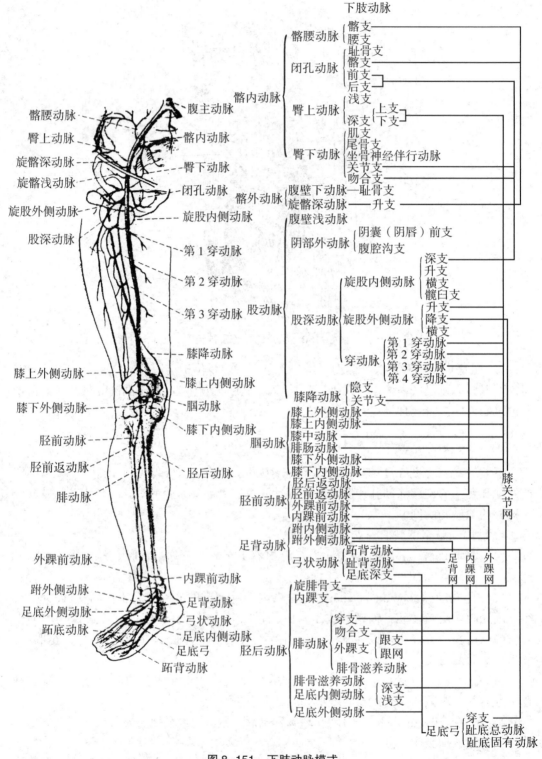

下肢动脉

髂腰动脉 ——— 腹主动脉
臀上动脉 ——— 髂内动脉
旋髂深动脉 ——— 臀下动脉
旋髂浅动脉 ——— 闭孔动脉
旋股外侧动脉 ——— 旋股内侧动脉
股深动脉 ——— 第1穿动脉
——— 第2穿动脉
——— 第3穿动脉
——— 膝降动脉
膝上外侧动脉 ——— 膝上内侧动脉
膝下外侧动脉 ——— 腘动脉
——— 膝下内侧动脉
胫前动脉 ———
胫前返动脉 ——— 胫后动脉
腓动脉 ———
外踝前动脉 ———
跗外侧动脉 ——— 内踝前动脉
足底外侧动脉 ——— 足背动脉
跖底动脉 ——— 弓状动脉
——— 足底内侧动脉
——— 足底弓
——— 跖背动脉

髂内动脉
{
  髂腰动脉 { 髂支 / 腰支
  闭孔动脉 { 耻骨支 / 髂支 / 前支 / 后支
  臀上动脉 { 浅支 / 深支 { 上支 / 下支
  臀下动脉 { 肌支 / 尾骨支 / 坐骨神经伴行动脉 / 关节支 / 吻合支
}

髂外动脉
{
  腹壁下动脉 —— 耻骨支
  旋髂深动脉 —— 升支
  腹壁浅动脉
  阴部外动脉 { 阴囊（阴唇）前支 / 腹腔沟支
}

股动脉
{
  旋股内侧动脉 { 深支 / 升支 / 横支 / 髋臼支
  旋股外侧动脉 { 升支 / 降支 / 横支
  股深动脉 { 穿动脉 { 第1穿动脉 / 第2穿动脉 / 第3穿动脉 / 第4穿动脉
}

膝降动脉 { 隐支 / 关节支

腘动脉
{
  膝上外侧动脉
  膝上内侧动脉
  膝中动脉
  腓肠动脉
  膝下外侧动脉
  膝下内侧动脉
}

胫前动脉
{
  胫后返动脉
  胫前返动脉
  外踝前动脉
  内踝前动脉
  跗内侧动脉
  跗外侧动脉
}

足背动脉
{
  跖背动脉
  趾背动脉
  足底深支
  弓状动脉
}

胫后动脉
{
  旋腓骨支
  内踝支
  腓动脉 { 穿支 / 吻合支 / 外踝支 { 跟支 / 跟网 / 腓骨滋养动脉
  腓骨滋养动脉
  足底内侧动脉 { 深支 / 浅支
  足底外侧动脉
}

足底弓 { 穿支 / 趾底总动脉 / 趾底固有动脉

足背网 / 内踝网 / 外踝网

膝关节网

图 8-151 下肢动脉模式

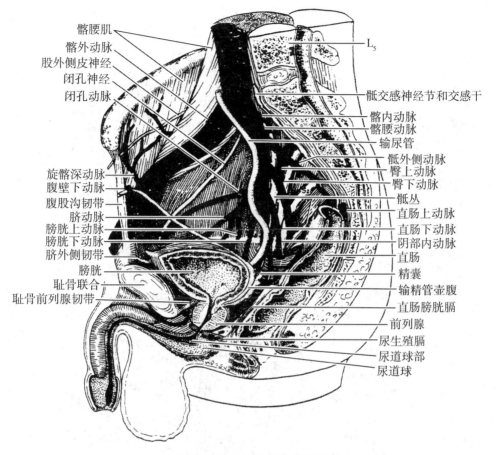

髂腰肌
髂外动脉
股外侧皮神经
闭孔神经
闭孔动脉

L₅

骶交感神经节和交感干
髂内动脉
髂腰动脉
输尿管
骶外侧动脉
臀上动脉
臀下动脉
骶丛
直肠上动脉
直肠下动脉
阴部内动脉
直肠
精囊
输精管壶腹
直肠膀胱膈
前列腺
尿生殖膈
尿道球部
尿道球

旋髂深动脉
腹壁下动脉
腹股沟韧带
脐动脉
膀胱上动脉
膀胱下动脉
脐外侧韧带
膀胱
耻骨联合
耻骨前列腺韧带

图 8-152　髂内动脉分支（男性）

股内侧动脉吻合。营养闭孔外肌、耻骨肌、内收肌及股薄肌等。

　　4）后支（posterior branch）：出闭膜管后分出，也是闭孔动脉的终支。沿闭孔后缘下降，在髋臼切迹处发出髋臼支（acetabular branch），经髋臼切迹入髋关节，沿股骨头韧带至股骨头，后支的末端与前支吻合组成动脉环。

　　（3）臀上动脉（superior gluteal artery）：为后干的终末支，从第 1、2 骶神经或腰骶神经干与第 1 骶神经之间，穿经梨状肌上孔出骨盆至臀部，分为浅、深两支（图 8-153）。

　　1）浅支：出梨状肌上孔后，至臀大肌深侧，分支营养该肌，并与臀下动脉吻合。有的分支穿过臀大肌的起始腱至骶部皮肤，与骶外侧动脉分支吻合。

　　2）深支：出梨状肌上孔后，位于臀中肌的深侧，分为上、下两支。上支沿臀小肌上缘前进，至髂前上棘与旋髂深动脉和旋股外侧动脉升支吻合。下支在臀中肌和臀小肌之间向外行进，分支至该二肌，并发小支穿臀小肌至髋关节。至转子窝的分支与臀下动脉和旋股内侧动脉的深支吻合。此外，臀上动脉在出骨盆前发肌支，至梨状肌、闭孔内肌和髋骨等。

　　（4）臀下动脉（inferior gluteal artery）：多数与阴部内动脉共干，自髂内动脉前干

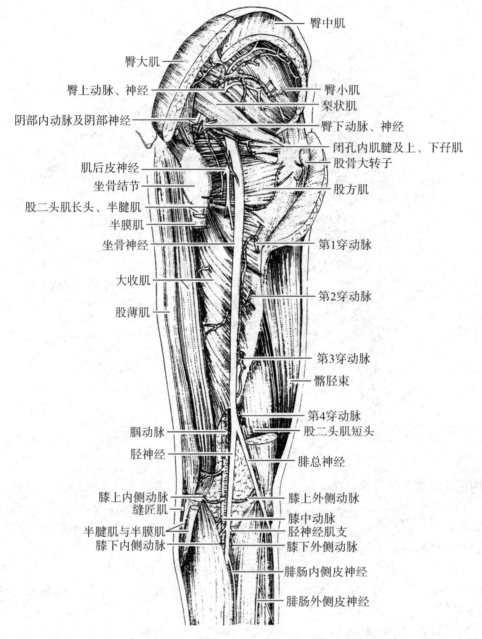

臀中肌

臀大肌

臀上动脉、神经

阴部内动脉及阴部神经

肌后皮神经

坐骨结节

股二头肌长头、半腱肌

半膜肌

坐骨神经

大收肌

股薄肌

臀小肌

梨状肌

臀下动脉、神经

闭孔内肌腱及上、下孖肌

股骨大转子

股方肌

第1穿动脉

第2穿动脉

第3穿动脉

髂胫束

第4穿动脉

股二头肌短头

腘动脉

胫神经

膝上内侧动脉

缝匠肌

半腱肌与半膜肌

膝下内侧动脉

腓总神经

膝上外侧动脉

膝中动脉

胫神经肌支

膝下外侧动脉

腓肠内侧皮神经

腓肠外侧皮神经

图 8-153　臀部与股后区的血管、神经

发出，较阴部内动脉稍大，经骶神经丛的前面下降，穿第 2、第 3 骶神经之间出梨状肌下孔至臀部。主干在坐骨结节与大转子之间，随坐骨神经与股后皮神经下降，分支终于臀大肌和股后部的皮肤，并与股动脉的穿支吻合。臀下动脉在出骨盆以前发小支至梨状肌、尾骨肌、肛提肌及直肠周围组织，并有小支分布至膀胱、精囊和前列腺。出骨盆后尚发以下各支（图 8-153）：

1）肌支（muscular branches）：至臀大肌、外旋诸肌及起于坐骨结节的诸肌。

2）坐骨神经伴行动脉（accompanying artery of ischiadic nerve）：为一细支，伴坐骨神经下降，营养该神经。

3）关节支（articular branches）：至髋关节囊。

4）尾骨支（coccygeal branch）：穿骶结节韧带至臀大肌。

5）吻合支（anastomotic branch）：沿外旋肌群下降，参加十字吻合。

2. 髂外动脉（external iliac artery） 从骶髂关节前面与髂内动脉分离后，沿腰大肌内侧缘下降至腹股沟韧带中点，经血管腔隙至股部，移行于股动脉。

左、右髂外动脉的关系略有不同；右髂外动脉起始部的前方，有输尿管和回肠末段跨过（图8-152）；而乙状结肠则位于左髂外动脉的腹侧。睾丸血管（或卵巢血管）、输精管（或子宫圆韧带）、生殖股神经的生殖支，均从髂外动脉的前方经过；旋髂深静脉自髂外动脉末端越过注入髂外静脉。髂外动脉的后方，与髂外静脉的上段和腰大肌内侧缘及其腱相邻。其下段的内侧，与髂外静脉伴行。外侧与腰大肌和髂筋膜相接。此外，在血管的两侧和前方，有多数淋巴结和淋巴管排列。髂外动脉发出至下肢的动脉主要为旋髂深动脉。其走行及分布详见腹壁深动脉。

3. 股动脉（femoral artery）（图8-146） 是髂外动脉的直接延续，在腹股沟韧带中点的后方经血管腔隙至股三角，由股三角尖端向下进入收肌管，穿收肌腱裂孔至腘窝，移行于腘动脉。

（1）周围关系：股动脉在血管腔隙的部分，位于股静脉与髂耻骨梳韧带之间，与静脉包于一个共同的血管鞘中，但动脉和静脉以结缔组织间隔相互分开。股动脉在股三角的部分位置较浅，位于隐静脉裂孔镰状缘的深侧，在镰状缘及隐静脉裂孔的表面尚有腹股沟浅淋巴结，旋髂浅静脉及髂腹股沟神经配布；至股三角的尖端处，其前面尚有股内侧皮神经跨过。股动脉的后面与髂腰肌和耻骨肌为邻，其间并有至耻骨肌的神经横过。股动脉的外侧为股神经；其后内侧与股静脉相接。股动脉在收肌管的部分，其前面被收肌管前壁（腱性部分）及缝匠肌覆盖；前外侧有股内侧肌；动脉的后面与长收肌和大收肌相接；隐神经初居股动脉的外侧，继而越其前方至内侧；股静脉在收肌管的上部，位于动脉的背侧，至下部则转向其外侧（图8-154）。

（2）股动脉至下肢的分支：

1）股深动脉（deep femoral artery）：为股动脉最大的分支，自腹股沟韧带下方1～6cm处，起于股动脉的外侧壁或后壁，自此向内下行，经股内侧肌与收肌群之间，其末段至长收肌与大收肌之间，沿途发出旋股内侧动脉、旋股外侧动脉及数支穿动脉（图8-149）。

A. 旋股内侧动脉（medial femoral circumflex artery）：由股深动脉发出后，向内行经股血管后方至耻骨肌与髂腰肌之间分为浅支和深支。

浅支：经耻骨肌与长收肌表面，分支至附近诸肌。

深支：较粗大，经耻骨肌与髂腰肌之间向后至深部，再经短收肌与闭孔外肌之间，于此发出髋臼支（acetabular branch）。经髋臼切迹至髋关节。主干继续向后经股方肌与大收肌之间至股后部，与臀下动脉，旋股外侧动脉及第1穿动脉吻合（十字吻合）。

B. 旋股外侧动脉（lateral femoral circumflex artery）：起于股深动脉的外侧壁，向外

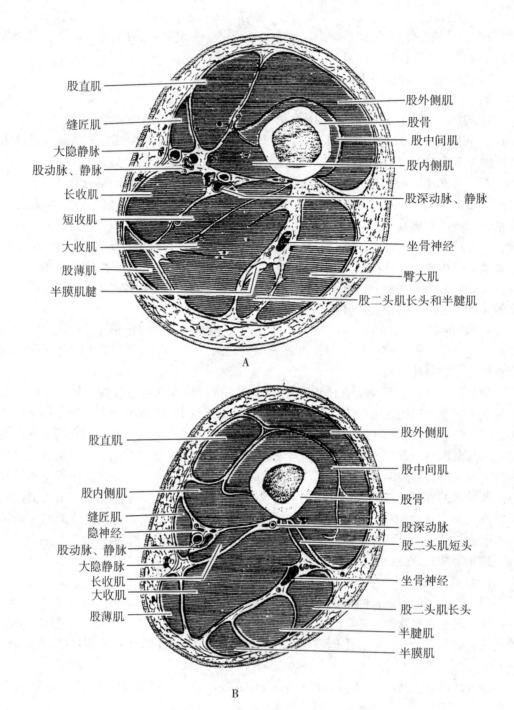

股直肌 —— 股外侧肌
缝匠肌 —— 股骨
大隐静脉 —— 股中间肌
股动脉、静脉 —— 股内侧肌
长收肌 —— 股深动脉、静脉
短收肌
大收肌 —— 坐骨神经
股薄肌 —— 臀大肌
半膜肌腱 —— 股二头肌长头和半腱肌

A

股直肌 —— 股外侧肌
—— 股中间肌
股内侧肌 —— 股骨
缝匠肌 —— 股深动脉
隐神经 —— 股二头肌短头
股动脉、静脉
大隐静脉
长收肌 —— 坐骨神经
大收肌
股薄肌 —— 股二头肌长头
—— 半腱肌
—— 半膜肌

B

图 8-154 股部水平面

A. 股三角尖端水平面（右侧）　　B. 股中部水平面（右侧）

穿过股神经分支间，经缝匠肌、股直肌与髂腰肌之间，分为升支和降支。

升支（ascending branch）：在股直肌后面上升，至臀肌及阔筋膜张肌。在升支发出部位，尚分出横支，经髂腰肌与股中间肌之间穿入股深部，绕股骨外侧至股后部与臀下动脉、旋股内侧动脉及第 1 穿动脉等吻合。

降支 (descending branch)：在股直肌后方下降，穿入股外侧肌向下至膝部，分布于股四头肌末端及膝关节附近。

C. 穿动脉 (perforating artery)：一般为 3~4 支，依次自股深动脉发出。

第 1 穿动脉：自股深动脉发出后，于耻骨肌下缘，穿过短收肌（或自短收肌上缘）及大收肌腱至股后部，分布于此二肌及股二头肌。自此动脉发一支，进入股骨上部的滋养孔，营养股骨，称为股骨滋养动脉 (femoral nutrient artery)，第 1 穿动脉末支参加十字吻合。

第 2 穿动脉：在短收肌止点的下方，穿过大收肌腱与股骨之间，至股后部分为升、降 2 支，分别与第 1、3 穿动脉吻合。

第 3 穿动脉：在长收肌、大收肌与股骨之间穿入股后，与第 2 穿动脉及腘动脉的肌支吻合。

第 4 穿动脉：常是股深动脉的终末支，穿过大收肌腱至股后部，分布于股二头肌短头及股外侧肌。

以上穿动脉由于紧贴股骨干，故这部分股骨干骨折时，穿动脉易受损伤。

D. 膝降动脉 (descending genicular artery)：在收肌管内，自股动脉发出，穿收肌管前壁，沿缝匠肌下降，除分布于附近诸肌及皮肤外，并参加膝关节网。

髋关节周围有髂内、外动脉及股动脉等的分支分布，通常所称的"臀部十字吻合"；位于臀大肌深面，股方肌与大转子附近。十字吻合的两侧分别为旋股内侧动脉及旋股外侧动脉，上部为臀上动脉及臀下动脉，下部为第 1 穿动脉等组成吻合丰富的动脉网。其次，在近髋关节的盆侧壁处，还有旋髂深动脉、髂腰动脉、骶外侧动脉、骶正中动脉等及其间的吻合支。此外，盆内脏器两侧之间的动脉吻合也较丰富，故结扎一侧髂内动脉时，可借髋周围动脉网建立侧支循环，以代偿髂内动脉分布区的血液供应（图 8-155）。

4. 腘动脉 (popliteal artery)（图 8-156） 是股动脉直接延续，自收肌管下口（大收肌腱裂孔）处，向下至腘窝，达腘肌下缘分为两个终支（即胫前动脉和胫后动脉）至小腿。

（1）周围关系：腘动脉上段与股骨腘平面相接，在骨面与血管之间有脂肪组织和淋巴结；下段与膝关节囊和腘肌相邻；腘动脉的背侧为腘静脉和胫神经，腘静脉位于动脉的后外侧，胫神经在腘静脉的后外方。腘动脉、静脉紧密相接，共同包于血管鞘中。

（2）分支：

1）肌支：除分支至股二头肌和半膜肌外，腓肠动脉 (sural arteries) 是腘动脉最粗大的肌支，对小腿侧支循环的建立，有很大意义。腓肠动脉营养腓肠肌的两个头及一部分皮肤，其升支与第 3 穿动脉吻合，另一些分支穿入小腿后面肌群，与胫后动脉、腓动脉及胫前动脉的胫后返动脉等吻合。因此，结扎腘动脉应在腓肠动脉发出点以下进行。

2）关节支：至膝关节的分支，有以下数条：

膝中动脉 (middle genicular artery)：常见 1~2 支，穿腘斜韧带及膝关节囊，营养交叉韧带及滑膜皱襞。

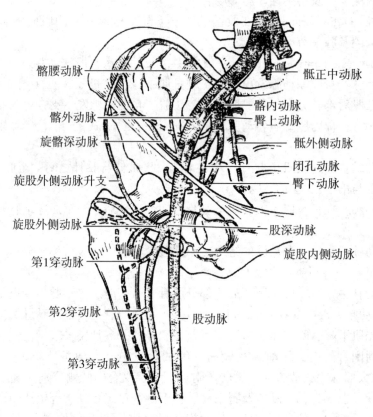

图 8-155　髋周围动脉网

膝上内侧动脉（medial superior genicular artery）：自腘动脉发出，可与膝上外侧动脉共干，或膝上内、外侧和膝中动脉三者合干发出，在股骨内侧髁上面紧贴骨面内行，经半腱肌、半膜肌和大收肌腱与骨面之间至膝关节前面，参加膝关节网。

膝下内侧动脉（medial inferior genicular artery）：自腘动脉起始，亦可与膝中动脉或膝下外侧动脉共干发出，行向内下方，被腓肠肌内侧头遮盖，经胫侧副韧带与胫骨内侧髁之间至膝关节前面参加膝关节网，并发支营养胫骨。

膝上外侧动脉（lateral superior genicular artery）：自腘动脉外侧壁发出，亦可与膝中动脉共干起始，膝上内、外侧动脉和膝中动脉三支合干者较少见，经股骨外侧髁上方、股二头肌腱与骨面之间至膝关节网。此动脉于经过中除发支至股二头肌外，并与旋股外侧动脉降支及膝下外侧动脉吻合。

膝下外侧动脉（lateral inferior genicular artery）：自腘动脉发出，亦可与膝中动脉共干起始，向外行，被腓肠肌外侧头遮盖，再经腓侧副韧带与胫骨外侧髁之间，至膝关节前方参加膝关节网。在腓骨头上方与膝下内、外动脉及胫前返动脉吻合。

5. 胫后动脉（posterior tibial artery）（图 8-156）　为腘动脉的直接延续，在腘肌下缘处自腘动脉发出，沿小腿后侧浅、深层屈肌群之间下降，至内踝与跟骨结节之间，跗展肌起端的深侧，分成足底内侧动脉和足底外侧动脉。

（1）周围关系：胫后动脉的起始部，位于比目鱼肌腱弓与胫、腓二骨及骨间膜所围成的孔隙中，动脉向下经小腿浅、深两层屈肌之间，在小腿深筋膜深层的前面；胫神经位于胫后动脉的外侧。胫后动脉向下沿蹈长屈肌外侧缘下降至小腿下 1/3 的部分，达小腿三头肌腱的内侧缘，继经内踝后方，分裂韧带深侧，蹈长屈肌腱内侧的腱纤维鞘至足底。

（2）分支：

1）旋腓骨支（circumflex fibular branch）：为一细支，穿经比目鱼肌的实质，绕腓骨颈，与膝下外侧动脉交通，分支至附近诸肌，并参加膝关节网。

2）腓动脉（peroneal artery）：为胫后动脉最粗大的分支，距腘肌下缘 2~3cm 处，自胫后动脉发出，经腓骨后面与蹈长屈肌之间下降，至外踝部终于跟支（calcaneal branches），分布跟骨外侧面，经过中尚发以下诸支。

腓骨滋养动脉（fibular nutrient artery）：穿腓骨滋养孔入骨内。

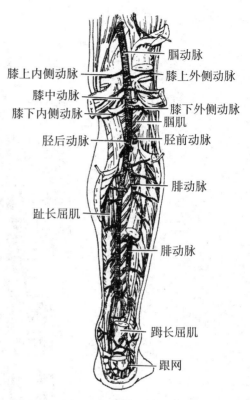

图 8-156　腘动脉和胫后动脉分支

肌支（muscular branches）：至附近诸屈肌。

穿支（perforating branch）：自外踝上方 4~6cm 处发出，穿骨间膜远侧部的裂孔，至小腿前面，下降与外踝前动脉吻合。穿支对于小腿侧支循环的形成和血液供应有重要意义。腓动脉的穿支有时较粗而代替足背动脉。

交通支（communicating branch）：从外踝的稍上方发出，向内行经蹈长屈肌深侧与胫后动脉交通。

外踝后动脉（lateral posterior malleolar artery）：于腓动脉下端发出，参加外踝网。

3）胫骨滋养动脉（tibial nutrient artery）：自胫后动脉起始部发出，在比目鱼肌线下方沿胫骨后面下降，发 1~2 肌支后，经胫骨滋养孔至骨内。

4）内踝后动脉（medial posterior malleolar artery）：在内踝后方发出，绕内踝前进，参加内踝网。

5）跟内侧支（medial calcaneal branch）：自胫后动脉发出后，至跟骨内侧面，与跟外侧支组成跟网。

6）足底内侧动脉（medial plantar artery）（图 8-157）：为较细的终支之一，其起始部初居蹈展肌的深侧，继而经蹈展肌与趾短屈肌之间，最后沿蹈长屈肌腱下缘至蹈趾胫侧，分布于足底内侧，并与第 1 跖骨背动脉相交通。

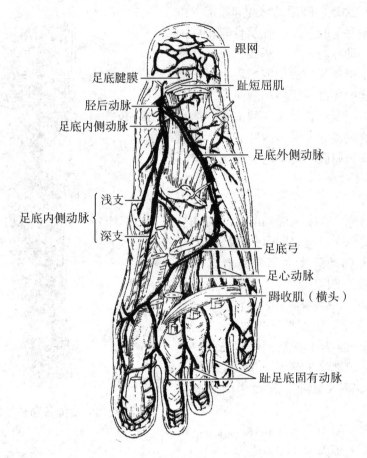

图 8-157　足底的动脉（右侧）

足底腱膜
趾短屈肌
跟网
胫后动脉
足底内侧动脉
足底外侧动脉
足底内侧动脉
浅支
深支
足底弓
足心动脉
蹈收肌（横头）
趾足底固有动脉

7）足底外侧动脉（lateral plantar artery）（图 8-157）：比足底内侧动脉稍大，在同名神经的外侧行向前外，经足底方肌与趾短屈肌之间，至第 5 跖骨底处发出小趾固有趾底动脉后，主干转向内侧，经蹈收肌斜头与 2～4 骨间肌之间，至第 1 跖骨间隙处，与足背动脉的足底深支吻合构成足底深弓（deep plantar arch），弓的凸面朝向前外，位于足底外侧神经深支的后方，自此弓向前发 4 支足心动脉。足心动脉向前行于跖骨间隙内，向足背发出穿支，至跖趾关节附近，各分为 2 支趾足底固有动脉至第 1～5 趾的相对缘。第 1 足心动脉又发出 1 支蹈趾胫侧趾足底固有动脉，至蹈趾的内侧缘。趾足底固有动脉至趾的末端相互吻合成网。足底深弓位于足底深侧，体重的压迫并不阻碍足远侧端的血液供应，因为足底深弓是由足底外侧动脉和足背动脉的足底深支构成的。

6. 胫前动脉（anterior tibial artery）（图 8-158）　在腘肌下缘处，自腘动脉发出，穿小腿骨间膜上端的裂孔至小腿伸侧，沿骨间膜的前面下降至足背延续于足背动脉。

（1）周围关系：胫前动脉的上段，于胫骨前肌与趾长伸肌之间，沿骨间膜的前面下降；其下段，在踝关节以上紧贴胫骨外侧面，行经胫骨前肌与蹈长伸肌之间，至踝关节时，蹈长伸肌腱斜过其前面，伸肌上支持带及伸肌下支持带覆盖在动脉的表面。胫前动脉的全程与腓深神经伴行，神经位于动脉的外侧（图8-159）。

（2）分支：

1）胫后返动脉（posterior tibial recurrent artery）：胫前动脉尚未穿过骨间膜时发出此支，向上外侧斜升，穿经腘肌至膝关节后面，与膝下内、外侧动脉吻合，并发支至胫腓关节。此动脉有时阙如。

2）胫前返动脉（anterior tibial recurrent artery）：在胫前动脉穿过骨间膜之后发出，向前上方穿胫骨前肌，除发支至附近诸肌及髌韧带外，并与膝下内、外侧动脉及膝降动脉吻合。

3）外踝前动脉（lateral anterior malleolar artery）：在踝关节附近自胫前动脉发出，向外经趾长伸肌腱与骨面之间至外踝，与跗外侧动脉和腓动脉穿支吻合。

4）内踝前动脉（medial anterior malleolar artery）：在踝关节附近发出，向内下方，经胫骨前肌及姆长伸肌腱的深侧至内踝，并与跗内侧动脉及足底内侧动脉相交通。

5）肌支（muscular branches）：在胫前动脉的经过中，发小支至小腿前面的伸肌群。

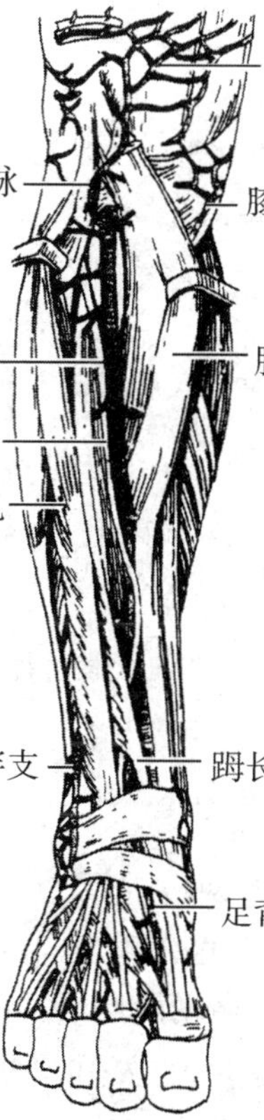

图8-158 胫前动脉分支

6）穿支（perforating branch）：数目不定，发出后，穿骨间膜至小腿屈侧，营养小腿深层屈肌，并与胫后动脉及腓动脉的分支吻合。

7. 足背动脉（dorsal artery of foot）（图8-160）　是胫前动脉的直接延续。胫前动脉至内、外踝连线中点的下方即更名为足背动脉，向前下方，经足背至第1跖骨间隙处即分为足底深支及第1跖背动脉两终支。足背动脉有时由腓动脉穿支形成。

（1）周围关系：其上部位于伸肌下支持带及踝关节囊之间，向前下经距骨，舟骨和中间楔骨的上面，趾短伸肌的第1个肌腱的下面经过。足背动脉的内侧为姆长伸肌腱，其外侧为趾长伸肌的第1个肌腱和腓深神经。

（2）分支：

1）跗内侧动脉（medial tarsal arteries）：在距骨附近发出，多为1~3支，较细小，经姆长伸肌腱至足的内侧缘，营养附近足骨和姆趾侧诸肌。

2）跗外侧动脉（lateral tarsal artery）：在距骨颈附近发出，以1~2支为多见，经趾短伸肌的深侧向前外方斜降，至第5跖骨底与弓状动脉相吻合。

3）弓状动脉（arcuate artery）：在跖骨底处自足背动脉发出，经趾短伸肌的深侧外进入，与跗外侧动脉吻合形成动脉弓，自动脉弓向近侧发出一些小支参加足背网。向远侧发出3条跖背动脉（dorsal metatarsal arteries），沿2~4跖骨间隙前进，到跖趾关节附

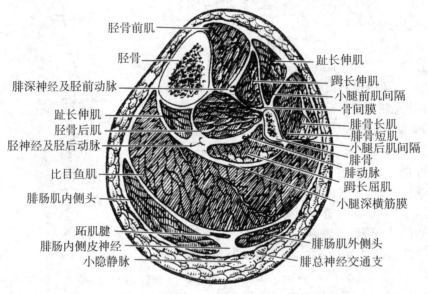

图 8-159　右小腿中段水平面上面观

图中标注（顺时针）：
胫骨前肌
胫骨
腓深神经及胫前动脉
趾长伸肌
胫骨后肌
胫神经及胫后动脉
比目鱼肌
腓肠肌内侧头
跖肌腱
腓肠内侧皮神经
小隐静脉
趾长伸肌
姆长伸肌
小腿前肌间隔
骨间膜
腓骨长肌
腓骨短肌
小腿后肌间隔
腓骨
腓动脉
姆长屈肌
小腿深横筋膜
腓肠肌外侧头
腓总神经交通支

近，各分为两支趾背动脉（dorsal digital arteries），沿相邻趾的相对缘向前，至趾端与对侧同名动脉吻合。跖背动脉在跖骨底处，各发出穿支与相应的跖底动脉吻合。

4）第 1 跖背动脉（first dorsal metutarsal artery）：为足背动脉的终支之一，在第 1 跖骨间隙的近侧端发出，沿第 1 骨间背侧肌表面前行，至近节趾骨基底处，分为 3 条趾背动脉，外侧的 2 支至第 1、2 趾的相对缘，内侧支经姆长伸肌腱的深侧至姆趾的内侧缘。

5）足底深动脉（deep plantar artery）：为足背动脉终支之一，在第 1 跖骨间隙的近侧端发出，穿第 1 骨间背侧肌的两头之间至足底，与足底外侧动脉吻合构成足底深弓。

8. 下肢动脉网　包括膝关节网、内踝网、外踝网、足背网及跟网等。

（1）膝关节网（genicular articular rete）：在膝关节囊的周围及髌的前面，由腘动脉的 5 条关节支（膝上内、外侧动脉，膝下内、外侧动脉，膝中动脉）、膝降动脉、旋股外侧动脉的降支及胫前、后返动脉等彼

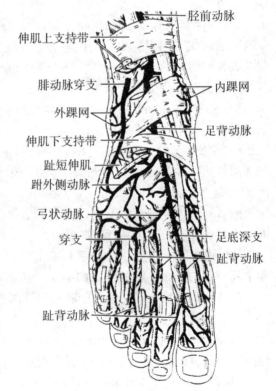

图 8-160　足背动脉及其分支

图中标注：
胫前动脉
伸肌上支持带
腓动脉穿支
外踝网
伸肌下支持带
趾短伸肌
跗外侧动脉
弓状动脉
穿支
趾背动脉
内踝网
足背动脉
足底深支
趾背动脉

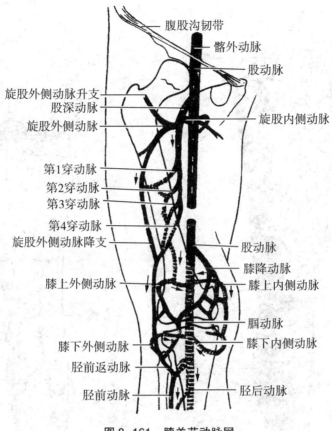

腹股沟韧带
髂外动脉
股动脉
旋股外侧动脉升支
股深动脉
旋股外侧动脉
旋股内侧动脉
第1穿动脉
第2穿动脉
第3穿动脉
第4穿动脉
旋股外侧动脉降支
股动脉
膝降动脉
膝上外侧动脉
膝上内侧动脉
腘动脉
膝下外侧动脉
膝下内侧动脉
胫前返动脉
胫前动脉
胫后动脉

图 8-161　膝关节动脉网

此吻合而成。其在髌骨前的，特称为髌网（图 8-161）。膝关节网不仅是膝关节的营养来源，而且在腘动脉主干发生血运障碍时，还是侧支循环的重要途径。

（2）内踝网（medial malleolar rete）（图 8-160）：位于内踝的表面，由内踝前动脉、内踝后动脉、跗内侧动脉、跟内侧支及足底内侧动脉的分支等组成。

（3）外踝网（lateral malleolar rete）（图 8-160）：居外踝的表面。由外踝前动脉、外踝后动脉、跗外侧动脉、腓动脉穿支以及足底外侧动脉的分支组成。

（4）足背网（dorsal rete of foot）：位于足背韧带的表面，由跗外侧动脉、弓状动脉的分支以及腓动脉的穿支等吻合而成。此网借跖背动脉的穿支与足底动脉吻合。

（5）跟网（calcaneal rete）（图 8-157）：在跟结节的周围。由内、外踝网的分支，胫前、后动脉的跟支和腓动脉的跟外侧支等吻合而成。

（二）下肢静脉

下肢静脉分为深静脉与浅静脉，浅静脉位于皮下组织中，有多数交通支穿过深筋膜，与深静脉相交通。深静脉的名称及属支均与其伴行动脉一致。下肢静脉的静脉瓣较上肢为多，深静脉内的瓣膜又比浅静脉者稍多。

1. 下肢浅静脉（图 8-162）

（1）足的浅静脉：在足背有趾背静脉及足背静脉弓。趾背静脉（dorsal digital veins

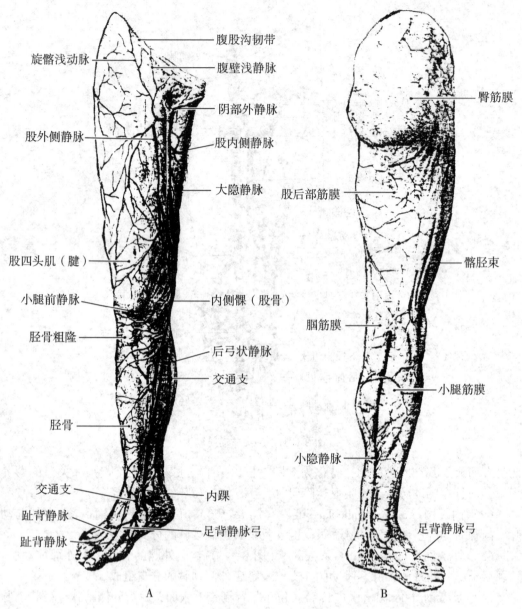

図 8-162 下肢浅静脉

A. 前面观　B. 后面观

图中文字标注：

腹股沟韧带
旋髂浅动脉
腹壁浅静脉
阴部外静脉
股外侧静脉
股内侧静脉
大隐静脉
股四头肌（腱）
小腿前静脉
内侧髁（股骨）
胫骨粗隆
后弓状静脉
交通支
胫骨
交通支
内踝
趾背静脉
趾背静脉
足背静脉弓

臀筋膜
股后部筋膜
髂胫束
腘筋膜
小腿筋膜
小隐静脉
足背静脉弓

of foot）起自甲床的静脉丛，沿趾背侧后行，至跖趾关节附近，组成 3～4 支跖背静脉（dorsal metatarsal veins），后者注入足背静脉弓（dorsal venous arch of foot），此弓尚可收受小趾外侧趾背静脉、踇趾内侧趾背静脉以及自足底来的跖骨头间静脉。足背静脉弓是足背静脉网最发达的部分，横位于跖骨远侧端。静脉弓的内、外两端向后移行为内侧缘静脉（medial marginal vein）和外侧缘静脉（lateral marginal vein），分别于与大隐静脉和小隐静脉相延续。内、外侧缘静脉与足背静脉弓之间有许多静脉支相连组成足背静脉网（dorsal venous rete of foot），位于足背深筋膜的表面，与足背皮神经交织。

足底皮下有许多较粗的静脉组成足底静脉网（planter venous rete），此网的血流归宿有三：①通过多数小静脉经皮下脂肪层及足底筋膜注入足底深静脉。②汇入足背的内、外侧缘静脉。③其余的部分，沿跖骨间隙向远侧行注入足底静脉弓（planter venous arch），此弓横位于跖趾关节线的皮下。足底静脉弓接受各趾跖侧皮下网的静脉，并借跖骨头间静脉与足背静脉弓吻合。

（2）小腿及大腿的浅静脉：足背浅静脉的血液，经大隐静脉及小隐静脉回流。

1）小隐静脉（small saphenous vein）（图8-163）：是外侧缘静脉的延续，接受足背静脉弓及足跟的皮下静脉，与足底的深静脉吻合。小隐静脉自外踝后方上升，初在跟腱外侧，继而沿小腿背侧中线向上，至腘窝下部穿深筋膜，经腓肠肌的两头间，于膝关节平面以上注入腘静脉或同时有一细支连结大隐静脉或股深静脉。小隐静脉也可继续上升，在大腿下1/3以上注入大隐静脉、股深静脉或膝外上静脉。少数小隐静脉在膝横皱襞以下注入大隐静脉、腘静脉或腓静脉。

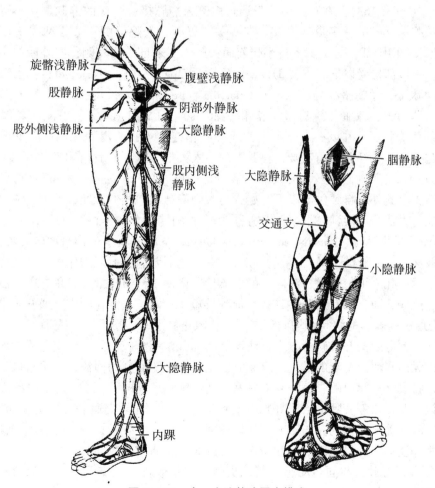

图 8-163　大、小隐静脉属支模式

小隐静脉在足背与深静脉间有交通支，并接受小腿后面的多数静脉属支，向上、向内以数支静脉与大隐静脉相连。小隐静脉穿入深筋膜以前，有时可分出一交通支，向上、向内与内侧副隐静脉相连。在小腿，小隐静脉与腓肠神经伴行。小隐静脉有 7~13 个瓣膜，其中之一位于其注入腘静脉的末端处。

2）大隐静脉（great saphenous vein）：为全身最大的浅静脉，平均长度约为 76cm。起始足背静脉弓的内侧缘静脉，并接受足底和足跟部的小静脉。在内踝之前大约 1cm 处，沿小腿内侧上升，在胫骨前嵴后方约 3.5cm 处与隐神经伴行（神经位于静脉的前方），继续向上经胫骨和股骨内侧髁的后部，距股骨内上髁约 2cm，再沿大腿内侧上升，至腹股沟韧带下方平均约为 3.4cm 处，穿过隐静脉裂孔筛状板注入股静脉。大隐静脉在股部与股内侧皮神经伴行，在膝部与膝降动脉隐支相伴，在小腿和足部与隐神经并行，神经位于静脉的前面。大隐静脉内可见 4~15 个瓣膜，平均为 8 个。其中之一，位于静脉穿过筛状板之前，另一个可在此静脉末端的注入股静脉处。

大隐静脉在股部的体表投影为自耻骨结节下方 4cm 处至内收肌结节的连线。

属支（图 8-163）：在踝关节附近通过内侧缘静脉接受足底的静脉。在小腿与小隐静脉和某些深部静脉有多数交通支。在膝关节以下，大隐静脉一般收纳 3 个较大的属支：1 支来自内踝部，另 1 支来自小腿前面；第 3 支来自小腿外侧，向外后与小隐静脉相交通。在股部接受以下属支：①腹壁浅静脉（superficial epigastric vein）：引流腹壁下部的浅静脉血。②旋髂浅静脉（superficial iliac circumflex vein）：收纳腹壁下部和股上部、外侧部的浅静脉血。③阴部外静脉（external pudendal veins）：引流阴囊部（或大阴唇）的浅静脉血，并以一支与阴茎背浅静脉相连。④股前皮静脉：自股下部前面的静脉网起始，向上经股三角尖端，在股上部注入大隐静脉。⑤股内侧静脉（medial femoral vein）：来自股内侧的浅静脉支。⑥股外侧静脉（lateral femoral vein）：来自股外侧的浅静脉支。此外，自膝关节以下起始，与大隐静脉粗细相似，经股外侧部或股内侧部上升，注入大隐静脉近侧端，可分别称为外侧副隐静脉（lateral accessory saphenous vein）或内侧副隐静脉（medial accessory saphenous vein），前者的出现率较后者为多。

下肢深、浅静脉的交通支（图 8-164）有调整下肢静脉血流的作用，当浅静脉发生阻塞或手术结扎皮下静脉时，深静脉的血流量即增多。交通支常以直角方向由浅静脉至深静脉，这些交通支内有瓣膜，其数目依其长短而不同，通常在一支交通静脉中最多有 3 个。交通静脉瓣膜的游离缘均向深层开放，阻止血液向浅层回流。交通静脉瓣膜的位置一般均距深静脉的开口较近，靠近浅静脉的部分常无瓣膜，因此，交通静脉居于皮下的一段，无阻止血液逆流的作用。直立时，足部和小腿静脉的回流，几乎全取决于肌舒缩活动，特别是小腿肌的收缩，具有一种"小腿唧筒"作用，将血液压向深静脉，当小腿肌松弛时，血液实际上自浅静脉吸入到深静脉内。如果交通静脉内瓣膜功能不全，当肌收缩时，深静脉内的高压影响到浅静脉回流，结果浅静脉扩张，并逐渐变性，导致静脉曲张和溃疡。外科处理曲张和溃疡的静脉时，交通静脉应同时结扎。

2. 下肢深静脉　与同名动脉及其分支伴行，一般均为两支，位于动脉的两侧，并且两支间有小支相连。

（1）足的深静脉：足心静脉（plantar metatarsal veins）有 4 支，与同名动脉伴行，接受来自趾跖侧的趾足底静脉（plantar digital veins）和跖骨头间静脉（intercapi-talveins）的血液，向后注入足底深部的足底静脉弓（plantar venous arch），此弓与足底动脉弓伴行。由静脉弓起始的足底内侧静脉和足底外侧静脉，分别与大隐静脉和小隐静脉交通外，二者在内踝后方合成胫后静脉。

（2）小腿和大腿的深静脉：

1）胫后静脉（posterior tibial veins）：由足底内、外侧静脉合成后，至小腿与同名动脉伴行，沿途接受一些静脉属支，最大的一支是腓静脉。向上至腘肌下缘与胫前静脉汇合组成腘静脉。

2）胫前静脉（anterior tibial veins）：起自足背静脉网，与胫前动脉伴行，经过小腿时，接受胫前动脉分支的并行静脉。胫前静脉至骨间膜上部穿至后面，在腘肌下缘处与胫后静脉结合形成腘静脉。小腿深静脉均有瓣膜，并借交通支与浅静脉相连。

3）腘静脉（popliteal vein）：由胫前、后静脉合成后上升至腘窝下部，居于腘动脉与胫神经之间，在腘窝中部和上部位于腘动脉的后外侧及胫神经的前内侧，继续向上至股部中下 1/3 交界处，穿过收肌管的收肌腱裂孔移行于股静脉。腘动脉、腘静脉和胫神经包于一个结缔组织鞘内，因此，腘动脉瘤由于压迫静脉及神经而出现膝关节水肿、疼痛和强直，腘静脉可出现 1~3 条。

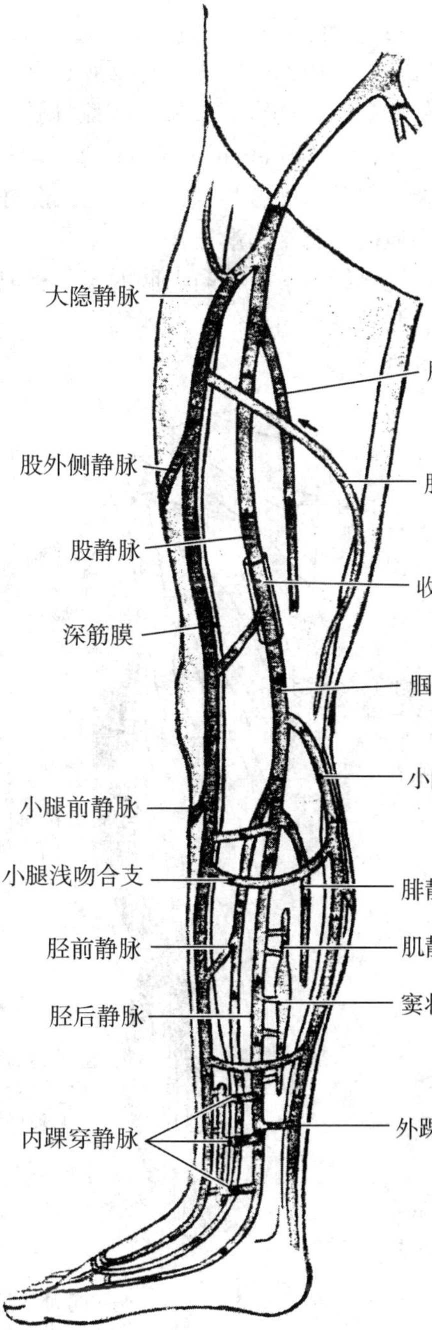

4）股静脉（femoral vein）：由腘静脉向上延续而成。自收肌管的收肌腱裂孔起始向上至腹股沟韧带下缘处移行于髂外静脉，全程与股动脉相伴。当股静脉经过收肌管时，位于同名动脉的后外侧，至股三角尖端处静脉位于动脉的后方；继续向上股静脉则位于股动脉的内侧。股静脉内有瓣膜。其属支有浅静脉及深静脉两种。

浅静脉：除大隐静脉外，腹壁浅静脉，旋髂浅静脉以及阴部外静脉等亦可汇入股静脉。

图 8-164　下肢浅、深静脉的交通和静脉瓣的配布

大隐静脉　股深静脉　股外侧静脉　股内侧静脉　股静脉　收肌管　深筋膜　腘静脉　小隐静脉　小腿前静脉　小腿浅吻合支　腓静脉　胫前静脉　肌静脉　胫后静脉　窦状静脉　内踝穿静脉　外踝穿静脉

深静脉：主要有股深静脉以及旋股内侧静脉和旋股外侧静脉。①股深静脉（deep femoral vein）：由伴随穿动脉的穿静脉汇集而成，位于股深动脉的前方，于腹股沟韧带下方注入股静脉。股深静脉内富有瓣膜，并与臀下静脉及闭孔静脉（经旋肌股内侧静脉及旋股外侧静脉）吻合。②旋股内侧静脉（medial femoral circumflex veins）和旋股外侧静脉（lateral femoral circumflex veins）：均与同名动脉伴行，二者之间有广泛的吻合，并和臀部及膝关节的静脉吻合，最后注入股静脉或股深静脉。

五、下肢的淋巴结和淋巴管

下肢的淋巴结和淋巴管与上肢的基本相似，包括两组淋巴结：腹股沟淋巴结和腘淋巴结，前者与腋淋巴结相似，后者相当于上肢的肘淋巴结。下肢的淋巴管也分为深、浅两组（图8-165）。

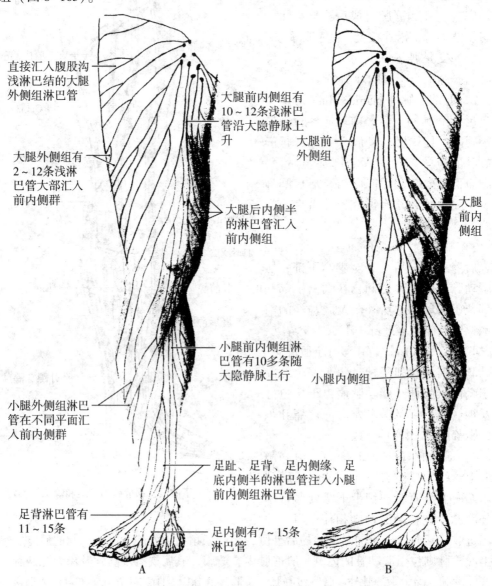

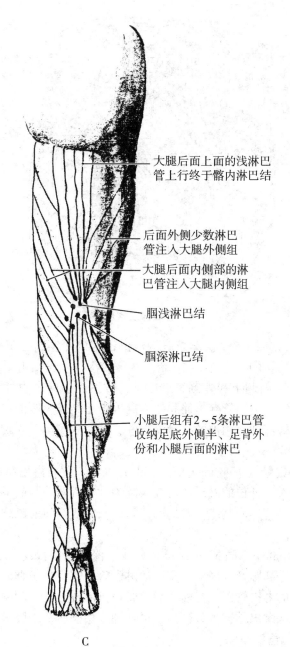

大腿后面上面的浅淋巴
管上行终于髂内淋巴结

后面外侧少数淋巴
管注入大腿外侧组

大腿后面内侧部的淋
巴管注入大腿内侧组

腘浅淋巴结

腘深淋巴结

小腿后组有2~5条淋巴管
收纳足底外侧半、足背外
份和小腿后面的淋巴

C

图 8-165　下肢的淋巴管和淋巴结模式

A. 前面观　B. 内侧面观　C. 后面观

（一）下肢的淋巴结

1. 腹股沟淋巴结（inguinal lymph nodes）　位于腹股沟部，有 12~20 个，可分浅、深两群，即腹股沟浅淋巴结和腹股沟深淋巴结（图 8-166）。

（1）腹股沟浅淋巴结（superficial inguinal lymph nodes）：沿腹股沟韧带下缘和大隐静脉末端排列。根据配布的位置不同，分为 3 组。①腹股沟浅淋巴结内侧组，位于腹股

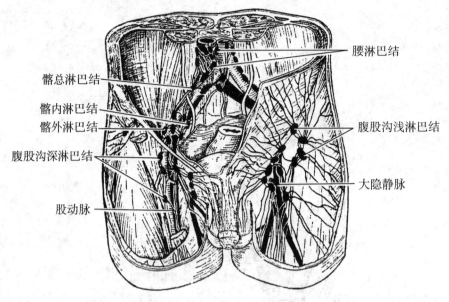

图 8-166　腹股沟及盆部淋巴结

说明图内标注：腰淋巴结、髂总淋巴结、髂内淋巴结、髂外淋巴结、腹股沟深淋巴结、股动脉、腹股沟浅淋巴结、大隐静脉

沟韧带下缘的内侧部，有 3~5 个。②腹股沟浅淋巴结外侧组，位于腹股沟韧带外侧部的下方，隐静脉裂孔的外侧，可有 7~12 个。③腹股沟浅淋巴结下组，沿大隐静脉末端垂直排列，有 4~5 个。内侧组和外侧组淋巴结，收纳腹前壁、腹外侧壁、臀部、会阴及肛门等处的淋巴管，其输出管穿过筋膜注入髂外淋巴结。腹股沟浅淋巴结下组，接受下肢的浅淋巴管以及臀部和会阴部的少量淋巴管，其输出管可注入腹股沟深淋巴结和髂外淋巴结。

（2）腹股沟深淋巴结（deep inguinal lymph nodes）：此群淋巴结中位置最高的一个位于股环处，并且较大，低位的淋巴结可在大隐静脉注入股静脉的下方排列。此群淋巴结，收受下肢的深淋巴管、阴茎或阴蒂的淋巴管以及腹股沟浅淋巴结的输出管等。其输出管注入髂外淋巴结。

2. 腘淋巴结（popliteal lymph nodes）　分浅、深两组：浅组位于小隐静脉注入腘静脉的附近，收纳小隐静脉及其属支分布区的淋巴管；深组位于腘血管的两侧和腘动脉的深侧，收集膝关节的淋巴管以及胫前、后血管伴行的淋巴管。腘淋巴结的输出管与股血管伴行注入腹股沟深淋巴结，少数输出管可伴随大隐静脉终于腹股沟浅淋巴结。

（二）下肢的淋巴管

1. 下肢浅淋巴管　可分为 3 组：①内侧组淋巴管起于足背内侧，上升与大隐静脉伴行，大部分注入腹股沟浅淋巴结，小部终于腹股沟深淋巴结。②后外侧组淋巴管起于足背外侧缘与小隐静脉并行，注入腘淋巴结的浅组。③外侧组淋巴管，沿小腿外侧缘上升，至膝关节附近与内侧组淋巴管汇合。

2. 下肢深淋巴管　与下肢的主要血管伴行，因此，由胫前淋巴管、胫后淋巴管、腓淋巴管、腘淋巴管以及股淋巴管等组成。小腿和足的深淋巴管经腘淋巴结至腹股沟深淋巴结，而股部深淋巴管直接注入腹股沟深淋巴结。臀部深淋巴管，伴随臀上、下血管注入髂内淋巴结。

六、下肢神经

下肢的神经主要来自腰丛和骶丛（图 8-167）

（一）腰丛

腰丛（lumbar plexus）的构成及组合情形详见腰骶尾部，其至下肢主要神经如下（图 8-168）：

1. 股外侧皮神经（lateral femoral cutaneous nerve） 来自第 2、3 腰神经前支的后股。出现于腰大肌外侧缘，斜向外下方，经髂肌前面，在髂前上棘内侧的近旁，穿经腹股沟韧带深侧至股部；经缝匠肌的前面或后面，或穿过该肌上部，分为前、后两支。先在阔筋膜的深面行，继穿出阔筋膜，至浅筋膜内。

（1）前支：在髂前上棘下侧约 10cm 处，穿出阔筋膜下降，常分为两支，分布于大腿前外侧，直到膝关节的皮肤。其终末支可与股神经的股前皮神经及隐神经的髌下肢，形成髌神经丛。

（2）后支：在前支的稍上方，穿出阔筋膜，继又分成分支，分布于大腿外侧部（自大转子至大腿中部）的皮肤。

2. 股神经（femoral nerve） 为腰丛中最大的一支，由第 2~4 腰神经前支的后股组成。穿腰大肌，在该肌下部外侧缘穿出，在髂筋膜后面，沿髂肌前面下降，经腹股沟韧带深面的肌腔隙至股部，于股三角内，先分为前、后两股，再各分为肌支和皮支。其分支如下（图 8-169）：

（1）在腹股沟韧带以上所发的肌支，至髂肌，并发细支至股动脉。

（2）股神经前股的终末支：

1）至耻骨肌的肌支：在腹股沟韧带稍下侧，自股神经前股内侧发出。在腰大肌前面向下内侧行于股血管鞘的后面，于耻骨肌前面进入该肌。

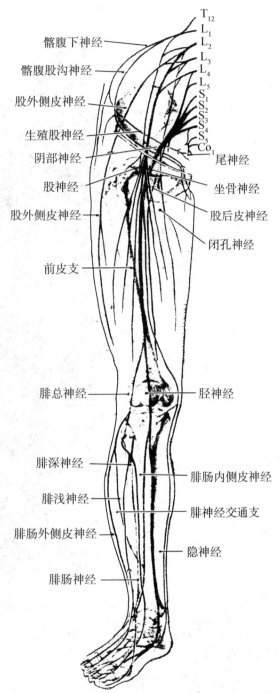

髂腹下神经
髂腹股沟神经
股外侧皮神经
生殖股神经
阴部神经
股神经
股外侧皮神经
前皮支

T₁₂
L₁
L₂
L₃
L₄
L₅
S₁
S₂
S₃
S₄
S₅
Co₁

尾神经
坐骨神经
股后皮神经
闭孔神经

腓总神经
胫神经

腓深神经
腓肠内侧皮神经
腓浅神经
腓神经交通支
腓肠外侧皮神经
隐神经
腓肠神经

图 8-167　下肢神经模式

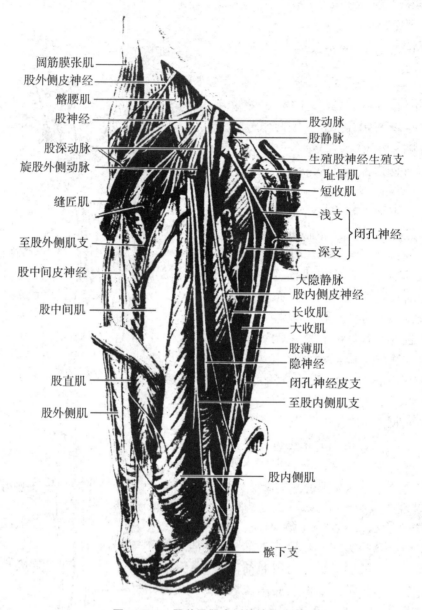

阔筋膜张肌
股外侧皮神经
髂腰肌
股神经
股深动脉
旋股外侧动脉
缝匠肌
至股外侧肌支
股中间皮神经
股中间肌
股直肌
股外侧肌

股动脉
股静脉
生殖股神经生殖支
耻骨肌
短收肌
浅支 ┐
深支 ┘ 闭孔神经
大隐静脉
股内侧皮神经
长收肌
大收肌
股薄肌
隐神经
闭孔神经皮支
至股内侧肌支
股内侧肌
髌下支

图 8-168　股前及股内侧的神经分布

　　2）至缝匠肌的肌支：与股中间皮神经共干，分开后，肌支自缝匠肌上部进入其中。肌支数常为 2~3 支。

　　3）股前皮神经：可分为两部分，即股中间皮神经及股内侧皮神经。

　　股中间皮神经（intermedial femoral cutaneous nerve）：在股三角近侧部，分为内侧及外侧两支。大约在股上中 1/3 交界处内侧支穿阔筋膜；外侧支常先穿缝匠肌再穿阔筋膜，至浅筋膜内。这两支沿股前内侧部下降，直达膝关节。支配股前内侧下 2/3 的皮肤。其终末支加入髌神经丛。外支穿缝匠肌时，发一肌支支配该肌，并在股的近侧 1/3

部，有分支与生殖股神经的股支结合。

股内侧皮神经（medial femoral cutaneous nerve）：沿股动脉外侧向内下方降行。经股三角尖部，跨过动脉，分为前、后两支。在分支之前发小支穿阔筋膜，分布于大隐静脉附近的股内侧皮肤。其最上一支经隐静脉裂孔，下降至股中部。前支垂直向下，在股中下 1/3 处穿出阔筋膜；继续下降向外侧偏斜，经膝关节之前，加入髌神经丛。后支沿缝匠肌后缘下降，至膝内侧穿出阔筋膜，分为数支下降至小腿的中部。其分支与隐神经的分支结合，并与闭孔神经浅支的分支结合。在阔筋膜及缝匠肌的深侧，在收肌腱板的表面，形成缝匠肌下丛。

（3）股神经后股的终末支：计有 6 个分支，其一为股神经中最长的皮神经，即隐神经，其他为支配股四头肌的肌支及膝关节肌支。

1）隐神经（saphenous nerve）：自股三角内下降，初位于股动脉外侧，经股三角尖，进入收肌管，并先由股动脉外侧，越过动脉前面，至其内侧；继于收肌管的下端，与膝降动脉共同穿收肌腱板，离开该管；继在膝内侧缝匠肌与股薄肌之间，穿深筋膜，伴大隐静脉下降至小腿内侧，沿胫骨内侧缘下降，至小腿的下 1/3 处，分为两支。一支继续沿胫骨内侧缘下降至内踝；另一支经内踝前面，下降至足的内侧缘，

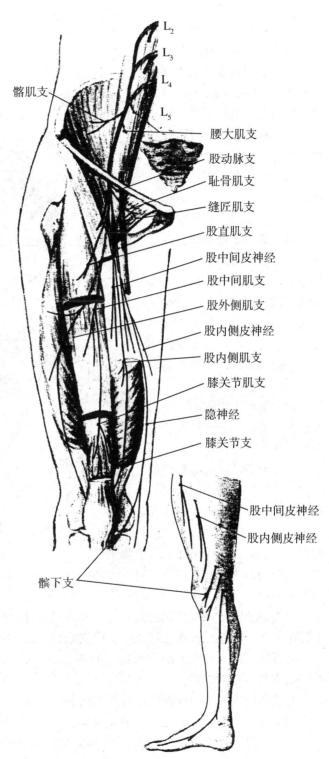

图 8-169　股神经的起源、走行及分支模式

髂肌支

L$_2$
L$_3$
L$_4$
L$_5$

腰大肌支
股动脉支
耻骨肌支
缝匠肌支
股直肌支
股中间皮神经
股中间肌支
股外侧肌支
股内侧皮神经
股内侧肌支
膝关节肌支
隐神经
膝关节支

股中间皮神经
股内侧皮神经

髌下支

有时可直达踇趾。

隐神经在大腿中部收肌管内，发支加入缝匠肌下丛。穿出收肌管后，在缝匠肌下侧发髌下支（infrapatellar branch），穿缝匠肌及深筋膜至膝，加入髌丛。隐神经可与腓浅神经的足背内侧皮神经结合。

隐神经由收肌管的前壁裂孔穿出，神经的上、下方都是腱性结构，但其周围存在间隙，且有少量结缔组织，在每根隐神经穿出同时，有动脉、静脉在其远侧伴行穿出。当裂孔狭窄或对神经穿出点引起压迫时，将会发生隐神经卡压征。其主要症状特征是膝内侧且向小腿内面的放射性疼痛。

2）肌支：

股内侧肌支：在股三角内发出后，经缝匠肌的深面，沿隐神经外侧与之伴行下降。但不进入收肌管，在收肌腱板的浅面，该神经自股内侧肌的内侧进入肌内。肌支数常在3支以上，3~7支者多见。此外，常有一支沿股内侧肌前面下降至膝关节。

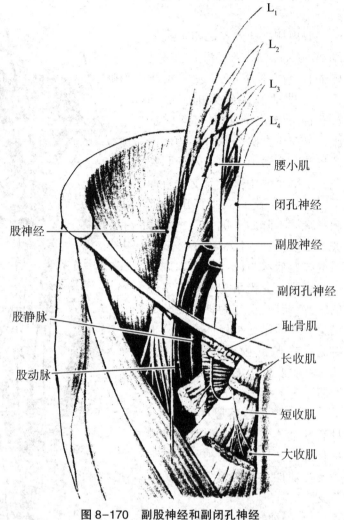

图 8-170　副股神经和副闭孔神经

股中间肌支：有2~3条，于股部中点处，在该肌上部的前面进入肌内。并有分支至膝关节。

股外侧肌支：被股直肌遮蔽，随旋股外侧动脉经行，沿股外侧肌的前缘，至该肌的下部进入肌内；亦有分支至膝关节。肌支数目常为2~6支。

股直肌支：自该肌上部深面进入肌内。发一髋关节支，与旋股外侧动脉的升支伴行。肌支数目常为2支。

膝关节肌支：常为股神经的终末支之一。自股中间肌支分出，在股内侧肌与股中间肌之间下降，至股下1/3处，至膝关节肌，并发支至膝关节。

副股神经（图8-170）是股神经与闭孔神经之间发出的额外支，多起于第2、3腰神经，行于腰大肌浅面、股神经内侧，分布于股神经在股部的分布区，或发支与股神经分支吻合。出现率为6.7%。

股神经的损伤常与闭孔神经损伤同时发生。脊髓、马尾或腰丛的病变都可影响股神经；腹后壁血肿和腰大肌脓肿可压迫股神经；髂窝中的良性及恶性肿瘤可压迫股神经；在腹股沟韧带深面，股神经虽隔髂肌与骨相隔，但耻骨上支骨折时神经亦可受累；腹股沟疝修补术时该神经可能受损伤；采取截石位手术时，有时产生麻醉后股神经瘫，可能由于股神经经腹股沟韧带深面时，神经随大腿剧烈成角所致；股部损伤可依部位和性质累及股神经肌支或皮支；隐神经与大隐静脉关系密切，故隐神经可因大隐静脉的手术和操作而受损。股神经的损伤部位，如在髂腰肌支发出部的上方，则髂腰肌及股四头肌发生瘫痪，表现为大腿不能屈曲触及腹前壁，小腿不能伸直，膝反射消失，不能登阶梯或跳跃，股前面的伸肌萎缩，步行困难。股神经损伤部位，如在髂腰支发出部的下侧，则屈大腿的功能仍存在，但因股四头肌瘫痪，不能伸小腿，膝腱反射消失，并因缺乏股四头的牵引而致躯干后倾。即便勉强行走，但患肢无力，不能全力支持体重，容易跌倒。感觉障碍出现于股前及小腿内侧。股神经受刺激时，感觉区可发生疼痛，膝部比较明显。

3. 闭孔神经（obturator nerve）（图 8-171）　起于第 2~4 腰神经前支的前股，而自第 3 腰神经来的纤维最多、第 2 腰神经的纤维最少。此神经出现于腰大肌内侧缘，在髂总动脉后侧，骨盆入口的后部，其与腰骶干间隔以腰动脉，穿盆筋膜入小骨盆，沿骨盆侧壁，在髂内动脉与输尿管外侧，贴闭孔内肌及其筋膜内侧，经行于腹膜下组织间；然后于闭孔血管上侧前进，至闭孔膜的下部，与闭孔血管共同穿闭膜管至股部。在闭膜管内，分为前、后两支：

（1）前支（浅支）：于闭孔外肌的前侧下降，经行于短收肌（深层）及耻骨肌、长收肌（浅层）之间。在长收肌下缘有分支与隐神经、股内侧皮神经的分支结合，于缝匠肌下侧加入缝匠肌下丛，其经过中有以下分支：

1）关节支：在近闭孔处发关节支至髋关节。

2）肌支：至股薄肌、长收肌，并常有至短收肌的肌支。

3）皮支：粗细不定，有时阙如，在股中部经股薄肌与长收肌之间穿至浅层，支配肌内侧下 2/3 的皮肤。

4）至股动脉的分支：分布于股动脉下部。

（2）后支（深支）：穿闭孔外肌的上部，于短收肌及大收肌之间下降，其分支有：

1）肌支：至闭孔外肌、大收肌的斜纤维部及短收肌。至闭孔外肌的肌支，发自闭膜管内。至短收肌支，当其前支不发支支配时，则由后支发支支配，或前后支均有分支至该肌。

2）关节支：常发一细长的膝关节支（可能是后支干的延续），穿大收肌的下部向后行，或穿大收肌被股深动脉交通支穿行的收肌腱裂孔向后，至腘窝。在腘动脉的深侧，并与之并行下降，穿腘窝底的腘斜韧带入膝关节；分布于膝关节囊、交叉韧带及附近结构。

副闭孔神经（accessory obturator nerve）（图 8-170）的出现率，国人资料为 3.44%，国外有人报道为 29%。为一小支，起于第 3、4 腰神经前支的前股，沿腰大肌内侧缘下降，跨过耻骨上支，在耻骨肌深侧分成三支。一支自耻骨肌的深面进入该肌；

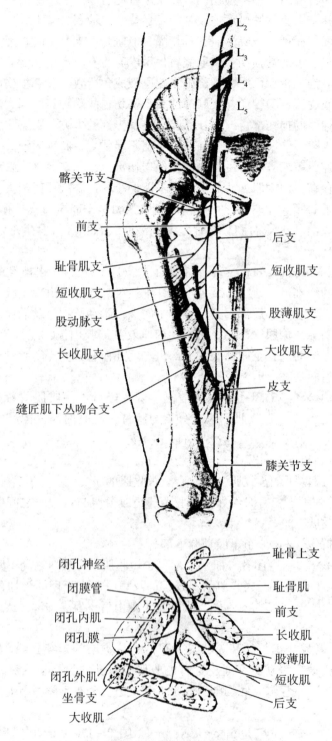

髂关节支

前支

耻骨肌支

短收肌支

股动脉支

长收肌支

缝匠肌下丛吻合支

L₂

L₃

L₄

L₅

后支

短收肌支

股薄肌支

大收肌支

皮支

膝关节支

闭孔神经

闭膜管

闭孔内肌

闭孔膜

闭孔外肌

坐骨支

大收肌

耻骨上支

耻骨肌

前支

长收肌

股薄肌

短收肌

后支

图 8-171 闭孔神经的起源、走行及分支模式

一支为关节支，入髋关节；另一支可与闭孔神经的前支连结。有时副闭孔神经为唯一支配耻骨肌的神经。

闭孔神经的损伤因素有以下几个：①脊髓、腰丛的病变可影响闭孔神经。②闭孔神经与骶髂关节贴近，可发纤维至骶髂关节，骶髂关节疾患时亦可累及闭孔神经。③在盆腔中，闭孔神经或隔一薄层肌肉或直接与盆壁骨骼相贴，妊娠期，胎头可压迫神经于骨上，盆腔中的卵巢囊肿亦可压迫闭孔神经；左侧的闭孔神经可被乙状结肠癌累及，右侧则可被发炎的阑尾所侵袭。④在闭膜管处，耻骨上支骨折可损伤闭孔神经。⑤闭孔疝时，疝囊突出于闭膜管，可压迫闭孔神经及其前、后支。症状表现为内收肌瘫痪，股不能内收，两下肢交叉困难，股的旋外无力（因闭孔外肌麻痹），感觉障碍不显著，因股内侧面神经分布区有重叠。对某些髋痛或内收肌痉挛可进行闭孔神经封闭。

（二）骶丛

骶丛（sacral plexus）（图 8-172）是由腰骶干、第 1~3 骶神经的前支及第 4 骶神经前支的一部分组成。骶丛位于盆腔后壁，梨状肌前面，而在盆筋膜及髂内动脉多数分支的后侧，输尿管于骶丛前面经过，其间隔以髂内动脉、静脉的分支；左侧骶丛前面有乙状结肠，右侧骶丛前面可与回肠下段接触。臀上动脉及臀下动脉，穿过骶丛自盆腔至臀

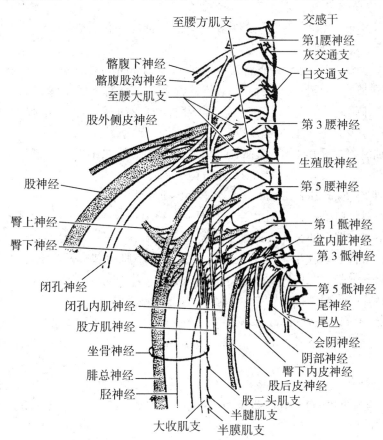

图 8-172　腰、骶、尾神经丛的神经

部。臀上动脉夹在腰骶干及第1骶神经之间，或第1、2骶神经之间。臀下动脉则夹在第1与第2骶神经之间，或第2、3骶神经之间。骶丛略呈三角形，尖向坐骨大孔下部集合，向下移行于坐骨神经。骶丛的分支，可以由丛的前股、后股或前后股混合发出。骶丛有如下几个分支：

1. 股后皮神经（posterior femoral cutaneous nerve）（图8-173）　由骶丛的第1、2骶神经后股的一部分及第2、3骶神经前股的一部分合成。经梨状肌下孔，随坐骨神经及臀下动脉出骨盆腔，至臀部。在臀大肌深面，沿坐骨神经内侧或背侧下降，经股后，在股二头肌长头的浅面及股后的深筋膜深侧，达腘窝。在膝关节的后面，穿出深筋膜。终末支沿小隐静脉下降，达小腿后面的中部，并可与腓肠神经发生交通。主要分布于股后部、腘窝、小腿后面上部及会阴部的皮肤。其分支如下。

（1）会阴支（perineal branches）：分布于股后上部及内侧部的皮肤，有一长会阴支，弯曲向前内侧，经半膜肌、半腱肌起始部的后侧，坐骨结节的前面，穿深筋膜，至会阴浅筋膜层，达会阴前部。在男性分布于阴囊，女性分布于大阴唇的皮肤。会阴支与阴囊后神经及肛门神经之间有时有交通支。

（2）臀下皮神经（inferior glunial nerves）：有2~3支，自臀大肌下缘发出。绕臀大肌下缘向上，分布于被覆该肌下部及外侧部的皮肤。

（3）股后及小腿后的皮支：是许多细支，自神经两侧分出，分布于股后内侧部，腘窝及小腿后上部的皮肤。

2. 臀下内皮神经　或称穿皮神经（perforating cutaneous nerve）、穿骶结节韧带神经。自第2、3骶神经后股发出，穿骶结节韧带下部，绕臀大肌下缘，分布于覆盖臀大肌下部及内侧部的皮肤。此神经有时起于阴部神经；有时阙如，则由起于第3、4或第4、5骶神经的小支代替，有时也被股后皮神经的分支代替。

3. 梨状肌神经　是由第1、2骶神经后股发出的一或二小支，于梨状肌的前面进入该肌。

4. 臀上神经（superior gluteal nerve）（图8-174）　自第4、5腰神经及第1骶神经后股发出。经梨状肌上孔，穿出盆腔至臀部，与臀上动脉，伴行，在臀部分为上、下两支。上支较小，与臀上动脉深支的上支伴行，分布于臀中肌，有时亦发支至臀小肌；下支较上支大，与臀上动脉深支的下支伴行，横过臀小肌中部，发支支配臀小肌及臀中肌，终支至阔筋膜张肌的后内侧部，并支配该肌。臀上神经可因腰椎间盘突出、神经纤维瘤和脊髓瘤等而受损，招致臀中、小肌和阔筋膜张肌瘫痪。

5. 臀下神经（inferior gluteal nerve）（图8-175）　自第5腰神经及第1、2骶神经的前股发出，经梨状肌下孔，自盆腔穿出至臀部且分为数支，在臀大肌的深面进入该肌。

6. 股方肌神经　自第4、5腰神经及第1骶神经的前股发出。经梨状肌下孔穿出，至臀部，位于坐骨的背侧，坐骨神经的深侧，经上或（和）下孖肌、闭孔内肌肌腱的深侧与坐骨之间下降，在股方肌前面，进入该肌。发支至下孖肌，并发关节支至髋关节。

7. 闭孔内肌神经　由第5腰神经及第1、2骶神经的前股发出。经梨状肌下孔穿出

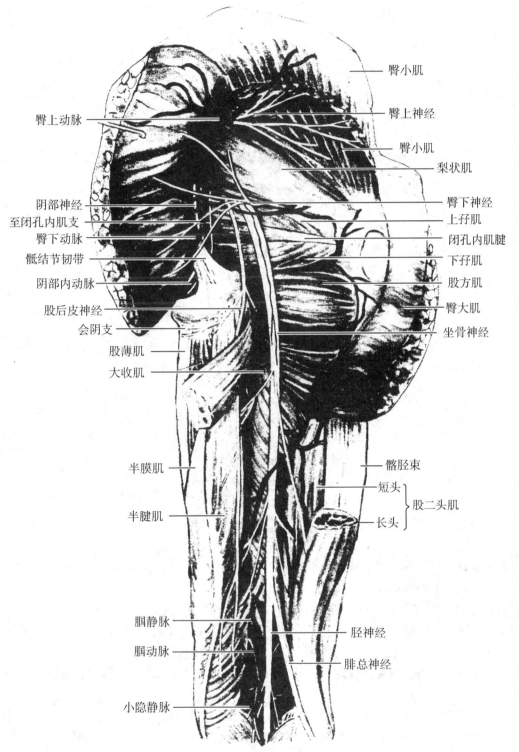

臀小肌

臀上动脉

臀上神经

臀小肌

梨状肌

阴部神经

至闭孔内肌支

臀下动脉

骶结节韧带

阴部内动脉

股后皮神经

会阴支

股薄肌

大收肌

臀下神经

上孖肌

闭孔内肌腱

下孖肌

股方肌

臀大肌

坐骨神经

半膜肌

半腱肌

髂胫束

短头

长头

股二头肌

腘静脉

腘动脉

小隐静脉

胫神经

腓总神经

图 8-173　臀部及股后深层的神经

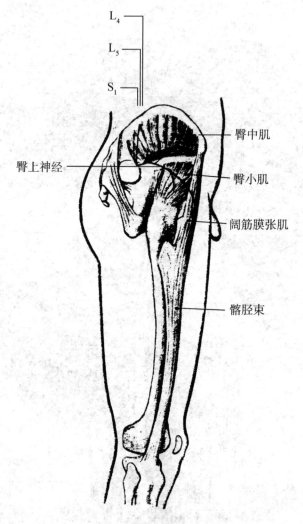

图 8-174　臀上神经

盆腔，至臀部，发分支至上孖肌；继于阴部内动脉外侧，跨过坐骨棘，经坐骨小孔至会阴，在闭孔内肌的内侧面进入该肌。

　　8. 坐骨神经（图 8-173、图 8-176）　为全身最大的神经，在神经的起始处横宽约 2cm。可分成胫神经及腓总神经两部分。腓总神经起于第 4、5 腰神经及第 1、2 骶神经的后股，胫神经起于第 4、5 腰神经及第 1~3 骶神经的前股。此两部合并，包于一个总的结缔组织鞘内，成为坐骨神经。但这两部分可自骶丛至股后下 1/3 处的任何一点上分开。

　　坐骨神经一般自梨状肌下孔穿至臀部。被盖于臀大肌深侧，约在坐骨结节与大转子之间中点处下降，临床上常用此点作为测验坐骨神经的压痛点。继经上孖肌、闭孔内肌肌腱、下孖肌及股方肌的后面，至股部。在此神经的内侧有臀下动脉及股后皮神经。在股后坐骨神经行于大收肌与股二头肌长头之间，下降至腘窝。一般于腘窝的上角处分为

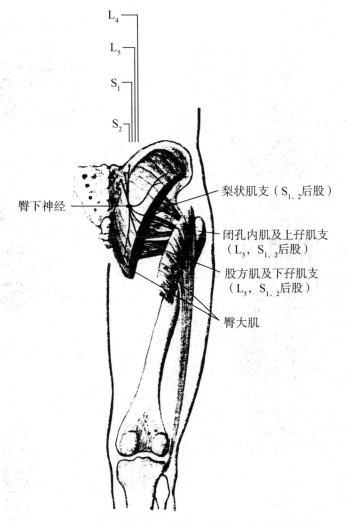

L₄

L₅

S₁

S₂

臀下神经

梨状肌支（S_{1、2}后股）

闭孔内肌及上孖肌支
（L₅，S_{1、2}后股）

股方肌及下孖肌支
（L₅，S_{1、2}后股）

臀大肌

图 8-175　臀下神经和至梨状肌、孖肌、股方肌的神经

两终支，内侧者为胫神经，外侧者为腓总神经，胫神经较腓总神经为粗大。

（1）坐骨神经的分支：

1）关节支：自坐骨神经上部发出至髋关节，由关节囊的后部穿入。此关节支有时直接起于骶丛。

2）肌支：于股上部自坐骨神经发出的肌支，计有支配股二头肌长头、半腱肌、半膜肌及大收肌诸支。至半膜肌与半腱肌的肌支，常起于一干。在股中部发出的肌支，至股二头肌短头。上述各肌支，只有股二头肌短头的肌支来自腓总神经，其他各支均起于胫神经。股二头肌长头的肌支数目以 2~3 支者最多，股二头肌短头者 1~2 支，半腱肌者 1~2 支，大收肌者 2 支居多，半膜肌者大多数在 2~4 支之间。

（2）坐骨神经的两大终末支（图 8-177）：

1）胫神经（tibial nerve）：自坐骨神经分出后，经腘窝中间垂直下降，初位于腘动脉外侧；至腘窝中点，跨过动脉背面至其内侧；下达腘肌下缘，与腘动脉共同穿过比目

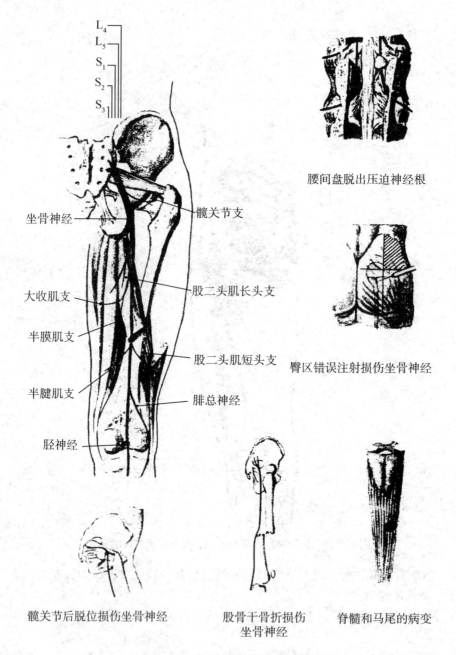

L₄
L₅
S₁
S₂
S₃

坐骨神经

髋关节支

大收肌支

股二头肌长头支

半膜肌支

股二头肌短头支

半腱肌支

腓总神经

胫神经

腰间盘脱出压迫神经根

臀区错误注射损伤坐骨神经

髋关节后脱位损伤坐骨神经　　股骨干骨折损伤坐骨神经　　脊髓和马尾的病变

图 8-176　坐骨神经的起源、走行、分支和易损部位模式

鱼肌肌腱弓深侧，至小腿后侧。在小腿后侧的上部，神经位于深、浅层屈肌之间（即位于腓肠肌及比目鱼肌的深侧）。至小腿后侧下 1/3 以下，该神经仅被皮肤及深筋膜覆盖。胫神经深侧，大部分贴在胫骨后肌的后面，而至小腿下部则贴在胫骨的后面。胫神经与胫后动脉的关系：在小腿后上部，神经位于胫后动脉的内侧，继而神经由动脉的后侧转至其外侧。在内踝后侧，胫神经与胫后动脉一同穿过屈肌支持带的深侧，并行进入足底，于此胫神经分为足底外侧神经及足底内侧神经。其分支分述如下（图 8-178）：

A. 在腘窝发出的分支：

a. 腓肠内侧皮神经（medial sural cutaneous nerve）：随小隐静脉下降于小腿深筋膜的深侧，在腓肠肌两头之间的沟内；约在小腿中点处穿出深筋膜，接受来自腓总神经的交通支（即腓神经交通支）以后，则称腓肠神经（sural nerve）。腓肠神经沿跟腱外侧缘下降，经外跟及跟骨间，在外踝的下侧转向前行，改称足背外侧皮神经（lateral dorsal cutaneous nerve of foot），沿足及小趾外侧缘，达小趾远节基底部。腓肠内侧皮神经分布于小腿后侧的下部、足及小趾外侧缘的皮肤。足背外侧皮神经可与腓浅神经的足背中间皮神经以交通支相连结。腓肠内侧皮神经在小腿后侧，尚可与股后皮神经有支相连结。

b. 肌支（muscular branches）：在腓肠肌两头之间发出，支配腓肠肌两头、跖肌、比目鱼肌及腘肌。至比目鱼肌的肌支较大，在腓肠肌与跖肌之间下降，由比目鱼肌表面进入肌内。至腘肌的肌支，在该肌后面下降，绕过其下缘，自深面进入该肌；自此肌支发一细支支配胫骨后肌；发关节支支配胫腓关节及膝关节；发至胫骨的一小支，伴胫骨营养动脉入骨；此外，尚发一骨间支，沿骨间膜，靠近腓骨下

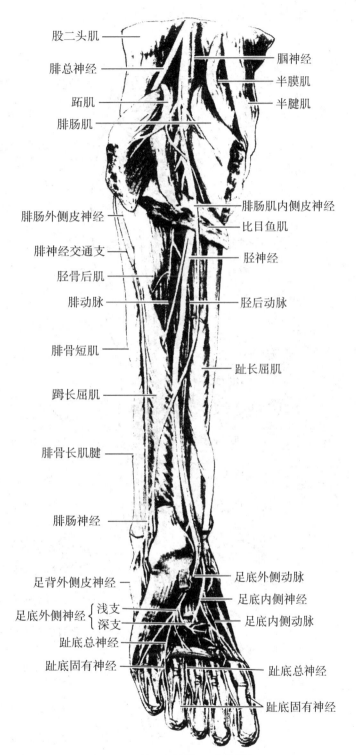

图 8-177　小腿后侧及足底的神经

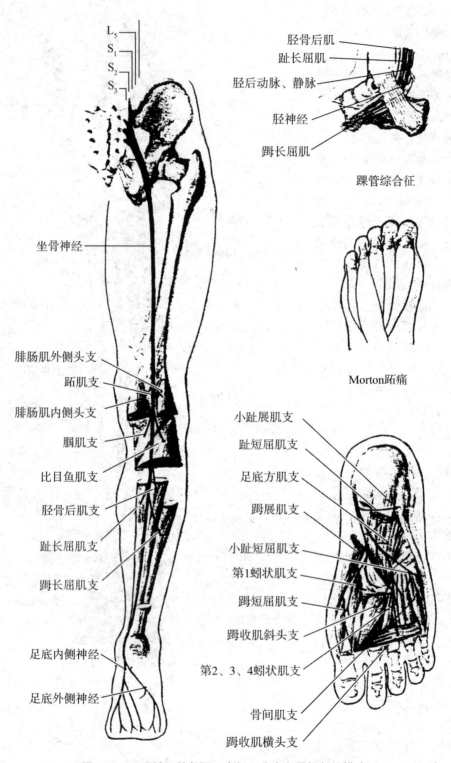

胫骨后肌
趾长屈肌
胫后动脉、静脉
胫神经
踇长屈肌

踝管综合征

Morton跖痛

坐骨神经

腓肠肌外侧头支
跖肌支
腓肠肌内侧头支
腘肌支
比目鱼肌支
胫骨后肌支
趾长屈肌支
踇长屈肌支

足底内侧神经
足底外侧神经

小趾展肌支
趾短屈肌支
足底方肌支
踇展肌支
小趾短屈肌支
第1蚓状肌支
踇短屈肌支
踇收肌斜头支
第2、3、4蚓状肌支
骨间肌支
踇收肌横头支

图 8-178　胫神经的起源、走行、分支和易损部位模式

降，直达胫腓韧带联合。

腓肠肌内侧头的肌支数以1~2支多见，腓肠肌外侧头者多为1支，腘肌者多为1~2支。

c. 关节支（articular branches）：一般有3支，支配膝关节，即膝上内关节支、膝下内关节支及膝中关节支，与同名动脉伴行，穿膝关节韧带入关节内。膝上内关节支常阙如。

B. 在小腿后侧的分支：

a. 肌支：起于一干或各自独立分出。支配比目鱼肌的肌支，自其深面入肌内。此外，并有支配胫骨后肌、蹞长屈肌及趾长屈肌的肌支。至蹞长屈肌的肌支，与腓动脉伴行。比目鱼肌的肌支数（包括自腘窝发出的）以1~3支居多，胫骨后肌者多为1~2支，蹞长屈肌者多为1~2支，趾长屈肌者多为1~3支。

b. 关节支：在胫神经的下部，当其将要分成足底内、外侧神经处发出，穿内侧韧带（三角韧带），进入踝关节。

c. 跟内侧支：在小腿的下端，自胫神经分出，穿屈肌支持带，分布于足跟的内侧。

C. 胫神经的终末支（图8-179）：

a. 足底内侧神经（medial plantar nerve）：较足底外侧神经粗大，是胫神经经屈肌支持带深侧时，自胫神经分出。入足底，达蹞展肌深侧，经蹞展肌与趾短屈肌之间，穿行于足底内侧沟的肌间隔内。该神经与足底内侧动脉伴行，神经在动脉的外侧。足底内侧神经先分出趾足底固有神经至蹞趾内侧缘。然后在跖骨基底处，又分出3条趾足底总神经（common plantar digital nerves）：这3条神经行于足底腱膜与趾短屈肌之间，又各分为2条趾足底固有神经（proper plantar digital nerves）。足底内侧神经的分支如下：①皮支：穿足底腱膜，分布于足底内侧的皮肤。②肌支：支配蹞展肌及趾短屈肌的肌支起于一干，在蹞展肌深侧，自足底内侧神经起始处发出。至蹞短屈肌的肌支，发自蹞趾内侧趾足底固有神经。至第1蚓状肌的肌支，起于第1趾足底总神经。③关节支：至跗骨及跖骨间的关节。④蹞趾内侧的趾足底固有神经：分布于蹞趾内侧缘的皮肤，并发支支配蹞短屈肌。⑤趾足底总神经：共有3条，经足底腱膜远侧部的各股间，位置较浅，埋藏于浅筋膜内。趾足底总神经的远端各分为2条趾足底固有神经，行于相应动脉的下侧，分布于第1~4趾的相对缘（第1趾足底总神经至第1、2趾相对缘，第2趾足底总神经至第2、3趾相对缘，第3趾足底总神经至第3、4趾相对缘）。第3趾足底总神经，接受来自足底外侧神经的交通支。第2趾足底总神经发支至第1蚓状肌。每一趾足底固有神经，都有关节支，至趾关节。并发后皮支，绕至足趾中节及远节的背侧，支配该处的皮肤。

b. 足底外侧神经（lateral plantar nerve）：与足底内侧神经分开后，经蹞展肌的深侧，继而斜向前外侧，行于趾长屈肌腱及足底方肌的浅面，而在趾短屈肌的深侧，至足底外侧沟内（介于趾短屈肌与小趾展肌之间）向前进，达第5跖骨基底，分为浅支与深支。

在此神经尚未分成浅、深支之前，发肌支支配足底方肌及小趾展肌。并发出一些小的皮支，穿足底腱膜，支配足底外侧部的皮肤。关节支支配跟骰关节。①浅支：分出两条趾足底总神经，外侧一支分布于小趾的外侧缘，内侧支又分为2条趾足底固有神经，

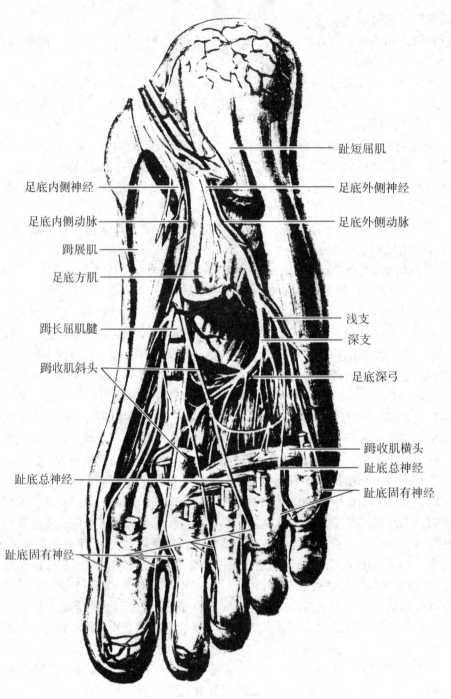

图 8-179　足底深层的神经

分布于 4、5 趾相对缘，并与足底内侧神经之间有交通支。此神经除分布于趾的跖面外，还发分支绕至趾中节及远节的背面。肌支至小趾短屈肌、第 3 骨间足底肌及第 4 骨间背侧肌。②深支：自第 5 跖骨基底处，穿向足的深部，弓曲向内，在足底方肌、趾长屈肌腱、蚓状肌及拇收肌斜头的深侧，而直接在跖骨基底部的跖侧，与足底外侧动脉的足底

（左侧边栏）颈肩腰腿痛应用解剖学

动脉弓伴行，神经弓位于动脉弓的近侧。深支支配的肌肉有第 2~4 蚓状肌、姆收肌、内侧 3 个跖骨间隙内的骨间肌（即第 3 跖侧及第 4 背侧骨间肌除外）及姆收肌的横头和斜头。其至第 2、3 蚓状肌的肌支，经姆收肌的横头深侧并绕其远侧缘，屈向浅层，而终于第 2、3 蚓状肌。其至第 4 蚓状肌的肌支，则经姆收肌横头的浅层，至该肌。关节支至跗骨间关节、跗跖关节及跖趾关节。

2）腓总神经（common peroneal nerve）（图 8-180）：较胫神经为小，在腘窝上角分出后斜向外下侧，沿腘窝的上外侧缘，股二头肌的内侧而降。达股二头肌腱与腓肠肌外侧头之间，经腓骨长肌的深侧绕腓骨颈，分为腓深神经及腓浅神经两终支。腓总神经的表面投影，可自腘窝上角至腓骨头后侧所划的一条斜线表示之。腓总神经的分支如下（图 8-181）：

A. 皮神经：有 2 支，但常共干，自腘窝内发出，即腓肠外侧皮神经及腓神经交通支。腓肠外侧皮神经（lateral sural cutaneous nerve）在小腿深筋膜与腓肠肌外侧头之间下降，至小腿中部穿出深筋膜，分布于小腿远侧端外侧面的皮肤。腓神经交通支（communicating branch of

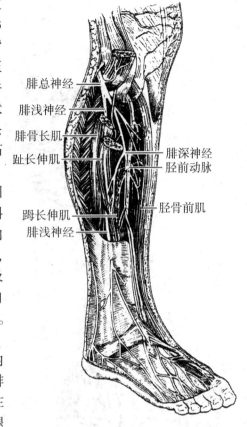

图 8-180　小腿前面及足背的神经分布
前面观

（图中标注：腓总神经、腓浅神经、腓骨长肌、趾长伸肌、姆长伸肌、腓浅神经、腓深神经、胫前动脉、胫骨前肌）

peroneal nerve）自腓肠外侧皮神经的下侧，近腓骨头处发出。斜跨过腓肠肌外侧头的浅面，在小腿中点处与腓肠内侧皮神经结合在一起，而形成腓肠神经。腓神经交通支与腓肠内侧皮神经的结合点，变动很大，自腘窝至小腿下 1/3 的距离间，任何一点均可见到。

B. 关节支：有 3 支，即上关节支、下关节支及关节返支。上关节支伴随膝上外侧动脉，而下关节支伴随膝下外侧动脉入膝关节内。上关节支有时起于坐骨神经干。关节返支，自腓总神经分成两终支之处发出，穿胫骨前肌，与胫前返动脉伴行，在膝关节前面入关节，并支配胫腓关节及胫骨前肌。

C. 终末支：腓浅神经（superficial peroneal nerve）：腓浅神经先位于腓骨长肌与腓骨短肌之间，下降至腓骨肌与趾长伸肌之间。在小腿下 1/3 处，穿深筋膜至浅筋膜层内下降，分为足背内侧皮神经及足背中间皮神经。腓浅神经走行于深筋膜中或出深筋膜时容易受压。腓浅神经的分支如下：

a. 肌支：在腓浅神经行于肌肉之间时分出，至腓骨长肌及腓骨短肌。腓骨长肌的肌支数 1~3 支；至腓骨短肌者以 1 支为多见。

b. 皮支（图 8-182）：

·足背内侧皮神经（medial dorsal cutaneous nerve of foot）向下内侧行，跨过伸肌

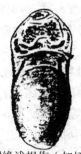

腘窝外侧缘浅损伤（如切割伤）
可累及股二头肌腱和腓总神经

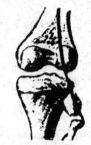

腓骨颈骨折或胫腓关节
脱位导致腓总神经损伤

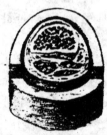

腓骨头平面受到浅损伤（切割、石膏压迫、
手术台上硬物压迫）引起腓总神经损伤

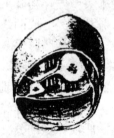

小腿前骨筋膜鞘综合征损伤腓深神经，
外侧骨筋膜鞘综合征损伤腓浅神经

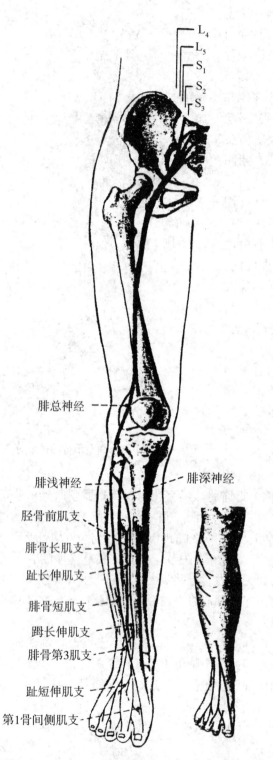

腓总神经

腓浅神经　　　　腓深神经

胫骨前肌支

腓骨长肌支

趾长伸肌支

腓骨短肌支

踇长伸肌支

腓骨第3肌支

趾短伸肌支

第1骨间侧肌支

图 8-181　腓总神经的起源、走行、分支和易损部位模式

上、下支持带的表面，分为内、外两支。内侧支分布于踇趾内侧及足内侧的皮肤，可与隐神经及腓深神经的分支结合。外侧支分为两支，分布于第 2、3 趾背的相对缘。足背中间皮神经（intermediate dorsal cutaneous nerve of foot）经伸肌下支持带表面，至足背外侧部分为两支。内侧支，分布第 3、4 趾相对缘；外侧支，分布第 4、5 趾相对缘，并与腓肠神经（足背外侧皮神经）间有交通支。外侧支如果阙如，则由腓肠神经的分支代替。

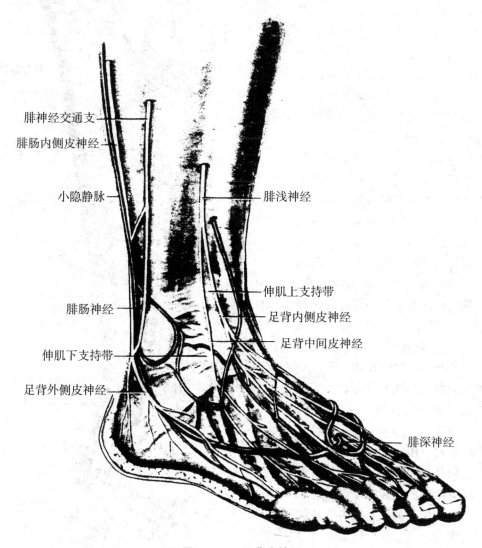

腓神经交通支

腓肠内侧皮神经

小隐静脉

腓浅神经

腓肠神经

伸肌上支持带

足背内侧皮神经

足背中间皮神经

伸肌下支持带

足背外侧皮神经

腓深神经

图 8-182　足背皮神经

·腓深神经（deep peroneal nerve）（图 8-183）：在腓总神经绕腓骨头处，于腓骨长肌上部的深侧分出。穿过小腿前肌间隔及趾长伸肌，下降于趾长伸肌及胫骨前肌之间，沿骨间膜前侧与胫前动脉伴行；于小腿上部，神经在动脉的外侧；到小腿中部，则神经位于动脉的前面，而介于踇长伸肌及胫骨前肌之间；在小腿下部，神经又复居于动脉外侧；而介于踇长伸肌与趾长伸肌之间。在踝关节前侧，分为两终支。其分支如下：①肌支：至胫骨前肌、趾长伸肌、踇长伸肌及第 3 腓骨肌。胫骨前肌肌支数以 2 支常

见。趾长伸肌者以 1 支居多，2~4
支者少见。踇长伸肌者 1 支多见，
2 支次之。②关节支：至踝关节。
③终末支：分为两支。ⓐ外侧支：
向外侧行，在趾短伸肌的深侧，有
一神经节样的膨大，自此膨大发分
支分布于踇短伸肌、趾短伸肌、跗
骨关节及外侧 3 个跖骨间隙。在跖
骨间隙内发小支，分布于邻近诸
骨、骨膜及第 2~4 跖趾关节。此
外，还发穿支经跖骨间隙与足底外
侧神经的分支结合。自至第 2 跖骨
间隙的分支，发支至第 2 骨间背侧
肌。ⓑ内侧支：沿足背动脉外侧至
第 1 跖骨间隙，与腓浅神经的内侧
支交通，并分为两条趾背支，分布
于第 1、2 趾相对缘。亦发细支，
至邻近骨的骨膜、跖趾关节、趾间
关节，并发支至第 1 骨间背侧肌，
及发穿支经此骨间膜与足底外侧神
经结合。

（3）坐骨神经的损伤：易损
部位有①骶丛压迫性损伤。形成坐
骨神经的骶丛与骶髂关节和骶骨盆
面贴近，可受到各种压迫性损伤。
如难产时使用产钳可损伤腰骶干；
胎头或胎臀可压迫神经；骶髂关节
疾患可累及腰骶干；其他如垂直骶
骨、扁宽骨盆、隆起的骶髂关节和
隆起的坐骨棘等都可造成对骶丛的
压迫。骶丛的压迫性损伤常使腓总
神经纤维最先受累且严重，因该神
经来自 $L_{4~5}$ 和 S_1 的纤维最多，且贴
近骨面。②脊髓或马尾病变（如脊
髓灰质炎）可累及坐骨神经。③臀
区注射性麻痹。婴儿、儿童甚至成
人于臀区进行肌内注射时，由于注
射部位不当，坐骨神经可被针头刺

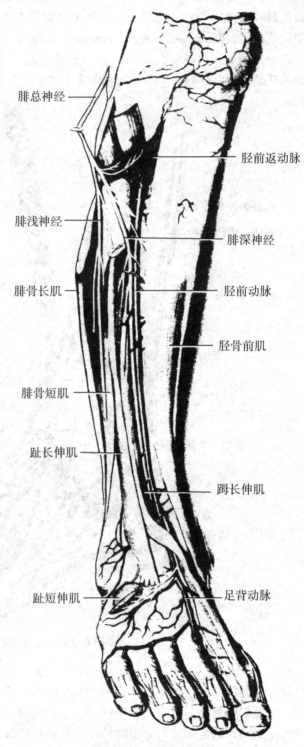

腓总神经

胫前返动脉

腓浅神经

腓深神经

腓骨长肌

胫前动脉

胫骨前肌

腓骨短肌

趾长伸肌

踇长伸肌

趾短伸肌

足背动脉

图 8-183　腓深神经

伤，被周围的药物侵蚀或被随后产生的瘢痕所影响，尤其婴儿为甚。④股骨头后脱位、脱位后复位及髋臼骨折时可损伤坐骨神经。⑤股骨颈骨折做穿钉内固定手术时，由于钉的位置偏斜，可损伤坐骨神经。髋关节融合术做骨移植时，也可损伤坐骨神经。髋关节手术后在坐骨神经周围产生的血肿和渗出，亦可造成对神经的压迫。⑥坐骨神经于梨状肌下缘或肌肉中间出骨盆时，可形成对神经的压迫刺激，成为梨状肌综合征。⑦坐骨神经从臀大肌下缘出现后，位置表浅，坐位时可受到坚硬物体的压迫而呈暂时性传导障碍。⑧股骨干骨折时，由于坐骨神经与骨接近，骨折断端可损伤神经。⑨各部位的贯通伤和切割伤亦可累及坐骨神经。若损伤部位在骨盆出口处或在坐骨神经的上端，则股后肌群，小腿前、后侧及足的肌肉全部瘫痪，致使小腿不能屈曲，足与足趾的运动亦完全丧失。因股四头肌健全，骨盆与股部的支撑尚存。躯干重心可获支持，故尚能步行，不过呈跨阈步态，不能疾行。跟腱及跖反射消失而膝跳反射正常。小腿外侧及足部感觉丧失。当坐骨神经损伤在股下部时，如股二头肌支、半腱肌支及半膜肌支未损伤，则小腿屈曲运动可能保存。神经麻痹较久的患者，萎缩的肌肉和皮肤一般均发生营养障碍，有时可有灼性神经痛。在坐骨神经完全麻痹的患者，下肢肌肉除股前、股内侧及臀部尚完好外，其他全部瘫痪。因而除伸膝、内收、外展大腿的动作尚良好外，其他动作全部消失。

坐骨神经痛是临床中常见的症状，原因很多，从构成坐骨神经的神经根开始，坐骨神经全程任何一段如受到压迫、刺激均可引起。进行直腿抬高试验，使患者尽力屈髋或过度屈踝关节时，均因坐骨神经受到牵引而使疼痛加剧，此种疼痛常发生于臀部，并放射至大腿后面、小腿外面及后面、足的外缘及足背的一部或全部。

1）胫神经损伤（图8-184）：除因坐骨神经损伤而引起胫神经的损伤外，其他如腘窝的外伤（如弹伤、骨折）、小腿后骨筋膜鞘综合征、比目鱼肌腱弓综合征、踝管综合征等亦可伤及胫神经。表现为小腿屈肌及足底肌的麻痹，足不能跖屈，内收或内翻运动不全；足趾的跖屈、外展、内收运动丧失。因胫骨前肌挛缩，形成足过度背屈，患者不能以足尖支持体重。跟腱反射消失；足底（内侧缘除外）、足跟外侧、足趾跖面的皮肤感觉丧失。胫神经部分损害有时出现灼性神经痛，从小腿后部向足底中部放射。

2）腓总神经损伤（图8-185）：除骶丛和坐骨神经的病变外，其他如腓骨颈部的骨折，膝外下方受到硬器冲击，胫腓关节后脱位，小腿石膏压迫，小腿前骨筋膜鞘综合征，下肢长时间的或职业上的习惯于采取某些姿势（如蹲位、跪位或双腿交叉）时，均可伤及腓总神经。其中在腘窝外侧沟内及腓骨长肌纤维拱处最易受到卡压。腓总神经入腓骨长肌纤维拱以前，穿行于腘窝外侧沟内，腓总神经在沟内段的毗邻是：前内侧为腓肠肌外侧头；前外侧为股二头肌肌腱，肌腱与腓侧副韧带之间有一恒定的股二头肌下腱下囊；后方为坚厚的髂胫束和腘筋膜的移行部。腓总神经嵌于腘窝外侧沟内穿行。其前内侧，在腓肠肌外侧头内常有籽骨存在，此可成为压迫神经的因素之一。在神经前外侧的股二头肌腱为坚硬的索状结构，当膝关节长时间屈曲时，可因肌肉收缩而挤压腓总神经；此处有股二头肌下腱下囊囊肿形成时，也可对神经起挤压作用。其后外侧有坚厚的筋膜直接覆盖，当膝关节后外侧有瘢痕挛缩，可导致对神经的直接压迫；在膝关节屈曲畸形时，可使腓总神经在此处短缩改变。

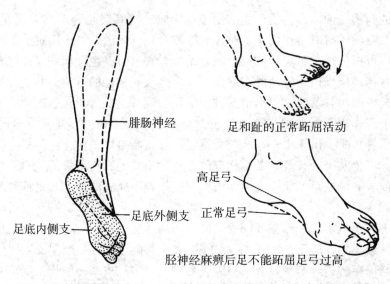

腓肠神经

足和趾的正常跖屈活动

高足弓

正常足弓

足底外侧支

足底内侧支

胫神经麻痹后足不能跖屈足弓过高

A.胫神经感觉分布区　　B.胫神经足底支的肌肉和皮肤分布，正常
　　　　　　　　　　　　　跖屈运动及胫神经周围损伤后足的症状

图 8-184　胫神经

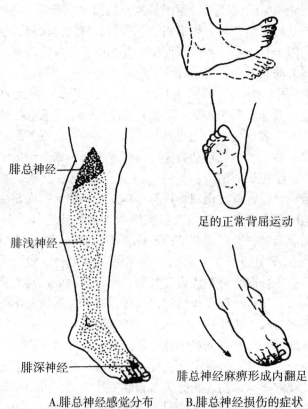

腓总神经

足的正常背屈运动

腓浅神经

腓深神经

腓总神经麻痹形成内翻足

A.腓总神经感觉分布　　B.腓总神经损伤的症状

图 8-185　腓总神经

　　Kopell 将腓骨长肌与腓骨颈之间所形成的 J 型拱桥称为腓骨长肌纤维拱。魏锡云等观察，J 型拱桥为腓神经穿行的骨纤维管道，拱底为腓骨颈，拱入口和出口的投影为：自腓骨头尖分别至腓骨外侧缘 1.8cm、至腓骨前缘 3.0cm，两点的连线即为拱的投影线。可分为直型（75.8%）和倒"Y"型（24.2%），其中直型者多为腓深神经在其间穿行，在此压迫多出现腓深神经受压征；倒"Y"型者既有腓总神经，亦有其分支，故如受压迫，则可出现腓总神经及腓深、浅神经受压征。故在不同点的压迫，出现的症状亦有差异，在腘窝外侧沟内受压，多出现腓总神经受压征；在拱内受压，则可表现为腓总神经或腓深神经或腓浅神经受压征；在拱出口处受压，主要表现为腓深神经受压征。

　　腓总神经损伤后的表现为小腿伸肌、外翻肌群及足背肌的瘫痪，发生足下垂、足趾微屈、患足不能背屈和不能外翻。足下垂使患者产生特殊的步态，即在步行时用力提高下肢，并在膝关节和髋关节处过度屈曲，称为"跨阈步态"。感觉障碍区在小腿前外侧和足背。

　　9. 阴部神经　起于第 2~4 骶神经的前股，自梨状肌下孔穿出盆腔，至臀部，跨过坐骨棘，在阴部内动脉的内侧，与动脉伴行，经坐骨小孔至坐骨直肠窝的侧壁，在闭孔内肌筋膜分裂为两层的阴部管内分为 3 支，即肛神经、会阴神经及阴茎背神经（图 8-186）。

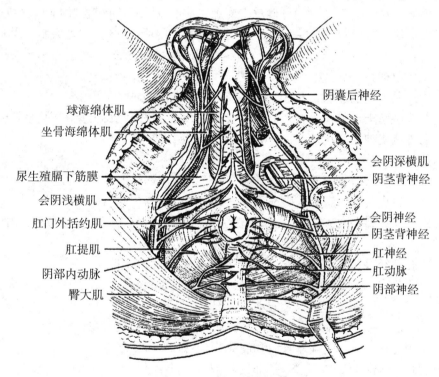

图 8-186　男性阴部神经

　　（1）肛神经：在阴部管的后部分出。横过坐骨直肠窝与肛门血管伴行，至肛门外括约肌、肛管下部及肛门周围的皮肤。此神经有时单独出于第 3、4 骶神经。肛神经可与会阴神经的分支及股后皮神经的会阴支结合。

　　（2）会阴神经：在阴部管的前部分出。行于阴部内动脉下侧，继与会阴动脉伴行，在尿生殖三角的基底处，分为肌支及至阴囊的分支。

1）阴囊后神经：有内、外两支，与会阴动脉的阴囊后动脉伴行，向前分布于阴囊皮肤。与股后皮神经的会阴支及肛神经的分支结合。此神经在女性为阴唇后神经，分布于大阴唇。

2）肌支：分布于会阴浅、深横肌，球海绵体肌，坐骨海绵体肌，尿道膜部括约肌；并有分支支配肛门外括约肌的前部及肛提肌、尿道海绵体球部、尿道的黏膜，其穿肌肉至阴茎海绵体。

（3）阴茎背神经：分布阴茎海绵体、阴茎背侧的皮肤、包皮以及阴茎头等。此神经在女性为阴蒂背神经，分布于阴蒂。

综上所述，下肢神经总结如下：

腰、骶神经后支分布下肢的部分

　　臀上皮神经（$L_{1\sim3}$后支的外侧支）——支配臀区皮肤

　　臀中皮神经（$S_{1\sim3}$后支的外侧支）——支配臀区内侧皮肤

腰丛（T_{12}前支一部、$L_{1\sim3}$前支、L_4前支一部）

　　肌支（$T_{12}\sim T_{14}$）——支配腰大肌、腰小肌和髂肌

　　髂腹下神经（L_1）——外侧皮支支配臀前部皮肤，前皮支支配耻骨区皮肤

　　髂腹股沟神经（L_1）——支配腹横肌和腹内斜肌，终支支配大腿上部内侧皮　　　　　　　　　　　　　　　　肤及阴茎根部及阴囊部皮肤

　　生殖股神经（$L_{1\sim2}$）

　　　　股支（髂腹股沟神经）——支配股三角部皮肤

　　　　生殖支（精索外神经）——支配腰大肌、提睾肌及阴囊（或大阴唇）皮肤

　　股外侧皮神经（$L_{2\sim3}$）——支配大腿前外面皮肤

　　股神经（$L_{2\sim4}$）

　　　　肌支——支配髂肌、耻骨肌、缝匠肌和股四头肌

　　　　前皮支——支配大腿前面和内侧面下 2/3 的皮肤

　　隐神经——发两支。髌下支分布髌前面皮肤，小腿内侧皮支分布小腿内面和足　　　　　　　　　　　内缘皮肤

　　闭孔神经（$L_{2\sim4}$）

　　　　前支——支配髋关节、股薄肌、长收肌及短收肌，并发皮支支配大腿内面　　　　　　　　下部皮肤及股动脉下部

　　　　后支——支配闭孔外肌、短收肌、大收肌及膝关节囊

　　副闭孔神经——支配耻骨肌和髋关节

骶丛（L_4一部、L_5、$S_{1\sim3}$、S_4一部）

　　股方肌神经（$L_{4\sim5}$、S_1前股）——支配股方肌、下孖肌和髋关节

　　闭孔内肌神经（L_1、$S_{1\sim2}$前股）——支配闭孔内肌、上孖肌

　　梨状肌神经（$S_{1,2}$后股）——支配梨状肌

　　臀上神经（$L_{4,5}$，S_1后股）——支配臀中、小肌及阔筋膜张肌

　　臀下神经（L_5，$S_{1,2}$后股）——支配臀大肌

股后皮神经（$S_{1,2}$后股，$S_{2,3}$前股）——分布大腿后面、腘窝、小腿后面上部皮肤

会阴支——分布阴囊（或大阴唇）皮肤

臀下皮神经——分布臀区下部及外侧部皮肤

坐骨神经（$L_{4,5}$，$S_{1\sim3}$前股）

    关节支——分布髋关节

    肌支——支配股二头肌长头、半腱肌、半膜肌和大收肌

胫神经（$L_{4,5}$，$S_{1\sim3}$前股）

    腓肠内侧皮神经——分布小腿后面下部皮肤与腓神经交通支合并后称腓肠神经，至足背称足背外侧皮神经，分布足及小趾外缘皮肤

    肌支——支配腓肠肌内、外侧头、跖肌、比目鱼肌、腘肌、胫骨后肌、踇长屈肌及趾长屈肌

    小腿骨间神经——分布小腿骨间膜及胫腓韧带联合

    跟内侧支——分布足跟内侧皮肤

足底内侧神经

    皮支——分布足底内侧皮肤

    趾足底总神经——3 条，远端各分两条趾足底固有神经

    趾足底固有神经——分布于踇趾内缘和 1~4 趾相对缘

    肌支——由趾足底总神经或固有神经发出，支配踇展肌、踇短屈肌及第 1 蚓状肌

足底外侧神经

    肌支——至足底方肌、小趾展肌

    皮支——分布足底外侧部皮肤

    浅支 { 趾足底总神经——2 条
             趾足底固有神经——3 条，分布第 4、5 指相对缘及小趾外缘

    深支——支配第 2~4 蚓状肌、踇收肌及内侧 3 个跖骨间隙的骨间肌腓总神经

    腓肠外侧皮神经——分布小腿外面远侧部皮肤

第五节　下肢经脉、经筋的有关解剖

一、下肢经脉、经筋的循行

    十二经脉中 6 条足经循行于下肢，其中 3 条阴经分布在内侧面，在小腿下半及足部，其排列是厥阴在前，太阴在中，少阴在后，至内踝上 8 寸处，足厥阴经同足太阴经交叉后，循行在太阴与少阴之间，便成为太阴在前，厥阴在中，少阴在后（图8-187）；3 条阳经分布规律是：阳明在下肢前侧，少阳在下肢外侧，太阳在下肢后侧（图8-188~

图 8-190）。

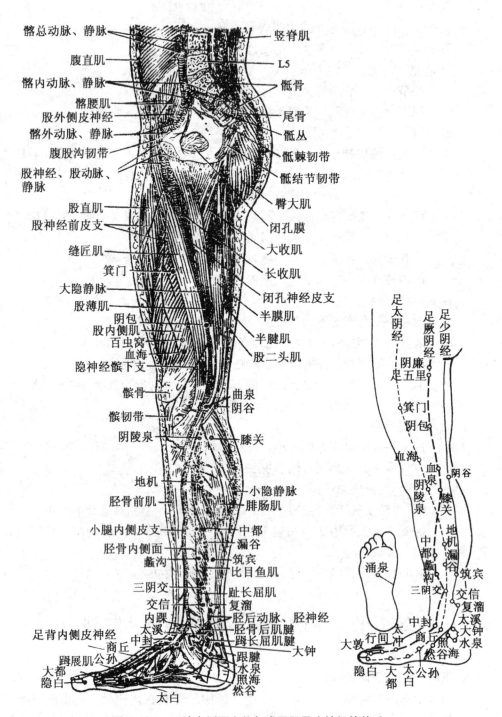

图 8-187　下肢内侧面穴位与浅层肌及皮神经的关系

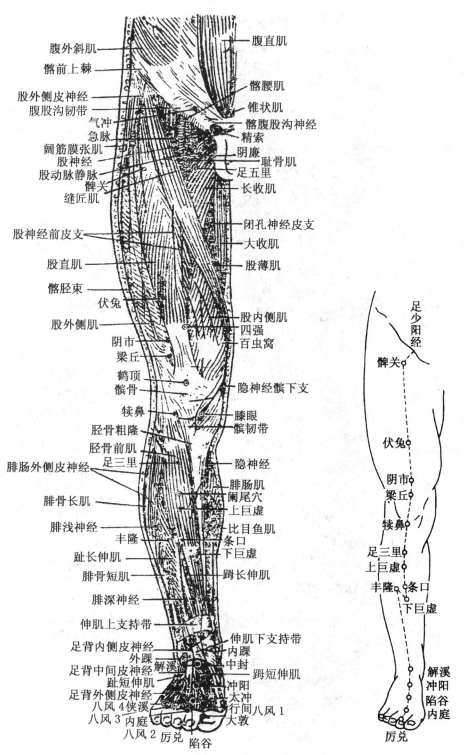

腹外斜肌
腹直肌
髂前上棘
髂腰肌
股外侧皮神经
锥状肌
腹股沟韧带
髂腹股沟神经
气冲
精索
急脉
阔筋膜张肌
阴廉
股神经
耻骨肌
股动脉静脉
足五里
髀关
长收肌
缝匠肌

股神经前皮支
闭孔神经皮支
大收肌
股直肌
髂胫束
股薄肌

伏兔
股内侧肌
股外侧肌
四强
阴市
百虫窝
梁丘
鹤顶
髌骨
隐神经髌下支
犊鼻
膝眼
胫骨粗隆
髌韧带
胫骨前肌
足三里
隐神经
腓肠外侧皮神经
腓肠肌
腓骨长肌
阑尾穴
上巨虚
腓浅神经
比目鱼肌
丰隆
条口
趾长伸肌
下巨虚
腓骨短肌
踇长伸肌
腓深神经

伸肌上支持带
伸肌下支持带
足背内侧皮神经
内踝
外踝
中封
足背中间皮神经
解溪
踇短伸肌
趾短伸肌
冲阳
足背外侧皮神经
太冲
八风4侠溪
行间八风1
八风3内庭
大敦
八风2厉兑
陷谷

足少阳经
髀关
伏兔
阴市
梁丘
犊鼻
足三里
上巨虚
丰隆
条口
下巨虚
解溪
冲阳
陷谷
内庭
厉兑

图 8-188　下肢前面穴位与浅层肌及皮神经的关系

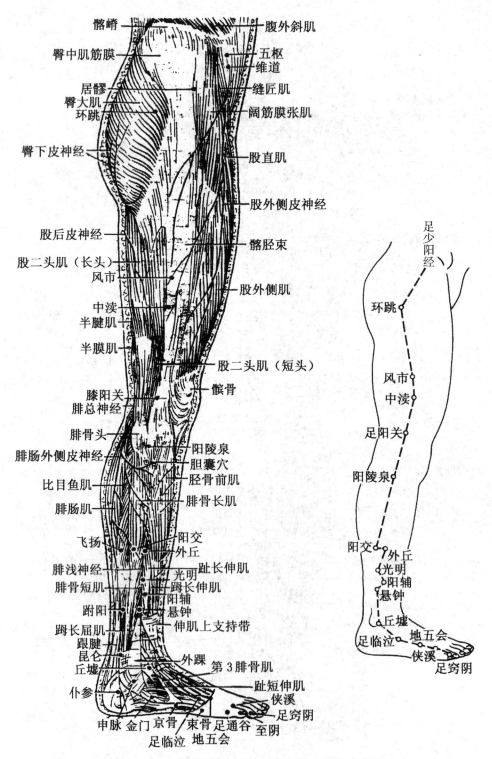

图 8-189　下肢外侧面穴位与浅层肌及皮神经的关系

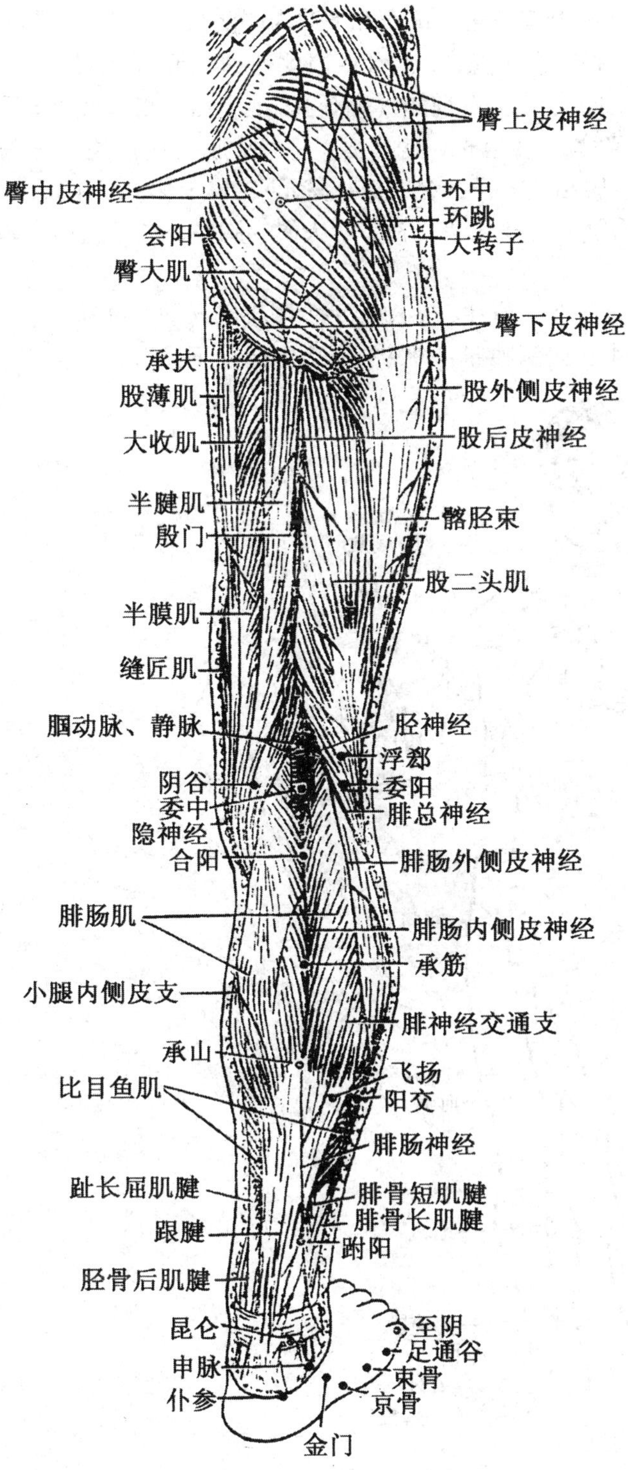

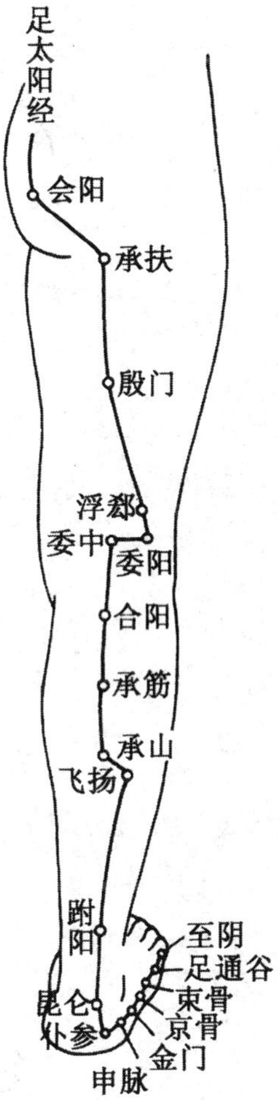

图 8-190　下肢后面穴位与浅层肌及皮神经的关系

臀上皮神经

臀中皮神经
会阳
臀大肌
承扶
股薄肌
大收肌
半腱肌
殷门
半膜肌
缝匠肌
腘动脉、静脉
阴谷
委中
隐神经
合阳
腓肠肌
小腿内侧皮支
承山
比目鱼肌
趾长屈肌腱
跟腱
胫骨后肌腱
昆仑
申脉
仆参
金门

环中
环跳
大转子

臀下皮神经

股外侧皮神经
股后皮神经

髂胫束
股二头肌

胫神经
浮郄
委阳
腓总神经
腓肠外侧皮神经
腓肠内侧皮神经
承筋
腓神经交通支
飞扬
阳交
腓肠神经
腓骨短肌腱
腓骨长肌腱
跗阳
至阴
足通谷
束骨
京骨

足太阳经
会阳
承扶

殷门

浮郄
委中　委阳
合阳
承筋
承山
飞扬

跗阳

昆仑
仆参
申脉

至阴
足通谷
束骨
京骨
金门

（一）足太阴

足太阴脾经主要分布在胸腹任脉旁开第3侧线和下肢内侧前缘，经筋分布其外部。

1. 足太阴脾经　从大趾末端开始（隐白），沿足内侧赤白肉际（大都），经核骨（第1跖骨头）后（太白、公孙），上向内踝前边（商丘），上小腿内侧，沿胫骨后（三阴交、漏谷），交出足厥阴肝经之前（地机、阴陵泉），上膝股内侧前边（血海、箕门），进入腹部（冲门、府舍、腹结、大横；会中极、关元），属于脾，络于胃（腹哀；会下脘、日月、期门），通过膈肌，夹食管旁（食窦、天溪、胸乡、周荣；络大包；会中府），连舌根，散布舌下。

腹部支脉从胃部分出，上过膈肌，流注心中，接手少阴心经（图8-191）。

本经异常可表现为大腿和小腿内侧肿痛、厥冷，足大趾运动不灵活。

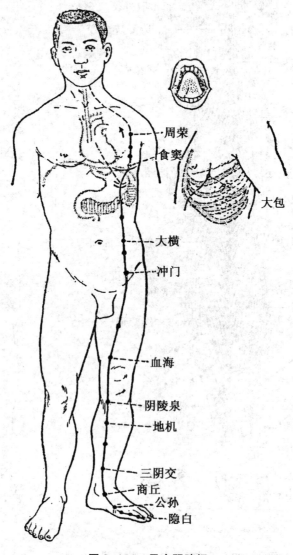

图 8-191　足太阴脾经

颈肩腰腿痛应用解剖学

850

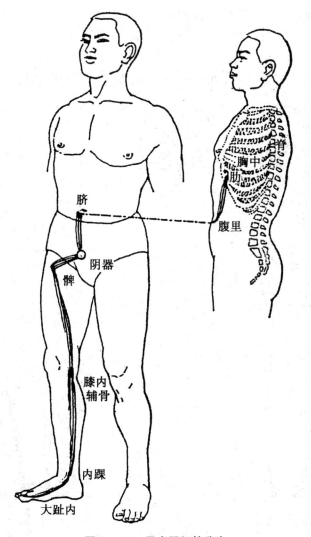

图 8-192　足太阴经筋分布

2. 足太阴经筋　起始于足大趾内侧端，上行结于内踝；直行向上结于膝内辅骨（胫骨内髁部）；向上沿着大腿内侧，结于股前；会聚于阴器部。向上到腹部，结于脐；再沿着腹内结于肋骨；散布到胸中，在内的经筋则附着于脊柱（图 8-192）。

（二）足厥阴

足厥阴肝经主要分布在下肢内侧的中间，经筋分布外部。

1. 足厥阴肝经　从足大趾背毫毛部开始（大敦），向上沿着足背内侧（行间、太冲），离内踝 1 寸（中封），上行小腿内侧（会三阴交；经蠡沟、中都、膝关），离内踝 8 寸处交出足太阴脾经之后上行膝腘内侧（曲泉），沿大腿内侧（阴包、足五里、阴廉）进入阴毛中，环绕阴部，上达小腹（急脉；会冲门、府舍、曲骨、中极、关元），夹胃旁边、属于肝，络于胆（章门、期门）；向上通过膈肌，分布胁肋部，沿着气管的后面，向上进入鼻咽部，连接"目系"（眼与脑的联系），上行出于额部，与督脉交会于头顶。

（1）目部支脉：从"目系"下向颊里，环绕唇内。

（2）肝部支脉：从肝分出，通过膈肌，向上流注于肺，接手太阴肺经（图8-193）。

本经异常可表现为腰痛、活动不利，以及经脉循行部位的其他病症。

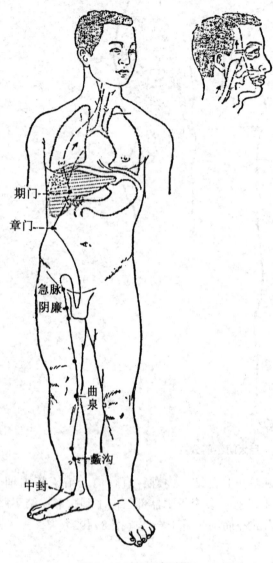

图8-193 足厥阴肝经

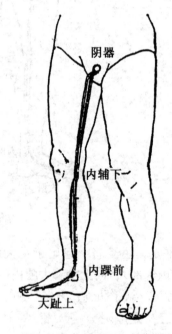

图8-194 足厥阴经筋分布

2. 足厥阴经筋 起始于足大趾的上边，向上结于内踝前方；向上沿胫骨内侧，结于胫骨内侧髁之下，再向上沿大腿内侧，结于阴器而与各经筋相联络（图8-194）。

（三）足少阴

足少阴肾经主要分布在下肢内侧后缘及胸腹第1侧线，经筋分布其外部。

1. 足少阴肾经 从小趾下边开始，斜向足底心（涌泉），出于舟骨粗隆下（然谷、照海、水泉），沿内踝之后（太溪），分支进入脚跟中（大钟）；向上走小腿内侧（复溜、交信；会三阴交），出腘窝内侧（筑宾、阴谷）上行大腿内后侧，通过脊柱（会长强）属于肾、络于膀胱（肓俞、中注、四满、气穴、大赫、横骨，会关元、中极）。

（1）上行主干：从肾向上（商曲、石关、阴部、通谷、幽门），通过肝、膈进入肺中（步廊、神封、灵墟、神藏，或中、俞府），沿着喉咙上行夹舌根旁（通廉泉）。

（2）肺部支脉：从肺出来，络于心，流注于胸中，接手厥阴心包经（图8-195）。

本经异常可表现为脊柱、大腿内侧后边痛、萎软，脚心发热而痛，还可表现出厥冷、麻木等病症。

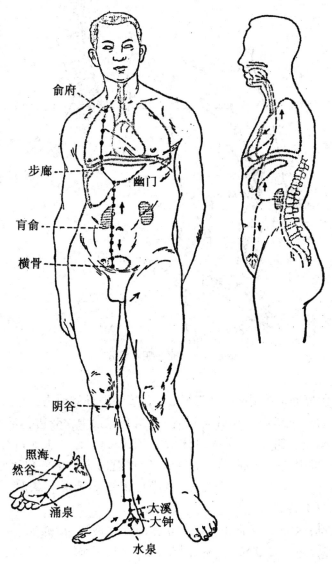

图 8-195　足少阴肾经

2. 足少阴经筋　起于足小趾下边，入足心部，同足太阴经筋斜走内踝下方，结于足跟；与足太阳经筋会合；向上结于胫骨内踝下，同足太阴经筋一起向上行，沿大腿内侧结于阴部，沿膂（脊旁肌肉）里夹脊，上后项结于枕骨，与足太阳经筋会合（图8-196）。

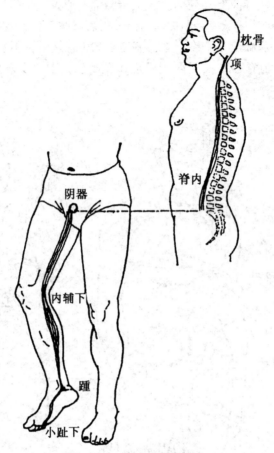

图8-196 足少阴经筋分布

（四）足阳明

足阳明胃经主要分布在头面、胸腹第2侧线及下肢外侧前缘，经筋分布其外部。

1. 足阳明胃经　从鼻旁开始（会迎香），交会鼻根中，旁边会足太阳（会睛明），向下沿鼻外侧（承泣、四白），进入上牙槽中（巨髎），回出来夹口旁（地仓），环绕口唇（会人中），向下交会于颏唇沟（会承浆）；退回来沿下颌出面动脉部（大迎），再沿下颌角（颊车），上耳前（下关），经颧弓上（会上关、悬厘、颔厌），沿发际（头维），至前额（会神庭）。

（1）颈部支脉：从大迎前向下，经颈动脉部（人迎），沿喉咙（水突、气舍），进入缺盆（锁骨上窝部），通过膈肌，属于胃（会上脘、中脘），络于脾。

（2）胸腹部主干：从锁骨上窝（缺盆）向下，经乳中（气户、库房、屋翳、膺窗、乳中、乳根），向下夹脐两旁（不容、承满、梁门、关门、太乙、滑肉门、天枢、外陵、大巨、水道、归来），进入气街（腹股沟动脉部气冲穴）。

（3）腹内支脉：从胃口向下，沿腹里，至腹股沟动脉部与前外行者会合。由此下

颈肩腰腿痛应用解剖学

行经髋关节前（髀关），到股四头肌隆起处（伏兔、阴市、梁丘），下向膝髌中（犊鼻），沿胫骨外侧（足三里、上巨虚、条口、下巨虚），下行足背（解溪、冲阳），进入中趾内侧趾缝（陷谷、内庭），出次趾末端（厉兑）。

（4）小腿部支脉：从膝下 3 寸处（足三里）分出（丰隆），向下进入中趾外侧趾缝，出中趾末端。

（5）足部支脉：从足背部（冲阳）分出，进大趾趾缝间，出大趾末端，接足太阴脾经（图 8-197）。

本经异常可表现为腹股沟部、大腿前、小腿外侧、足背部疼痛和麻木，足中趾运动

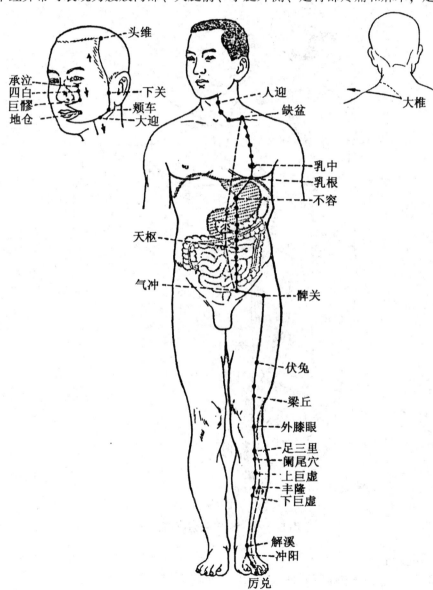

图 8-197　足阳明胃经

不灵活。

2. 足阳明经筋 起始于足次趾、中趾及第 4 趾，结于足背；斜向外行加附于腓骨，上结于膝外侧；直行的上结于大转子部；向上沿胁部联系脊柱。直行的上沿胫骨，结于膝部；分支结于腓骨部，并合足少阳经筋。直行的沿伏兔上行，结于大腿部而聚会于阴器。上向腹部而分布开，至缺盆处结集。上向颈部，夹口旁，会合于鼻旁颧部，向下结于鼻，上方并合足太阳经筋。太阳经筋成为“目上纲”（上睑），阳明经筋成为“目下纲”（下睑）。另一支，从面颊结于耳前部（图 8-198）。

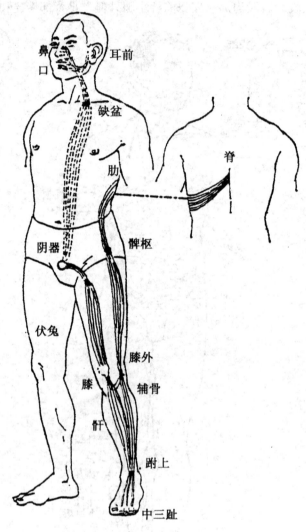

图 8-198 足阳明经筋分布

（五）足少阳

足少阳胆经主要分布在下肢外侧中间，经筋分布其外部。

1. 足少阳胆经 从外眼角开始（瞳子髎），上行到额角（颔厌、悬颅、悬厘、曲鬓，会头维、耳和髎、角孙），下行至耳后（率谷、天冲、浮白、头窍阴、完骨、本神、阳白、头临泣、目窗、正营、承灵、脑空、风池），沿着颈部行于手少阳三焦经的前面（经天容），到肩上，交出手少阳三焦经的后面（会大椎、经肩井、会秉风），向下进入缺盆（锁骨上窝）。

（1）耳部支脉：从耳后进入耳中（会翳风），出走耳前（听会、上关，会听宫、下关），至外眼角后。

（2）目部支脉：从外眼角分出，下走大迎，会合于手少阳三焦经，到达目眶下，下行经颊车（下颌角），由颈部向下会合前脉于缺盆（锁骨上窝），然后向下进入胸中，通过膈肌，络于肝，属于胆，沿着胁肋内，出于气街（腹股沟动脉处），绕阴部毛际，横行进入髋关节部（环跳）。

（3）躯体部主干：从缺盆（锁骨上窝）下向腋下（渊腋、辄筋，会天池），沿着侧胸部，经过季胁（日月、京门，会章门），向下会合于髋关节部（带脉、五枢、维道、居髎、环跳）。由此向下，沿大腿外侧（风市、中渎），出膝外侧（膝阳关），下向腓骨头前（阳陵泉），直下到腓骨下段（阳交、外丘、光明、阳辅、悬钟），下出外踝之前（丘墟），沿足背进入第4趾外侧（足临泣、地五会、侠溪、足窍阴）。

（4）足背部支脉：从足背（足临泣）分出，沿着第1、2趾骨之间，出于大趾端，穿过趾甲，回过来到趾甲后的毫毛处（大敦，属肝经），与足厥阴肝经相接（图8-199）。

本经异常可表现为头颞部痛，胁肋、下肢外侧直到足外侧痛，足第4趾活动不利，还可表现为下肢部厥冷、麻木等症。

2. 足少阳经筋　起于第4趾，上结于外踝，再向上沿胫外侧结于膝外侧。其分支另起于腓骨部，上走大腿外侧，前边结于伏兔（股四头肌部），后边结于骶部。直行的经侧腹季胁，上走腋前方，联系于胸侧和乳部，结于缺盆。直行的上出腋部，通过缺盆，走向太阳经的前方，沿耳后上绕到额角，交会于头顶，向下走向下颌，上方结于鼻旁，分支结于外眦成"外维"（图8-200）。

（六）足太阳

足太阳膀胱经主要分布在腰背第1、2侧线及下肢外侧后缘，经筋分布其外部。

1. 足太阳膀胱经　从内眼角（睛明）开始，上行额部（攒竹、眉冲、曲差），交会于头顶（五处、承光、通天，会百会）。

（1）头顶部支脉：从头顶分出到耳上角（与曲鬓、率谷、浮白、头窍阴、完骨交会）。

（2）直行主干：从头顶入内，络于脑（络却、玉枕，会脑户、风府），复出项部（天柱）分开下行：一支沿肩胛骨内侧，夹脊柱旁（会大椎、陶道，经大杼、风门、肺俞、厥阴俞、心俞、督俞、膈俞），到达腰中（肝俞、胆俞、脾俞、胃俞、三焦俞、肾俞），进入脊柱旁的筋肉，连络于肾，归属于膀胱（气海俞、大肠俞、关元俞、小肠俞、膀胱俞、中膂俞、白环俞）；一支从腰中分出，夹脊柱旁，通过臀部（上髎、次髎、中髎、会阳、承扶），进入腘窝中（殷门、委中）。

（3）背部另一支脉：从肩胛骨内侧缘分别下行，通过肩胛（附分、魄户、膏肓俞、神堂、谚谚、膈关、魂门、阳纲、意舍、胃俞、肓门、志室、胞肓、秩边），经过髋关

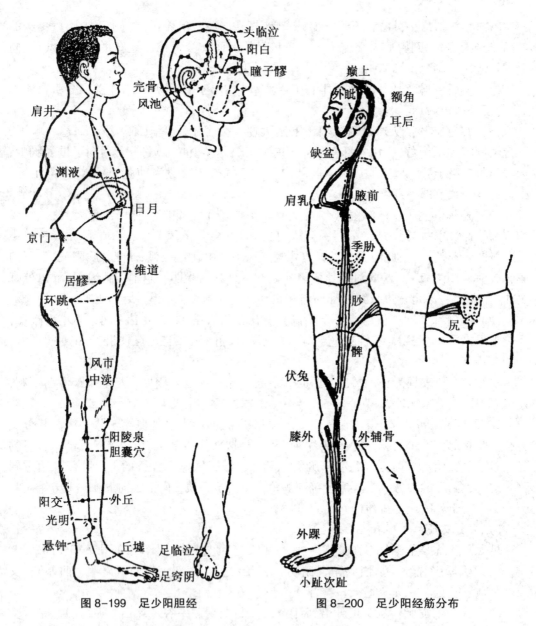

图8-199　足少阳胆经　　　　　　图8-200　足少阳经筋分布

节部（会环跳穴），沿大腿外侧后边下行（浮郄、委阳），会合于腘窝中（委中），由此向下通过腓肠肌部（合阳、承筋、承山），出外踝后方（飞扬、跗阳、昆仑），沿第5跖骨粗隆（仆参、申脉、金门、京骨），到小趾的外侧（束骨、足通谷、至阴），下接足少阴肾经（图8-201）。

　　本经异常可表现为头痛，项背、腰部、骶尾部、臀部以及下肢后侧痛，小趾活动不利等。

　　2. 足太阳经筋　起始于足小趾，上结于外踝，斜上结于膝部，下方沿足外侧结于足跟，向上沿跟腱结于腘部。其分支结于小腿肚（腨内），上向腘内侧，与腘部一支并行上结于臀部；向上夹脊旁，上后项；分支入结于舌根。直行者结于枕骨，上向头项，

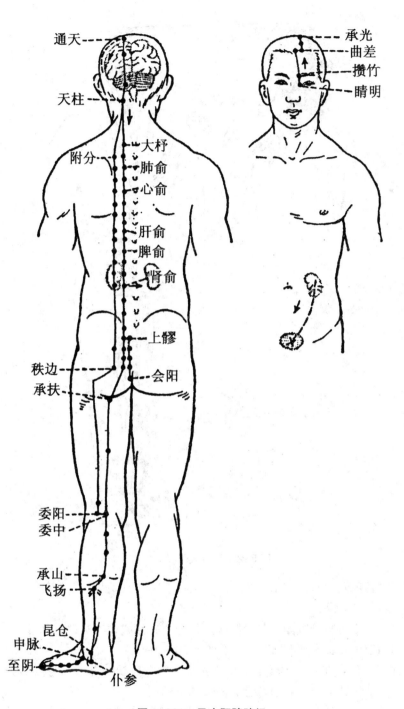

图8-201　足太阳膀胱经

由头的前方下行到颜面，结于鼻部。分支形成"目上纲"，下边结于鼻旁。背部的分支，从腋后外侧结于肩髃部位；一支进入腋下，向上出缺盆，上方结于完骨（耳后乳突）；再有分支从缺盆出来，斜上结于鼻旁部（图8-202）。

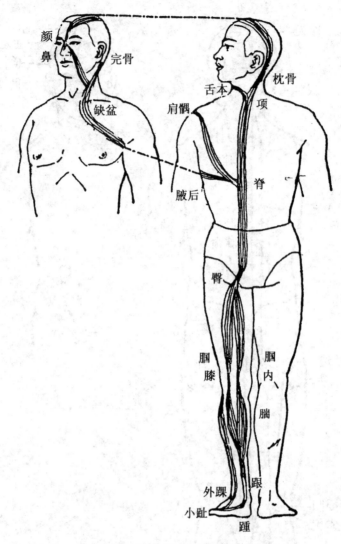

图 8-202 足太阳经筋分布

二、下肢常用穴位断面解剖

（一）臀区

本区主要有足太阳膀胱经、足少阳胆经循行。常用穴位有环跳、居髎等。

1. 环跳（Huantiao，足少阳胆经）（图 8-203）

（1）体表定位：在股骨大转子最高处与骶管裂孔连线的外 1/3 与内 2/3 的交界处，或在大转子、坐骨结节与髂后上棘三者围成的三角区中央。

（2）穴位层次：①皮肤：由臀上皮神经分布。②皮下组织：此处纤维脂肪组织特别丰富，并有上述皮神经的分支。③臀大肌。④坐骨神经。⑤股后皮神经和臀下动脉、静脉。⑥股方肌。

2. 居髎（Juliao，足少阳胆经）（图 8-204）

（1）体表定位：在髂前上棘与大转子最高处的连线中间，维道穴后 3 寸，约当大

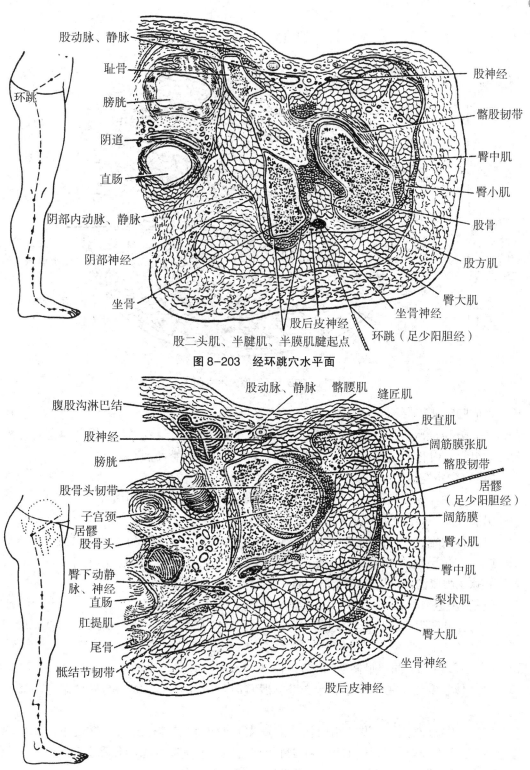

股动脉、静脉
耻骨
膀胱
阴道
直肠
阴部内动脉、静脉
阴部神经
坐骨
股二头肌、半腱肌、半膜肌腱起点
股后皮神经

股神经
髂股韧带
臀中肌
臀小肌
股骨
股方肌
臀大肌
坐骨神经
环跳（足少阳胆经）

环跳

图 8-203　经环跳穴水平面

腹股沟淋巴结
股神经
膀胱
股骨头韧带
子宫颈
居髎
股骨头
臀下动静脉、神经
直肠
肛提肌
尾骨
骶结节韧带

股动脉、静脉　髂腰肌　缝匠肌
股直肌
阔筋膜张肌
髂股韧带
居髎（足少阳胆经）
阔筋膜
臀小肌
臀中肌
梨状肌
臀大肌
坐骨神经
股后皮神经

图 8-204　经居髎穴水平面

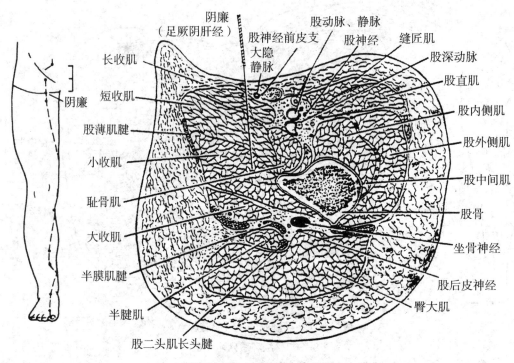

图 8-205　经阴廉穴水平面

转子之前凹陷处。

（2）穴位层次：①皮肤：由髂腹下神经外侧皮支分布。②皮下组织：为富有纤维的脂肪组织，内有上述皮神经。③阔筋膜。④臀中肌。⑤臀小肌。

（二）腹股沟区

本区主要有足阳明胃经、足厥阴肝经循行经过。常用穴位有阴廉等。

阴廉（Yinlian，足厥阴肝经）（图 8-205）

（1）体表定位：在腹股沟气冲穴直下 2 寸，或曲骨穴旁开 2 寸，直下 2 寸。

（2）穴位层次：①皮肤：由股神经前皮支分布。②皮下组织：内有上述皮神经、大隐静脉及腹股沟浅淋巴结。③长收肌。④短收肌。⑤小收肌。

（三）股区

本区有足三阳经、足三阴经循行经过。常用穴位有梁丘、伏兔、风市、承扶、殷门等。

1. 梁丘（Liangqiu，足阳明胃经）（图 8-206）

（1）体表定位：在髌骨外上缘 2 寸，股直肌与股外侧肌之间，与外膝眼在一条直线上。

（2）穴位层次：①皮肤：由股神经前皮支和股外侧皮神经分布。②皮下组织：内有上述皮神经的分支。③股直肌腱和股外侧肌之间。④旋股外侧动脉降支和伴行静脉及股神经肌支。⑤股中间肌腱。⑥膝关节肌腱。⑦股骨。

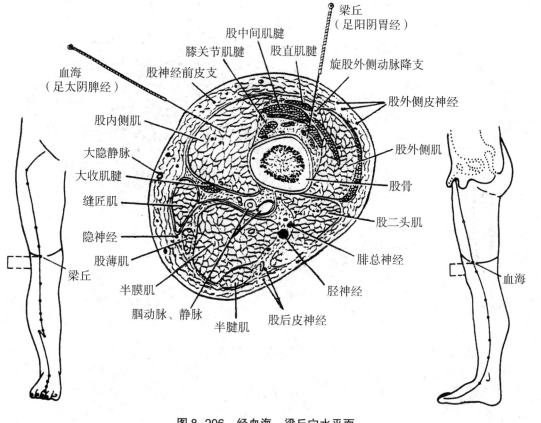

图 8-206　经血海、梁丘穴水平面

2. 伏兔（Futu，足阳明胃经）（图 8-207）

（1）体表定位：伸膝时，在髂前上棘与髌骨外上缘的连线上，距髌骨上缘 6 寸。

（2）穴位层次：①皮肤：由股神经前皮支及股外侧皮神经支配。②皮下组织：内有上述两皮神经的分支。③股直肌。④旋股外侧动、静脉降支，股神经肌支的内侧。⑤股中间肌。⑥股骨。

3. 风市（Fengshi，足少阳胆经）（图 8-208）

（1）体表定位：在大腿外侧，当股骨大转子与腓骨头的连线上，腘横纹上 7 寸。

（2）穴位层次：①皮肤：由股外侧皮神经分布。②皮下组织：内有上述皮神经。③髂胫束。④股外侧肌。⑤股中间肌。

4. 承扶（Chengfu，足太阳膀胱经）（图 8-209）

（1）体表定位：在大腿后侧之正中线，臀大肌下缘，臀横纹正中点。

（2）穴位层次：①皮肤：由股后皮神经分布。②皮下组织：内有股后皮神经及臀下皮神经的分支。③臀大肌。④股后皮神经本干。⑤股二头肌长头及半腱肌。⑥坐骨神经及伴行动脉。

5. 殷门（Yinmen，足太阳膀胱经）（图 8-210）

（1）体表定位：在承扶与委中的连线上，承扶下 6 寸。

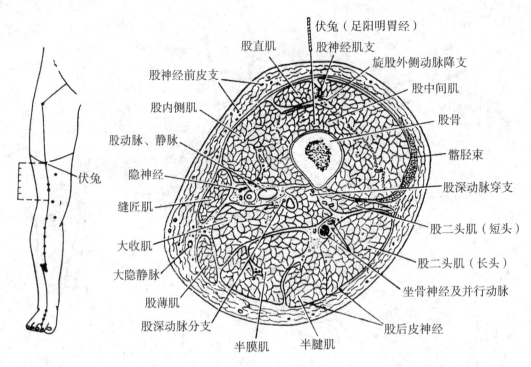

伏兔（足阳明胃经）
股直肌
股神经肌支
旋股外侧动脉降支
股神经前皮支
股中间肌
股内侧肌
股骨
股动脉、静脉
髂胫束
隐神经
股深动脉穿支
缝匠肌
股二头肌（短头）
大收肌
股二头肌（长头）
大隐静脉
坐骨神经及并行动脉
股薄肌
股深动脉分支
股后皮神经
伏兔
半膜肌　半腱肌

图 8-207　经伏兔穴水平面

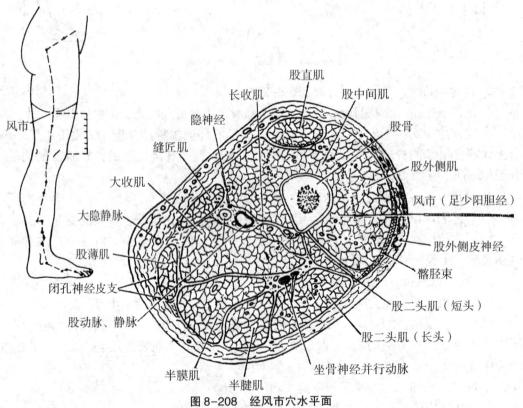

股直肌
长收肌
股中间肌
隐神经
股骨
缝匠肌
股外侧肌
大收肌
风市（足少阳胆经）
大隐静脉
股外侧皮神经
股薄肌
髂胫束
闭孔神经皮支
股二头肌（短头）
股动脉、静脉
股二头肌（长头）
坐骨神经并行动脉
风市
半膜肌　半腱肌

图 8-208　经风市穴水平面

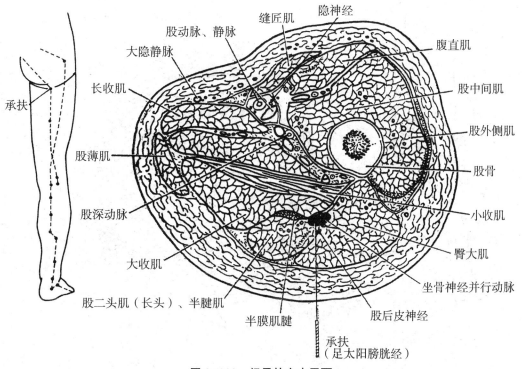

图 8-209　经承扶穴水平面

Labels (top figure):
缝匠肌　隐神经
股动脉、静脉
大隐静脉
腹直肌
长收肌
股中间肌
股外侧肌
股薄肌
股骨
股深动脉
小收肌
大收肌
臀大肌
坐骨神经并行动脉
股二头肌（长头）、半腱肌
股后皮神经
半膜肌腱
承扶（足太阳膀胱经）
承扶

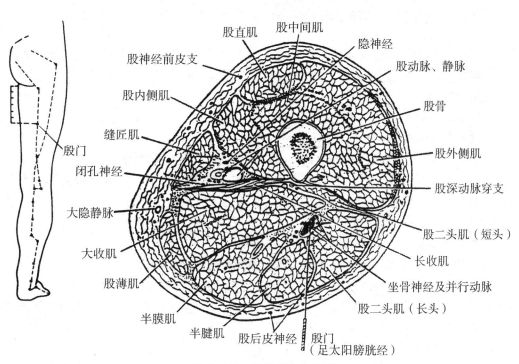

图 8-210　经殷门穴水平面

Labels (bottom figure):
股直肌　股中间肌
股神经前皮支
隐神经
股内侧肌
股动脉、静脉
缝匠肌
股骨
闭孔神经
股外侧肌
大隐静脉
股深动脉穿支
大收肌
股二头肌（短头）
股薄肌
长收肌
半膜肌
坐骨神经及并行动脉
半腱肌
股二头肌（长头）
股后皮神经
殷门（足太阳膀胱经）
殷门

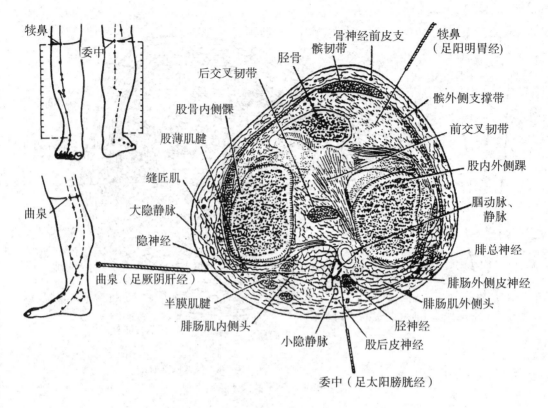

图 8-211　经曲泉、犊鼻、委中穴水平面

（2）穴位层次：①皮肤：由股后皮神经分布。②皮下组织：内有上述皮神经的分支。③股二头肌长头及半腱肌。④坐骨神经及其伴行动脉。

（四）膝、腘区

本区有足三阳经、足三阴经循行。常用穴位有委中、犊鼻、曲泉等。

1. 委中（Weizhong，足太阳膀胱经）（图 8-211）

（1）体表定位：在腘窝横纹中央，即股二头肌腱与半腱肌腱的中间。

（2）穴位层次：①皮肤：由股后皮神经分布。②皮下组织：内有小隐静脉和股后皮神经的分支。③腓肠肌内、外侧头之间。④腓肠内侧皮神经的起始端。⑤胫神经。⑥深面有腘动脉、静脉。

2. 犊鼻（Dubi，足阳明胃经）（图 8-211）

（1）体表定位：屈膝时，当髌骨下缘，髌韧带之外侧凹陷处。

（2）穴位层次：①皮肤：由腓肠外侧皮神经及股神经前皮支分布。②皮下组织：内有上述皮神经的分支。③髌韧带与髌外侧支持带之间。④膝关节囊，翼状皱襞的滑膜层。⑤关节腔。

3. 曲泉（Ququan，足厥阴肝经）（图 8-211）

（1）体表定位：屈膝，在膝部内侧面，当腘横纹之内侧端，在股骨内上髁之后方与半膜肌腱之间的凹陷处。

（2）穴位层次：①皮肤：由隐神经髌下支、小腿内侧皮支分布。②皮下组织：内有上述皮神经分支和大隐静脉。③缝匠肌的后缘。④股薄肌腱。⑤半膜肌腱。⑥腓肠肌内侧头。⑦腘动脉、静脉和胫神经。

（五）小腿区

本区有足三阳经、足三阴经循行。常用穴位有足三里、阑尾穴、丰隆、阳陵泉、胆囊穴、悬钟、三阴交、复溜、筑宾、阴陵泉、蠡沟、承山等。

1. 足三里（Zusanli，足阳明胃经）（图8-212）

（1）体表定位：在犊鼻直下3寸，距胫骨前缘外侧一横指。以手掌按膝盖时当中指尽处是穴。

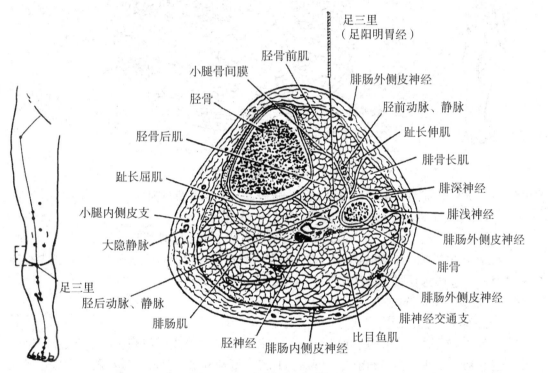

图8-212　经足三里穴水平面

（2）穴位层次：①皮肤：由腓肠外侧皮神经支配。②皮下组织：内有上述皮神经的分支。③胫骨前肌。④小腿骨间膜。⑤胫骨后肌。⑥胫后神经和胫后动脉、静脉。

2. 阑尾（lanwei，奇穴）（图8-213）

（1）体表定位：足三里下2寸，外膝眼下5寸许。

（2）穴位层次：①皮肤：由腓肠外侧皮神经分布。②皮下组织。内有上述皮神经。③胫骨前肌。④胫前动脉、静脉和腓深神经的内侧。⑤小腿骨间膜。⑥胫骨后肌。

3. 丰隆（Fenglong，足阳明胃经）（图8-214）

（1）体表定位：髌骨下缘至踝关节横纹之中点水平，即胫骨前缘外侧1.5寸，胫、腓骨之间。

（2）穴位层次：①皮肤：由腓肠外侧皮神经分布。②皮下组织：内有上述皮神经

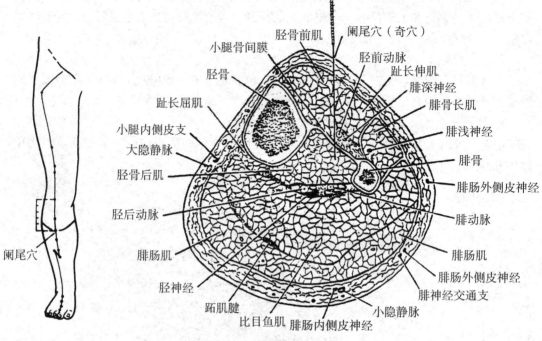

图8-213 经阑尾穴水平面

图中标注：胫骨前肌、阑尾穴（奇穴）、小腿骨间膜、胫骨、胫前动脉、趾长伸肌、腓深神经、腓骨长肌、趾长屈肌、腓浅神经、小腿内侧皮支、大隐静脉、腓骨、胫骨后肌、腓肠外侧皮神经、胫后动脉、腓动脉、腓肠肌、腓肠肌、腓肠外侧皮神经、腓神经交通支、胫神经、蹄肌腱、小隐静脉、比目鱼肌、腓肠内侧皮神经、阑尾穴

的分支。③趾长伸肌。④蹑长伸肌。⑤小腿骨间膜。⑥胫骨后肌。

4. 阳陵泉（Yanglingquan，足少阳胆经）（图8-215）

（1）体表定位：膝关节半屈，腓骨头最高点前下方，胫腓关节处。

（2）穴位层次：①皮肤：由腓肠外侧皮神经分布。②皮下组织：内有上述皮神经和浅静脉。③腓骨长肌。④趾长伸肌。⑤胫腓关节。

5. 胆囊（Dannang，奇穴）（图8-216）

（1）体表定位：阳陵泉穴直下1寸处。

（2）穴位层次：①皮肤：由腓肠外侧皮神经分布。②皮下组织：内有上述皮神经。③腓骨长肌。④腓浅神经的前方。⑤腓深神经和胫前动脉、静脉。⑥小腿骨间膜。⑦胫骨后肌。

6. 悬钟（Xuanzhong，足少阳胆经）（图8-217）

（1）体表定位：在小腿外侧面下部，当外踝尖上3寸，近腓骨前缘处。

（2）穴位层次：①皮肤：由腓肠外侧皮神经分布。②皮下组织：内有腓肠外侧皮神经的分支。③趾长伸肌。④小腿骨间膜。⑤腓动脉、静脉。

7. 三阴交（Sanyinjiao，足太阴脾经）（图8-218）

（1）体表定位：在小腿内侧面的下部，内踝尖上3寸，当胫骨内后缘。

（2）穴位层次：①皮肤：由小腿内侧皮支分布。②皮下组织：内有小腿内侧皮支和大隐静脉。③趾长屈肌。④胫骨后肌。⑤蹑长屈肌。

8. 复溜（Fuliu，足少阴肾经）（图8-217）

（1）体表定位：内踝上2寸，跟腱前缘处。

颈肩腰腿痛应用解剖学

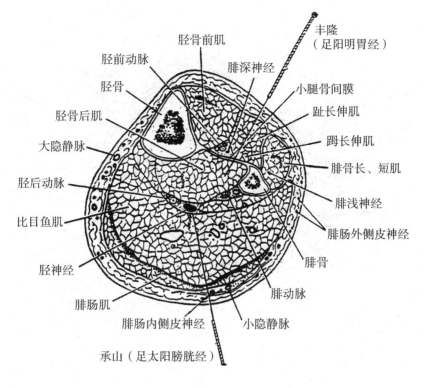

胫骨前肌
胫前动脉
胫骨
胫骨后肌
大隐静脉
胫后动脉
比目鱼肌
胫神经
腓肠肌
腓肠内侧皮神经

腓深神经
丰隆
（足阳明胃经）
小腿骨间膜
趾长伸肌
踇长伸肌
腓骨长、短肌
腓浅神经
腓肠外侧皮神经
腓骨
腓动脉
小隐静脉
承山（足太阳膀胱经）

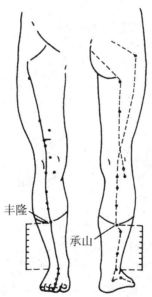

丰隆
承山

图 8-214 经丰隆、承山穴水平面

（2）穴位层次：①皮肤：由小腿内侧皮支分布。②皮下组织：内有上述皮神经的分支。③跖肌腱和跟腱的前方。④胫神经及胫后动脉、静脉的后方。⑤踇长屈肌。

9. 筑宾（Zhubin，足少阴肾经）（图 8-219）

（1）体表定位：内踝上 5 寸，在太溪与阴谷的连线上，约在腓肠肌内侧肌腹下端。

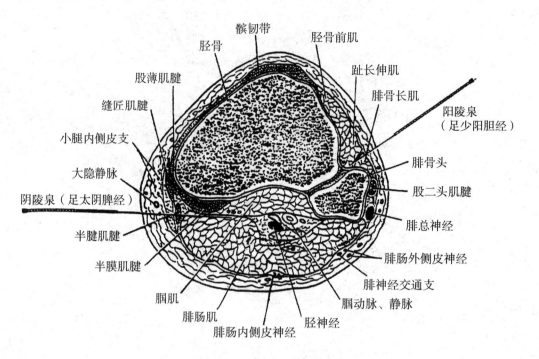

髌韧带
胫骨
股薄肌腱
缝匠肌腱
小腿内侧皮支
大隐静脉
阴陵泉（足太阴脾经）
半腱肌腱
半膜肌腱
腘肌
腓肠肌
腓肠内侧皮神经
胫神经
胫骨前肌
趾长伸肌
腓骨长肌
阳陵泉（足少阳胆经）
腓骨头
股二头肌腱
腓总神经
腓肠外侧皮神经
腓神经交通支
腘动脉、静脉

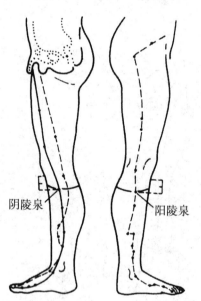

阴陵泉   阳陵泉

图 8-215 经阴陵泉、阳陵泉穴水平面

（2）穴位层次：①皮肤：由小腿内侧皮支分布。②皮下组织：内有上述皮神经的分支。③小腿三头肌。④胫神经。

10. 阴陵泉（Yinlingquan，足太阴脾经）（图 8-215）

（1）体表定位：在膝下内侧，胫骨内侧髁直下方陷窝中，平齐胫骨粗隆下缘，缝匠肌之附着部，与阳陵泉穴相对应。

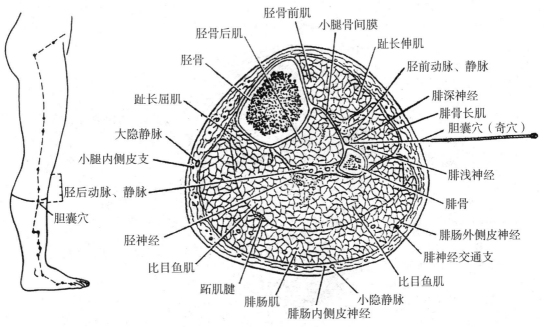

图 8-216　经胆囊穴水平面

（2）穴位层次：①皮肤：由小腿内侧皮支支配。②皮下组织：内有上述皮神经和大隐静脉。③半腱肌腱。④腓肠肌内侧头。⑤半膜肌腱的后方。⑥胫神经和腘动脉、静脉。

11. 蠡沟（Ligou，足厥阴肝经）（图 8-219）

（1）体表定位：在小腿前内侧面下部，内踝上 5 寸，近胫骨后缘处。

（2）穴位层次：①皮肤：由小腿内侧皮支分布。②皮下组织：内有上述皮神经的分支和大隐静脉。③趾长屈肌。④胫骨后肌。

12. 承山（Chengshan，足太阳膀胱经）（图 8-214）

（1）体表定位：腓肠肌腹下正中，约当委中与昆仑之间。

（2）穴位层次：①皮肤：由腓肠内侧皮支分布。②皮下组织：内有上述皮神经和小隐静脉。③腓肠肌。④比目鱼肌。⑤胫神经。

（六）踝区

本区有足三阳经、足三阴经循行。常用穴位有太溪、商丘、昆仑、丘墟、解溪等。

1. 太溪（Taixi，足少阴肾经）（图 8-220）

（1）体表定位：在足内踝后方，当内踝与跟腱连线之中点处。

（2）穴位层次：①皮肤：由小腿内侧皮支分布。②皮下组织：内有上述皮神经的分支。③胫骨后肌腱和趾长屈肌腱的后方。④踇长屈肌。

2. 商丘（Shangqiu，足太阴脾经）（图 8-221）

（1）体表定位：在足内侧面，内踝前下方，即当内踝尖与舟骨粗隆之间的中点处。

（2）穴位层次：①皮肤：由小腿内侧皮支分布。②皮下组织：内有上述皮神经和大隐静脉。③内侧韧带（三角韧带）。④深面是胫骨的内踝。

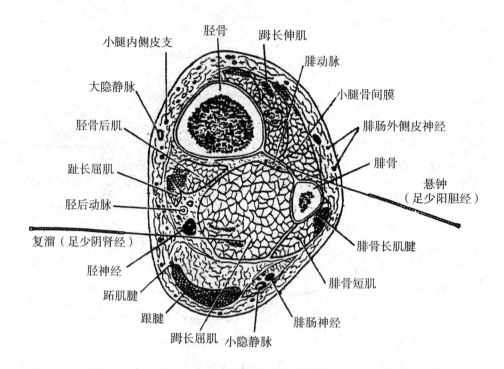

小腿内侧皮支

胫骨

蹈长伸肌

腓动脉

大隐静脉

小腿骨间膜

胫骨后肌

腓肠外侧皮神经

趾长屈肌

腓骨

悬钟
（足少阳胆经）

胫后动脉

复溜（足少阴肾经）

腓骨长肌腱

胫神经

腓骨短肌

蹈肌腱

腓肠神经

跟腱

蹈长屈肌　小隐静脉

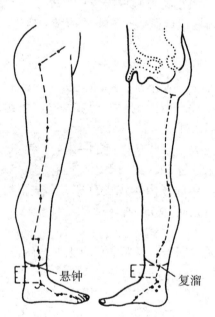

悬钟

复溜

图 8-217　经复溜、悬钟穴水平面

3. 昆仑（Kunlun，足太阳膀胱经）（图 8-221）

（1）体表定位：在足外踝之后陷凹中，当外踝与跟腱中间。

（2）穴位层次：①皮肤：由腓肠神经支配。②皮下组织：内有腓肠神经和小隐静脉。③跟腱前方的脂肪和疏松结缔组织。

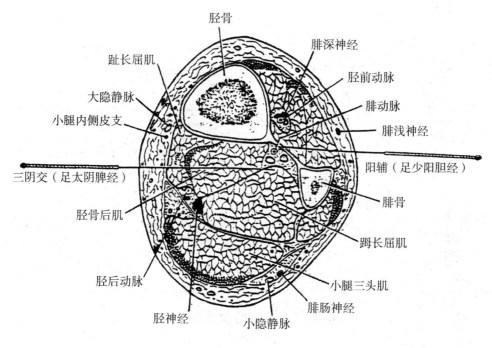

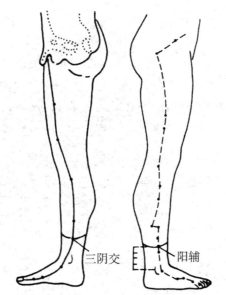

图 8-218　经三阴交、阳辅穴横断面

4. 丘墟（Qiuxu，足少阳胆经）（图 8-222）

（1）体表定位：在足背部，当外踝前下方的凹陷中（直对第 4 趾间隙），约当解溪与跟骨滑车突的中点处。

（2）穴位层次：①皮肤：由足背外侧皮神经分布。②皮下组织：内有上述皮神经的分支。③趾短伸肌。④距跟外侧韧带。

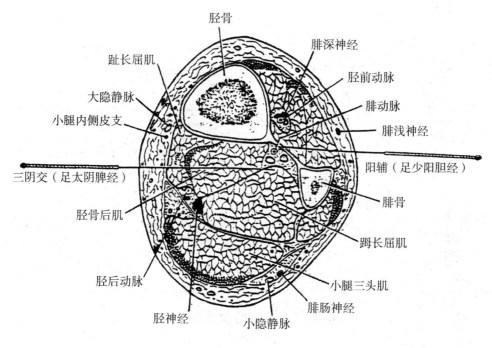

图中标注（从上部横断面）：胫骨、腓深神经、胫前动脉、腓动脉、腓浅神经、阳辅（足少阳胆经）、腓骨、姆长屈肌、小腿三头肌、腓肠神经、小隐静脉、胫神经、胫后动脉、胫骨后肌、小腿内侧皮支、大隐静脉、趾长屈肌、三阴交（足太阴脾经）

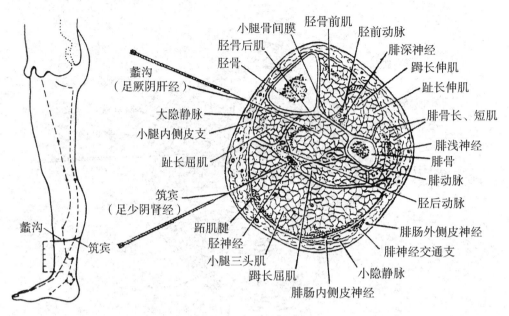

图 8-219　经蠡沟、筑宾穴水平面

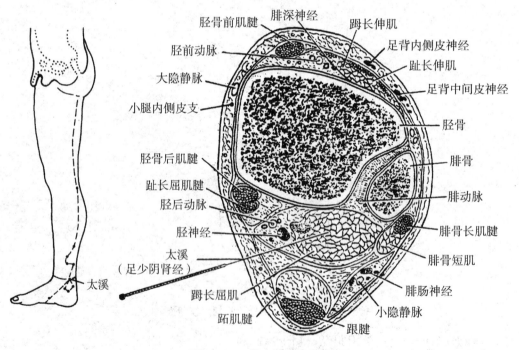

图 8-220　经太溪穴水平面

5. 解溪（Jiexi，足阳明胃经）（图 8-221）

（1）体表定位：在足踝关节前面，足背与小腿交界处的横纹中央。

（2）穴位层次：①皮肤：由足背内侧皮神经分布。②皮下组织：内有上述皮神经

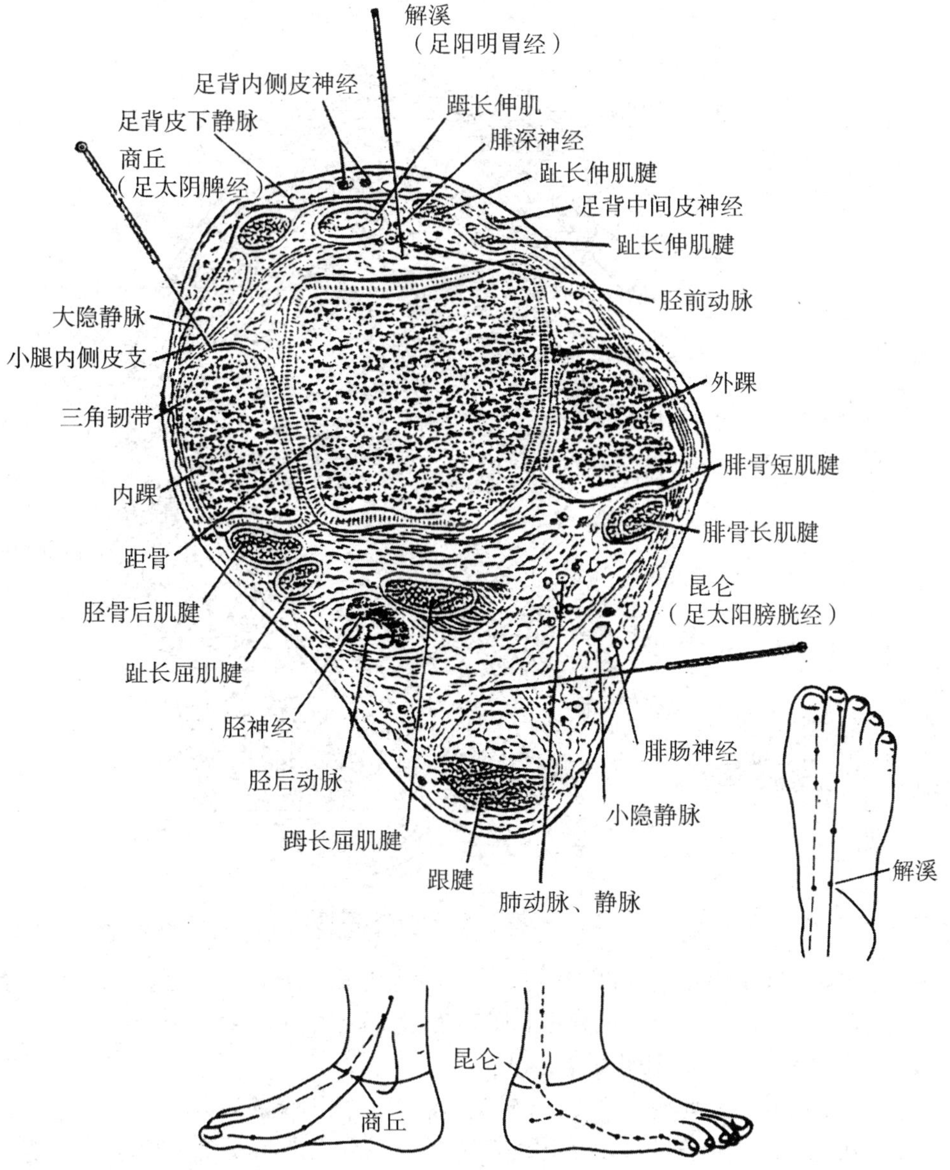

图 8-221　经解溪、昆仑、商丘穴水平面

及足背皮下神经。③伸肌下支持带。④跗长伸肌和趾长伸肌腱之间。⑤腓深神经和胫前动脉、静脉。⑥深面是距骨。

（七）足区

本区有足三阳经、足三阴经循行。常用穴位有涌泉、内庭、太冲、束骨等。

1. 涌泉（Yongquan，足少阴肾经）（图 8-223）

（1）体表定位：在足底部，对第 2、3 跖骨之间，当足底前与中 1/3 的交界处。

（2）穴位层次：①皮肤：由足底内、外侧神经的皮支分布。②皮下组织：内有上

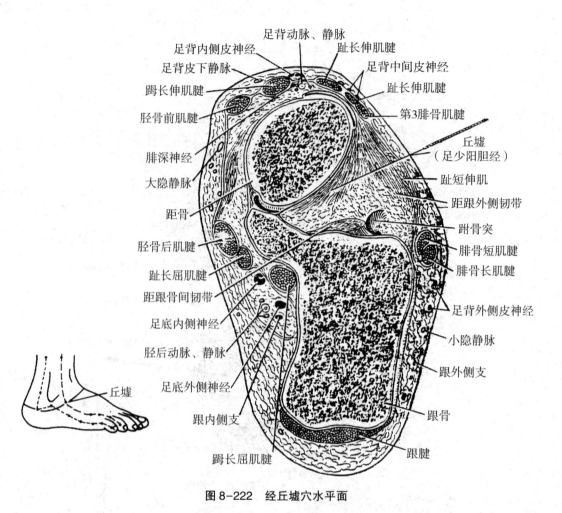

足背动脉、静脉
足背内侧皮神经
趾长伸肌腱
足背皮下静脉
足背中间皮神经
蹰长伸肌腱
趾长伸肌腱
胫骨前肌腱
第3腓骨肌腱
腓深神经
丘墟
（足少阳胆经）
大隐静脉
趾短伸肌
距骨
距跟外侧韧带
胫骨后肌腱
跗骨突
趾长屈肌腱
腓骨短肌腱
距跟骨间韧带
腓骨长肌腱
足底内侧神经
足背外侧皮神经
胫后动脉、静脉
小隐静脉
足底外侧神经
跟外侧支
跟骨
跟内侧支
蹰长屈肌腱
跟腱

丘墟

图 8-222　经丘墟穴水平面

述神经的分支。③足底腱膜（跖腱膜）。④第 2 趾足底总神经和第 2 趾底动脉、静脉的外侧。⑤第 2 蚓状肌。⑥第 1 骨间足底肌和第 2 骨间背侧肌。

2. 内庭（Neiting，足阳明胃经）（图 8-224）

（1）体表定位：在足背，第 2、3 趾间缝纹端，趾蹼缘的后方。

（2）穴位层次：①皮肤：由足背内侧皮神经的趾背神经分布。②皮下组织：内有上述皮神经和静脉网。③第 2 与第 3 趾的趾长、短伸肌腱之间。④趾背动脉、静脉。⑤第 2、3 跖骨头之间。

3. 太冲（Taichong，足厥阴肝经）（图 8-225）

（1）体表部位：在足背部，当第 1、第 2 跖骨间凹陷处。

（2）穴位层次：①皮肤：由腓深神经的皮支支配。②皮下组织：内有上述神经的皮支、足背内侧皮神经和足背静脉网。③蹰长伸肌和趾长伸肌腱之间。④蹰短伸肌腱外侧。⑤腓深神经和第 1 跖背动脉、静脉。⑥第 1 骨间背侧肌。

4. 束骨（Shugu，足太阳膀胱经）（图 8-223）

（1）体表定位：在足外侧缘，当第 5 跖骨头后下方的凹陷中。

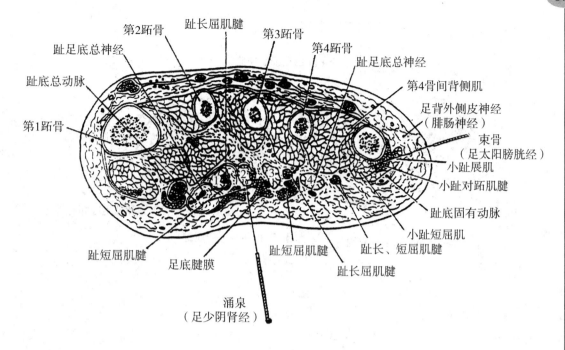

第2跖骨　趾长屈肌腱　第3跖骨

趾足底总神经　　　　　　第4跖骨

趾底总动脉　　　　　　　　　趾足底总神经

　　　　　　　　　　　　　　第4骨间背侧肌

第1跖骨　　　　　　　　　足背外侧皮神经
　　　　　　　　　　　　　（腓肠神经）

　　　　　　　　　　　　　束骨
　　　　　　　　　　　　　（足太阳膀胱经）

　　　　　　　　　　　　　小趾展肌

　　　　　　　　　　　　　小趾对跖肌腱

　　　　　　　　　　　　　趾底固有动脉

　　　　　　　　　　　　　小趾短屈肌

趾短屈肌腱　　　趾短屈肌腱　　趾长、短屈肌腱

足底腱膜　　　　　趾长屈肌腱

涌泉
（足少阴肾经）

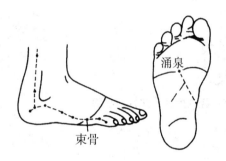

涌泉

束骨

图 8-223　经涌泉、束骨穴冠状面

1、2、3、4. 蚓状肌

　　（2）穴位层次：①皮肤：由足背外侧皮神经分布。②皮下组织：内有上述皮神经。③小趾展肌。④小趾对跖肌腱。⑤小趾短屈肌。

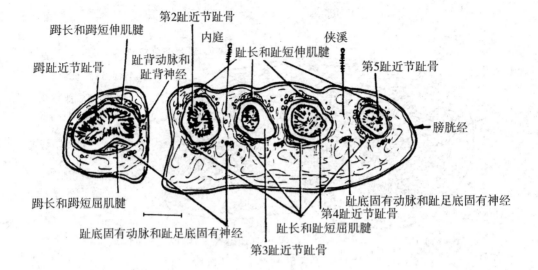

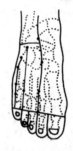

图 8-224　经内庭、侠溪穴冠状面

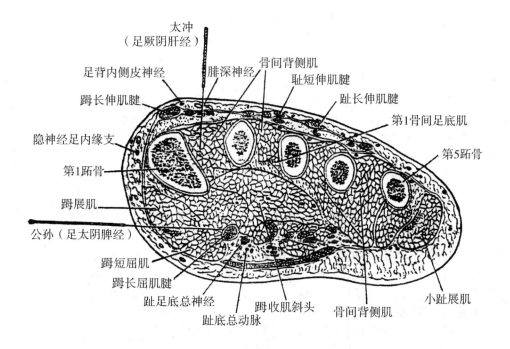

太冲
（足厥阴肝经）

足背内侧皮神经

腓深神经

骨间背侧肌

耻短伸肌腱

趾长伸肌腱

蹋长伸肌腱

第1骨间足底肌

隐神经足内缘支

第5跖骨

第1跖骨

蹋展肌

公孙（足太阴脾经）

蹋短屈肌

蹋长屈肌腱

趾足底总神经

趾底总动脉

蹋收肌斜头

骨间背侧肌

小趾展肌

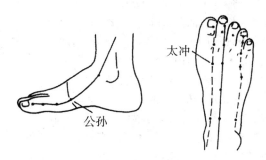

太冲

公孙

图 8-225　经公孙、太冲穴冠状面

参考文献

[1] 河北新医大学《人体解剖学》编写组. 人体解剖学. 北京：人民卫生出版社，1978.

[2] 郭世绂. 临床骨科解剖学. 天津：天津科学技术出版社，1988.

[3] 张培林. 神经解剖学. 北京：人民卫生出版社，1995.

[4] 刘正津，陈尔瑜. 临床解剖学丛书：胸部和脊柱分册. 北京：人民卫生出版社，1994.

[5] 王启华，孙博. 临床解剖学丛书：四肢分册. 北京：人民卫生出版社，1996.

[6] 高士濂. 实用解剖图谱：四肢分册　上肢. 上海：上海科学技术出版社，1980.

[7] 高士濂. 实用解剖图谱：四肢分册　下肢. 上海：上海科学技术出版社，1985.

[8] 万先才. 人体彩色图谱. 2版. 北京：人民卫生出版社，1990.

[9] 潘之清. 实用脊柱病学. 济南：山东科学技术出版社，1996.

[10] 徐恩多，何维为，于频. 外科解剖学. 沈阳：辽宁教育出版社，1996.

[11] 曹献延. 手术解剖学. 北京：人民卫生出版社，1994.

[12] 王永贵. 解剖学. 北京：人民卫生出版社，1997.

[13] 徐恩多. 局部解剖学. 4版. 北京：人民卫生出版社，1996.

[14] 于频. 系统解剖学. 4版. 北京：人民卫生出版社，1996.

[15] 邱树华. 正常人体解剖学. 上海：上海科学技术出版社，1984.

[16] 傅英魁. 脊柱解剖与手术. 济南：山东科学技术出版社，1994.

[17] 杨克勤. 脊柱疾患的临床与研究. 北京：人民卫生出版社，1995.

[18] 胡有谷. 腰椎间盘突出症. 2版. 北京：人民卫生出版社，1995.

[19] 赵定麟. 脊椎外科学. 上海：上海科学技术文献出版社，1997.

[20] 徐恩多. 局部解剖学. 3版. 北京：人民卫生出版社，1992.

[21] 张兰亭，王昭佩，彭太平，等. 老年软组织损伤学. 北京：人民卫生出版社，1996.

[22] 曹建中，何玉香，吕维善. 老年骨内科学. 北京：人民卫生出版社，1996.

[23] 戴尅戎. 肩部外科学. 北京：人民卫生出版社，1994.

[24] 毛宾尧，张学义，乐兴祥. 膝关节外科学. 北京：人民卫生出版社，1991.

[25] 赵定麟，张文明. 脊柱外科临床研究. 上海：上海科学技术文献出版社，1984.

[26] 侯春林，张长春. 周围神经卡压综合征. 上海：第二军医大学出版社，1998.

[27] 郭志坤，文小军，杨文亮. 人体表面解剖学及图谱. 郑州：河南科学技术出版社，1997.

[28] 郭光文，王序. 人体解剖彩色图谱. 北京：人民卫生出版社，1996.

[29] 刘明铎. 实用颅脑损伤学. 北京：人民军医出版社，1994.

[30] 陈谟训. 人体十四经和穴位断面解剖图谱. 北京：科学出版社，1996.

[31] 郭效东. 骨伤科临床检查法. 北京：人民卫生出版社，1998.

颈肩腰腿痛应用解剖学

[32] 赵俊，张立生．疼痛治疗学．北京：华夏出版社，1995.

[33] 李仲廉．临床疼痛治疗学．天津：天津科学技术出版社，1995.

[34] 吴林生，金嫣莉．膝痛．北京：人民卫生出版社，1997.

[35] 严振国．常用穴位解剖基础．上海：上海中医药大学出版社，1996.

[36] 邱茂良．针灸学．上海：上海科学技术出版社，1991.

[37] 杨甲三．腧穴学．上海：上海科学技术出版社，1993.

[38] 严振国．推拿临床与解剖．上海：上海科学技术文献出版社，1994.

[39] 杨锦森，李伊为．人体解剖图解．广东：广东科技出版社，1993.

[40] 李景学，孙鼎元．骨关节 X 线诊断学．北京：人民卫生出版社，1995.

[41] 张铁良，郑稼．骨科综合征．郑州：河南医科大学出版社，1996.

[42] 伊智雄，刘春英．实用颈肩腰痛中医治疗学．北京：人民卫生出版社，1997.

[43] 党耕町，严尚诚．颈和肩臂痛．北京：人民卫生出版社，1995.

[44] 邵宣，许竞斌．实用颈腰背痛学．北京：人民军医出版社，1992.

[45] 周康荣，林贵．X 线解剖学．上海：上海科学技术出版社，1991.

[46] 丁慎茂，等．肋间动脉和腰动脉起始处的观察．临床应用解剖杂志，1985，3（4）：229.

[47] 朱世桂，等．骶管的应用解剖学观察．临床解剖学杂志，1986，4（1）：42.

[48] 李世和，等．环椎椎动脉环沟环所致颈性眩晕患者手术治疗．中华外科杂志，1995，33（3）：137.

[49] 刘树青，等．腰大肌扭伤导致腰腿痛及其解剖学探讨．临床解剖学杂志，1986，4（3）：179.

[50] 刘丰春，等．颈椎间关节面的形态、面积及其力学分析．解剖学杂志，1992，15（5）：339.

[51] 宋鹤九，等．腰部椎间孔韧带的观察．解剖学杂志，1996，19（6）：473.

[52] 戴力杨，等．脊柱韧带的功能解剖与临床．中国临床解剖学杂志，1989，7（2）：117.

[53] 黄枢，等．臀上神经的解剖与损伤．解剖学杂志，1994，17（2）：102.

[54] 戴力杨．腰椎关节突关节的临床解剖．中国临床解剖学杂志，1991，9（3）：179.

[55] 段坤昌，等．舌骨大角综合征的解剖学基础．中国临床解剖学杂志，1995，13（4）：286.

[56] 杜心如，等．腰骶部骨筋膜室的外科解剖．中国临床解剖学杂志，1994，12（2）：132.

[57] 郑英刚，等．发育性颈椎管狭窄与颈髓过伸损伤．中华外科杂志，1991，29（12）：727.

[58] 段坤昌，等．胸肋肩胛肌综合征的应用解剖．中国临床解剖学杂志，1988，6（3）：199.

[59] 原林，等．腰大肌捩伤为什么会出现腹部症状．中国临床解剖学杂志，1992，10（4）：292.

[60] 高文彬，等．脊柱腰段的断层解剖及 CT 研究．中国临床解剖学杂志，1998，6（2）：150.

[61] 单云官，等．椎间关节滑膜嵌顿综合征的解剖学基础．中国临床解剖学杂志，1998，6（1）：54.

[62] 彭峰．肘部尺神经卡压的解剖学研究进展．中国临床解剖学杂志，1998，6（1）：91.

[63] 张庆国．极外侧型腰椎间盘突出症．中国脊柱脊髓杂志，1998，8（1）：44.

[64] 张凤兰，等．尺神经深支的形态特点及其临床意义．中国临床解剖学杂志，1998，8（1）：69.

[65] 张永兴，等．黄韧带骨化症患者棘上韧带的组织病理学研究及其临床意义．中国脊柱脊髓杂志，1998，8（1）：17.

[66] 张永年，等．骶髂筋膜脂肪疝的诊断与治疗．颈腰痛杂志，1992，13（3）：129.

[67] 刘宗昭，等．前跗管综合征的临床与解剖学研究．颈腰痛杂志，1992，13（4）：135.

[68] 舒遵甲，等．老年骨质疏松性腰背痛．颈腰痛杂志，1992，13（4）：163.

[69] 钱金用，等．腰神经后支切断术治疗顽固性腰背痛22例报告．颈腰痛杂志，1996，17（1）：14.

[70] 韩力，等．眶上神经的应用解剖学研究．颈腰痛杂志，1996，17（2）：73.

[71] 赵为民．腰椎间盘突出症的发病机理探讨及非手术治疗．颈腰痛杂志，1996，17（2）：107.

［72］陈雄生．腰骶神经根及其周围解剖与受压机制．颈腰痛杂志，1996，17（3）：185.

［73］陈轶峰．椎管内静脉丛曲张致坐骨神经痛．颈腰痛杂志，1996，17（3）：188.

［74］王和平，等．手术治疗尾骨病25例．颈腰痛杂志，1996，17（1）：45.

［75］韩乙庭，等．股神经嵌压症．颈腰痛杂志，1995，16（3）：166.

［76］薛爱荣，等．头夹肌所致肌紧张性偏头痛的临床探讨．颈腰痛杂志，1998，19（3）：233.

［77］方有生，等．小斜角肌的形态及其临床意义．中国临床解剖学杂志，1997，15（4）：251.

［78］扈诗建．推拿治疗前斜角肌综合征25例报告．颈腰痛杂志，1994，15（1）：29.

［79］张永年．手法治疗肋椎小关节损伤．颈腰痛杂志，1994，15（3）：166.

［80］陕俊平．中西医结合治疗颈枕神经痛28例报告．颈腰痛杂志，1994，15（4）：235.

［81］王震寰，等．肩胛上神经卡压综合征的应用解剖学研究．颈腰痛杂志，1993，14（4）：215.

［82］王海涛，等．定点和痛点注射治疗髂腹股沟神经痛100例小结．颈腰痛杂志，1993，14（4）：240.

［83］周银，等．针刀松解术加局封治疗第三腰椎横突综合征．颈腰痛杂志，1993，14（4）：255.

［84］李义凯，等．肋椎关节的观察及其临床意义．颈腰痛杂志，1997，18（1）：13.

［85］李忠．急性腰椎后关节滑膜嵌顿症．颈腰痛杂志，1997，18（1）：39.

［86］龚金海，等．液压松解术治疗梨状肌综合征．颈腰痛杂志，1997，18（1）：48.

［87］冯传汉，郭世绂，黄公怡．肩关节外科学．天津：天津科学技术出版社，1996.

［88］李家顺，贾连顺．当代颈椎外科学．上海：上海科学技术文献出版社，1997.

［89］宣蛰人．软组织外科理论与实践．北京：人民军医出版社，1994.

［90］赵炬才，张铁良．髋关节外科学．中国医药科技出版社，1997.

［91］毛宾尧，林圣洲．临床骨科手册．北京：人民卫生出版社，1996.

［92］阎海．偏头痛诊治大成．北京：学苑出版社，1996.

［93］赵定麟．颈椎伤病学．上海：上海科技教育出版社，1994.

［94］郑光亮．疼痛的诊断与治疗．北京：人民军医出版社，1997.

［95］曲绵域，高云秋．现代运动医学诊疗手册．北京：北京医科大学中国协和医科大学联合出版社，1997.

［96］王左生，王建平．实用神经系统症状鉴别诊断．郑州：河南医科大学出版社，1997.

［97］李汉云．鹅足区运动损伤的解剖学基础．临床解剖学杂志，1985，3（4）：218.

［98］魏锡云．腓总神经压迫综合征的解剖学研究．临床解剖学杂志，1987，5（4）：196.

［99］杜心如，等．股四头肌滑动装置的形态及临床意义．中国临床解剖学杂志，1994，12（3）：186.

［100］龚文涛，林元问．隐神经卡压症的应用解剖．中国临床解剖学杂志，1990，8（1）：20.

［101］张为龙，钟世镇．临床解剖学丛书：头颈部分册．北京：人民卫生出版社，1994.

［102］韩永坚，刘牧之．临床解剖学丛书：腹盆部分册．北京：人民卫生出版社，1994.

［103］Guillamondegui OM. The lateral trapezius musculo-cutaneous flap. It's use in head and neck reconstruction. Plastic：Reoonst. Surg，1981.

［104］Hendel PM. The functional vascular anatomy of rib. Plastic：Reconstr. Surg，1982，70：578.

［105］Richelme H. Anatomical bases of lateral thoracotamy without muscle transection. Anat：Clin，1984，6：76.

［106］Tortora GJ. Principle of Human Anatomy. 3rd ed. Harper & Row：Publisher Inc New York，1983.

［107］Mcminn R M H，Hutchings R T. A Colour Atlas of Human Anatomy. 2nd ed. Wolfe Publishing Limited England，1988.

颈肩腰腿痛应用解剖学

［108］ Chumbley C C, Hutchings K T. A Colour Atlas of Human Dissection. 2nd ed. Wolfe Publshing Limited England, 1992.

［109］ Williams T, et al. Grays Anatomy, 37th ed, Longman: Group UK Limited London. 1989.

［110］ Paul KS. Arnold chiari malformation. J Neurosurg. 1983, 58: 183.

［111］ Auteroche P Innervation of the zygapophyseal joints of the lumbar spine Anat: Clin. 1983, 5: 17.

参
考
文
献